风湿病疑难病例
临床思维实战集锦

主　编　张莉芸

副主编　张改连　许　珂　高晋芳

U0232665

北京大学医学出版社

FENGSHIBING YINAN BINGLI LINCHUANG SIWEI SHIZHAN JIJIN

图书在版编目（CIP）数据

风湿病疑难病例临床思维实战集锦 / 张莉芸主编．—北京：
北京大学医学出版社，2023.1
ISBN 978-7-5659-2784-3

Ⅰ．①风…　Ⅱ．①张…　Ⅲ．①风湿性疾病 - 疑难病 -
病案　Ⅳ．① R593.21

中国版本图书馆 CIP 数据核字（2022）第 230219 号

风湿病疑难病例临床思维实战集锦

主　　编：张莉芸
出版发行：北京大学医学出版社
地　　址：（100191）北京市海淀区学院路 38 号　北京大学医学部院内
电　　话：发行部 010-82802230；图书邮购 010-82802495
网　　址：http://www.pumpress.com.cn
E-mail：booksale@bjmu.edu.cn
印　　刷：北京信彩瑞禾印刷厂
经　　销：新华书店
责任编辑：陈　奋　陶佳琦　　责任校对：靳新强　　责任印制：李　啸
开　　本：787 mm×1092 mm　1/16　印张：44.75　字数：873 千字
版　　次：2023 年 1 月第 1 版　2023 年 1 月第 1 次印刷
书　　号：ISBN 978-7-5659-2784-3
定　　价：198.00 元

主编简介

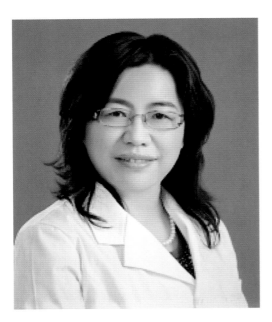

张莉芸，医学博士，主任医师，教授，博士生及博士后导师。享受国务院政府特殊津贴专家、山西名医、山西省"三晋英才"支持计划高端领军人才、山西省优秀学科带头人、同济·山西医学科学家。现任山西白求恩医院副院长，山西省免疫性疾病临床研究中心主任，细胞和免疫治疗基础和转化省科技创新中心主任，山西白求恩医院药物临床试验机构办主任。中华医学会风湿病学分会常务委员，中华医学生物免疫学会常务理事，亚太医学生物免疫学会风湿免疫学分会副主任委员，中国生物医学工程学会风湿免疫专委会副主任委员，海峡两岸医药卫生交流协会风湿免疫病学专委会常务委员，山西省医学会常务理事，山西省老年医学学会副会长，山西省抗癌协会副会长，山西省医学会风湿病学分会主任委员，山西省药理学会药物临床试验专业委员会主任委员，山西省生物工程学会干细胞及生物免疫治疗专委会主任委员，山西省女医师协会风湿免疫专业委员会主任委员，山西省继续医学教育协会风湿免疫分会主任委员、山西省医学会骨质疏松与骨矿盐疾病专业委员会副主任委员、山西省医师协会风湿病学分会副会长、山西省专家学者协会医学分会副会长。同时担任国家自然基金项目评审专家，APLAR 会刊 *International Journal of Rheumatic Disease* 副主编，《ARD 中文版》《中华临床医师杂志（电子版）》及《中国实用内科杂志》编委等。山西省委联系的高级专家，中国人民政治协商会议第十二届山西省委员会委员、第十一届和第十二届山西省太原市委员会

常务委员，山西省"五一劳动奖章"获得者，全国三八红旗手，山西十大科学传播人物。

长期从事风湿免疫性疾病的医、教、研工作。作为项目负责人，先后承担了国家级课题 10 余项（国家自然科学基金资助项目 3 项），省部级课题 30 余项。参与全国多中心临床研究 40 余项。发表学术论文 300 余篇（其中被 SCI 收录 50 余篇），主编或参编医学专著和医学英语教材 10 部，共计 300 余万字。作为完成人获山西省科学技术进步奖 12 项（一等奖 1 项，二等奖 5 项，三等奖 6 项），太原市科学技术进步奖（一等奖 2 项），培养硕、博士研究生及博士后 80 余名，多名学生获国家奖学金资助。

编者名单

编　者 （按姓氏汉语拼音排序）

安海转　山西白求恩医院（山西医学科学院）
车国柱　山西白求恩医院（山西医学科学院）
崔银风　山西白求恩医院（山西医学科学院）
杜　伟　山西白求恩医院（山西医学科学院）
高晋芳　山西白求恩医院（山西医学科学院）
高　瑞　山西白求恩医院（山西医学科学院）
高文琴　山西白求恩医院（山西医学科学院）
郭乾育　山西白求恩医院（山西医学科学院）
韩　健　山西白求恩医院（山西医学科学院）
和　平　山西白求恩医院（山西医学科学院）
侯睿宏　山西白求恩医院（山西医学科学院）
李　娟　山西白求恩医院（山西医学科学院）
李玉翠　山西白求恩医院（山西医学科学院）
梁美娥　山西白求恩医院（山西医学科学院）
梁娜娜　山西白求恩医院（山西医学科学院）
刘素苗　山西白求恩医院（山西医学科学院）
刘　洋[1]　山西白求恩医院（山西医学科学院）
刘　洋[2]　山西白求恩医院（山西医学科学院）
刘　樱　山西白求恩医院（山西医学科学院）
马　丹　山西白求恩医院（山西医学科学院）
庞宇洁　山西白求恩医院（山西医学科学院）
乔鹏燕　山西白求恩医院（山西医学科学院）
任丽民　山西白求恩医院（山西医学科学院）
王亚静　山西白求恩医院（山西医学科学院）
望雪雪　山西白求恩医院（山西医学科学院）
武泽文　山西白求恩医院（山西医学科学院）
许　珂　山西白求恩医院（山西医学科学院）
杨艳丽　山西白求恩医院（山西医学科学院）
张改连　山西白求恩医院（山西医学科学院）
张莉芸　山西白求恩医院（山西医学科学院）
张　娜　山西白求恩医院（山西医学科学院）
赵　星　山西白求恩医院（山西医学科学院）
赵星星　山西白求恩医院（山西医学科学院）
郑　慧　山西白求恩医院（山西医学科学院）
朱　敏　山西白求恩医院（山西医学科学院）

注：[1] 刘洋（女，1991年12月生）；[2] 刘洋（女，1990年2月生）。

序　言

　　我早在二十多年前就认识张莉芸主任了，她的勤奋、认真、严谨、勇敢给我留下了非常深刻的印象。十二年前，还在美国宾夕法尼亚大学学习的她收到山西省卫生厅的邀请，并作为山西医学科学院山西白求恩医院（原山西大医院）首批学科带头人参与首批临床科室——风湿免疫科的创建。此后便开启了一段艰难但非常励志的奋斗历程。我也欣喜地见证了十年来她与科室共同成长的"速度与激情"。

　　作为一个新成立的科室，无论是生计还是发展，一定会面临诸多困难。张莉芸主任踏踏实实，不辞劳苦，十年如一日地坚持晨起早查房，每周一次的科室疑难病例查房也从不间断；她不遗余力地培养青年人才，向国内外的学术大咖寻求帮助与合作，把人才"送出去，引进来"，打造了一支朝气蓬勃、热情奔放、蓄势待发的年轻队伍，每次看到在全国年会中崭露头角的山西白求恩医院风湿科团队，我都为她感到欣慰。

　　当然，她努力的脚步不仅限于科室的发展，她还心系山西省风湿病学的发展。在当选山西省医学会风湿免疫专委会主任委员之前，她就开始探索山西省风湿病学的全方位发展。担任专委会主任委员后更是大胆创新、开拓进取，结合山西省风湿病学特点及发展现状，整合国际、国内及省内各种优势资源，引进国内外优秀医学家、科学家，从临床、教学、科研全方位合作，全面提升山西省风湿病学的医、教、研水平，促进山西省风湿病学科的发展。同时她还特别重视对山西省风湿病学青年骨干的培养，积极成立了山西省风湿病学专委会青年医师委员会，邀请了省内多个地区的多名优秀的青年医师，同时组织了多次青年医师活动，包括临床技能比赛、青年医师临床思维训练、青年医师临床研究设计大赛、青年医师疑难病例比赛活动和规范青年医师的诊疗思维及知识竞赛，使得山西省风湿病学蓬勃发展。

看完这本由张莉芸教授主编的《风湿性疾病疑难病例诊疗思维实战集锦》，我也着实感到欣喜与惊讶，不禁感叹于这个年轻团队的实力。本书剖析了这十年来收集的140多个经典案例，其中不乏罕见疾病和疑难病例，非常具有可读性与启发性。编写团队对每个病例逐层剖析，一步步地启发和引导读者建立科学缜密的临床思维。本书不仅体现了这支年轻队伍扎实的内科功底与业务能力，从诊疗过程的点点滴滴中还看到了张莉芸主任团队对患者的爱心和责任心。尽管这本书还存在一些小瑕疵，但我从中仍感受到了这支团队的温暖和力量，我不禁为他们感到骄傲！

故不积跬步，无以至千里；不积小流，无以成江海。俗话说"十年磨一剑"，张莉芸教授的团队经过十年的磨砺，已茁壮成长为我国风湿免疫领域中的一个优秀团队及中坚力量。祝愿她们继续砥砺前行，去争取更大成绩！

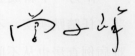

前　言

　　风湿性疾病是泛指影响骨、关节、肌肉及其周围软组织（如滑囊、肌腱、筋膜、血管、神经等）的疾病，常伴有肺、肾、神经、血液、皮肤黏膜等多脏器、多系统损伤，临床诊治较为复杂，涉及多个学科，并且部分基层医院对风湿性疾病知识相对匮乏，导致相当一部分患者被误诊、漏诊。因此，风湿性疾病的普及及推广任重而道远，这也正是编写本书的主要目的。

　　本书主要收集整理了类风湿关节炎、系统性红斑狼疮、干燥综合征、系统性硬化、多发性肌炎与皮肌炎、系统性血管炎、复发性多软骨炎、抗磷脂综合征、自身免疫性肝病、脊柱关节炎、骨关节炎、痛风及其他相关疾病的临床病例。内容以临床常见病、典型病为基础，聚焦于少见病、罕见病及疑难危重病例，这些患者的诊治经过犹如一幕幕戏剧，有艰难曲折、跌宕起伏、百思莫解，也有柳岸花明、峰回路转、豁然开朗。通过展现疾病诊疗的全过程，启发和引导读者建立科学缜密的临床诊疗思维。

　　本书共剖析了140余例风湿性疾病及其相关性疾病临床病例，按具体疾病分类，系统全面，且一目了然，方便读者检索及查阅。参与本书撰写的临床一线医务工作者将每个病例分别从病情简介、辅助检查、诊断、治疗与转归、病例分析、启示与思考等多个方面进行论述，不仅详细记载了患者的诊治经过，提出了临床问题的症结所在，同时加入了精辟的评述，从不同角度剖析病情的发生、发展及转归，理论联系实际，将科学的临床思维、渊博的医学知识及丰富的临床经验融合在一起，深入浅出地展示临床诊疗全过程。希望通过对这些病例的回顾和分析，使读者能从中受到启发，并将其真正应用到临床实战中。

　　因风湿性疾病领域不断发展，编者的编写水平可能受限于当前的研究水平和临床实践情境，书中难免存在纰漏和不足之处，欢迎广大读者批评、指正。

2020 年 12 月

目　录

缩略词表

AA 淀粉样蛋白 A

AAV ANCA 相关性血管炎

ACPA 抗环瓜氨酸肽抗体

ACR 美国风湿病学会

AENAs 抗可提取性核抗原抗体

AIH 自身免疫性肝炎

AKA 抗角蛋白抗体

AL 淀粉样轻链蛋白

ALD 自身免疫性肝病

ALP 碱性磷酸酶

ALT 丙氨酸氨基转移酶

ANA 抗核抗体

ANCA 抗中性粒细胞胞质抗体

APF 抗核周因子抗体

APS 抗磷脂综合征

AS 强直性脊柱炎

AST 门冬氨酸氨基转移酶

ATS 美国胸科学会

AZA 硫唑嘌呤

BUN 尿素氮

CCP 环胱氨酸肽

CENP-B 着丝粒蛋白 B

CMR 心脏磁共振

CP 铜蓝蛋白

Cr 血肌酐

CRP C 反应蛋白

CTD 结缔组织病

CTX 环磷酰胺

DITMA 药物溶解性 TMA

DMARDs 抗风湿药物

EF 嗜酸性细胞性筋膜炎

EGPA 嗜酸性肉芽肿性多血管炎

EN 结节性红斑

ERS 欧洲呼吸学会

ESR 红细胞沉降率

FMD 纤维肌发育不良

GA 环状肉芽肿

GCA 巨细胞动脉炎

G-CSF 粒细胞集落刺激因子

GPA 肉芽肿性多血管炎

HBV-DNA 乙肝病毒基因

HCP 水解胶原蛋白肽

HD 霍奇金淋巴瘤

HE 嗜酸性粒细胞增多症

HLD 肝豆状核变性

HM 甲状腺功能减退性肌病

HP 肥厚性硬膜炎

HPS 噬血细胞综合征

HRCT 高分辨 CT

HSP 热休克蛋白

HUS 溶血栓尿毒症综合征

IAA 主动脉弓离断

I-DOX 4- 碘 - 脱氧多瑞比星

IHSP　特发性肥厚性硬脊膜炎
ILD　间质性肺疾病
INR　国际标准化比值
ITP　特发性间质性肺炎
JIA　幼年型特发性关节炎
KBD　大骨节病
KP　角膜后沉着物
LM　传染性单核细胞增多症
LN　狼疮肾炎
LOS　局限性硬皮病
MCP　掌指关节
MDS　骨髓增生异常综合征
MPA　显微镜下多血管炎
MPO　抗髓过氧化物酶
MPO-ANCA　髓过氧化物酶抗中性粒细胞胞质抗体
NEU　中性粒细胞
NHL　非霍奇金淋巴瘤
NL　脂质渐进性坏死
NSAIDs　非甾体抗炎药
NSIP　非特异性间质性肺炎
OAPS　产科抗磷脂综合征
OCTD　重叠综合征
OP　机化性肺炎
PA　银屑病关节炎
PAA　原发性动脉血管肉瘤
PAN　结节性多动脉炎
PAP　肺动脉压
PBC　原发性胆汁性肝硬化

PPD　结核菌素纯蛋白衍生物
PIP　近端指间关节
PR3-ANCA　蛋白酶 3 抗中性粒细胞胞质抗体
PRES　可逆性后部白质脑病综合征
PTRA　经皮腔内肾动脉成形术介入
PVNS　色素沉着绒毛结节性滑膜炎
RA　类风湿关节炎
RF　类风湿因子
RML　横纹肌溶解症
RP　复发性多软骨炎
RS3PE　血清阴性对称性滑膜炎伴凹陷性水肿综合征
SAP　血清淀粉样 P 成分
SS　干燥综合征
SSc　系统性硬化
TA　大动脉炎
TBA　总胆汁酸
TB-IGRA　结核感染 T 细胞
TBIL　总胆红素
TEN　中毒性表皮坏死松解症
TMA　血栓性微血管病
TORCH　优生五项
TTP　血栓性血小板减少性紫癜
UIP　寻常型 / 普通型间质性肺炎
UVB　中波紫外线
VWF-CP/ADAMTS　血管性血友病因子裂解蛋白酶
γ-GT　γ- 谷氨酰转肽酶

类风湿关节炎合并肺部病变

第一章

类风湿关节炎

一、类风湿关节炎合并机化性肺炎

病例 1

患者男性，62岁，主因"多关节疼痛2年余，活动后气短10天"于2016年3月14日入住风湿免疫科。2013年9月无明显诱因出现多关节痛，累及双手第3掌指关节、近端指间关节、双腕、双肩、双踝、双足跖趾关节，无肿胀及活动受限，伴晨僵，持续时间 > 1小时，不伴口干、眼干、牙齿片状脱落，行针灸治疗，疗效不佳，后间断出现小关节疼痛，未诊治。2016年1月18日患者出现多关节疼痛加重，伴肿胀，累及双手掌指关节、近端指间关节，就诊于我科。实验室检查示：红细胞沉降率（ESR）43 mm/h，C反应蛋白（CRP）39.18 mg/L，抗核抗体（ANA）1:320均质型，抗角蛋白抗体（AKA）1:10，类风湿因子（RF）65.39 U/ml，抗CCP抗体711.21 RU/ml。胸部HRCT（图1-1-1）示：双下肺少许斑片状影。予口服美洛昔康15 mg/d、来氟米特片10 mg/d，多关节疼痛减轻，规律用药，关节症状控制可。

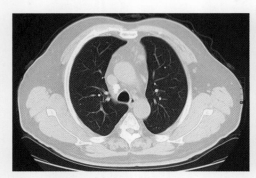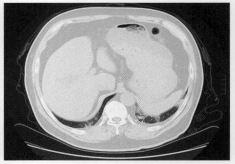

图1-1-1 （2016年1月16日）病例1胸部HRCT示：肺底胸膜下少许斑片影

2016年3月5日无诱因出现活动后气短，平地行走100～200 m即感气短不适，偶咳嗽、咳少许白色黏痰，无发热、咯血、胸痛等症状，院外予"泼尼松15 mg/d，头孢哌酮钠舒巴坦钠2 g q12h×7 d，左氧氟沙星注射液0.4 g/d×4 d静脉输注"等治疗，病情无好转，活动后气短逐渐加重，今为进一步诊治收住我科，起病以来精神食欲睡眠差。既往史：无特殊。个人史：吸烟20余年，每天10～20支。

入院查体：血压 97/70 mmHg，心率 116 次 / 分，呼吸 26 次 / 分，未吸氧状态下血氧饱和度 88%，口唇发绀，双肺呼吸音清，双肺下叶吸气相可闻及爆裂音，心腹无异常体征，双手第 1、2 近端指间关节肿胀，压痛（−），无活动受限，双下肢无水肿。

辅 助 检 查

血常规：白细胞计数（WBC）6.7×10^9/L，中性粒细胞百分比（NEU%）78.0%，血红蛋白（Hb）157 g/L，血小板计数（PLT）141.0×10^9/L，红细胞沉降率（ESR）8 mm/h，C 反应蛋白（CRP）12.08 mg/L；肝功能：门冬氨酸氨基转移酶（AST）46.4 U/L，γ- 谷氨酰转肽酶（γ-GT）179.0 U/L，白蛋白（ALB）27.4 g/L，心肌酶谱：乳酸脱氢酶（LDH）563.0 U/L，α- 羟丁酸脱氢酶（α-HBDH）410.3 U/L；凝血功能：D- 二聚体 4220 ng/ml；血气分析（鼻导管吸氧 2 L/min）：pH 7.413，二氧化碳分压（$PaCO_2$）35.1 mmHg，氧分压（PaO_2）64.1 mmHg，血氧饱和度 93.1%，类风湿因子（RF）125.16 U/ml。脑利尿钠肽（BNP）、降钙素原、肾功能、血脂、电解质、免疫球蛋白、补体未见明显异常。痰涂片（2 次）：未见真菌孢子、真菌菌丝；痰培养（2 次）：未见致病菌生长；呼吸道感染病原体、巨细胞病毒抗体、EB 病毒抗体、GM 试验均为阴性；2016 年 3 月 14 日胸部高分辨率 CT（图 1-1-2）示：双肺散在间质渗出磨玻璃密度影，肺尖部间质水肿，与 2016 年 1 月 16 日旧片对比为新发病变，双侧胸膜肥厚。

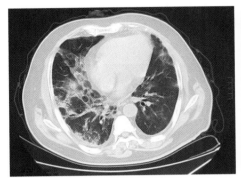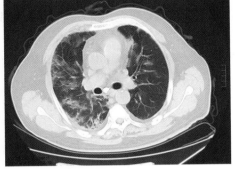

图 1-1-2 （2016 年 3 月 14 日）病例 1 胸部 CT 示：双肺散在磨玻璃样渗出，右肺为主

入 院 诊 断

类风湿关节炎，间质性肺炎，低氧血症。

治疗及转归

患者整个病程可分为三个阶段：

第一阶段（2013 年 9 月至 2016 年 3 月 5 日）：以多关节疼痛起病，累及双手第 3 掌指关节、近端指间关节、双腕、双肩、双踝、双足跖趾关节，伴晨僵 1 小时以上，2016 年 1 月 18 日就诊于我科，红细胞沉降率、C 反应蛋白升高，类风湿因子（RF）、抗角蛋白抗体（AKA）、抗环瓜氨酸肽（CCP）抗体均阳性，诊断类风湿关节炎明确，疾病处于活动期，经美洛昔康、来氟米特片治疗后关节疼痛消失，红细胞沉降率、C 反应蛋白降至正常。

第二阶段（2016 年 3 月 6 日至 2016 年 3 月 31 日）：美洛昔康及来氟米特片治疗 1 个半月后，关节疼痛缓解，但无诱因出现干咳、活动后气短，无发热、咳脓痰、咯血等症状，再次入院后复查红细胞沉降率正常，C 反应蛋白略升高，血气分析提示低氧血症，胸部高分辨率 CT 提示双肺散在间质渗出，磨玻璃密度影，院外抗感染治疗效果不佳，多次行痰培养、痰涂片、痰找结核分枝杆菌均阴性，故暂不考虑肺部感染。可能为原发病继发间质性肺疾病或药物导致的间质性肺疾病，立即停服来氟米特片，入院后给予激素（甲泼尼龙琥珀酸钠 80 mg/d×7 d，40 mg/d×4 d，末次 2016 年 3 月 26 日，泼尼松片 40 mg/d）、免疫抑制剂（环磷酰胺 0.2 g×4 次）、人免疫球蛋白 10 g×5 d、氟康唑 0.4 g×7 d，患者活动后气短较前减轻，但 2016 年 3 月 29 日晨起气短加重，无发热、咳嗽、咳痰等症状，鼻导管吸氧 10 L/min 情况下经皮血氧饱和度为 80%，血气分析示：氧分压（PaO$_2$）49 mmHg。复查胸部 CT（图 1-1-3）示：双肺弥漫斑片影，双肺胸膜增厚，与 2016 年 3 月 14 胸部 CT 对比显示，间质病变范围扩大。故转入呼吸科重症监护病房进一步诊治。

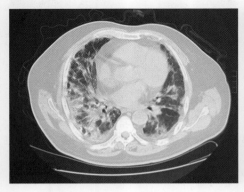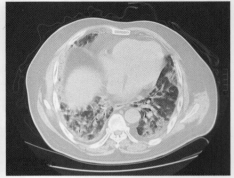

图 1-1-3 　（2016 年 3 月 31 日）病例 1 胸部 CT 示：双肺弥漫斑片影

第三阶段（2016 年 4 月 1 日至 2016 年 6 月 1 日，呼吸科重症监护病房）：转入后患者呼吸困难仍明显，静息状态即感气短不适。转入当日即给予甲泼尼龙琥珀酸钠龙 500 mg/d × 3 d，320 mg/d × 5 d，240 mg/d × 5 d，160 mg × 5 d，2016 年 4 月 18 日患者气短好转，后甲泼尼龙琥珀酸钠改为 120 mg/d × 5 d，逐渐序贯为泼尼松片 40 mg/d，环磷酰胺（CTX）200 mg/w（2016 年 5 月 7 日开始）治疗，间断使用无创呼吸机辅助呼吸，抗生素预防性抗感染治疗，患者于 2016 年 6 月 2 日可在床上轻微活动，储氧面罩吸氧 2 ~ 4 L/min 与鼻导管吸氧 2 ~ 5 L/min 交替，复查胸部 CT（图 1-1-4）示：病变较前明显好转，病情趋于稳定，家属自备制氧机出院，院外泼尼松片每周减至 5 mg，后至 10 mg/d 维持，每 2 ~ 3 周静脉输注免疫抑制剂（CTX）0.4 g，至 2017 年 10 月 24 日双肺病灶基本消失（图 1-1-5）。随访至今，患者病情平稳，日常生活不受限。患者治疗前胸部 CT 可见少许斑片影，后病变急剧进展，HRCT 提示双肺弥漫斑片影，经大剂量激素联合环磷酰胺治疗后逐渐好转，结合文献复习，考虑为原发病所致间质性肺疾病进展可能性大。

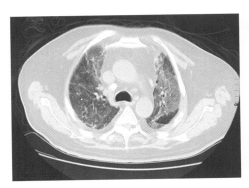 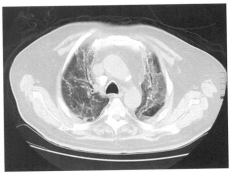

图 1-1-4　（2016 年 6 月 1 日）病例 1 胸部 CT 示：双肺病灶较前明显吸收

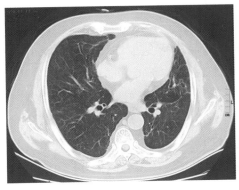 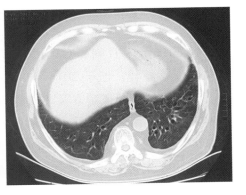

图 1-1-5　（2017 年 10 月 24 日）病例 1 胸部 CT 示：双肺病灶基本消失

最终诊断

类风湿关节炎，机化性肺炎，Ⅰ型呼吸衰竭。

病例分析

患者老年男性，病史 2 年，以多关节疼痛起病，累及双手第 3 掌指关节、近端指间关节、双腕、双肩、双踝、双足跖趾关节，伴晨僵 1 小时以上，治疗前红细胞沉降率、C 反应蛋白高于正常，类风湿因子及抗 CCP 抗体高滴度阳性，根据 2009 年类风湿关节炎分类标准和积分系统，患者积分 8 分，诊断类风湿关节炎明确。类风湿关节炎（rheumatoid arthritis，RA）是一个系统性自身免疫病，临床特征有关节损害及关节外表现。约有 50% 的患者会出现关节外症状，其中 7.7% 的 RA 患者可有肺受累。

该患者此次突出表现为活动后气短，胸部 CT 提示间质性肺炎。文献报道，类风湿关节炎相关间质性肺疾病（interstitial lung disease，ILD）常随着关节病变的发展而出现，但在部分患者中，ILD 是类风湿关节炎的首发表现，并且快速进展。合并 ILD 的 RA 患者的死亡风险较无间质性肺疾病患者高 3 倍。类风湿关节炎相关 ILD 常见的类型有普通型间质性肺炎（usual interstitial pneumonia，UIP）和非特异性间质性肺炎（nonspecific interstitial pneumonia，NSIP），其他少见的类型包括机化性肺炎（organizing pneumonia，OP）、脱屑性间质性肺炎、淋巴细胞性间质性肺炎、急性间质性肺炎、弥漫性肺泡损伤等。UIP 常见的影像学表现是 CT 下观察到双侧胸膜下网格状改变、蜂窝样变、牵拉性支气管扩张、少或无毛玻璃样变。NSIP 的特点是肺组织网格状及毛玻璃样改变，很少出现蜂窝样变。OP 常见的影像学特点为双侧斑片状实变影，以胸膜下或细支气管旁区分布为主，可见到磨玻璃样影、不规则线状影及小结节影，但没有蜂窝样改变。该患者治疗前即可见胸膜下少许斑片影，2 个月后患者胸部 CT 示双肺多发斑片状影，下肺胸膜下为主，考虑为 OP。

该患者 2016 年 1 月胸部 CT 示双肺下叶基底段可见少许斑片影，治疗原发病后患者关节症状好转，但于 2016 年 3 月 14 日复查胸部 CT 提示双肺多发斑片影，右肺为著，后续给予积极激素及环磷酰胺治疗，病情逐渐好转。关于该患者 OP 的原因主要考虑以下两方面：①药物导致 OP：该患者口服美洛昔康、来氟米特，查阅文献示，英夫利昔单抗、甲氨蝶呤等药物均可引起 ILD，对于来氟米特是否会导致 ILD 的报道不一致，国内有学者收集了 2007—2011 年国内 11 例来氟米特致呼吸系统不良反应的病例，其中 9 例均为肾病综合征患者，因 RA 服用来氟米特的患者仅 2 例，均为老年患者，分别发生在服药后的 22 周和 32 周，其中 1 例经甲泼尼龙片 4 mg/d 治疗 1 个月后病情明显好转，另外 1 例经无创呼吸机辅助通气治疗、甲泼尼龙 160 mg/d（后逐渐减量至 80 mg/d）治疗 20 天后症状明显缓解，出院，院外继续口服泼尼松片 45 mg/d。而病例 1 经停服来氟米特片、积极激素冲击治疗后的 2 个月内，病情均无明显缓解，这一特点与国内关于药物导致 ILD 的报道不相符。国内刘蕊等报道，国外报道来氟米特导致的 ILD 有增多趋势，但国内 RA 患者应用来氟米特导致的 ILD 比较罕见，考虑可能与种族相关。结合文献复习及患者诊治过程，考虑该患者药物导致的 ILD 可能性较小；② RA 导致 OP：Okada 等报道，OP 在 RA 中的发病率为 1.9% ～ 4.8%，平均年龄为 57.2 岁，RA 发病至出现 OP 的时间为 −4 ～ +34 岁。OP 可独立于关节炎活动，在类风湿关节炎患者中随时都可能发生。Moril 等报道 21 例 RA 合并 OP 患者，认为 OP 可能是 RA 肺部炎症的表现，此类患者血清中发现高滴度的类风湿因子（RF）和抗 CCP 抗体，同 Okada 的报道一致，肺部病变可以出现在关节症状缓解之后。该患者药物治疗前胸部 CT 即可见下肺胸膜下少许斑片影，肺部病变急剧进展发生在关节炎缓解之后，血清中有高滴度的类风湿因子（RF）和抗 CCP 抗体，除外感染因素，综合分析该患者为 RA 导致的 OP 可能性大。后经激素联合环磷酰胺治疗后，病情缓慢缓解。

启示与思考

　　临床上，医生 ILD 相关症状和影像学表现缺乏警觉性，常将 ILD 误诊为普通呼吸道感染或肺炎，反复应用多种抗生素治疗，导致诊断延误。RA 患者若出现 ILD 快速进展，在除外感染和药物因素的基础上，需要警惕原发病导致的 ILD 急剧加重，尤其是 RA 患者关节表现与肺部表现不一致时更易误诊，需要仔细甄别，积极治疗，改善预后。

（撰稿人　杨艳丽　校稿人　郭乾育　乔鹏燕）

参考文献

[1] 张红，刘祖雄，金琛，等. 国内近 5 年来氟米特致呼吸系统不良反应概况. 中国药业，2012，21（22）：109-110.

[2] 刘蕊，刘湘源. 来氟米特片与类风湿肺间质病变. 中华老年多器官疾病杂志，2011，10（4）：374-376.

[3] Travis WD, costabel U, Hansell DM, et al. An official american thoracic society/european respiratory society statement：update of the international multidisciplinary classification of the idiopathic interstitial pneumonias. Am J respir crit care med，2013，188（6）：733-748.

［4］Moril S，Koga Y，Sugimoto M．Organizing pneumonia in rheumatoid arthritis patients：A case-based review．Clinical Medicine insights：circulatory，respiratory and pulmonary medicine，2015，9（S1）：69-80.

［5］Okada H，Kurasawa K，Yamazaki R，et al．Clinical features of organizing pneumonia associated with rheumatoid arthritis．Mod rheumatol，2016，26（6）：863-886.

二、类风湿关节炎合并皮肤血管炎

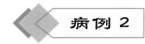

患者男性，47 岁，主因"多关节肿痛 1 年半，双下肢皮肤破溃 7 个月"入院。2017 年初患者无明显诱因出现多关节肿痛，累及双手近端指间关节、掌指关节、双腕、双膝、双踝关节，伴晨僵，持续时间大于 1 小时，间断口服中药及针灸等（具体不详），多关节肿痛时轻时重。2017 年 6 月就诊于北京某部队医院，实验室检查示：红细胞沉降率（ESR）40 mm/h、类风湿因子（RF）1620 U/ml、抗核抗体（ANA）1：320、抗 CCP 抗体 > 1600 RU/ml，诊断：类风湿关节炎，给予口服甲泼尼龙 8 mg bid；来氟米特 10 mg qd、羟氯喹片 0.2 g bid 治疗，关节肿痛缓解，后自行将口服激素减停（具体不详）。2018 年 1 月出现全身散在荨麻疹样皮疹，大小不一，先后累及双下肢、臀部、胸背部、双上肢，伴瘙痒，无疼痛，渐出现右足跖屈、背伸困难，伴双足麻木，就诊于山西省某医院风湿料，行双下肢血管彩超示"下肢动脉管壁毛糙，双侧股静脉反流（考虑功能不全）"，肌电图示"多发性周围神经损害（中度偏重，以双下肢为著）"，给予激素基础治疗以及改善循环、营养神经等对症治疗（具体不详），皮疹消退，右足主动跖屈、背伸活动较前改善，仍有双足麻木。2018 年 12 月出现双下肢散在点状脓疱疹，初起为绿豆大小，后逐渐出现大片状皮肤破溃，部分结痂，院外抗感染治疗（具体不详）效果差。为进一步诊治收入我科。体格检查：左小腿外侧可见一 10 cm×5 cm 的皮肤破溃，左踝关节外侧可见一 2 cm×3 cm 的皮肤破溃，伴结痂，右踝关节外侧可见一大小约 4 cm×4 cm 的皮肤破溃。浅表淋巴结未触及肿大。心、肺、腹无阳性体征。右手第 1、3、4 近端指间关节、掌指关节、右腕关节肿胀，压痛（+），双腕关节掌屈、背伸活动受限，余关节无肿胀，压痛（−）。四肢肌力、肌张力正常，双下肢无水肿。

辅助检查

血常规：白细胞计数（WBC）6.20×10⁹/L、中性粒细胞百分比（NEU%）91.8%、淋巴细胞百分比 7.0%、血红蛋白（Hb）132 g/L、血小板计数（PLT）336×10⁹/L；C 反应蛋白（CRP）65.1 mg/L；红细胞沉降率（ESR）50 mm/h；降钙

素原（PCT）0.3 ng/ml；肝功能：总蛋白（TP）53.1 g/L、白蛋白（ALB）22.0 g/L；凝血系列：抗凝血酶活性 75%、D- 二聚体 1944 ng/ml；尿常规、肾功能、血脂、血糖、心肌酶、心肌标志物、脑利尿钠肽、传染病系列、肿瘤标志物未见明显异常。抗角蛋白抗体（AKA）（+）1：20、抗 CCP 抗体 503.50 RU/ml；抗核抗体（ANA）、抗 ENAs（−）。血细胞簇分化抗原系列：总 T 细胞（CD_3^+）百分比 51.0%、总 T 细胞（CD_3^+）绝对值 660/L、Th 细胞（$CD_3^+CD_4^+$）百分比 17.6%、Th 细胞（$CD_3^+CD_4^+$）绝对值 227/L、Th/Ts 0.54、B 细胞（$CD_3^-CD_{19}^+$）百分比 6.8%、B 细胞（$CD_3^-CD_4^+$）绝对值 76/µl。下肢破溃处分泌物培养未见异常；胸部 CT 未见明显异常。下肢动、静脉血管彩超：下肢动脉硬化，双侧股静脉反流（考虑功能不全）。

诊断

类风湿关节炎，类风湿血管炎，周围神经病变。

治疗及转归

予泼尼松 30 mg qd 口服、硫酸羟氯喹片 0.2 g bid 口服，注射用环磷酰胺 400 mg qw，静脉滴注以改善循环、营养神经等对症治疗，皮肤破溃处定期清洁换药等治疗，后双下肢皮肤破溃结痂好转出院。

病例分析

患者中年男性，慢性病程，对称性多关节肿痛，类风湿因子、抗 CCP 抗体高滴度阳性，根据 1987 年 ACR 以及 2009 年 EULAR/ACR 的类风湿关节炎分类标准，类风湿关节炎诊断明确。此次入院主因下肢皮疹伴破溃，综合患者皮疹，首先考虑是否为感染，患者无发热，下肢未见脓性分泌物，且分泌物培养未见细菌，院外抗感染治疗效果欠佳，综上，感染性疾病诊断依据不足；该患者无糖尿病病史，入院检查空腹血糖正常，暂不考虑糖尿病血管病变；下肢血管超声未见异常，暂不考虑局部缺血坏死；结合患者关节肿痛、红细胞沉降率、类风湿因子均升高，考虑疾病处于活动期，不除外类风湿关节炎血管炎原因。

类风湿血管炎为坏死性血管炎，皮肤是小血管炎最常累及的部位，可导致皮疹、甲周小面积的皮肤梗死、指端坏疽、腿部溃疡。指趾的坏死和神经病变是较严重的血管炎表现，还可累及肠系膜动脉、冠状动脉和脑部的供血动脉。此外，末梢神经炎亦是血管炎的表现之一，表现为指端手、袜套状麻木、针刺样痛、蚁行感等。曾有 12 例类风湿关节炎伴发血管炎患者中 10 例病程大于 5 年的报道，且多见于活动期患者，亦有 22 例类风湿关节炎伴血管炎患者的研究数据提示近

2/3 患者病程大于 5 年，且血管炎发病时有多个小关节肿痛、炎症指标明显升高，亦提示疾病活动。综上，长期炎症未得到控制可能是类风湿关节炎伴发血管炎的危险因素。该患者排除了感染、糖尿病足、血管病等因素，结合类风湿关节炎处于活动期，且有下肢周围神经病变，考虑为类风湿血管炎所致。类风湿血管炎目前的发病机制尚不清楚，但免疫系统失调和体液免疫作用可能参与了发病过程。有研究发现循环免疫复合物参与类风湿关节炎系统性并发症和关节外表现的发病。近年来，研究发现，活动性类风湿关节炎伴发血管炎是由 Th1 介导的肿瘤坏死因子 α、细胞间黏附分子 −1 损害血管周围细胞及内皮细胞而引发的血管损伤。

　　一旦确诊类风湿血管炎，则需要更为积极的治疗。有皮肤及外周神经受累的中等活动的类风湿血管炎可予以激素联合甲氨蝶呤或硫唑嘌呤治疗；更为严重的器官受累型类风湿血管炎则需要大剂量激素联合环磷酰胺或生物制剂治疗。法国学者报道了 2 例类风湿关节炎伴发血管炎导致下肢溃疡患者，在多种免疫抑制剂（CTX、AZA、MTX）治疗无效的情况下，分别应用英夫利昔单抗和阿达木单抗成功治愈了下肢溃疡。

启示与思考

　　类风湿关节炎出现不明原因的皮疹、皮肤破溃以及肢体麻木、活动障碍要警惕类风湿血管炎的可能。血管炎作为类风湿关节炎最严重的并发症之一，临床医师需要提高警惕，早期对其进行诊断及治疗，有效改善患者的预后。

（撰稿人　刘素苗　校稿人　高晋芳　马　丹）

参考文献

[1] 李丽，徐东，张奉春，等．类风湿关节炎伴血管炎 2 例临床特征．中华临床免疫和变态反应杂志，2016，10（2）：101-105.

[2] 练睿，马丽．类风湿关节炎合并类风湿血管炎 1 例．中日友好医院学报，2008，22（1）：61.

三、类风湿关节炎合并嗜酸性粒细胞增多症

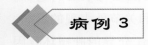

病例 3

　　患者男性，88 岁，主因"间断多关节肿痛伴皮疹 1 年，加重 1 个月"于 2016 年 5 月 9 日入院。患者 2015 年 3 月出现双腕、双膝及双踝关节肿痛，伴晨僵，持续时间大于 1 小时，当地医院查"类风湿因子（RF）369 U/ml，抗角蛋白抗体（AKA）(+) 1：40，抗 CCP 抗体 1042.32 RU/ml"，诊断"类风湿关节炎"，口服"来氟米特、硫酸羟氯喹及塞来昔布"，治疗 1 个月后关节症状缓解，但渐出现头皮及四肢皮疹，伴瘙痒，自行停药，但皮疹无明显改善。再次就诊于山西省某医院，实验室检查"血常规提示嗜酸性粒细胞升高，最高达 32.74×10^9/L，嗜酸性粒细胞百分数（EO%）为 80.5%，血红蛋白（Hb）80 g/L，最低至 65 g/L，抗人球蛋白 C3d 及抗人球蛋白 IgG 试验均（+）"，诊断"类风湿关节炎合并自身免疫溶血性贫血"，予"肌内注射地塞米松注射液 5 mg/d，共 9 天，口服泼尼松 30 mg/d、来氟米特 10 mg/d"，皮疹逐渐消退，关节无肿痛，复查嗜酸性粒细胞（EO）仍未降至正常，波动于（0.53 ～ 1.11）$\times 10^9$/L（EO% 10.9% ～ 17.9%）。2016 年 3 月泼尼松渐减量至 20 mg/d，皮疹反复，累及头皮、左侧颈部、右小腿内侧，伴瘙痒，为进一步诊治收入院。既往史、个人史、家族史无特殊。体格检查：颈部左侧可见斑片状红色皮疹，压之褪色，右小腿内侧见 2 cm×3 cm 皮疹，压之不褪色。全身浅表淋巴结未触及肿大，心、肺、腹无阳性体征，右手第 5 指伸直受限，无肿胀，压痛（−）。余关节无肿胀及压痛，双下肢存在凹陷性水肿。

辅 助 检 查

　　入院后多次查血常规：嗜酸性粒细胞（EO）最高达 10.62×10^9/L，嗜酸性粒细胞百分数（EO%）63.1%，血红蛋白（Hb）119 g/L、血小板计数正常。D- 二聚体＞5250 ng/ml；红细胞沉降率（ESR）38 mm/h，C 反应蛋白（CRP）9.56 mg/L，总 IgE＞200 U/ml。IgA、IgG、IgM、C3、C4 均正常。尿常规、便常规、血生化、凝血系列、肿瘤标志物及术前免疫未见异常；类风湿因子（RF）2764.46 U/ml，抗核抗体（ANA）(−)、抗角蛋白抗体（AKA）(+) 1：40、抗 CCP 抗体 1020.94 RU/ml，抗 ENAs、自身免疫性肌炎抗体（−）。双手 X 线示：双手骨质疏松，右手第 5 指骨

变形，双手部分近端指间关节面下小囊变，部分指间关节间隙变窄。双手关节超声示：左腕骨间滑膜增生，左手近端指间关节（PIP）2/5、左掌指关节（MCP）2、右掌指关节（MCP2）骨赘形成。心电图、心脏彩超、腹部彩超、胸部CT、头颅MRI均未见明显异常。PET-CT示：颈部及双腋下淋巴结增生。肠镜示：结肠多发憩室。胃镜示：慢性浅表性胃炎；十二指肠球炎。骨髓象示：骨髓增生极度活跃，粒系占64%，嗜酸性粒细胞明显增多。骨髓活检示：增生极度活跃，粒细胞与有核红细胞的比值（粒红比例）大致正常；糖原染色：粒细胞、巨核细胞（+），网状纤维染色（−），铁染色（+），免疫组化：CD3个别细胞（+），CD5个别细胞（+），CD10部分粒细胞（+），CD20个别细胞（+），CD23（−），CD38少数细胞（+），CD56（−），CD138少数细胞（+），Lambda、Kappa（−），PAX5个别细胞（+），CK（−）。FISH检测、*BCR/ABL*、*JAK2 V617F*、*ETV6-PDGFRβ*、*FIP1L1/PDGFRa*基因检测均阴性；染色体：46，XY。免疫蛋白固定电泳示：可见SP上有一条M蛋白带，与抗IgM和抗Lambda形成特异反应沉淀带。

诊断

类风湿关节炎，嗜酸性粒细胞增多症。

治疗及转归

予甲泼尼龙40 mg/d×6 d，泼尼松30 mg/d、来氟米特10 mg/d、雷公藤多甙片20 mg tid，环磷酰胺200 mg/w×2次，患者皮疹明显改善，无关节肿痛，复查外周血嗜酸性粒细胞正常，红细胞沉降率（ESR）降至24 mm/h，类风湿因子（RF）降至1582.79 U/ml。

病例分析

患者老年男性，病史1年，对称性多关节肿痛，红细胞沉降率及C反应蛋白增高，类风湿因子及抗CCP抗体高滴度，依据2010年ACR/EULAR诊断标准，RA诊断明确。患者此次入院以瘙痒性皮疹为主要表现，多次检查（间隔≥1个月）外周血嗜酸性粒细胞>$1.5×10^9$/L，且骨髓涂片中嗜酸性粒细胞占全部有核细胞的20%以上，根据《2012年版嗜酸性粒细胞增多症及相关综合征分类标准的共识》，诊断嗜酸性粒细胞增多症（HE）明确。HE分为特发性、原发性（克隆性/肿瘤性）、继发性（反应性），结合该患者多次骨髓穿刺及外周血中未见原始细胞，*JAK2 V617F*、*ABL/BCR*、*ETV6-PDGFRB*、*FiP1L1/PDGFRa*基因检测均阴性；排除髓系、淋巴细胞、嗜酸性粒细胞白血病以及骨髓增生性疾病，且PET-CT未见占位病变，目前不考虑原发性 HE。另患者无呼吸道、胃肠道、泌尿系感染症状，PET-CT 未见占位病变，且在停用改善病情的抗风湿药物（DMARDs）后出现嗜酸性粒细胞增多，除外感染、药物及肿瘤继发性 HE。除外了其他原因引起的嗜酸性粒细胞增高后，查阅文献，约 10% RA 患者合并 HE，且常伴有类风湿因子（RF）高滴度阳性，与本例患者符合，考虑该患者为类风湿关节炎导致的嗜酸性粒细胞增多症。

　　RA 合并 HE 患者，临床上较为少见，目前研究显示，约 10% RA 患者会合并嗜酸性粒细胞增多，部分源于药物反应，比如一些慢作用抗风湿药既是治疗疾病的，也可能引起嗜酸性粒细胞增多，目前确定能够引起嗜酸性粒细胞增多不良反应的风湿病药物有硫唑嘌呤、别嘌呤醇和环孢素。该患者曾停用来氟米特 2 月余，但皮疹仍未消退，暂且不考虑药物因素。部分嗜酸性粒细胞增多源于 RA 自身免疫应答，机制尚不明确，结合国内外文献报道，多数 RA 患者在嗜酸性粒细胞增多的同时，有类风湿因子（RF）水平升高，对于两者之间的关联目前尚未明确。Winchester 的 45 例回顾性研究中有 18 例类风湿因子（RF）高滴度阳性的 RA 患者出现嗜酸性粒细胞增多，并阐明由自身免疫反应引起，随访中多数患者出现关节炎加重和关节外表现，如外周神经炎、类风湿结节、血管炎、肺间质病变、胸膜炎等，并推测其很可能是由免疫复合物诱发，而这些复合物中有 RF 的参与，进一步说明嗜酸性粒细胞增多是由患者本身自身免疫反应所引起。同样，Kudou 等发现，高滴度 RF 水平很可能是嗜酸性粒细胞肺炎潜在临床标志，提出类风湿因子（RF）很可能由 T 细胞活化诱导 B 细胞产生，同时促发嗜酸性粒细胞增多或嗜酸性粒细胞趋化。Moro 等临床试验认为，其发病机制是 RA 患者机体促发某种免疫反应使 T 细胞活化，继而激活 CD_5^+ B 细胞产生具有低亲和力的 IgM 类的类风湿因子（RF），同时促进嗜酸性粒细胞增多。这些 CD_5^+ B 细胞被称为 B-1B 细胞，并在小鼠模型中得到证实，该细胞内可以表达 IL-5Rα 链，并受 IL-5 调控。这就表明机体免疫反应介导 T 细胞产生 IL-5，诱导自身活化促进嗜酸性粒细胞增多，同时激活 B-1B 细胞，进而产生类风湿因子（RF）。上述研究提示我们，RA 合并 HE，会同时促发类风湿因子（RF）水平升高，可能涉及 T 细胞介导的 IL-5 诱发 B 细胞产生类风湿因子（RF），这与 Kudou 研究结果一致。

　　在 RA 合并 HE 疾病治疗中，传统激素治疗有效，不少患者同时采用生物制剂控制原发病，其预后良好。但目前不少研究发现采用生物制剂治疗时，也会引起嗜酸性粒细胞增多，Kathleen 等个案报道提出在使用托珠单抗控制病情后，患者出现了嗜酸性粒细胞性胃肠炎。Boura 报道提到应用阿达木单抗后引起嗜酸细胞性蜂窝织炎（韦尔斯综合征），同样 Winfield 等在采用依那西普治疗时也同样引起上述类似不良反应，RA 合并 HE 患者应慎重选择生物制剂控制病情，有可能会加重嗜酸性粒细胞增多。近来 Eklund 及 Terabe 研究发现，利用 RA 动物模型、体外实验和小型临床试验证实了伊马替尼治疗的有效性。虽然确切的作用机制未知，但已经证实伊马替尼可以抑制某些细胞炎性反应，阻断滑膜炎、血管翳形成和关节破坏，包括对柱状细胞 c-kit 信号、TNF-α 释放、巨噬细胞 C-FMS 活化和细胞因子生产、成纤维细胞 PDGFR 信号和扩散、一种蛋白激酶信号及 JAK-STAT 通路等的抑制。

启示与思考

　　RA 合并 HE 患者会促使类风湿因子（RF）转阳或滴度显著升高，虽其机制目前尚未统一，但我们应警惕患者有可能出现关节炎加重和关节外表现，如外周神经炎、类风湿结节、血管炎、肺间质病变、胸膜炎等，因此应及时选择激素治疗，同时还可以联合伊马替尼控制病情，值得注意的是，生物制剂应慎用，其有可能加重嗜酸性粒细胞增多。

（撰稿人　梁娜娜　校稿人　郭乾育　乔鹏燕）

参考文献

[1] 刘岳，王芳，黄慈波. 嗜酸性粒细胞增多症并高滴度类风湿因子的类风湿关节炎一例. 中华风湿病学杂志，2015，19（7）：483-484+506.

[2] 张萨丽，徐传辉，穆荣. 2012 年版嗜酸性粒细胞增多症及相关综合征分类标准的共识. 中华风湿病学杂志，2013，1（17）：58-59.

[3] Morrisroe K，Wong M. Drug-induced hypereosinophilia related to tocilizumab therapy for rheumatoid arthritis. Rheumatology，2015，54：2113-2114.

[4] Kramer N，Rosenstein ED，Rosenstein RK，et al. Hypereosinophilia and seroconversion of rheumatoid arthritis. Clin Rheumatol，2014，33（11）：1685-1688.

四、幼年型特发性关节炎合并痛风

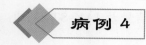

患儿男性，12岁，因"间断多关节肿痛3年余，加重1周"于2014年4月9日入院。患儿2010年12月无诱因出现左膝关节肿痛，伴发热、咽痛，体温最高38.5℃，伴有颌下、颈前、颈后、锁骨上、腋窝、腹股沟淋巴结轻度肿痛，当地医院淋巴结病理检查示：反应性淋巴滤泡增生，考虑"坏死性淋巴结炎、扁桃体炎"，予"哌拉西林钠舒巴坦钠、头孢噻肟钠及地塞米松5 mg/d"治疗1周，体温降至正常，左膝关节肿痛缓解，淋巴结缩小，病情好转出院。2011年1月始再次出现左膝关节肿痛，并累及双手近端指间关节、双手掌指关节、双腕、双肘、双肩、右膝、双踝关节，晨僵大于1小时，双肘、双膝关节渐伸直受限，不能自行站立及行走，无腰背痛、双髋区及足跟痛，无恶心、呕吐、腹泻，就诊于我科。实验室检查：红细胞沉降率（ESR）68 mm/h、C反应蛋白（CRP）79.9 mg/L，抗核抗体（ANA）1∶100颗粒型，类风湿因子、抗角蛋白抗体、抗CCP抗体、抗ENA多肽、HLA-B27（−），铁蛋白6269 ng/ml。诊断为"幼年型特发性关节炎（全身型）"，给予口服泼尼松20 mg qd、柳氮磺吡啶0.5 g bid、甲氨蝶呤10 mg/w，关节肿痛减轻，仍有双膝关节伸直受限，左膝为著，持续规律复诊（6周左右复诊一次）及指导关节功能锻炼，患儿关节功能缓慢恢复，可自行缓慢行走，恢复上学，此后泼尼松逐渐减量至5 mg/d，联合甲氨蝶呤、柳氮磺吡啶维持治疗。2014年4月初，患儿突然出现右足第1跖趾关节肿痛，伴双膝、双腕关节肿痛，为求诊治来院。否认家族史，平素饮食清淡。

体格检查

体重31.4 kg，体型消瘦，慢性病容，颌下触及肿大淋巴结1枚，大小1.5 cm×1 cm，边界清，活动好，无压痛，脾大，肋下3指，胸椎呈轻度后凸畸形，腰椎前屈、后伸及侧弯活动可，双侧"4"字试验不能完成，双腕关节肿胀，掌屈、背伸受限，双肘关节伸直略受限，双膝关节骨性膨大，屈曲畸形，伸直受限，双侧浮髌试验（+），右足第1跖趾关节红肿及压痛（+）。四肢肌力5级，肌张力正常。

辅 助 检 查

血、尿、便常规正常。红细胞沉降率（ESR）40 mm/h，C 反应蛋白（CRP）62.08 mg/L，尿酸（UA）537.7 μmol/L，24 小时尿尿酸 3 771.10 μmol，抗核抗体（ANA）1∶100 颗粒型，类风湿因子、抗角蛋白抗体、抗 CCP 抗体、抗 ENAs、HLA-B27 均（−）；双手、双足双源 CT（图 1-4-1）示：可见多发的绿色痛风结节。膝关节腔积液：偏振光显微镜下可见尿酸盐结晶。腹部＋门静脉彩超示：肝大，脾大，脾静脉略增宽。骨髓象：未见明显异常；淋巴结病检：反应性淋巴滤泡增生；肿瘤标志物、骨扫描（−）。

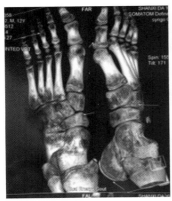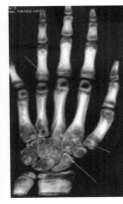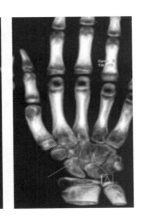

图 1-4-1　病例 4 双手、双足双源 CT

注：双能量痛风分析（图中箭头所指出为绿色痛风结节）表明，左手舟骨掌侧；右手舟骨、尺骨头、大多角骨、第 1 掌骨底、第 4 近节指骨可见绿色痛风结节。左足：足舟骨、内侧楔状骨、第 3 趾骨间关节、第 1 近节趾骨、中节趾骨、第 2 近节趾骨、第 3 近节趾骨、距骨、跟骨；右足：内侧、中间楔骨、第 5 近节趾骨、第 2 跖骨、跟骨可见散在多发绿色痛风结节

诊 断

幼年型特发性关节炎（全身型），痛风性关节炎（急性发作期）。

治 疗 及 转 归

给予布洛芬缓释胶囊 0.3 g bid；泼尼松片 15 mg/d；硫酸羟氯喹片 0.2 g bid；甲氨蝶呤片 10 mg/w；碳酸氢钠片 0.5 g tid；别嘌醇片 0.1 g/d；低嘌呤饮食。1 周后双腕、双肘及双膝关节疼痛明显好转，右足第 1 跖趾关节肿痛完全消退。复查：红细胞沉降率（ESR）45 mm/h，C 反应蛋白（CRP）＜ 2.5 mg/L，血清尿酸（SUA）283.4 μmol/L，泼尼松逐渐减量至 2.5 mg/d，维持 1 年后停药，碳酸氢钠、别嘌醇服用半个月后尿酸维持正常，关节无红、肿、热、痛发作，长期口服硫酸羟氯喹片 0.2 g bid；甲氨蝶呤片 10 mg/w；柳氮磺吡啶 0.5 g/d 维持治疗，随访 5 年，患儿关节炎症状稳定，身高较同龄儿童偏低，正常上学，可适应部分体育课。

病例分析

该患儿年龄小于 16 岁，病史大于 6 周，有多关节炎，全身淋巴结肿大，肝脾肿大，实验室检查炎性指标、铁蛋白明显升高，已通过骨髓象、全身骨扫描、肿瘤标志物等排除肿瘤、恶性血液系统疾病。根据 2001 年国际风湿病联盟（ILAR）诊断标准，诊断为幼年型特发性关节炎（全身型）明确。在非甾体抗炎药、激素联合免疫治疗后，关节肿痛明显缓解，功能逐渐恢复，多次检查血尿酸均无升高，因此，之前的关节肿痛不考虑慢性痛风性关节炎。而在治疗过程中，出现发作性右足第 1 跖趾关节红肿疼痛，检查发现尿酸水平升高，抽取关节液，偏振光显微镜下可见特异性尿酸结晶，双源 CT 发现双足及双手多发痛风结节，诊断痛风性关节炎明确。

全身型幼年型特发性关节炎（sJIA）合并痛风的案例，国内未见相关报道。国外相关的报道仅有 1 例 15 岁患者，患者体型肥胖，考虑痛风发作与肥胖及患儿高嘌呤饮食有关。本例患儿发病年龄仅为 12 岁，该患者并无肥胖、高嘌呤饮食、遗传等常见青少年致病因素。合并自身免疫性疾病的患者，发现尿酸水平升高，并有原发病不能解释的关节疼痛时，应该考虑合并痛风的可能。sJIA 这类自身免疫炎症性疾病患者，长期用免疫抑制剂等细胞毒性药物治疗，这类药物可增加血尿酸浓度，可能免疫因素及药物因素在痛风发病中起到一定作用，给予抑制尿酸合成与促进尿酸排泄等治疗后，关节疼痛缓解明显，血尿酸在 1 周后降至正常。

分析本例患者发生痛风性关节炎的可能的病因如下：

1. 肥胖与遗传因素　肥胖与遗传因素是青少年痛风最常见的危险因素，有研究认为，痛风是多基因遗传性疾病，在痛风的病因学研究中，其主要遗传性因素包括嘌呤代谢过程中关键酶的缺乏、遗传性肾功能障碍和其他遗传代谢病。目前已报道的少年痛风性关节炎患者大都有家族史，且形体肥胖。该患者并无家族史且体型消瘦，无特殊高嘌呤饮食嗜好。排除了青少年常见痛风的常见发病因素。

2. 免疫因素　sJIA 患者单核细胞、巨噬细胞、中性粒细胞等吞噬细胞异常活化，参与促炎细胞因子 IL-1、IL-6、IL-18、TNF-α 和促炎 S100 蛋白等的释放，导致全身多系统炎症，目前研究认为，sJIA 属于自身炎症性疾病。近年来，有关痛风性关节炎的免疫学发病因素提出，促炎细胞因子（IL-1、IL-8、TNF-α）及相关信号通路、补体系统、免疫球蛋白、抗原提呈细胞的活化、中性粒细胞凋亡等已成为发病机制关键因子。此例患儿痛风性关节炎的发病是可能与 sJIA 这类自身免疫炎症性疾病释放大量促炎因子有关。

3. 药物因素　有研究称，患者在甲氨蝶呤化疗后，可快速溶解白细胞，增加血尿酸浓度。大剂量应用时，可以与其代谢产物一同沉积在肾小管而致高尿酸血症肾病。本例患者用药为常规剂量，且在降尿酸治疗过程中未停用甲氨蝶呤，患儿痛风发作原因可能与甲氨蝶呤有关。另外，柳氮磺吡啶肠溶片通过肾代谢会影响或抑制尿酸的排出，也可能在该患儿本次痛风发作中起促进作用。针对该患儿持续存在的关节症状，升高的炎性指标是幼年关节炎需要积极控制的指针，在激素不适宜长期大量使用的情况下，在患儿经济条件不能满足生物制剂治疗的情况下，仍需要长期服用改善病情的抗风湿药物（DMARDs）以控制病情。甲氨蝶呤、柳氮磺吡啶联合治疗有效，但需要严密观察药物不良反应出现，需要定期监测血、尿常规、肝、肾功能，并指导患儿采用精蛋白、低嘌呤饮食、适当增加饮水，必要时碱化尿液，进行降尿酸治疗。

启示与思考

痛风的发病呈逐渐年轻化。其最常见于合并代谢综合征的患者，也可以是一组代谢综合征的前奏。临床医生在诊治过程中需要打破固定思维，同时也要考虑到药物相关的因素。常见的导致尿酸升高的药物有化疗药、利尿药、吡嗪酰胺、柳氮磺吡啶等。

（撰稿人　梁美娥　校稿人　马　丹　李　娟）

参考文献

[1] 万春平，李兆福，徐翔峰，等．急性痛风性关节炎免疫学发病机制研究进展．风湿病与关节炎，2012，1（4）：52-55．

[2] 李迎春，徐建华．急性痛风性关节炎的发病机制及研究进展．安徽医学，2013，34（1）：96-98．

[3] 周亮，卫晋菲，王心慧，等．甲氨蝶呤国外不良反应及处置研究进展．实用药物与临床，2013，16（11）：1074-1076．

[4] 覃海，杨子敬，王冰冰．15 岁少年痛风性关节炎 1 例．右江民族医学院学报，2011，33（2）：212．

[5] Morris H，Grant K，Khanna G．Gout in a 15-year-old boy with juvenile idiopathic arthritis：A case study．Published online Jan，2014，12：1．

[6] Lin YT，Wang CT，Gershwin ME，et al．The pathogenesis of oligoarticular/polyarticular vs systemic juvenile idiopathic arthritis.Autoimmun Rev，2011，10（8）：482-489．

五、缓和性血清阴性对称性滑膜炎伴凹陷性水肿综合征

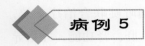

病例 5

患者女性，59 岁，主因"双手背肿胀伴多关节肿痛 1 年余"于 2013 年 3 月 19 日入院。患者 2011 年 2 月无诱因突然出现双手背凹陷性水肿，双手掌指关节、近端指间关节、双腕关节、双膝、双踝关节肿痛，伴晨僵，持续大于 1 小时，伴发热，体温最高达 38.5℃，无皮疹、口干、眼干、口腔溃疡，无腰痛、足跟痛及腹股沟区疼痛，无咳嗽、咳痰、腹痛、腹泻、尿频、尿急、尿痛等症状，当地卫生所抗感染治疗效果差，就诊于山西省某医院风湿科，诊断为"成人斯蒂尔病"，予口服"泼尼松片 40 mg/d，洛索洛芬钠 60 mg tid"，后关节肿痛缓解，体温正常，但激素减停后再次出现多关节肿痛反复伴低热。2011 年 6 月就诊于北京某医院，检查类风湿因子、抗角蛋白抗体、抗 CCP 抗体、抗核抗体、抗 ENAs 均阴性，诊断为"缓和性血清阴性对称性滑膜炎伴凹陷性水肿综合征（RS3PE）"，加用"甲氨蝶呤 12.5 mg/w，来氟米特片 10 mg/d"，泼尼松减量至 1.25 mg/d，体温正常，但仍有双膝及双腕、双手各小关节轻度肿痛，伴晨僵，为求进一步诊治收入我科。既往史、家族史：无特殊。查体：双手背无肿胀，双腕、双手第 2、3 掌指关节、双手第 2、3 近端指间关节肿胀，压痛阳性，双膝关节肿胀，压痛（－）。

辅助检查

血常规、肝、肾功能、心肌酶、电解质、凝血功能大致正常。红细胞沉降率（ESR）30 mm/h，C 反应蛋白（CRP）21.93 mg/L；类风湿因子、抗角蛋白抗体、抗 CCP 抗体、抗核抗体、抗 ENAs 抗体均阴性。肿瘤标志物：未见明显异常。双手 X 线：未见明显异常。双膝关节正侧位片：双膝关节退行性改变。双手、双膝关节彩超：双膝关节积液，双手腕滑膜增生、滑膜炎。右手 MRI：右腕舟骨、月骨、大多角骨、头状骨、第 2、4 掌骨底骨髓水肿、囊变，右腕关节腔内少量积液伴滑膜增生，右手及右腕掌侧软组织轻度水肿。胸部 CT、腹部彩超：未见异常。

诊　断

缓和性血清阴性对称性滑膜炎伴凹陷性水肿综合征（remitting seronegative symmetrical synovitis with pitting edema，RS3PE）。

治疗及转归

入院给予口服"泼尼松 2.5 mg/d，甲氨蝶呤片 10 mg/w，来氟米特片 10 mg/d"，皮下注射"肿瘤坏死因子受体融合蛋白 50 mg/w"治疗，患者关节肿痛、晨僵明显缓解，2 周后门诊规律复查红细胞沉降率、C 反应蛋白恢复正常，泼尼松片 2.5 mg/d，甲氨蝶呤 10 mg/w 维持治疗 1 年，病情稳定。

病例分析

缓和性血清阴性对称性滑膜炎伴凹陷性水肿（RS3PE）是一种特殊类型的以对称性屈（伸）肌腱鞘滑膜急性炎症伴手、足背凹陷性水肿为主要表现的风湿性疾病。研究表明，RS3PE 是一种综合征，而非一种疾病，可作为风湿性疾病的早期临床表现之一，同时与肿瘤关系密切。病因未明，可能与环境、感染、遗传、季节、神经传导物质紊乱有关。该病的基本病理改变为滑膜炎，以屈（伸）肌腱鞘滑膜的炎症为其显著特点。

RS3PE 关节表现：起病急骤，典型表现为对称性周围关节滑膜的急性炎症，尤其是腕关节、手掌屈肌腱鞘及手小关节的炎症，表现为关节的疼痛和僵硬，双侧肘、肩、髋、膝、踝及足关节均可受累。按受累的概率依次为：掌指关节（MCP）、近端指间关节（PIP）、腕关节、肩关节、膝关节、踝关节和肘关节。关节外表现：全身乏力明显，有时伴发热、倦怠。部分患者有近侧肌肉疼痛或近侧肢带肌肉疼痛和僵硬；有时伴有关节炎性皮疹。

对于该病的诊断目前尚无严格、统一的标准。按照 Mccarty 的描述和多数学者的看法有以下几点：①老年起病；②急性发作；③对称性关节炎伴肢端凹陷性水肿在 6～18 个月内缓解；④属持续性良性疾病，无侵蚀、残余畸形或其他形式关节损害；⑤类风湿因子和抗核抗体阴性；⑥糖皮质激素治疗有效；⑦病情缓解后不再复发。

RS3PE 是一种异质性临床综合征，临床可合并肿瘤，治疗期间应密切随诊，出现关节外多系统受累表现者应高度警惕肿瘤的可能。该患者除发热外，仅出现关节表现，入院行肿瘤标志物、胸部 CT、腹部彩超等检查，尚未发现肿瘤及表现。无基础疾病、不合并肿瘤的 RS3PE 患者，小剂量糖皮质激素治疗有效，预后良好。

该患者中老年女性，急性起病，有双手凹陷性水肿，伴对称性外周关节急性滑膜炎表现及晨僵。主要累及双腕、双手掌指关节、近端指间关节，为 RS3PE 常受累的部位。另外，患者伴随关节外表现，如发热。手部 MRI 证实右手及右腕掌侧软组织轻度水肿。腕关节彩超、MRI 均提示滑膜炎，为 RS3PE 基本病理改变。该患者对糖皮质激素治疗有效。病情缓解后，关节肿痛消失，活动正常。按照 Mccarty 等提出的诊断要点诊断 RS3PE。

RS3PE 主要与类风湿关节炎和风湿性多肌痛鉴别。该患者有典型的对称性多关节肿痛症状，红细胞沉降率增快、C 反应蛋白升高，但 RA、AKA、抗 CCP 抗体阴性，手 X 线未见骨质破坏表现。根据 2010 年 ACR/EULAR 关于 RA 分类标准，评分 5 分，类风湿关节炎诊断依据不足。RS3PE 可为风湿性疾病的早期临床表现之一，而该患者手部 MRI 及关节彩超均提示滑膜炎，且 MRI 提示腕关节有骨髓水肿，为早期骨质破坏的表现，不除外本例患者存在发展为类风湿关节炎的可能，因此需要进一步长期随访，观察疾病的转归。患者仅有发热、红细胞沉降率增快，激素治疗有效，而激素用量远大于 10 ～ 15mg/d，且无两侧颈部、肩胛部或及骨盆部肌痛、晨僵症状，根据 2011 年中华医学会风湿病学分会关于风湿性多肌痛诊断标准，可除外该病。

启示与思考

RS3PE 是一种异质性临床综合征，好发于老年人，预后良好，但部分患者数年后可发展成血清阴性脊柱关节病、干燥综合征、复发性多软骨炎、结节性多动脉炎等。RS3PE 综合征起病急、进展快，基本病理改变为滑膜炎，以屈（伸）肌腱鞘滑膜的炎症为特点。由于本病与肿瘤关系密切，治疗期间应密切随诊，出现关节外多系统受累表现者应高度警惕肿瘤的可能。

（撰稿人　庞宇洁　校稿人　高晋芳　梁美娥）

参考文献

[1] 王天，张奉春. 一种特殊类型的关节炎——RS3PE. 中华风湿病学杂志，2000，4（5）：312-315.

[2] 郑文洁，王昱，蒋颖，等. 8 例 RS3PE 临床回顾性分析. 基础医学与临床，2008，28（8）：882-885.

[3] Hongbin L，Altman RD，Yao Q. RS3PE：Clinical and research development. Curr rheumatol rep，2015，17（8）：49.

六、类风湿关节炎合并感染

（一）依那西普治疗类风湿关节炎时发生结核性脑膜炎

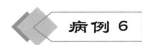

病例 6

患者女性，24 岁，主因"间断发热 8 年，多关节肿痛 6 年，头痛伴恶心、呕吐 1 周"于 2007 年 8 月 1 日入院。1999 年无诱因出现发热，体温最高 40℃，不伴咳嗽、咳痰，抗生素治疗无效，激素治疗（具体不详）有效。此后间断发热，未规律治疗。2001 年出现双手近端指间关节、双腕、双肘、双膝及双踝关节肿痛，晨僵不明显。考虑类风湿关节炎（RA），给予泼尼松 30 mg/d 口服、甲氨蝶呤 10 mg/w 口服，联合环磷酰胺 400 mg/3 w 静脉滴注，治疗后因疗效差多次调整免疫抑制剂的剂量及种类治疗 3 年，关节肿痛不缓解，红细胞沉降率（ESR）波动于 100 mm/h上下。遂行结核菌素纯蛋白衍生物（PPD）试验（+），硬结直径 7 cm；胸部 X 线片：右肺陈旧性钙化灶。签署知情同意书后，在使用异烟肼预防抗结核的基础上接受依那西普 25 mg，每周 2 次，皮下注射 5 个月，症状逐渐好转，红细胞沉降率（ESR）降至 30 mm/h 左右。此后依那西普减量至 25 mg，每周 1 次，3 个月后患者自行停用异烟肼，1 个月后因受凉出现头痛、发热，体温最高 38℃，伴恶心、呕吐，呈非喷射状，4 天后出现意识模糊。体格检查：生命体征平稳。库欣病样面容，神志不清。颈软，无抵抗。右腕关节压痛（+），肿胀，左膝关节压痛（+），浮髌试验（-）。膝腱反射存在，双侧克尼格征（-），左侧巴宾斯基征（可疑阳性）。

辅 助 检 查

血、尿、便常规及肝肾功能正常；红细胞沉降率（ESR）37 mm/h；C 反应蛋白（CRP）31.7 mg/L；类风湿因子（RF）（-）；腰椎穿刺：脑脊液压力 300 mmH$_2$O；脑脊液常规：球蛋白试验（+）；脑脊液生化：糖 1.31 mmol/L、氯 114.7 mmol/L，蛋白 1.385 g/L，腺苷脱氨酶 12 U/L；抗酸杆菌及墨汁染色均阴性。双手正位片：关节间隙变窄。

诊　断

RA（X线分期Ⅱ期），结核性脑膜炎。

治疗及转归

暂停依那西普，给予口服异烟肼及吡嗪酰胺，静脉给予异烟肼、对氨基水杨酸及利福平治疗20余日，症状好转后停静脉用药，在之前的口服药物基础上加用利福平及乙胺丁醇四联抗结核治疗，同时给予地塞米松（5 mg/d×18 d，2.5 mg/d×7 d）、泼尼松（早15 mg、晚10 mg，口服）、免疫抑制剂（来氟米特＋环磷酰胺）及降颅压、保肝等对症支持治疗40天，症状好转。随访至2008年10月，患者多关节肿痛消失，红细胞沉降率（ESR）降至正常。

病例分析

由于TNF-α具有促进结核分枝杆菌周围肉芽肿形成及促进巨噬细胞释放NO（一氧化氮）杀灭微生物的作用，使得其在机体防御结核感染中也发挥了重要作用，因此，使用TNF-α拮抗剂同时也使机体隐性结核复发和感染结核的可能增加。

Maini等最早报道了1例RA患者使用英夫利昔单抗时发生播散性结核的报道。Wole等报道了4例RA患者在使用英夫利昔单抗时发生肺结核、淋巴结结核及骨关节结核的病例。Crum等报道了1例银屑病关节炎（PA）患者在相继使用依那昔普和英夫利昔单抗后发生的播散性结核，累及双侧肺、支气管、纵隔、脾及肝等多处器官，该患者有结核潜伏感染史。Vlachaki等报道了1例强直性脊柱炎（AS）患者在使用英夫利昔单抗2年后发生支气管及播散性肺结核，该患者PPD试验（+），在使用英夫利昔单抗的同时给予异烟肼预防抗结核治疗。瑞典、西班牙及韩国的有关报道也显示，RA患者使用TNF-α拮抗剂后，结核患病率明显增加，其不仅会发生在治疗过程中，甚至可以发生在多年以后。国内有学者在对使用英夫利昔单抗的RA患者和AS患者的随访中发现，有1例RA患者使用英夫利昔单抗4次，半年后发生右侧颈部淋巴结结核，该患者试验前PPD及胸片检查均正常。梁东风等报道了1例RA患者使用依那西普1.5个月后发生肺结核。对于使用TNF-α拮抗剂后诱发结核性脑膜炎的病例，国内外则鲜有报道。

从目前情况看，使用英夫利昔单抗后发生结核病的报道较多，而使用依那西普（TNF-α拮抗剂）后发生结核病的报道则较少，可能与以下机制有关：TNF-α通过和细胞表面的TNF-α受体的交互作用来调节炎症反应，即TNFR1（55 000 kDa；p55）和TNFR2（75 000 kDa；p75）。TNFR1主要用于促进结核分枝杆菌周围肉芽肿形成和抑制胞内抗原，TNFR2 则在这方面发挥的作用较少。英夫利昔单抗可直接中和 TNF-α，从而抑制其对两种受体的激活作用；而依那西普为重组的可溶性 TNFR2 二聚体融合蛋白，仅能结合 TNF-α，减少其对 TNFR2 的作用，但还有一部分 TNF-α 与 TNFR1 结合发挥作用。有报道显示，使用英夫利昔单抗后，结核感染发生率是使用依那西普后的 12.1 倍。而在与依那西普相关的结核感染中，50% 为肺外感染。本例 RA 患者自 1999 年开始间断发热，抗生素使用无效，激素使用有效，可能与 RA 病情活动有关，但不排除与结核感染有关，使用激素及多种免疫抑制剂治疗效果不明显，在患者知情同意的前提下，予异烟肼预结核治疗，合并使用依那西普 9 个月，患者自行停用异烟肼后发生结核性脑膜炎。入院后立即暂停依那西普，给予积极抗结核及对症支持治疗，患者结核性脑膜炎痊愈，RA 病情缓解。随访 14 个月，病情稳定。风湿性疾病患者由于长期使用激素及免疫抑制剂，机体免疫应答机制减弱，更易发生结核再燃或再染，而使用 TNF-α 拮抗剂又增加了结核复发或感染的可能，因此，在使用 TNF-α 拮抗剂前，必须进行严格筛查，包括结核接触史、PPD 试验及胸部 X 线检查，对有结核接触史或 PPD 试验阳性而无临床症状者，应慎重用药或采取预防用药，同时加强监测，以避免不良反应的发生。

一旦发生了结核再燃或再染，其治疗不同于单纯的结核病治疗，应根据患者具体情况，合理、有效地采用四联抗结核治疗，必要时采取静脉给药。而对于发生结核性脑膜炎的风湿性疾病患者，治疗除应遵循早期、规律、联合、适量、全程的原则外，还应选择具有高强杀菌作用、易穿透血 - 脑屏障，在脑脊液能达到有效高浓度的药物，如异烟肼、吡嗪酰胺和乙胺丁醇。利福平和链霉素不易通过血脑屏障。但有学者认为，利福平应用与否显著影响了结核病的预后，仍建议使用。治疗疗程尚未取得一致意见，国内主张强化治疗不少于 3 个月，总疗程一般为 12 ~ 18 个月。在病程早期应用小剂量激素可减少脑膜炎性渗出，减轻脑组织粘连，但必须在抗结核基础上使用，盲目滥用易引起结核广泛播散且不能增强药效。另给予脱水降颅压等对症支持治疗，对改善其预后也具有重要作用。

启示与思考

风湿科医师在使用 TNF-α 拮抗剂时必须对患者的结核感染史足够重视，严格掌握 TNF-α 拮抗剂使用适应证，使用前进行必要的筛查，使用过程中密切观察病情变化。一旦发生不良反应，应立即给予积极处理，尽早改善患者的预后。

参考文献

[1] 梁东风，黄烽，张江林，等．肿瘤坏死因子-α拮抗剂引发结核二例分析并文献复习．中华风湿病学杂志，2008，12（10）：700-704.

[2] 马丹，张莉芸，王彩虹，等．依那西普治疗类风湿关节炎时发生结核性脑膜炎一例并文献复习．中国药物与临床，2009，9（12）：1216-1218.

[3] Seong SS，Choi CB，Woo JH，et al．Incidence of tuberculosis in korean patients with rheumatoid arthritis：effects of RA itself and of tumor necrosks factor blockers．Rheumatol，2007，34：706-711.

（二）多关节肿痛、肺部病变、发热

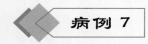

病例 7

患者男性，51岁，主因"对称性多关节肿痛12年，咳嗽、气促3个月，加重1个月"于2013年1月9日入院。患者于2000年2月出现对称性多关节肿痛，累及双手第2、3近端指间关节、第2掌指关节、双腕、双肘、双肩及双膝关节，伴晨僵，持续2小时左右可缓解，于山西省某医院诊断为"类风湿关节炎"，间断口服"双氯芬酸钠、雷公藤多甙及甲氨蝶呤（10 mg/w）"，症状时有反复，后自行停用以上药物多年，平素日常生活不受影响。2012年10月外伤后检查时发现"双肺弥漫性病变"，并渐出现咳嗽、咳少量白色黏痰，伴活动后气促，不伴低热、盗汗、消瘦等，未诊治。同年12月，上述症状加重，伴右肩关节疼痛，为求进一步诊治收入我科。既往糖尿病史10年，应用"胰岛素"治疗，血糖控制满意。否认肝炎、结核传染病史。查体：双肺呼吸音粗，左下肺可闻及湿性啰音。左手第2、3近端指间关节、第2掌指关节、右手第3、4近端指间关节、第2掌指关节肿胀，压痛阳性。双腕关节无明显肿胀，掌屈、背伸均受限，压痛阳性。双肘关节伸直受限。右肩关节上举、内收、外展、后旋均有受限。左肩关节活动基本正常。双膝、双踝未见肿胀，压痛阳性。

辅助检查

血常规：白细胞计数（WBC）8.9×10^9/L，血红蛋白（Hb）124 g/L，血小板计数（PLT）530×10^9/L；尿常规示：酮体（+）；便常规基本正常；红细胞沉降率（ESR）75 mm/h；C反应蛋白（CRP）152 mg/L；血生化检查：白蛋白（ALB）30.1 g/L，α-羟基丁酸脱氢酶（HBDH）27.3.33 U/ml，余基本正常；甲状腺功能正常；肿瘤标志物：CA199 39.6 U/ml，CA125 105.1 U/ml；血气分析：pH 7.453，氧分压（PO_2）64.4 mmHg，二氧化碳分压（PCO_2）37.1 mmHg；类风湿因子（RF）22.3 U/ml，抗核抗体（ANA）（－），抗角蛋白抗体（AKA）1∶40，抗CCP抗体1101 RU/ml；抗ENAs抗体：抗Sm抗体阳性；抗ds-DNA、ACL、抗β_2-GP1抗体、ANCA系列（－）。痰培养示：肺炎克雷伯菌（+），对哌拉西林钠他唑巴坦钠、左氧氟沙星、氨曲南、亚胺培南西司他丁钠（泰能）、美罗培南敏感；5次痰查抗酸杆菌、2次血培养均为阴性；双手关节可见小囊状透亮影，部分掌指关节及指间关节间隙变窄，双腕关节变窄，双足骨质破坏，部分半脱位。胸部CT（图1-6-1）示：双肺支气管扩张合并感染，双肺弥漫性细支气管炎，双肺多发不规则结节，结合患者病史考虑为类风湿结节；肺功能示：阻塞性病变，第1秒用力呼气容积（FEV_1）的实测值/预测值为72%；弥散功能减低（为51%）。心脏彩超示：心包积液，肺动脉压属于正常范围；腹部B超未见明显异常。气管镜结果显示：支气管化脓性炎性改变，左舌段支气管刷检物未见癌细胞；支气管灌洗液查真菌孢子、菌丝、抗酸杆菌为阴性；细菌培养为正常菌群。

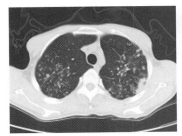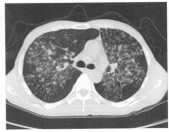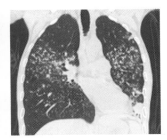

图1-6-1　（2013年1月9日）病例7　双肺支气管扩张、弥漫性细支气管炎，多发不规则结节

诊　断

类风湿关节炎，肺部病变性质待查（肺部感染？类风湿关节炎相关肺部病变？），2型糖尿病。

治疗及转归

患者类风湿关节炎诊断明确。既往无明显呼吸道症状，此次外伤后发现肺部病变，应用哌拉西林钠舒巴坦钠＋左氧氟沙星抗感染治疗 8 天后，肺部病变无明显变化（图 1-6-2）。结合患者病史考虑为类风湿关节炎所致肺部病变，予以甲泼尼龙琥珀酸钠 250 mg/d×4 d，静脉滴注，口服醋酸泼尼松片 30 mg/d，予洛索洛芬钠 60 mg bid、来氟米特 10 mg gd、雷公藤多甙 20 mg tid 及调整血糖治疗。18 天后复查胸部 CT（图 1-6-3）示：病变明显吸收。病情好转出院。出院后规律用药，泼尼松减量至 20 mg/d，继续应用来氟米特、雷公藤多甙。3 个月后患者再次因发热、咳嗽入院，复查胸部 CT（图 1-6-4）示：肺部病变较前明显加重，并出现肺部空洞及实变。再次进行第二次肺灌洗，痰找抗酸杆菌（3 次）、痰培养及痰找真菌（3 次）、血培养 2 次，均未发现致病菌。予以美罗培南 0.5g g8h ＋伏立康唑 0.2g gd（18 天），异烟肼 0.3g gd ＋利福平 0.45g gd ＋乙胺丁醇 0.75g gd，后因不能耐受停用利福平、乙胺丁醇，仅用异烟肼，将泼尼松加量至 40 mg/d，继续应用慢作用抗风湿药，3 天后体温降至正常、症状改善。3 周天后复查胸部 CT（图 1-6-5）示：肺部病变渐有吸收。病情好转出院。第二次出院 25 天后，患者再次因发热、咳嗽入院。胸部 CT（图 1-6-6）示：肺部空洞扩大。一方面，继续应用泼尼松 30 mg/d，美罗培南＋伏立康唑＋利奈唑胺＋异烟肼治疗 2 周后，肺部影像学提示肺部空洞进一步扩大（图 1-6-7）。另一方面，继续完善结核及真菌方面检查，始终未找到结

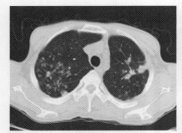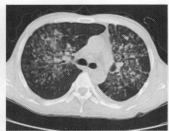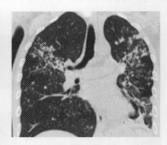

图 1-6-2　（2013 年 1 月 17 日）病例 7 经抗感染治疗后肺部病变无明显变化

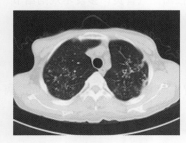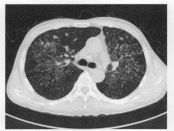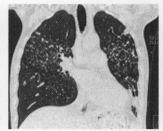

图 1-6-3　（2013 年 1 月 28 日）病例 7 加强 RA 治疗后肺部病变明显吸收

核证据。积极行胸腔镜肺部结节活检，病理提示慢性肉芽肿性病变伴小脓肿形成，不除外结核病（图 1-6-8）。后建议患者转至结核病院，反复多次查痰涂片，找到抗酸杆菌。确诊为肺部结核感染。

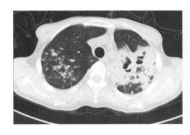
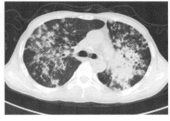
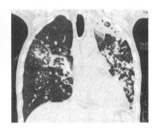

图 1-6-4 （2013 年 4 月 20 日）病例 7 肺部病变加重，出现空洞及实变

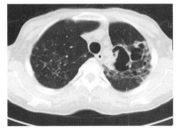
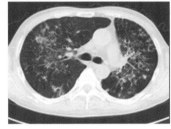
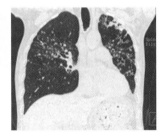

图 1-6-5 （2013 年 5 月 14 日）病例 7 抗结核治疗联合抗细菌治疗 14 天后，病变明显吸收

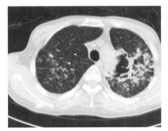
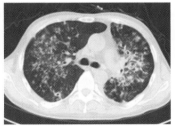
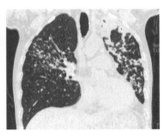

图 1-6-6 （2013 年 6 月 11 日）病例 7 肺部空洞扩大，病变加重

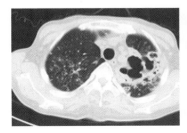
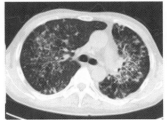
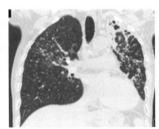

图 1-6-7 （2013 年 6 月 26 日）病例 7 肺部空洞无明显改善

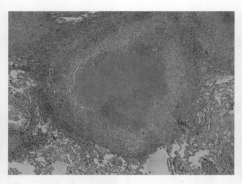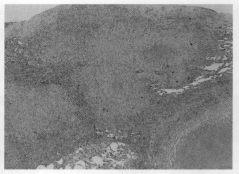

图 1-6-8 部分右肺组织可见慢性肉芽肿病变伴坏死及小脓肿形成，不除外结核病

修订诊断

类风湿关节炎，血行播散型肺结核，2 型糖尿病。

病例分析

该患者为中老年男性，病史 12 年，临床表现为多关节对称性肿痛、晨僵、类风湿因子及抗 CCP 抗体阳性，红细胞沉降率及 C 反应蛋白升高，影像学提示关节侵蚀及关节间隙变窄，类风湿关节炎诊断明确。此次以肺部病变为主要治疗矛盾点。患者有轻微呼吸道症状，无低热、盗汗、消瘦，外伤后发现肺部病变，且有多种病变，包括支气管扩张，双肺弥漫性细支气管炎，双肺多发不规则结节，应用抗感染治疗效果差，糖皮质激素治疗后肺部病变吸收。但随诊过程中患者病情反复，肺部病变进展明显，包括出现了肺部空洞，再次审视感染的可能性，虽反复病原学未发现细菌证据，但行肺部活检发现慢性肉芽肿及小脓肿形成，从病理上支持结核感染，再度多次查抗酸杆菌，最终痰涂片找到抗酸杆菌。

类风湿关节炎（RA）是一种常见的结缔组织病，约 50% 患者出现关节外表现，而肺是最常受累的脏器。研究发现，肺部受累的比例可高达 67%。RA 伴肺部损害可表现为结节、胸腔积液、牵拉性支气管扩张及间质性肺疾病等。间质性肺疾病（interstitial lung disease，ILD）是最常见的肺部改变，表现形式有普通型间质性肺炎（UIP）和非特异性间质性肺炎（NSIP），此外机化性肺炎（OP）、脱屑性间质性肺炎、淋巴细胞性间质性肺炎、弥漫性肺泡损伤和急性间质性肺炎也有报道。尽管很多 RA 并发肺部损害，影像学也有相关表现，但有相当一部分患者并无呼吸道症状，造成 RA-ILD 诊断困难。该患者病情初期并无过多的呼吸道症状，无明显发热，肺部表现为弥漫性支气管炎，一度被认为是类风湿关节炎伴肺部损害，而加强原发病治疗后肺部影像学表现改善，又为诊断带来了困难。

结核病是我国重点防治的疾病之一。随着人口老龄化的发展，合并糖尿病、使用免疫抑制剂及获得性免疫缺陷病等的增加，肺结核的诊断和治疗日趋复杂。而一些证据表明，影响免疫系统功能的非传染性疾病，如2型糖尿病、慢性肾疾病和类风湿关节炎，使得潜伏结核转为活动性结核的风险增加。加之患风湿性疾病的人群会使用糖皮质激素或其他免疫抑制药物，当出现肺结核时，其临床表现隐匿或轻微，也可缺乏呼吸道症状，对诊断造成干扰。该患者既往曾患有糖尿病，是发生结核的高危因素，加之患有类风湿关节炎，为结核的易感人群。

该患者在出现肺部表现之前未使用糖皮质激素及免疫抑制剂，病初并未有明显发热和呼吸道症状，对疾病的早期诊断有干扰，造成了诊断困难。故在诊断风湿性疾病伴肺部损害时，时刻需要关注肺部感染情况，尤其是结核分枝杆菌的感染。

启示与思考

对感染的鉴别应贯穿风湿性疾病诊疗过程的始终。风湿病的很多临床表现类似于感染，而疾病本身以及相应治疗措施又是造成感染的危险因素，尤其是在免疫力低下的状态下，一些特殊病原菌感染及机会病原菌感染率在逐渐增加，故需时刻警惕感染的发生。

（撰稿人　郭乾育　校稿人　侯睿宏　马　丹）

参考文献

［1］Yunt ZX，Solomon JJ．Lung disease in rheumatoid arthritis．Rheum dis clin north am，2015，41（2）：225-236．

［2］England BR，Hershberger D．Management issues in rheumatoid arthritis-associated interstitial lung disease．Curr Opin Rheumatol，2020，32（3）：1．

［3］Ugarte-Gil C，Carrillo-Larco RM，Kirwan DE．Latent tuberculosis infection and non-infectious co-morbidities：diabetes mellitus type 2，chronic kidney disease and rheumatoid arthritis．Int J Infect dis，2019，80S：29-31．

（三）结缔组织病相关间质性肺疾病合并结核感染

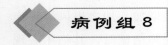

　　结缔组织病（connective tissue disease，CTD）是一类以血管和结缔组织慢性炎症为病理基础而引起的全身多系统损害的疾病。在 CTD 引起的肺损害中，肺间质病变（LD）较为常见，也是引起疾病加重，甚至死亡的重要因素，结缔组织病相关间质性肺疾病（CTD-ILD）患者由于肺功能受损、自身免疫功能紊乱、长期激素免疫抑制剂治疗等原因，机体防御能力降低，增加了感染的风险，容易合并结核感染。下文对山西省某医院风湿免疫科 2011—2014 年收住的 9 例 CTD-ILD 合并结核感染病例进行回顾性分析。

　　9 例患者，男性 7 例，女性 2 例。年龄 > 50 岁。5 例为类风湿关节炎（RA）-间质性肺疾病 (ILD)，4 例为干燥综合征（SS）-ILD；6 例患者抗酸杆菌阳性，诊断肺结核，1 例行肺病理活检，诊断肺结核，2 例根据胸部影像学表现疑诊肺结核，经试验性抗结核治疗有效诊断肺结核，其中 1 例为血行播散型肺结核，伴有 T_{10}、T_{11} 椎体结核。

　　患者原发病诊断符合 1987 年美国风湿病学会（ACR）的 RA 诊断标准和 2002 年干燥综合征国际（分类）诊断标准。间质性肺疾病的诊断参考 2002 年美国胸科学会（ATS）和欧洲呼吸学会（ERS）制定的特发性间质性肺炎（idiopathic interstitial pneumonia，IIP）的分类诊断标准，根据胸部高分辨 CT 扫描见典型间质性肺疾病表现而做出诊断。本病例组中涉及的所有影像资料均由至少 2 名以上医生阅片确定影像学诊断，审核医生职称均为主治及以上级别。结核病诊断依据患者临床表现、影像学检查、痰找抗酸杆菌、血清特异性抗体、结核蛋白芯片检测、T 细胞酶联免疫斑点试验（T.SPOT-TB）、肺组织病理检查及试验性抗结核治疗综合分析后做出诊断。

结果

　　9 例患者除原发病相关症状（如对称性多关节肿痛、口干、眼干等）外，出现程度不等的发热、乏力、盗汗、咳嗽、咳痰、气短症状，结核中毒症状多不典型。

其中发热6例，2例高热，4例低热，1例为午后低热，余患者发热时间不规则；盗汗4例；咳嗽、咳痰8例，且咳嗽症状较轻，2例咳少量黄痰，其余为白痰；活动后气短3例。

实验室检查

9例患者红细胞沉降率加快，范围为34～70mm/h。血白细胞计数6例在正常范围，3例轻度升高。血清结核抗体8例阴性，仅1例阳性。抗酸杆菌6例阳性，其中5例痰抗酸杆菌阳性，1例多次痰抗酸杆菌阴性，后经纤维支气管镜刷检抗酸杆菌阳性。4例行结核蛋白芯片和T.SPOT-TB检测，仅1例结果阳性。1例多次痰抗酸杆菌阴性，后经电视胸腔镜下肺活检示单侧肺叶舌段慢性肉芽肿性病变，干酪样坏死。5例其他细菌或真菌培养阳性，其中肺炎克雷伯菌阳性3例，白念珠菌阳性3例，流感嗜血杆菌阳性1例，金黄色葡萄球菌阳性1例，耐甲氧西林凝固酶阴性葡萄球菌阳性1例。见表1-6-1。

表1-6-1　9例患者实验室检查结果

序号	疾病	ESR (mm/h)	WBC (×10⁹/L)	抗酸杆菌	抗结核抗体	蛋白芯片	T.SPOT-TB	病理活检	其他细菌或真菌培养（痰）
1	RA	55	7.0	++	−				−
2	RA	70	9.2	+++	−				−
3	RA	46	5.0	+	−				肺炎克雷伯菌、白念珠菌
4	SS	54	10.3	−	−		−		−
5	SS	40	8.4	+	−			肉芽肿性病变，干酪样坏死	肺炎克雷伯菌、白念珠菌
6	SS	34	6.6	+	−	+	+		金黄色葡萄球菌、肺炎克雷伯菌
7	RA	52	13.3	−	−	−	−		白念珠菌、流感嗜血杆菌
8	RA	66	7.1	−	−	−	−		−
9	SS	52	5.8	++++	+				耐甲氧西林凝固酶阴性葡萄球菌

影像学检查

9例患者均行胸部高分辨CT检查，以小叶间隔增厚、磨玻璃影、斑片状影、条索状及蜂窝状影多见，其中胸膜增厚4例，空洞影3例，结节状影3例，纵隔淋巴结增大3例，双肺多发肺大疱2例。胸腔积液2例，1例为双侧，1例为单侧，均为少量。9例均有双肺病变，以下肺多见，其中3例可见单侧中、上肺叶结节、钙化或空洞影，1例为左肺上叶、右肺中叶多发小结节影。1例为双肺粒状结节影伴 T_{10}、T_{11} 椎体低密度影。见表1-6-2。

表1-6-2　9例患者胸部高分辨CT表现

表现	序号 1	2	3	4	5	6	7	8	9
小叶间隔增厚	+	+	+	+	−	+	−	−	+
磨玻璃影	+	+	−	−	+	+	−	+	+
斑片状影	+	+	+	−	+	+	+	−	+
条索状	−	−	+	+	−	−	+	+	−
蜂窝状影	−	+	+	+	−	−	+	+	−
结节影	−	−	−	+	−	−	+	−	−
空洞影	+	−	−	−	−	−	+	−	+
胸膜增厚	−	+	−	+	−	−	+	+	−
纵隔淋巴结增大	−	+	−	+	−	−	+	−	−
肺大疱	−	−	−	−	+	−	−	+	−
胸腔积液	−	+	−	−	−	−	+	−	−

治　疗

7例患者入院前有糖皮质激素治疗的基础，6例接受了最大剂量（> 30 mg/d）后规律减量的治疗，其中3例总治疗时间 > 12个月，3例治疗时间 > 2个月；1例患者应用小剂量激素治疗且治疗时间 < 2个月。2例患者未接受激素治疗。6例患者联合1种或多种免疫抑制剂治疗，其中2例应用生物制剂联合免疫抑制剂治疗，治疗具体情况见表1-6-3。

表1-6-3　9例患者既往或入院前的激素、免疫抑制剂及生物制剂使用情况

序号	糖皮质激素	最大剂量（mg/d）	免疫抑制剂	生物制剂	药物使用时间
1	泼尼松	10	来氟米特、环磷酰胺		＞12个月
2			来氟米特	TNF-α拮抗剂	＞12个月
3	甲泼尼龙	32			＞2个月
4	泼尼松	50	甲氨蝶呤		＞12个月
5	泼尼松	30			＞2个月
6	甲泼尼龙	32			＞2个月
7	泼尼松	40	来氟米特、环磷酰胺、羟氯喹	TNF-α拮抗剂	＞12个月
8			羟氯喹、环磷酰胺		＞2个月
9	甲泼尼龙	12	硫唑嘌呤、环磷酰胺		＜2个月

注：空白表示未接受该种药物治疗。

病例分析

CTD 是一组可累及全身多系统的自身免疫性疾病，常有体液和细胞免疫功能异常，机体免疫防御机制被削弱或破坏，从而增加了感染的风险。肺含有丰富的胶原、血管等结缔组织并具有免疫调节、代谢、内分泌等功能，因此，常成为 CTD 的首发侵犯器官，多表现为 ILD。有研究认为，ILD 本身就是结缔组织病并发感染的危险因素。本研究中，CTD-ILD 患者的肺感染率为 36.2%，其中肺结核菌感染占所有肺部感染患者的 11.7%，占所有 CTD-ILD 患者的 4.2%。目前，激素及免疫抑制剂仍然是治疗 CTD-ILD 的主要药物，长期糖皮质激素治疗直接或间接抑制机体免疫系统，使机体抵抗力降低，容易继发感染，包括结核分枝杆菌感染。文献报道，使用激素继发结核病的危险性较未使用激素者高 4.9 倍。本组中，6 例患者入院前使用中高剂量糖皮质激素治疗，最大剂量＞30 mg/d，3 例治疗时间＞12 个月，3 例治疗时间＞2 个月，均提示 CTD-ILD 患者应用中高剂量激素治疗并发结核的风险增加，与 Kim 等研究结果相符合。因此，对于接受激素治疗、尤其是使用时间在 2 个月以上者，有感染中毒症状者，需要考虑到结核感染的可能。另外，1 例患者应用小剂量激素且治疗时间＜2 个月，另 2 例患者未接受激素治疗，其中 1 例应用生物制剂联合免疫抑制剂治疗，说明结核感染风险增加除激素原因外，不能除外 ILD 患者肺功能受损、机体免疫功能紊乱及其他免疫抑制剂使用等。

CTD-ILD 在起病隐匿、早期肺部症状不明显、原发病活动或合并普通感染时，可出现发热、乏力、气短、咳嗽、咳痰等非特异性表现。CTD-ILD 合并肺结核患者由于自身免疫功能紊乱、激素及免疫抑制剂的应用，干扰或掩盖了结核感染中毒症状，使临床表现不典型，需与 ILD 肺部表现鉴别。本组 9 例患者多有咳嗽、咳痰症状，白痰多见，气短较轻，而单纯 ILD 肺部表现多以咳嗽、气短为主，咳痰较少。此外，CTD-ILD 合并其他细菌或真菌感染时，亦可表现为发热、咳嗽、咳痰，易与结核感染中毒症状混淆，从而漏诊结核。本组合并其他细菌或真菌感染 5 例，以肺炎克雷伯菌及白念珠菌多见，抗感染治疗后症状轻度改善，诊断为肺结核后再联合抗结核治疗。因此，在临床实践中过于强调肺结核的慢性长期病程、全身中毒症状，有可能会导致误诊和漏诊的发生。

CTD-ILD 疾病活动和单纯结核患者的血红细胞沉降率均可加快，白细胞计数可正常或轻度升高。痰检抗酸杆菌、结核抗体、结核蛋白芯片及 T.SPOT-TB 试验等结核相关检查均存在假阴性可能，可能与 CTD-ILD 患者自身免疫功能异常、激素或免疫抑制剂干预以及标本的留取等因素有关。本组有 2 例患者的反复多次痰检抗酸杆菌为阴性，其中 1 例在纤维支气管镜下刷检找抗酸杆菌为阳性，1 例因经电视胸腔镜下肺活检示单侧肺叶舌段慢性肉芽肿性病变、干酪样坏死而做出诊断，因此对疑诊患者，要反复多途径寻找结核感染证据，避免漏诊。ILD 患者胸部高分辨 CT 常表现为小叶间隔增厚、磨玻璃样、网格样及蜂窝样改变，而部分活动性肺结核以肺间质病变为主，其胸部 CT 同样可表现为磨玻璃影和小叶间隔增厚等，文献报道，44% 粟粒性肺结核可检出小叶内间质异常，34% 继发性活动性肺结核中可检出小叶间隔增厚等征象，因此 ILD 与肺结核在影像学表现上难以鉴别。本组患者胸部 CT 均有肺间质病变征象，以小叶间隔增厚、磨玻璃影及蜂窝状影多见，而在此基础上同时伴有多发结节影、小斑片状影、条索状影及空洞样改变，特别对于中上肺叶的病变，更应警惕肺结核可能，积极寻找结核感染证据。

启示与思考

由于 CTD-ILD 与肺结核的炎性指标的特异差、结核相关实验室检查存在假阴性以及两者影像学检查的相似性，使诊断 CTD-ILD 合并结核的难度增加。ILD 和继发性肺结核从临床表现、实验室检查及肺影像学征象上往往难以鉴别。对于 CTD-ILD 患者，尤其是激素使用时间在 2 个月以上、存在非特异性临床表现、实验室检查及影像学表现难以与肺结核相鉴别者，更应警惕继发结核，应积极寻找病原学证据，必要时行纤维支管镜检查或肺病理活检，以及试验性抗结核治疗助诊，避免漏诊、误诊。

参考文献

[1] 伍建林，沈晶，徐凯，等．肺间质改变为主的继发性肺结核的 CI 诊断价值与疗效评价．中国防癌杂志，2012，34（4）：207-211.

[2] 侯建文，许珂，张莉芸，等．结缔组织病并肺间质病变患者合并结核感染九例临床分析．中国药物与临床，2015，15（2）：236-238.

[3] Saketkoo LA，Mateson EL，Brown KK．Developing disease activi ty and response criteria in connective tissue disease-related inter stitial lung disease．J Rheumatol，2011，38（7）：1514-1518.

[4] Chen IJ.Tsai WP，Wu YJ，et al．Infections in polymyositis and dermatomyositis：analysis of 192 cases．Rheumatology（Oxfors），2010，49（12）：2429-2437.

[5] Liu Y，Tang HH，Zhao Y．Analysis on the risk factors of infection in late-onset systemic lupus erythematosus patients．West china Med J，2013，28（1）：28-31.

（四）类风湿关节炎合并颈椎、腰椎化脓性感染

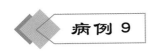

病例 9

患者女性，61 岁，主因"多关节肿痛 20 年，关节畸形 10 年，腰背痛半个月"于 2015 年 6 月 23 日入院。1995 年，患者无明显诱因出现对称性多关节肿痛，累及双手近端指间关节、掌指关节、双腕、双肘、双肩、双膝、双踝、双足跖趾关节及趾间关节，有颞颌关节痛，伴晨僵，持续时间大于 1 小时，活动后缓解，间断口服"止痛药（具体不详）"，症状可减轻，停药后症状加重。2005 年开始，患者逐渐出现双手关节畸形，未正规治疗。同年 5 月因关节肿痛加重，先后就诊于多家医院，予"泼尼松、甲氨蝶呤、来氟米特、中药等"治疗，症状缓解后停药，此后上述症状反复出现。2015 年 6 月初，患者无明显诱因出现腰背痛，伴上腹痛，无反酸、胃灼热、恶心、呕吐，疼痛程度剧烈，活动后加重，不能站立及行走，不伴双下肢放射痛，入院前 2 天出现发热，体温最高 38.2℃，伴畏寒，不伴寒战，

平素有咳嗽，痰不易咳出，无尿频、尿急、尿痛，自行口服"洛索洛芬钠、来氟米特"，症状缓解不明显，为求进一步诊治，入住我科。病程中偶有活动后气短、胸闷，有口干、眼干、牙齿块状脱落，无反复双侧腮腺肿大。体格检查：痛苦面容，被动体位。舌面干燥，猖獗龋。双肺呼吸音粗。腹部剑突下压痛（+）。脊柱前屈、后伸及侧弯因腰背痛无法配合，腰椎各棘突及椎旁肌肉压痛（+）。双手尺侧偏斜，双手第2指呈"天鹅颈"畸形，第3、4、5指呈"纽扣花"畸形，双腕关节掌屈、背伸受限，双肘关节轻度伸直受限，双膝关节可触及骨擦感，双足关节畸形，各关节无明显肿胀，压痛（−）。

辅助检查

血气：pH 7.426，氧分压（PO_2）67.3 mmHg，血氧饱和度 92.9%；血常规：白细胞计数（WBC）$9.0×10^9$/L，中性粒细胞百分比（NEU%）71.1%、血红蛋白（Hb）94.1 g/L，血小板计数（PLT）$264.0×10^9$/L；红细胞沉降率（ESR）68 mm/h；C 反应蛋白（CRP）> 200 mg/L；凝血功能：D- 二聚体 4223 ng/ml；尿、便常规、肝、肾功能、电解质、心肌酶、心肌标志物、血糖、血尿淀粉酶、血脂肪酶、甲状腺功能、肿瘤标志物大致正常；甲、乙、丙、戊肝炎抗体、人免疫缺陷病毒抗体（抗 -HIV）、梅毒特异性抗体（−）；降钙素原（PCT）正常。3 次痰找抗酸杆菌（−）。3 次痰培养：正常菌群；2 次血培养：金黄色葡萄球菌，对苯唑西林、莫西沙星、喹努普汀 / 达福普汀、利奈唑胺、万古霉素等敏感。布鲁氏菌凝集试验（−）。结核抗体、结核蛋白芯片、T 细胞酶联免疫斑点试验（T.SPOT-TB）（−）。IgA 6.79 g/L、IgG 24.40 g/L；IgM、C3、C4 均正常；类风湿因子（RF）341 U/ml；抗核抗体（ANA）1∶640 颗粒型，抗 CCP 抗体 352.37 RU/ml，抗角蛋白抗体（AKA）（−）；抗 ENA 抗体：抗 SSA/Ro60 抗体（+），抗 SSA/Ro52 抗体（+），抗 SSB/La 抗体（+）；抗 α- 胞衬蛋白抗体、抗 MPO 抗体、抗 PR3 抗体、c-ANCA（−）；p-ANCA 1∶40。泪液分泌试验：左、右均为 15 mm/5 min；泪膜破裂时间：左 6 秒，右 5 秒；角膜荧光染色：左、右均（+）。心电图：窦性心律。心脏彩超：三尖瓣关闭不全（轻度），肺动脉压 40 mmHg，主动脉硬化，主动脉瓣退行性变。胸部 CT：右肺中叶、左肺下叶肺大疱，肺动脉增宽。腹部彩超、腹部立位片：未见明显异常。全腹 CT：腹部 CT 平扫未见明显异常，L_3 椎体边缘骨质毛糙，椎体周围软组织略显肿胀。关节 X 线（图 1-6-9）：双手骨质疏松，双手指骨变形，掌指关节及指间关节半脱位，双腕关节间隙变窄；腰椎、骨盆及双膝关节骨质疏松，腰椎骨质增生（图 1-6-10、图 1-6-11）。骨密度：右髋及腰椎骨质疏松（T 值最低为 −3.32）。腰椎 MRI：L_3 椎体上缘凹陷伴骨髓水肿、椎旁异常信号，考虑感染性病变，$L_{4～5}$

椎间盘突出、$L_2 \sim L_3$ 椎间盘膨出，腰椎骨质增生。腰椎 CT：L_3 椎体骨质破坏伴周围软组织肿胀，考虑感染性病变；$L_4 \sim L_5$、$L_5 \sim S_1$ 椎间盘突出。全身骨扫描：① $C_1 \sim C_2$、$C_5 \sim C_6$、L_3 椎体骨质代谢增高伴骨质密度异常改变，L_3 椎体周围及 $C_{5 \sim 6}$ 椎体前方软组织肿胀；② 右侧骶髂关节骨质代谢增高伴骨质破坏，考虑感染性病变；③ $L_4 \sim L_5$、$L_5 \sim S_1$ 椎间盘突出；④ 双手、双足关节、双侧第 1 胸肋关节骨质代谢异常增高；⑤ 间隔旁肺气肿，双肺间质性改变，左肺下、舌叶陈旧病灶，食管裂孔脂肪疝。

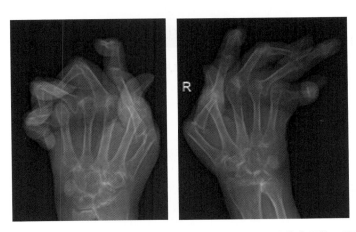

图 1-6-9　双手正位片：骨质疏松、双手指骨变形，掌指关节及指间关节半脱位，双腕关节间隙变窄

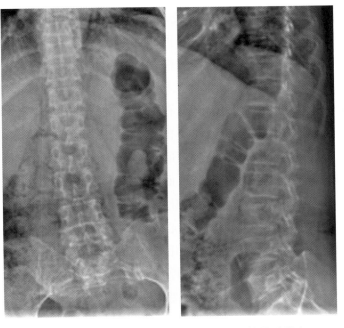

图 1-6-10　腰椎正侧位片：骨质疏松，腰椎骨质增生

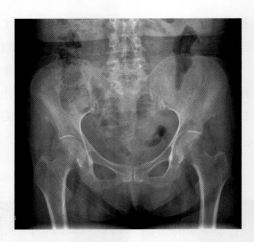

图 1-6-11　骨盆正位片：骨盆骨质疏松

诊断

类风湿关节炎，干燥综合征，发热、腰背痛原因待查。

治疗及转归

①该患者诊断类风湿关节炎、干燥综合征明确，结合红细胞沉降率、C 反应蛋白明显高于正常，暂予复方倍他米松注射液 1 ml 肌内注射控制炎症反应，雷公藤多甙口服控制病情进展以及抑酸护胃等对症治疗；②患者此次因腰背痛入院，考虑患者为绝经后女性，类风湿关节炎病史 20 年，曾使用激素，之后未规律治疗，且平素活动较少，故考虑骨质疏松可能性大、压缩性骨折不除外。腰椎及骨盆 X 线示骨质疏松，骨密度示右髋及腰椎骨质疏松（T 值最低为 −3.32），明确诊断骨质疏松症，予碳酸钙 D_3 片、骨化三醇口服，锝亚甲基二膦酸盐静脉滴注，鲑降钙素鼻喷剂喷鼻治疗，患者腰背痛、右臀区痛及腹痛症状较入院时减轻，未再发热；③患者于住院第 4 天再次出现腰背痛加重，伴腹痛明显，不能触摸，不伴反酸、胃灼热、恶心、呕吐，查体全腹压痛（+），考虑患者既往间断口服止痛药，平素有反酸、胃灼热等症状，立即完善血尿淀粉酶、腹部彩超、腹部立位片、全腹 CT，均未见明显异常，暂不支持消化系统疾患；另外，患者平素有活动后气短、胸闷，完善心肌酶、心肌标志物、心电图检查，结果未见异常，暂不支持心脏疾患。全腹 CT 示：L_3 椎体边缘骨质毛糙，椎体周围软组织略显肿胀。进一步完善腰椎 MRI 示：L_3 椎体上缘凹陷伴骨髓水肿、椎旁异常信号，考虑感染性病变，进一步完善布鲁氏菌凝集试验、痰涂片找抗酸杆菌、结核抗体、结核蛋白芯片、T.SPOT-TB 结果均为阴性，患者无牛、羊接触史、无结核病史及接触史，胸

部CT未见结核征象，暂无布鲁氏菌感染及结核分枝杆菌感染证据，但患者发热时曾2次查血培养均回报金黄色葡萄球菌，存在菌血症，故考虑脊柱化脓性感染，予万古霉素0.5 g q8h静脉滴注，3天后患者腰背痛、右臀区痛明显减轻，未再出现腹痛，3周后复查C反应蛋白，降至正常，红细胞沉降率（ESR）降至50 mm/h，请骨科会诊后，进一步完善腰椎CT示L_3椎体骨质破坏伴周围软组织肿胀，全身骨扫描示$C_1 \sim C_2$、$C_5 \sim C_6$、L_3椎体骨质代谢增高伴骨质密度异常改变，L_3椎体周围及$C_5 \sim C_6$椎体前方软组织肿胀，考虑感染性病变，再次请骨科会诊，建议患者进一步行病灶清除术，但患者拒绝且要求出院，嘱其院外继续口服雷公藤多甙控制原发病，口服碳酸钙D_3片、骨化三醇纠正骨质疏松，继续静脉滴注万古霉素3周后门诊随访。电话随访至今，患者腰背痛症状减轻，生活基本可自理。

出院诊断

类风湿关节炎，干燥综合征，间质性肺疾病，菌血症（金黄色葡萄球菌），脊柱化脓性感染（$C_1 \sim C_2$、$C_5 \sim C_6$、L_3），骨质疏松症（重度，混合型），椎体压缩性骨折。

病例分析

患者为中老年女性，慢性病程，病史20年，有对称性多关节肿痛，有大于3个关节肿痛，有腕关节、掌指关节、近端指间关节肿痛，晨僵持续时间＞1小时，类风湿因子（RF）（+），X线可见双手骨质疏松、指骨变形，关节半脱位，关节间隙变窄，根据1987年美国风湿病学会（ACR）的类风湿关节炎诊断分类标准，诊断类风湿关节炎明确；据患者有口干、眼干、牙齿块状脱落，抗核抗体（ANA）、抗SSA/Ro60抗体、抗SSA/Ro52抗体、抗SSB/La抗体（+），双眼角膜荧光染色（+），根据2012年美国风湿病学会干燥综合征分类标准，诊断干燥综合征明确。本例患者此次主因腰背痛入院，腰背痛在临床中经常见到，通过本病例的诊治经过可以提醒临床医师在遇到此类患者时，要通过详细询问病史、仔细进行体格检查，尽快完善相关检查，从机械性腰背痛（如腰椎间盘突出、腰肌劳损、骨质疏松症、压缩性骨折等）、非机械性腰背痛（如感染、肿瘤、脊柱关节炎）以及内脏疾病（如心脏、肾、消化道疾患等）几方面进行鉴别诊断，以做到早期诊断，早期治疗，改善患者预后。

脊柱感染是引起腰背痛的常见原因之一，包括脊柱化脓性感染，以金黄色葡萄球菌及大肠杆菌多见，而脊柱非化脓性感染，以结核分枝杆菌、布鲁氏菌多见。危险因素包括年龄、性别、肥胖、糖尿病、肝硬化、肿瘤、风湿性疾病、免疫抑制剂应用等。类风湿关节炎（RA）是一种以侵蚀性关节炎为主要表现的自身免疫性疾病，其主要发病机制为自身免疫功能受损，T 淋巴细胞、B 淋巴细胞异常激活，加之长期使用糖皮质激素、免疫抑制剂、生物制剂等致使患者机体处于免疫抑制状态，易导致各种感染。

对于临床上较常见的脊柱化脓性感染、脊柱结核、布鲁氏菌性脊柱炎三者的鉴别，需要从流行病学特点、临床表现、实验室检查、影像学检查综合考虑：①流行病学特点：脊柱化脓性感染以血源播散多见，脊柱结核多有结核病感染灶，布鲁氏菌性脊柱炎多有牛、羊接触史；②临床表现：三者都可以表现为腰背痛、发热；但脊柱化脓性感染好发于腰椎；脊柱结核好发于胸腰段，以 L_1、L_2 多见；布鲁氏菌性脊柱炎好发于腰椎，以 L_4、L_5 多见；③实验室检查：脊柱化脓性感染患者血培养结果可为阳性，脊柱结核可通过化验结核抗体、结核蛋白芯片、T.SPOT-TB 明确，布鲁氏菌性脊柱炎则可通过布鲁氏菌凝集实验明确；④影像学检查：脊柱化脓性感染较易形成局限性椎旁脓肿，一般不超过椎体病变范围；脊柱结核较其他感染性脊柱炎更易造成椎体塌陷畸形、椎间盘狭窄及破坏、死骨或钙化形成，较易形成椎旁蔓延性脓肿及硬脊膜外脓肿蔓延；布鲁氏菌性脊柱炎有明显骨质增生，椎间盘受累一般不明显。

本例患者病史 20 年，曾使用激素及免疫抑制剂，此次入院有腰背痛、发热，结合血培养、腰椎 MRI、腰椎 CT 及骨扫描结果，最终考虑脊柱感染性病变。结合患者无牛、羊接触史，布鲁氏菌凝集试验（－），故除外脊柱感染由布鲁氏菌感染所致；结合患者无结核病史及接触史，无乏力、盗汗，胸部 CT 未见结核征象，痰涂片找抗酸杆菌、结核抗体、结核蛋白芯片、T.SPOT-TB 均（－），暂无结核分枝杆菌感染证据；而结合患者影像学检查，2 次血培养均提示金黄色葡萄球菌，据药敏结果予万古霉素抗感染治疗后，患者症状明显减轻，故虽无局部病理结果，仍考虑脊柱化脓性感染。

对于脊柱化脓性感染的治疗包括外固定与制动、抗生素治疗及手术治疗。应尽可能根据药敏试验针对致病菌使用敏感抗生素，应同时考虑抗生素在骨和椎间盘中的渗透能力、潜在的不良反应及药物管理的可行性等因素。对于革兰阳性菌，静脉治疗仍然是标准疗法，如未发现致病微生物，则推荐使用覆盖抗葡萄球菌的广谱抗生素以及覆盖可疑致病菌的抗生素。最佳治疗周期一般是 4 ～ 6 周，最多 3 个月，而在有脓肿或脊柱内植物存在的情况下，则需要更长时间，多项研究表明，抗生素治疗成功率为 50% ～ 91%。炎症症状和脊髓疼痛的消失，体温、C 反应蛋白和（或）红细胞沉降率的正常化，以及影像学判断，可作为终止抗生素治疗的标准。对于诊断不清、出现神经系统症状、硬膜外脓肿、脊柱不稳定等情况需行手术治疗。疗效可以通过临床症状、实验室检查结果、影像学检查来评估，但有研究表明，影像表现与康复程度的相关性并不强，即使在完全解决了临床感染后，MRI 中对比度吸收也可能存在几个月，未行手术治疗脓肿的患者在终止抗生素治疗前，需行 MRI 检查。本例患者经万古霉素静脉滴注 6 周后，患者腰背痛症状明显减轻，复查红细胞沉降率明显降低，C 反应蛋白降至正常，建议门诊随访，定期复查腰椎及颈椎 MRI，但患者一直未门诊随访，故电话随访至今，患者目前病情尚稳定，生活基本可自理。

启示与思考

　　类风湿关节炎发病机制为自身免疫功能受损，T 细胞、B 细胞异常活化，因控制疾病需长期使用糖皮质激素、免疫抑制剂、生物制剂等药物，使患者机体处于免疫抑制状态，易发生各种感染。当患者在病程中出现难以用原发病解释的症状、尤其是伴随发热时，需要注意合并各种感染的可能，通过综合考虑患者的流行病学特点、临床表现、实验室检查、影像学检查，做到早期诊断、早期治疗，避免延误病情。

（撰稿人　马　丹　校稿人　高晋芳　杨艳丽）

参考文献

[1] 肖二辉，宁会彬，康谊，等. 231 例脊柱感染患者的流行病学和临床特点. 中华传染病杂志，2016，34（5）：263-266.

[2] 黄安芳，罗妍，赵毅，等. 风湿病患者合并潜伏性结核感染的分析. 中华内科杂志，2016，55（4）：307-310.

[3] 张耀，张强，赵昌松，等. 腰椎化脓性脊柱炎影像与病理特点. 中国矫形外科杂志，2018，26（15）：1427-1430.

[4] 徐嬿，杨贤卫，郑芸，等. 脊柱结核和非结核性脊柱炎的 MRI 影像鉴别. 临床放射学杂志，2015，34（6）：960-966.

[5] 叶禾，蓝海洋，杨智杰，等. 脊柱化脓性骨髓炎的诊疗进展研究. 医学信息，2018，31（2）：23-28.

（五）费尔蒂综合征合并肝脓肿

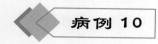

病例 10

患者女性，64 岁，主因"多关节肿痛 7 年，白细胞减低 10 个月，发热 1 个月"于 2018 年 4 月 3 日入院。2011 年 12 月无诱因出现对称性多关节肿痛，累及双手近端指间关节、双腕、双膝关节，伴晨僵，时间大于 1 小时，未诊治，于当地医院行针灸、理疗治疗，关节疼痛无缓解。2013 年起逐渐出现双手第 2、3 指"天鹅颈样"畸形。2017 年 7 月多关节肿痛加重，无发热、咳嗽、咳痰、腹痛、腹泻，就诊于我院，化验"白细胞计数（WBC）0.8×10^9/L、中性粒细胞计数 0.1×10^9/L、淋巴细胞计数 0.4×10^9/L、血红蛋白（Hb）84 g/L，C 反应蛋白（CRP）90.0 mg/L，红细胞沉降率（ESR）52 mm/h，类风湿因子（RF）25.11 U/ml；抗核抗体（ANA）（±）1：100 均质型，抗角蛋白抗体（AKA）（+）1：40，抗 CCP 抗体 831.76 RU/ml；全腹 CT 提示脾大，骨髓细胞学检查示：增生活跃，粒系占有核细胞的 47.5%，红系占有核细胞的 30%，淋巴细胞占有核细胞的 18.5%，分类 25 个巨核细胞，产板巨核 9 个"，诊断"类风湿关节炎，费尔蒂综合征，粒细胞缺乏症"，给予"甲泼尼龙琥珀酸钠 40 mg/d×5 d，甲泼尼龙片 24 mg/d，环孢素软胶囊 50 mg tid，重组人 Ⅱ 型肿瘤坏死因子受体融合蛋白（益赛普）50mg，皮下注射 1 次"，患者多关节肿痛好转，复查血常规示：白细胞计数（WBC）2.9×10^9/L，中性粒细胞百分比（NEU%）70.2%，血红蛋白（Hb）86g/L，血小板计数（PLT）185×10^9/L，出院后患者自行停用环孢素，关节症状控制稳定。2018 年 2 月查血常规示：白细胞计数（WBC）1.0×10^9/L，中性粒细胞计数 0.8×10^9/L，血红蛋白（Hb）82 g/L，血小板计数（PLT）105×10^9/L。就诊于某医院血液科，行骨髓穿刺及骨髓活检提示增生活跃，考虑"类风湿关节炎（费尔蒂综合征）"，转入风湿科，给予"人免疫球蛋白 10 g/d×3 d，5 g/d×2 d 静脉输注，地塞米松 5 mg/d×5 d 静脉注射，甲泼尼龙 24 mg/d 口服及西罗莫司 2 mg/d 口服"，患者院外停用西罗莫司，甲泼尼龙片逐渐减至 8 mg/d，期间白细胞计数（WBC）波动在 0.8×10^9/L 左右，血红蛋白（Hb）波动在 90 g/L 左右，患者关节疼痛无明显反复。2018 年 4 月出现午后发热，体温最高在 39.8℃，伴畏寒、寒战，伴乏力、食欲缺乏，无咳嗽、咳痰，无尿急、尿痛，无腹痛、腹泻，无关节肿痛，就诊于当地诊所，予"头孢西丁联合左氧氟沙星"抗感染治疗 7 天，仍有间断发热，为进一步诊治入我科。体格检查：生命体征平稳，贫血貌，浅表淋巴结未触及，心肺无异常体征，腹部平坦，无压痛、无反跳痛，脾肋下 5 cm，质中，无压痛，肝肋下未触及。双手第 2、3 指"天鹅颈"样畸形，无肿胀压痛。四肢无肌痛，肌力、肌张力正常，双下肢无水肿。既往史：患者 2008 年外院诊断 2 型糖尿病，不规律皮下注射胰岛素，平素餐后血糖波动在 10 mmol/L，餐后血糖波动在 11 ~ 13 mmol/L。

辅 助 检 查

血常规：白细胞计数（WBC）0.70×10^9/L、中性粒细胞百分比（NEU%）31.8%、中性粒细胞计数（NEU）0.43×10^9/L，血红蛋白（Hb）71 g/L、血小板计数（PLT）112×10^9/L；尿常规：酮体 +，葡萄糖 ++；便常规及便潜血未见异常；红细胞沉降率（ESR）52 mm/h；C 反应蛋白（CRP）33.7 mg/L；肝功能：白蛋白（ALB）30.1 g/L。贫血 3 项：未饱和铁结合力 24.2 μmol/L、总铁结合力 29.38 μmol/L、铁 5.18 μmol/L，网织红细胞（Rtc）3.48%，人免疫缺陷病毒抗体、梅毒螺旋体抗原血清试验、甲、乙、丙肝抗体阴性。反复行血培养，结果为阴性。类风湿因子（RF）45.30 U/ml，IgG 15.84 g/L，抗角蛋白抗体（AKA）（+）1 : 20、抗 CCP 抗体 1327.39 RU/ml，抗 ENAs（−）。血细胞簇分化抗原（个）：Th 细胞（$CD_3^+ CD_4^+$）绝对值 42/μl、Ts 细胞（$CD_3^+ CD_8^+$）绝对值 51/μl、NK 细胞（$CD_3^- CD_{56}^+$）绝对值 10/μl，胸部 CT：双肺背侧胸膜下少量坠积性渗出，胸腔及心包少量积液。扫描所及脾大，肝内多发环形低密度占位。全腹 CT（图 1-6-12）示：肝右前叶上段、肝左内叶低密度病变，结合强化特点考虑肝脓肿可能性大，并建议抗感染治疗后复查对比；脾大，门静脉及脾静脉管径增宽；脾上极可见楔形相对乏血供低密度影，梗死可能。骨髓细胞形态学提示增生活跃，粒系占有核细胞的 48.5%，大部分细胞胞质颗粒粗大，红系

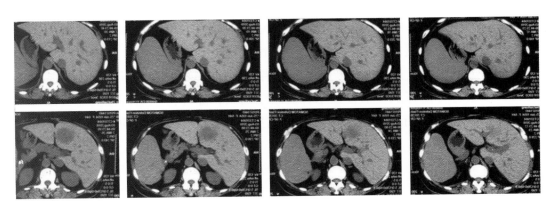

图 1-6-12　全腹 CT：肝右前叶上段、肝左内叶低密度病变

占有核细胞的 24.5%，以中、晚幼红细胞为主，成熟红细胞大小不等，淋巴细胞占有核细胞的 23%，形态无明显异常改变。全片共见巨核 195 个，分类 25 个巨核细胞，其中颗粒巨核 14 个，产板巨核 11 个，血小板成簇。

诊断

费尔蒂综合征，肝脓肿。

治疗及转归

入院后给予注射用亚胺培南西司他丁钠抗感染 0.5 g q8h×8 d，人免疫球蛋白 10 g/d×2 d，给予人血白蛋白纠正低蛋白血症，输注浓缩红细胞 4 U 纠正贫血，以及给予补液、粒细胞集落刺激因子升白细胞等治疗，患者仍有间断性发热，降钙素原较前变化不大。后转入普外科给予肝脏脓肿引流，行一般细菌培养提示大肠杆菌（+），给予美罗培南 0.5 g q8h 抗感染 15 天，后调整为头孢曲松抗感染 1 个月，患者未再发热，降钙素原下降，白细胞计数（WBC）1.0×10⁹/L、中性粒细胞百分比（NEU%）31.8%、血红蛋白（Hb）89 g/L、血小板计数（PLT）112×10⁹/L，给予甲泼尼龙片 20 mg/d 口服及升白细胞治疗，复查白细胞计数（WBC）3.2×10⁹/L、中性粒细胞百分比（NEU%）43.1%、血红蛋白（Hb）97 g/L、血小板计数（PLT）134×10⁹/L，病情稳定，好转出院。出院后患者门诊规律随诊，加用甲氨蝶呤 7.5 mg/w，激素逐渐递减至 4 mg/d，期间患者无发热，关节无肿痛，白细胞计数（WBC）波动在（3.2～4.2）×10⁹/L，中性粒细胞百分比为 63.1%～64.2%，血红蛋白（Hb）103～117 g/L，血小板计数（PLT）（107～115）×10⁹/L。

病例分析

患者中年女性，慢性病程，对称性多关节肿痛，抗 CCP 抗体及类风湿因子高滴度阳性，关节彩超提示滑膜增生及骨侵蚀，根据 2009 年 ACR 类风湿关节炎诊断标准，患者类风湿关节炎诊断明确。患者近半年出现白细胞重度减少、关节炎、脾大，多次行骨髓穿刺及活检提示骨髓增生活跃，除外再生障碍性贫血、白血病及肝硬化、长期使用免疫抑制剂引起粒细胞缺乏症，诊断为费尔蒂综合征 (felty syndrome)。

费尔蒂综合征是 1924 年由美国医生 Felty 首次报道，1932 年由 Hanrahan 把具有类风湿关节炎、粒细胞减少和脾大的三联征定义为费尔蒂综合征，又称为晚发型类风湿关节炎、类风湿关节炎脾大综合征、关节肝脾综合征或关节炎－粒细胞减少－脾大综合征，是类风湿关节炎的一种少见特殊类型。该病男女比例大约为 1 : 3，多见于 40 ~ 70 岁人群，类风湿关节炎病程一般为 10 年或以上。

目前费尔蒂综合征的发病机制尚未完全明确，研究认为与类风湿关节炎相似。费尔蒂综合征是由于多因素共同引起的一种综合征，包括：抗粒细胞抗体形成，经自身免疫反应致粒细胞破坏；脾内产生粒细胞生成抑制因子，通过黏附分子作用，中性粒细胞黏附于激活的内皮细胞；骨髓内粒细胞克隆形成刺激因子减少。

本病除了包括类风湿关节炎的常见表现（如关节肿痛、畸形）外，一般在其关节炎出现数年到数十年以上才出现关节外症状。可表现为全身乏力、面色苍白、体重下降、肝大、脾大、小血管炎如肢端溃疡、紫癜等，皮肤感染后可并发小腿胫前及足部溃疡；出现间质性肺炎、肺纤维化；长期粒细胞缺乏、激素和免疫抑制剂的使用，可合并感染，如胸膜炎、周围神经炎、巩膜外层炎等，少数有葡萄球菌或链球菌引起的皮肤炎、呼吸道和口腔反复感染；还可继发真菌感染，如播散性组织胞质菌病、白念珠菌病等。血常规提示白细胞减少，低于 4×10^9/L，中性粒细胞减少最为显著，最低可达 0.1×10^9/L，可伴血红蛋白和血小板减少。粒细胞的减少与粒细胞生成障碍、免疫交互作用有关，也存在细胞分布的异常，部分血管内粒细胞黏附在血管内皮上，这种边缘池的增加几乎出现在所有费尔蒂综合征患者中，甚至可能是粒细胞减少的主要原因。费尔蒂综合征患者可出现血小板减少，与血小板的产生减少、脾滞留破坏、外周血小板消耗以及外周免疫介导血小板破坏等因素有关。

该病例在类风湿关节炎发病 7 年余后出现中性粒细胞持续减少、脾大，排除其他可解释的脾大或粒细胞减少的原因，按照 Sienkench 等提出的费尔蒂综合征的诊断标准：①符合 RA 诊断标准；②体格检查或同位素扫描发现脾大；③白细胞 < 4×10^9/L 或中性粒细胞 < 2×10^9/L，血小板 < 100×10^9/L；④无其他原因可解释的脾大或粒细胞减少，故诊断费尔蒂综合征成立。该患者院外予激素、抗风湿药，生物制剂及人免疫球蛋白治疗，粒细胞较前升高。

患者本次入院的主要问题为发热，降钙素原升高，炎性指标高，结合影像学检查，诊断为肝脓肿。检索文献，与其他方面匹配的 RA 对照组患者相比，费尔蒂综合征患者发生感染的概率增加。但除非粒细胞数量低于 1×10^9/L，粒细胞减少的程度与感染次数及严重程度相关性很低。其他与感染有关的危险因素包括皮肤溃疡、糖皮质激素的应用、合并其他疾病、RA 的严重程度。大多数感染由普通细菌引起，如葡萄球菌、链球菌和革兰阴性菌。尽管存在粒细胞减少，但在适当的条件下也能形成脓液，说明感染局部能成功地与脾竞争性获取粒细胞。通常感染对抗生素治疗反应良好。该患者粒细胞长期波动在 1×10^9/L 左右，且平素口服糖皮质激素，血糖控制差，感染概率大大增加。

针对费尔蒂综合征的任何一项治疗都没有对照试验的证据。除非出现细菌感染或针对高危患者（粒细胞计数＜ 1 000/mm²），粒细胞减少一般无须特殊治疗。在改善病情的抗风湿药物治疗中，粒细胞减少通常可以得到改善。甲氨蝶呤是目前常用的药物。目前虽无对照或对比研究，但应用甲氨蝶呤后，粒细胞减少常在 2 个月内有所改善，起效快于金制剂。一些随访 1 年以上的患者无感染或复发。小剂量激素不能持续改善粒细胞减少，且易引发感染。其他包括来氟米特和环孢素的药物治疗都没有太多经验。几篇有关新生物制剂治疗的个案报道显示疗效不一。二线药物升高粒细胞的机制、反应率和有效性均不确定。

使用粒细胞生长因子可直接特异性作用于粒细胞，以治疗粒细胞减少。数年来的应用证实，粒细胞生长因子能在短期内增加粒细胞，并协助纠正感染。然而，若要维持疗效，则必须持续治疗，由此带来的高费用成为治疗的另一项问题。尽管有一些长期用药的个案报道，但是将其作为类风湿关节炎药物（DMARDs）的配合治疗进行短期应用更为合理。在不良反应方面，粒细胞集落刺激因子（G-CSF）明显低于粒细胞 - 巨噬细胞集落刺激因子。这些药物的主要不良反应包括关节炎恶化、新发白细胞破碎性血管炎、贫血、血小板减少和骨痛等。为了最大程度地避免或最大限度地减少这些不良反应，使用 G-CSF 应从小剂量开始［3 μg/（kg·d）］，也建议可短疗程使用泼尼松片（20 ～ 30 mg/d）。

由于在费尔蒂综合征中，脾切除通常可逆转血液系统异常，所以其曾被作为一种治疗选择。但是，近 20 年来，脾切除率呈下降趋势，目前仅在对药物治疗无反应时才选择该方法。在脾切除后几分钟或几小时内即可观察到血液系统指标的迅速反应，但约 1/4 的患者的粒细胞减少会复发并持续存在。治疗后二次复发的可能性与持续性免疫介导的粒细胞扣留有关。在一项试验中，复发性或持续性感染仅见于 26% 的患者，但在另外 4 项研究中，复发性或持续性感染则高达 60%。脾切除与患者感染风险无明显相关性，而与患者的粒细胞减少、病情严重程度、激素的使用情况有关。

启示与思考

费尔蒂综合征患者较其他 RA 患者更易发生感染，且发生严重感染后的死亡率较高，所以对于长期粒细胞缺乏、使用激素、免疫抑制剂治疗的费尔蒂综合征患者应警惕感染，做到早期预防，早期诊断，早期治疗。

（撰稿人　刘　樱　校稿人　高晋芳　杨艳丽）

参考文献

［1］Smolen JS，Aletaha D，Mclnnes B．Rhematiod arthritis．Lancet，2016，388
　　（10055）：2023-2038．

［2］Dwivedi N，Upadhyay J，Neeli I，et al．Felty's syndrome autoantibodies
　　bind to deiminated histones and neutrophil extracellular chromatin traps．
　　Arthritis Rheum，2012，64（4）：982-992．

［3］Uçar A，Mehtap Ö，Gönüllü EÖ，et al．Presentation of three cases followed
　　up with a diagnosis of Felty syndrome．Eur J Rheumatol，2014，1（3）：
　　120-122．

七、其他

（一）伴胸腺瘤的免疫缺陷症合并类风湿关节炎

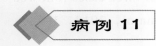

病例 11

患者女性，38 岁，主因"间断发热、咳嗽、咳痰 2 年余，多关节肿痛 5 月余"入院。2008 年 2 月出现反复发热，最高体温 40℃，伴畏寒、寒战、咳嗽、咳白色黏痰，量较多，抗生素治疗后，体温可降至正常，但仍反复咳嗽、咳痰。同年 6 月查胸部 CT 发现胸腺瘤，行胸腺瘤切除术，术后病理检查示"梭形细胞、A 型胸腺瘤"，给予对症支持治疗。此后 2 年间上述症状反复发作，经抗感染治疗后好转。2010 年 3 月就诊于北京某医院，考虑为鼻窦炎、鼻息肉，行鼻息肉切除术，术后发热、咳嗽、咳痰明显缓解。2010 年 6 月出现双髋区疼痛，以右侧为著，下蹲后起立困难，后逐渐出现双膝、双踝、双足背肿痛，行走时明显加重，当地医院予"泼尼松片 10 mg/d"口服，疗效差，并出现口腔黏膜多处白斑。泼尼松片加量至 50 mg/d，疗效差，发热、咳嗽、反复咳白痰，并出现双下肢凹陷性水肿，双手掌指、近端指间、双腕、双肘关节肿痛，双肩关节疼痛，于 2010 年 8 月就诊北京某部队医院，查血常规示：白细胞计数（WBC）1.33×10^9/L，淋巴细胞计数（LY）0.36×10^9/L，血红蛋白（Hb）96 g/L，血小板计数（PLT）110×10^9/L，IgG 0.07 g/L，IgA 0.04 g/L，IgM 0.08 g/L，抗核抗体（ANA）、类风湿因子（RF）、抗核周因子抗体（APF）、抗角蛋白抗体（AKA）、抗 CCP 抗体均为阴性，淋巴细胞亚群结果为：总 B 细胞 0；绝对计数 0；2 次痰培养为铜绿假单胞菌；胸部 CT 示：双下肺渗出性病变，考虑感染，因"可疑反应性关节炎、肺部感染、可疑免疫缺陷病"予"人免疫球蛋白 5 g×10 d，间充质干细胞 2 U、冰冻血浆 400 ml×2 次，羟氯喹 0.2 g bid 口服"等治疗，症状缓解。后再次就诊于北京市某医院，查血常规示：白细胞计数（WBC）20.07×10^9/L，中性粒细胞百分比（NEU%）93.2%，血红蛋白（Hb）83g/L，血小板（PLT）312×10^9/L；G 试验、CMV-pp65（−）；降钙素原（PCT）0.3 ng/ml；T.SPOT-TB（−）；巨细胞病毒（CMV-DNA）2800 copies/ml；风疹病毒 IgG（RV-IgG）、单纯疱疹病毒

（HSV-IgG）（+）"，考虑"伴胸腺瘤的免疫缺陷症，类风湿关节炎？"，予"抗感染、营养"等对症支持治疗，多关节肿痛进行性加重，生活完全不能自理，为进一步诊治入我科。既往行"左膝内侧软骨瘤切除术"，术后无复发。

入院体格检查

双腕关节、双肘关节、双手掌指关节、双膝关节、双踝关节肿胀、压痛（+）。各关节活动明显受限；双膝浮髌试验（+）。双足背肿胀、压痛（+），以左侧为著。四肢肌力因关节疼痛无法完成，肌张力差。

辅助检查

血常规：白细胞计数（WBC）7.1×10^9/L，红细胞计数（RBC）3.45×10^{12}/L，血红蛋白（Hb）86.7 g/L，血小板计数（PLT）348×10^9/L，淋巴细胞计数（LY）1.1×10^9/L；总蛋白（TP）51.3 g/L，白蛋白（ALB）24 g/L，球蛋白（GLB）27.3 g/L，IgG 5.9 g/L，IgM 0.15 g/L，IgA 0.15 g/L；补体：C3 1.03 g/L，C4 0.14 g/L；淋巴细胞亚群：总 T 细胞占 90%，总 T 细胞绝对计数 1116/μl，辅助性 T 细胞（Th）细胞 27%，Th 细胞绝对计数 344/μl，Ts 细胞 61%，Ts 细胞绝对计数 780/μl，Th/Ts 0.73，NK 细胞占 10%，NK 细胞绝对计数 18/μl，总 B 细胞 0，总 B 细胞绝对计数 0；类风湿因子（RF）、抗角蛋白抗体（AKA）、抗核周因子抗体（APF）、抗 CCP 抗体、抗核抗体（ANA）、抗 ENAs 抗体均（−）；双手正位片示：双腕关节间隙变窄，骨皮质模糊；双腕关节 MRI：月骨、头状骨可见骨髓水肿、骨破坏；腹部 B 超示脾大。骨髓象：未见异常。

诊断

伴胸腺瘤的免疫缺陷症，类风湿关节炎。

治疗及转归

予免疫球蛋白替代治疗及来氟米特 10 mg/d，重组人肿瘤坏死因子受体抗体融合蛋白 25 mg biw，多关节肿痛明显好转，能扶持行走出院。院外随访 2 个月，无明显感染迹象，关节症状减轻。

病例分析

该患者有反复感染、胸腺瘤、低球蛋白血症、CD_4^+/CD_8^+ T 细胞比值倒置、外周血 B 淋巴细胞为 0，诊断伴胸腺瘤的免疫缺陷症（Good 综合征）成立。且患者有对称性多关节肿痛（大于 10 个以上的关节），红细胞沉降率增快、C 反应蛋白升高，且双腕关节间隙变窄，骨皮质模糊，据 ACR/EULAR 2009 年类风湿关节炎分类标准和评分系统，类风湿关节炎诊断成立，X 线分级 II 级，功能分级 IV 级。

1954 年 Robert Good 首次报道伴胸腺瘤的免疫缺陷症的病例。该病好发于 40 ～ 60 岁，以胸腺瘤、低丙种球蛋白血症、CD_4^+/CD_8^+ T 细胞比值倒置、低外周血 B 淋巴细胞、细胞免疫缺陷为特点，从而造成病毒和真菌等条件致病菌的易感性增加。死亡率达 46%，引起患者死亡的最主要原因是感染、自身免疫性疾病和血液系统的并发症。但伴胸腺瘤的免疫缺陷症合并 RA 无文献报道。

本病例与国内外文献报道的 155 例伴胸腺瘤的免疫缺陷症的比较分析如下。

该病呈全球性分布，欧洲发病率高，占总发病率的 47%，我国尚无发病率的报道。发病人群常为 41 ～ 79 岁的成年人，儿童很少发病，且男女发病比例均等。胸腺瘤患者发生低丙种球蛋白血症的可能性为 6% ～ 11%。一项调查发现，有 7% 的原发性自身免疫缺陷病的病例被诊断为该病。其发病机制尚不明确，几乎所有患者都出现低丙种球蛋白血症（包括 IgG、IgA、IgM）。87% 的患者有成熟 B 细胞减少（甚至 B 细胞缺陷），而在有些患者的骨髓中，前 B 细胞的缺陷可能是由骨髓造血障碍造成的。有报道从胸腺瘤患者体内分离 T 细胞能阻止正常的 B 细胞和前 B 细胞生产免疫球蛋白。Kelesidis 等发现，超过 60% 的伴胸腺瘤的免疫缺陷症患者有 T 细胞缺乏，表现为对外来抗原无免疫应答或者迟发型变态反应，且细胞因子如 IL-2 的异常表达可激活记忆 T 淋巴细胞。有研究显示，CD_4^+ T 细胞和 CD_8^+ T 细胞减少，但骨髓中记忆 T 细胞和总 T 细胞正常。另外，HLA 的 A2、A3、B27 等亚型可能与该病的发病有关。

GS 临床表现多样，主要包括胸腺瘤、感染、消化系统症状和（或）合并自身免疫病。胸腺瘤的诊断可能先于低丙种球蛋白血症、感染、腹泻 3 个月～ 18 年。15% ～ 30% 的患者可无症状，仅在偶然的胸部 X 线或胸部 CT 检查时发现前纵隔肿瘤。有症状者多表现为咳嗽、胸痛、吞咽困难、呼吸困难、声音嘶哑、上腔静脉综合征、霍纳综合征、颈部包块，或继发于其他自身免疫性疾病（如重症肌无力、纯红细胞再生障碍、恶性贫血、特发性血小板减少性紫癜、糖尿病及反复感染）。胸部 X 线对其诊断价值不高，有报道称，25% 的胸腺瘤患者被延误诊断，而胸部 CT 或者 MRI 可以提高诊断胸腺瘤的灵敏度，同时可以对肿瘤进行临床分期。本例患者即在反复呼吸道感染 4 个月后，在行胸部 CT 检查时无意中发现了胸腺瘤。

本病患者存在体液免疫和细胞免疫缺陷，使细菌、真菌、病毒、霉菌、寄生虫等机会致病菌感染的易感性增加，可有黏膜与皮肤的念珠菌病、肺孢子菌肺炎和单纯疱疹、带状疱疹、巨细胞病毒感染。文献报道，细菌感染性疾病最常见的是肺炎球菌、流感嗜血杆菌引起的反复肺部感染，病毒感染性疾病常见的是巨细胞病毒、水痘带状疱疹病毒和单纯疱疹病毒感染性疾病，霉菌感染性疾病最常见的是念珠菌病，寄生虫感染性疾病常见的是蓝氏贾第鞭毛虫感染。本例患者以反复上、下呼吸道感染起病，并有痰培养铜绿假单胞菌（+）的病原学证据，有反复口腔和阴道的真菌感染，与文献报道非常吻合。

伴胸腺瘤的免疫缺陷症患者可合并自身免疫性疾病，如重症肌无力、纯红细胞再生障碍、恶性贫血、特发性血小板减少性紫癜、糖尿病、风湿性疾病等。经检索，曾有伴胸腺瘤的免疫缺陷症合并皮肌炎、多关节肿痛的个案报道。合并皮肌炎一例是基于颜面部和肘关节伸侧皮疹，多关节疼痛，对称性四肢近端肌痛，肌酸磷酸肌酶升高，肌电图提示肌源性损害，肌活检示肌肉组织大量单核细胞浸润及变形性改变，诊断明确；合并多关节肿痛的病例尽管临床表现酷似类风湿关节炎，但其影像学无关节间隙变窄及骨质的侵蚀性改变，且未出现典型的类风湿结节。同时研究显示低丙种球蛋白血症可加重关节症状。本病例与报道的合并多关节肿痛的病例临床表现相似，不同的是，本病例影像学显示双腕关节间隙变窄，骨皮质模糊，据 ACR/EULAR 2009 年类风湿关节炎分类标准和评分系统，类风湿关节炎诊断成立，X 线分级 II 级，功能分级 IV 级。且发现低丙种球蛋白血症 2 年后出现的多关节肿痛，与文献报道的低丙种球蛋白血症可加重关节症状相吻合。由此可见，当合并自身免疫病时，伴胸腺瘤的免疫缺陷症可不同程度地影响自身免疫病的症状及治疗。

伴胸腺瘤的免疫缺陷症的实验室指标异常表现多样，包括 T 淋巴细胞减少、B 淋巴细胞减少、低丙种球蛋白血症、贫血、白细胞减少、血小板减少、NK 细胞降低及出现自身免疫抗体和皮肤变态反应等。本病例实验室检查结果与可疑伴胸腺瘤的免疫缺陷症的实验室检查结果完全吻合，且其炎性指标高（红细胞沉降率增快、C 反应蛋白增高）与 RA 的实验室结果吻合。

胸腺瘤切除术对低丙种球蛋白血症的治疗效果一直有争议。一般认为胸腺瘤切除术对改善低丙种球蛋白血症无效，因为该手术不能纠正 B 细胞功能障碍。但目前仍提倡手术治疗，并且联合化疗和放疗以防止其局部浸润生长及远处转移。抗体缺乏需要免疫球蛋白替换治疗，目前免疫球蛋白已成为维持球蛋白水平的推荐治疗方法。免疫球蛋白替代疗法是控制感染、减少住院率及降低抗生素级别的主要方法。其他治疗措施包括免疫抑制疗法、血浆置换术、脾切除术、人白细胞转移因子治疗等，但这些治疗的疗效还有待观察。同时作为预防治疗，血清免疫球蛋白应作为前纵隔包块患者的常规诊断，对于所有胸腺瘤患者，应测定免疫球蛋白值和 B 细胞、T 细胞亚群；如果正常，免疫球蛋白也应定期测定，以早期发现伴胸腺瘤的免疫缺陷症。因 T 细胞减少，应尽量避免注射活性疫苗，而微生物检测和预防性运用抗生素也是必要的。伴胸腺瘤的免疫缺陷症合并多关节肿痛的一例个案研究在给予免疫球蛋白 50 mg/（kg·d）×5 d 及 20 mg/（kg·d）×10 d，患者关节症状明显好转。伴胸腺瘤的免疫缺陷症合并皮肌炎的一例个案研究除免疫球蛋白治疗外，予醋酸泼尼松 60 mg/d 治疗，肌痛症状明显好转，且 4 周后 B 淋巴细胞数由 11.2% 上升至 18.8%，但 T 淋巴细胞数变化不大。本病例曾用免疫球蛋白替代治疗，感染症状有所控制，但其关节症状未得到控制。入院后予免疫抑制剂 LEF 10 mg/d，重组人肿瘤坏死因子受体抗体融合蛋白 25 mg biw，多关节肿痛明显好转，能在他人扶持下行走出院。院外随访 1 个月，无明显感染迹象，关节症状减轻，可见患者对治疗后的反应支持类风湿关节炎的诊断。但免疫抑制剂、肿瘤坏死因子阻滞是否对伴胸腺瘤的免疫缺陷症有治疗作用还有待进一步验证。

启示与思考

在临床中工作中，如遇到不明原因的反复感染、抗体缺乏、大于 40 岁的患者，要考虑到伴胸腺瘤的免疫缺陷症。若合并关节症状，可考虑是否合并风湿性疾病，如类风湿关节炎、皮肌炎等。

（撰稿人 乔鹏燕 校稿人 马 丹 庞宇洁）

参考文献

[1] 黄海，宋成运，赖晓辉，等. 伴胸腺瘤的免疫缺陷症合并肺毛霉菌病 1 例. 疑难病杂志，2010，9（2）：149-150.

[2] 李晓燕，庄少侠. 伴胸腺瘤的免疫缺陷症并白细胞减少一例. 中华血液学杂志，2010，31（8）：544.

[3] Liu SC, Wang CH. Multiple head and neck tuberculosis granulomas in a patient with thymoma and immunodeficiency（Good's syndrome）. Otolaryngology-Head and Neck Surgery，2010，142（3）：454-455.

[4] Méan M, Schaller MD, Asner S, et al. Thymoma, immunedeficiency and herpes simplex virus infections. Med Mal infect，2009，39（5）：344-347.

（二）类风湿关节炎合并继发性冷凝集素综合征

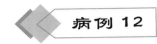

病例 12

患者女性，75 岁，主因"多关节肿痛 20 年，双手遇冷变紫 1 年"于 2014 年 12 月 8 日入院。1994 年无诱因出现间断多关节肿痛，累及双手第 1 ~ 5 近端指间关节、掌指关节、双腕关节，伴晨僵，持续时间约 30 分钟，无关节畸形及活动受限，未予诊治。2012 年出现口干，需频频饮水，伴牙齿块状脱落。2013 年 9 月出现双手遇冷变紫，无变白，保暖后可缓解，曾外伤后静脉采血时遇冷出现血液凝固，就诊于当地血管外科，予口服"阿司匹林 0.1 g/d"治疗。近 20 天双手遇冷变紫明显加重，伴双手近端指间关节、掌指关节肿痛、双腕关节肿痛。病程中有左侧肢体酸困，偶有腰背部不适，无皮肤紧硬，无皮疹，无咳嗽、咳痰、咯血，无双下肢水肿。自患病以来，患者精神食欲可，大小便正常，体重无明显变化。既往史、家族史（−）。体格检查：全身皮肤黏膜无出血点，心、肺、腹部无阳性体征，双手第 1 ~ 5 近端指间关节、掌指关节肿胀、压痛（+），双腕关节肿胀、压痛（+），四肢肌力、肌张力正常，双下肢无凹陷性水肿。

辅助检查

血常规：白细胞计数（WBC）4.5×10^9/L，血红蛋白（Hb）114.5 g/L，血小板计数（PLT）368×10^9/L；尿常规、便常规 + 潜血未见异常；红细胞沉降率（ESR）64 mm/h，C 反应蛋白（CRP）< 2.5 mg/L。肝功能：碱性磷酸酶（ALP）157.4 U/L，γ- 谷氨酰转移酶（γ-GT）49.8 U/L，余（−）。肾功能、电解质：大致正常。凝血系列：D- 二聚体 395 ng/ml，余（−）。C3 0.82 g/L，C4 0.14 g/L。IgM 4.07 g/L，IgG、IgA 均阴性。自身抗体：抗核抗体（ANA）（+）1 : 640 着丝点型，抗 MCV 抗体：112.4 U/ml，抗角蛋白抗体（AKA）、抗 CCP 抗体（−）。抗 ENA 抗体（抗 SSA/Ro52 抗体）、抗 CENP-B（+）；AMA（+）1 : 100，AMA-M2 抗体、抗 Sp100 抗体（+）。抗 ds-DNA 抗体、AHA、AnuA 均（−）。抗中性粒细胞胞质抗体（c-ANCA、p-ANCA）、抗 MPO 抗体、抗 PR3 抗体均（−）。唾液流率基础为 0.03 ml/min，刺激后为 0.4 ml/min，Schirmer 试验（+）。双手 X 线片示：双手构成骨骨质疏松，各腕骨及部分掌指骨关节面下可见小囊状透亮影，部分掌指关节及指间关节间隙变窄，双腕关节间隙变窄（图 1-7-1）。甲襞微循环

（双上肢）：左手大致正常，右手轻度异常，右手甲襞管祥清晰度差，流速呈粒线流，可见 1 处陈旧性出血 / 指甲襞，乳头下静脉丛可见 1 排，乳头呈浅波纹状。

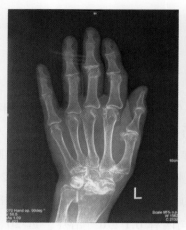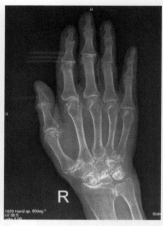

图 1-7-1　双手 X 线

注：双手构成骨骨质疏松，各腕骨及部分掌指骨关节面下可见小囊状透亮影，部分掌指关节及指间关节间隙变窄，双腕关节间隙变窄

诊　断

类风湿关节炎，干燥综合征，原发性胆汁性胆管炎，继发性冷凝集素综合征。

治疗及转归

该患者有多关节肿痛，累及双手第 1～5 近端指间关节、掌指关节、双腕关节，伴晨僵，双腕关节屈伸活动受限及双手 X 线改变，根据 1987 年美国风湿病学会（ACR）诊断标准，满足 7 条中的 4 条，可诊断为类风湿关节炎。多关节肿痛，累及双手 1～5 近端指间关节、掌指关节，双腕关节，入院化验红细胞沉降率升高，DAS28 评分 4.1 分，考虑病情活动，予复方倍他米松注射液 5ml 肌内注射。另有口干、牙齿块状脱落，唾液流率减少，泪液分泌试验（Schirmer 试验）阳性，抗核抗体（ANA）、干燥综合征的抗体（抗 SSA/Ro52）阳性，根据 2016 年干燥综合征国际分类标准，符合干燥综合征诊断。结合碱性磷酸酶（ALP）和 γ- 谷氨酰转肽酶（γ-GT）升高，AMA（+）1∶100、AMA-M2 抗体（+），根据美国肝病学会 2000 年发表的诊断标准，诊断原发性胆汁性胆管炎，予口服熊去氧胆酸胶囊 0.25 g qd，复查碱性磷酸酶（ALP）、γ- 谷氨酰转移酶（γ-GGT）降至正常。近 1 年双手遇冷变紫，无变白变红，静脉采血时出现血液遇冷凝集（图 1-7-2），考虑冷凝集素综合征可能。冷凝集素试验（+），效价 2 048，coombs 试验：（+），C3 型，诊断为继发性冷凝集素综合征。经上述治疗及保暖，双手遇冷变紫明显缓解，随访 8 个月，病情无反复。

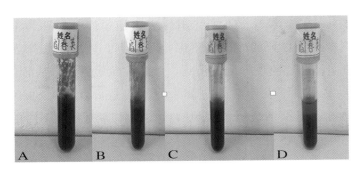

图 1-7-2 冷凝集现象

注：A. 当血液离体后，在低于体温环境试管内发生肉眼可见的红细胞凝集现象；B、C. 当恢复至 31℃ 条件时，这种凝集现象可以解除；D. 当放置于 4℃ 冰箱后再次出现血清从血凝块中析出

病例分析

　　该患者系老年女性，结合临床表现、实验室及影像学检查，诊断为类风湿关节炎、干燥综合征、原发性胆汁性胆管炎明确。患者存在双手遇冷变紫，保暖后可缓解，静脉血遇冷出现凝集现象，考虑存在雷诺现象可能。雷诺现象（raynaud's phenomenon，RP）最早因 Raynaud 医生报道而得名，该现象是一种血管痉挛性疾病，当寒冷或精神紧张时，手指皮肤出现可疑的雷诺现象，即苍白 - 发绀 - 潮红 - 正常的间歇性皮色变化。但该患者仅表现双手遇冷变紫，并无可疑的三期反应，无法解释患者血液遇冷凝集现象。

　　究竟是什么凝固了患者的血液呢？1913 年 Land 发现，血清中人的红细胞在低于 37.0℃ 时会发生凝集现象。1918 年证实人体内存在冷凝集素（cold agglutinin，CA）。冷凝集素是指人体被支原体感染后，血清中产生的高滴度的冷凝集素，它是红细胞自身免疫抗体，主要为 IgM，其特点是在较低的温度下，能作用于患者自己的红细胞，激活抗体，形成复合物使之凝集，阻塞末梢微循环，因血液循环障碍而引起的手足末梢发绀症，重者发生溶血，导致血红蛋白尿。正常人的血清中几乎都有低滴度冷凝集素存在，其效价在 4℃ 时，< 1 : 32，当温度 > 20℃ 时，即失去活性，常温下不被红细胞（RBC）抗原吸附，所以正常人不会发生溶血现象。在体外，抗体与抗原发生作用的最适宜温度是 0 ~ 4℃，在 30℃ 以上，抗体与红细胞抗原发生完全可逆的分解，症状迅速消失。与该患者体外静脉采血观察到的现象相一致，可以解释患者因微血管内血流淤滞而出现的双手变紫。

　　结合病史、症状，存在高效价的冷凝集素、Coombs 试验阳性，可明确诊断为冷凝集素综合征（cold agglutinin syndrome，CAS），该病是单克隆 IgM 抗体直接作用于红细胞发生可逆性的红细胞（RBC）凝集而引发的自身免疫性疾病。冷凝集素综合征是伴有冷抗体的自身免疫性溶血性贫血的一种类型，约占 25%。主要发生于中年及老年人群，临床较少见。有学者报道了以肺栓塞为首发表现的冷凝集素综合征 1 例、双足坏死的冷凝集素综合征 1 例。该患者临床表现较轻，尚未发现脏器血管栓塞，经过免疫抑制剂治疗，上述症状缓解，预后较好。

CAS 包括原发性或继发性 CAS，如果冷凝集效价低于 1:4 000 又明显高于正常值，在排除淋巴组织系统的恶性肿瘤或支原体肺炎、传染性单核细胞增多症等病毒感染等继发性 CAS 之外，结合临床表现，应考虑结缔组织病（结缔组织病与 CAS 同属于自身免疫性疾病，可能与机体免疫功能紊乱、产生高冷凝集素血症有关）。关于结缔组织病继发 CAS 有较少文献报道。有学者报道了 1 例发热、呼吸困难和大量心包积液，诊断为系统性红斑狼疮合并抗磷脂综合征的患者，因其存在血型鉴定和交叉配血困难，发现了冷凝集现象的存在。Malesci 报道了 1 例使用利妥昔单抗成功治疗依那西普治疗期间 RA 患者发生冷凝集素的个案研究。Kikuchi 报道了 1 例干燥综合征相关低滴度凝集素综合征的个案研究。结合患者无感染病史，多种自身抗体阳性，考虑为继发性 CAS。此外，CAS 与其他原因引起的冷凝集现象的疾病（如冷球蛋白血症、冷纤维蛋白原血症）在临床症状上相似，需行相关实验室检查来鉴别诊断，以免混淆。并非所有的患者都需要药物治疗，一半患者使用利妥昔单抗单药治疗有反应，中位反应持续时间为 11 个月，最有效的治疗方法是氟达拉滨和利妥昔单抗联合治疗，可使 75% 的患者缓解，20% 的患者达完全缓解，中位缓解期超过 66 个月。尚无循证治疗继发性 CAS 的证据，但对潜在疾病的治疗至关重要。

启示与思考

若静脉采血时发现红细胞自凝现象，加热后凝集现象消失，应考虑 CAS，需行冷凝集试验确诊。冷凝集素综合征与结缔组织病同属于自身免疫性疾病，应筛查自身抗体，明确有无结缔组织病导致的继发性 CAS，积极控制原发病，患者预后较好。

（撰稿人　崔银凤　校稿人　梁美娥　高晋芳）

参考文献

Berentsen S，Tjonnfjord GE．Diagnosis and treatment of cold agglutinin mediated autoimmune hemolytic anemia．Blood Rev，2012，26（3）：107-115．

补充资料

类风湿关节炎患者继发骨质疏松症的高危因素

　　类风湿关节炎（rheumatoid arthritis，RA）是一种以关节滑膜炎为特征、慢性多发性关节炎为表现的全身系统性自身免疫性疾病，患者早期X线即可表现为关节周围的骨量减少，实则是RA患者继发骨质疏松症（osteoporosis，OP）疾病过程中的早期表现。OP的最大危害是骨质疏松性骨折的发生，其使得RA患者预后不佳，致残率及病死率增高。在2009年全国多中心性研究中，RA患者的骨折发生率高达8%。因此，积极开展相关的基础和临床研究，并在临床实践中及早发现、及早干预和防治RA患者继发OP的发生，从而改善患者预后是很有必要的。RA患者发生OP的机制是多因素性的，包括RA严重程度、RA疾病活动性、大剂量糖皮质激素（GC）治疗、原发性骨质疏松症等的参与。近年来，国内外关于RA继发OP高危因素的研究多集中在年龄、病程、疾病活动性、生活质量评估以及影像学分级上，但多数为回顾性队列研究，关于高危因素的定性研究鲜有报道。本研究旨在结合现有报道，系统性评估类风湿关节炎RA患者继发OP的高危因素，进而帮助临床一线医生及早采取干预措施，改善RA患者的预后，为下一步相关研究提供理论依据。

一、资料与方法

　　1. 资料来源与文献检索　根据Cochrane协作网检索手册的要求制定检索策略。计算机检索：包括2010年1月—2017年6月国内外公开发表的有关于类风湿关节炎患者继发骨质疏松症高危因素的相关研究性文献。选择PubMed、ScienceDirect、Cochrane Library、EMBASE、中国知网文献数据库、维普及万方数据库等数据库。中文以"类风湿关节炎""骨质疏松症""高危因素"为关键词进行检索；英文以"Rheumatoid""Osteoporosis""Risk factor"为关键词进行检索。同时对检索出文献的参考文献进行分析，以便于发现可能纳入本次研究的文献。

2．文献纳入与排除标准

（1）纳入标准：①入选所有病例均符合美国风湿病学会（ACR）1987年或2010年修订的RA分类标准；②研究分组均包含继发OP和非继发OP组；③骨质疏松症诊断标准均符合世界卫生组织的骨质疏松症诊断标准：骨密度（BMD）较成年人骨量峰值减低不超过1个标准差，T值评分＞−1S为正常；BMD较成年人骨量峰值减低1～2.5个标准差，−2.5S＜T值评分＜−1S为骨量减少；BMD较成年人骨量峰值减低2.5个标准差以上，T值评分≤−2.5S为骨质疏松症。本研究将正常与骨量减少归为非骨质疏松症组（非OP组），另一组为骨质疏松症组（OP组）。

（2）排除标准：①入组病例有长期吸烟、饮酒史；②有严重肝、肾功能损害，有长期服用雌激素、雄激素、抗凝剂及影响骨代谢的药物史；③有库欣综合征、甲状腺及甲状旁腺疾病史、卵巢切除及长期卧床史，接受钙剂、维生素D类似物（阿法骨化醇、骨化三醇）及双膦酸盐类药物的治疗史；④研究人群为非亚裔人群。

3．文献的筛选及资料的提取　①根据纳入与排除标准筛选相关文献，运用双人平行摘录法，分别由两个研究员完成，并采取交叉审核，意见不同时可通过讨论解决或由第三者裁决。数据提取包含文献的基本信息、患者数量、干预措施以及结局指标等；②文献质量评价：使用适用于非随机对照试验的Newcastle-Ottawa Scale（NOS）文献质量评价量表进行评价。7～9分认为是高质量文献，低于7分认为是低质量文献。

4．统计方法　采用Cochrane协作网推荐使用的Revman 5.3软件进行meta分析。二分类变量以优势比（OR）作为分析统计量；连续性变量以均数差（MD）作为分析年龄、病程、Sharp评分、健康状况问卷（HAQ）、红细胞沉降率（ESR）、C反应蛋白（CRP）以及28处关节疾病活动度（DAS28）评分、是否服用糖皮质激素以及类风湿因子（RF）滴度的研究统计量。各效应量都以95%置信区间（CI）表示，$P < 0.05$为差异有统计学意义。异质性检验采用χ^2检验，无异质性（$P > 0.1$且$I^2 < 50\%$）数据采用固定效应模型，异质性（$P < 0.1$或$I^2 > 50\%$）数据运用敏感性分析找出异质性产生的原因，如果无临床异质性，采用随机效应模型。如果存在临床异质性，可根据异质性产生来源做亚组分析，如果具有明显异质性，仅采用描述性研究。

二、结果

1．纳入文献特征　共检索到相关文献206篇，其中外文文献24篇，中文文献 182 篇，阅读标题和摘要后筛选出 59 篇。进一步阅读全文，根据纳入排除标准最终纳入了 15 篇文献，均为国内文献，合计样本量 1996 例，其中 OP 组 639 例，非 OP 组 1357 例。纳入的研究均为回顾性队列研究，对纳入的非随机对照试验采用适用于非随机对照试验的 New-castle Ottawa Scale（NOS）文献质量评价量表进行评价，结果见表 1-7-1。其中 9 篇文献质量较高，6 篇文献质量较低。

表1-7-1　纳入文献特征及文献质量评估

纳入文献	研究设计	患者例数（OP 组 / 非 OP 组）	NOS 评分	结局指标 *
王明霞 2011[3]	队列研究	26/64	6	1、2、7
裴必伟 2012[4]	队列研究	41/79	6	1、7
关欣 2016[5]	队列研究	43/98	8	1、2、7
段京明 2013[6]	队列研究	25/16	7	1、2、4、5、7、8
王彦焱 2010[7]	队列研究	56/49	8	1、2、4、7、8
洪琼 2013[8]	队列研究	42/64	7	1、3、6
邓娟 2012[9]	队列研究	41/79	8	1、2、3、4、5、8、9
张振 2011[10]	队列研究	15/32	7	1、2、4、5、6、8、9
刘童 2013[11]	队列研究	65/138	7	1、2、3、7、9
李雪 2014[12]	队列研究	10/40	7	1、2、4、5、6、9
杨海军 2016[13]	队列研究	61/130	6	1、2、3、7、9
刘文 2014[14]	队列研究	81/370	6	1、2、4、5
舒建龙 2016[15]	队列研究	40/20	8	1、2、3、4、5、6、8、9
李永红 2015[16]	队列研究	25/36	7	1、2、4、5、8、9
张兵 2016[17]	队列研究	50/40	6	6

*1. 年龄；2. 病程；3. 双手 X 线 Sharp 评分；4. 红细胞沉降率（ESR）；5. C 反应蛋白（CRP）；6. DAS28 评分；7. 服用糖皮质激素的状况；8. 类风湿因子（RF）滴度；9. 健康评定问卷（HAQ）

2. meta 分析结果

（1）年龄：对纳入的文献进行异质性分析提示存在异质性（$P < 0.000\,1$，$I^2 = 70\%$），但无临床异质性，采用随机效应模型结果显示，年龄在两组间的差异有统计学意义（WMD $= 8.61$，95% CI：$6.26 \sim 10.95$，$P < 0.000\,1$）（图 1-7-3）。

（2）病程：对纳入的文献进行异质性分析，提示存在异质性（$P < 0.000\,01$，$I^2 = 84\%$），但无临床异质性，采用随机效应模型，结果显示，病程在两组间的差异有统计学意义（WMD $= 3.51$，95% CI：$1.98 \sim 5.04$，$P < 0.000\,1$）

（图 1-7-4）。

Study or Subgroup	OP组 Mean	SD	Total	非OP组 Mean	SD	Total	Weight	Mean Difference IV, Random, 95% CI	Mean Difference IV, Random, 95% CI
王明霞 2011	54.23	15.49	26	53.59	12.31	64	5.9%	0.64 [-6.03, 7.31]	
裴必伟 2012	52.66	14.26	41	48.94	11.98	79	7.4%	3.72 [-1.38, 8.82]	
关欣 2016	61.5	8	43	57.1	5.2	98	10.0%	4.40 [1.80, 7.00]	
段京明 2013	58.04	15.77	25	53.37	14.5	16	4.0%	4.67 [-4.75, 14.09]	
王彦森 2010	58.73	10.94	56	52.29	13.7	49	7.7%	6.44 [1.65, 11.23]	
洪琼 2013	60.76	11.83	42	53.09	13.57	64	7.6%	7.67 [2.79, 12.55]	
邓娟 2012	57	14	41	49	12	79	7.5%	8.00 [2.96, 13.04]	
张振 2011	54.3	15.1	15	46.1	12.3	32	4.4%	8.20 [-0.55, 16.95]	
刘童 2013	58	12	65	49	13	138	9.0%	9.00 [5.36, 12.64]	
李雪 2014	61.6	11.09	10	50.88	13.69	40	4.8%	10.72 [2.64, 18.80]	
杨海军 2016	59	13	61	48	12	130	8.7%	11.00 [7.14, 14.86]	
刘文 2014	63	10	81	51	18	370	9.8%	12.00 [9.15, 14.85]	
舒建龙 2016	63.23	10.06	40	46.8	8.43	20	7.7%	16.43 [11.60, 21.26]	
李水红 2015	59.03	15.18	25	42.24	13.56	36	5.3%	16.79 [9.37, 24.21]	
Total (95% CI)			571			1215	100.0%	8.61 [6.26, 10.95]	

Heterogeneity: Tau² = 12.47; Chi² = 42.64, df = 13 (P < 0.0001); I² = 70%
Test for overall effect: Z = 7.20 (P < 0.00001)

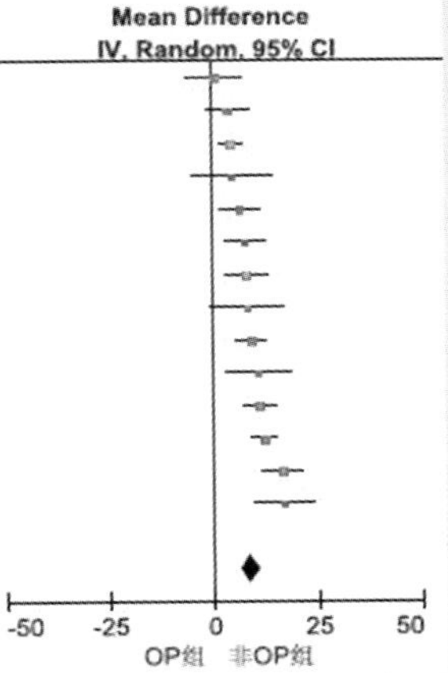

图 1-7-3　OP 组与非 OP 组之间年龄的比较

Study or Subgroup	OP组 Mean	SD	Total	非OP组 Mean	SD	Total	Weight	Mean Difference IV, Random, 95% CI	Mean Difference IV, Random, 95% CI
关欣 2016	17.1	9	43	8.5	2.9	98	8.4%	8.60 [5.85, 11.35]	
刘文 2014	9	13.5	81	7	10	370	7.8%	2.00 [-1.11, 5.11]	
刘童 2013	10	9	65	7	8	138	8.7%	3.00 [0.44, 5.56]	
张振 2011	9.5	11.7	15	6.2	8.8	32	3.6%	3.30 [-3.36, 9.96]	
李水红 2015	5.69	1.73	25	4.91	1.64	36	11.2%	0.78 [-0.08, 1.64]	
李雪 2014	5.13	1.5	10	4.79	3.49	40	10.5%	0.34 [-1.09, 1.77]	
杨海军 2016	11	8	61	8	7	130	9.1%	3.00 [0.66, 5.34]	
段京明 2013	9.9	9.02	25	4.41	5.85	16	5.7%	5.49 [0.94, 10.04]	
王彦森 2010	6	4	56	1	2	49	10.8%	5.00 [3.81, 6.19]	
王明霞 2011	11.84	9.36	26	6.71	5.87	64	6.6%	5.13 [1.26, 9.00]	
舒建龙 2016	10.16	7.53	40	4.27	4.66	20	7.8%	5.89 [2.79, 8.99]	
邓娟 2012	8	5	41	6	6	79	9.6%	2.00 [-0.02, 4.02]	
Total (95% CI)			488			1072	100.0%	3.51 [1.98, 5.04]	

Heterogeneity: Tau² = 5.28; Chi² = 68.65, df = 11 (P < 0.00001); I² = 84%
Test for overall effect: Z = 4.49 (P < 0.00001)

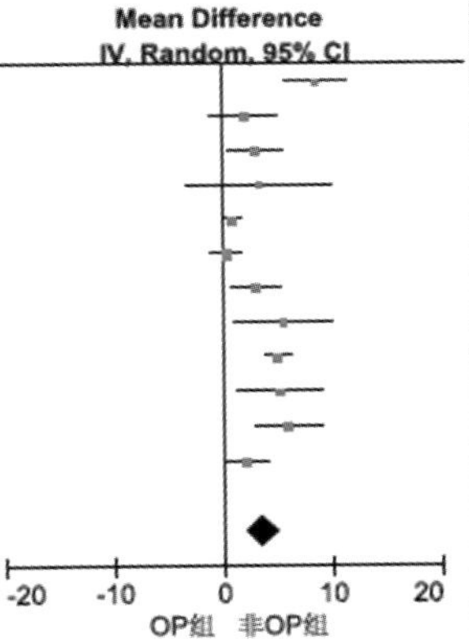

图 1-7-4　OP 组与非 OP 组之间病程的比较

（3）健康状况问卷（HAQ）：对纳入的文献进行异质性分析，提示存在异质性（$P < 0.002$，$I^2 = 76\%$），但无临床异质性，采用随机效应模型结果显示，HAQ 在两组间的差异有统计学意义（$WMD = 0.46$，95% CI：$0.20 \sim 0.72$，$P = 0.0005$）（图 1-7-5）。

（4）双手 X 线 sharp 评分：对纳入的文献进行异质性分析，提示存在异质性（$P < 0.00001$，$I^2 = 93\%$），但无临床异质性，采用随机效应模型，结果显示，双手 X 线 sharp 评分在两组间的差异有统计学意义（$WMD = 38.21$，95% CI：$10.58 \sim 65.84$，$P = 0.007$）（图 1-7-6）。

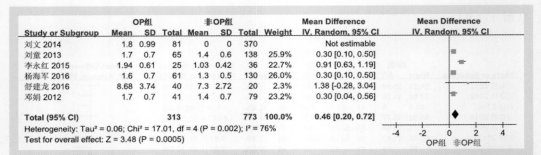

图 1-7-5   OP 组与非 OP 组之间 HAQ 的比较

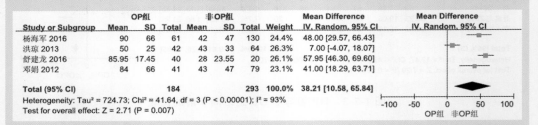

图 1-7-6   OP 组与非 OP 组之间双手 X 线 sharp 评分的比较

（5）类风湿因子（RF）滴度：对纳入的文献进行异质性分析，提示存在异质性（$P < 0.000\,1$，$I^2 = 78\%$），但无临床异质性，采用随机效应模型，结果显示，类风湿因子（RF）在两组间的差异没有统计学意义（WMD $= 17.26$，95% CI：$-11.27 \sim 45.78$，$P = 0.24$）（图 1-7-7）。

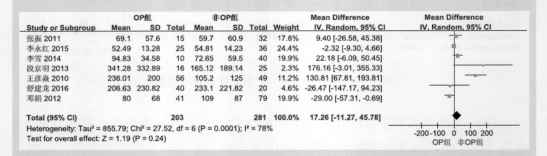

图 1-7-7   OP 组与非 OP 组之间 RF 滴度的比较

（6）红细胞沉降率（ESR）：对纳入的文献进行异质性分析，提示不存在异质性（$P = 0.24$，$I^2 = 24\%$），采用固定效应模型，结果显示，红细胞沉降率（ESR）在两组间的差异有统计学意义（WMD$=8.39$，95% CI：$2.82 \sim 13.96$，$P = 0.003$）（图 1-7-8）。

Study or Subgroup	OP组 Mean	SD	Total	非OP组 Mean	SD	Total	Weight	Mean Difference IV, Fixed, 95% CI
刘文 2014	77.5	57	81	60	50	370	17.2%	17.50 [4.08, 30.92]
张振 2011	58.5	42.3	15	56.1	50.1	32	4.1%	2.40 [-25.16, 29.96]
李永红 2015	72.81	27.92	25	67.38	23.37	36	17.4%	5.43 [-7.91, 18.77]
李雪 2014	77.1	38.03	10	52.53	27.61	40	4.9%	24.57 [-0.51, 49.65]
段京明 2013	61.88	44.7	25	52.31	28.46	16	6.2%	9.57 [-12.82, 31.96]
王彦焱 2010	58.78	35.33	56	45	31.37	49	19.0%	13.78 [1.02, 26.54]
舒建龙 2016	73.18	34.39	40	63.35	32.28	20	9.9%	9.83 [-7.88, 27.54]
邓娟 2012	50	32	41	55	32	79	21.3%	-5.00 [-17.07, 7.07]
Total (95% CI)			**293**			**642**	**100.0%**	**8.39 [2.82, 13.96]**

Heterogeneity: Chi² = 9.19, df = 7 (P = 0.24); I² = 24%

Test for overall effect: Z = 2.95 (P = 0.003)

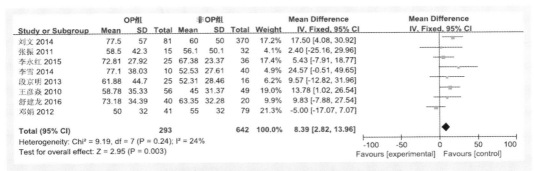

图 1-7-8　OP 组与非 OP 组之间红细胞沉降率（ESR）的比较

（7）C 反应蛋白（CRP）：对纳入的文献进行异质性分析，提示不存在异质性（P = 0.33，I^2 = 12%），采用固定效应模型，结果显示，C 反应蛋白（CRP）在两组间的差异有统计学意义（WMD = 7.95，95% CI：2.46 ~ 13.45，P = 0.005）（图 1-7-9）。

（8）DAS28 评分：对纳入的文献进行异质性分析，提示不存在异质性（P = 0.40，I^2 = 1%），采用固定效应模型，结果显示，DAS28 评分在两组间的差异有统计学意义（WMD = 0.31，95% CI：0.08 ~ 0.55，P = 0.009）（图 1-7-10）。

Study or Subgroup	OP组 Mean	SD	Total	非OP组 Mean	SD	Total	Weight	Mean Difference IV, Fixed, 95% CI
刘文 2014	32.13	73.52	81	30.76	46.03	370	10.8%	1.37 [-15.31, 18.05]
张兵 2016	42.34	38.82	50	28.79	38.71	40	11.6%	13.55 [-2.56, 29.66]
张振 2011	40.3	31.7	15	35.2	34.3	32	7.6%	5.10 [-14.86, 25.06]
李永红 2015	50.45	15.38	25	42.4	16.38	36	46.5%	8.05 [-0.01, 16.11]
李雪 2014	83.63	46.98	10	40.82	31.94	40	3.2%	42.81 [12.06, 73.56]
段京明 2013	61.88	44.7	25	52.31	28.46	16	6.0%	9.57 [-12.82, 31.96]
舒建龙 2016	40.02	36.52	40	44.7	32.85	20	9.0%	-4.68 [-22.99, 13.63]
邓娟 2012	55	69	41	44	51	79	5.3%	11.00 [-12.93, 34.93]
Total (95% CI)			**287**			**633**	**100.0%**	**7.95 [2.46, 13.45]**

Heterogeneity: Chi² = 7.99, df = 7 (P = 0.33); I² = 12%

Test for overall effect: Z = 2.84 (P = 0.005)

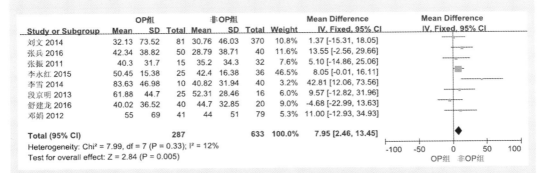

图 1-7-9　OP 组与非 OP 组之间 C 反应蛋白（CRP）的比较

Study or Subgroup	OP组 Mean	SD	Total	非OP组 Mean	SD	Total	Weight	Mean Difference IV, Random, 95% CI
刘文 2014	6.63	1.82	81	6.13	1.97	370	27.5%	0.50 [0.06, 0.94]
张振 2011	4.9	1.3	15	6.2	8.8	32	0.6%	-1.30 [-4.42, 1.82]
李雪 2014	4.27	0.82	10	3.7	0.66	40	18.2%	0.57 [0.02, 1.12]
洪琼 2013	5.62	1.56	42	5.66	1.71	64	13.8%	-0.04 [-0.67, 0.59]
舒建龙 2016	5.8	0.52	40	5.59	0.75	20	40.0%	0.21 [-0.16, 0.58]
Total (95% CI)			**188**			**526**	**100.0%**	**0.31 [0.08, 0.55]**

Heterogeneity: Tau² = 0.00; Chi² = 4.06, df = 4 (P = 0.40); I² = 1%

Test for overall effect: Z = 2.60 (P = 0.009)

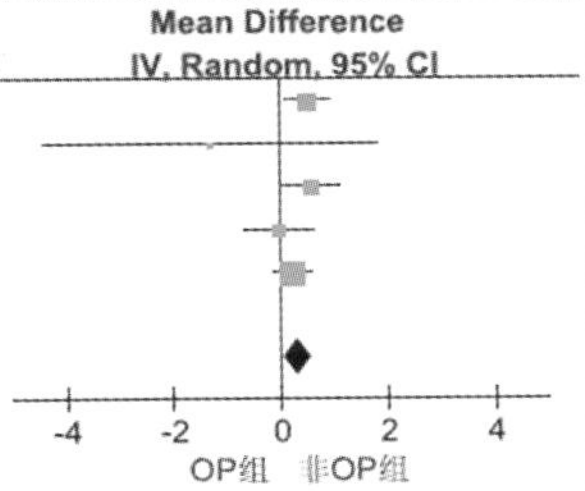

图 1-7-10　OP 组与非 OP 组之间 DAS28 评分的比较

（9）服用糖皮质激素（GC）的状况：对纳入的文献进行异质性分析，提示存在异质性（$P < 0.000\ 1$，$I^2 = 84\%$），但无临床异质性，采用随机效应模型，结果显示，服用 GC 在两组间的差异没有统计学意义（OR = 1.91，95% CI：$0.64 \sim 5.71$，$P = 0.25$）（图 1-7-11）。

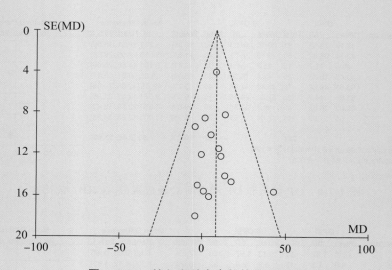

Study or Subgroup	OP组 Events	OP组 Total	非OP组 Events	非OP组 Total	Weight	Odds Ratio M-H, Random, 95% CI
关欣 2016	21	43	24	98	21.8%	2.94 [1.38, 6.26]
李永红 2015	12	25	8	0		Not estimable
段京明 2013	15	25	10	16	18.2%	0.90 [0.25, 3.27]
王彦淼 2010	39	66	4	39	19.2%	12.64 [4.02, 39.71]
王明霞 2011	5	26	29	64	19.5%	0.29 [0.10, 0.86]
裴必伟 2012	30	41	42	79	21.4%	2.40 [1.06, 5.46]
Total (95% CI)		226		296	100.0%	1.91 [0.64, 5.71]
Total events	122		117			

Heterogeneity: Tau² = 1.29; Chi² = 24.70, df = 4 (P < 0.0001); I² = 84%
Test for overall effect: Z = 1.15 (P = 0.25)

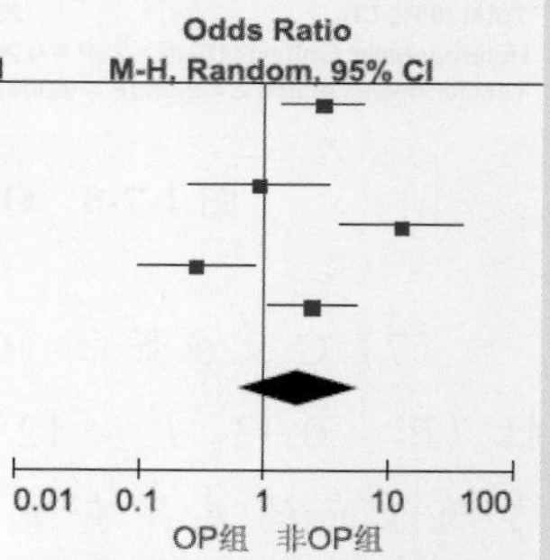

图 1-7-11　OP 组与非 OP 组之间 GC 使用状况的比较

3. 发表偏倚　对纳入研究的 15 篇文献经过分析显示，漏斗图是基本对称的，可认为无明显的发表性偏倚存在（图 1-7-12）。

图 1-7-12　纳入文献发表偏倚的漏斗图

注：横坐标为治疗效应的 MD、纵坐标 SE 为 MD 对数值标准误的倒数，代表样本量的大小，虚线代表 95% 可信区间，每个圆形代表纳入的研究

三、结 论

RA 患者高龄、病程长、Sharp 评分高、红细胞沉降率（ESR）高、C 反应蛋白（CRP）高以及 DAS28 评分高是其继发 OP 的高危因素，而患者是否服用糖皮质激素以及类风湿因子（RF）滴度与患者是否易继发 OP 相关性不大。

四、讨 论

RA 是一种以关节滑膜炎为特征、以慢性多发性关节炎为表现的全身系统性自身免疫性疾病。OP 是指单位体积内骨量减少，导致骨微结构退化、骨强度降低、骨脆性增加及骨折发生危险提高等。目前研究认为，RA 患者在疾病早期就存在骨代谢异常，逐渐出现包括局部骨侵蚀、关节部位骨丢失和全身弥漫性 OP 的表现，骨折风险也明显增加，较普通人高 1.5～2.1 倍。Zhang 等的研究认为，RA 全身性的骨密度下降是患者发生关节破坏的预测因子，因此，很有必要对造成骨密度下降的相关因素进行分析，改善 RA 患者的预后。影响 RA 患者继发 OP 的相关因素有很多，包括患者自身因素、疾病活动性以及治疗方案的选择。本 meta 分析从不同方面的影响因素着手，对自身因素指标（年龄、HAQ 评分和类风湿因子滴度）、疾病活动度指标（红细胞沉降率、C 反应蛋白、DAS28 评分、sharp 评分）以及治疗方面（糖皮质激素在 RA 继发骨质疏松症中所起作用）进行了系统性评价。结果发现，除类风湿因子（RF）滴度以及糖皮质激素应用以外，余指标均在 RA 患者发生 OP 过程中起着加速疾病进展的作用，年龄越大、HAQ 评分越高、疾病活动度越高，RA 患者越容易发生骨量的减少，最终导致 OP 的发生。关于患者服用糖皮质激素对其继发骨质疏松症的影响，目前相关报道观点不一。有研究认为，GC 通过多方面的途径导致了骨量丢失，增加成骨细胞分化，抑制成骨细胞增长，是引起骨质疏松症的众多作用中的关键，而有的研究则表明，局部炎症是导致邻近骨量丢失增加的直接原因，GC 可以抑制局部炎症，从而减少 RA 患者的骨量减少。本研究系统性地分析了近 7 年关于 GC 对 RA 继发 OP 影响的临床回顾性队列研究，发现 RA 患者口服糖皮质激素并不会加速 RA 患者发生骨质疏松症。也有研究表明，口服慢作用抗风湿药可减少 RA 患者的骨质疏松症的发生率，但由于相关队列研究较少、纳入文献存在临床异质性、结果可靠性差等原因，本分析未将其纳入研究指标，今后仍需大样本临床对照实验进一步证实。

五、启示与思考

RA 患者发生 OP 的机制是多因素性的，包括 RA 严重程度、RA 疾病活动性、大剂量糖皮质激素（GC）治疗、原发性骨质疏松症等的参与，使用糖皮质激素可能是其中之一。本研究发现，RA 患者口服糖皮质激素并不会加速 RA 患者发生骨质疏松症，今后应进一步积极开展相关的基础和临床研究。在临床实践中应及早发现、及早干预、及早防治 RA 患者的继发 OP，从而改善患者的预后。

参考文献

[1] 王莉枝，王彩虹，李小峰，等. 全国多中心类风湿关节炎患者发生骨折的调查研究. 中华风湿病学杂志，2012，16（2）：102-106.

[2] 王莉枝，王彩虹. 类风湿关节炎患者发生骨质疏松的机制. 中国药物与临床，2012，12（1）：68-70.

[3] 王明霞，黄建林，罗敏琪，等. 类风湿关节炎患者骨质疏松及其相关因素的初步调查. 中华骨质疏松和骨矿盐疾病杂志，2011，4（4）：253-257.

[4] 裴必伟，邓娟，徐胜前，等. 10 年前后 RA 患者骨质疏松发生情况的横断面对比研究. 中国骨质疏松杂志，2012，18（4）：309-312.

[5] 关欣，王秀茹，王宽婷，等. 类风湿关节炎患者骨质疏松症患病及治疗现状. 中华骨质疏松和骨矿盐疾病杂志，2016，9（1）：22-26.

[6] 段京明，王瑞明，卓勤俭，等. 类风湿关节炎患者骨密度变化研究. 蚌埠医学院学报，2013，38（3）：280-282.

[7] 王彦焱，贾娜，魏丽. 类风湿关节炎患者并发骨质疏松的临床研究. 中国骨质疏松杂志，2010，16（11）：863-868.

[8] 洪琼，徐建华，徐胜前，等. 类风湿关节炎患者骨质疏松症的危险因素分析. 安徽医科大学学报，2013，48（9）：1083-1087.

[9] 邓娟，裴必伟，陈晨，等. 类风湿关节炎患者全身骨质疏松和局部骨浸润的关系研究. 中华风湿病学杂志，2012，16（10）：674-678.

[10] 张振，邬秀娣. 47 例女性类风湿关节炎患者骨密度分析. 现代实用医学，2011，23（9）：992-994.

[11] 刘童，徐胜前，邓娟，等. 类风湿关节炎患者骨质疏松性骨折的临床研究. 中华风湿病学杂志，2013，17（5）：341-345.

[12] 李雪，李青，康丽荣，等. 类风湿关节炎患者骨质疏松发病情况及其与临床因素的关系. 山东医药，2014，54（48）：63-64.

[13] 杨海军，胡振春. 类风湿关节炎患者脊柱骨质疏松性骨折临床危险因素分析. 世界最新医学信息文摘，2016，16（21）：29-30.

[14] 刘文，徐胜前，马喜喜，等．类风湿关节炎患者脊柱骨质疏松性骨折临床危险因素分析．中华内科杂志，2014，53（11）：852-857.

[15] 舒建龙，刘欢，李玉玲，等．类风湿关节炎伴发骨质疏松的影响因素．广西中医学院学报，2016，17（6）：61-63.

[16] 李永红，陶丽红，钱科威．类风湿关节炎患者骨质疏松与临床指标相关性探讨．安徽医药，2015，19（6）：1161-1162.

[17] 张兵，刘琮，李博，等．类风湿关节炎合并骨质疏松患者骨代谢及炎症因子变化研究．临床和实验医学杂志，2016，15（19）：1921-1923.

[18] 董红宇，伍沪生．风湿病相关的骨质疏松症值得关注．中华风湿病学杂志，2015，19（11）：721-723.

[19] 庞琳娜，徐连那，刘颖，等．类风湿关节炎患者骨密度横断面研究．中华临床医师杂志（电子版），2013，7（24）：11236-11240.

[20] 梁美娥，张莉芸，许珂，等．类风湿关节炎患者继发骨质疏松症高危因素的 Meta 分析．中国药物与临床，2017，17（9）：1265-1268.

[21] Zhang J, Redden DT, Mcgwin G Jr, et al. Generalized bone loss as a predictor of three-year radiographic damage in african american patients with recent-onset rheumatoid arthritis. Arthritis Rheum, 2010, 62（8）：2219-2226.

八、易误诊疾病

（一）近端指间关节周围胶原沉积症

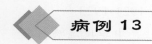

　　患者男性，17岁，主因双手近端指间关节肿胀1年入院。体格检查示双手第2、3、4近端指间关节侧面呈对称性梭形膨大（图1-8-1），伸侧和两侧缘皮肤增厚、粗糙，肤色、皮温正常，关节无压痛，活动自如。其余四肢关节无膨大、肿胀、压痛，无关节外系统受累。实验室及免疫学检查：红细胞沉降率（ESR）、抗溶血性链球菌素O（ASO）、C反应蛋白（CRP）、肝、肾功能结果无异常，类风湿因子（RF）、抗角蛋白抗体（AKA）、抗核周因子抗体（APF）、抗丝聚蛋白抗体（AFA）、抗CCP抗体、抗突变型瓜氨酸波形蛋白抗体（MCV）均为阴性。X线片示软组织肿胀，无骨质和关节异常改变（图1-8-2）。皮肤组织病理学检查显示表皮增生伴角化过度，真皮层增厚伴胶原纤维增多和成纤维细胞轻度增生，无炎性细胞浸润（图1-8-3）。

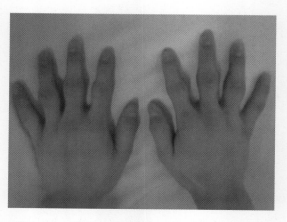

图1-8-1　病例13双手第2～4近端指间关节

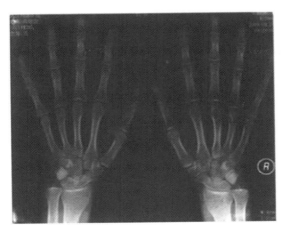

图 1-8-2　病例 13 双手 X 线正位片

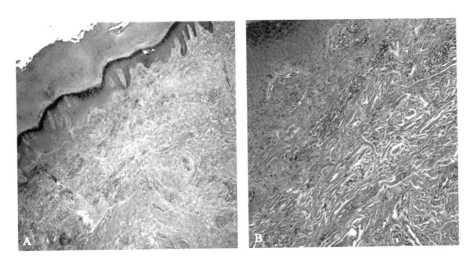

图 1-8-3　病例 13 皮肤组织病理学表现

注：A. 过度角化的棘和增厚的真皮（HE 染色，×40）；B. 不规则增厚的胶原束（HE 染色，×100）

诊治经过

诊断为近端指间关节周围胶原沉积症，本病呈良性经过，患者拒绝接受治疗。随访 3 个月，病情无变化。

病例分析

近端指间关节周围胶原沉积症（pachydermodactyly，PDD）是一种较为少见的风湿性疾病，多发生于青少年男性，临床特点是慢性无痛性的近端指间关节（proximal interphalangeal joint，PIP）膨大，是一种手指的良性胶原纤维沉积症。1975 年 Verbov 首次提出了 PDD 这一名称，近年来，亦有学者称该病为厚皮指症。PDD 尚未发现种族、地域限制，我国大陆于 2005 年由叶霜等首先报道 6 例，台湾报道 1 例。国外有韩国曾报道 4 例。该病属少见，但并非罕见，报道较少可能与本病不被广泛认识有关。PDD 的病因不明，反复微创伤假说是其假说之一，在部分患者中还可发现存在强迫症因素。有学者首次报道了我国 2 例患者的家系谱，国外有 3 篇关于阳性家族史的报道，更有本病与遗传性疾病（结节性硬化）和先天性结缔组织病相伴发的报道，但均提示本病的家族发病比例并不高。结合其发病年龄、性别等临床特点，推测遗传因子在发病中可能起到一定作用，但非主要作用。

下文节选了一份关于 PDD 患病特点的定量研究，以期让读者更深入地了解PDD。

本研究收集了 2005—2011 年国内文献报道已确诊的 PDD 患者 46 例，对其病历资料进行分析。这 46 例 PDD 患者均排除类风湿关节炎、幼年型慢性关节炎或幼年型类风湿关节炎、晶体性关节炎、血清阴性脊柱关节病等风湿科疾病。总结了 46 例 PDD 患者的性别比、平均年龄、平均发病年龄、平均病程等基本资料，关节受累情况，红细胞沉降率（ESR）、抗溶血性链球菌素 O（ASO）、C 反应蛋白（CRP）、类风湿因子（RF）、抗角蛋白抗体（AKA）、抗核周因子抗体（APF）、抗 MCV 抗体、抗 ds-DNA 抗体、抗可提取性核抗原（ENA）、人类白细胞抗原 B27（HLA-B27）等实验室检查结果，X 线表现和病理学检查，应用 SPSS 13.0 统计学软件进行数据分析。

根据国外文献报道，PDD 多发生于青少年男性，男女比约为 5∶1。本研究中，46 例患者的男女比为 4.1∶1，与国外文献报道接近。PDD 的临床特征为 PIP 周围非炎症性膨大，肿胀主要发生在关节的侧面，较少影响关节的伸面、掌侧面，呈对称性分布，主要累及左手近端指尖关节（PIP）的第 2～4 关节，拇指与小指关节很少发生。本研究中的 46 例患者的临床特征均表现为慢性、无痛性 PIP 周围软组织膨大，常累及第 2、3、4 近端指间关节（图 1-8-4），分别约占 15.3%、15.5%、15.1%，而第 1、5 近端指间关节分别约占 7.0%、7.1%，与文献报道一致，且发现有一小部分为单关节受累，比例约为 1%，均未发现关节外系统受累。

PPD 的影像学特点为 X 线仅显示受累关节局部软组织肿胀，而未见关节间隙狭窄和骨质破坏。MRI 特征为 PIP 囊外软组织肿胀明显，范围广，关节囊内无积液，软骨无破坏，无明显滑膜增厚。另有文献报道，MRI 显示双手 PIP 呈梭形肿胀，可见少量肌腱和韧带，未见囊状结构及骨膜反应。本研究中 46 例 PDD 患者的双手腕 X 线片均提示除受累关节局部软组织肿胀外，无骨质破坏和关节间隙改变，与国外文献报道一致。PPD 的组织病理学特征以真皮层大量胶原纤维沉积为

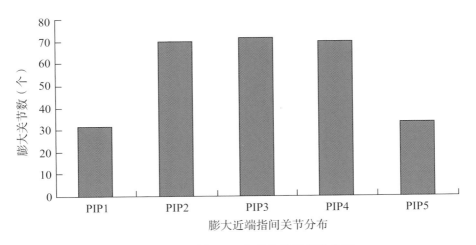

图 1-8-4　46 例 PDD 患者的关节累及分布

突出表现，可伴有角化过度、汗腺包绕，偶见血管和成纤维细胞轻度增生，无炎性细胞浸润或仅有少量的血管周围淋巴细胞浸润。有报道认为，从病变部位分离到的胶原主要是与正常皮肤组成不同的 I 型和 V 型胶原，但也有报道称胶原纤维的超微结构正常。本研究中，46 例 PDD 患者有 4 例行病理活检显示真皮下有大量胶原纤维沉积，排列不规则，偶见血管周围淋巴细胞浸润，与文献报道一致。

　　本研究中 46 例 PDD 患者的红细胞沉降率（ESR）、抗溶血性链球菌素 O（ASO）、C 反应蛋白（CRP）、RF 检测结果均正常，其中 4 例检测了抗核抗体（ANA），39 例检测了抗 ENA 抗体，42 例检测了抗 CCP 抗体，29 例检测了抗角蛋白抗体（AKA），18 例检测了抗 ds-DNA 抗体，结果均为阴性。国外目前尚无该病血清学任何抗体阳性的文献报道，关于该病的血清学抗体有待进一步研究。PDD 易与其他 PIP 软组织肿胀的疾病相混淆，如类风湿关节炎、Thiemann's 病、特发性厚皮性骨膜病、指节垫等。类风湿关节炎是一种以慢性、对称性、多滑膜关节炎和关节外病变为主要临床表现的自身免疫性疾病。该病好发于手、腕、足等小关节，反复发作，呈对称分布。Thiemann's 病是少见的常染色体显性遗传病，青少年好发病，表现为 PIP 肿胀不伴疼痛，有手指缩短和畸形，X 线显示手指关节肿胀，手指骨不规则硬化，关节间隙变窄。特发性厚皮性骨膜病是一种常染色体显性遗传病，多于青春期发病，表现为四肢末端皮肤和骨质异常增生，杵状指，无痛性的关节肿胀伴头面部肥大，其影像学特征为骨膜炎，骨性肥大以四肢管状骨更明显，尤其是胫骨、腓骨。PDD 与上述三种疾病的区别是近端指间关节周围非炎性膨大，肿胀主要发生在关节的侧面，较少影响关节的伸面、掌侧面，呈对称性分布，主要累及 PIP 的第 2～4 关节。X 线片示软组织肿胀，无骨质和关节异常改变。指节垫（knuckle pads）是一种特殊的病理类型，指节垫的病理组织显示表皮明显角化过度，棘层肥厚，真皮结缔组织增生，单个胶原纤维也可明显增粗。而 PDD 的病理特点是真皮层有大量的胶原纤维沉积。

　　PDD 呈良性过程，近端指间关节周围非炎性膨大主要在关节的侧面，较少影响关节的伸面、掌侧面，故对关节功能无显著影响，大多数患者无须治疗，有些患者为纠正畸形外观，可接受治疗，对部分存在强迫症的患者可选择心理辅导。有研究者建议在病灶注射曲安奈德或行局部皮下切除可恢复其关节正常外观。但是否存在术后复发，尚缺乏随访资料。PDD 是一种良性疾病，根据其临床表现、放射学、血清学抗体检查、组织病理学检查即可做出诊断。

启示与思考

　　近 5 年来，国内外报道 PPD 的例数明显增加，提示本病并非罕见。由于本病无不适感，功能不受影响，部分患者不求医，进一步造成了病例的少见性。正因如此，该病易误诊为其他累及 PIP 软组织的疾病。由于不同疾病的治疗方式截然不同，需对 PDD 引起重视，避免误诊、漏诊、误治。

参考文献

[1] 李发菊，陈洁，张玉高，等．厚皮指症．泸州医学院学报，2009，32（4）：363-365.

[2] 潘云峰，肖楚吟，郭兴华，等．近端指间关节周围胶原沉积症 4 例分析．中国临床实用医学，2009，3（2）：29-30.

[3] 王琴，侯小强，崔向军．近端指间关节周围胶原沉积症．临床内科杂志，2010，27（3）：215-216.

[4] 杨君霞．近端指间关节周围胶原沉积症临床研究．吉林医学，2011，32（5）：839-841.

[5] 郭建辉，郭雯，赵丽．厚皮指症 1 例．中国皮肤性病学，2011，25（7）：550-551.

[6] 陆翔，张莉芸，王妤，等．近端指间关节周围胶原沉积症 1 例并文献复习．中华临床免疫和变态反应杂志，2013，7（1）：67-71+103.

（二）儿童 1 型糖尿病合并沙尔科关节

病例 14

患者女性，11 岁，主因左膝关节肿胀 1 年，右膝关节肿胀 9 个月入院。既往 1 型糖尿病病史 3 年，入院前予胰岛素泵皮下泵入诺和锐，基础量 18.2 U，负荷量早、中、晚分别为 6 U、7 U、6 U，空腹血糖波动于 4～7 mmol/L，餐后 2 小时血糖波动于 10 mmol/L 左右，治疗期间出现双足拇指背伸受限，考虑糖尿病周围神经病变可能，予"鼠神经生长因子"肌内注射半年后症状缓解，后为控制餐后血糖间断练习跳舞，发病前曾有膝关节外伤史。患者 1 年前无明显诱因出现左膝关节肿胀，不伴疼痛及活动受限，局部皮温及颜色正常，经抗感染治疗后，效果差，就诊于北京某三甲医院骨科，膝关节 MRI 示左膝关节大量积液及滑膜增厚，左股骨远端、胫骨近段及骨骺内异常信号（图 1-8-5），左膝关节腔穿刺抽出黄色微浑液体，行关节镜检示左膝髌上囊及髁间窝滑膜增生，股骨外侧髁软骨剥脱，内外侧半月板未见损失，考虑"结核性滑膜炎"，予抗结核治疗 3 个月，症状无缓解，渐出现右膝关节肿胀、负重时右髋区不适，伴行走、下蹲起立受限。

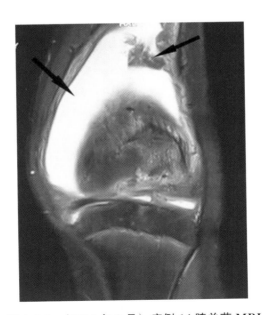

图 1-8-5　（2015 年 2 月）病例 14 膝关节 MRI

注：左膝关节大量积液及滑膜增厚，髌上囊内滑膜皱襞可能，左股骨远端、胫骨近段及骨骺内异常信号

　　后就诊于某儿童专科医院，考虑"幼年型特发性关节炎"，予口服双氯芬酸钠75 mg/d、来氟米特 10 mg/d、白芍总苷 1.2 g/d 治疗后，症状仍无缓解。再次行关节超声示双膝关节腔大量积液，伴重度滑膜增生，骶髂 MRI 示双侧骶髂关节骨质异常信号，右髋关节积液，考虑创伤性骨关节炎、脊柱关节病待除外，对症处置后症状不缓解。后随访复查双膝 MRI 示双膝关节间隙狭窄，外侧半月板前后角损伤，髌骨外半脱位，关节面下多发斑片状骨质改变（图 1-8-6）；骶髂、双髋关节 CT 示双侧骶髂关节、髋关节硬化，局部囊变及骨质侵蚀（图 1-8-7）；右侧髋关节间隙变窄、关节腔大量积液，并见多发钙化（图 1-8-8），考虑"幼年慢性关节炎"，予重组人 II 型肿瘤坏死因子受体 - 抗体融合蛋白抗体 50 mg 每周 1 次，皮下注射 3 个月，双膝仍肿胀，患肢畸形加重。患儿为求进一步诊治入我科。

　　体格检查示左膝关节外翻畸形，双膝关节肿胀，浮髌试验（+），压痛（—），右侧"4"字试验（+），右髋关节外展轻度受限，行走、下蹲起立轻度受限，枕墙距 0 cm，指地距 0 cm，Schober 试验 6 cm，胸廓扩张度 3 cm，四肢肌张力适中，肌力均 5 级，四肢腱反射（++），双侧病理征（—），双侧痛、温觉大致对称，颈软，脑膜刺激征（—），双下肢无水肿。

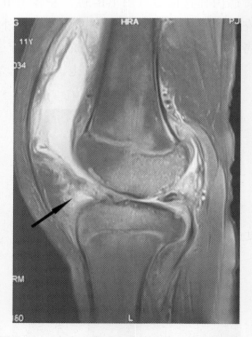

图 1-8-6　（2015 年 6 月）病例 14 膝关节 MRI

注：左膝外侧半月板前后角损伤，左侧股骨及胫骨关节面软骨毛糙、薄厚不均匀，外侧明显；左膝关节间隙狭窄，关节腔及髌上囊大量积液，滑膜增厚；左侧股骨及胫骨骨髓水肿

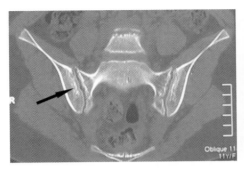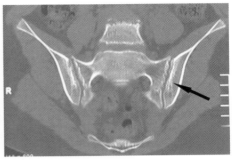

图 1-8-7　病例 14 骶髂 CT

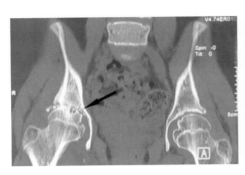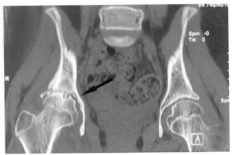

图 1-8-8　病例 14 髋关节 CT

注：双侧髋关节硬化，右侧髋关节间隙变窄，右侧髋关节腔大量积液，并见多发钙化

辅助检查

血常规、红细胞沉降率及肝肾功未见异常。关节液常规：红色浑浊，白细胞计数（WBC）500×10⁶/L、红细胞计数（RBC）82×10⁹/L、淋巴细胞百分比（LY%）55%、中性粒细胞百分比（NEU%）45%；关节液生化：葡萄糖 4.3 mmol/L、蛋白 15 g/L、碱性磷酸酶（ALP）139 U/L、淀粉酶 36 U/L、乳酸脱氢酶（LDH）745 U/L、腺苷脱氢酶 11 U/L；关节液培养：无菌生长。骨钙素（OC）24.7 ng/ml。双足 X 线：双足骨质疏松。骨密度检查：右髋关节骨密度最低 T 值：-1.87。腰椎 MRI：$L_{2\sim5}$椎体前缘上下角缺损伴周围信号异常，考虑骨骺缺血性坏死（图 1-8-9）。

诊断

糖尿病，沙尔科关节。

治疗及转归

嘱患者低盐、低脂、糖尿病饮食，给予短效胰岛素控制血糖，同时以轮椅代步，减轻关节负重，并嘱患者尽量卧床休息，2 周后双膝关节肿胀较前减轻，病情平稳出院，持续随访 8 个月，患者双膝关节肿胀无加重，病情未见进展。

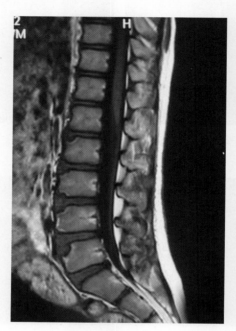

图 1-8-9 病例 14 腰椎 MRI

注：$L_{2\sim5}$ 椎体前缘上下角缺损伴周围信号异常，考虑骨骺缺血性坏死

病例分析

患者 11 岁儿童，糖尿病病史 3 年，近 1 年无痛性关节肿胀，关节稳定性下降，关节畸形等，关节影像学检查可见骨碎片、关节面对应不良、骨质吸收等，诊断为糖尿病合并沙尔科关节。脊髓空洞症（syringomyelia，SM）亦可引起相对无痛性关节肿胀及骨软骨破坏，但只要详细询问病史，仔细查体，并结合相关辅助检查，两种疾病不难鉴别，两种疾病的鉴别要点如下：①感觉障碍：上肢至上胸部痛、温觉丧失，而触觉和深感觉无改变，即表现半褂氏节段型脊髓分离型感觉障碍，是 SM 最突出的临床体征；②运动障碍：手部及前臂诸肌无力、萎缩和肌束震颤；③自主神经功能障碍：常见上肢营养障碍，皮肤增厚，顽固性溃疡等；④ SM 患者脊柱 MRI 可见脊髓空洞形成，部分合并 Chiari 畸形 1 型。此外，少数情况下，两种疾病可并存。

沙尔科关节（Charcot joint），又称神经性关节病（neuropathic arthropathy），由法国神经病学家 Charcot 于 1868 年首次详细报道而得名，是一种罕见的神经感觉和神经营养障碍的破坏性关节病，以关节活动无明显受限且无明显疼痛为特点，故又有无痛性关节病之称。该病起病隐匿，病情进展迅速，甚至可以在几周内出现关节畸形，其严重的关节破坏和轻微的临床症状为本病的特点之一。发病年龄多见于 40 ~ 60 岁，男女比例约为 3：1。常见的病因有脊髓空洞症、中枢神经系统梅毒、多发性硬化、外周神经损伤或炎症及先天性痛觉缺失等。直到 1936 年，Jordan 才首次将其与糖尿病联系在一起。目前，由于糖尿病发病率逐年上升，使其成为沙尔科关节发病最常见的原因之一，其中以 2 型糖尿病多见，80% 的患者至少有 10 年的糖尿病病程。糖尿病患者进展为沙尔科关节时均伴有周围神经病变，而周围神经病变和感觉障碍通常于诊断前就已出现，受累关节多为足和踝关节，少数发生在腕、肘、肩胛、髋及脊柱等，随着生活水平的提高，膝关节受累者逐渐增多，且大多为单侧关节受累。本例报道患者的年龄较小，病史较短，考虑与 1 型糖尿病发病年龄较小有关，且累及部位为双膝关节和脊柱，在临床上尚属罕见。

对于沙尔科关节的发病机制目前尚有争议，一般认为，沙尔科关节的发生可能是神经创伤理论和神经血管反射理论综合作用的结果。根据神经创伤理论，肩、肘、颈椎、髋、膝、踝、趾等关节由于丧失痛觉和本体感觉的保护，导致过度使用、撞击，发生破坏，在原有神经病变的基础上再加上反复的机械损伤，就会导致神经性骨关节病发生，所以创伤是诱发神经性骨关节病的重要因素；而神经血管理论认为，由于骨的营养神经即自主神经系统破坏，引起血管扩张，血流量增加，进而导致骨吸收增加和骨质减少，导致沙尔科关节的发生。此外，目前已有研究表明，破骨细胞功能的增强在该病发生过程中可能发挥了重要作用；一些活性炎症因子和肿瘤坏死因子可诱导破骨细胞前体转化为成熟的破骨细胞，已有实验证实，利用特殊的制剂抑制破骨细胞的活性，可使血清碱性磷酸酶水平下降，使沙尔科关节的骨关节破坏过程终止。

沙尔科关节在发病早期多呈现出炎症性表现，但由于神经病变较严重，其急性炎性病变期常无明显疼痛症状，或者仅感觉到受累关节有轻微不适，若早期未采取治疗措施，后期将逐渐出现骨折、关节脱位或者半脱位、关节稳定性下降及关节畸形等。膝关节为人体最大且结构最为复杂的承重关节，关节囊较薄而松弛，损伤机会亦较多，糖尿病伴周围神经病变时，膝关节的过度使用会加剧病变进展，可能出现溃疡和感染等。不同类型的糖尿病患者，并发沙尔科关节的临床特点不尽相同。沙尔科关节患者创伤后关节内有大量积液出现，关节周围软组织呈现水肿，局部皮温可略有增高。关节液呈黄色，黏稠，易凝固，主要为淋巴细胞浸润。但在本病后期，关节肿胀消退后易反复发作，使关节囊更加松弛，畸形加重。

X 线片是诊断沙尔科关节最常用的方法。根据改良的 Eichenholtz 分期，沙尔科关节从发病到稳定经历了 4 个时期，每期可能持续数周、数月甚至数年不等。第 1 期为骨破碎的发生期，临床表现为红、热、肿胀，早期的 X 线表现可无明显骨破坏，但关节稳定性下降。第 2 期为进展期，该期可出现关节的肿胀，局部皮温升高，X 线表现为关节半脱位，周围骨质溶解、破碎。第 3 期为骨融合期，该期炎症反应逐渐消退，X 线表现为骨碎片的吸收、融合及骨端硬化，这些使关节移动性减小和稳定性增加。第 4 期为骨稳定性的重建期，水肿、红斑及发热等临床表现消失，但遗留畸形，X 线表现为新骨形成、骨重建、骨折愈合。对可疑神经性骨关节病患者，定期摄片，追踪观察不同阶段的 X 线表现可确诊，而对于早期 X 线表现不明显者，可通过 MRI 明确诊断关节软骨损伤程度及关节不稳定造成的肌腱、韧带的退变和拉伤。目前有研究显示，MRI 检出早期病变时优于 X 线，且 CT 平扫与重建对沙尔科关节的骨改变和关节扭曲、畸形的观察更为直观、形象。

本例患者病起为双膝关节肿胀，不伴疼痛，在就诊过程中曾被误诊为关节结核，经抗结核治疗后症状没有明显缓解，患肢畸形加重，关节松弛，并逐渐累及下肢大关节，包括双侧骶髂关节、髋关节，后被误诊为幼年型特发性关节炎，予抗感染、调节免疫等治疗后病情未得到控制，随后再次被误诊为创伤性骨关节炎，对症处置后，症状不缓解，关节畸形加重，随访复查双膝 MRI 回报关节间隙狭窄，有明显骨吸收征象。所以在看到关节肿胀、骨质破坏等表现时，该病极易被误诊为常见病，需注意与以下疾病相鉴别：①退行性骨关节病：常发生于大的负重关节，关节边缘也可以见到骨赘，但关节面无碎裂及吸收，极少发生关节结构的紊乱；②类风湿关节炎：发病年龄较大，有游走性关节胀痛史，且其炎症反应要远大于沙尔科关节；③色素沉着绒毛结节性滑膜炎：关节间隙正常，关节活动受限较明显，病变部位往往呈现绒毛或结节样纤维结缔组织突起，绒毛间质内含铁血黄素沉着；④结核性关节炎：多与肺结核及其他肺外结核并存，常有多关节受累，急性期有红、肿、热、痛征象，关节炎表现有周期性好转与恶化的特点，无关节畸形或强直。

目前国内外治疗糖尿病合并沙尔科关节的治疗方式包括保守与外科干预治疗。急性期的患者应立即予以制动、减压治疗，防止受累肢体承重，并保护另一侧肢体免受额外的压力。有临床医生建议使用双膦酸盐药物，因为在疾病的早期受累关节的骨密度是降低的。虽然这类药物能显著减少骨转化标志物的水平、降低局部皮温、减少疼痛，但临床症状改善的循证依据仍相当不足。保守治疗失败，则需外科重建手术，如肌腱延长术、骨突物切除术、关节融合术等。

启示与思考

近年来，国内外关于糖尿病神经病变引起沙尔科关节在成人中的报道逐渐增多，但儿童沙尔科关节报道极少，故要警惕儿童期的发病。由于本病缺少特征性病理改变，某些临床表现与风湿科疾病较难鉴别，应尽量在病史、临床表现、病理和影像学等方面做到有据可循，全面分析病情，严格进行鉴别诊断，以减少误诊和漏诊率。

参考文献

[1] 石鸿雁，费军，许樟荣，等．夏科关节病：一种既易诊断也易误诊的糖尿病并发症．中华内分泌代谢杂志，2013，29（4）：120-124.

[2] 李红卫，刘锦涛，姜宏，等．夏克氏膝关节病的研究进展．中国矫形外科杂志，2015，23（7）：628-631.

[3] 兰国宾，戴士林，郝泽普，等．夏科关节病的 CT 及 MRI 特征表现分析．中国临床医学影像杂志，2015，26（5）：374-377.

[4] 石鸿雁，许樟荣．糖尿病夏科足国际专家共识介绍．中华糖尿病杂志，2012，4（4）：252-254.

[5] 党鹏宇，李娟，马丹，等．儿童 1 型糖尿病合并沙尔科关节误诊一例．中华风湿病学杂志，2017，21（3）：190-193.

[6] Larson SA，Burns PR．The pathogenesis of charcot neuroathropathy：current concepts．Diabet Foot & Ankle，2012，3（1）：12236.

[7] Zei MG，Meyers AB，Vora S．Pediatric neuropathic arthropathy initially masquerading as inflammatory arthritis．J clinrheumatol，2014，20（7）：383-385.

[8] Allo Miguel G，Garcíafernández E，Hawkins carranza F．Diabetic charcot neuroarthropathy of the knee in a patient with type-1 diabetes mellitus．Endocrine，2015，49（3）：863-864.

[9] Lllgner U，van Netten J，Droste C，et al．Diabetic charcotneuroarthropathy of the knee：conservative treatment options as alternatives to surgery：case reports of three patients．Diabetes care，2014，37（6）：e129-130.

（三）合并沙尔科关节的脊髓空洞症

病例组 15

例 1

患者女性，57 岁，因右肘关节屈曲畸形 20 年，多关节肿痛、左上肢温痛觉减退 10 年就诊于我科。体检：脊柱侧弯（右侧）；双手近端指间、掌指、腕、左肘、右膝关节肿胀、压痛；右肘关节屈曲畸形，双肘关节肘后三角关系破坏，有摩擦感；左手小鱼际肌轻度萎缩；左上肢皮肤温、痛觉消失，触觉正常。辅助检查：红细胞沉降率（ESR）正常；自身抗体阴性；结核菌素试验（PPD）皮试阴性。双手正位片无明显异常。双肘正侧位片示：双肘关节半脱位，关节腔内碎骨片形成，周围软组织肿胀。双肘正侧位 X 线片示：双肘半脱位，关节腔内碎骨片形成（图 1-8-10A～D）；颈椎 MRI 示：C_3～T_4 脊髓空洞合并 Chiari 畸形 1 型（图 1-8-10E、F）。诊断：脊髓空洞症（SM）合并 Chiari 畸形 1 型、沙尔科关节（CJ），对症治疗后好转。

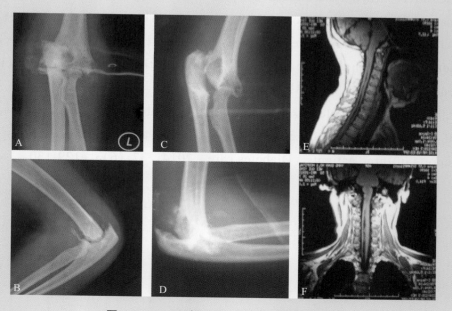

图 1-8-10　双肘正侧位 X 线片及颈椎 MRI

例2

患者女性，42岁，因右手关节晨僵、右上肢温、痛觉减退18年，多关节肿痛2个月就诊于我科。18年前（1990年）无诱因出现右手指间及掌指关节晨僵，持续4小时以上，右上躯体麻木、温、痛觉下降。渐出现右手指间关节无痛性畸形，右手鱼际肌萎缩，握力下降。2007年，MRI示：C1～L1段脊髓空洞（图1-8-11），于当地医院行"后正中入路枕下减压术"后症状减轻。近2个月出现左手多关节肿痛。体检：左手第2近端指间关节肿胀、压痛，右手第5近端指间关节屈曲畸形，双手正位片无破坏（图1-8-12）。实验室常规及抗体检查未见异常。诊断：SM合并Chiari畸形1型、沙尔科关节，转入我院神经外科。

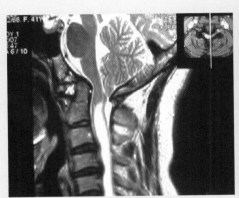
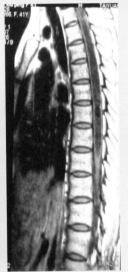

图1-8-11　脊柱MRI

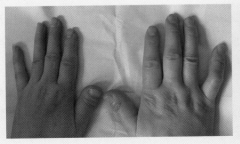
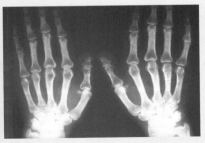

图1-8-12　右手第5近端指间关节屈曲畸形，双手正位片未见骨破坏

例3

患者女性，27 岁，因右肘关节肿胀畸形、右小指麻木 3 个月入院。体检：右肘关节肿胀，屈曲畸形，压痛，有骨擦感；右手小鱼际肌肉萎缩。血、尿常规、红细胞沉降率，血生化检查未见异常，自身免疫抗体均阴性。右肘关节 CT 示：右侧桡骨头及鹰嘴窝部不规则骨破坏，周围有多个斑片状骨样密度影。肌电图示：右肘尺神经重度不全损害。诊断：颈脊髓空洞症，沙尔科关节（右肘），慢性尺神经炎。实施右尺神经前置术后病情好转。

病例分析

检索 1998 年至今的国内外文献，SM 合并 CJ 的相关报道共 22 例，以骨科及神经内、外科报道为主。其中男性 14 例，女性 8 例，年龄 24～80 岁，病程 2 周～30 年。以关节症状首发的 16 例，占 68.2%，其他以分离性感觉障碍、一侧肢体麻木等起病。CJ 发生于肩关节 13 例，发生于肘关节 8 例，累及腕（4 例）、膝（2 例）、足关节（1 例）者少见。表现为双手小关节肿痛者 5 例，其中 3 例以对称性双手关节肿痛为首发症状。9 例患者合并双侧或单侧手肌萎缩，肌力下降。是一种继发于神经系统的慢性进行性关节病变，多继发于脊髓结核、SM、糖尿病等。SM 是一种以脊髓灰质内空洞形成及胶质增生为病理特征的退行性病变，好发于 25～40 岁，男女比例为 3 : 1，具有家族聚集性。6%～21% 的 SM 患者继发有 CJ，常为多发性。

多数学者认为，在后颅窝先天发育病变基础上，小脑扁桃体疝入椎管引起脑脊液通道受阻，脊髓中央管扩张，压迫脊髓致脊髓空洞发生，挤压前联合交叉纤维，导致临床上的感觉分离。同时由于患者不能自觉调整肢体位置，关节常遭受过度冲击、震荡和扭转性损伤，使关节囊与韧带松弛。反复多次轻微外伤或一次较重外伤后，神经营养障碍及交感神经功能丧失使受损的软骨面、骨端松质骨和韧带组织不能进行有效修复，反而促使其吸收，最终导致关节半脱位或全脱位，甚至整个关节支离破碎、功能丧失，即沙尔科关节（CJ）。

SM 的临床表现：①感觉障碍：上肢及至上胸部痛、温觉丧失，触觉和深感觉无改变。多数患者手臂被烫伤、切割、刺伤后不知疼痛，常伴有手、手臂的自发性疼痛、麻木、蚁走等感觉异常；②运动障碍：手部及前臂肌无力、萎缩和肌束纤颤。手部肌肉严重萎缩者可呈"鹰爪"手，并渐累及上臂、肩带及部分肋间肌；③自主神经功能障碍：常见上肢营养障碍，皮肤增厚，顽固性溃疡，多汗或少汗；④其他症状：常合并脊柱侧弯、脊柱裂、弓形足等畸形。

CJ 的临床表现：约 20% 的患者在尚无原发症状和体征时，先出现关节改变。表现为关节肿胀，无痛，超限活动，进行性关节畸形，活动时有骨擦感或骨擦音，扪之有囊性感，局部痛觉减退或消失，深反射消失。同时骨关节破坏后可压迫神经，导致相应区域感觉、运动障碍。本组 3 例患者均以关节症状为首发表现，忽视原发症状，加上对本病认识不足，易误诊。

确诊 SM 主要依据脊椎 MRI 征象，而 CJ 的诊断则有赖于受累关节的 X 线检查，同时，关节 CT 与 MRI 有助于 CJ 的早期诊断与鉴别。

CJ 的 X 线表现：早期关节内有大量积液，关节周围软组织肿胀，关节间隙增宽或脱位，内有大量结构不清、大小、形态不一的游离骨碎片及钙化块；进展期关节间隙变窄，有关节面骨质破坏，骨端如刀切样改变和畸形，有新生骨形成，关节内有大量骨块和钙化块，关节明显肿胀，关节半脱位或全脱位，无骨膜反应。继发于 SM 的 CJ 应主要与 RA 鉴别：①相对无痛性的关节肿胀、破坏是 CJ 与 RA 关节病变的主要鉴别点；②上肢及至上胸部的痛、温觉丧失而触觉和深感觉无改变，是 SM 的可疑临床体征。RA 可因血管炎或局部积液嵌压周围神经致感觉异常，分离性感觉障碍少见；③部分 SM 患者可因脊髓前角受压出现患侧肌萎缩、肌力下降等表现。RA 患者可由周围神经炎引起手部肌肉失神经性萎缩致远端肌力下降，但较少累及近端肌；④ SM 合并 CJ 患者的自身抗体为阴性，炎性指标通常在正常范围；⑤ SM 患者 MRI 可见脊髓空洞形成，部分合并 Chiari 形 1 型，而 RA 一般不累及中枢神经系统；⑥两者受累关节的影像学表现不同，RA 表现为骨质疏松、虫蚀样破坏，关节间隙变窄直至关节强直，关节内出现碎骨片者少见。此外，少数情况下两种疾病可并存。

启示与思考

SM 合并 CJ 患者部分以关节症状为突出表现就诊，影像学表现易与类风湿关节炎（RA）混淆，容易误诊。手术减压是 SM 合并 CJ 治疗的基础。而 RA 的治疗（抗风湿药）以改善病情为主，误诊、误治可能会延误病情。因此，加强对本病的认识，仔细鉴别可疑病例，提高诊断率，可有效改善患者预后。

参考文献

[1] 高晋芳，李小峰，张莉芸，等. 合并沙尔科关节的脊髓空洞症三例并文献复习. 中华内科杂志，2009，48（4）：321-322.

[2] Yasuda M，Inoue K，Ikawa T，et al. A giant thigh mass in apatient with total knee arthroplasty for charcot joint. Clin OrthopRelat Res，1995，317：159-161.

[3] Zwipp H，Rammelt S，Dahlen C，et al. The charcot joint. Orthopase，1999，28：550-558.

（四）多种自身抗体阳性并以关节症状首诊的麻风

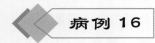

病例 16

患者女性，26 岁，因反复皮疹 6 年，对称性多关节肿痛 5 年，视物模糊 1 年入院。患者 2003 年 6 月出现颜面、躯干及四肢皮疹，先为皮下结节，渐发展为红色脓丘疹。2004 年 5 月出现对称性多关节肿痛，累及双侧掌指关节、双腕、双膝、双踝，双侧跖趾关节，晨僵不明显，皮疹和关节症状时轻时重，2008 年秋出现双眼疼痛、畏光，逐渐出现视物模糊。2009 年 7 月因关节肿痛就诊我院，疑诊：类风湿关节炎（RA），予泼尼松 15 mg/d、来氟米特 10 mg/d 治疗 1 个月余，关节症状减轻，因皮疹和眼部症状改善不佳入院。患者出生于云南省临城县，2003 年定居山西省。入院体检：眉毛脱落，头发稀疏，除胸部外全身皮肤晦暗、粗糙，面部、躯干、四肢留有片状色素沉着，大小不等。双角膜混浊，双巩膜近角膜处可见大量白色云絮状物。心、肺、腹未见异常。双膝关节压痛阳性。

辅助检查

血、尿常规、肝、肾功能、C 反应蛋白（CRP）正常；红细胞沉降率（ESR）40 mm/h，类风湿因子（RF）3201 U/ml，抗角蛋白抗体（AKA）阳性（1：10），抗核周因子抗体（APF）阳性（1：20），抗核抗体（ANA）、抗 CCP 抗体、抗可提取核抗原（ENA）抗体、抗中性粒细胞胞质抗体（ANCA）、抗蛋白酶 3（PR3）抗体、抗髓过氧化物酶（MPO）抗体、人类白细胞相关抗原 B（HLA-B）均阴性。双手正位片、骶髂关节 CT 均未见异常。左前臂内侧皮损组织活检，病理可见皮肤及皮下纤维脂肪组织大淋巴细胞浸润，并见弥漫上皮样细胞，抗酸染色胞质内可见大量抗酸杆菌。

诊　断

麻风。

治疗及转归

上报山西省传染病控制中心，转入云南省麻风病医院进一步治疗。随访 6 个月，经抗麻风治疗后，患者关节症状消失。

病例分析

麻风是由麻风杆菌感染引起的一种慢性传染病，流行病学调查显示，目前全国仍有患者 658 余例，除云、贵、川三省的患者总数占 50% 左右外，其他地区仍处于流行与低流行状态，我国大多数省份均有新发病例，因此仍应提高警惕，应尽早诊断和治疗，避免误诊。麻风主要侵犯皮肤、黏膜、周围神经及深部器官，可引起皮肤、神经、肌肉骨骼和眼的进行性和永久性损害。经过几十年的防治，麻风典型症状已很少见到，而早期症状常不典型，给早期诊断增加了难度。本例患者以多关节肿痛就诊，以小关节受累为主，同时存在多种 RA 相对特异的自身抗体，酷似 RA，但同时存在慢性皮肤病变、眉毛脱落、角膜损害，皮损组织活检病理显示大量淋巴细胞浸润、并见弥漫上皮样细胞，抗酸染色胞质内可见大量抗酸杆菌，最终确诊为麻风。除典型的皮肤和神经系统损害外，麻风还可表现为骨骼肌肉症状。检索国外文献发现，麻风表现为关节症状者并不少见。Pereira 等发现，巴西亚马逊州一所医院确诊的 1257 例麻风患者中仅 115 例有关节症状，占 9.1%。而 Haroon 等研究发现，28 例麻风患者中有 20 例存在关节症状，占 71%。麻风表现为典型的皮肤、神经系统症状时，诊断并不难，但以关节肿痛为突出表现时，极易误诊。国内仅报道了 2 例患者在有皮肤或神经系统病变的同时存在关节症状，表现为左踝关节肿痛和多关节肿痛，分别误诊为多发性周围神经炎和系统性红斑狼疮。国外报道 2 例偏瘤型界限类麻风患者的关节症状表现为急性炎症性多关节炎。麻风的关节症状多表现为对称性多关节肿痛，其次为周围软组织风湿病、肌腱附着点炎等。Haroon 等进一步观察 5 例有关节症状的麻风患者，他们多表现为对称性多关节肿痛，累及近端指间关节、掌指关节、腕关节、肘关节等，使用糖皮质激素及免疫抑制剂对关节症状有效。Atkin 等报道的 56 例麻风患者中有 30 例关节受累，为对称性外周多关节炎型，随访观察 20 例均有骨质侵蚀和骨破坏。可见麻风表现为对称性多关节炎时，与 RA 极其相似，但无类风湿结节。麻风关节症状除关节炎外，还可有周围软组织风湿病、肌腱附着点炎等。Vengadakrishnan 等研究发现，麻风风湿病表现的发生率为 61.42%，关节炎为 54.28%，周围软组织风湿病为 17.14%，肌腱附着点炎为 2.84%。麻风患者的血清中可出现多种自身抗体，亦可出现 RA 相对特异的自身抗体，如类风湿因子（RF）、抗 CCP 抗体。值得注意的是，麻风患者血清中抗 CCP 抗体与关节症状无关。Ribeiro 等检测了 158 例麻风患者血清类风湿因子（RF）和抗 CCP 抗体，类风湿因子（RF）阳性率为 1.3%，抗 CCP 抗体阳性率为 2.5%；进一步研究发现，在有关节受累的患者中，类风湿因子（RF）阳性率为 3%，在无关节受累者却为 0，而抗 CCP 抗体则相反，在关节受累者中阳性率则为 0，而在无关节受累者中则达 5%。也有文献报道，关节受累的患者中类风湿因子（RF）阳性率甚至可高达 60%，Guedes-Barbosa 等检测了 64 例麻风患者发现，仅 2 例无关节受累者抗 CCP 抗体阳性。本例患者有关节受累，类风湿因子（RF）阳性，抗 CCP 抗体阴性，与文献报道一致。推测抗 CCP 抗体对麻风关节受累与 RA 具有鉴别诊断价值。值得注意的是，本例患者同时伴有抗角蛋白抗体（AKA）、抗核周因子抗体（APF）阳性，国内外未见相关报道。抗角蛋白抗体（AKA），抗核周因子抗体（APF）是诊断 RA 较为特异性的自身抗体，可能与类风湿因子（RF）类似，在麻风关节受累者中亦存在一定的阳性率，但需进一步扩大样本数进行研究。尽管本例患者关节症状类似于 RA，且类风湿因子（RF）、抗角蛋白抗体（AKA）、抗核周因子抗体（APF）同时阳性，但并不能解释其皮肤损害和眼部病变，且病理学检查显示抗酸杆菌阳性，曾有麻风流行地区生活经历，经抗麻风治疗后关节症状消失，诊断麻风关节受累更为恰当。

Vilela Lopes 等报道了 1 例强直性脊柱炎（AS）患者在使用英夫利昔单抗过程中出现皮肤和神经系统损害，经皮肤活检确诊为麻风。抗 TNF 单抗因其良好的疗效可用于治疗 RA、AS，但同时增加了感染的机会，如结核分枝杆菌感染、麻风杆菌感染等。提醒我们在使用生物制剂的过程中出现无法解释的皮疹、神经系统损害时，应警惕少见的麻风杆菌感染或麻风杆菌潜伏感染活动。

启示与思考

关节症状是临床医师经常遇到的问题，尤其是风湿科医师，在治疗过程中出现原发病不能解释的皮疹、神经系统损害时，应考虑到麻风，即使出现多种自身抗体阳性，也应积极进行皮肤活检，以明确诊断，避免误诊，从而尽早进行有效治疗。

参考文献

[1] 余美文，严良斌，沈建平，等．2008年中国麻风病流行病学特征分析．中国麻风皮肤病杂志，2009，25（10）：744-746．

[2] 张成强，张改连，张莉芸，等．多种自身抗体阳性的以关节症状首诊的麻风一例．中华内科杂志，2011，50（2）：154-155．

[3] Pereira HL，Ribeiro SL，Pennini SN，et al．Leprosy-related joint involvement．Clin Rheumatol，2009，28（1）：79-84．

[4] Ribeiro SL，Pereira HL，Silva NP，et al．Anti-cyclic citrullinated peptide antibodies and rheumatoid factor in leprosy patients with articular involvement．Braz J Med Biol Res，2008，41（11）：1005-1010．

[5] Guedes-Barbosa LS，Mangueira C，Scheinberg M．Anticitrullinepeptide antibodies（CCP3）in leprosy sera：a negative assoviation．Clin rheumatol，2008，27（4）：515-516．

[6] Vilela Lopes R，Barros Ohasi C，Helena cavaleiro L，et al．Development of leprosy in a patient with ankylosing spondylitis during the infliximab treatment：Ireactivation of a latent infection？ Clin Rheumatol，2009，28：615-617．

（五）遗传性多发性骨软骨瘤

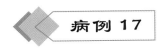

病例 17

　　患者女性，20岁，主因多关节畸形13年，足底疼痛1个月于2008年8月25日入我院就诊。患者出生时正常，7～8岁时父母发现其双手、双臂、背部、小腿、足底有多处硬块突起，随着年龄的增长而长大，不痛不痒，四肢关节均正常，一直未治疗。入院前1个月出现右足底疼痛，不能行走。家族史：其母亲为类似患者，其兄弟5人中，另有一兄长为类似患者，兄妹俩及母亲的共同特征是：发病肿块以双膝周围为主，且肿块不止1个。体格检查：全身一般情况好，心、肺、腹（一），神经病理征（一）。双手、双臂、颈部、双膝下、踝、足底肿块多达 21 个，肿块不红，皮温不高，质硬，基底宽，不易推动，以双膝下肿块最大，达 6 cm×6 cm，足底最小为 1 cm×2 cm，X 线片示：双前臂远端、背部、双膝下、胫腓骨干、骶周围及足底均见大小不一的等高密度影，基底宽，不规则，无侵蚀现象。

诊　断

遗传性多发性骨软骨瘤。

治疗及转归

转骨科手术治疗，术后病理报告：骨软瘤改变。

病例分析

　　遗传性多发性骨软骨瘤是常染色体显性遗传疾病，表现为先天性骨骼发育异常，男性多于女性，比例为 3∶1，多见于儿童至 20 岁左右的青年，多数患者有阳性家族史，表现多为可触及的骨性肿块，病变常呈对称性分布，数量不一，并以发生于膝、踝关节周围最常见，由于骨骼短缩及弯曲而造成骨骼畸形，关节附近的骨软骨瘤可造成关节活动受限。本病典型发病部位为双腕、股骨、胫骨、腓骨的远近侧端及肱骨近侧端、足底。经验证明，如在膝关节周围骨上没有外生骨疣，则本病诊断不能成立。本病发展缓慢，一般不需要手术治疗，但随着年龄增大，骨赘有增大发展，合并症较常见，包括骨骼畸形、骨折、血管及神经损伤、滑囊形成。文献报道，有 10%～25% 的病例可发展为软骨肉瘤、恶性纤维组织细胞瘤或骨肉瘤，但儿童和青少年很少发生，对于无症状者一般不需处理，如有疼痛、肢体功能障碍、骨骼发生畸形或有合并症可做局部肿物切除，手术时应注意对血管、神经的保护，且因病变部位的骨皮质较薄，应注意不可切除过深，以免发生骨折。对于发生恶性变者，应采取相应治疗措施以求治愈。另有报道认为，本病可并发毛发 - 鼻 - 指（趾）综合征或伴有智力低下综合征。本病例家族中先后两代人中共有 3 人发病，具有明显遗传性，而且符合常染色体显性遗传病特点：①患者双亲中常常有一方是患者；②患者同胞中约有 1/2 的个体患病，且男女患病机会均等；③患者子女中约有 1/2 的个体患病；④双亲无病时，子女一般不患此病。本病例多发肿瘤数目不定，大小不等，患者多无特殊不适，直至影响功能才来就诊求治，在治疗上，可做局部肿瘤切除，矫正骨骼发育畸形。该患者幼年发病，病程长，有典型家系遗传史，结合病理结果诊断遗传性多发性骨软骨瘤成立。

启示与思考

　　许多遗传性疾病可以关节肿痛、畸形为首发表现就诊，临床医师遇到幼年发病，临床表现不同于典型风湿病，激素免疫抑制剂治疗反应差的患者，需仔细询问家族史，必要时完善基因检测，避免误诊，误治。

参考文献

[1] 韩月仙，张莉芸. 遗传性多发性骨软骨瘤 1 例. 基层医学论坛，2011，15（32）：1084.

（六）左桡骨动脉瘤样骨囊肿

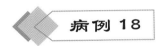

　　患者女性，56 岁，主因左腕关节肿痛半个月入院。2012 年 5 月患者无明显诱因出现左腕关节肿痛，活动受限，晨起较重，活动后可减轻，偶有腰部不适，无发热、臀区痛、足跟痛，不伴晨僵，遂来我科就诊。病程中无面部蝶形红斑、反复口腔溃疡、脱发、光过敏，无口干、眼干、牙齿片状脱落，无四肢麻木、咳嗽、腹痛、腹泻等不适。发病以来，患者精神、食欲好，大小便正常，体重正常。既往体健。体格检查：体温 36.5℃，脉搏 86 次 / 分，呼吸 18 次 / 分，血压 110/70 mmHg，皮肤黏膜未见皮疹及出血点，全身浅表淋巴结未触及肿大，心、肺、腹无异常体征。左腕关节轻度肿胀，局部发红，皮温正常，压痛阳性，背伸受限。

辅助检查

　　血常规：白细胞计数（WBC）6.1×10^9/L，血红蛋白（Hb）142.3 g/L，血小板计数（PLT）244.2×10^9/L。红细胞沉降率（ESR）10 mm/h，C 反应蛋白（CRP）1.1 mg/L，IgA 2.96 g/L，IgG 17.60 g/L，IgM 1.55 g/L，抗溶血性链球菌素 O（ASO）阴性，类风湿因子（RF）、抗角蛋白抗体（AKA）、抗核抗体（ANA）、抗 CCP 抗体、抗 ENA 抗体、抗 dsDNA 抗体、AnuA、AHA、AMA-M2、HLA-B27（−），

左腕关节 X 线示（图 1-8-13）：左侧桡骨呈偏心性吹气球样膨胀，边缘不规则、硬化，皮质明显变薄。左腕关节 MRI 示（图 1-8-14 ～图 1-8-16）：左侧桡骨近腕关节面下偏外侧可见一边界较清的异常信号影，其内信号欠均匀，以长 T_1、长 T_2 信号为主，其内可见低 T_1、低 T_2 信号影，周边可见明显低 T_1、低 T_2 硬化缘，病灶局部呈膨胀性生长，沿桡骨长轴、偏心性突出于桡骨轮廓之外，病灶大小约为

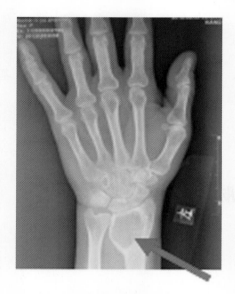

图 1-8-13　病例 18 左腕关节 X 线片

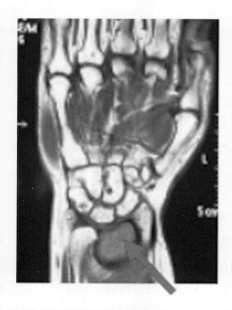

图 1-8-14　T_1WI 冠状位，左侧桡骨近腕关节面下偏外侧可见一边界较清的低信号影，周边可见明显低 T_1 硬化缘

2.8 cm×2.3 cm×2.1 cm；舟骨、月骨、三角骨、大多角骨、小多角骨、头状骨及第 3、5 掌骨头内均可见斑状长 T_1、长 T_2 信号影，于脂肪抑制序列显示更清，各伸、屈肌腱位置、形态及信号未见异常，腕关节腔及腕深屈肌腱周围可见少量长 T_1、长 T_2 信号影。MRI 诊断：左侧桡骨远端囊性病变，动脉瘤样骨囊肿，左侧腕骨、掌骨多发异常信号影，左侧腕深屈肌腱鞘炎。

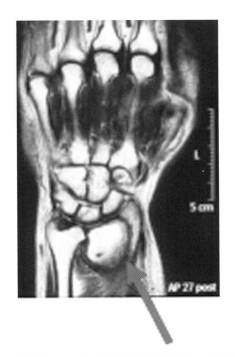

图 1-8-15　T_2WI 冠状位，左侧桡骨近腕关节面下偏外侧可见一边界较清的高信号影，内可见低信号间隔

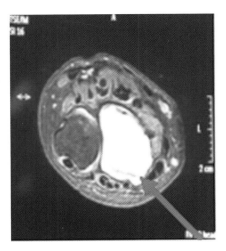

图 1-8-16　T_2WI 横断位：左侧桡骨近腕关节面下偏外侧可见一边界较清的高信号影

诊 断

左桡骨动脉瘤样骨囊肿。

治疗及转归

患者拒绝进一步手术治疗，未用任何非甾体抗炎药抗感染、止痛，4 年半后复查左腕关节 MRI 及 X 线见病灶明显吸收（图 1-8-17 ～图 1-8-19）。

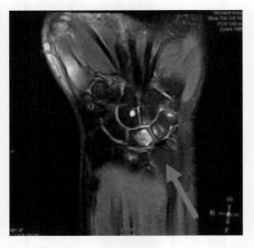

图 1-8-17　T_2WI 冠状位，左侧月骨、三角骨、头状骨、钩骨骨髓水肿，部分囊性改变，左侧桡骨远端异常信号，较前明显缩小

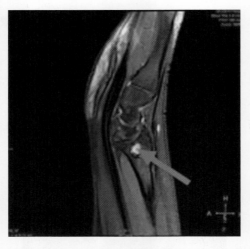

图 1-8-18　T_2WI 轴状位，左侧桡骨近腕关节面下偏外侧可见一边界较清的高信号影，病灶较前明显缩小

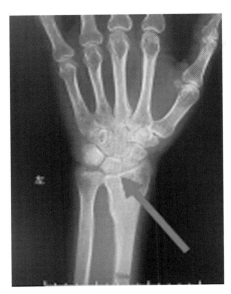

图 1-8-19　左腕关节 X 线片，左侧桡骨偏心性吹气球样膨胀消失，皮质明显变薄

病例分析

本例患者为中年女性，小关节肿痛，首先考虑 RA。该患者为单关节肿痛，不伴晨僵，病史小于 6 周，炎性指标正常，自身抗体检查均（−），关节影像未见骨质疏松、关节间隙狭窄、侵蚀性骨破坏，可排除 RA 诊断。患者发病前无外伤、腕关节负重等诱因，结合左腕关节影像学结果，诊断动脉瘤样骨囊肿。

动脉瘤样骨囊肿（aneurysmal bone cyst，ABC）是病因未明的侵袭性良性骨肿瘤，占良性骨肿瘤的 5% ~ 6%，可为原发性或继发性。本病好发于 10 ~ 20 岁，30 岁以上少见，好发部位依次为长骨的干骺端、脊柱和骨盆，其中发生于手部的不足 5%，临床上主要表现为患处局部肿痛，靠近关节时出现运动障碍，并且短期内发展严重，侵犯胸、腰椎可以出现疼痛和下肢萎缩，大小便失禁甚至截瘫。病理肉眼所见为一囊腔，表面光滑、有完整包壳、内充满血液，血池间为棕红色纤维结缔组织间隔，囊肿壁为薄壁骨壳，镜检可见囊肿由许多反应性间质细胞、多核细胞、血细胞构成，核体小、核少，最多为 4 个核，这是本病特征。根据病灶部位与形态特点将 ABC 归纳为三种类型：①偏心型：最多见，可占 50% 左右。表现为偏心性囊状透亮区，一面膨出于邻近软组织中，表面有薄层完整、连续骨壳，另一面侵蚀骨组织，边缘光滑而锐利，甚至可显示边缘硬化带，囊状透亮区内有粗细不等的小梁状分隔或嵴；②骨旁型：占 7% ~ 19%。除皮质显示破坏外，病变几乎完全突出于软组织中，表面有骨包壳。于骨皮质穿破处，常出现薄层骨膜新生骨，并可出现骨膜反应中断；③中心型：较少见。显示为对称性梭形膨大的蜂窝状结构，所有发生在手足短骨的病变皆属此型。本病病因未明，有学者认为，骨内血管静脉回流障碍造成血管床扩大和充血；外伤也是 ABC 形成的一个重要因素，骨膜下血肿，可以逐渐形成 ABC；也有学者认为，ABC 可能与遗传变异有关。

ABC 的影像学表现如下：① X 线表现：病灶显著膨胀性骨质破坏，典型者呈"皂泡样"或"吹气球样"改变，内有或粗或细的骨小梁状间隔或骨嵴，边缘菲薄如纸为其特征性 X 线表现，膨胀显著者可破入软组织形成软组织肿块。邻近病灶端骨质轻度、局限性硬化，边缘清楚，伴有内缘弧形压迹。有学者认为，病灶周围反应性新生骨壳是 X 线诊断 ABC 的一个重要征象；② CT 表现：病变呈囊状膨胀性骨质破坏，骨包壳菲薄，但大部分完整连续，少数病理性骨折致骨包壳不完整。其内面凸凹不平，多数骨破坏与正常骨交界处可见骨质硬化，病灶内一般有单个或多个含液囊腔，并可见液 - 液平面，病灶囊腔内间隔为软组织密度影，增强检查间隔强化；③ MRI 表现：病变呈膨胀性改变，大多呈不规则分叶状，边缘骨包壳于 T_1WI 及 T_2WI 上呈菲薄而光整连续的线样低信号环，病理骨折时，该低信号环不连续，ABC 囊性部分呈明显长 T_1、长 T_2 信号，囊内间隔呈长 T_1、短 T_2 信号。ABC 的信号变化较大，这可能反映了囊腔内血液的分解处于不同时期，部分囊腔内可见一个或多个液 - 液平面，下方信号较上方低，这主要是由于液平面下方含有含铁血黄素，提示 MRI 对血液降解产物或其他物质沉淀非常敏感。MRI 的典型表现为边界清楚的常呈分叶状的肿块，无论 T_1 还是 T_2 均可显示病灶边缘有一薄的低信号边界，病理证实为纤维组织。另外，MRI 对病灶周围软组织侵犯情况亦能做出明确的评价，增强检查间隔强化。

控制肿瘤复发的同时应尽量保留患肢关节的功能、减少并发症，是治疗 ABC 的总原则。ABC 患者术后应定期随访，当患者疼痛症状未缓解甚至加重或再次出现疼痛时，应初步怀疑复发可能；此时必须行 X 线检查，如发现病灶范围扩大、骨皮质连续性中断、新发骨溶解形成时，应高度怀疑复发。复发性 ABC 首选再次刮除术，当病灶累及关节面、伴有软组织侵犯或反复复发时，可考虑行瘤段切除＋人工关节重建术。

近年来，有一些动脉瘤样骨囊肿自愈的文章报道。本例患者发病前无明显外伤史，出现关节肿痛症状后未予药物及手术治疗，仅仅是自行注意避免关节负重，4 年半后复查腕关节 MRI 及 X 线病灶基本愈合，说明部分动脉瘤样骨囊肿病例有自愈的可能，临床上不过分干预、随访观察也是一种很好的治疗方式。

启示与思考

ABC 是一种侵袭性良性骨肿瘤，X 线平片及 MRI 结合分析有助于提高该病的诊断率。对于病程短，受累关节数少，结合实验室检查难以用风湿病来解释的关节肿痛，需要警惕骨肿瘤，可进一步完善影像学检查，避免误诊、误治。

（撰稿人　李玉翠　校稿人　郭乾育　刘素苗）

参考文献

[1] Rieger UM，Schlecker C，Pierer G，et al. Spontaneous regression of two giant basal cell carcinomas in a single patient after incomplete excision. Tumori，2009，95（2）：258-263.

[2] Heijden L，Dijkstra PDS，Campanacci DA，et al. Giant cell tumor with pathologic fracture：Should we curette or resect？ Clin orthop relat res，2013，47（1）：820-829.

（七）甲状旁腺功能亢进症

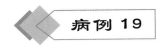

患者男性，52 岁，主因多关节疼痛 2 年余，加重 4 个月入院。2013 年 2 月无诱因出现多关节疼痛，累及双腕、双膝、双踝、双足第 1 跖趾关节，无关节肿胀，伴腰痛、双足跟痛，无双手晨僵，不伴臀区痛，休息后无好转，予针灸治疗，疗效不佳。2014 年 12 月起出现间断腹泻，大便 3 ～ 4 次 / 日，呈黄色糊状便，不伴腹胀、腹痛，无发热。2015 年 2 月上述关节痛加重，无关节活动受限，自行外用止痛膏药治疗（具体药名、剂量不详），效果不佳，为求进一步诊治收住我科。病程中无面部蝶形红斑、反复口腔溃疡、脱发、光过敏，无四肢近端肌痛、肌无力，无双眼发红，无发热、皮疹、咳嗽、气短等症状。发病以来，患者精神、食欲、睡眠可，小便正常，体重无明显变化。既往史无特殊。查体：生命体征平稳，全身皮肤未见黄染、出血点。全身浅表淋巴结未触及肿大。心、肺、腹无阳性体征。脊柱呈生理性弯曲，腰椎三向活动受限，T_{12} ～ L_3 棘突及椎旁肌肉压痛（+），骶髂关节压痛及叩击痛阴性，枕墙距 10 cm，弯腰指地距 70 cm，双侧"4"字试验

（+），右腕关节压痛（+），肿胀（−），余关节无肿胀及压痛，双下肢无水肿。

辅 助 检 查

血常规：白细胞计数（WBC）5.1×10^9/L，血红蛋白（Hb）154.4 g/L，血小板计数（PLT）129.2×10^9/L，尿、便常规及潜血未见异常。红细胞沉降率（ESR）、C 反应蛋白（CRP）正常；碱性磷酸酶（ALP）218.2 U/L，空腹血糖 6.45 mmol/L；电解质：无机磷 0.56 mmol/L，总钙 2.77 mmol/L；肾功能、血脂、心肌酶、凝血功能、甲状腺功能、人免疫缺陷病毒抗体、梅毒螺旋体抗原血清试验结果、甲、乙、丙、戊肝炎抗体、肿瘤标志物、IgG、IgA、IgM、C3、C4 正常；糖化血红蛋白 5.7%；类风湿因子（RF）< 20.0 U/ml，抗核抗体（ANA）、抗角蛋白抗体（AKA）、抗 CCP 抗体、抗 ENAs 抗体、抗 α- 胞衬蛋白抗体、p-ANCA、c-ANCA、抗 MPO 抗体、抗 PR3 抗体、HLA-B27（−），结核分枝杆菌抗体（−）。25- 羟基维生素 D 20.7 ng/ml，甲状旁腺素 468.6 pg/ml，血清降钙素 8.8 pg/ml，尿本周蛋白定性试验（−），尿钙 10.64 mmol/24 h，尿磷 12.84 mmol/24 h。心电图正常。甲状腺彩超：甲状腺右侧叶中部等回声实性结节；全身骨扫描：右侧髌骨骨质代谢增高，符合外伤后改变，右侧股骨及胫骨中段骨质代谢增高；双侧胸锁关节、肩关节、肘关节、膝关节、踝关节及双手各小关节骨质代谢增高，考虑为骨关节炎性改变。骶髂关节 CT：双侧骶髂关节退行性改变。胸部 CT、腹部、泌尿系超声：未见明显异常。双膝关节 MRI：双膝股骨远端、胫骨近端、髌骨骨髓水肿（右侧为著），双膝髌上囊及关节腔少量积液，双膝关节周围软组织轻度水肿（右侧明显）。腰椎 MRI：$L_4 \sim S_1$ 椎间盘膨出伴部分椎间孔略窄，腰椎骨质增生，$T_{11} \sim S_1$ 椎体终板炎（图 1-8-20）。

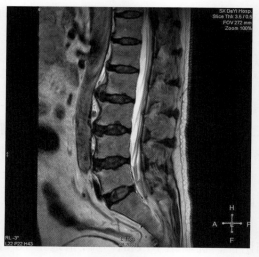

图 1-8-20　病例 19 腰椎 MRI：$T_{11} \sim S_1$ 椎体终板炎

骨密度：腰椎骨质疏松，T值 −2.58，髋部骨质疏松，T值 −3.83。甲状旁腺MIBI显像：甲状旁腺显像阳性，融合断层显像示甲状腺左叶中上极内后方低密度软组织占位，考虑甲状旁腺腺瘤（图1-8-21）。术中冰冻回报：甲状旁腺腺瘤，肿瘤组织侵犯包膜达脂肪组织（图1-8-22、图1-8-23），免疫组化标记：AE1/AE3（+），Syn（部分+），CgA（+），PTH（+），TG（−），P53（散在少数+），Calcitonin（部分弱+），Ki67（< 5%+）（图1-8-24）。

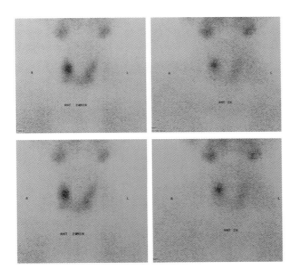

图 1-8-21　甲状旁腺 MIBI 显像

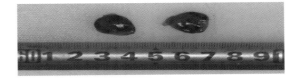

图 1-8-22　术中切除甲状旁腺腺瘤

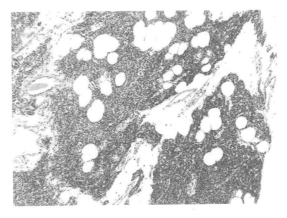

图 1-8-23　甲状旁腺病理表现

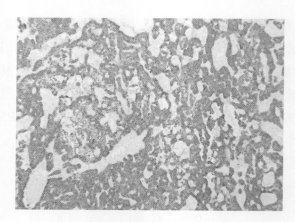

图 1-8-24　免疫组化标记

诊　断

甲状旁腺腺瘤，甲状旁腺功能亢进症，骨质疏松症（重度），$L_4 \sim S_1$ 椎间盘膨出。

治疗及转归

予右侧甲状旁腺腺瘤切除术、抗骨质疏松、对症治疗，患者关节痛、腰痛减轻，病情好转出院。

病例分析

该患者中年男性，慢性病程，病史 2 年余；多关节疼痛，不伴晨僵；有腰痛，双足跟痛，不伴臀区痛；检查结果呈现钙磷比例失调，低磷高钙，重度骨质疏松症、骨代谢活跃，结合既往病史及甲状旁腺 MIBI 显像、骨密度、腰椎 MRI检查结果，诊断甲状旁腺腺瘤，甲状旁腺功能亢进症，骨质疏松症明确。患者以多关节疼痛、腰痛，双足跟痛起病，伴有腹泻，不伴臀区痛，临床上易误诊为类风湿关节炎、脊柱关节炎等风湿免疫病，但患者红细胞沉降率（ESR）、C 反应蛋白（CRP）完全正常，类风湿因子（RF）、抗核抗体（ANA）、抗角蛋白抗体（AKA）、抗 CCP 抗体、HLA-B27 （−），影像学检查也不支持炎性关节炎诊断，结合患者化验呈现低磷高钙，碱性磷酸酶升高，无法用急性胃肠炎解释的腹泻，故不除外因肿瘤及内分泌等疾病所致的多部位疼痛。多发性骨髓瘤为发生于 B 淋巴细胞的恶性浆细胞病，好发于中老年，临床表现除贫血、感染、出血等血液病的常见临床表现外，可有骨痛（重者骨折）、蛋白尿（甚至尿毒症）、高凝状态或静脉血栓等其他临床表现。骨髓检查发现一定比例的原始浆细胞 / 幼稚浆细胞或组织活检证实为骨髓瘤细胞，血清中出现大量单克隆免疫球蛋白或尿本周蛋白阳性，无其他原因的溶骨性病变或广泛骨质疏松症，高度提示本病可能。本例患者钙磷比例失调，骨代谢活跃，有重度骨质疏松症，但尿本周蛋白阴性，无贫血及高球蛋白血症，多发性骨髓瘤诊断依据不足。腰椎间盘突出症是较为常见的腰痛疾患之一，主要是因为腰椎间盘各部分（髓核、纤维环及软骨板，尤其是髓核）有不同程度的退行性改变后，在外力因素的作用下，椎间盘的纤维环破裂，髓核组织从破裂处突出（或脱出）至后方或椎管内，导致相邻脊神经根遭受刺激或压迫，从而产生腰部疼痛、一侧或双侧下肢麻木、疼痛等一系列临床症状。本患者有腰痛症状，腰椎 MRI 示 $L_4 \sim S_1$ 椎间盘膨出伴部分椎间孔略窄，但无法解释其多关节痛、腹泻及钙磷代谢异常。

甲状旁腺功能亢进症可分为原发性、继发性、三发性三种。原发性甲状旁腺功能亢进症是由于甲状旁腺本身病变（肿瘤或增生）引起的甲状旁腺素（PTH）分泌过多，通过对骨和肾的作用，导致高钙血症和低磷血症。继发性甲状旁腺功能亢进症是由于甲状腺以外的各种其他原因导致的低血钙，继发引起甲状旁腺增生，分泌过多 PTH。在继发性甲状旁腺功能亢进症的基础上，由于甲状旁腺受到持久性刺激，过度甲状旁腺增生转变成能自主分泌 PTH 的腺瘤，称为三发性甲状旁腺功能亢进症。临床表现有高血钙、低血磷症群，如食欲缺乏、便秘、腹胀、恶心、呕吐、四肢肌肉松弛，肌张力减退，患者易于疲乏软弱，心动过缓，心律失常，心电图 Q-T 间期缩短，尿结石等。骨骼系统症状初期有骨痛，可位于背部、脊椎、髋部、胸肋骨处或四肢，伴有压痛，下肢不能支持重量，行走困难，常被误诊为关节炎或肌肉病变；病久后渐现骨骼畸形（部分患者尚有骨质局部隆起等骨囊表现），身长缩短，可有病理性骨折，甚而卧床不起。少数甲状旁腺功能亢进症发病急剧或病程凶险，血钙迅速升高达 4.25 mmol/L（15 ~ 17 mg/dl）伴肾功能不全。患者食欲极差，伴有顽固性恶心、呕吐、便秘、腹泻或腹痛、烦渴、多尿、脱水、氮质血症、虚弱无力、易激惹、嗜睡，最后出现高热、木僵、抽搐和昏迷，死亡率达 60%。

原发性甲状旁腺功能亢进症（primary hyperparathyroidism，PHPT）的治疗包括手术治疗和药物治疗。手术指征包括：

1. 有症状的 PHPT 的患者。

2. 无症状的 PHPT 患者合并以下任一情况：①高钙血症：血钙高于正常上限 0.25 mmol/L（1 mg/dl）；②肾损害，肌酐清除率低于 60 ml/min；③任何部位骨密度值低于峰值骨量 2.5 个标准差（T 值 < −2.5）和（或）出现脆性骨折；④年龄 < 50 岁；⑤患者不能接受常规随访。

3. 无手术禁忌证，病变定位明确者。病变的甲状旁腺成功切除后，血钙及甲状旁腺素（PTH）在术后短期内降至正常，甚至出现低钙血症。术后定期复查的时间为 3～6 个月，病情稳定者可逐渐延长至每年 1 次。随访观察的内容包括症状、体征、血钙、血磷、骨转换指标、甲状旁腺素、肌酐、尿钙和骨密度等。通常对轻度高钙血症患者和无临床症状的患者，暂无须特殊处理；对出现症状和体征的中度高钙血症患者，需积极治疗。当血钙 > 3.5mmol/L 时，无论有无临床症状，均需立即采取有效措施降低血钙水平。治疗原则包括扩容、促进尿钙排泄、抑制骨吸收等。对不能手术或不接受手术的 PHPT 患者的治疗旨在控制高钙血症、减少甲状旁腺功能亢进症的相关并发症。应适当多饮水，避免高钙饮食，尽量避免使用锂剂、噻嗪类利尿剂。药物治疗适用于不能手术治疗、无症状原发性甲状旁腺功能亢进（PHPT）患者，包括双膦酸盐、雌激素替代治疗（HRT）、选择性雌激素受体调节剂（SERM）及拟钙化合物。

手术切除病变的甲状旁腺后，高钙血症及高甲状旁腺素（PTH）血症即被纠正，骨吸收指标的水平迅速下降。术后 1～2 周骨痛开始减轻，6～12 个月明显改善。多数术前活动受限者于术后 1～2 年可以正常活动并恢复工作。骨密度在术后显著增加，以术后第 1 年内增加最为显著。

启示与思考

本病诊断的难点在于，风湿科医生往往习惯从类风湿关节炎、恶性肿瘤、腰椎间盘突出症等方面来考虑多关节痛、腰痛原因，较少考虑到一些内分泌系统疾病亦可致关节痛。该患者病史 2 年余未查明原因。我们在患者的病情与辅助检查不符、辅助检查有异常发现时，要注意多方面考虑，必要时采取多科协作治疗，避免误诊、漏诊。

（撰稿人　李玉翠　校稿人　杨艳丽　乔鹏燕）

参考文献

[1] 中华医学会骨质疏松和骨矿盐疾病分会，中华医学会内分泌学分会，中华医学会内分泌分会代谢性骨病学组. 原发性甲状旁腺功能亢进症诊疗指南. 中华骨质疏松和骨矿盐疾病杂志，2014，7（3）：187-198.

[2] 王艳桥，陈频，徐向进. 原发性甲状旁腺功能亢进症 14 例误诊分析. 中华保健医学杂志，2010，12（3）：195-197.

第二章

系统性红斑狼疮

一、系统性红斑狼疮合并皮肤受累

（一）伴大泡性皮损的系统性红斑狼疮

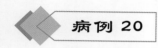

病例 20

　　患者女性，32 岁，主因"全身水疱 8 个月，双下肢水肿 3 个月，失语 1 天"于 2014 年 4 月 22 日入院。2013 年 7 月底患者妊娠 4 个月余，无诱因出现躯干及四肢散在大小不等的红斑、水疱，伴瘙痒，伴双手近端指间关节、双膝关节疼痛，无肿胀，于当地医院住院治疗，考虑妊娠疱疹，予引产后静脉滴注甲泼尼龙琥珀酸钠 40 mg/d，连续静脉输注 1 个月，多数皮疹消退，无新发皮疹，关节疼痛消失，出院后口服泼尼松 50 mg/d，渐减量（每周减 5 mg），皮疹再次间断反复，新发皮疹较少，2 天左右可缓解（图 2-1-1）。2014 年 1 月口服泼尼松 10 mg/d，躯干、四肢水疱样皮疹再次反复，同期出现泡沫尿，伴双下肢及足背水肿，就诊于当地诊所，静脉输注药物（具体不详），双下肢水肿好转，皮损无明显改善，疑诊"妊娠类天疱疮"入住某医院皮肤科，给予静脉滴注甲泼尼龙 240 mg/d×3 d，联合对症支持治疗，水疱样皮疹无增多，期间查多种自身抗体阳性、尿蛋白阳性、血清白蛋白减少转入我院我科，诊断"系统性红斑狼疮、皮肤受累、狼疮肾炎、肾病综合征、低钠血症、低钙血症、高脂血症、甲状腺功能减退症"，予甲泼尼龙 500 mg/d×4 d×2 次、静脉滴注环磷酰胺 400 mg/w×4 次、人免疫球蛋白 20 g/d×5 d×2 次，之后口服泼尼松 60 mg/d、硫酸羟氯喹 0.2 g bid、吗替麦考酚酯 0.75 g bid、氯沙坦钾 100 mg/d，皮下注射低分子肝素 4100 U q12h，以及人血白蛋白、新鲜冰冻血浆交替静脉滴注支持治疗，全身皮肤破溃明显好转，无新发皮疹。出院后规律服药 1 个月余，仍有双小腿及双足背水肿，入院前 1 天出现失语，表情淡漠，反应迟钝，呕吐 1 次，非喷射性，不伴有肢体活动障碍、大小便失禁，再次入院。
体格检查：全身散在片状暗红色色素沉着斑及结痂水疱，双手指皮肤 4 处新发水疱样皮疹，绿豆至黄豆大小，口腔无溃疡，心、肺、腹无阳性体征，各关节无肿痛及畸形，双侧巴宾斯基征（+-），四肢肌力 4 级，双小腿及双足背中度凹陷性水肿。

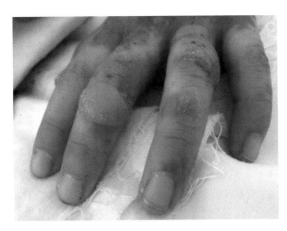

图 2-1-1　激素治疗后的皮疹表现

辅 助 检 查

血常规：白细胞计数（WBC）6.7×10^9/L、血小板计数（PLT）237.7×10^9/L、血红蛋白（Hb）126.9 g/L。尿常规：潜血（+++）、蛋白质（++）。红细胞沉降率（ESR）65 mm/h，C 反应蛋白（CRP）3.19 mg/L，降钙素原（PCT）1.42 ng/ml。凝血系列：D-二聚体 5069 ng/ml。血生化：总蛋白（TP）36.4 g/L、白蛋白（ALB）16.2 g/L，电解质：总钙 1.76 mmol/L、钠 107.3 mmol/L、氯 81.3 mmol/L，血脂：总胆固醇 8.53 mmol/L、甘油三酯 3.59 mmol/L。IgG 27.40 g/L，C3 0.17 g/L、C4 0.02 g/L，免疫功能：总 T 细胞绝对值 452/μl、Th 细胞绝对值 175/μl、B 细胞绝对值 75/μl、NK 细胞绝对值 0。自身抗体：抗核抗体（ANA）1∶640 颗粒型、抗 ENA 抗体、抗核小体、抗 ds-DNA（+-），抗 SmD1、抗 P0（+），抗 SSA、抗 SSB（+），抗 Histones 抗体（+-）；抗磷脂抗体 IgG（APL-IgG）22.94 RU/ml，AnuA 61.44 RU/ml。IgG 27.40 g/L，C3 0.17 g/L，C4 0.02 g/L。脑脊液压力 210 mmH$_2$O，脑脊液常规、生化、新型隐球菌未见异常。心脏彩超：心脏形态结构及功能未见明显异常。头颅 MRI 平扫及 DWI 未见明显异常。胸部 CT：右肺下叶多发结节，右肺下叶外基底段结节增大，双肺下叶外后基底段炎症性改变，双侧胸腔少量积液。骨髓：增生活跃，粒系占有核细胞的 74.0%，比例增高，可见双核，部分细胞胞质内颗粒粗大，可见空泡变性。

诊 断

系统性红斑狼疮，大疱性皮损，狼疮肾炎，肾病综合征，狼疮脑病，肺部感染，胸腔积液，电解质紊乱，重度低钠血症，低钙血症。

治疗及转归

静脉输注甲泼尼龙 80 mg bid×3 d，80 mg qd×3 d，40 mg qd×7 d，口服泼尼松 60 mg qd；羟氯喹 0.2 g bid，吗替麦考酚酯 0.75 g bid，环磷酰胺 200 mg/w，氯沙坦钾 100 mg qd，皮下注射低分子肝素 4100 U q12h；腰椎穿刺鞘内注射地塞米松 10mg qd×2 次、甘露醇 125 ml q12h 降颅压；美罗培南 1 g q8h，替考拉宁 0.2 g qd；伏立康唑 0.2 g qd；纠正电解质紊乱、补充白蛋白、新鲜血浆及抗凝利尿等。患者神志清晰，精神状态好转，外阴及大腿皮肤间断新发水疱样皮疹，背部、臀部、腿部皮肤破溃伴渗液，疼痛明显。双下肺偶闻及湿啰音，左下肺呼吸音弱，心率 100 次/分，律齐，各瓣膜区听诊心音正常，未闻及杂音，双下肢凹陷性水肿。

实验室及影像学检验：白细胞计数（WBC）6.3×10⁹/L、中性粒细胞百分比（NEU%）91.8%、血小板计数（PLT）202.3×10⁹/L、血红蛋白（Hb）96.3 g/L，红细胞沉降率（ESR）90 mm/h，C 反应蛋白（CRP）193.98 mg/L，降钙素原（PCT）8.10 ng/ml；钾 3.7 mmol/L，钠 140.5 mmol/L，氯 102.9 mmol/L，总蛋白（TP）45.2 g/L、白蛋白（ALB）16.4 g/L；尿潜血（++）、尿蛋白（+++），24 小时尿蛋白 15.50 g。胸部彩超：双侧胸腔积液（右侧极少量，左侧中量，液深 7.7 cm）；胸片：右肺野可见斑片状模糊影，右肺野感染可能。该患者第一阶段突出问题为大疱样皮疹，经过积极治疗呈现好转趋势；第二阶段突出问题为狼疮肾炎、肾病综合征；第三阶突出问题为合并感染。患者病情重，经济拮据，转当地医院支持治疗，3 个月后随访，患者因多脏器功能衰竭而死亡。

病例分析

大疱性皮肤病是指一组以大疱为基本损害的皮肤病，包括自身免疫性疾病以及一些物品接触导致的疾病。皮损表现为正常皮肤或红斑基础上的水疱、大疱、糜烂、结痂。其中最常表现为大疱性类天疱疮伴黏膜损害，部分患者表现为克尼格征阳性，82.1% 起病时自觉瘙痒；部分患者表现为大疱表皮松解型药疹的皮肤损害，同时多数合并黏膜损害、克尼格征阳性；其次表现在先天性大疱表皮松解症中，同时易合并黏膜损害及克尼格征阳性，该类患者无自觉瘙痒。常规实验室检查显示，不同程度的病变会出现以下结果的异常，嗜酸性粒细胞绝对计数升高、白细胞升高、中性粒细胞升高、血小板升高、红细胞计数（RBC）轻度降低、白蛋白下降、肝功能异常、血胆固醇升高、尿素氮升高、肾功能异常、电解质紊乱、尿蛋白阳性、电解质紊乱等。所有患者均可经过组织病理检查确诊。部分患者在免疫荧光检查中，可出现 C3、IgG、IgM 等免疫复合物沉积（图 2-1-2、图 2-1-3）。

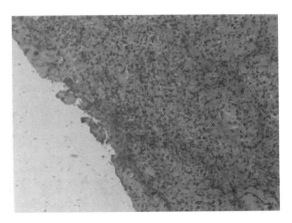

图 2-1-2　皮肤活检 HE 染色。表皮下水疱形成，真皮浅层可见淋巴细胞及组织细胞为主的炎性细胞浸润，未见嗜酸细胞

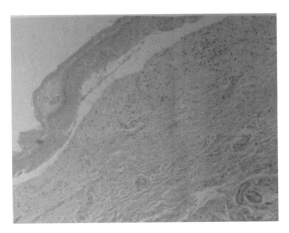

图 2-1-3　皮肤活检免疫荧光。基底细胞液化，大疱形成，IgG⁺、IgA⁺、C3⁺，考虑大疱性系统性红斑狼疮

　　大疱性系统性红斑狼疮（bullous systemic lupus erythematosus，BSLE）是系统性红斑狼疮（systemic lupus erythematosus，SLE）的特殊类型，临床罕见，仅占 SLE 发病率的 0.4%，好发于年轻女性，典型皮损为外观正常或炎症性皮肤基础上起单个或簇状的张力性水疱或大疱，疱液清亮或呈血性，常分布广泛，好发于日光暴露部位，也可发生于非暴露部位。它的诊断标准为：①符合系统性红斑狼疮诊断标准；②并发表皮下水疱或大疱；③直接免疫荧光检验（DIF）或间接免疫荧光检验（IIF）发现 IgG 和（或）IgM、IgA 沉积于或结合于基底膜带。

BSLE 大疱性皮损可发生于 SLE 病程的任何阶段，而且，它的出现一般与病情活动度和严重的内脏损害有关。既往报道中，BSLE 水疱、大疱性皮损多于 SLE 诊断后的数月至数年出现，本病例是以红斑、水疱皮损首发，既往否认红斑狼疮等疾病病史，伴有尿潜血阳性。这提示医务工作者在诊治疾病时，如果发现患者存在大疱性皮损，同时伴有其他系统的辅助检查异常，应进一步完善抗核抗体谱等检查，除外 BSLE 的可能性。BSLE 患者需定期复查尿常规、肾功能等，警惕严重的肾损害。

治疗方面，多数大疱性皮肤病或妊娠期疱疹，均可在去除诱因以及联合激素、免疫制剂或者人免疫球蛋白治疗后达到良好效果，而本例患者恰属于发病率较低且处于妊娠诱发皮肤损害起病的大疱性系统性红斑狼疮，第一阶段经过短暂激素治疗后皮疹一度好转，然而隐藏的抗体及系统损害在早期没有被及时发现，以至于在皮损不愈的情况下，又合并了严重的肾、神经系统损害，导致系统性疾病难以控制以及重要脏器的不可逆损害。

启示与思考

系统性红斑狼疮大疱性皮损临床发生率较低，但是常会发生在育龄期女性，尤其发生在妊娠期，应该引起临床医生的足够重视，早期行抗体检测、早识别、早诊断是关键，早期加用免疫抑制剂治疗、条件允许的患者增加免疫吸附、利妥昔单抗、贝利尤单抗治疗，降低糖皮质激素减量过程中的疾病复发率、改善患者预后。

（撰稿人　梁美娥　校稿人　乔鹏燕　杨艳丽）

参考文献

[1] 邱伟. 大疱性皮肤病 48 例临床分析. 中华全科医学，2011，6（9）：837-839.

[2] 焦林君. 大疱性系统性红斑狼疮 1 例. 中国皮肤性病学杂志，2015，4（29）：295-296.

[3] 陆晟，曹文秀，龚瑜，等. 系统性红斑狼疮并发线状 IgA 大疱性皮病 1 例. 临床皮肤科杂志，2014，43（2）：101-102.

[4] Anyanwu CO，Ang CC，Werth VP. Oral mucosal involvement in bullous lupu. Arthritis Rheum，2013，65（10）：2622.

[5] Juhasz M，Rogge M，Chen M，et al. Case of pediatric bullous systemic

lupus erythematosus treated with intravenous immunoglobulin. Pediatr dermatol, 2017, 34（1）：54-56.

（二）系统性红斑狼疮合并史 - 约综合征及颅内多发钙化

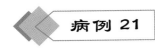

患者女性，26 岁，主因"面部红斑 6 年，间断失神发作 1 个月，皮疹 2 周"入院。患者 2009 年无明显诱因出现颜面部蝶形红斑，不伴瘙痒，伴双下肢轻度水肿，就诊于外院，实验室检查示：尿蛋白（+++），抗核抗体（ANA）、抗 ds-DNA 阳性，诊断"系统性红斑狼疮，狼疮肾炎"，给予口服泼尼松片 20 mg/d，羟氯喹 0.2 g bid，环磷酰胺 400 mg/w，病情稳定，泼尼松渐逐渐减量，1 年后停用环磷酰胺，2 年后停用泼尼松片。2012 年 10 月坐位工作时突然晕倒，意识丧失，牙关紧闭，四肢抽搐，嘴角向侧歪，无大小便失禁，持续 5 ～ 6 min 后自行缓解，未予重视。2013 年 12 月孕 32 周发现胎死宫内，测血压最高达 160/100 mmHg，行引产术，术后血压恢复正常，再次出现蛋白尿，于当地医院门诊就诊，加用泼尼松片 30 mg/d，吗替麦考酚酯 0.75 g bid，羟氯喹 0.2 g bid 及对症治疗，随后泼尼松逐渐减至 10 mg/d，患者尿蛋白转阴，病情控制可。近 1 个月患者出现间断失神发作，表现为活动中突然出现动作停止，短暂意识丧失，无手足抽搐，无大小便失禁及口吐白沫，持续约数十秒钟后可自行缓解，反复出现 6 次，伴右侧面颊部红色米粒大小皮疹，就诊于当地诊所，予阿莫西林 0.5 g tid，卡马西平片 0.1 g/d bid，口服 2 天，失神未再发作，皮疹持续 4 天不消退，当地诊所予冻疮膏外用后 4 小时，颜面部红色皮疹加重，融合成片，伴瘙痒、烧灼感，次日出现颜面部大疱，部分破溃，口腔黏膜糜烂，当地医院予"甲泼尼龙琥珀酸钠 40 mg/d×3 d 静脉滴注及抗过敏"治疗，疗效差，皮疹逐渐波及四肢及躯干皮肤。体格检查：前额、面颊、口周、双耳弥漫性红色皮疹，融合成片，颜面部水肿，面颊部、双侧耳垂部冻疮样皮疹，部分呈大疱状，压之不褪色，有黄色透明液体渗出，张口受限，口唇及口腔、会阴、肛周黏膜糜烂，覆有黄色分泌物，四肢、躯干散在红色皮疹，突出皮面，压之不褪色（图 2-1-4）。双下肢无水肿，脑膜刺激征阴性，双侧巴宾斯基征阴性。

辅助检查

血常规、尿常规、生化无异常。24 小时尿蛋白定量 0.26 g/L。红细胞沉降率（ESR）58 mm/h，C 反应蛋白（CRP）21.64 mg/L。免疫球蛋白：IgG 28.50 g/L，IgA、IgM 正常。C3、C4、PCT 无异常。淋巴细胞亚群均正常。颅内压、脑脊液常规、生化、培养均正常。抗核抗体（ANA）1:320 颗粒型，抗 ENAs 抗体、抗 SSA/Ro60 抗体（±）、抗 SSB/La 抗体（+）。抗 ds-DNA 抗体、AHA、AnuA、ACA 均（−）。头颅 MRI：双侧豆状核、尾状核及齿状核对称性异常信号，左侧上颌窦炎性囊肿（图 2-1-5）。头颅 CT：双侧基底节区及小脑半球多发钙化灶（图 2-1-6）。

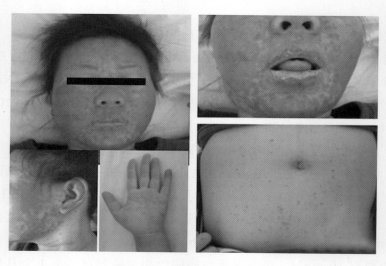

图 2-1-4　病例 21 皮肤表现

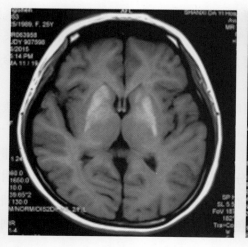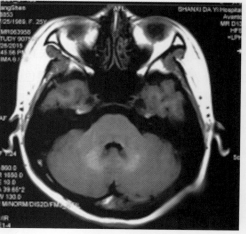

图 2-1-5　病例 21 头颅 MRI

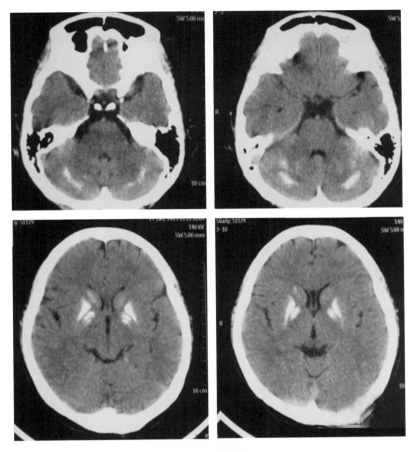

图 2-1-6　头颅 CT

诊　断

系统性红斑狼疮，特发性基底节钙化，史 - 约综合征（Stevens-Johnson syndrome，SJS）。

治疗及转归

予地塞米松注射液 10 mg/d × 5 d，甲泼尼松琥珀酸钠 80 mg/d × 5 d，人免疫球蛋白 20 g/d × 5 d，口服泼尼松片 30 mg/d，吗替麦考酚酯 0.75 g bid，硫酸羟氯喹片 0.2 g bid，治疗后患者皮疹逐渐消退，未再出现失神发作。

病例分析

患者育龄期女性，病史 6 年，慢性病程，急性加重，既往有皮肤、肾、神经系统受累，不良妊娠史，既往抗核抗体（ANA）、抗 ds-DNA 抗体阳性，根据 2009 年 SLICC 修订的系统性红斑狼疮（SLE）分类标准及 2019 年 EULAR/ACR 新的 SLE 分类标准，诊断 SLE 明确。患者本次就诊突出的问题为：①神经系统损害：患者既往有癫痫发作，近 1 个月间断失神发作；②皮肤黏膜受累：皮疹、大疱形成、口唇、会阴、肛周黏膜破溃。

近 1 个月患者皮疹反复，伴间断失神发作，C3、C4 正常，抗 ds-DNA 抗体阴性，无其他脏器受累表现，但红细胞沉降率、C 反应蛋白、IgG 升高，头颅 CT 示双侧基底节区及小脑半球多发钙化灶，考虑神经精神狼疮，特发性基底节钙化。特发性基底节钙化，亦称为法尔病（Fahr disease），于 1930 年由 Fahr 所描述，是由于各种原因所引起的可导致运动功能障碍的一种特发性基底核钙化综合征或对称性大脑钙化综合征。分为原发性和继发性两种，原发性疾病具有常染色体显性遗传家族史特点，继发性疾病最常见的病因是甲状旁腺功能减退、自身免疫性疾病、感染、年龄、肿瘤、外伤、中毒和某些先天性疾病等。目前，SLE 被认为是特发性基底节钙化的第二大原因。早期文献显示，30% 的系统性红斑狼疮存在脑部钙化，但近几年的相关报道较罕见。SLE 合并特发性基底节钙化多见苍白球受累，累及壳核、尾状核头部、丘脑、半卵圆中心和小脑者较少见，可出现运动及认知障碍，钙化程度并不一定与神经精神症状的严重程度相关。推断可能机制为免疫介导的（如抗磷脂抗体、抗神经胶质酸性蛋白抗体和慢性血管损伤相关的）微小梗死，以及随后的营养不良性钙化。由于其与 SLE 的慢性血管病变有关，因此神经系统症状在疾病活动期与缓解期均可发生，在经过规律激素免疫抑制剂治疗后仍不能阻止颅内病灶的进展。Masuda 等报道了一例规律诊治的 SLE 患者，头颅 CT 提示，1993—2001 年的 8 年间，患者出现逐渐加重的基底神经节、齿状核、双侧大脑半球白质钙质沉积（图 2-1-7）。该患者无结核病史，无发热、盗汗等颅内感染表现，脑脊液常规、生化正常，无癫痫发作或颅内钙化家族史，钙磷代谢正常、甲状旁腺功能正常，暂不考虑感染、家族性基底节钙化及其他代谢因素导致的特发性基底节钙化，而是继发于 SLE 的神经系统损害。

另外患者近 2 周出现大疱样皮疹，可能的原因为：①原发病活动：该患者皮疹起病急，进展迅速，不除外大疱性表皮松解症可能，但该患者除大疱性红斑狼疮好发部位外，会阴、肛周黏膜多发糜烂，四肢、躯干散在非大疱型红色皮疹，突出皮面，伸侧皮肤有受累，此次无血液、肾受累，补体正常，故考虑大疱性红斑狼疮可能性不大；②史 - 约综合征：一种累及皮肤和黏膜的急性水疱病变，与多种因素有关（如全身用药、局部用药、感染、恶性肿瘤）。分为多形性红斑型和毒性表皮坏死溶解型，早期表现为环形红斑和丘疹，相互融合成囊泡或水疱，伴发热、咽痛、不适、关节痛和呕吐。皮疹受累部位为手脚的背侧、前臂、腿、脚

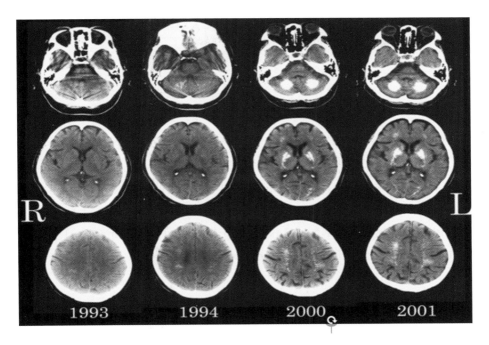

图 2-1-7　一名 SLE 患者 1993—2001 年头颅 CT

掌、足底表面、口腔黏膜、唇黏膜、生殖器黏膜和结膜也可受累，眼部以结膜炎、葡萄膜炎、角膜溃疡多见。病理表现为表皮与基底膜分离，也可有内皮水肿、血管周围淋巴细胞 - 组织细胞浸润。2011 年欧洲药品管理局（EMA）药物警戒工作组（PhVWP）发布了对严重皮肤不良反应登记处（RegiSCAR）所确定的具有 SJS 或 TEN 已知风险的 14 种药物：痛风治疗药别嘌醇；抗癫痫药卡马西平、拉莫三嗪、苯巴比妥和苯妥英钠；镇痛药美洛昔康、吡罗昔康和替诺昔康；抗病毒药奈韦拉平；磺胺类抗菌药磺胺嘧啶、磺胺多辛、磺胺异噁唑、磺胺甲基异噁唑以及磺胺类抗感染药柳氮磺吡啶。本患者发病前有卡马西平、阿莫西林及冻疮膏使用史，用药后皮疹突然加重，发病与用药关系密切，结合患者皮疹特点，考虑合并史 - 约综合征。

　　该患者近期有新发神经系统症状，同时合并史 - 约综合征，经过中大剂量激素、免疫抑制剂、丙种球蛋白及对症治疗后，患者皮疹消退，未再出现抽搐。门诊随诊，患者全身皮疹消退，遗留有部分色素脱失。但遗憾的是，患者出院 1 年后失访，未能随访到头颅影像学复查结果。

启示与思考

　　虽然文献报道 SLE 合并特发性基底节钙化比例较高，但临床上仍较为罕见，可出现在 SLE 的缓解期，具体发病机制不明确，仍缺乏针对性的有效治疗。另外，SLE 诊治中出现的新发皮疹，如与原发病活动不平行，需注意药物因素所致的史 - 约综合征，做到早期诊断、早期治疗。

（撰稿人 高晋芳 校稿人 李玉翠 庞宇洁）

参考文献

[1] 刘智，陈琳，崔丽英，等. 狼疮脑病 10 例临床神经影像特征分析. 中华神经科杂志，2012，45（9）：664-668.

[2] Masuda Y，Uchiyama Y，Hashimoto S，et al. Symmetrical progressive intracranial calcification in a patient with SLE. Intern Med，2010，49（4）：351.

二、系统性红斑狼疮合并狼疮肾炎

狼疮肾炎合并Ⅳ型肾小管酸中毒

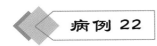

患者女性，21岁，主因"多关节痛伴双下肢水肿8年，加重10天"于2014年5月27日入院。2006年12月无诱因出现多关节肿痛，累及双腕、双手掌指关节、近端指间关节、双膝关节，伴晨僵，持续1小时以上，未予重视。2008年8月关节肿痛加重，出现泡沫尿，双下肢水肿，伴面部蝶形红斑、光过敏，就诊于某医院肾内科，红细胞沉降率（ESR）102 mm/h，尿蛋白（+++），抗核抗体（ANA）1∶1280HS，抗ds-DNA抗体1∶20，抗Sm抗体1∶4，诊断系统性红斑狼疮，狼疮肾炎，予甲泼尼龙琥珀酸钠80 mg/d×3 d，连续静脉输注3天；泼尼松45 mg qd口服；环磷酰胺400 mg/（1～2w）×2次，病情好转出院。门诊规律随诊，泼尼松逐渐减停，加用雷公藤多苷片20 mg tid；环磷酰胺400 mg，1次/月，静脉输注，期间尿蛋白逐渐转阴。2009年12月双下肢水肿加重，红细胞沉降率（ESR）122 mm/h，尿蛋白（+++），血肌酐（Cr）110 μmol/L，血钾5.86 mmol/L，加用泼尼松50 mg/d，硫酸羟氯喹片0.2 g bid口服，环磷酰胺改为400 mg/3 w静脉输注，尿蛋白再次转阴，2013年7月患者环磷酰胺静脉输注总量达7.6 g后停用，泼尼松减量至5 mg/d口服。2014年5月妊娠12周，行人工流产术后出现双下肢水肿，腹部憋痛、腹泻，有乏力、食欲缺乏，为求进一步诊治入住我科。近10天夜尿增加，体重无变化。

辅助检查

血气分析：pH 7.331，二氧化碳分压（PCO_2）34.5 mmHg，氧分压（PO_2）84.1 mmHg，HCO_3^- 16.1 mmol/L，碱剩余（BE）−8.6 mmol/L，血钾5.3 mmol/L，血钠141 mmol/L，血氯117 mmol/L，碳酸氢盐15.4 mmol/L；血常规：白细胞计数（WBC）4.6×10⁹/L，血红蛋白（Hb）108 g/L，血小板计数（PLT）220.7×10⁹/L；尿常规：pH 5.5，潜血（+++），蛋白质（+++），尿镜检红细胞5～10个/HP，尿镜检白

细胞 3 ~ 5 个 /HP。尿量 1.0 L/24 h，尿蛋白 2.97 g/q24h；血生化：白蛋白（ALB）20.9 g/L，尿素 11.5 mmol/L，血肌酐（Cr）203.8 μmol/L，尿酸 484.3 μmol/L，血钾 5.40 mmol/L，血氯 144.5 mmol/L，血磷 1.7 mmol/L，血镁 1.15 mmol/L，血钙 1.3 mmol/L。IgG、IgM、IgA 均正常。C3 0.32 g/L，C4 < 0.0167 g/L。抗核抗体（ANA）（+）1 : 640 均质型，抗 ENA 抗体：抗 Sm 抗体、抗 PO 抗体、抗 Histones 抗体、抗 U1-RNP 抗体、抗核小体（+），抗 SSA 抗体、抗 SSB 抗体（−）。抗 ds-DNA 抗体（+）1 : 80，抗组蛋白抗体 200.54 RU/ml，抗核小体抗体 161.26 RU/ml，p-ANCA（+）1 : 80，c-ANCA、抗 PR3 抗体、抗 MPO 抗体、抗 α-胞衬蛋白抗体、自身免疫性肝炎组合均（−）。基础唾液流率 1.0 ml/min，刺激后流率 1.0 ml/min，泪液分泌试验左 15 mm/5min，右 14 mm/5 min；泪膜破裂时间左 3 s、右 4 s，角膜染色（−），唇腺活检（−）。骨髓象：骨髓增生明显活跃，红系占有核细胞的 66%，以晚幼红为主，可见双核，成熟红细胞大小不等。骨髓铁染色示：细胞外铁 O 型（+−），细胞内铁 O 型 89，Ⅰ型 11 个。腹部彩超示：腹腔积液（少量）。心脏彩超示：左房、左室扩大，左室壁稍厚，二、三尖瓣关闭不全（轻度），肺动脉压（PASP = 30 mmHg），心包积液（少量）。腹部及颈部大血管彩超未见明显异常。胸部 CT 示：心影大，左心大为主；心包少量积液；双侧少量胸腔积液。头颅 MRI + DWI 未见异常。

入院诊断

系统性红斑狼疮，狼疮肾炎，慢性肾衰竭（代偿期），肾性贫血，多浆膜腔积液。

治疗及转归

予甲泼尼龙琥珀酸钠 80 mg/d × 6 d，40 mg/d × 6 d 静脉输注，泼尼松 60 mg/d 口服维持，鞘内注射地塞米松一次 10 mg，吗替麦考酚酯 0.75 g bid，口服，环磷酰胺 200 mg，静脉滴注 2 次。同时患者合并代谢性酸中毒、高钾血症，给予呋塞米、碳酸氢钠、葡萄糖加胰岛素降钾治疗，次日复查血钾 4.3 mmol/L、血钠 143 mmol/L、血氯 110 mmol/L，碳酸氢盐 21 mmol/L，血肌酐（Cr）203 μmol/L。第 3 天晨起查血钾再次升高至 5.9 mmol/L、血钠 132 mmol/L、血氯 110 mmol/L，碳酸氢盐 14 mmol/L，继续降钾治疗，并查血气分析示：pH 7.349，二氧化碳分压（PCO_2）33.5 mmHg，氧分压（PO_2）82.1 mmHg，碳酸氢根 18.1 mmol/L，碱剩余（BE）7.6 mmol/L，尿 pH 5.0，尿比重 1.010，仍提示代谢性酸中毒，查血皮质醇、甲状腺功能、甲状旁腺功能、醛固酮均在正常范围。考虑合并Ⅳ型肾小管酸中毒（RTA），给予碳酸氢钠片 1.0 g/d，呋塞米片 10 mg bid，并继续激素、免疫抑制剂治疗原发病，监测血气分析：pH 7.38，碳酸氢根 4 mmol/L，碱剩余（BE）1 mmol/L，血钾 4.40 mmol/L，血磷 1.3 mmol/L，血镁 1.15 mmol/L，血钙 2.25 mmol/L，碳酸氢盐 21 mmol/L，血肌酐（Cr）184 μmol/L，24 小时尿蛋白 0.85 g/L，病情好转出院。

出院诊断

　　系统性红斑狼疮，狼疮肾炎，慢性肾衰竭（代偿期），Ⅳ型肾小管酸中毒，肾性贫血，多浆膜腔积液。

病例分析

　　患者青年女性，慢性病程，病史 8 年，颜面部蝶形红斑，关节受累，多浆膜腔积液，尿蛋白 > 0.5 g/24 h，抗核抗体（ANA）1：640 均质性，抗 ds-DNA 抗体、抗 Sm 抗体阳性，据 2019 年 EULAR/ACR 系统性红斑狼疮分类诊断标准，评分 28 分，诊断系统性红斑狼疮成立。患者既往未规律用药，近期人工流产术后病情复发，近期出现蛋白尿、血尿，多浆膜腔积液，C3、C4 下降，抗 ds-DNA 抗体（+），根据 2009 年 SLEDAI 评分 16 分，病情重度活动。该患者存在代谢性酸中毒、尿 pH 5.5，高钾、低钙、高磷，考虑存在Ⅳ型肾小管酸中毒（renal tubular acidosis，RTA）。该患者除外药物性、2 型糖尿病、原发性醛固酮增多症导致 RTA。结缔组织病合并肾小管酸中毒常见于干燥综合征，且以Ⅰ型肾小管酸中毒为主，该患者既往无口干、眼干、牙齿块状脱落，且抗 SSA 抗体、抗 SSB 抗体（−），唇腺活检及角膜荧光染色（−），根据 2012 年 ACR 诊断标准，干燥综合征诊断依据不足。该患者既往狼疮肾炎诊断明确，此次出现血肌酐升高、尿蛋白增高，同时出现Ⅳ型肾小管酸中毒，且在狼疮肾炎缓解时酸中毒缓解，考虑该患者为 SLE 病情活动导致Ⅳ型肾小管酸中毒。

　　SLE 相关肾小管酸中毒的发病机制目前尚不明确。自身抗体导致集合管闰细胞上 H^+ATP 酶缺陷，可能是 SLE 相关 RTA 的原因。

　　目前，国内外关于 SLE 相关 RTA 的报道多以个案为主。其中Ⅳ型肾小管酸中毒更为罕见，RTA 可早于 SLE 其他临床表现数年发生，也可在 SLE 确诊数月至数年间出现。通常发病年纪较小，RTA 的早期表现较隐匿，乏力、多尿是存在 RTA 的 SLE 患者常见主诉，且 RTA 与其他脏器受累并无明显相关性。2012 年有文献报道了北京协和医院收治的 5 名 SLE 相关 RTA 患者，其中 4 例患儿在首次诊断 SLE 之前或同期发现 RTA，平均年龄 62±33.6 个月，发现 RTA 患者 HCO_3^- 严重程度与 C3 呈负相关，在长期随访中，4 名患儿发生肾结石。因此，对于病因不明的 RTA 患者，尤其是青春期或学龄期起病的女童，应注意排查 SLE 的可能。对于持续乏力、多尿的 SLE 患儿，尤其要注意血钾、尿常规和血气分析等检查，尽早发现潜在 RTA。

存在 RTA 的 SLE 患者肾病理多以肾小球病变为主，同时伴有肾小管损害。肾小管间质受累的严重程度是判断狼疮肾炎（LN）预后的重要指标之一。文献报道，间质炎症细胞浸润、肾小管萎缩和间质纤维化均被证实为 LN 患者肾预后的重要独立危险因素。对于已行肾穿刺的患者，除肾小球病变外，还应重视肾小管的病变程度及性质。

RTA 作为 SLE 疾病的一部分，治疗原发病是关键。糖皮质激素和免疫抑制剂对 SLE 相关的 RTA 有治疗作用，甚至有用糖皮质激素治愈 SLE 相关 RTA 的报道。推荐枸橼酸合剂 [1～3 mg/（kg·d）] 加或不加枸橼酸钾口服液治疗 RTA。因 RTA 常伴有高血氯性酸中毒，需注意不宜使用氯化钾、氯化钙，避免医源性加重高氯血症。随着 SLE 病情的缓解，可长期维持电解质和酸碱平衡；当 SLE 得到长期缓解时，可尝试减停 RTA 的治疗；在 SLE 病情活动时，应监测电解质及血气分析，注意随时调整纠正酸中毒，行补钾治疗。

启示与思考

SLE 相关 RTA 相对罕见，RTA 可作为 SLE 的起始表现，也可以在确诊 SLE 之后数月至数年间出现。对于病因不明确的 RTA 患者，尤其是青春期女性，应注意是否存在结缔组织病；对于 SLE 合并顽固高血钾、高血氯的患者，需警惕 RTA。对于 SLE 相关的 RTA 患者，原发病的治疗是关键，合适的纠正酸中毒、补钾治疗可改善预后。

（撰稿人　刘　樱　校稿人　杨艳丽　高晋芳）

参考文献

[1] 简珊，伍洁，文煜冰，等．儿童系统性红斑狼疮相关肾小管酸中毒五例临床分析．北京医学，2019，41（11）：1004-1006.

[2] Soares SBM，Silva L，Mrad F，et al．Distal renal tubular acidosis：genetic causes and management．World J pediatr，2019，15（5）：422-431.

[3] Nandi M，Das MK，Nandi S．Failure to thrive and nephrocalcinosis due to distal renal tubular acidosis：a rare presentation of pediatriclu-pus nephritis.

Saudi J Kidney dis transpl，2016，27（6）：1239-1241.

［4］ Parrey AH，Ahmad F，Ahmad M，et al．Systemic lupus erythematosus with sjögren's syndrome and renal tubular acidosis presenting as nephrogenic diabetes insipidus．Saudi J kidney dis transpl，2018，29（2）：440-442.

［5］ Yu F，Wu LH，Tan Y，et al．Tubulointerstitial lesions of patients with lupus nephritis classified by the 2003 international society of ne-phrology and renal pathology society system．Kidney int，2010，77（9）：820-829.

三、系统性红斑狼疮合并神经系统损害

系统性红斑狼疮合并可逆性后部白质脑病综合征

可逆性后部白质脑病综合征（posterior reversible encephalopathy syndrome，RPLS）最早于 1996 年由 Hinchey 等提出，是由各种病因引起，以头痛、呕吐、视物不清、癫痫、意识障碍等神经系统症状为主要表现的综合征，临床和神经影像学改变有可逆性。多见于高血压、严重肾病、急性肾损伤、免疫相关疾病、恶性肿瘤化疗和器官移植、术后接受免疫抑制治疗等患者，高血压是其最常见病因。可逆性后部白质脑病综合征如未得到早期诊断和有效治疗，可能导致永久性神经功能缺损。现回顾性分析本院 2012—2015 年诊治的 4 例系统性红斑狼疮（systemic lupus erythematosus，SLE）合并可逆性后部白质脑病综合征患者的临床资料，并结合文献分析引起 SLE 合并可逆性后部白质脑病综合征的不同病因，提高对本病的认识，预防和有效治疗可逆性后部白质脑病综合征。

病例组 23

例 1

患者女性，28 岁，主因"发热 1 个月，皮疹、言语少、眼睑水肿 5 天"于 2014 年 6 月 8 日入院。患者于 2014 年 5 月产后 4 天出现间断发热，体温最高 39.0℃，不伴寒战，无咳嗽、咳痰，无乏力、盗汗，就诊于当地医院，给予抗生素治疗（具体不详），疗效差。入院前 5 天，患者出现颜面部、颈前及四肢散在红色皮疹，不伴瘙痒，有口腔溃疡，疼痛明显，伴张口受限，有双眼睑水肿，不伴双下肢水肿，且出现言语少，为求进一步诊治收入我科。病程中，无头痛、头晕、性格改变，无光过敏、关节肿痛，无口干、眼干，无双手雷诺现象。既往史、婚育史及家族史无特殊。体格检查：体温36.8℃，脉搏110次/分，呼吸18次/分，血压107/79 mmHg，神志清楚，反应迟钝，言语少，颜面部、颈前、四肢可见散在红色皮疹，压之褪色，双手、双足末端皮肤充血，压之不褪色，双眼睑水肿，口腔上颚部可见黄色覆盖物，双下肺呼吸音弱，未闻及干湿性啰音，心率110次/分，律齐，腹部无压痛及反跳痛，移动性浊音（－），关节压痛（－），颈强直（－），双侧巴宾斯基征（±），双下肢无水肿。

辅助检查

血常规：白细胞计数（WBC）1.4×10^9/L，血红蛋白（Hb）89.9 g/L，血小板计数（PLT）88.5×10^9/L；红细胞沉降率（ESR）70 mm/h，C反应蛋白（CRP）3.06 mg/L，尿常规：尿蛋白（+），24小时尿蛋白定量0.83 g/L；肾功能：尿素氮（BUN）10.4 mmol/L，血肌酐（Cr）74.6 μmol/L，血清白蛋白（ALB）20.9g/L，IgA 1.34 g/L，IgG 19.10 g/L，IgM 1.29 g/L，C3 0.18 g/L，C4 0.13 g/L。抗核抗体（ANA）1:1280均质型，抗ds-DNA抗体1:160，抗组蛋白抗体183.64 RU/ml，抗核小体抗体339.34 RU/ml，抗ENA抗体：抗Sm抗体（+），抗Histones抗体、抗SSA/Ro60抗体、抗ds-DNA抗体（±），p-ANCA：1:40。脑脊液压力：170 mmH$_2$O，脑脊液常规及生化未见异常，脑脊液涂片找结核分枝杆菌、隐球菌未见，脑脊液一般细菌培养（－），头颅CT示：右侧顶叶疑似低密度灶。

入院诊断

系统性红斑狼疮，血液系统受累，狼疮肾炎，怀疑神经精神性狼疮可能。

治疗及转归

入院后予静脉滴注甲泼尼龙琥珀酸钠80 mg bid×5 d、80 mg qd×1 d、静脉滴注人免疫球蛋白20 g qd×5 d封闭自身抗体及对症支持治疗，患者体温降至正常，皮疹消退，偶有咳嗽、咳痰，血白细胞及血小板升至正常。2014年6月14日上午10时，患者突发全身抽搐，意识丧失，面部发绀，双眼上翻，牙关紧闭，口吐白沫，小便失禁，立即给予苯巴比妥钠镇静、甘露醇脱水、丙戊酸钠抗癫痫等治疗，甲泼尼龙琥珀酸钠由80 mg qd调整为80 mg bid，患者全身抽搐未再出现，但不能正确对答，间断胡言乱语，收缩压波动在140～150 mmHg，考虑患者病情危重，当日转入 ICU。转入后继续给予甲泼尼龙琥珀酸钠 80 mg bid，加用美罗培南抗感染、镇静、抗癫痫及对症治疗，患者未再抽搐，仍不能正确对答，考虑病情好转，再次转回我科，治疗同前。2014 年 6 月 20 日患者突发意识丧失，急查头颅 MRI（图 2-3-1）提示：双侧额、顶、颞、枕叶、小脑半球及基底节区异常信号影，考虑 PRES、继发性癫痫，分析该患者无血压明显升高、入院后未给予大剂量激素及免疫抑制剂治疗，脑脊液筛查已除外感染，故考虑为神经精神性狼疮导致的颅内病变，后给予甲泼尼龙琥珀酸钠 1 g qd×3 d×2 次，鞘内注射地塞米松 20 mg×2 次，10 mg×1 次，口服泼尼松片 60 mg qd，硫酸羟氯喹 0.2 g bid，环磷酰胺 0.4 ~ 0.6 g/w 静脉滴注，以及脱水、降颅压等对症治疗。

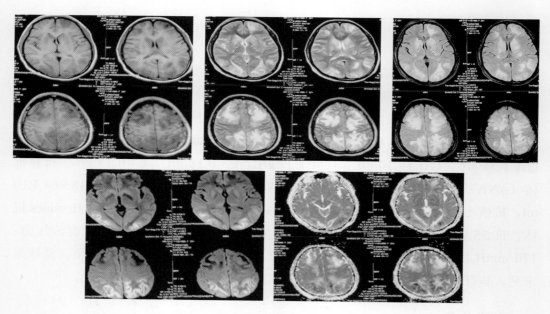

图 2-3-1 头颅 MRI

患者甲泼尼龙琥珀酸钠 1 g 冲击后 6 小时意识好转，不能言语，但可眨眼配合问答，后患者语言功能、理解力、认知力、计算力均逐渐恢复，四肢感觉运动正常，病情好转出院。头颅 MRI 治疗前后对比见图 2-3-2。随访至今，病情平稳。

出院诊断

系统性红斑狼疮，神经精神性狼疮，可逆性后部白质脑病综合征，继发性癫痫，血液系统受累，狼疮肾炎。

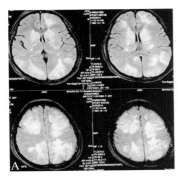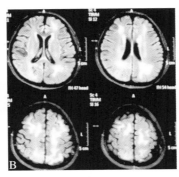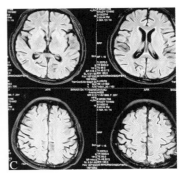

图 2-3-2　治疗前后头颅 MRI（FLAIR 相）

注：A. 2014 年 6 月；B. 2014 年 7 月；C. 2014 年 8 月

病例分析

该患者为青年女性，病史 1 个月，多系统受累及多种自身抗体阳性，根据病例特点及辅助检查，诊断系统性红斑狼疮明确，入院时以血液、肾、皮肤黏膜受累为主，系统性红斑狼疮疾病活动度评分（SLEDAI 评分）：15 分，疾病处于重度活动期，入院后给予甲泼尼龙琥珀酸钠 160 mg/d，环磷酰胺 400 mg/w×2 次、静脉滴注人免疫球蛋白 20 g/d×5 d 等治疗，患者皮疹消退，白细胞及血小板升至正常，病情好转，但患者于治疗过程中出现神经系统症状，经广谱抗感染治疗后疗效差，颅内感染依据不足，考虑神经精神性狼疮，可以与疾病活动不平行。2014 年 6 月 20 日头颅 MRI 提示：双侧额、顶、颞、枕叶、小脑半球及基底节区异常信号影，考虑神经精神性狼疮，大脑后部脑病综合征，继发性癫痫。

神经精神性狼疮是指由系统性红斑狼疮引起的包括中枢、周围和自主神经系统的症状以及精神的症状，但需要排除其他原因。它可以出现于狼疮早期，亦可以出现在狼疮活动期及静止期。但系统性红斑狼疮神经系统损害的确切发病机制目前仍然不很明确，抗体介导的神经细胞直接损伤及抗体诱导的血流动力学异常可能是其主要的两种发病机制。ACR 关于神经精神性狼疮的分类包括：①中枢神经系统（12 种）：无菌性脑膜炎、脑血管病、脱髓鞘综合征、头痛（偏头痛、良性颅内压高）、运动障碍（舞蹈病）、脊髓病变、癫痫发作、急性精神错乱、焦虑、认知功能障碍（80%）、情绪失调、精神病（8%）；②周围神经系统（7 种）：格林-巴利综合征、自主神经功能紊乱、单神经病变（单支/多支）、重症肌无力、颅神经病变、神经丛病变、多神经病变。

PRES 是一种以累及大脑半球后部白质为主，临床和影像学异常、短期内可以完全恢复的神经疾病。患者一般存在严重的基础疾病，多在基础疾病的治疗过程中出现神经系统症状，延误诊断和治疗则可导致永久性脑功能损伤。目前认为，PRES 的常见病因包括高血压脑病、子痫或子痫前期、免疫抑制剂和细胞毒性药物（如环孢素、他克莫司）以及慢性肾衰竭。少见原因包括结缔组织病、血栓性血小板减少性紫癜、器官移植等。PRES 临床表现为急性或亚急性起病，最常见的神经系统症状为头痛、癫痫发作、意识障碍、视觉异常（视力下降最多见）四联征。癫痫发作通常是最先出现的临床症状，发作常为全身性强直 - 阵挛发作，发作前常有视觉先兆或视幻觉，与枕叶癫痫相吻合。多数患者有多次反复发作，但很少发展为癫痫持续状态。多数患者同时伴有血压急性升高、低镁血症、低胆固醇血症等代谢紊乱。眼底检查及瞳孔对光反射多正常。脑脊液检查多正常，也可有蛋白轻度升高。PRES 在影像学上的表现尤具特征性，DWI 及 ADC 序列是本病诊断及鉴别诊断的重要工具。典型病例可见两侧大脑半球后部顶枕叶皮质下弥漫性脑水肿，呈对称或不对称的 T_2WI 高信号，T_1WI 低信号，FLAIR 亦呈明显的高信号，磁共振弥散成像（DWI）呈现等或低信号改变，表观弥散系数（ADC）值高于正常脑白质。病灶主要累及白质，但也可影响灰质，甚至有时灰质可以广泛受累。不典型病例也可累及额、颞叶、脑干、小脑和基底节区，但一般不累及中线旁枕叶及距状裂皮质。PRES 最显著的特征就是，若及时诊治，其症状、体征及影像学异常会在短期内迅速逆转，大部分患者可完全恢复。

SLE 合并 PRES 的患者常伴血压急剧升高、肾功能不全和体液潴留，尤其在病情严重、应用大剂量甲泼尼龙或免疫抑制剂治疗时。因此，有学者认为，SLE-PRES 的发病机制为上述多因素共同作用的结果。同时，SLE 的自身免疫性炎症或缺血性改变（如血管炎、血栓和栓塞、血管痉挛等）可能导致血管内皮功能障碍，促使 PRES 发生。有学者提出应该把 PRES 理解为 SLE 或者其治疗过程中的一个次级并发症，而不是 SLE 本身所致。另外，继发于狼疮活动的自身免疫介导的血管损伤可能也是促使本病例发生 PRES 的原因。免疫抑制剂与本病例的 PRES 的发病无关，因为发病时并未使用大剂量甲泼尼龙、环磷酰胺、吗替麦考酚酯等。虽然去除免疫抑制剂有利于 PRES 的恢复，但本例患者存在狼疮活动，我们在控制血压的基础上仍应用了静脉甲泼尼龙冲击和环磷酰胺治疗，有效控制了病情。这与 Mak 等的报道相一致，即当糖皮质激素和免疫抑制剂的应用可能是导致 RPES 的诱因时，二者需要立刻停用，但如果患者存在狼疮活动，而 PRES 可能是狼疮活动的表现时，静脉甲泼尼龙和环磷酰胺仍然是最常用的治疗药物。

启示与思考

在 SLE 患者诊治中，当影像学提示 PRES 时，需积极进行鉴别诊断，警惕因高血压、大剂量糖皮质激素或免疫抑制剂诱发的 PRES。迅速控制血压，停用可能诱发 PRES 的药物，可以使大多数 PRES 逆转。然而，对于年轻初发 SLE 患者，疾病处于重度活动，需警惕原发病导致的 PRES，此时需加强原发病治疗，必要时给予大剂量激素冲击及免疫抑制剂的联合治疗，阻止病情发展，改善预后。

例2

患者女性，19 岁，患狼疮肾炎 3 年，近 1 年有狼疮活动，24 小时尿蛋白定量 3.7 g。此次入院前 1 周有可疑呼吸道感染病史，入院当天晨起突发头痛、抽搐，伴意识丧失、小便失禁，持续 3～5 分钟后自行缓解，反复发作 3 次，抽搐后有意识模糊。患者既往有高血压病史半年，血压最高达 170/110 mmHg，长期口服依那普利，血压控制良好，近 1 年来规律口服泼尼松，静脉注射长春新碱、环磷酰胺。入院时查体：血压 176/113 mmHg，嗜睡，浅昏迷状态，颈软，无抵抗，左上肢不自主活动，双下肢伸直，四肢肌张力增强，双侧膝腱反射（+），双侧巴宾斯基征（+）。实验室检查：白细胞计数（WBC）12×10^9/L，中性粒细胞百分比（NEU%）81%，红细胞沉降率（ESR）24 mm/h，C 反应蛋白（CRP）46.9 mg/L，补体 C3 0.72 g/L，补体 C4 0.16 g/L，抗核抗体 1：640，抗 ds-DNA 抗体阳性，抗 SSA 抗体阳性；凝血、肾功能、脑脊液检查各项指标均大致正常；头颅 MRI 示双侧顶叶、枕叶、额叶、小脑、基底节区多发片状长 T_1、长 T_2 信号，T_2WI 液体衰减反转回复（fluid attenuated inversion recovery，FLAIR）序列呈明显高信号影，提示为血管源性水肿（图 2-3-3A）。入院后给予激素冲击、止痉、降压、抗感染等治疗，入院第 5 天意识逐渐恢复，抽搐减少，入院第 10 天及随后随访过程中复查头颅 MRI T_2WI FLAIR 序列，病灶明显吸收（图 2-3-3B～D）。出院时及随访中均无任何神经系统异常。

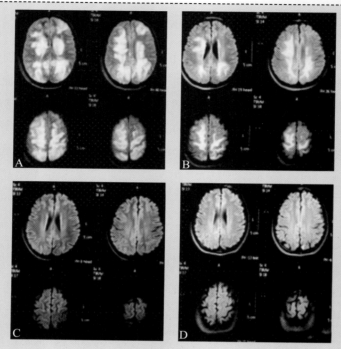

图 2-3-3 治疗前后及随访中头颅 MRI 表现

注：A. 患者治疗前 MRI T_2WI FLAIR 序列表现。双侧顶叶、枕叶、额叶、小脑、基底节区多发片状 T_2 信号，提示血管源性水肿；B ~ D. 患者治疗及随访中头颅 MRI T_2WI FLAIR 序列表现。可见原有病灶明显缩小或消失

例 3

患者女性，25 岁，主因"间断发热 28 天，加重伴全身皮疹、口腔溃疡、眼睑水肿 5 天"于 2014 年 6 月 8 日入院。查体：神志淡漠，反应迟钝，脉搏 111 次 / 分，血压 107/79 mmHg，双眼睑水肿，颜面部、颈前、四肢可见散在红色丘疹，压之褪色，无触痛，双手、双足末端皮肤点状出血，口腔上颚部可见黄色覆盖物，双下肺呼吸音弱，未闻及干、湿性啰音，颈强直（—），双侧巴宾斯基征（±），双下肢轻度水肿。实验室检查：白细胞计数（WBC）1.4×10^9/L，血红蛋白（Hb）89.9 g/L，血小板计数（PLT）88.5×10^9/L；尿 pH 1.015，尿潜血（+++），尿蛋白（+++），C 反应蛋白 3.06 mg/L，红细胞沉降率（ESR）70 mm/h，C3 0.18 g/L，C4 0.13 g/L，大脑半球结构清晰，双侧额、顶、颞、枕叶、小脑半球抗 ds-DNA 抗体（+）。诊断"球及双侧基底节区可见基本呈对称分布的楔形、斑片 SLE、狼疮脑病、狼疮肾炎、血液系统受累"明确。2014 年 6 月 14 日患者突发全身抽搐，意识丧失，双眼上翻，牙关紧闭，口吐白沫，小便失禁，持续 5 分钟左右抽搐停止，呈昏睡状态，20 分钟后意识恢复，对答切题，诉头晕，无视物旋转。先后共发作 5 次。查

体：血压 145/103 mmHg，昏迷状态，双眼结膜轻度水肿，瞳孔等大，双瞳孔逃逸（+），眼底见视盘色正，黄斑区未见异常，视网膜未见出血及渗出，四肢腱反射（+），左侧巴宾斯基征（+），右侧巴宾斯基征（±），压眶反射（−）。头颅 MRI：双侧额、顶、颞、枕叶、小脑半球及双侧基底节区可见基本呈对称分布的楔形、斑片样长 T_1、长 T_2 信号影，T_2WI FLAIR 序列呈现明显高信号影（图 2-3-4A），磁共振弥散成像呈现等或低信号改变，弥散系数值高于正常脑白质，提示为血管源性水肿。予激素冲击、止痉、降压、抗感染等治疗后，意识逐渐恢复，抽搐未再发作。2014 年 7 月 2 日复查头颅 MRI 与 2014 年 6 月 20 日比较病灶缩小，余病灶消失（图 2-3-4B、C）。出院时及随访中均无神经系统症状。

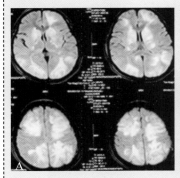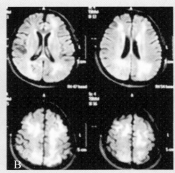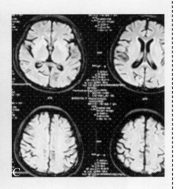

图 2-3-4　治疗前后头颅 MRI 表现

注：A. 患者治疗前头颅 T_2WI FLAIR 序列表现。双侧大脑半球结构清晰，双侧额、顶、颞、枕叶、小脑半球及双侧基底节区可见基本呈对称分布的楔形、斑片样高信号影，提示为血管源性水肿；B、C. 治疗后头颅 MRI 表现：双侧枕、顶、额叶可见片状高信号影，与图 A 比较病灶缩小，余病灶消失

例 4

患者女性，60 岁，主因"发现血小板减少 10 年，咽部疼痛 3 天，便血 2 天"于 2015 年 7 月 22 日入院。既往确诊为特发性血小板减少性紫癜、结缔组织病、慢性自身免疫性溶血性贫血，开始规律口服甲泼尼龙片，间断静脉输注长春新碱治疗。2015 年 7 月 18 日在静脉滴注长春新碱 2 mg 的基础上，增加口服环孢素胶囊 300 mg/d 控制病情。4 天后入住山西省某医院全科病房治疗。入院查体：一般情况可，血压 140/97mmHg，咽红，双侧扁桃体隐窝、咽侧壁、舌下可见大量白色伪膜，心肺腹未见明显异常。

辅助检查

血常规：白细胞计数（WBC）10×10^9/L，血小板计数（PLT）89×10^9/L；血钾 3.2 mmol/L；空腹环孢素浓度 381.8 ng/ml，服药 2 小时后浓度 1423.6 ng/ml。

动态血压监测：全天收缩压 > 140 mmHg，占 92.3%，舒张压 > 90 mmHg，占66.7%。头颅 MRI：双侧额、顶、枕、颞叶可见多发斑片状、脑回样长 T_1、长 T_2信号影，局部脑回肿胀，T_2WI FLAIR 序列呈明显高信号影（图 2-3-5A），部分病灶于磁共振弥散成像图呈略高信号，表观弥散系数图呈等、高信号，提示为血管源性水肿。2015 年 7 月 31 日晨出现双目失明，短暂性双眼左上方凝视发作 2 次，伴轻微头痛。积极完善相关检查的同时，行多科会诊，结合患者院内、外出现的症状，环孢素的血药浓度为 200 ng/ml，考虑患者入院后出现的相关症状可能与使用环孢素导致"可逆性后部白质脑病综合征"有关，停用环孢素，继续激素治疗，积极控制血压（维持在 120 ~ 140/80 ~ 90 mmHg），降颅压、控制癫痫发作等对症支持治疗后，患者症状逐渐好转。复查头颅 MRI，可见病灶明显缩小，左侧枕叶新出现出血灶（图 2-3-5B）。随访过程中未再发生神经系统症状。

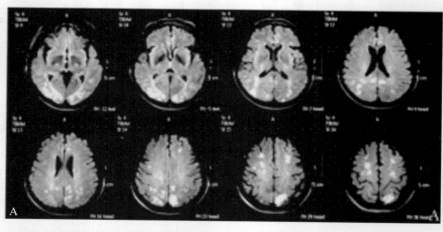

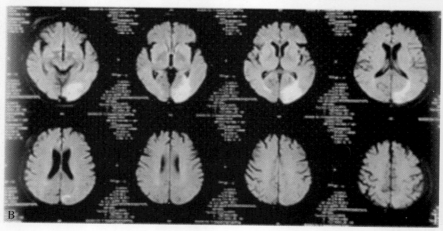

图 2-3-5　治疗前后头颅 MRI 表现

注：A．患者治疗前的头颅 MRI T_2WI FLAIR 相表现。双侧额、枕、颞叶可见多发斑片状、脑回样长 T_1、长 T_2 信号影，提示为血管源性水肿；B．治疗后头颅 MRI T_2WI FLAIR 相与 2015 年 7 月 31 日相比，病灶明显缩小，新出现左侧枕叶出血灶（亚急性期）

病例分析

1996 年 Hinchey 等首次提出并命名可逆性后部白质脑病综合征（reversible posterior leukoencephalopathy syndrome），其是临床神经影像学病名，随着影像学（尤其是磁共振技术）的发展，对该综合征的认识逐渐清晰，Casey 等于 2000 年提出可逆性后部白质脑综合征的概念。2008 年 Hinchey 对该疾病进行了进一步阐释，提出其影像学表现是大脑后部白质区域对称性病变，尤其是双侧顶枕叶，少见部位包括额叶、脑干、小脑、基底节，灰质也可累及，以血管源性水肿为主，影像表现与临床症状表现不一致，病程可逆，该病并非原发性疾病，而是一组继发性临床综合征，急性或亚急性起病，表现有头痛、惊厥、视觉障碍、意识障碍、精神异常和智力障碍等，其最常见的病因是高血压及各种原因导致的高血压脑病，如急、慢性肾功能不全、肾病综合征、肾动脉狭窄、妊娠期及产褥期子痫等疾病，免疫抑制剂、细胞毒性药物、抗癌治疗（包括放疗和化疗）等；其他可能的病因还有胶原血管性疾病（如未分化结缔组织病、急性间歇性卟啉病、过敏性紫癜、SLE、结节性多发性动脉炎、颈动脉内膜剥脱术后等）。本病的临床表现为急性或亚急性起病，最常见的神经系统症状为头痛、癫痫发作、意识障碍、视觉异常（视力下降最多见）四联症。在影像学上的表现尤其具有特征性，MRI 是诊断本病的首选手段，典型病例可见两大脑半球后部顶、枕叶皮质下弥漫性脑水肿，呈对称或不对称的 T_2WI 高信号，T_1WI 低信号，FLAIR 亦呈明显的高信号，磁共振弥散成像呈现等或低信号改变，表观弥散系数值高于正常脑白质。病灶主要累及白质，但也可影响灰质，甚至有时灰质可以广泛受累。发病机制可能是血压急剧升高造成脑的高灌注状态，使液体大分子渗入间质内形成血管源性水肿。脑后部交感神经稀少，易受高灌注压影响，因此本病病灶多位于脑后部白质区。不典型病例也可累及额、颞叶、脑干、小脑和基底节区，但一般不累及中线旁枕叶及距状裂皮层。PRES 最显著的特征就是若经及时诊治，其症状、体征及影像学异常会在短期内迅速逆转，大部分患者可完全恢复。近年来，随着 MRI、FLAIR、磁共振弥散成像等神经影像技术的不断进步，有关可逆性后部白质脑病综合征的报道日益增多，也逐渐受到临床医师的认识和重视。本组 3 例均为 SLE 并发可逆性后部白质脑病综合征，患者均在原有疾病已经控制或基本稳定的情况下突然起病，有不同程度的高血压，可伴随头痛、头晕等症状，随即出现意识障碍，抽搐发作，及经有效降压、止痉等治疗后，短期内临床症状消失，影像学检查恢复正常，临床经过完全符合可逆性后部白质脑病综合征特征，与文献报道一致。

但不同患者的临床表现之间也有所区别。例 2 的表现比较典型，在此不进行赘述；例 3 在治疗前后的影像学表现接近典型可逆性后部白质脑病综合征，但该患者在病程的急性期，血压的升高并不是很明显，那么本例患者此次病情是单纯可逆性后部白质脑病综合征，还是疾病本身所致的神经精神性狼疮，两种病变之间是否有一定的联系？为此进一步检索文献发现，SLE病情活动也可引起可逆性后部白质脑病综合征（PRES），可能有免疫因素的参与。例4血中环孢素的浓度升高，停用环孢素后症状很快缓解，高度提示其发病与免疫抑制剂的使用有关，该药诱发本病的发生机制可能与患者血脑屏障功能障碍有关。部分患者存在肝功能异常或低胆固醇血症，因此有学者认为，肝功能异常或低胆固醇血症可能导致环孢素代谢异常，致使游离型环孢素浓度增高，导致脑损害，从而诱发本病。且该例患者复查头颅MRI，虽然病灶部位的水肿基本消失，但出现了枕叶亚急性期出血病灶，文献报道此为可逆性后部白质脑病综合征的非典型表现，其病理机制尚不清楚，但与高血压、高灌注或血管病变导致缺血有关。不同出血模式包括大的局部血肿、蛛网膜下腔出血或多个微小病灶出血已经确定。

SLE并发PRES常为多因素的共同作用，特别是当狼疮肾炎高度活动，同时使用环磷酰胺、硫唑嘌呤、环孢素等免疫抑制剂时，更易发生。研究表明，SLE患者出现PRES的机制目前认为有以下三个方面：①快速血压升高超过了脑血流量的自动调节能力，导致脑血管舒张和血管源性水肿。高血压是导致SLE合并PRES的病因之一，但高血压的程度与PRES严重程度没有相关性；②免疫抑制剂可能损伤血管内皮，导致血浆从毛细血管壁渗出，引起血管源性水肿；③SLE患者自身抗体以及免疫复合物引起血脑屏障损伤也是导致PRES的原因，这也许可以解释为什么部分患者没有应用免疫抑制剂及糖皮质激素，仅血压轻度升高也可发生PRES，因此，分清引起PRES的原因，对治疗有至关重要的作用。如果PRES是由SLE高度活动引起的，需要加强激素免疫抑制剂的治疗或合并鞘内注射治疗；如果PRES是由药物引起的，需停用可疑药物。

启示与思考

SLE突发高血压、肾功能不全，或接受大剂量激素、免疫抑制剂治疗中、后的患者突然出现神经系统异常表现时，一定要考虑到可逆性后部白质脑病综合征的可能。头颅MRI是诊断本病的首选检查方法。SLE并发PRES时，分清引起PRES的原因，及时治疗。避免应用可能诱发SLE的药物，如肼屈嗪、卡马西平和苯妥英钠等，若延误处理，可产生神经系统后遗症，需要广大风湿科医师提高警惕。

（撰稿人 杨艳丽 校稿人 马 丹 侯睿宏）

参考文献

[1] 季丽娜，曹力，陈大坤，等．儿童可逆性后部脑病综合征 2 例报告并文献复习．临床儿科杂志，2010，28（2）：168-170．

[2] 王立，陈华，钱敏，等．系统性红斑狼疮合并颅内静脉窦血栓的临床特点．中华临床免疫和变态反应杂志，2014，8（2）：113-118．

[3] 蒲伟，余晖，方旭明，等．系统性红斑狼疮伴可逆性后部脑病综合征的临床和 MRI 特征．中华神经科杂志，2015，48（9）：753-756．

[4] 高娜，李梦涛，王卓龙，等．系统性红斑狼疮并发蛛网膜下腔出血的临床特点．中华临床免疫和变态反应杂志，2013，7（2）：146-150．

[5] 马明圣，宋红梅，王长燕，等．儿童系统性红斑狼疮合并脑后部可逆性脑病综合征 4 例并文献复习．中国循证儿科杂志，2016，11（1）：56-60．

[6] 苏金梅，陈华，王迁，等．狼疮合并可逆性后部白质脑病综合征的病因分析．中华医学杂志，2010，90（21）：1497-499．

[7] 刘洋，张莉芸，张改连，等．系统性红斑狼疮可逆性后部脑病综合征三例．中华临床免疫和变态反应杂志，2016，10（4）：427-431．

[8] Demirel I，Kavak BS，Özer AB，et al．An intensive care approach to posterior reversible encephalopathy syndrome（PRES）：An analysis of 7 cases．J turk ger gynecol assoc，2014，15（4）：217-221．

[9] Iwama M，Takahashi H，Takagi R，et al．Permanent bilateral cortical blindness due to reversible posterior leukoencephalopathy syndrome．J nippon med sch，2011，78（3）：184-188．

[10] Mankad K，Hoey E，Yap KS．Reversible leukoencephalopathy syndrome．Am J Emerg Med，2010，28（3）：386．

[11] Wagner SJ，Acquah LA，Lindell EP，et al．Posterior reversible encephalopathy syndrome and eclampsia：pressing the case for more aggressive blood pressure control．Mayo clin Proc，2011，86（9）：851-856．

[12] Tari Capone F，Candela S，Bozzao A，et al．A new case of brainstem variant of posterior reversible encephalopathy syndrome：clinical and radiological features．Neurol cience，2015，36（7）：1263-1265．

[13] Roth C，Ferbert A．Posterior reversible encephalopathy syndrome：long-term follow-up．J Neurol Neuro surg Psychiatry，2010，81（7）：773-777．

[14] Li R，Mitchell P，Dowling R，et al．Is hypertertsionpredictive of clinical recur rence in posterior reversible ercephalopathy syndrome？ J Din

Neuroci，2013，20（2）：248-252.

[15] Fugate JE，Claassen DO，Cloft HJ，et al．Posteriorreversible encephalopathy syndrome：associated clinical and radiologic findings．Mayo Clin Proc，2010，85（5）：427-432.

[16] Barber CE，Leclerc R，Gladman DD，et al．Posterior reversible encephalopathy syndrome：an emerging disease manifestation in systemic lupus erythematosus．Semin Athritis Rheum，2011，41（3）：353-363.

四、系统性红斑狼疮合并血液系统受累

（一）系统性红斑狼疮合并获得性血友病

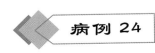

病例 24

　　患者女性，32 岁，主因"间断多关节疼痛 8 年，皮肤瘀斑半个月"于 2013 年 4 月 10 日入院。现病史：患者于 2005 年无诱因出现多关节肿痛，先后累及双腕、双手掌指、近端指间关节，伴晨僵，自行口服消炎镇痛药，上述症状缓解。2017 年底患者出现双下肢水肿，尿中泡沫增多，就诊于外院，红细胞沉降率（ESR）59 mm/h，C 反应蛋白（CRP）34 mg/L，24 小时尿蛋白定量 4.06 g，C3 0.49 g/L，抗核抗体（ANA）、抗 ds-DNA 抗体、抗 Sm 抗体（+），诊断为系统性红斑狼疮，狼疮肾炎，2008 年 2 月开始口服泼尼松 60 mg/d，每个月减 5 mg，减至 10 mg/d 维持，羟氯喹片 0.2 g/d，异环磷酰胺 1.0 g/m² 静脉滴注治疗，未再出现关节肿痛，仍间断有蛋白尿，24 小时尿蛋白波动在 1 ~ 3 g，血清白蛋白波动在 25 ~ 30 g/L。2012 年患者逐渐出现口干、眼干、牙齿块状脱落，未重视。2013 年 4 月 10 日因多关节疼痛加重、皮肤瘀斑、经期延长入住我科。病程中，无口腔溃疡、脱发、光过敏，无双手雷诺现象，无腮腺肿痛。既往史、个人史、婚育史无特殊。入院查体：生命体征正常，四肢散在皮肤瘀斑，毛发稀疏，口腔无溃疡，咽部轻度充血，心、肺、腹无异常体征，右腕关节及右手背肿胀，压痛（+），活动受限，双膝关节压痛（+），浮髌试验（−），双下肢无明显水肿，膝腱反射、肱二头肌腱反射（++），双侧巴宾斯基征（−）。

辅助检查

　　血常规：白细胞计数（WBC）3.3×10^9/L，血红蛋白（Hb）93 g/L，血小板计数（PLT）253×10^9/L；尿常规：尿蛋白（++），24 小时尿蛋白定量 2.1 g；红细胞沉降率（ESR）48 mm/h；C 反应蛋白（CRP）20.20 mg/L；C3 0.22 g/L，C4 0.03 g/L；肝功能：白蛋白（ALB）28.9 g/L；肾功能：血尿素氮（BUN）7.1 mmol/L，血肌酐（Cr）127.8 μmol/L，凝血：部分活化凝血酶原时间（APTT）108 s，D- 二聚体

510 μg/L，余大致正常。抗核抗体（ANA）1∶1280（核膜型＋颗粒型），抗 ENAs 抗体：抗核小体、抗 U1-nRNP 抗体、抗 SSB 抗体、抗 SSA 抗体、抗 Ro-52 抗体均（＋），抗 ds-DNA 1∶100，ACL、抗 β₂ 糖蛋白抗体、狼疮抗凝物（LA）均（－），抗 U1-snRNP 抗体、抗 Ku 抗体（＋），P-ANCA 1∶40，唾液基础流率 0.06 ml/min，刺激后 1.5 ml/min；泪液分泌试验：左 0 mm/5 min、右 0 mm/5 min；泪膜破裂试验：左 4 秒，右 3 秒。角膜染色：左右均（－）。胸部正侧位片、腹部超声未见明显异常。胸部 CT：未见明显异常。

入院诊断

系统性红斑狼疮，狼疮肾炎，慢性肾功能不全，干燥综合征。

治疗及转归

患者入院行 SLEDAI 评分 10 分，疾病中度活动，给予泼尼松片 60 mg qd、羟氯喹（HCQ）0.2 g bid、环磷酰胺（CTX）0.4 g qw 静脉输注，患者关节肿痛明显减轻，但仍有新发皮肤瘀斑，患者多次复查部分活化凝血酶原时间（APTT）明显高于正常（波动在 90 ～ 120 s），且于入院后 15 天出现咳嗽、咯血，咳粉红色痰，2 天内血红蛋白急剧下降至 74 g/L，复查胸部 CT（图 2-4-1）示：左下肺实变影，右下肺沿支气管血管束分布斑片影，考虑肺泡出血，查凝血因子Ⅷ促凝活性（FⅧ∶C，0.8%）减低，凝血因子Ⅷ抑制物滴度 28 BU/ml（Bethesda 法），补充诊断：获得性血友病，肺泡出血，肺部感染。治疗上给予甲泼尼龙琥珀酸钠 1 g/d×3 d，序贯为 80 mg/d×7 d，泼尼松片 60 mg qd，丙种球蛋白 20 g/d×5 d、羟氯喹（HCQ）0.2 g bid、冷沉淀补充凝血因子等治疗，患者咳嗽、咳痰、咯血消失，1 周后部分活化凝血酶原时间（APTT）降至正常，出院后给予泼尼松 60 mg qd（每 2 周减 1 片，至 10 mg qd 维持）、HCQ 0.2 g bid、吗替麦考酚酯胶囊 0.75 g qd 及环磷酰胺 0.4 g/2 w 等治疗。

2013 年 5 月 5 日复查 CT，左下肺实变及右肺渗出影较前明显吸收（图 2-4-2）。随访 2 年，患者病情平稳，部分活化凝血酶原时间（APTT）波动在 30 ～ 60 s。

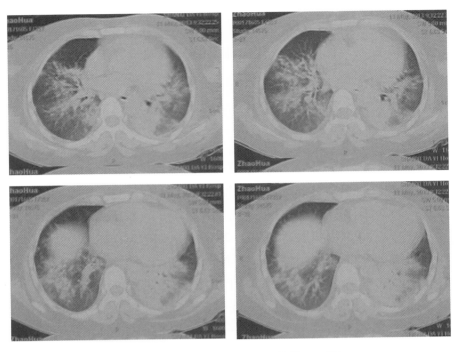

图 2-4-1　2013 年 4 月 25 日胸部 HRCT

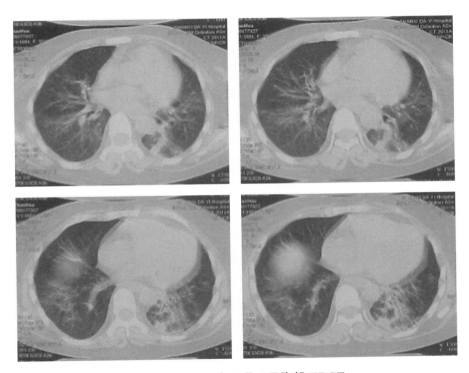

图 2-4-2　2013 年 5 月 5 日胸部 HRCT

出院诊断

系统性红斑狼疮，获得性血友病，肺泡出血，狼疮肾炎，慢性肾功能不全，干燥综合征，肺部感染。

病例分析

患者为青年女性，病史8年，多系统受累及多种自身抗体阳性，根据1997年ACR关于系统性红斑狼疮分类标准，患者符合其中4条（关节炎、蛋白尿、抗核抗体及抗ds-DNA抗体阳性），诊断系统性红斑狼疮、狼疮肾炎明确。2012年始出现口干、眼干、牙齿块状脱落，根据2016年ACR/EULAR关于干燥综合征的分类标准，患者抗SSA抗体阳性，基础唾液流率低于0.1 ml/min，双眼Schirmer试验＜5 mm/5 min，评分5分，诊断"干燥综合征"明确。

该患者此次主因皮肤瘀斑入院，入院检查部分活化凝血酶原时间（APTT）明显延长，狼疮抗凝物（LA）阴性，进一步完善凝血因子Ⅷ促凝活性（FⅧ：C，0.8%）减低，凝血因子Ⅷ抑制物阳性（滴度28 BU/ml），诊断获得性血友病明确。获得性血友病在临床上罕见，发病率每年约为1/1 000 000，其中40%～50%的患者发病与自身免疫性疾病、妊娠、恶性肿瘤以及某些药物的使用有关。发病机制是体内产生抗凝血因子Ⅷ（FⅧ）的自身抗体，中和体内凝血因子Ⅷ，导致内源性凝血途径受抑，部分活化凝血酶原时间（APTT）延长。我们报道1例SLE合并获得性血友病患者。经积极治疗，患者临床及实验室指标明显改善。随访2年余，患者病情稳定。

出血是获得性血友病患者最常见的临床表现。而且，部分患者在发病时无明显的狼疮活动表现。患者可表现为皮肤黏膜、软组织出血，如皮肤瘀斑、牙龈出血，深部肌肉内出血导致的局部血肿等，内脏出血可导致腹痛、血尿、呕血、黑便等症状。出血严重的患者可出现休克。但是，SLE患者可因血小板异常而表现为皮肤黏膜的瘀点、瘀斑以及牙龈出血等，故此类患者出现上述症状往往容易被忽视；同时，SLE患者因多合并有免疫性贫血，即使出现严重贫血，有时也很难想到出血的可能。因此，SLE合并获得性血友病很容易被漏诊，从而失去最佳治疗时机，待出现威胁生命的大出血已为时已晚。皮肤等表浅部位，以及与外界相通的部位的出血，如鼻出血、月经过多引起的子宫出血，在临床上容易观察到，而较深部位的内脏出血（如胆囊出血），则往往容易误诊。本例患者此次入院主诉为经期延长、皮肤瘀斑、多关节疼痛，体格检查可见四肢散在皮肤瘀斑，口腔内无血泡，入院化验轻度贫血，凝血示：部分活化凝血酶原时间（APTT）明显延长，血浆凝血酶原时间（PT）、凝血酶时间（TT）正常，妇科超声未见异常，进一步检查，发现血浆凝血因子Ⅷ促凝活性降低，凝血因子Ⅷ抑制物滴度升高，治疗过程中出现肺泡出血，故诊断为获得性血友病，后经冷沉淀、丙种球蛋白、大剂量激素冲击等治疗，患者APTT缩短至正常，皮肤瘀斑、经期延长好转，肺泡出血消失。因此，对SLE患者出现的皮肤、阴道及肺泡出血，APTT明显延长的患者，如果狼疮抗凝物（LA）阴性，一定要考虑有无SLE合并获得性血友病的可能。

启示与思考

SLE合并血友病在临床上应引起高度的重视，需积极治疗，以免重要脏器出血危及生命。获得性血友病A患者的预后大多良好，特别是FⅧ抗体滴度较低者，常可自愈。

（撰稿人　杨艳丽　校稿人　梁美娥　刘素苗）

参考文献

[1] 刘冬舟，尹培达，谭艳红，等．系统性红斑狼疮合并获得性血友病A一例并文献复习．中华风湿病学杂志，2006，10（7）：425-428.

[2] Onishi S, Hojo N, Sakai I, el al. Rupture of the gallbladder in a patient with acquired factor Ⅷ inhibitors and systemic lupus erythematosus. Intem Med, 2004, 43（11）：1073-1077.

（二）系统性红斑狼疮合并继发性骨髓纤维化

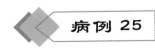
病例 25

患者男性，81岁，主因"全身乏力伴食欲缺乏8个月余，咳嗽气短5个月，加重1周"于2018年8月9日入院。2017年12月出现全身乏力、食欲下降，无恶心、呕吐、腹痛、腹泻，无发热、盗汗、咯血，无牙龈出血、鼻出血、黑便、血尿，就诊于某中医院，行胃镜检查示"慢性非萎缩性胃炎"，未予特殊治疗，乏力、食欲下降逐渐加重。2018 年 3 月出现咳嗽、咳痰、气短，痰色黄，不易咳出，行针灸、口服中药（具体不详）治疗，上诉症状未缓解。后行心电图、心脏超声检查，未见明显异常，胸部 CT 示双肺支气管炎伴肺气肿、肺大疱形成，予止咳对症治疗，上诉症状仍无明显缓解。近 1 周乏力加重，食欲下降，稍事活动即感气短明显，为进一步诊治就诊。患者自发病以来，精神、食欲、睡眠差，小便正常，大便 3 ~ 4 次 / 日，近 8 个月体重减轻约 15 kg。体格检查：口唇、眼睑结膜略苍白，皮肤、黏膜无皮疹及出血点，浅表淋巴结未触及肿大。双肺呼吸音弱，未闻及明显干湿性啰音。心、腹部及关节无异常体征。双下肢无水肿。

辅 助 检 查

血常规：白细胞计数（WBC）1.50×10^9/L，中性粒细胞计数（NEU）0.99×10^9/L，红细胞计数（RBC）2.42×10^{12}/L，血红蛋白（Hb）76 g/L，血小板计数（PLT）30×10^9/L。肝功能：丙氨酸氨基转移酶（ALT）43.7 U/L，门冬氨酸氨基转移酶（AST）120.4 U/L，碱性磷酸酶（ALP）137.0 U/L，γ- 谷氨酰转肽酶（γ-GT）240.2 U/L，总蛋白（TP）56.7 g/L，白蛋白（ALB）24.3 g/L，白蛋白 / 球蛋白（A/G）0.75。尿、便常规、肾功能、电解质、血脂、凝血、脑利尿钠肽、血气分析、降钙素原均正常。红细胞沉降率（ESR）70 mm/h，C 反应蛋白（CRP）< 2.50 mg/L，IgG 19.83 g/L，C3 0.08 g/L，C4 0.01 g/L。贫血系列：网织红细胞计数 1.26%，铁蛋白 847.8 ng/ml，叶酸 18.54 ng/ml，维生素 B_{12} 369 pg/ml，促红细胞生成素（EPO）19.74 mU/ml。溶血检查阴性。24 小时尿蛋白定量 0.45g。自身抗体：抗核抗体（ANA）（+）1 : 160 颗粒型，抗核小体（+），抗 ds-DNA 抗体（+），抗 Sm 抗体（+），抗 Histones 抗体（+），抗 Ul-SnRNP 抗体（+），抗 Sc1-70 抗体（+），抗 ds-DNA 抗体（+）1 : 20，抗组蛋白抗体 327.34 RU/ml，抗核小体抗体 247.15 RU/ml。p-ANCA、c-ANCA、抗 MPO 抗体、抗 PR3 抗体、抗线粒体抗体、抗线粒体亚型、抗平滑肌抗体、AMA-M2、抗 Sp100 抗体、抗 LKM1 抗体、抗 gp210 抗体、抗 Lc1 抗体、抗 SLA 抗体均为阴性。骨髓活检：HE 及 PAS 染色提示骨髓染色大致正常（30% ~ 40%）；粒红比例大致正常，粒系各阶段细胞可见，以中幼粒细胞及以下阶段为主，红系各阶段细胞可见，以中晚幼细胞为主，巨核细胞数量大致正常，少量淋巴细胞及浆细胞散在分部，纤维组织增生，网状纤维染色（MF-2 级）；骨髓 *MPL*、*JAK2*、*BCR-ABL* 基因检测均阴性，免疫组化检查未见异常。血培养、痰培养未见需氧及厌氧菌生长。肺炎支原体抗体、结核抗体、甲、丙、戊肝炎抗体、乙肝五项、HIV 抗体、梅毒螺旋体抗体均为阴性。肿瘤标志物：CA199 59.1 U/ml 余正常。胸部 CT：双肺支气管炎；肺气

肿伴肺大疱形成；双侧胸腔积液，双肺下叶炎性改变；右侧心膈角区、纵隔内见淋巴结影。心脏超声：主动脉硬化，主动脉瓣退行性变，射血分数67%。腹部超声未见明显异常。

诊断

系统性红斑狼疮，骨髓纤维化。

治疗及转归

予甲泼尼龙琥珀酸钠 20 mg/d×5 d 静脉滴注，甲泼尼龙片 48 mg/d、环孢素 50 mg bid 口服治疗原发病，人免疫球蛋白 10 g/d×5 d、白蛋白（ALB）10 g/d×5 d 静脉滴注，粒细胞集落刺激因子 150 μg/d×3 d 皮下注射，予成分输血、补钙、保护胃黏膜、保肝、止咳化痰、降压等治疗。患者咳嗽气短、食欲下降症状缓解，乏力略有缓解。复查血常规：白细胞计数（WBC）$1.4×10^9$/L，中性粒细胞计数（NEU）$0.98×10^9$/L，红细胞计数（RBC）$2.17×10^{12}$/L，血红蛋白（Hb）76 g/L，血小板计数（PLT）$30×10^9$/L。肝酶转至正常。随访 2 个月，患者白细胞、血小板升至正常范围，血红蛋白呈逐渐上升趋势（白细胞计数 $3.1×10^9$/L，血红蛋白 85 g/L，血小板计数 $102×10^9$/L）。

病例分析

患者老年男性，慢性病史，贫血、白细胞减少、血小板减少、多浆膜腔积液、多种自身抗体阳性、补体下降，根据 2017 年 EULAR/ACR SLE 新分类标准，该患者积分为 18 分，诊断系统性红斑狼疮明确。系统性红斑狼疮（systemic lupus erythematosus，SLE）是自身免疫介导的，以免疫性炎症为突出表现的弥漫性结缔组织病。血清中出现以抗核抗体为代表的多种自身抗体和多系统受累是 SLE 的两个主要临床特征。血液系统是 SLE 患者最常受累的系统之一，常表现为外周血细胞减少。然而，血细胞减少和骨髓异常的发生和相关性尚不清楚。SLE 患者骨髓异常表现依次为低增生性骨髓、浆细胞增生症、噬血现象、纯红细胞再生障碍、再生障碍性贫血和骨髓纤维化（MF）。SLE 患者处于疾病活动期、补体水平低以及抗 ds-DNA 抗体阳性者，更容易出现骨髓纤维化。SLE 继发 MF 是血细胞减少的原因之一，同时可能导致其对治疗反应延迟。该患者本次入院检查全血细胞减少，结合骨髓涂片结果诊断骨髓纤维化成立。

MF 是指骨髓造血组织被纤维组织代替，以致影响造血功能所产生的病理状态。这种表现可出现在原发性骨髓增生性疾病中，也可能是各种恶性疾病、内分泌或免疫炎症状态的表现。SLE 合并骨髓纤维化发病机制尚不明确，骨髓作为 SLE 患者受累靶器官之一，可能是由血浆细胞蛋白生成与蛋白分解之间的平衡失调所致。SLE 患者的循环免疫复合物和自身抗体作用于巨核细胞 FC- 受体，释放生长因子、血小板源性生长因子和转化生长因子 -β，能够诱导胶原产生，导致骨髓纤维化。SLE 继发骨髓纤维化患者的临床表现以进行性贫血或血小板减少多见，其次为脾大。

自身免疫性疾病患者较少出现骨髓纤维化，目前报道的大多数病例与系统性红斑狼疮有关，而且以女性患者多见。男性 SLE 的临床表现明显有别于女性，但实验室检查特别是免疫学检查结果则差别不大。男性 SLE 肾、肝脏、中枢神经系统及呼吸系统损害均较女性常见且严重。男性 SLE 蝶形红斑、光敏感、脱发、雷诺现象均较女性少见，不典型皮疹多见于女性，而这些症状能早期提示 SLE，这也是造成男性 SLE 误诊率高的原因。男性 SLE 的血小板减少发生率明显高于女性患者，其症状改善时间也比女性长。老年 SLE 患者浆膜炎、肾、肺、心脏、血液系统、肌肉痛和神经损害发生率均显著高于中青年；老年患者抗 ds-DNA 抗体阳性、C 反应蛋白升高、红细胞沉降率升高、尿蛋白阳性发生率均显著低于中青年。

SLE 继发 MF 的首选治疗方法是糖皮质激素治疗。经过糖皮质激素治疗后，患者的 MF 也得到了部分或完全缓解，骨髓活检示外周血细胞得到恢复。病情重者可选择人免疫球蛋白联合治疗，免疫抑制剂可选择长春新碱、硫唑嘌呤、环孢素。2012 年，美国食品药品监督管理局批准芦可替尼（ruxolitinib）用于治疗骨髓纤维化。但是，芦可替尼尚未用于系统性红斑狼疮合并继发性骨髓纤维化的治疗，可能是由于无论是 JAK 序列还是 JAK/STAT 信号在 SLE 继发 MF 患者中均未被检测到。

该患者老年男性，起病隐匿，以乏力、食欲下降为主要表现，对症治疗后无明显缓解，无颜面皮疹、光过敏、口腔溃疡等皮肤黏膜症状，无肾受累，血液系统受累为主，骨髓象提示骨髓纤维化（MF-2 级），多种自身抗体阳性，补体下降，诊断 SLE 明确，糖皮质激素联合人免疫球蛋白、免疫抑制剂环孢素以及对症治疗，乏力、食欲下降缓解，随访 2 个月，白细胞、血小板升至正常范围，血红蛋白呈逐渐上升趋势。

启示与思考

该患病例提示临床医生，对于 SLE 患者发生全血细胞减少，骨髓活检必不可少。骨髓异常在 SLE 患者中很常见，而骨髓纤维化较为少见，一般经过对原发病进行积极治疗，血细胞异常可得到改善。老年系统性红斑狼疮患者，特别是男性患者，起病隐匿，临床症状不典型、脏器损害严重，容易漏诊和误诊，应该引起重视。

（撰稿人　高文琴　校稿人　马　丹　高晋芳）

参考文献

[1] 中华医学会风湿病学分会．系统性红斑狼疮诊断与治疗指南．中华风湿病学杂志，2012，16：9-13.

[2] 毛绍园．系统性红斑狼疮患者血液系统受累特点及临床意义．南昌大学，2017.

[3] 黄艳，孙嘉峰，杨佳，等．继发性与原发性骨髓纤维化骨髓组织形态学观察及临床意义．山西医科大学学报，2012，43（6）：453-455.

[4] 赵臻怡．系统性红斑狼疮合并骨髓纤维化1例并文献复习．世界最新医学信息文摘，2015，15（27）：247-248.

[5] Wanitpongpun C，Teawtrakul N，Mahakkanukrauh A，et al．Bone marrow abnormalities in systemic lupus erythematosus with peripheral cytopenia．Clin Exp Rheumatol，2012，30（6）：825-829.

[6] Üsküdar cansu D，Üsküdar Teke H，işiksoy S，et al．Int J Rheum dis．Bone marrow as a target organ of systemic lupus erythematosus：analysis of cases with myelofibross．International Journal of Rheumatic Diseases，2018，21（5）：1049-1059.

[7] Fayyaz A，Igoe A，Kurien BT，et al．Haematological manifestations of lupus．Lupus Science & Medicine，2015，2：e000078.

[8] Pundole X，Konoplev S，Hlaing T，et al．Autoimmune myelofibrosis and systemic lupus erythematosus in a middle-aged male presenting only with severe anemia．Medicine（baltimore），2015，94（19）：e741.

[9] Del Porto F，Tatarelli C，Napoli AD，et al．Systemic lupus erythematosus and myelofifibrosis：A case report and revision of literature．Leukemia research reports，2018，9（0）：58-64.

（三）结缔组织病合并获得性血友病

　　结缔组织病（connective tissue disease，CTD）是获得性血友病（AH）最常见的病因之一，临床常见于类风湿关节炎（RA）、系统性红斑狼疮（SLE）、干燥综合征（SS）、抗磷脂综合征（APS）等疾病。获得性凝血因子抑制物是与凝血因子结合并中和其活性或加速其清除的抗体。发生于遗传性凝血因子缺乏症患者的抑制物是"同种抗体"，发生于既往凝血因子活性/功能正常的患者的抑制物是"自身抗体"。这些自身抗体中以针对凝血因子Ⅷ（FⅧ）的自身抗体发生率最高，称为获得性血友病（acquired hemophilia，AH）。AH临床非常少见，往往发病突然，出血多为重度出血，如不能及时诊治，可危及生命。目前的国内报道多以个案为主，如果诊断不及时或者处理不恰当，AH的病死率很高。本研究对我院近4年的8例AH病例资料进行回顾性总结，探讨AH的临床特点和治疗方法，以期早期诊断和提高治疗效果。

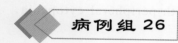

病例组 26

　　对2012年4月至2018年8月在山西省某医院风湿免疫科确诊为AH的患者的临床资料进行回顾性分析。其中系统性红斑狼疮（SLE）5例，类风湿关节炎（RA）1例，干燥综合征（SS）2例。

　　诊断方法：① SLE分类标准：参照2009年美国风湿病学会（ACR）修订的SLE分类诊断标准；② RA分类标准：参照1987年ACR修订的分类标准；③ SS分类标准：参照2002年PSS国际分类标准；④ APS的诊断标准：符合2006年悉尼国际APS会议修订的分类标准；⑤ AH的诊断标准：确诊为AHA的患者均满足以下3条标准。a. 无家族出血性疾病史和既往无出血性疾病史；b. 有出血倾向，孤立性活化部分凝血活酶时间（activated partial thromboplastin time，APTT）延长，1：1血浆不能完全纠正；c. 参照文献的标准，抗凝血因子Ⅷ（FⅧ）抑制物检测结果阳性。

结果

　　本组8例患者中7例为女性，1例为男性，男女比例为1：7。年龄波动在

15 ~ 61 岁，平均年龄 38.25 岁。既往均无出血疾病史或家族出血史。AH 表现：5 例 SLE 患者中出现弥漫性肺泡出血 1 例，阴道出血 1 例，4 例患者有不同程度的皮肤瘀斑，并发狼疮肾炎者 2 例，肺部间质病变者 1 例，肺动脉高压者 2 例（肺动脉压分别为 48 mmHg 和 56 mmHg），并发抗磷脂综合征者 3 例，并发肝脾大者 1 例。2 例 SS 患者中肉眼血尿 1 例，并发原发性胆汁性胆管炎者 1 例。1 例 RA 患者出现牙龈出血。

自出现症状到明确诊断的时间为 1 个月至 4 年。1 ~ 3 个月内确诊者 4 例，4 ~ 6 个月内确诊者 3 例，仅有 1 例 SS 在 4 年左右确诊。平均病程 9.75 个月。

辅 助 检 查

8 例患者部分活化凝血酶原时间（APTT）为 60.3 ~ 122 s，平均值 83.49 s，较正常的 25.1 ~ 36.5 s 延长 1.7 ~ 3.1 倍；F Ⅷ：C 为 9.2% ~ 21%，较正常值明显降低，而凝血因子Ⅷ抑制物滴度升高达 7.6 ~ 56 BU/ml（Bethesda 法），较正常值明显降低。其中 2 例患者 F Ⅷ：C 降低的同时伴凝血因子Ⅹ活性、凝血因子Ⅺ不同程度减低；8 例患者中，7 例患者红细胞沉降率高于正常，波动在 48 ~ 90 mm/h，5 例 C 反应蛋白（CRP）高于正常，波动在 40 ~ 182 mg/L，6 例患者有不同程度贫血，3 例患者狼疮抗凝物、抗心磷脂抗体反应均呈阳性，2 例患者出现血小板减少，2 例患者凝血酶原时间（prothrombin time，PT）轻度延长，1 例蔗糖溶血实验阳性。

治疗及预后

5 例 SLE 患者，病情均处于活动期，SLEDAI 评分波动在 9 ~ 20 分，均给予足量糖皮质激素，即相当于醋酸泼尼松片 1 mg/（kg·d），同时联合免疫抑制剂（来氟米特片、吗替麦考酚酯胶囊、环磷酰胺等）治疗，其中有 3 例患者采用甲泼尼龙冲击治疗，即 1 g/d，连续静脉滴注 3 天，3 例接受人免疫球蛋白静脉滴注，按每公斤体重 0.4 g/d，连续给予 3 ~ 5 天。为了纠正凝血异常，3 例患者接受新鲜冰冻血浆治疗，1 例患者接受洗涤红细胞治疗，1 例患者接受冷沉淀治疗。经过以上治疗后，4 例患者出血和部分活化凝血酶原时间（APTT）延长症状明显改善，复查 F Ⅷ：C 活性均不同程度升高，1 例 AH 患者治疗后症状无改善，8 周后加用利妥昔单抗治疗，12 周时 APTT 降至正常，复查 F Ⅷ：C 活性明显升高。1 例患者随访过程中发生出血性脑梗死，后因多脏器衰竭死亡。

2 例 SS 患者，其中 1 例病情较轻，仅有口干、眼干、牙齿块状脱落，无皮肤黏膜及脏器出血症状，给予小剂量糖皮质激素、羟氯喹片及白芍总苷胶囊等治疗，后门诊规律随访，APTT 无明显变化，无出血症状。另外 1 例 SS 患者合并肺间质病变、肉眼血尿，给予足量激素（按每公斤体重 1 mg/d）、吗替麦考酚酯胶囊、环磷酰胺片等治疗，4 周后患者肉眼血尿消失，部分活化凝血酶原时间（APTT）降至正常。

1 例 RA 患者仅有关节症状及轻微牙龈出血，给予小剂量糖皮质激素、来氟米特片联合环磷酰胺治疗，随访 5 个月，患者部分活化凝血酶原时间（APTT）无明显变化，无出血症状。8 例患者相关临床资料见表 2-4-1。

表2-4-1　8例CTD并发AH患者的临床资料

序号	1	2	3	4	5	6	7	8
性别	女	男	女	女	女	女	女	女
年龄	51	61	33	21	54	31	15	41
诊断	SS	SLE、APS、急性脑梗死	SLE	SLE、APS	RA、PBC（肝功能代偿期）	SLE、SS	SLE、APS	SS
首发出血部位	无	无	阴道出血	皮肤瘀斑	牙龈出血	肺泡出血	无	肉眼血尿
首发出血部位治疗前APTT（s）	60.3	79.7	96.4	68.3	86.1	122	81.6	73.5
治疗前 F Ⅷ：C（BU）	17.7	16.2	12.8	17.0	14.8	9.2	16.8	17.2
治疗方案	小剂量泼尼松片、羟氯喹、白芍总苷胶囊	甲泼尼龙冲击＋丙种球蛋白冲击＋CsA、CTX	甲泼尼龙冲击＋丙种球蛋白冲击＋CTX	足量泼尼松片＋来氟米特片、CTX	小剂量糖皮质激素、来氟米特片+CTX	甲泼尼龙冲击＋丙种球蛋白冲击＋CTX	足量泼尼松片＋来氟米特片、CTX	足量剂量泼尼松片＋MMF、CTX
输血制品	无	无	血浆	无	无	血浆＋洗涤红细胞＋冷沉淀	无	血浆
治疗后出血情况	无	无	无	无	无	无	无	无
治疗后APTT（S）	34.8	24.1	28.6	32.4	26.8	28.4	78.8	24.2
治疗后 F Ⅷ：C（BU）	102	132	120	118	120	84	24	112
治疗结果	无效	有效	有效	有效	有效	有效	无效	有效

注：疗效判断标准：F Ⅷ水平正常，不能检测到抑制物（＜1 BU）。MMF：吗替麦考酚酯；F Ⅷ：C：凝血因子Ⅷ活性。

病例分析

AH 是一种自身免疫性疾病，本病的发病率大约为 1.5 人 /（10 万人·年），多继发于恶性肿瘤、自身免疫性疾病、围产期女性等，约半数患者无明显诱因。继发于 CTD 的 AH 由于特异性或非特异性自身抗体形成，与凝血因子Ⅷ形成循环免疫复合物，进而被携带相应 FC 段的细胞清除。这些自身抗体多属 IgG4 亚群，结合于凝血因子Ⅷ的 C2、A2 或 A3 区域。AH 除原发病表现外，出血发生突然，且出血不只是 AH 的重要临床特征，可为自发性，亦可见于创伤或外科手术等。

我科收治的 8 例患者，5 例有不同部位的出血症状，部分活化凝血酶原时间（APTT）明显延长，1∶1 血浆不能完全纠正，FⅧ∶C 活性降低，凝血因子Ⅷ抑制物滴度升高，AH 诊断明确。5 例 SLE 患者有 3 例合并 APS，狼疮抗凝物（LA）均为阳性，2 例有血栓形成，1 例有皮肤黏膜出血。查阅国内外文献，FⅧ的自身抗体和狼疮抗凝物均可导致部分活化凝血酶原时间（APTT）单独延长，且均不能被正常血浆纠正。狼疮抗凝物是非时间依赖性的，延长的 APTT 不能被正常血浆纠正，而补充外源磷脂能缩短或纠正 APTT，进一步通过各种依赖磷脂的试验及稀释的蝰蛇毒试验（DRVVT）等予以证实，有狼疮抗凝物的患者很少出血，血栓表现更多见。FⅧ的自身抗体导致 APTT 延长，亦不能被正常血浆纠正，但是 AH 患者 FⅧ活性明显减低甚至测不出，FⅧ抑制物阳性，临床主要表现为多脏器出血。文献报道，抗 FⅧ的自身抗体和狼疮抗凝物可能出现于同一例患者。我科报道的 3 例 SLE 合并 APS 患者，狼疮抗凝物（LA）经 DRVVT 证实为阳性，2 例有血栓形成，但同时检测 FⅧ活性明显减低，且 FⅧ抑制物阳性，1∶1 血浆不能完全纠正延长的 APTT，考虑 LA 与 FⅧ抑制物同时存在，共同导致了患者 APTT 延长。对于其中有血栓形成的 2 例患者在给予激素、免疫抑制剂的治疗过程中，同时给予了低分子肝素钙注射液及阿司匹林肠溶片抗凝治疗，治疗过程中无出血症状。故临床医师对于 FⅧ抑制物和 LA 同时存在的患者，需权衡血栓及出血风险，AH 出血风险大，病死率高，而 APS 是一种易栓性疾病，少有出血发生，需根据患者具体病情变化选择止血或抗凝治疗。

本文报道的 8 例患者，有 7 例患者病情处于活动期，包括 5 例 SLE、1 例 SS 及 1 例 RA。为了尽快控制病情，改善患者症状，我们均给予了激素、免疫抑制剂治疗，其中 3 例予糖皮质激素及丙种球蛋白冲击治疗，2 例合并血栓形成的患者同时给予抗凝治疗。7 例患者经过 4～8 周治疗后，部分活化凝血酶原时间（APTT）降至正常，FⅧ∶C 升至正常，均治疗有效，随访过程中，1 例 SLE 患者死于出血性脑梗死。1 例 SLE 合并 APS 患者经治疗后无效 4 周后，加用利妥昔单抗治疗 8 周后 APTT 升至正常，随访至今，病情平稳。

继发于 CTD 的 AH 的治疗原则包括控制急性出血、清除或减少 F Ⅷ抗体的产生及治疗基础疾病。在控制出血上，由于抗体对凝血因子Ⅷ呈非完全性抑制，输注凝血因子Ⅷ止血的效果较差。通过补充旁路凝血因子，如凝血酶原复合物（50 ～ 100 μ/kg，1 次 /8 ～ 12 小时）或重组Ⅶ因子（90 ～ 120 μg/kg，1 次 /2 ～ 3 小时）可获得较好的效果，但后者价格昂贵，临床上需根据患者的病情和经济状况酌情选择新鲜冰冻血浆、冷沉淀、凝血因子Ⅷ、重组凝血因子Ⅶ等治疗。CTD 合并 AH 患者清除抗体治疗的疗效往往取决于原发病是否得到有效控制，常用的治疗方法包括糖皮质激素、免疫抑制剂、人免疫球蛋白、血浆置换或免疫吸附等方法。糖皮质激素是该类患者治疗的基础，首选泼尼松，用量为 1 mg/（kg·d），必要时予甲泼尼龙冲击治疗，以后根据情况逐渐减量，临床上单独应用糖皮质激素的疗效较差，需联合应用免疫抑制剂，包括环磷酰胺、环孢素、硫唑嘌呤等。目前泼尼松 1 mg/（kg·d）联合环磷酰胺 1 ～ 2 mg/（kg·d）为常用的治疗方法。有报道称，单用泼尼松的治疗有效率为 30% 左右，而联合应用环磷酰胺后有效率可达 60% ～ 100%。本文报道的 8 例患者均给予了激素、免疫抑制剂治疗，其中 6 例患者给予足量糖皮质激素联合免疫抑制剂治疗，其中甲泼尼龙冲击治疗 3 例，剂量为 1 g/d，连续 3 ～ 5 天，6 例患者治疗 8 周后部分活化凝血酶原时间（APTT）降至正常，有效率为 75%，与文献报道相近。

近年来，利妥昔单抗被广泛用于治疗血液系统肿瘤及难治性自身免疫性疾病。利妥昔单抗是抗 CD20 的人 / 鼠嵌合的单克隆抗体，通过清除 B 细胞达到减少或抑制抗体的生成。目前有关利妥昔单抗治疗 AH 的报道也逐渐增多。Sperr 等回顾性总结了文献中报道的应用利妥昔单抗治疗 AH 的 43 例患者，完全缓解率达 78.6%，达到完全缓解的时间是 8.3 周，2 年后仍有 66% 的患者处于完全缓解状态。在使用利妥昔单抗前，无论是否接受过其他免疫抑制剂的治疗，有效率均无明显差异，在不良反应方面，没有发生明显的机会性感染。D'Arenal 等回顾性分析了来自欧洲获得性血友病数据库（EACH2）注册表的 AH 患者 501 例，数据来自 13 个欧洲国家的 117 个中心，在 482 名（96.2%）出血患者中，自身免疫性疾病占 14.1%，恶性肿瘤占 11.5%，妊娠占 8.9%，药物诱导占 3.3%，55.4% 的患者无明确诱因。其中 160 例患者接受利妥昔单抗治疗，部分单独使用利妥昔单抗治疗，部分联合激素、免疫抑制剂，123 例（77%）患者完全缓解，完全缓解定义为 F Ⅷ水平正常，不能检测到抑制物（< 1 BU）。部分缓解定义为抑制物滴度下降 > 50%，F Ⅷ水平上升 > 25%，并且无进一步出血。在使用剂量上，一般借鉴利妥昔单抗治疗淋巴增生性疾病的方法，采用 375 mg/m^2，每周 1 次，共 4 次。然而，有文献报道，低剂量利妥昔单抗（100 mg/ 次）治疗 AH 亦有效。对利妥昔单抗的反应时间报道不一，从 1 周至 1 年不等。关于利妥昔单抗治疗的安全性，目前无明显的机会性感染的报道。本文报道的 8 例患者，1 例 SLE 合并 APS 患者经治疗后无效，8 周后加用利妥昔单抗治疗 4 周后 F Ⅷ水平升至正常，未出现机会性感染。随访至今，患者仍病情平稳。

启示与思考

CTD 易合并 AH，尤其当患者出现出血症状时应高度警惕并发 AH，以免引起误诊或漏诊而失去最佳治疗时机，部分患者可同时合并 APS、血栓形成，此时，临床医师需鉴别患者出血及血栓风险，根据患者具体病情选择止血或者抗凝治疗。目前对于 CTD 并发 AH 的治疗尚无标准的治疗方案，推荐糖皮质激素联合免疫抑制剂作为基础治疗，部分难治患者可给予利妥昔单抗治疗。积极控制原发病的 AHA 患者预后大多良好。

参考文献

[1] 杨仁池. 获得性血友病 A 诊断与治疗中国专家共识解读. 临床血液学杂志，2014，24（7）：547-549.

[2] 杨艳丽，乔鹏燕，陈昱，等. 结缔组织病合并获得性血友病甲八例临床分析. 中华风湿病学杂志，2019，23（4）：259-262.

[3] Petri M，Orbai AM，Alarcón GS，et al. Derivation and validation of the systemic lupus international collaborating clinics classification criteria for systemic lupus erythematosus. Arthritis rheum，2012，64（8）：2677-2686.

[4] Shetty S，Bhave M，Ghosh K. Acquired hemophilia a：diagnosis，aetiology，clinical spectrum and treatment options. Autoimmun Rev，2011，10（6）：311-316.

[5] Ames PR，Graf M，Archer J，et al. Prolonged activated partial thromboplastin time：difficulties in discriminating coexistent factor Ⅷ inhibitor and lupus Anticoagulant. Clin appl thromb-hem，2015，21（2）：149-154.

[6] D'Arena G，Grandone E，Di Minno MND，et al. The anti-CD20 monoclonal antibody rituximab to treat acquired haemophilia A. Blood transfus，2016，14（2）：255-261.

（四）系统性红斑狼疮合并血栓性血小板减少性紫癜

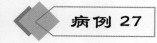

病例 27

患者女性，16 岁，主因"反复面部红斑伴全身水肿 3 年，加重 1 个月"入院。患者 2012 年出现颜面部蝶形红斑，伴全身水肿，就诊于当地某市级医院，诊断系统性红斑狼疮，狼疮肾炎，肾性高血压，予泼尼松片、硫酸羟氯喹、人免疫球蛋白、环磷酰胺（具体用法剂量不详），皮疹消退，全身水肿缓解出院。门诊定期复诊，泼尼松逐渐减停，继续口服原剂量硫酸羟氯喹，静脉滴注环磷酰胺 400 mg，每 3 ～ 4 周 1 次，病情无反复。2014 年初自行停用所有药物，未复查。2015 年 10 月无明显诱因出现全身水肿，尿量减少，伴气短、活动后不能平卧、咳嗽、咳痰，痰中带血，有腹胀，间断腹痛、食欲减退，再次就诊于该院，诊断同前。血常规：红细胞计数（RBC）1.70×10^{12}/L，血红蛋白（Hb）57.3 g/L，血小板计数（PLT）36×10^9/L；肾功能：尿素氮（BUN）23 mmol/L，血肌酐（Cr）213.50 μmol/L，血尿酸 790.00 μmol/L，尿蛋白（++），潜血（+++）。予甲泼尼龙琥珀酸钠 250 mg/d，静脉输注 6 天及对症治疗（具体不详），疗效差，气短无改善，仍有全身水肿，并出现腹部出血点，为求进一步诊治，入住我科。体格检查：血压 153/111 mmHg，呼吸 36 次 / 分，心率 132 次 / 分。神清，可正确对答，重度贫血貌，腹部、臀部可见宽大紫纹，腹壁散在出血点，全身重度凹陷性水肿，颜面部、腹壁及双下肢为著，双肺可闻及散在湿啰音，下肺为著，腹部膨隆，液波震颤阳性，移动性浊音（+）。颈无强直，双侧巴宾斯基征（-）。

辅助检查

2015 年 11 月 2 日血常规示：白细胞计数（WBC）5.9×10^9/L，中性粒细胞百分比（NEU%）70.7%，红细胞计数（RBC）1.57×10^{12}/L，血红蛋白（Hb）54.1 g/L，血小板计数（PLT）29.6×10^9/L，C 反应蛋白（CRP）＜ 2.5 mg/L。尿常规：潜血（+++），蛋白质（+++），尿镜检红细胞满视野，尿镜检白细胞 5 ～ 10 个 /HP。24 小时尿蛋白定量 12 g。红细胞沉降率（ESR）22 mm/h。IgA 0.94 g/L，IgG 3.51 g/L，IgM 1.33 g/L。C3 0.20 g/L，C4 0.06 g/L。凝血试验：D- 二聚体 707 ng/ml，余大致正常。血生化：总蛋白（TP）32.4 g/L，白蛋白（ALB）16.7 g/L，前白蛋白 300.0 mg/L，总胆固醇 6.85 mmol/L，甘油三酯 3.45 mmol/L，尿素 27.2 mmol/L，

血肌酐（Cr）227.7 μmol/L，二氧化碳 19.2 mmol/L，尿酸 809.6 μmol/L，乳酸脱氢酶（LDH）864.0 U/L，α-羟丁酸脱氢酶（α-HBDH）665.0 U/L，余大致正常。降钙素原（PCT）0.45 ng/ml。网织红细胞计数 13.1%，促红细胞生成素（EPO）82.90 mIU/ml↑，酸溶血试验、Coombs' 试验阴性。抗核抗体（ANA）1：320 均质型。抗 ds-DNA 抗体阳性 1：10，AHA 45.08 RU/ml，AnuA 32.36 RU/ml。抗 α-胞衬蛋白抗体、ANCA（－）。血小板相关抗体：PA IgG 32.1%，PA IgA 26.3%，PA IgM 86.3%。心电图示：窦性心动过速，T 波改变。心脏彩超：全心扩大，肺动脉高压（55 mmHg）。腹部彩超：双肾皮质回声增强，皮髓质分界不清。胸部 CT 示：①左肺下叶背段、右肺下叶后、内基底段炎性改变；左肺下叶背段结节影，考虑炎性可能性大；建议动态观察；②左侧斜裂叶间胸膜增厚；双侧胸腔积液；腹腔积液；③心影增大，心腔内密度减低。

入院诊断

系统性红斑狼疮，狼疮肾炎，血液系统受累，心力衰竭，心功能Ⅳ级，肺动脉高压（55 mmHg）。

治疗及转归

入院后予口服甲泼尼龙片 48 mg qd，静脉滴注环磷酰胺 100 mg/w，人免疫球蛋白 25 g/d×5 d，补充白蛋白、利尿、输血、抗凝、降压、扩冠、改善循环等对症治疗。患者足量利尿剂使用下持续少尿状态，全身水肿无改善，血肌酐（Cr）升至 380 μmol/L，气短、不能平卧，肺部听诊可闻及湿性啰音。化验白细胞及中性粒细胞升高，炎性指标偏高，复查胸部 CT：双肺磨玻璃影及实变影，两下肺为著，与 2013 年 11 月 1 日对比有明显进展。某日突发言语不清，持续 4 小时后自行缓解，行脑脊液检查及头颅 MRI 未见明显异常，完善骨髓涂片：增生活跃，粒红比 1.64：1，成熟红细胞大小不等，可见红细胞碎片、嗜多染；全片（2.5 cm×3.0 cm）共见 8 个巨核细胞。外周血涂片：可见点彩、嗜多染、红细胞碎片（9%）（图 2-8-1）。补充诊断为血栓性血小板减少性紫癜，予单重血浆置换术一次，环磷酰胺改为 400 mg/w×3 次，并根据患者体重将甲泼尼龙片加至 64 mg qd，利尿、降压等对症支持治疗。经过近一个月的治疗，全身水肿减轻，尿量恢复正常，血红蛋白（Hb）升至 90 g/L，血小板升至 210×10⁹/L，血肌酐（Cr）降至 120 μmol/L。出院后门诊随诊，规律使用激素及免疫抑制剂，病情稳定，血红蛋白升至正常，多浆膜腔积液消失，1 年后尿蛋白转阴。目前持续口服泼尼松 5 mg/d，吗替麦考酚酯 0.5 g bid，病情稳定，门诊持续随访中。

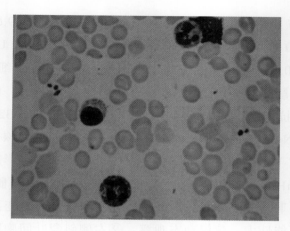

图 2-4-3 外周血涂片

病例分析

患者青少年女性，慢性病程，颜面部蝶形红斑，多系统受累：血液、肾、肺部、心脏，多浆膜腔积液（胸腔、腹腔），多种 SLE 特异性自身抗体阳性，补体低，无论根据 2009 年 ACR 制定的系统性红斑狼疮（SLE）分类诊断标准还是 2019 年 ACR/EULAR 发布的 SLE 分类诊断标准，诊断 SLE 均明确，SLEDAI 评分 17 分，属于重度活动期。但患者目前存在三个问题：①贫血、血小板降低的原因为何？②肾功能进行性恶化原因为何？③两者之间有无联系？

首先，血常规结果提示患者为正细胞正色素性贫血，多见于感染，再生障碍性贫血、失血性贫血等。该患者无明确感染灶，白细胞、中性粒细胞、红细胞沉降率、C 反应蛋白、降钙素原均正常，感染相关性贫血可能不大；该患者网织红细胞、EPO 均升高，结合骨髓涂片结果，不支持再生障碍性贫血及肾性贫血；该患者无便血，咯血，有血尿，尿红细胞满视野，尿红细胞位相可见皱缩、畸形细胞，存在经肾失血，但血尿似乎不应是重度贫血的唯一原因；患者既往无贫血病史，胆红素正常，酸溶血试验阴性，Coomb 试验阴性，无寒冷环境下异常凝血，无创伤及过度运动史，无药物、物理、异常微生物接触史，不考虑血管内溶血性贫血。患者贫血、血小板减少，肾功能进行性恶化，一过性神经系统异常，骨髓及外周血涂片均可见红细胞碎片，外周破碎红细胞比例为 9%，考虑合并血栓性血小板减少性紫癜。

血栓性血小板减少性紫癜（thrombotic thrombocytopenic purpura，TTP）属于严重的微血管血栓出血综合征范畴，发病率约为每年 4.46 人 /100 万人。以大量血小板聚集、血小板显著减少及外周血涂片红细胞碎片为主要特征。其病理特点为在末端小动脉和毛细血管内可见广泛的透明血栓，见于脑（主要在大脑皮层）、心脏、脾、胰腺、肾上腺和肾。发病机制为：血友病因子裂解蛋白酶（VWF-cp，ADAMTS-13）活性降低或功能缺陷及内皮细胞损伤引起大量超大 VWF 多聚体（UL-VWF），微循环血管内血流高剪切力造成血小板聚集，富含 UL-VWF 和血小板的血栓形成。微血栓的形成不仅会引起血小板的消耗性减少，继发出血，而且还会造成微血管的狭窄，影响红细胞的顺利通过，红细胞变形、损伤甚至破碎，发生微血管性溶血性贫血。微血管内血栓形成还会引起微循环障碍，使受累器官出现功能障碍与损害。其临床表现为：①微血管病性溶血性贫血，正细胞、正色素性中重度贫血，血片中破碎红细胞＞2%，网织红细胞计数增高，乳酸脱氢酶（LDH）升高；②血小板减少；③神经系统症状：表现为头痛、意识障碍、瘫痪、抽搐、昏迷等，与大脑皮质或脑干小血管的病变有关，35% TTP 患者不出现神经症状或体征；④发热；⑤肾损害：约 85% 患者有蛋白尿、血尿及管型尿的表现，少数可发生肾皮质坏死导致急性肾损伤。前三项简称三联征，五项全部符合者称为五联征，74% TTP 患者表现为三联征，40% 表现为五联征。次要诊断标准包括病理及 ADAMTS13 检测。ADAMTS13 正常值为 40%～140%。血小板减少性疾病、DIC、败血症、新生儿、术后、肝硬化和慢性炎症为中度或者轻度缺乏（10%～40%）。ADAMTS13 活性不能测出或很低时（＜10%），可以确定有遗传性或获得性 TTP。目前该病尚无统一诊断标准，Sadler 等提出 2 个主要指标＋1 个次要指标的确诊方案，同时排除其他引起血小板减少和微血管病性溶血性贫血的疾病，如抗磷脂综合征和弥散性血管内凝血等即可诊断。该患者微血管病性溶血性贫血、血小板减少，肾功能进行性恶化，一过性言语不清，除外抗磷脂综合征、弥散性血管内凝血后，诊断血栓性血小板减少性紫癜。

SLE 与 TTP 之间的关系如何？检索相关文献发现，成人的 TTP 患者很少进展为 SLE，而青少年 TTP 患者则很可能并发 SLE 或进展为 SLE，1%～4% 的 SLE 患者可并发 TTP，尤其是处于 SLE 活动期或并发肾损害的患者进展为 TTP 的危险性更大。SLE 合并 TTP 患者，起病急骤，进展迅速，文献报道的死亡率为 34%～62.5%。因此，血涂片发现破碎红细胞，高度提示合并 TTP 的可能。SLE 合并 TTP 的可能机制：①抗 ADAMTS-13 自身抗体，抑制 ADAMTS-13 的活性，在免疫复合物和自身抗体损害血管内皮细胞的情况下，促使 TTP 发病；②肝脏是 ADAMTS-13 合成的主要场所，SLE 患者合并严重的肝损伤可以引起血浆中 ADAMTS-13 水平的下降，也可能促发 TTP；③ SLE 患者血中有大量炎性介质使过氧化物与 vWF 裂解位点的氨基酸结合，从而使 vWF 多聚体抵抗 ADAMTS13 的裂解，但不阻止 vWF 多聚体与血小板的凝集；④游离的血红蛋白是血液循环中一氧化氮的清除剂，在 SLE 发生血管内溶血的情况下，结合珠蛋白不能清除过多的血红蛋白，多余的血红蛋白与一氧化氮结合，导致过多的一氧化氮被清除，干扰了一氧化氮的血管扩张功能和其微血管的调节功能。此外，血红蛋白可能抑制ADAMTS-13 的活性，进一步加剧 vWF 多聚体与血小板的凝集；⑤ SLE 患者应用的一些免疫抑制剂如激素和环孢素既可以延缓 SLE 进展为 TTP 的步伐，同时也可以激发 TTP。

治疗上，血浆置换术为一线治疗方法。血浆置换术可以去除抑制 ADAMTS-13 的抗体、清除循环中的 UL-vWF 及其与血小板的结合物，补充正常的ADAMTS-13 及正常止血所需的 vWF，清除损害血管内皮及激活血小板的多种细胞因子，从而缓解病情。糖皮质激素可通过减少血管内皮的损伤，减少血小板和红细胞的破坏，抑制血小板表面相关抗体（PA IgG）的生成，从而起到治疗作用，而英国血液病指南建议所有 TTP 患者都应给予冲击剂量的激素。研究表明，SLE相关性 TTP 对血浆置换术联合激素治疗不敏感且病情反复或伴有重要器官损害时应早期加用细胞毒药物。SLE 合并 TTP 患者常用的免疫抑制剂包括长春新碱，可以改变血小板膜糖蛋白受体，阻止 vWF 多聚体的附着，抑制血小板的聚集；环孢素可以抑制辅助 T 细胞，减少血小板相关抗体的产生。另外文献显示，SLE 合并TTP 者在血浆置换术和激素治疗基础上，早期给予环磷酰胺可改善预后。近期研究显示，对难治和复发的 SLE 合并 TTP 者，利妥昔单抗有益于提高疗效，其可以从血液循环和组织中去除 B 细胞，降低抗 vWF-CP 的抗体滴度。静脉滴注免疫球蛋白可能通过封闭 TTP 患者血液循环中的促使血小板凝集的抗体而达到治疗目的。但在 SLE 合并 TTP 的患者中，其疗效不确定，不能作为一线疗法。该患者诊断系统性红斑狼疮明确，多脏器受累，院外甲泼尼龙冲击疗效差，入院后由于肾功能异常，全身重度水肿，未予激素冲击治疗，口服足量激素并予环磷酰胺 100 mg，每周 1 次，静脉滴注疗效差，予血浆置换治疗后病情出现转折，继续激素、环磷酰胺及对症治疗，1 个月后患者血液系统、肾功能、心功能恢复。

启示与思考

SLE 与 TTP 临床表现相似，两者并存时诊断十分困难，若 SLE 发生于 TTP之前或两者同时发生时，TTP 可能漏诊，因此，重复多次血涂片检查对及时诊断TTP 十分重要。当患者出现不明原因的微血管性溶血性贫血和血小板减少，应先诊断为 TTP 并开始治疗。而早期诊断并及时应用血浆置换术和激素治疗有助于改善患者的预后。

（撰稿人   高晋芳   校稿人   郭乾育   刘素苗）

参考文献

[1] Perez CA，Abdo N，Shrestha A，et al. Systemic lupus erythematosus presenting as thrombotic thrombocytopenia purpura：how close is close enough？ Case rep med，2011，2011：267508.

[2] Abu-Hishmeh M，Sattar A，Zarlasht F，et al. Systemic lupus erythematosus presenting as refractory thrombotic thrombocytopenic purpura：A diagnostic and management challenge. A case report and concise review of the literature. Am J case Rep，2016，17（1）：782-787.

[3] Merayo-chalico J，Demichelis-Gómez R，Rajme-López S，et al. Risk factors and clinical profile of thrombotic thrombocytopenic purpura in systemic lupus erythematosus patients. Is this a distinctive clinical entity in the thrombotic microangiopathy spectrum？ A case control study. Thromb Res，2014，134（5）：1020-1027.

[4] Pan YX，Wang HY，Shang YT，et al. Clinical analysis of 12 cases of systemic lupus erythematosus associated with thrombotic thrombocytopenic purpura. Zhongguo Shi Yan Xue Ye Xue Za Zhi，2017，25（4）：1147-1150.

[5] Szymanik-Grzelak H，Przychodzeń J，Stelmaszczyk-Emmel A，et al. Thrombotic thrombocytopenic purpura in the course of systemic lupus erythematosus in a 15-year-old girl. Cent Eur J Immunol，2017，42（4）：407-408.

（五）狼疮肾炎合并血栓性微血管病

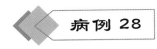

病例 28

　　患者男性，24 岁，主因"间断尿蛋白 12 年，眼睑水肿 1 个月"于 2015 年 6 月 17 日入院。2004 年 5 月患者无明显诱因出现双耳、双手、双足红斑（红斑性质具体描述不清），无疼痛，自行按"冻疮"治疗，效果欠佳，伴发热，体温最高达 39℃，午后为著，无寒战，无发热、咳嗽、咳痰，无腹痛、腹泻，给予抗感染（具体不详）治疗，体温可降至正常，后反复发作，就诊于某医院风湿免疫科，抗核抗体（ANA）（+）、抗 ds-DNA 抗体（+），尿常规：潜血（++），蛋白（+），诊断系统性红斑狼疮，狼疮肾炎，给予甲泼尼龙 0.5 g qd，静脉滴注连用 3 天，后予泼尼松片 40 mg qd 口服，其他用药不详，患者未再发热，皮疹消退。半年后患者自行停药，期间患者无不适，未复查。2015 年 5 月患者晨起眼睑水肿明显，无泡沫尿、下肢水肿，未予注意，后进行性加重，再次就诊于该医院，血常规：白细胞计数（WBC）6.21×10^9/L，血红蛋白（Hb）83.1 g/L，血小板（PLT）65.6×10^9/L；尿常规：潜血（+++）、蛋白（+++）；尿素氮 23.9 mmol/L，血肌酐（Cr）218 μmol/L，血钾 6.1 mmol/L；抗核抗体（ANA）：1：1000；抗 ENAs 抗体示：抗核糖体 P 蛋白抗体、抗核小体抗体、抗 ds-DNA 抗体均阳性，肾穿刺病理：系膜细胞和内皮细胞弥漫性增生，节段性毛细血管腔闭塞，伴基底膜增厚，局部可见微血栓形成，其中可见 2 个细胞性新月体形成，符合弥漫性增生性狼疮肾炎伴基底膜增厚，Ⅳ-G（A）+ V 型。诊断：系统性红斑狼疮，狼疮肾炎（Ⅳ + V 型）急性肾功能不全，高钾血症，血液系统受累，给予甲泼尼龙 40 mg qd，静脉滴注连用 16 天，硫酸羟氯喹片 0.2 g bid 口服及纠正电解质紊乱治疗，效果欠佳。为求进一步诊治，入住我科。查体：血压 130/89 mmHg。贫血貌。全身皮肤黏膜无黄染、皮疹。全身浅表淋巴结未触及肿大。双下肺呼吸音低，未闻及干湿性啰音。律齐，各瓣膜听诊区未闻及病理性杂音。腹膨隆，无压痛及反跳痛。腹部移动性浊音（+）。双下肢无水肿。

辅助检查

血常规：白细胞计数（WBC）7.5×10^9/L，血红蛋白（Hb）80.2 g/L，血小板计数（PLT）78.8×10^9/L；网织红细胞计数 5.1%；尿常规：潜血（+++）、蛋白质（+++），尿红细胞满视野；24 小时尿量 1.08 L，24 小时尿蛋白定量 5.22 g；白蛋白（ALB）23.1 g/L，尿素氮（BUN）27.6 mmol/L，血肌酐（Cr）179.9 μmol/L，血钾 5.28 mmol/L；凝血：血浆 D- 二聚体 1064 ng/ml，余未见明显异常；红细胞沉降率（ESR）62 mm/h，C 反应蛋白（CRP）22.9 mg/L；C3 0.27 g/L，C4 0.05 g/L；便常规未见明显异常；抗核抗体（ANA）1：640，抗心磷脂抗体、抗 ds-DNA 抗体、抗核小体抗体、抗组蛋白抗体均阳性；外周血涂片：可见破碎红细胞（5%）；胸部 CT：双侧胸腔积液，双肺下叶轻度膨胀不全；腹部彩超：腹腔积液（中 - 大量）。

诊断

系统性红斑狼疮，狼疮肾炎，血栓性微血管病，多浆膜腔积液。

治疗及转归

治疗上给予甲泼尼龙琥珀酸钠 0.5 g qd，静脉输注连用 3 天，人免疫球蛋白 20 g qd，静脉滴注连用 5 天，环磷酰胺 0.4 g，静脉滴注 1 次，吗替麦考酚酯胶囊 0.75 g bid 口服、硫酸羟氯喹片 0.2 g bid 口服，低分子肝素钙 4100 U q12h 皮下注射，抗凝、利尿、补充白蛋白、纠正电解质紊乱等治疗。后患者出现血压升高，最高为 180/100 mmHg，血常规：白细胞计数（WBC）6.5×10⁹/L，血红蛋白（Hb）67.2 g/L，血小板计数（PLT）117.3×10⁹/L；尿常规：潜血（+++）、蛋白（+++），尿红细胞满视野；24 小时尿量 2.06L，24 小时尿蛋白定量 14.99g；白蛋白（ALB）15.8 g/L，尿素氮 28.1 mmol/L，血肌酐（Cr）201.2 μmol/L，血钾 4.6 mmol/L，红细胞沉降率（ESR）58 mm/h，C 反应蛋白（CRP）< 2.5 mg/L，后继续环磷酰胺 0.4 g/w，静脉滴注以及补充白蛋白、利尿、降压，并予血浆置换 3 次，加用贝那普利 10 mg qd，口服。出院时患者一般情况好，查体：血压 120/72 mmHg，心肺腹无阳性体征。双下肢无水肿。再次复查血常规：白细胞计数（WBC）6.5×10⁹/L，血红蛋白（Hb）71.9 g/L，血小板计数（PLT）169.3×10⁹/L；白蛋白（ALB）20.0 g/L，尿素氮 6.5 mmol/L，血肌酐（Cr）105.6 μmol/L。24 小时尿量 1.55 L，24 小时尿蛋白定量 8.57 g。病情好转出院。

病例分析

患者青年男性，有多系统受累，有肾受累、血小板减少、浆膜炎；抗核抗体（ANA）、抗 ds-DNA 阳性，补体减低，根据 2009 年 ACR 分类标准，系统性红斑狼疮诊断明确，SLEDA 评分 15 分，考虑疾病重度活动。本例患者有肾、血液系统、浆膜炎，经甲泼尼龙冲击、免疫抑制剂以及抗凝治疗等积极处理后，迅速出现肾功能进行性恶化，结合患者贫血、网织红细胞升高、血小板减少，外周血涂片可见破碎红细胞，考虑由血栓性微血管病变所致。

血栓性微血管病（thrombotic microangiopathy，TMA）是一组以微血管内皮损伤和血栓形成为基础病变，导致以微血管病性溶血性贫血、血小板减少和受累脏器功能障碍为特征的临床病理综合征。

系统性红斑狼疮（SLE）造成的肾损害，除免疫复合物沉积导致的肾小球肾炎即狼疮性肾炎（LN）外，还可造成血栓栓塞性微血管病（TMA）。SLE 导致的 TMA 可以独立存在，但绝大多数与 LN 并存（LN-TMA）。研究发现，伴 TMA 的 LN 患者肾功能不全发生率显著高于无 TMA 的 LN，而且近半数患者需要肾替代治疗。LN 伴 TMA 的 3 年和 5 年肾存活率仅为 62.3% 和 46.7%，远低于无 TMA 的

LN。SLE 患者出现 TMA 表现的病因复杂多样，如继发 TTP、继发 HUS、DITMA 等，此外如果患者并发抗磷脂综合征（APS）、SSc、恶性高血压等疾病也可因相应疾病发生 TMA。Jiang 等分析了 1999—2011 年报道的 105 例 SLE-TMA，血浆置换术联合免疫抑制剂治疗可使患者缓解率达 90.4%，病死率降至 12.4%，而未行血浆置换术治疗患者的缓解率仅为 40%，病死率高达 30%。这些研究结果提示血浆置换术联合免疫抑制治疗可以改善 SLE-TMA 预后。该患者合并抗磷脂综合征，且病程中出现恶性高血压，这均可导致 TMA 的发生，治疗上需予以抗凝以及 ACEI 类药物控制血压，在控制血压的同时发挥抑制 RASS 的作用，能够改善患者长期预后。

启示与思考

　　临床上 SLE 患者在正规治疗过程中出现难以控制的恶性高血压伴肾功能恶化可能是 TMA 开始的信号，若出现血小板和血红蛋白的同步迅速降低要特别警惕 TMA 的出现，因此 LN 患者应尽早行肾活检，在没有机会行肾活检时，第一时间行外周血破碎红细胞检查，若结果大于 3% 则需尽快行血浆置换治疗，并结合临床明确有无其他可能出现 TMA 的因素，给予相应治疗。

（撰稿人　刘素苗　校稿人　梁美娥　高晋芳）

参考文献

[1] 杨杏林，张上珠，徐东，等．系统性红斑狼疮并发血栓性微血管病．中华临床免疫和变态反应杂志，2018，12（5）：545-551.

[2] Hu WX, Liu ZZ, Chen HP, et al. Clinical characteristics and prognosisof diffuse proliferative lupus nephritis with thrombotic microangiopathy. Lupus, 2010, 19 (14): 1591-1598.

[3] Chen MH, Chen MH, Chen WS, et al. Thombotic microangiopathy in systemic lupus erythematosus: a cohort study in north taiwan.Rheumatology, 2011, 50 (4): 768-775.

[4] Jiang H, An X, Li Y, et al. Clinical features and prognostic factors of thrombotic thrombocytopenic purpura associated with systemic lupus erythematosus: a literature review of 105 cases from 1999 to 2011. Clin rheumatol, 2014, 33 (3): 419-427.

五、系统性红斑狼疮合并消化系统受累

以消化系统为首发症状部位的系统性红斑狼疮

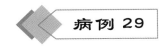

患者女性，44岁，主因"间断排便异常2个月余，加重伴发热5天"入院，患者于2014年10月下旬无诱因出现便意多，大便次数少，2～3天1次，色淡黄、成形，无发热、恶心、呕吐、稀水样便等症状，就诊于太原市某医院，行腹部CT：部分小肠肠管弥漫增厚，胸腹腔积液，予以抑酸对症等治疗后，上述症状好转，于2014年11月5日出院，院外于当地诊所口服中药10余剂（具体不详），后大便次数增多，呈稀水样便，每天20余次，同时出现发热、体温最高38.4℃，不伴畏寒、寒战，有腹胀，无腹痛，无恶心、呕吐，逐渐出现乏力、食欲下降，2014年12月11日上述症状加重，为进一步诊治于2014年12月15日入住我院消化科，检查抗核抗体（+）1∶320颗粒型，抗ENAs抗体示：抗SSA/Ro60抗体、抗SSA/Ro52抗体、抗SSB/La抗体均阳性；考虑结缔组织病，转入风湿免疫科。病程中，无口干、眼干、反复腮腺肿大，无脱发、皮疹、光过敏，无反复口腔溃疡、双手雷诺现象，无关节肿痛，无肌痛、肌无力。发病以来精神睡眠差，体重下降约10余斤。既往体健。查体：生命体征平稳，营养中等，精神差，巩膜无黄染，结膜无充血，双上肺呼吸音粗，双下肺呼吸音弱，心率118次/分，律齐，腹部膨隆，移动性浊音（+），无压痛、反跳痛，肠鸣音1～2次/分，双下肢轻度凹陷性水肿。

辅助检查

血常规：白细胞计数（WBC）30.0×10^9/L，中性粒细胞百分比（NEU%）93.9%，血红蛋白（Hb）127.8 g/L，血小板计数（PLT）247.0×10^9/L；红细胞沉降率（ESR）10 mm/h；C反应蛋白（CRP）120.52 mg/L；尿常规：蛋白质微量，白细胞5～10/HP，微白蛋白＞0.15 g/L。肝功能：白蛋白（ALB）22.7 g/L；血脂：总胆固醇2.43 mmol/L；便常规：稀粥样，便潜血阳性，球菌（G+）：杆菌

（G-）5∶1；D-二聚体 1126 ng/ml。尿培养、便培养、血培养未见异常；肾功能、电解质、肝炎系列、甲状腺功能、人免疫缺陷病毒抗体、梅毒螺旋体抗原血清试验未见明显异常。免疫球蛋白均在正常范围；C3 0.26 g/L，C4 0.04 g/L；抗核抗体（+）1∶320 颗粒型，抗 ENAs 抗体示：抗 SSA/Ro60 抗体、抗 SSA/Ro52 抗体、抗 SSB/La 抗体均阳性；抗 α- 胞衬蛋白抗体、抗 ds-DNA 抗体、AHA、AnuA、ACA、ANCA、AMA、AMA-M2、抗 Sp100 抗体均阴性。心脏彩超示：心脏形态结构及功能未见异常。全腹增强 CT（图 2-5-1）示：①结肠肠管壁全程弥漫性黏膜下水肿，考虑炎性可能性大；②肝左叶小囊肿；③腹盆腔大量积液，肠系膜继发改变，胸腹壁水肿。胃镜（2014 年 10 月 29 日，外院）示：浅表性胃炎；肠镜（2014 年 10 月 31 日外院）示：直肠炎，结肠多发息肉。

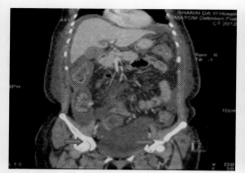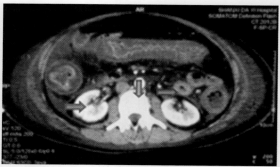

图 2-5-1　腹部增强 CT

诊断

系统性红斑狼疮，狼疮肾炎，消化系统受累。

治疗及转归

予甲泼尼龙 250 mg 静脉滴注 4 天，泼尼松片 60 mg qd、羟氯喹片 0.2 g bid、环磷酰胺 0.4 g/w 治疗，腹泻症状消失，未出现发热，尿蛋白转阴，因此考虑患者腹部症状为系统性红斑狼疮消化系统受累表现。患者出院后于我科门诊随诊，泼尼松逐渐减量，加用吗替麦考酚酯控制原发病，患者未再出现腹泻等消化道受累症状，无发热，血小板上升至正常范围内，病情得到完全缓解。

病例分析

该患者为育龄期女性，病史 2 个月余，以便意多、便秘、腹泻起病，后出现发热，但抗感染治疗疗效差，进一步总结分析患者病例特点，患者有发热，多浆膜腔积液，血小板减少，结合低补体血症、多种自身抗体阳性，据 2009 年系统性红斑狼疮分类标准，诊断系统性红斑狼疮明确，结合腹部 CT 示：结肠肠管壁全程弥漫性黏膜下水肿，腹盆腔大量积液，且患者存在腹泻、腹胀及尿蛋白等，诊断为狼疮肾炎、消化系统受累。

系统性红斑狼疮（SLE）是一种多系统、多器官受累的自身免疫病，其中如皮肤黏膜、肾、血液系统损害的发生率高，SLE 合并消化系统损害在 SLE 患者中占有较高比例，但以消化系统表现为首发症状的较为少见，因其与其他系统疾病引起的腹部症状无显著差异，不具有特异性，临床误诊率高。SLE 相关胃肠损伤目前尚无统一的名称，大部分研究认为原发病所致的胃肠道血管炎是 SLE 相关胃肠症状的最常见原因，目前研究认为，SLE 相关胃肠损伤的发病机制包括肠系膜及肠壁小血管免疫复合物、补体沉积并伴有大量炎症细胞浸润，同时可有小血管内血栓形成，导致肠系膜小动脉管壁增厚和闭塞，引起胃肠黏膜水肿、缺血、溃疡、出血、肠梗阻，甚至穿孔等。

SLE 胃肠道受累可出现各种消化系统症状，从轻度、非特异性腹痛到严重的、广泛的胃肠出血、穿孔，其中腹痛最多见，往往为弥散性，多位于下腹部，可同时伴恶心、呕吐、腹泻、腹胀等表现，亦有部分患者以顽固性呕吐或腹泻就诊（而不伴有腹痛）。因消化系统症状不具有特异性，故以消化系统表现为首发症状而缺乏 SLE 其他特征性表现的患者常误诊为消化系统疾病，造成诊治上的延误，甚至进行不必要的外科治疗。因此，需要临床医生做出综合判断。其中影像学检查对 SLE 相关胃肠受累的诊断有重要价值。正常健康人腹部 CT 肠管壁厚度不超过 3 mm，≥ 4 mm 被认为肠管壁异常增厚。SLE 胃肠受累腹部 CT 常表现为缺血性肠炎、肠壁水肿及增厚，且有累及范围大、均匀对称、呈多节段性等特点，病变范围常累及胃、十二指肠、结肠及直肠，典型者肠管呈"靶"样表现。若累及系膜血管，以肠系膜上动脉受累为主，表现为肠系膜血管充盈增粗，典型者呈"梳齿状""栅栏样"排列，具有较高的敏感性，但缺乏特异性，如机械性肠梗阻、急性胰腺炎等也可引起肠管扩张，肠壁增厚水肿等改变，诊断时需结合临床资料鉴别。

SLE 消化系统受累一经确诊即应早期应用糖皮质激素及免疫抑制剂（如CTX）治疗，该患者合并肾炎，给予大剂量糖皮质激素（甲泼尼龙 0.5 ~ 1.0 g/d，3 ~ 5 d）冲击治疗。另外，胃肠症状严重者需同时辅以禁食、胃肠减压、营养支持、补液、抗生素等治疗，随症状改善逐渐开放饮食。一般不需要外科手术治疗。

但有肠穿孔、缺血坏死应行急诊外科手术。本例的治疗即遵循上述原则，取得很好的效果，临床症状很快缓解和改善。

启示与思考

　　综上所述，临床医生应提高对 SLE 消化系统损害的认识，当育龄期女性出现原因不明的消化系统表现且伴有一个或一个以上不相关的系统受累时，应警惕 SLE 的可能，要尽早行自身抗体检测，避免误诊、误治，做到早期正确诊断，早期治疗，以期达到满意的疗效，提高患者预后。

（撰稿人　赵　星　校稿人　李　娟　乔鹏燕）

参考文献

[1] 耿光庆. Logistic 分析 SLE 伴消化系统受累的危险因素. 世界华人消化杂志，2016，24（25）：3733-3736.

[2] 武希庆，陈华成. 系统性红斑狼疮性胃肠炎 CT 表现. 医学影像学杂志，2018，28（9）：1578-1580.

[3] Tian XP, Zhang X.Gastrointestinal involvement in systemic lupus erythematosus：insight into pathogenesis，diagnosis and treatment. World J gastroenterol，2010，16（24）：2971-2977.

六、系统性红斑狼疮合并肺部受累

（一）系统性红斑狼疮合并肺动脉高压

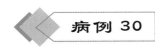

　　患者女性，32 岁，主因"面部蝶形红斑 5 年，活动后气短 3 年余，加重 4 个月"入院。患者 2012 年 3 月出现颧部红斑、脱发明显，双腕关节疼痛，无肿胀，就诊于我省某医院风湿科门诊，诊断为系统性红斑狼疮，予口服甲泼尼龙、羟氯喹（具体剂量不详），2 个月后自行停药，期间无不适。2013 年 6 月受凉后出现全身散在红色皮疹，伴双膝关节疼痛、乏力，无雷诺现象、发热、脱发、口干、眼干，于该医院风湿科住院，尿蛋白阳性，诊断为系统性红斑狼疮，狼疮肾炎，给予甲泼尼龙 80 mg/d×7 d 静脉滴注后，泼尼松 10 mg qd，口服，吗替麦考酚酯 0.5 g bid，羟氯喹 0.2 g bid，面部蝶形红斑、双手皮疹明显消退，尿蛋白转阴后出院，院外规律随诊，病情稳定。2014 年 1 月受凉后面部皮疹加重，双手、耳郭出现冻疮样皮疹，于该院风湿科门诊将泼尼松加至 30 mg/d，余治疗同前，皮疹缓解后激素渐减，2014 年 2 月自行停用吗替麦考酚酯、羟氯喹，8 月停用泼尼松。2014 年 9 月再次出现面部、双手皮疹加重，伴活动后气短，双下肢间断出现凹陷性水肿，无咳嗽、咳痰、胸闷、心悸，入住我科，检查提示，心包大量积液，肺动脉压 50 mmHg，诊断系统性红斑狼疮、心包积液（大量）、肺动脉高压，给予口服泼尼松 60 mg/d，人免疫球蛋白 10 g/d×5 d，羟氯喹 0.2 g bid，每 2～3 周静脉滴注环磷酰胺 400～600 mg，予利尿剂改善心功能后皮疹、活动后气短减轻，出院。院外规律随诊，泼尼松逐渐减量至 10 mg/d，至 2016 年 2 月间断静脉滴注环磷酰胺共 8.4 g，病情稳定，停用环磷酰胺。2016 年 12 月面部及双手皮疹再次反复、活动后气短加重，于 2017 年 3 月再次住院治疗。

体格检查

　　血压 116/84 mmHg，端坐位，颜面部可见蝶形红斑，表面脱屑，双手指、手背、双耳冻疮样皮疹，口唇发绀，双肺呼吸音清，未闻及干湿性啰音，心率 100

次 / 分，律齐，$P_2 > A_2$，各瓣膜听诊区未闻及明显杂音。腹平软，无压痛及反跳痛，双下肢凹陷性水肿。

辅助检查

（2014 年 9 月）血常规、尿常规、24 小时尿蛋白定量结果大致正常，红细胞沉降率（ESR）22 mm/h、C 反应蛋白（CRP）< 2.5 mg/L；抗心磷脂抗体 27.06 CU、抗 ds-DNA 抗体 1 : 80、抗核小体抗体 252.90 RU/ml、抗组蛋白抗体 67.56 RU/ml。痰培养等病原学检查均为阴性。心脏彩超：心包积液（大量），肺动脉压 50 mmHg。（2017 年 3 月）血、尿常规、肝肾功能未见明显异常。红细胞沉降率（ESR）12 mm/h， C 反应蛋白（CRP）14.22 mg/L，C3、C4、免疫球蛋白基本正常。D-二聚体 175 ng/ml。抗核抗体 1 : 320 均质型，抗 ENAs 抗体示：抗 SSA/Ro60 抗体、抗 SSA/Ro52 抗体阳性，其余均阴性。血气分析：pH 7.438，二氧化碳分压（PCO_2）30.1 mmHg，氧分压（PO_2）57.2 mmHg，血氧饱和度 88.4%。脑利尿钠肽（BNP）514.00 pg/ml。心电图：①窦性心律；②肺型 P 波；③右心室肥厚；④ S I 、 Q Ⅲ、T Ⅲ型。心脏彩超：右房、右室扩大，右室壁肥厚；三尖瓣关闭不全（中 - 重度），肺动脉增宽，肺动脉高压（PAP = 109 mmHg），右室收缩、舒张功能减低，心脏射血分数（EF）45%。胸部 CT：心影饱满，心包积液，肺动脉高压。肺 V/Q：未见异常。腹部彩超：未见异常。

诊断

系统性红斑狼疮，狼疮肾炎，肺动脉高压（重度），右心功能不全，心功能 Ⅳ 级。

治疗及预后

给予静脉滴注甲泼尼龙琥珀酸钠 250 mg/d × 3 d，后口服泼尼松片 60 mg/d 维持治疗，联合来氟米特片 20 mg，静脉滴注环磷酰胺 400 mg/2 w，人免疫球蛋白 20 g/d × 5 d，波生坦 62.5 mg/d 及利尿、吸氧对症治疗。活动后气短较前明显减轻。复查 C 反应蛋白（CRP）< 2.5 mg/L，红细胞沉降率（ESR）34 mm/h，脑利尿钠肽（BNP）569.00 pg/ml。心脏彩超：右房、右室扩大，右室壁肥厚，三尖瓣关闭不全（中度）肺动脉增宽，肺动脉高压（PAP = 109 mmHg），右室收缩、舒张功能减低，心包积液（少量）。出院后激素逐渐减量至甲泼尼龙片 20 mg、17.5 mg 隔日交替服用，吗替麦考酚酯 0.5 g bid 口服，波生坦 125 mg qd 及硝苯地平缓释片 20 mg bid 口服调节血压，利尿对症治疗。2017 年 12 月复查心脏彩超：右房、右室扩大，右室壁肥厚，三尖瓣关闭不全（中度），肺动脉高压（PAP = 104 mmHg），

肺动脉增宽。

病例分析

该患者青年女性，病史 5 年，以皮疹起病，病程中有脱发、皮肤黏膜、关节痛、肾、心血管系统受累，免疫学指标显示抗核抗体、抗 ds-DNA 抗体，抗核小体抗体、抗组蛋白抗体、抗 SSA/Ro60 抗体、抗 SSA/Ro52 抗体阳性，根据 2017 年 SLICC 和 1997 年 RCR 分类标准，诊断系统性红斑狼疮明确。另一方面是关于肺动脉高压的诊断。患者活动后气短、下肢水肿症状，查体 P2 > A2，心电图提示右心扩大。根据症状体征及心电图表现，高度怀疑肺动脉高压，进一步行肺动脉高压确诊检查，该患者心脏彩超提示右房右室扩大，右室壁肥厚；三尖瓣关闭不全（中 - 重度），肺动脉增宽，肺动脉高压（PAP = 109 mmHg），右室收缩、舒张功能减低，心脏射血分数（EF）45%。脑利尿钠肽明显升高，诊断肺动脉高压（PH）、心功能不全。但超声心动图并不一定可以替代右心导管检查。该患者诊疗过程中不足之处在于未进行右心导管检查。右心导管检查（RHC）不仅是确诊 PH 的金标准，也是指导制定科学治疗方案必不可少的手段。

该患者以皮肤黏膜病变起病，皮损类型为丘疹鳞屑型及冻疮样皮肤红斑狼疮。丘疹鳞屑型皮疹更容易出现肾受累，冻疮样皮疹常合并光过敏和雷诺现象。患者疾病初期在激素、羟氯喹治疗有效后停药可能是随后出现肾受累的重要原因。

在随后的疾病过程中出现肺动脉高压表现。中国系统性红斑狼疮研究协作组（CSTAR）的注册研究中，系统性红斑狼疮相关肺动脉高压（SLE-PH）患病率达 3.8%，是继神经精神狼疮、狼疮肾炎之后，SLE 患者死亡的重要原因之一。SLE-PH 早期阶段，肺血管病变尚处于可逆阶段，及时使用糖皮质激素和免疫抑制剂治疗可有效阻止乃至逆转 PH。提示可能出现 PH 的高危因素包括：心包炎 / 胸膜炎、抗核糖核蛋白抗体阳性 / 雷诺现象。该患者虽然无抗核糖核蛋白抗体阳性 / 雷诺现象，但存在严重的冻疮样皮疹，心包积液，这些都是系统性红斑狼疮相关肺动脉高压的高危因素。对这部分患者进行胸壁超声心动图（TTE）检查是在 SLE 患者中筛查 PH 公认的无创性检查方法，应每年行经胸壁超声心动图和肺功能检查以有效筛查 PH 并进行规律随诊。

确诊 SLE 相关 PH 应全面评估病情，包括 SLE 病情评估和 PH 严重性的评估，以指导选择相应的治疗策略：① SLE 原发病的活动性评估，其评估体系分两大类：一是整体评估，对患者整体病情进行评估，以 SLE 疾病活动指数（SLEIDA）为代表，二是各个器官 / 系统评估，对每个特定器官的病情进行评估，以不列颠群岛狼疮评估小组量表（BILAG）为代表；②对器官损伤 PH 的评估，指对 PH 的严重性的评估，其评估是综合指标，包括功能评估、血清学指标、影像学评估、血流动力学评估，乃至患者生活质量的评估。PH 功能评估包括世界卫生组织（WHO）功能分级（function class, FC）、6 分钟步行距离（6MWD）、心肺运动测试（CPET）。血清学指标包括 NP/NT-proBNP 水平。影像学评估包括经胸壁超声心动图（TTE）、心脏磁共振（CMR）等。PH 血流动力学评估虽然作为有创检查实施有一定难度，但仍是最为可靠的 PH 严重程度的评估方法。右心导管检查（RHC）：SvO_2 降低、RAP 升高、CO 下降和 PVR 升高，均提示 PH 病情进展，预后不佳。

SLE 相关 PH 治疗的终极目标是最大限度地改善患者的预后，提高患者的生活质量。短期目标：延缓临床恶化时间（TTCW），推荐双重达标，即：① SLE 病情缓解：SLEDAI < 4 分，BILAG 各系统评分为 C/D/E 级及 PGA < 1 分；② PH 临床达标（满足以下所有标准）：临床方面，没有右室功能衰竭的表现、无晕厥发作；功能方面，WHO 心功能稳定在 Ⅰ～Ⅱ 级、6MWD > 380～440 m、心肺功能运动试验（CPET）测定的 VO_2max > 15 ml/（min·kg）；血清学方面，脑利尿钠肽（BNP）< 50 pg/ml 或 N 末端 B 型利钠肽原（NT-proBNP）< 300 pg/ml（正常或接近正常）；影像学方面（TTE 或 CMR），提示右室结构及功能正常或接近正常（如 CMR 测定的右室射血分数 > 50%）；RHC 方面，RAP < 8 mmHg 和 CI ≥ 2.5 L/（min·m^2）。

治疗方案同样包括两部分。

第一，SLE 相关 PH 基础病的治疗对改善和稳定 PH 至关重要。根据 SLE 病情是否活动及 PH 是否达标确定 SLE 治疗方案。① SLE 活动而 PH 未达标：积极的诱导缓解治疗，即大剂量糖皮质激素治疗，免疫抑制剂可选择环磷酰胺（CTX）、吗替麦考酚酯（MMF）等作用较强的药物。本例患者 SLEIDA 评分 8 分，SLE 病情处于轻度活动，PAP = 109 mmHg，PH 未达标，因此治疗上给予甲泼尼龙 250 mg/d，联合环磷酰胺治疗，但随访 1 年肺动脉压仍未达标；② SLE 缓解且 PH 已达标：仅需要维持缓解治疗，即小剂量糖皮质激素治疗，免疫抑制剂可选长期应用的 MMF、硫唑嘌呤（AZA）、甲氨蝶呤（MTX）、羟氯喹（HCQ）等；③ SLE 活动而 PH 已达标：适度的巩固缓解治疗即中到大剂量糖皮质激素治疗，CTX、MMF 或 AZA 等；④ SLE 缓解而 PH 未达标：这是临床最困难的选择，通常在维持治疗上加强 PH 的靶向治疗，如果 PH 病情仍无改善或进展，需考虑积极的 SLE 诱导缓解治疗。

第二，SLE-PH 中针对 PH 的治疗非常重要，分为一般治疗（包括吸氧、利尿、抗凝、强心治疗）、肺血管扩张治疗（钙通道阻滞剂、靶向治疗）、其他治疗（如肺移植术、球囊扩张房间隔造瘘术）。

　　该患者在出现肺动脉高压前的治疗过程中，在维持治疗病情稳定的情况下停用激素，MMF 维持量为 1 g/d，这也许是疾病反复加重的诱因之一。提示对 SLE 疾病全面准确的评估对改善预后至关重要。根据 SLE 病情是否活动及 PH 是否达标确定 SLE 治疗方案，该患者目前仅有皮肤黏膜病变，炎性指标正常，C3、C4 正常，无肾、血液系统、浆膜炎表现，SLEDIA 评分 2 分。而心脏彩超提示 PAP ＝ 109 mmHg。患者 SLE 缓解而 PH 未达标，是临床最困难的治疗情况，因此我们给予了 SLE 诱导缓解治疗基础上加强靶向治疗的方案。

启示与思考

　　SLE-PH 临床表现更为多样，评估策略更为复杂。临床医师需要进一步提高对 SLE-PH 的认识，规范 SLE-PH 的诊治。

（撰稿人　庞宇洁　校稿人　高晋芳　郭乾育）

参考文献

[1] 国家风湿病数据中心，中国系统性红斑狼疮研究协作组. 中国成人系统性红斑狼疮相关肺动脉高压诊治共识. 中华内科杂志，2015，54（1）：81-86.

[2] 中华医学会皮肤性病学分会红斑狼疮研究中心. 皮肤型红斑狼疮诊治指南（2019 版）. 中华皮肤科杂志，2019，52（3）：149-155.

[3] Lau EMT，Tamura T，Mcgoon MD，et al. 2015 ESC/ERS guidelines for the diagnosis and treatment of pulmonary hypertension. Eur Respir J，2015，46（4）：879-882.

（二）系统性红斑狼疮合并肺泡出血综合征

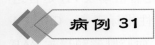

患者女性，14 岁，主因"间断水肿 3 年，加重 1 个月，气短 2 天"于 2017 年 5 月 4 日入院。2013 年 12 月出现发热及颜面部、双手掌红斑，伴双髋关节、双肘关节疼痛，有脱发，无光过敏，无口腔溃疡，无口干、眼干，无肌痛、肌无力，于山西某医院诊断系统性红斑狼疮，狼疮肾炎，予口服醋酸泼尼松片早 30 mg、晚 10 mg、羟氯喹片 0.2 g bid 及静脉滴注环磷酰胺 400 mg/3 w，后醋酸泼尼松渐减量，并于 2015 年 6 月加用"吗替麦考酚酯 0.25 g/d"，期间患者无双下肢水肿，尿蛋白（+−），24 小时蛋白定量最少为 1.736 g。2016 年 4 月始停用吗替麦考酚酯，口服醋酸泼尼松片减至 10 mg/d，继续每月静脉滴注环磷酰胺 400 mg，于 2016 年 11 月查血红蛋白（Hb）97g/L，红细胞沉降率（ESR）波动于 80 ～ 100 mm/h，尿蛋白（+++）、潜血（+++），24 小时尿蛋白定量 3.7 g，血肌酐（Cr）59 µmol/L，继续泼尼松 10 mg/d 治疗，间断用西罗莫司、注射用 IL-2 治疗（具体剂量不详），患者有间断颜面及双下肢水肿。2017 年 4 月因颜面部、双下肢水肿加重，再次就诊于山西某医院，予口服泼尼松加至 30 mg/d，水肿无减轻。2017 年 5 月 2 日查血红蛋白（Hb）55 g/L，血尿素氮（BUN）18.5 mmol/L、血氯 331.8 µmol/L、血钾 5.72 mol/L，于该医院住院输注红细胞 2 U，后同时出现气短，不能平卧，咳红色泡沫痰，尿量减少，为进一步诊治入住我科。自发病以来，尿量明显减少，近 2 个月体重增加 5 kg。查体：体温 36.6℃，呼吸 34 次 / 分，脉搏 112 次 / 分，血压 163/105 mmHg。端坐位，颜面部水肿，双肺呼吸音粗，双下肺可闻及湿性啰音。心率 112 次 / 分，律齐。腹软，移动性浊音阴性。会阴部水肿，双下肢、双足重度凹陷性水肿。双侧巴宾斯基征（−）。

辅助检查

血常规：白细胞计数（WBC）6.9×10⁹/L、中性粒细胞百分比（NE%）90%、淋巴细胞计数（LY）0.5×10⁹/L、血红蛋白（Hb）70 g/L；尿常规示潜血、蛋白（+++）；24 小时尿蛋白定量 1.59 g（24 小时尿量 400 ml）；红细胞沉降率（ESR）45 mm/h；C 反应蛋白（CRP）38.27 mg/L；降钙素原（PCT）0.84 ng/ml；生化：白蛋白（ALB）14.6 g/L、血尿素氮（BUN）16.5 mmol/L、血肌酐（Cr）371.8 µmol/L、

血钾 5.72 mol/L。血气分析：pH 7.234，氧分压（PO$_2$）113 mmHg。脑利尿钠肽（BNP）＞ 4946 pg/ml；D- 二聚体 2428 ng/ml；网织红细胞 1.34%；溶血系列阴性；IgG、IgM、IgA 正常；补体：C3 0.36 g/L、C4 0.02 g/L；抗核抗体（ANA）1∶640 均质型；抗 ENAs 抗体：抗核小体、抗 ds-DNA 抗体、抗 PO 抗体、抗 Histones 抗体均为阳性，余阴性；抗 ds-DNA 抗体（+）1∶160、抗组蛋白抗体 185.30 RU/ml、抗核小体抗体 254.68 RU/ml。腹部彩超：双肾弥漫性病变，双肾大小正常，皮髓质分界欠清。胸部 CT（2017 年 5 月 4 日）示：右肺中叶可见斑片状磨玻璃影，双侧胸腔少量积液，心包积液。心脏彩超示：左室收缩及舒张功能正常，心包积液。

入院诊断

系统性红斑狼疮，狼疮肾炎，急性肾损伤，重度贫血，代谢性酸中毒，低蛋白血症，急性左心衰竭。

治疗及转归

予甲泼尼龙琥珀酸钠 40 mg/d 及呋塞米 80 ～ 100 mg/d 利尿、血液透析治疗 10 天，病情好转。但 2 天后患者再次出血咯血，端坐位，尿量 300 ml/24 h，查血红蛋白（Hb）56 g/L，血肌酐（Cr）447 μmol/L，血气分析示氧分压（PO$_2$）63 mmHg，2017 年 5 月 13 日复查胸部 CT 示右肺新发片状磨玻璃密度影（图 2-6-1），结合患者有咯血、呼吸困难、低氧血症，右肺新发浸润影，血红蛋白下降大于 15 g/L，考虑肺泡出血，予双重血浆置换术及免疫吸附治疗，继续甲泼尼龙 40 mg/d、血液透析治疗，并予环磷酰胺 200 mg/w，后患者无咯血，全身水肿减轻，体重减轻 12 kg，尿量增加到 1300 ml/24 h，复查血肌酐（Cr）降至 152 μmol/L，抗 ds-DNA 抗体降至 1∶80，5 月 23 日复查胸部 CT 右肺病灶明显吸收（图 2-6-2）。

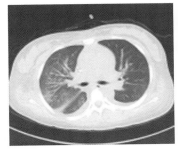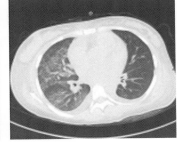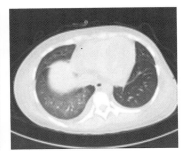

图 2-6-1　2017 年 5 月 13 日胸部 CT

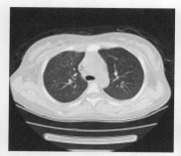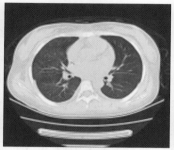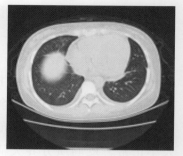

图 2-6-2　2017 年 5 月 23 日胸部 CT

出院诊断

　　系统性红斑狼疮，弥漫性肺泡出血，狼疮肾炎，急性肾损伤，重度贫血，代谢性酸中毒，低蛋白血症，急性左心衰竭。

病例分析

　　患者青少年女性，慢性病程；有肾、血液系统、皮肤黏膜受累，查补体低、多种自身抗体阳性，据 2017 年 ACR 系统性红斑狼疮分类标准，系统性红斑狼疮诊断明确，SLEDAI 评分 16 分，重度活动。结合患者咳粉红色泡沫痰、气短、不能平卧，查脑利尿钠肽（BNP）> 4900 ng/ml，诊断急性左心衰竭明确，予甲泼尼龙及呋塞米利尿、血液透析治疗 10 天后，患者无咳嗽、咳痰、气短，尿量 400 ml 左右，血红蛋白（Hb）72 g/L，红细胞沉降率（ESR）40 mm/h、C 反应蛋白（CRP）< 5 mg/L，脑利尿钠肽（BNP）3625 ng/ml，病情有好转。但 2 天后再次咯血，端坐位，尿量 300 ml/24 h，查血红蛋白（Hb）56 g/L，血肌酐（Cr）447 μmol/L，血气分析示氧分压（PO_2）63 mmHg，复查胸部 CT 示右肺新发片状磨玻璃密度影，结合患者有咯血、呼吸困难、低氧血症，右肺新发浸润影，血红蛋白下降大于 15 g/L，据 SLE 合并肺泡出血综合征（AHS）的诊断：①咯血、呼吸困难、低氧血症、咳嗽等肺部症状；②影像学上新出现浸润影；③血红蛋白下降至少 15 g/L；④支气管肺泡灌洗液为血性或者可见含铁血黄素吞噬细胞。SLE 患者符合以上 4 条标准中至少 3 条，并除外严重凝血系统疾病、急性肺水肿和肺栓塞等其他可出现上述表现的疾病，该患者符合 3 条，诊断为系统性红斑狼疮（SLE）合并肺泡出血综合征（AHS）。

　　SLE 合并 AHS 虽临床少见，但病情凶险，病死率高。AHS 是 SLE 少见而危重的并发症，在 SLE 住院患者中发生率为 1.5% ~ 3.7%，而在因肺部病变住院的

SLE 患者中发生率为 22%，病死率高达 50% 以上。

　　研究报道，AHS 可见于 SLE 病程的任何阶段，事先可无预兆，甚至发生在正规糖皮质激素和免疫抑制剂的治疗过程中，提示在 SLE 整个病程中都应该时刻警惕 AHS 的发生。研究还发现，20% AHS 可以作为 SLE 的首发症状，因此不明原因的 AHS 应注意除外 SLE。AHS 的临床表现无特异性，故诊断十分困难。AHS 与 SLE 的其他肺部并发症很难鉴别，但十分关键，例如感染、肺栓塞、心力衰竭及急性狼疮性肺炎等，且近 1/3 的 AHS 可同时合并肺部感染。文献报道，约 30% AHS 患者可无咯血，甚至包括部分危重者。血红蛋白及血细胞比容下降常是 AHS 较为特征性的表现，尤其是诊断无咯血患者的重要线索。另有文献报道 AHS 患者肺功能检查往往提示一氧化碳弥散功能提高，反映出远端肺泡腔中血红蛋白含量增加，这也是 AHS 的特征性表现。SLE 合并 AHS 的影像学表现不具特异性，胸部 CT 常表现为双侧弥漫对称，大片毛玻璃样模糊影或实变影。

　　关于 SLE 合并 AHS 的治疗，缺乏大规模临床对照研究，但大多数学者认为应予大剂量激素冲击治疗及环磷酰胺治疗。重症或环磷酰胺无效者，可考虑血浆置换术，且学者认为预后不良可能与机械通气、合并感染、SLE 活动评分等有关。

启示与思考

　　本病例给我们的启示，SLE 合并 AHS 起病急，进展迅速，与原发病的活动性密切相关，容易导致呼吸衰竭、心功能不全、急性肾损伤和肺部感染，病死率较高。临床工作者应提高对该病的认识，做到早期诊断，及时干预，挽救患者生命。

（撰稿人　乔鹏燕　校稿人　梁美娥　庞宇洁）

参考文献

[1] Chang MY，Fang JT，Chen YC，et al. Diffuse alveolar hemorrhage in systemic lupus erythematosus：a single center retrospective study in Tai-wan. Renal Failure，2002，24（6）：761-802.

[2] Badsha H，The CL，Kong KO，el al. Pulmonary hemorrhage in systemic lupus erythematosus. Semin arthritis rheum，2003，33（6）：414-421.

七、以心肌梗死为首发表现的系统性红斑狼疮

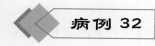

病例 32

　　患者女性，28 岁，主因"发作性胸闷、心慌 1 个月余"入院。患者于 2015 年 5 月 15 日无诱因出现全身发冷，发作性胸闷、心悸，持续 1 小时以上，伴全身出汗、左肩不适，无发热、咳嗽、咳痰，就诊于当地医院心内科，测血压 160/100 mmHg，肌钙蛋白（Tn）2.589 μg/L，肌酸激酶同工酶（CK-MB）64 μg/L，心电图示：窦性心律，心率 87 次 / 分，AVL、Ⅰ、V$_{2 \sim 6}$ 导联呈 QRS 型，V$_{2 \sim 6}$ 导联 ST 段抬高，冠脉 CT 示前降支中远段管腔轻度狭窄，诊断急性广泛性前壁心肌梗死（Killip Ⅰ级），予溶栓、降压等治疗（具体不详），血压控制可，胸痛、心悸稍有缓解，出现面部皮疹，转入我院心内科。化验肌钙蛋白升高，心电图提示前壁广泛性心肌梗死，予冠心病二级预防治疗，化验红细胞沉降率快，多种自身抗体阳性，我科会诊考虑系统性红斑狼疮，心脏受累，转入我科。病程中，偶有口腔溃疡，无发热、光过敏，无脱发、雷诺现象、多关节肿痛。发病以来，大小便正常，体重无变化。既往史：2014 年曾诊断为妊娠高血压，生育后血压最高可达 160/120 mmHg，未规律控制血压。过敏史及家族史无特殊。查体：血压 139/97 mmHg，呼吸 23 次 /分，心率 90 次 / 分，血氧饱和度 96%，面部蝶形红斑，双肺呼吸音清，未闻及干湿啰音，心律齐，各瓣膜听诊区未闻及明显杂音，腹部无明显异常体征，双下肢无凹陷性水肿，双侧巴宾斯基征阴性。

辅助检查

　　血、尿、便常规正常，红细胞沉降率（ESR）54 mm/h，肝、肾功能、电解质、心肌酶大致正常，D- 二聚体 468 ng/ml，肌钙蛋白Ⅰ 1.19 ng/ml。C3 0.60 g/L，C4、免疫球蛋白 IgG、IgM、IgA 正常。自身抗体：抗核抗体 1∶640 颗粒型，抗 CCP 抗体、抗 SmD1 抗体、抗 U1-SnRNP 抗体、抗核小体抗体（+）。心电图示窦性心律，心率 90 次 / 分，AVL、V$_2$ 呈 QS 型，Ⅰ、V$_{3 \sim 6}$ 导联呈 QRS 型，V$_{2 \sim 6}$ 导联 ST 段抬高。心脏彩超示：节段性室壁运动异常，考虑心梗后改变，二尖瓣关

闭不全（轻度），左室收缩、舒张功能减低（LVEF = 48%）。

诊　断

系统性红斑狼疮，心脏受累，急性广泛性前壁心肌梗死，心功能不全。

治疗及转归

冠心病二级预防治疗基础上，予泼尼松 30 mg/d，吗替麦考酚酯 0.5g bid 口服，环磷酰胺 400 mg，静脉滴注，每 2 周 1 次（共 2 次），心前区症状渐减轻，治疗 2 周后胸痛、心悸缓解，复查红细胞沉降率（ESR）10 mm/h，心肌标志物降至正常范围后出院。长期口服泼尼松（激素渐减量）及羟氯喹，未再出现胸痛。

病例分析

　　患者青年女性，病史 1 个月，以胸痛、心悸、面部蝶形红斑为主要首发症状，既往曾有口腔溃疡，此次检查肌钙蛋白升高，心电图异常，补体 C3 低，抗核抗体（ANA）1∶640 颗粒型，抗 Sm 抗体阳性，据 1997 年美国风湿病学会推荐的分类标准，11 条中符合 4 条，患者系统性红斑狼疮（SLE）诊断明确。主要受累脏器是皮肤、黏膜、心脏。患者炎性指标高，低补体血症，均提示疾病活动，但 SLEDAI 评分内无与心脏受累相关分值，故评分仅 2 分，为基本无活动。心脏血管受累为新发问题，如何制定系统性红斑狼疮的治疗方案，尤其是激素剂量、免疫抑制剂的选择需要我们斟酌。所以，治疗前需明确的是心脏损害的主要原因。

　　首先，急性心肌梗死是冠状动脉粥样硬化性心脏病的常见的、严重的临床分型。冠状动脉粥样硬化性心脏病，简称冠心病，是因冠状动脉粥样硬化，使管腔狭窄或闭塞，导致心肌缺血、缺氧或坏死而引发的心脏病。若冠状动脉管腔急性完全闭塞，血供完全停止，导致所供血区域心室壁心肌透壁性坏死，临床上表现为典型的 STEMI，即传统的 Q 波性心肌梗死。根据全球疾病负担国际合作研究2017 年发布的报道，冠心病是全球性的致死原因，近年在我国发病率逐年增加。冠心病常见于中老年，男性多于女性，冠心病的主要危险因素包括高血压、血脂异常、糖尿病、肥胖和超重、吸烟、不良饮食习惯、性别、心理社会因素、遗传。该患者为青年女性，家庭妇女，无吸烟史、糖尿病史，无高血脂，无特殊家族史，正常体型，1 年前曾诊断为妊娠高血压，近 1 年血压控制不佳，故高血压为导致其急性心肌梗死的高危因素之一，但患者高血压病史较短，同时无法解释面部红斑、炎性指标高、自身抗体阳性，且在当地医院予冠心病对症治疗效果不佳，均提示除高血压外存在其他导致心脏损害的因素。

　　患者除心脏损害外，有面部蝶形红斑，炎性指标高，低补体血症，自身抗体阳性，诊断系统性红斑狼疮（SLE）明确，那么心肌梗死是否为系统性红斑狼疮冠状动脉血管炎所致？SLE是一种自身免疫介导的以免疫性炎症为主要表现的弥漫性结缔组织病。国外报道，系统性红斑狼疮合并心脏受累的发病率为52%～98%，国内发病率54%～87%。SLE心脏病变的病理基础为全心炎、心内膜、心肌、心外膜以及冠状动脉血管均可有不同程度的炎症。可有心肌炎、心律失常，重症SLE可伴有心功能不全，提示预后不良。SLE可出现非典型疣状心内膜炎（Libman-Sack心内膜炎），目前临床少见。可有冠状动脉受累，表现为心绞痛和心电图ST-T改变，甚至出现急性心肌梗死。SLE患者的心肌梗死（MI）总体风险比普通人群高10倍。该患者系统性红斑狼疮诊断明确，以心肌梗死起病，SLEDAI评分2分，疾病活动处于低水平，但有心脏冠状动脉血管受累，为重型SLE。予冠心病二级防治基础上，积极激素、免疫抑制剂吗替麦考酚酯、环磷酰胺治疗，半个月后心前区不适症状缓解，炎性指标降至正常。出院后门诊定期复诊，随访4年未再出现心前区不适，2019年11月复查心肌酶，结果正常。心电图：窦性心律，正常心电图；心脏彩超：心脏形态结构及功能未见明显异常，肺动脉压属正常范围。

启示与思考

　　在系统性红斑狼疮患者中，心脏受累并不少见，临床要提高警惕，治疗需要迅速控制病情，阻止或逆转内脏损害，力求疾病完全缓解，但应注意免疫抑制过度诱发的并发症，尤其是感染。

（撰稿人　侯睿宏　校稿人　庞宇洁　李玉翠）

参考文献

[1] 中华医学会风湿病学分会．2010年系统性红斑狼疮诊断及治疗指南．中华风湿病学杂志，2010，5（14）：342-346.

[2] 邓金刚．系统性红斑狼疮患者心脏病变临床分析．中华心脏与心律电子杂志，2017，5（1）：38-40.

[3] 国家卫生计生委合理用药专家委员会，中国药师协会．冠心病合理用药指南（第2版）．中国医学前言杂志（电子版），2018，10（6）：1-130.

[4] Kosheleva NA，Nikitina NM，Andreeva EU．Case of a combination of lupus erythematosus，antiphospholipid syndrome and myocardial infarction．Kardiologiia，2019，59（12）：92-96.

八、系统性红斑狼疮合并感染

（一）系统性红斑狼疮合并单核细胞增生李斯特菌感染

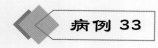

病例 33

患者女性，42 岁，主因"双下肢水肿 2 年，发热 1 天，失语 10 小时"于 2015 年 9 月 21 日入院。2013 年 10 月无明显诱因出现全身水肿，双下肢为著，外院查尿常规示尿蛋白（+++），24 小时尿蛋白定量不详、血压高（具体数值不详），诊断为肾病综合征，予中药制剂（具体不详）治疗，全身水肿减轻，尿蛋白未转阴，出院后停药，间断监测 24 小时尿蛋白定量均高于正常，双下肢略水肿，休息后好转。随后出现面部红斑，双下肢水肿反复，间断口服中药治疗，上述症状时轻时重，尿蛋白始终未转阴。2015 年 7 月双下肢水肿加重，外院检查 24 小时蛋白尿最高为 3.56 g，血肌酐最高达 269 μmol/L，就诊于我科，诊断系统性红斑狼疮，狼疮肾炎，肾功能不全，肾性高血压，腹腔积液（中量），桥本氏甲状腺炎，给予甲泼尼松琥珀酸钠 0.5 g/d×3 d，泼尼松 60 mg/d，吗替麦考酚酯胶囊 0.5 g bid、环磷酰胺 400 mg/w，静脉滴注及对症治疗后好转出院，院外规律复查，泼尼松于 6 周后开始减量，2015 年 9 月 20 日泼尼松减量至 55 mg/d 时，无诱因出现发热，体温最高达 39℃，无寒战、大汗、咳嗽、咳痰、腹痛、腹泻等症状，2015 年 9 月 21 日凌晨 3 时患者语言表达不流畅，凌晨 5 时出现失语，与家人交流仅能表达 3 个字以内的词语，理解力及认知能力正常，为进一步诊治入住我科。体格检查：体温 38℃，呼吸 21 次 / 分，心率 116 次 / 分，血压 106/72 mmHg，嗜睡状态，可唤醒，无皮疹，心、肺、腹无异常体征，双下肢无水肿。指鼻实验（-），左侧上、下肢坠落试验（+），双上肢腱反射（++），双下肢腱反射（+++），脑膜刺激征（-），双侧巴宾斯基征（-），奥本海姆征（-），戈登征（-）。

辅助检查

血常规：白细胞计数（WBC）13.6×10⁹/L，中性粒细胞百分比（NEU%）93.2%，淋巴细胞百分比（LY%）6.5%，红细胞计数（RBC）3.36×10¹²/L，血红蛋白（Hb）99.5 g/L，血小板计数（PLT）419.6×10⁹/L。尿常规：潜血（+）、蛋白（3+）。肾功能：血尿素氮（BUN）15 mmol/L，肌酐231 μmol/L。白蛋白（ALB）28 g/L。便常规、肝功能、电解质、空腹血糖、血脂、肌酶无异常。C反应蛋白8.17 mg/L。红细胞沉降率（ESR）45 mm/h。IgG 6.64 g/L，补体C3、C4正常范围。降钙素原（PCT）0.22 ng/ml。心电图检查：窦性心律，心电图大致正常。胸部CT：双肺下叶背侧胸膜下间质性改变；心包少量积液。

入院诊断

发热查因，神经精神狼疮？颅内感染可能？系统性红斑狼疮，狼疮肾炎，肾功能不全，肾性高血压，腹腔积液（中量），桥本氏甲状腺炎。

治疗及转归

患者此次主因发热、失语入院，入院后立即行头颅MRI（图2-8-1）检查，结果示：①左侧额、顶、岛、颞叶、侧脑室旁梗死（急性期）；②左侧基底节区脑梗死（急性-亚急性期）；③双侧额、顶叶皮层下点状缺血灶。头颅MRA：①颅内动脉硬化改变，双侧颈内动脉管腔欠均匀；②左侧颈内动脉膝段及大脑前动脉A2段起始处管腔局限性膨隆。考虑脑梗死。予脑梗死二级预防（阿司匹林抗血小板、辛伐他汀降脂稳定斑块、疏血通、依达拉奉对症治疗）。另外，神经精神狼疮可出现于疾病的缓解期，考虑不除外狼疮脑病导致的脑梗死累及语言中枢，予静脉滴注人免疫球蛋白20 g/d、口服泼尼松片55 mg/d、吗替麦考酚酯胶囊0.5 g bid、羟氯喹0.2g bid等治疗。当天出现发热，体温最高39.5℃，口服洛索洛芬钠胶囊并给予物理降温，疗效差，静脉注射地塞米松5 mg，体温逐渐降至正常，考虑细菌感染可能，经验性加用头孢哌酮钠舒巴坦钠抗感染治疗。

2015年9月22日患者仍不能言语，并于23:50出现全身抽搐，当时体温38.2℃，呕吐1次，为胃内容物，神志模糊，查体合作差，运动性失语，双瞳孔等大等圆，对光反射灵敏，考虑合并颅内压增高，予降颅压治疗，并予胃管鼻饲、留置导尿。2015年9月23日晨起患者体温降至37.2℃，但出现颈抵抗（±），左侧上、下肢坠落试验（+），双上肢腱反射（+），双下肢腱反射（+），右侧巴宾斯基征（±），左侧巴宾斯基征（-），戈登征（-），血培养结果为：产单核细胞增生李斯特菌，药敏结果未回报。查阅文献可知，氨苄西林及左氧氟沙星对产单核李斯特菌敏感，可通过血脑屏障，给予氨苄西林抗感染治疗（左氧氟沙星过敏），仍有发热，体温波动在38～39.5℃、伴寒战、呕吐。后2次血培养回报均为产单核李斯特菌，加用万古霉素抗感染，体温有所下降，但2015年9月25日下午6时出现呼之不应，压眶无反应，呼吸快，约35次/分，偶可闻及鼾式呼吸，予口

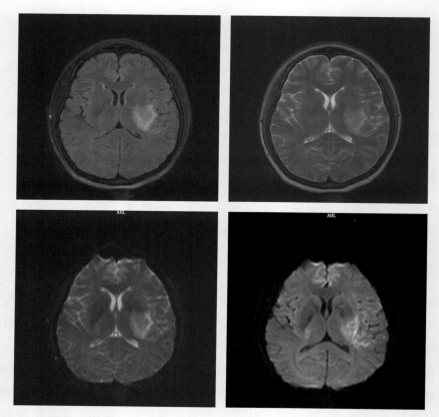

图 2-8-1   头颅 MRI（2015 年 9 月 21 日）。A．T_1 加权象，B．T_2 加权象，C．FLAIR 象，D．弥散加权象，颅内多发散在片状高密度影，密度不均一

咽通道，急查血气：pH 7.3，动脉血二氧化碳分压（$PaCO_2$）28.7 mmHg，动脉血氧分压（PaO_2）108.5 mmHg；血常规：白细胞计数（WBC）12.2×10^9/L、中性粒细胞百分比（NEU%）89.3%，C 反应蛋白（CRP）111.26 mg/L。晚上 9 时患者出现鼾式呼吸，程度逐渐加重，呼吸节律不规则，波动于 35 ～ 70 次 / 分，心率波动于 100 次 / 分左右，血压、面罩吸氧下血氧饱和度大致波动于正常范围，可见双眼球结膜重度水肿，双侧瞳孔等大等圆，直径约 1.5 mm，对光反射迟钝，颈强直，双侧巴宾斯基征（+）。考虑患者存在急性脑梗死、颅内感染，继发脑水肿，鼾式呼吸与颅内病变有关，颅内压增高压迫延髓，影响呼吸中枢导致异常呼吸，积极抗感染为主，积极降颅压，甘露醇调整为 125 ml/4 h、甘油果糖 250 ml/8 h 静脉滴注降颅压，予呋塞米 20 mg 静脉推注，补液及鼻咽通道通畅呼吸道，呼吸频率逐渐减慢，稳定于 20 ～ 30 次 / 分，意识仍呈中度昏迷。复查头颅 CT 提示（图 2-8-2）：多发低密度灶。结合患者神经系统症状与发热症状平行，血培养阳性，加强原发病治疗后病情无改善，且患者 SLE 病史超过 2 年，2 个月前曾行糖皮质激素冲击治疗，院外规律口服激素及免疫抑制剂，神经精神狼疮可能性小，推测患者为颅内感染，脓肿形成可能性大，随时可能因感染控制欠佳，形成脑疝、脓肿播散等而危及生命。

　　2015 年 9 月 26 日下午再次出现发热，体温 38.5℃，查体：中度昏迷，双侧瞳孔对光反射消失，等大等圆，直径约 2 mm，颈强直，双上肢腱反射、膝腱反射（+），右侧巴宾斯基征阳性，左侧巴宾斯基征阴性，加用美罗培南 1 g q8h，美罗培南覆盖革兰阴性杆菌，且可通过血脑屏障，继续抗感染治疗。2015 年 6 月 27 日再次出现发热，体温达 38.9℃、寒战、意识丧失、抽泣样呼吸、瞳孔对光反射消失，家属放弃治疗，出院。院外继续抗感染治疗，28 日抢救无效死亡。

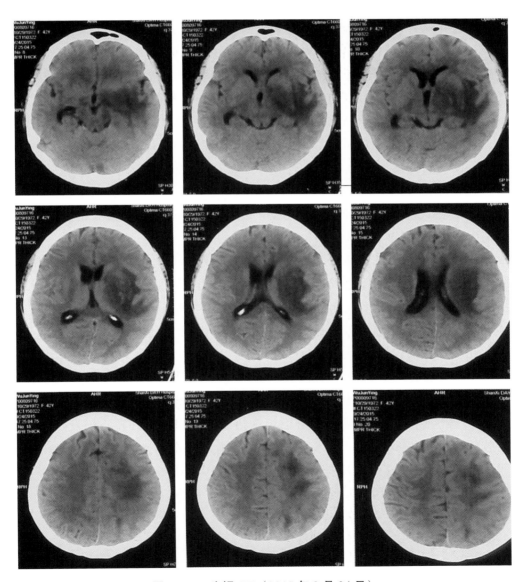

图 2-8-2　头颅 CT（2015 年 9 月 24 日）

病例分析

单核细胞增生李斯特菌（Listeria monocytogenes，LM）为短小的革兰阳性无芽孢杆菌，它是李斯特菌属中致病力最强的唯一的食源性致病菌，它主要通过奶制品、肉类食品、生食蔬菜等污染的食物进行传播。该菌广泛分布于自然界，如土壤、污水、屠宰场，是人畜共患疾病的致病菌。其感染对象主要是老年人、新生儿、孕妇以及免疫力低下的成年人。李斯特菌感染人类后，轻者为一般胃肠炎症状，重者主要表现为败血症、神经症状及单核细胞增多等。

大多数化脓性脑膜炎病原菌感染通常只损伤脑膜，而由李斯特菌引起的中枢神经系统感染则有约 1/4 还易损害脑实质，表现为脑膜脑炎、脑干脑膜脑炎及脑脓肿。李斯特菌中枢神经系统感染病情凶险，尽管早期使用抗生素，病死率仍可达 24%～62%。Horta-Baas 等分析了 26 例 SLE 合并李斯特菌感染的患者，21 例为脑膜炎，2 例为脑膜脑炎，5 例合并了脑脓肿，其临床表现主要为发热、头痛、恶心、呕吐、意识改变、腹泻以及局灶性神经功能缺损。LM 的诊断必须以脑脊液或血培养阳性为依据。目前在治疗单核细胞增生李斯特菌感染的抗菌药物选择上，氨苄西林仍作为首选药物，可以单独使用或同时联用氨基糖苷类抗生素。对于青霉素过敏的患者，首选甲氧苄啶 - 磺胺甲噁唑。由于李斯特菌对头孢菌素天然耐药，临床一般不用。

李斯特菌为 SLE 患者感染性脑膜炎病原菌中继结核分枝杆菌、新型隐球菌后的第三大病原菌，SLE 合并颅内感染的危险因素有血细胞减少、接受高剂量皮质醇治疗、免疫抑制剂治疗、肾受累（肾替代治疗），Perini 等认为，LM 脑膜炎与 MMF 的应用有关。系统性红斑狼疮患者本身免疫功能紊乱，容易合并感染，加上该患者此次发病前曾进行甲泼尼龙冲击治疗，后口服激素及免疫抑制剂治疗 1 个月余，免疫功能进一步下降，入院检查 IgG 明显低于正常，且患者肌酐高于正常，药物代谢能力下降，故出现了败血症、脑脓肿，该患者入院后第 2 天（2015 年 9 月 21 日）经验性给予头孢哌酮钠舒巴坦钠抗感染，病情无好转，仍发热、失语、右侧肢体肌力进一步减退，2015 年 9 月 23 日血培养提示李斯特菌，查阅文献后立即给予氨苄西林、莫西沙星、万古霉素等抗感染治疗，体温曾一度控制，但患者神经系统症状进行性加重，意识为昏睡至昏迷，最终治疗无效死亡。

启示与思考

与大多化脓性脑膜炎不同，李斯特菌引起的中枢神经系统感染可表现为脑膜脑炎、脑干脑膜脑炎及脑脓肿，病情重，病死率高。在 SLE 患者规律用药情况下，突然出现高热、进行性神经精神症状，注意排除颅内感染可能，需警惕李斯特菌感染，及时完善血培养及脑脊液检查，早期选用敏感、可通过血脑屏障的抗生素，足量、足疗程抗感染，积极改善预后，挽救患者生命。

（撰稿人　杨艳丽　和　平　校稿人　乔鹏燕　马　丹）

参考文献

[1] Amaya-Villar R，García-cabrera E，Sulleiro-igual E，et al．Three-year multicenter surveillance of communityacquired listeria monocytogenes meningitis in adults．BMC infect dis，2010，10（1）：324-331.

[2] Horta-Baas G，Guerrero-Soto O，Barile-Fabrisba L．Central noxiervous system infection by listeria monocytogenes in patients with systemic lupus erythematosus：analysis of 26 cases，including the report of a new case．Reumatol clin，2013，9（6）：340-347.

[3] Perini G，Pravettoni R，Farina E，et al．Listeria brain abscesses during administration of mycophenolate mofetil for systemic lupus erythematosus：a case report．Neurol SCI，2015，36（6）：1019-1020.

（二）系统性红斑狼疮合并全身奴卡菌感染

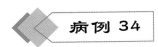

病例 34

患者女性，24 岁，主因"面部红斑 10 年，间断精神异常 7 年，加重伴双下肢水肿 1 个月"入院。10 年前患者因颜面部红斑、光过敏、关节痛、血小板降低，就诊于我省某医院，抗核抗体 1∶320，抗 Sm 抗体阳性，考虑系统性红斑狼疮、血液系统受累、血小板减少症，予口服泼尼松片 60 mg/d，静脉使用长春新碱及环磷酰胺等治疗，病情稳定后泼尼松片逐渐减量至 10 mg/d。7 年前无诱因出现低热、胡言乱语、失眠、神情怪异等症状，于我科住院治疗，化验红细胞沉降率（ESR）26 mm/h，24 小时尿蛋白定量 0.87 g，腰椎穿刺测颅内压 290 mmH$_2$O；头颅 MRI

示松果体囊肿；脑电图轻度异常，考虑"神经精神狼疮"，予规律门诊随访，病情稳定，泼尼松逐渐减量至 10 mg/d，规律口服羟氯喹（HCQ）200 mg bid，吗替麦考酚酯分散片（MMF）0.5 g bid。1 年前复查尿蛋白阳性，我科住院行肾穿刺活检示：弥漫节段性增生性狼疮肾炎伴基底膜增厚（Ⅳ -S+ Ⅴ），AI = 5，CI = 1，考虑狼疮肾炎，予甲泼尼龙片 40 mg/d，吗替麦考酚酯（MMF）1.0 g bid，羟氯喹（HCQ）0.2 g bid，他克莫司 1 mg bid 治疗，后尿蛋白转阴，甲泼尼龙片逐渐减量至 8 mg/d 维持。1 个月前无明显诱因出现失眠及精神异常、双下肢水肿，为求进一步诊治于 2019 年 8 月 20 日再次入院。既往半个月前骑车时不慎摔倒致左下肢皮肤破损、淤青，疼痛明显，于当地医院行左侧下肢 X 线检查提示未见异常，休息数日皮肤破溃处结痂，但左大腿疼痛仍明显。体格检查：体温 36.6℃，脉搏 104 次 / 分，呼吸 20 次 / 分，血压 154/100 mmHg。神志清楚，对答切题，多语，库欣面容。双肺呼吸音低，左下肺可闻及少许湿啰音。心音有力，心律齐。腹饱满，无压痛及反跳痛。双下肢凹陷性水肿。左下肢散在分布陈旧性片状瘀斑，压痛（+）。双侧巴宾斯基征阴性。

辅 助 检 查

　　血常规：白细胞计数（WBC）16.80×10^9/L，中性粒细胞百分比（NEU%）81.8%，血红蛋白（Hb）90 g/L，血小板计数（PLT）154×10^9/L。红细胞沉降率（ESR）68 mm/h，C 反应蛋白（CRP）24.05 mg/L。尿、便常规未见异常；24 小时尿蛋白定量 0.43 g；IgA、IgG、IgM、C3、C4 正常。血细胞簇分化抗原示：总 T 细胞：93.39%，Th 细胞：13.81%，Ts 细胞：71.49%，B 细胞：0.43%，NK 细胞：3.96%（4.6% ～ 14%）。腰椎穿刺见脑脊液清亮，颅内压 220 mmH_2O。脑脊液常规：白细胞计数（WBC）81×10^6/L，单核细胞 72×10^6/L，多核细胞 90×10^6/L，红细胞计数（RBC）2×10^6/L。脑脊液生化正常。胸部 CT 示：右肺散在多发炎性改变，左肺下叶前基底段不张；左肺上叶前段磨玻璃小结节（图 2-8-3A）。头颅 MRI：右侧基底节区、右侧丘脑及右侧大脑脚可见斑片状长 T_1、T_2 信号影，DWI 图呈等信号，局部体积略萎缩，右侧脑室略受牵扩大，左侧顶叶及右侧额叶皮层下可见斑状长 T_1、T_2 信号影，DWI 图呈等信号，脑回变细，脑沟、裂、池加宽、扩大。影像学诊断右侧基底节区、丘脑及大脑脚异常信号，考虑陈旧性梗死，左侧顶叶及右侧额叶皮层下腔隙性梗死，轻度脑萎缩。

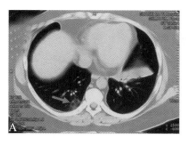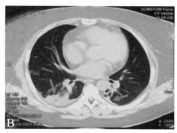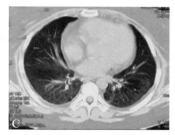

图 2-8-3　患者治疗过程中胸部 CT 变化

注：A．入院时右肺散在多发炎性改变，左肺上叶前段磨玻璃小结节；B．左肺上叶后段、双下肺炎症，肺不张、磨玻璃改变，对比双肺炎症进展。C．经治疗后双肺炎症较前吸收

入院诊断

系统性红斑狼疮，狼疮脑病，肺部病变原因待查：狼疮肺炎？肺部感染可能。

治疗及转归

给予静脉滴注甲泼尼龙琥珀酸钠 80 mg/d，口服醋酸泼尼松 40 mg/d、羟氯喹（HCQ）0.2 g bid，静脉滴注左氧氟沙星 400 mg/d 抗感染，口服药物控制血压、利尿消肿等。治疗第 3 天，患者诉左大腿疼痛，伴发热，最高体温 38.5℃，查体示左大腿近端外侧局部皮温高，压痛阳性。双髋关节 MRI 提示左侧大腿上段外侧肌间脓肿（图 2-8-4A、B）。

复查血常规：白细胞计数（WBC）16.1×10⁹/L，血红蛋白（Hb）90 g/L，血小板计数（PLT）134×10⁹/L，红细胞沉降率（ESR）80 mm/h，C 反应蛋白（CRP）179.7 mg/L，降钙素原（PCT）0.24 ng/ml。胸部 CT 示：双肺上叶后段、双下肺炎症，肺不张、磨玻璃改变，与前对比，双肺炎症进展（图 2-8-4B）。行左大腿超声引导下穿刺抽液 20 ml，浑浊、黏稠、咖啡色，细菌涂片示形似奴卡菌（图 2-8-5）。停用静脉滴注甲泼尼龙琥珀酸钠，口服泼尼松减量为 30 mg/d，加用针对奴卡菌的复方磺胺甲噁唑 2 片 q6h 口服，同时静脉滴注人免疫球蛋白 20 g/d×5 d。

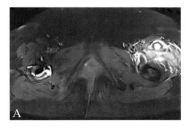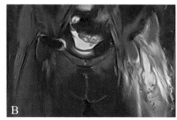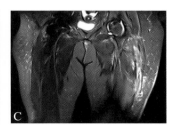

图 2-8-4　患者双髋关节 MRI

注：A、B．左大腿上段外侧肌间脓肿；C．磺胺治疗 1 个月后复查，病灶范围明显缩小

　　患者仍有间断低热，治疗第 10 天再次行左大腿脓肿超声引导下穿刺，抽液 220 ml，性质同前，为咖啡色黏稠液体，细菌学检查为奴卡菌（未分型）。抗感染治疗在左氧氟沙星、复方磺胺甲噁唑基础上，加用亚胺培南（1 g q8h 静脉滴注）。骨科会诊后行腰麻下左大腿脓肿切开冲洗、持续 VSD 负压封闭引流冲洗，术中可见大量血性脓液流出，量约 250 ml，术毕可见红色血性引流液（图 2-8-6、图 2-8-4C）。7 天后再次于手术室更换 VSD 引流装置，可见伤口浅层深褐色分泌物，量约 20 ml。探查肌间隙及肌层，无明显脓液流出。术后左大腿切口敷料干燥，局部无红肿热痛，无渗血、渗液。复查血常规：白细胞计数（WBC）4.5×10⁹/L，中性粒细胞百分比（NE%）54.2%，血红蛋白（Hb）82 g/L，血小板计数（PLT）89×10⁹/L，C 反应蛋白（CRP）2.72 mg/L。7 天后手术拆除 VSD 引流装置，局部缝合。再次复查胸部 CT，与旧片对比双肺炎症明显吸收（图 2-8-3C）。停用左氧氟沙星、亚胺培南，继续口服磺胺甲噁唑 2 片 q6h。患者左大腿无疼痛，但肿胀有所减轻出院。院外规律随诊，口服磺胺甲噁唑（2 片，q6h）联合莫西沙星 0.4 g/d，2019 年 12 月复查左大腿 MRI 提示肌间脓肿吸收。

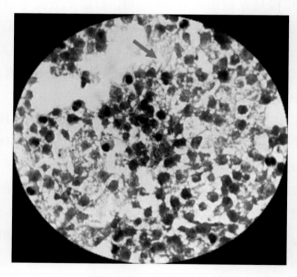

图 2-8-5　穿刺液涂片结果

出院诊断

　　系统性红斑狼疮，狼疮脑病，左大腿软组织感染（奴卡菌），肺部奴卡菌感染可能性大。

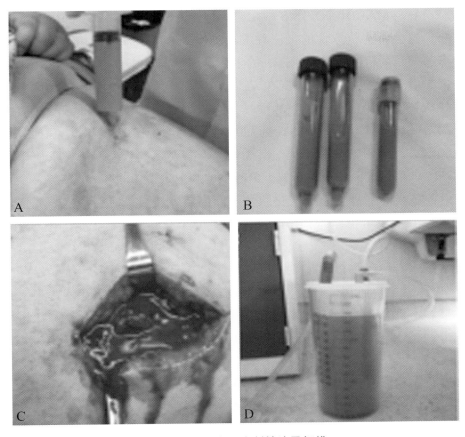

图 2-8-6　左大腿穿刺抽液及切排

注：A．左大腿穿刺抽液；B．左大腿抽取脓液（浑浊咖啡色）；C．左大腿脓肿切开冲洗术中所见（浅层深褐色分泌物）；D．左大腿脓肿切开冲洗 VSD 置入术后引流液

病例分析

本例患者系统性红斑狼疮诊断明确，合并多部位感染，包括皮肤肌肉、肺和神经系统，病原学检查为奴卡菌。奴卡菌也称诺卡氏菌，是有氧放线菌，属放线菌目，其传播的主要方式是呼吸道和空气。奴卡菌主要是机会病原体，会在免疫功能低下的人中引起感染，但有时也会导致免疫功能不全的患者感染。目前奴卡菌科已发现 100 余种，有报道其中 4 种菌均可引起人和动物的疾病，即星形奴卡菌、巴西奴卡菌、豚鼠奴卡菌和鼻疽奴卡菌。鉴定方法主要采用分析生物学方法——基因测序。16SrRNA 为目前多种奴卡菌分子生物学鉴定的金标准，但分枝杆菌、放线菌与奴卡菌 16SrRNA 基因序列亦有一定的同源性，利用 16SrRNA 很难将其区分。有研究者用免疫组学分析了法氏奴卡菌 IFM10152 的分泌蛋白，用

新型质谱分析（MALDI-TOF-MS）鉴定了 5 种蛋白质，并用 western blot 进行抗原性分析。这些具有抗原性的蛋白首次在法氏奴卡菌中被鉴定出来，可能有助于阐明奴卡菌的致病机制，并提供潜在的未来诊断标记。

本例患者诊断 SLE 10 年，免疫功能失衡，加上长期使用激素及免疫抑制剂治疗，使机体抗感染能力下降，从而易发生各种机会感染，这通常是患者主要的死亡原因之一。机体对奴卡菌的抵抗力主要依赖于细胞免疫，因此免疫受损宿主，如恶性肿瘤、慢性阻塞性肺疾病、艾滋病、器官移植、长期使用糖皮质激素、免疫抑制剂等，包括本例患者均为奴卡菌感染的高危人群。

奴卡菌感染后病理为急慢性化脓性炎和肉芽肿性炎，典型损害为液化坏死伴脓肿形成。奴卡菌可沿全身播散，形成肺脓肿、肝脓肿、脑脓肿。有研究表明，约 70% 的奴卡菌累及肺部，表现为坏死性肺炎、脓胸以及肺脓肿等，并可经全身血流播散于全身，吸入菌丝片段是主要的感染途径。中枢神经系统受累存在于约 1/3 的感染患者中，通常可归因于先前的肺部疾病、皮肤损伤或手术污染引起的血行性扩散。本例患者除局部有奴卡菌脓肿形成外，还有精神异常、肺部病灶，可能为奴卡菌播散导致的，经抗感染治疗后，神经系统及肺部症状及体征均好转，治疗有效。

细菌涂片、细菌培养阳性是诊断该病的金标准，培养至少需要 2 周，其最快速的手段是细菌涂片，常用的染色方法有革兰染色、弱抗酸染色等。近年来，奴卡菌感染的发病率呈上升趋势，但由于该病无特异性的临床表现，容易误诊和漏诊，以往有奴卡菌误诊为结核感染、肺癌的报道。因此，及时诊断、早期治疗是关键。

因奴卡菌对磺胺类药物敏感，且该药可透过血脑屏障，因此针对奴卡菌感染，首选磺胺类药物。在印度医学研究理事会（ICMR）发布的最新治疗指南中，治疗奴卡菌引起的脑脓肿或硬膜下脓肿建议患者应至少治疗 6 个月。如果累及脑部，则治疗时间应延长至 12 个月。脓肿的经验性抗生素是甲氧苄啶 - 复方磺胺甲噁唑和亚胺培南 - 西司他汀组合。临床上复方磺胺甲噁唑治疗失败的病例罕见，出现无效或不耐受时，利奈唑胺是较好的替代药物。目前，利奈唑胺治疗奴卡菌感染尚不在药品说明书范围内，国内外关于利奈唑胺应用于奴卡菌属感染的研究较少，主要在病例报告中有患者以利奈唑胺治疗奴卡菌属感染。有研究表明，利奈唑胺是对奴卡菌感染唯一敏感的药物，但利奈唑胺使用超过 2 周会带来血液毒性和神经毒性风险，因此不建议长时间使用。

启示与思考

　　系统性红斑狼疮等风湿性疾病的免疫功能紊乱，长期使用激素、免疫抑制剂，会使免疫功能低下，易并发包括机会感染在内的各种病原微生物感染。奴卡菌属于机会感染病原体，存在于空气、土壤中，感染后病灶不易局限，造成全身扩散，甚至引起肺部、脑部等重要脏器感染，并危及生命。临床工作中，遇到合并风湿性疾病的发热待诊患者需提高警惕，充分排查各种病原体感染的可能。

（撰稿人　王亚静　侯睿宏　校稿人　李　娟）

参考文献

[1] 陈蕾，顾云峰，詹爱霞，等．热休克蛋白 65 及 16SrRNA 基因在一株盖尔森基兴奴卡菌鉴定中的应用．中华传染病杂志，2017，35（5）：301-304．

[2] 王春雷，刘颖梅，黎斌斌，等．系统性红斑狼疮合并鼻疽奴卡菌肾周脓肿一例．中华内科杂志，2014，53（7）：574-575．

[3] 陈茂红，李兴锐，王和融．系统性红斑狼疮继发星形奴卡菌感染 1 例报道及文献复习．安徽医药，2012，16（4）：501-502．

[4] 安慧茹，王仲元，王坤．奴卡菌病误诊为多脏器结核病一例．中华结核和呼吸杂志，2012，35（8）：621-622．

[5] 刘旭，蔡芸，白艳，等．利奈唑胺对奴卡菌属感染中的应用文献计量分析．中国新药杂志，2014，23（5）：569-576．

[6] Bhargava A，Kombade S，Dash D，et al．Disseminated nocardiasis by nocardia farcinica：review and first case report from central india．Medical journal armed forces india，2019，75（1）：16-111．

[7] Hu Y，Wang L，Huang X，et al．Systemic nocardia brasiliensis infection in a patient with systemic lupus erythematosus：successful diagnosis and therapy．International journal of dermatology，2014，55（4）：453．

[8] Hanchanale P，Jain M，Varghese J，et al．Nocardia liver abscess post liver transplantation-A rare presentation．Transpl infect dis，2017，19（2）：10．

[9] Kumar VA，Augustine D，Panikar D，et al．Nocardia farcinica brain abscess：epidemiology，pathophysiology，and literature review．Surgical infections，2014，15（5）：640-646．

[10] Kanne JP，Yandow DR，Mohammed TLH，et al．CT findings of

pulmonary nocardiosis. American journal of roentgenology, 2011, 197 (2): 266-272.

[11] Harent S, Vuotto F, Wallet F, et al. Nocardia pseudobrasiliensis pneumonia in a heart transplant recipient. Medecine et maladies infectieuses, 2013, 43 (2): 85-87.

[12] Kim SY, Lee KL, Lee DM, et al. Erratum: nocardia brain Abscess in an immunocompetent patient. Infect chemother, 2015, 47 (4): 304.

[13] Miyaoka C, Nakamoto K, Shirai T, et al. Pulmonary nocardiosis caused by nocardia exalbida mimicking lung cancer. Respirol Case Rep, 2019, 7 (7): e00458.

[14] Xu S, Hou X, Sun L, et al. An immunoproteomic approach to identify antigenic proteins in nocardia farcinica IFM 10152. Microb pathog, 2019, 137: 103705.

九、系统性红斑狼疮合并骨受累

（一）系统性红斑狼疮合并非股骨头症状性缺血性骨坏死

非股骨头症状性缺血性骨坏死（avascular necrosis，AVN）是系统性红斑狼疮SLE）常见的合并症之一，也是SLE患者致残的主要原因，报道中发生率为2.8%～40%，发生的确切病因尚不清楚，大剂量糖皮质激素治疗是AVN的确切危险因素，但并不是唯一危险因素。现对本院SLE合并非股骨头症状性AVN患者进行临床资料归纳总结，以便早期诊断，合理治疗。

病例组 35

2011年11月至2013年3月山西省某医院风湿免疫科确诊SLE住院患者175例。其中发生非股骨性AVN（股骨下端、胫骨上端的AVN）11例（6.3%），10例女性，1例男性，SLE发病年龄29±10岁，病程6±5年。患者出现单侧或双侧膝上部疼痛，单膝病变1例，双膝病变10例。经临床磁共振成像检查证实为AVN，所有患者SLE诊断均符合美国风湿病学会（ACR）修订分类标准。AVN的诊断依据MRI诊断标准。全部使用糖皮质激素、免疫抑制剂治疗。同时选择同时期住院、门诊的并发股骨头坏死的SLE患者30例作为对照组，年龄、性别匹配。排除标准包括：非SLE患者及外伤、骨折、酒精性骨坏死患者，排除关节结核等感染性关节炎。

观察指标包括关节痛、血管炎、雷诺现象，其中疾病活动情况由SLE疾病活动度评分SLEDAD来评估，观察24项指标，最高分105分，当积分＞9分时被认为疾病活动。

根据AVN的诊断，按MRI诊断标准分类，本病例组中早期骨梗死5例，中期骨梗死3例，晚期骨梗死3例。33例患者中有36个膝关节的42处病变，发病部位见表2-9-1。实验室检查包括脂质蛋白水平（血清总胆固醇、高密度脂蛋白、甘油三酯），补体（C3、C4），自身抗体等。用ELISA方法检测抗体，如抗核抗体（ANA）、ACL、β_2-糖蛋白 1（β_2-GPI）抗体等。

表2-9-1 骨坏死发生部位

部位	股骨				胫骨		
	内侧髁	髁间窝	外侧髁	干骺端	内侧髁	外侧髁	干骺端
左膝	4	1	3	2	1	3	1
右膝	6	1	4	—	2	3	—
合计	10	2	7	2	3	6	1

糖皮质激素用量以泼尼松为标准进行换算，病程以年为计算单位，注射用甲泼尼龙琥珀酸钠冲击治疗 500 mg/d×3 d，以次为计算单位。除激素以外的免疫抑制剂应用为环磷酰胺（CTX）注射液。

采用 SPSS 统计软件进行数据分析。分类资料使用 X^2 检验，连续资料以 $\bar{x}\pm s$ 表示，采用 t 检验，$P < 0.05$ 为差异有统计学意义。

结 果

SLE 合并股骨下及胫骨上骨坏死组与股骨头坏死的对照组在临床表现、实验室检查、激素、免疫抑制剂服用情况及病程的比较上，差异无统计学意义（$P > 0.05$），具体见表 2-9-2 至表 2-9-4。

表2-9-2 2组SLE患者的临床特征及激素冲击治疗比较

例数 \ 组别	例数	关节痛	雷诺现象	血管炎	脂质蛋白异常	激素冲击治疗（次）
SLE 合并股骨下及胫骨上骨坏死组	11	11	5	7	2	4
对照组	30	24	13	26	8	12
P 值		0.167	1.000	0.178	0.262	1.000

表2-9-3 2组SLE患者的实验室检查特征、激素冲击治疗及SLEDAI积分比较

组别 \ 例数	例数	抗核抗体（>1:80）	抗 ds-DNA 抗体阳性	ACL-IgG 阳性	抗 β_2-GP1 抗体阳性	抗 nRNP 抗体阳性（g/L）	C3↓（g/L）	C4↓（g/L）	SLEDAI（>9分）
SLE 合并股骨下及胫骨上骨坏死组	11	11	2	3	4	5	4	5	2
对照组	30	30	6	13	11	11	16	19	8
P 值		1.000	1.000	0.478	1.000	0.723	0.484	0.476	0.262

表2-9-4　2组SLE患者病程、激素及免疫抑制剂用量比较（$\bar{x} \pm s$）

组别	例数	年龄（岁）	病程（年）	激素起始用量 [mg/（kg·d）]	CTX累积用量（g）
SLE合并股骨下及胫骨上骨坏死组	11	29±10	6±5	1.6±0.5	22±8
对照组	30	36±14	5±4	1.3±0.6	20±11
t值		−1.415	0.300	1.310	0.293
P值		0.165	0.766	0.198	0.771

　　嘱患者避免负重，同时给予补钙、改善循环、扩血管、促进骨代谢、间充质干细胞移植等对症支持治疗，平均疗程4周。出院时所有患者经过上述治疗，病情均有好转，随访3个月～2年，11例患者关节疼痛均减轻，部分患者关节疼痛消失。

病例分析

　　1. SLE合并非股骨头症状性AVN的病因及发病机制：据文献报道，SLE合并骨缺血坏死的概率为2.8%～40%，而膝关节受累约占0.3%～3.6%，仅次于髋关节，踝关节和肘关节受累少见。研究表明，SLE合并股骨下端及胫骨上端骨坏死除激素、免疫抑制剂外，SLE本身因素也与其发生有关，血管炎、抗磷脂抗体、雷诺现象、高脂血症等因素亦是原发病导致骨坏死的危险因素。AVN是指细胞及骨髓细胞因血循环障碍缺血而引起的骨组织坏死。血管炎是SLE的基本病变之一，Wiik认为，SLE活动时，50%患者出现血管炎表现，血管病变多累及小血管。目前非股骨头症状性AVN的发病机制有原发血管病学说、血管阻塞学说及脂肪栓塞学说等。而SLE合并AVN的发病机制可能通过多条途径引起骨内血管栓塞和骨坏死。Rueda等报道1例无药物治疗抗磷脂抗体高滴度阳性患者在发病初期即并发AVN，他们认为免疫因素造成的血管炎可能是骨坏死的原因。Perera等认为激素作为SLE的治疗用药，可以导致血液中凝血酶改变，使血脂升高，血管内皮损伤，胶原暴露，血栓形成从而导致骨坏死。崔永锋等研究表明：大剂量激素治疗后1～2个月可出现骨髓水肿和关节腔积液，第4个月即开始出现骨髓坏死。有学者认为在服用激素6个月内可出现骨坏死。Massardo等调查了190例SLE患者，发现注射用甲泼尼龙琥珀酸钠冲击治疗是导致骨坏死的危险因素，认为骨坏死是注射用甲泼尼龙琥珀酸钠冲击治疗的远期不良反应。Calvo-Alen等的一项随机对照试验表明，免疫抑制剂（环磷酰胺注射液、硫唑嘌呤片等）对SLE

并发骨坏死是一个独立危险因素。刘湘源等认为，雷诺现象可提示血管病变，血管内膜增厚，血管腔狭窄，局部组织供血不足，甚至缺血，可引起局部组织器官缺血坏死和功能障碍，因此，雷诺现象可能作为诱发骨坏死一个独立因素。李秀等发现，血脂增高是引起骨缺血坏死的危险因素。以上研究显示，各种潜在疾病可通过一个共同途径激活血管内凝血引起骨内血管栓塞和骨坏死。说明非股骨头症状性 AVN 的发生是受多种因素的影响的，并不能用单一的危险因素来解释。以上数据分析从临床表现、实验室检查、激素及免疫抑制剂服用情况及病程方面进行分析，未发现对照组与股骨头坏死组有明显差异。可能与样本量小有关。

2. SLE 合并非股骨头症状性 AVN 的早期诊断及疗效观察：SLE 合并非股骨头症状性 AVN 并非少见，可发生在病程的任何时期，发生于股骨远端和胫骨近端膝关节周围的骨坏死仅次于股骨头缺血性坏死而居第 2 位。如不能早期诊断和及时治疗，不仅降低患者的生活质量而且增加致残率。本组 11 例患者的 21 个膝关节通过放射学检查发现了股骨远端和胫骨近端的膝关节周围骨坏死，获得了及时诊断。因该部位的 AVN 缺乏特异的临床表现，X 线、CT 只能显示较晚期的病灶特征，不能发现早期患者，而早期正是治疗的关键时期，对治疗有较好的疗效。有学者认为 MRI 是诊断骨梗死最敏感的非创伤性检查方法，在梗死的不同时期呈多样化影像表现，利于早期诊断。11 例患者中 1 例因股骨头、股骨远端和胫骨近端的膝关节周围骨坏死转骨科手术治疗，余 10 例保守治疗，且嘱患者扶拐行走 4 个月、避免膝关节负重、行物理治疗，同时给予加强补钙、改善循环、扩血管、促进骨代谢、间充质干细胞移植等对症支持治疗，平均疗程 4 周，并定期观察病情的发展。全部患者住院及随访期间病情均获得不同程度的缓解，关节疼痛减轻或消失。

启 示 与 思 考

当 SLE 患者出现髋关节疼痛时，临床医师很容易考虑到股骨头缺血性坏死，而发生膝关节疼痛肿胀，则很容易发生误诊，这就提示我们在临床工作中，遇到 SLE 患者存在持续肢体、关节不适时，进行必要的影像学检查非常重要，做到早发现、早诊断、及早干预，将大大提高本病的预后。

参考文献

[1] 崔光彬，王玮，宋立军. 骨梗死影像学表现及其病理学基础. 中国医学影像技术，2007，23（5）：724-726.

［2］张志宏，孙志强．齐文玉骨梗死的临床表现及数字 X 线机、CT 和磁共振成像诊断．实用医技杂志，2010，17（11）：1029-1030.

［3］刘兆云，赵铖，米存东，等．系统性红斑狼疮并发股骨头缺血性坏死相关因素分析．实用医学杂志，2011，27（2）：1226-1228.

［4］乔义岭，卢国强，段琼，等．中西医结合治疗早期激素性股骨头坏死 64 例临床观察．中国医药导刊，2010，12（9）：1474-1476.

［5］陈孟，许珂，梁美娥，等．系统性红斑狼疮合并非股骨头症状性缺血性骨坏死 11 例临床分析．中国药物与临床，2014，14（1）：83-85.

［6］刘湘源，林俊，黄烽．雷诺现象在系统性红斑狼疮中的临床意义．中华风湿病学杂志，2000，4（3）：175-177.

［7］李秀，张凤山，徐杰．系统性红斑狼疮合并股骨头坏死患者血脂变化及意义．中华风湿病学杂志，2005，9（8）：510-512.

［8］Sayarlioglu M，Yuzbasioglu N，Inanc M，et al．Risk factors for avascular bone necrosis in patients with systemic lupus erythematosus．Rheumato int，2012，32（4）：177-182.

［9］Wiik A．Clinical and pathophysiological significance of antineu trophil cytoplasmic autoantibodoies in vasculitis stndromes．Mod Rheumatol，2009，19（6）：590-599.

［10］Rueda JC，Dque MA，Mantilla RD．Practical reports on rheum atic musculoskeletal diseases．J clin Rheum，2009，15（9）：130-131.

［11］Massardo L，Jacobelli S，Leissner M，et al．High-dose intravenous methylprednisolone therapy associated with osteonecrosis in patients with systemic lupus erythematosus．Lupus，1992，1：401-405.

［12］Calvo-Alén J，McGwin G，Toloza S，et al．Systemic lupus erythematosus in a multiethnic US cohort (LUMINA)：XXIV．Cytotoxic treatment is an additional risk factor for the development of symptomatic osteonecrosis in lupus patients：results of a nested matched case-control study．Ann Rheum Dis，2006，65（1）：785-790.

（二）系统性红斑狼疮并发广泛性骨梗死

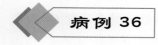

病例 36

患者女性，46 岁，主因"反复颜面部红斑 6 年，多关节痛 2 个月"入院。患者于 2008 年 7 月日晒后出现颜面部、颈部及双上肢皮肤红斑，双手近端指间关节、掌指关节疼痛，不伴肿胀，无脱发、光过敏、口腔溃疡、泡沫尿等，检查抗核抗体（ANA）（+）1∶320 均质型、抗 ds-DNA 抗体（+）、抗 SSA 抗体（+）、抗 SSB 抗体（+），诊断为系统性红斑狼疮，予泼尼松 40 mg/d、羟氯喹 0.2 g bid，皮疹消退，关节症状好转，约 1 年后泼尼松减量至 5 mg/d 维持，停用羟氯喹。2013 年 9 月 2 日，皮疹反复并加重，累及颜面部、躯干、四肢，泛发红斑、丘疹、脓疱，给予甲泼尼龙琥珀酸钠 300 mg/d×4 d、120 mg/d×15 d、100 mg/d×3 d、80 mg/d×7 d、60 mg/d×6 d 静脉输注，并以甲泼尼龙 60 mg/d 口服维持，皮疹消退。2 个月后出现双膝、双踝关节、双足背部疼痛，无肿胀，伴下蹲起立困难，不伴肌痛，入院查体：颜面部隐约可见片状红色皮疹，躯干及四肢可见皮肤色素沉着。眼睑略水肿，心肺腹无异常体征。脊柱活动自如。双膝关节、双踝关节、双侧足背部压痛（+），无肿胀。四肢近端肌力 4 级，远端肌力 5 级，肌张力正常。

辅助检查

血常规：白细胞计数（WBC）8.4×10^9/L，血红蛋白（Hb）169.8 g/L，血小板计数（PLT）71.7×10^9/L。尿常规：尿蛋白（+），镜检红细胞 5～8 个/HP。24 小时尿蛋白定量 0.17 g。红细胞沉降率（ESR）64 mm/h。C 反应蛋白（CRP）108.3 mg/L。心肌酶：乳酸脱氢酶（LDH）402.1 U/L，α- 羟丁酸脱氢酶（HBDH）348.15U/L，肌酸激酶同工酶（CK-MB）28.8 U/L。IgG 6.84 g/L，补体 C3 1.02 g/L，C4 0.06 g/L。肝功能、肾功能、血脂、电解质、心肌标志物未见明显异常。抗核抗体（ANA）（+）1∶160 胞质颗粒型、抗 SSA/Ro60 抗体（+）、抗 SSA/Ro52 抗体（±）；抗 ds-DNA 抗体、抗核小体抗体、抗心磷脂抗体、抗组蛋白抗体、p-ANCA、c-ANCA、抗 MPO 抗体、抗 PR3 抗体、抗 Jo-1 抗体、抗 Mi-2 抗体、抗 PM-Scl 抗体、抗 U1-snRNP 抗体、抗 Ku 抗体均为（-）。骨髓细胞学检查：增生活跃，粒系占 63%，部分细胞胞质内颗粒粗大，红系占 28%，以中晚幼红细胞为主，淋巴细胞占 6.5%，全片巨核 26 个，产板 8 个。双膝及双髋 X 线未见异常。肌电图：上肢近端及下肢受检肌肌源性损害。双髋、骶髂、双膝、双小腿、双踝、双足 MRI：双侧股骨头、股骨大转子、双侧股骨远端、髌骨、双侧胫骨、腓骨远端、跟骨、距骨、骰骨、足舟骨、中间、内侧、外侧楔骨及距骨、诸趾骨可见多发地图样长 T_1、长 T_2 信号影（图 2-9-1、图 2-9-2、图 2-9-3）；双侧臀肌、竖脊肌、盆底肌、大腿上段、双侧小腿上段后方肌群水肿；双侧臀部、双小腿皮下脂肪层水肿；双髋关节腔积液；左膝关节腔及髌上囊积液；双踝关节腔积液；双足底部趾短屈肌腱、拇短屈肌腱积液、腱鞘炎（图 2-9-4）。

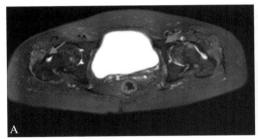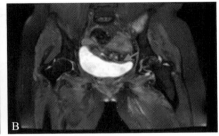

图 2-9-1　双侧股骨头多发地图样长 T_1、长 T_2 信号影

注：A．冠状位 T_2WI；B．横断面 T_2WI

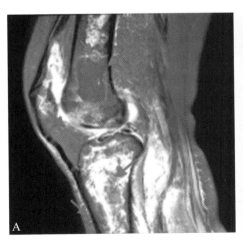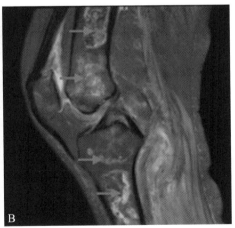

图 2-9-2　双侧胫骨、髌骨、股骨远端多发地图样长 T_1、长 T_2 信号影

注：A．矢状位 T_2WI；B．矢状位 T_2WI

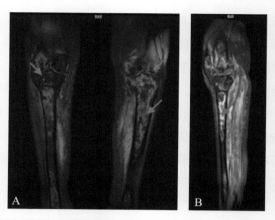

图 2-9-3　双侧胫骨多发地图样长 T_1、长 T_2 信号影

注：A．冠状位 T_2WI；B．矢状位 T_2WI

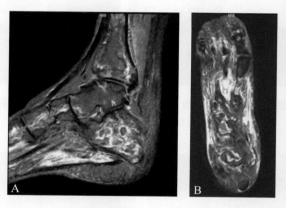

图 2-9-4　双足 MRI

注：A．矢状位 T_2WI；B．横断面 T_2WI。双足跟骨、距骨、骰骨、足舟骨、中间、外侧楔骨、跖骨、趾骨多发地图样长 T_1、长 T_2 信号影

诊 断

系统性红斑狼疮，狼疮肾炎，血液系统受累，广泛性骨梗死。

治疗及转归

甲泼尼龙减量至 16 mg/d，吗替麦考酚酯、环磷酰胺治疗原发病，碳酸钙 D_3、骨化三醇以及双膦酸盐、抗凝、抗血小板聚集等对症治疗。患者双膝、双踝关节、双足背部疼痛缓解，复查血小板计数（PLT）$388.4 \times 10^9/L$，红细胞沉降率（ESR）26 mm/h，C 反应蛋白（CRP）19.2 mg/L；心肌酶：乳酸脱氢酶（LDH）256.6 U/L，肌酸激酶（CK）、肌酸激酶同工酶（CK-MB）、α- 羟丁酸脱氢酶（HBDH）正常，病情稳定出院。目前患者规律随访 1 年，激素减量至 8 mg/d，继续免疫抑制剂、补钙、抗凝等治疗，关节疼痛消失，但仍不能负重，无不良反应，继续随访治疗。

病例分析

本例患者病史6年，有皮疹、关节炎、血液系统及肾受累，多种自身抗体阳性，诊断系统性红斑狼疮明确。在激素联合免疫抑制剂治疗过程中，关节症状反复，MRI显示广泛骨梗死，累及股骨头、股骨下段、胫骨、腓骨、跟骨、距骨、骰骨、足舟骨、中间、内侧、外侧楔骨、跖骨、趾骨，极为罕见。

骨梗死又称骨髓梗死、骨脂肪梗死，为发生在骨干和干骺端的骨坏死，常对称发生，好发于股骨下端和胫骨上端。非创伤性骨梗死的主要原因为皮质类固醇激素的使用和酗酒；血管栓塞、脂类代谢紊乱、骨髓腔内压力增高、机械应力是骨坏死主要的发病机制。SLE并发骨梗死并非少见，与多种因素有关，糖皮质激素的使用和疾病本身的特点是其中两个主要因素。激素是骨坏死独立的危险因素，Sayarlioglu等对868例SLE患者进行回顾性研究发现，6%的SLE患者可出现缺血性骨坏死，并且4个月内使用激素的最高剂量以及激素的累积量均明显高于对照组。齐云秋等进行大剂量糖皮质激素冲击治疗（甲泼尼龙 ≥ 500 mg/d，连续使用超过3天）分组分析发现，冲击治疗组患者股骨头缺血坏死事件的发生率显著高于非大剂量激素冲击治疗组。Kameda等对44例激素治疗风湿性疾病的患者进行前瞻性研究显示，激素（泼尼松）起始剂量 ≥ 1.2 mg（kg·d）更易出现股骨头坏死，而且SLE患者较其他风湿性疾病更易出现。除激素外，国内外研究发现，SLE疾病特征本身也是骨梗死发生的危险因素。Leventhal等发现，未服用激素的SLE患者的骨组织中有早期血管炎的表现。Sayarlioglu等发现，口腔溃疡、胸膜炎、雷诺现象、皮肤血管炎、自身免疫性甲状腺炎、淋巴结肿大、周围神经病变以及合并干燥综合征的SLE患者，缺血性骨坏死的发病率高。罗正亮等对我国SLE伴发骨坏死患者行meta分析显示，除激素因素外，雷诺现象、口腔溃疡、血管炎、高脂血症等都与国内SLE患者并发骨坏死的发生率相关。目前国内外研究发现，激素相关股骨头坏死（SONFH）的发病与遗传易感性相关，其遗传易感因素包括基因的单核苷酸多态性和基因突变等。曾平等对SONFH遗传易感性的研究进展进行综述，纤溶酶原激活物抑制剂 −1 的4G/5G基因多态性与SONFH相关；成脂转录基因过氧化酶增生体激活受体（PPARr2）、成骨基因核心结合因子（cbfal）可能在SONFH的修复过程中起重要作用；家族性ONFH患者存在coL2A1突变；ABCB1的C3435T与CBP基因rs371845位点的基因多态性的相互协同作用与SONFH的发生有关。这些遗传易感因素与激素的交互作用可能导致SONFH的发生。结合本例患者，体重55 kg，激素最大使用量相当于泼尼松50 mg，未达到 1.2 mg/（kg·d），冲击治疗最大剂量为 300 mg/d；在 2013 年 9 月患者皮疹反复并加重，因有长程使用激素史，与发生骨梗死相关。该患者治疗过程中出现关节痛，查炎性指标高，但是抗 ds-DNA 抗体（−），补体下降不明显，并且没有出现文献报道中的口腔溃疡、胸膜炎、血管炎等表现，疾病本身特点尚不能完全解释广泛性骨梗死；鉴于实验条件及患者经济水平的限制，该患者未进行基因水平的筛查，但是根据患者的病情及治疗情况，考虑该患者出现广泛性骨梗死是在基因背景下长期使用激素治疗原发病所致，待进一步验证。SLE 合并骨梗死最常见的部位为股骨头。陈孟等报道了 SLE 合并非股骨头症状性缺血性骨坏死 11 例，主要累及股骨下端、胫骨上端。英国 Sinclair 报道了一例多发性硬化的女性患者大剂量应用糖皮质激素冲击治疗后出现股骨、胫骨、距骨多发骨梗死。但是累及双足跟骨、足舟骨、中间、内侧、外侧楔骨、跖骨、趾骨的广泛骨梗死极为罕见，未见相关报道。

MRI 检查是早期发现骨梗死最有效的方法，也是诊断早期骨梗死的金标准，病变区呈地图样改变是骨梗死的典型 MRI 表现。骨坏死的治疗方法包括保守治疗和手术治疗两大类。保守治疗包括降脂药物、抗凝药物、抗高血压药物、双膦酸盐等。除药物治疗外，还包括关节活动范围锻炼、避免负重、电刺激、放血疗法、高压氧治疗等。但是这些治疗方法很少能持久性改善关节功能，大多数患者最终还是需要通过手术治疗。

启示与思考

本例患者提示 SLE 患者，特别是长期使用激素治疗者，若出现原发病不能解释的关节症状，需警惕骨梗死或骨坏死的可能，及时行 MRI 检查，做到早期诊断、早期治疗，改善疾病预后及患者的生活质量。该病例也提醒临床医生，在不清楚患者基因背景的条件下，需严格掌握激素的适应证，早期联合免疫抑制剂治疗原发病，合理减停激素以减少骨梗死的发生。

参考文献

[1] 王振雷，王金美，李云锋．系统性红斑狼疮并多发性缺血性骨坏死及骨梗死 1 例分析．中国现代药物应用，2013，7（23）：158.

[2] 罗正亮，尚希福，李旭，等．中国系统性红斑狼疮伴发骨坏死相关因素的 Meta 分析．中国组织工程研究，2013，17（35）：6314-6320.

[3] 齐云秋，程敬亮，潘芦翎，等．系统性红斑狼疮患者并发股骨头坏死危险因素研究．中华实验外科杂志，2010，27（12）：1937-1939.

［4］ 曾平，韦标方，何伟，等．激素性股骨头坏死遗传易感性的研究进展．中国骨伤，2010，23（2）：156-159.

［5］ 陈孟，许珂，梁美娥，等．系统性红斑狼疮合并非股骨头症状性缺血性骨坏死 11 例临床分析．中国药物与临床，2014，14（1）：83-85.

［6］ 高文琴，张改连，张莉芸．系统性红斑狼疮并发广泛性骨梗死一例．中华风湿病学杂志，2015，19（8）：5525-554+578.

［7］ Sayarlioglu M，Yuzbasioglu N，Inanc M，et al．Risk factors for avascular bone necrosis in patients with systemic lupus erythematosus．Rheumatol int，2012，32（1）：177-182.

［8］ Kameda H，Amano K，Nagasawa H，et al．Notable difference between the development of vertebral fracture and osteonecrosis of the femoral head inpatients treated with high-dose glucocorticoids for systemic rheumatic diseases．Intern Med，2009，48（22）：1931-1938.

［9］ Sinclair V，Shepard G．Symptomatic，steroid-induced，multifocal diaphyseal osteonecrosis in a patient with multiple sclerosis．Mult Scler，2010，16（3）：370-372.

十、系统性红斑狼疮合并噬血细胞综合征

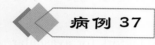

病例 37

　　患者女性，17 岁，主因"间断双下肢水肿 3 年，加重 2 个月，抽搐 3 天"入院。2015 年 10 月无明显诱因出现双下肢水肿，颜面部蝶形红斑，不伴瘙痒及脱屑，日晒后加重，无发热、血尿，无肌痛、肌无力，就诊于山西省某医院，尿蛋白、抗核抗体（ANA）、抗 ds-DNA 抗体均阳性，肾穿刺病理示狼疮肾炎，局灶节段增生性狼疮肾炎伴基底膜增厚，Ⅲ + Ⅴ 型，诊断系统性红斑狼疮，狼疮肾炎，予甲泼尼龙琥珀酸钠 500 mg/d，静脉滴注，连用 3 天，注射用环磷酰胺 600 mg/1 ~ 2 w 静脉滴注，颜面部皮疹及双下肢水肿缓解出院。院外予甲泼尼龙片 48 mg/d 口服，环磷酰胺 600 mg/2 w 静脉滴注，后甲泼尼龙片渐减量，至 2016 年底甲泼尼龙减至 8 mg/d，期间查尿蛋白转阴，停用环磷酰胺，继续口服甲泼尼龙片 4 mg/d 维持。2018 年 3 月出现间断双下肢水肿，尿常规示潜血（+）、尿蛋白（+），未予重视。2018 年 6 月底，长跑后出现眼睑及双踝部水肿、颜面部蝶形红斑，上述症状渐加重，2018 年 7 月 16 日于该院风湿科住院诊治，尿蛋白（+++），尿潜血（+++）；血肌酐（Cr）207 μmol/L，血白蛋白 20.8 g/L，予地塞米松 10 mg/d 静脉注射 3 天及人血白蛋白 10 g/d 静脉滴注，7 月 18 日出现右下肢麻木，行头颅 MRI 示急性脑梗死（左侧顶叶），给予抗凝、改善循环等对症治疗（具体不详）。7 月 19 日凌晨 5 时许患者突然四肢抽搐、意识丧失，持续约 1 分钟左右自行缓解，无发热、恶心、呕吐，4 小时内反复发作 3 次，予甲泼尼龙琥珀酸钠 80 mg/d 静脉滴注 2 天，苯巴比妥钠 0.1 g bid 肌内注射，左乙拉西坦片 0.5 g bid 口服，卡马西平片 0.1 g bid 口服，四肢抽搐症状未再次出现，仍有颜面部及四肢水肿，化验尿素 22.8 mmol/L，血肌酐（Cr）169 μmol/L，为求进一步诊治入住我科。体格检查：体温 37.2℃，脉搏 110 次 / 分，呼吸 30 次 / 分，血压 160/101 mmHg。神志清楚，查体合作。颜面部水肿，双侧面颊部可见淡红色皮疹，未累及鼻唇沟，未突出于皮面，压之可褪色，无脱屑。心、肺、腹无阳性体征。四肢凹陷性水肿。肢体感觉运动正常，颈软，无抵抗，双侧肱二头肌肌腱、膝腱反射（+），左侧巴宾斯基征（+），右侧巴宾斯基征（−）。

辅助检查

血常规：白细胞计数（WBC）14.60×10⁹/L，中性粒细胞百分比（NEU%）86.2%，血红蛋白（Hb）104 g/L，血小板计数（PLT）117×10⁹/L；红细胞沉降率（ESR）5 mm/h，C反应蛋白（CRP）3.09 mg/L；尿常规：尿潜血（+++），尿蛋白（+++），尿镜检红细胞5～10个/HP；24小时尿量1.1 L，24小时尿蛋白定量5.32 g；血生化：总蛋白（TP）36.6 g/L，白蛋白（ALB）24.7 g/L，血肌酐（Cr）190.8 μmol/L，二氧化碳18.1 mmol/L，尿酸716.9 mmol/L，总胆固醇8.52 mmol/L，甘油三酯3.60 mmol/L；凝血酶原时间20.2 s，纤维蛋白原1.56 g/L，D-二聚体1832 ng/ml；C3 0.34 g/L，C4 0.03 g/L；IgG、IgA、IgM均正常；铁蛋白>1500 ng/ml；抗核抗体（ANA）1∶160，抗ENAs抗体示：抗SSA/Ro52抗体、抗ds-DNA抗体阳性，余阴性，抗Sm抗体、抗核小体抗体、抗组蛋白抗体均阴性；抗心磷脂抗体、狼疮抗凝物阴性。脑脊液常规、生化以及脑脊液找隐球菌、结核菌均未见异常。骨髓片：①增生活跃；②粒系占有核细胞的74.5%，以成熟粒细胞为主，部分细胞胞质内颗粒粗大；③红系占有核细胞的10.5%，比例减低，成熟细胞大小不等；④全片共见巨核细胞3个，血小板少见；⑤偶见噬血细胞，吞噬物为成熟红胞、血小板。血片：①中性分叶核粒细胞比例增高，部分细胞胞质颗粒粗大，可见退行性变；②成熟红细胞大小不等；③血小板少见。

入院诊断

系统性红斑狼疮，神经精神狼疮，急性脑梗死（左侧顶叶），继发性癫痫，狼疮肾炎，肾病综合征，肾功能不全。

治疗及转归

入院后予以甲泼尼龙琥珀酸钠500 mg qd，静脉输注3天，冲击治疗、鞘内注射地塞米松10 mg＋甲氨蝶呤10 mg以及补充白蛋白、利尿治疗，未再出现抽搐，四肢水肿减轻。治疗过程中复查血常规三系明显减低，最低白细胞计数（WBC）1.3×10⁹/L，血红蛋白（Hb）38 g/L，血小板计数（PLT）4×10⁹/L，结合患者症状、体征及辅助检查，补充诊断噬血细胞综合征。治疗上予以甲泼尼龙琥珀酸钠1 g/d×3 d，单重血浆置换3次，予泼尼松片60 mg/d口服，环孢素软胶囊50 mg tid口服等控制原发病及对症治疗。患者颜面部皮疹及四肢水肿减轻。复查血常规：白细胞计数（WBC）7.60×10⁹/L，中性粒细胞百分比（NEU%）67.8%，血红蛋白（Hb）79 g/L，血小板计数（PLT）367×10⁹/L；D-二聚体565 ng/ml；肝肾功能：γ-谷氨酰转移酶（γ-GGT）155.9 U/L，白蛋白（ALB）17.4 g/L，余正常；IgG 4.39 g/L，IgA、IgM正常，C3 0.73 g/L，C4正常。24小时尿量3.5 L，24小时尿蛋白定量7.53 g。院外患者规律随访1年，病情稳定。

最终诊断

系统性红斑狼疮，噬血细胞综合征，神经精神狼疮，急性脑梗死（左侧顶叶），继发性癫痫，狼疮肾炎，肾病综合征，肾功能不全。

病例分析

患者青少年女性，病史3年，有皮肤黏膜、肾、神经系统受累，化验抗核抗体（ANA）阳性，补体偏低，根据2009年SLE分类标准，系统性红斑狼疮、神经精神狼疮、狼疮肾炎诊断明确，结合系统性红斑狼疮疾病活动性指数评分：抽搐8分，蛋白尿4分，皮疹2分，低补体2分，综上，共计16分，疾病处于高度活动期。

患者治疗过程中突然出现三系明显降低，是骨髓增生异常、疾病活动、合并感染还是噬血细胞综合征？①骨髓增生异常：患者既往无三系减低情况，此次入院时白细胞、血小板正常，血红蛋白轻度减低，骨髓象示增生活跃，暂不考虑骨髓增生异常；②原发病活动：患者无发热，治疗后皮疹减轻，未再抽搐，尿蛋白减少，红细胞沉降率（ESR）、C反应蛋白（CRP）、补体、免疫球蛋白指标均较前好转；③感染：患者无发热、咳嗽、咳痰、尿频、尿急、尿痛、腹痛等，CRP在正常范围，暂无感染依据；④噬血细胞综合征（hemophagocytic syndrome，HPS）是一种多器官、多系统受累且进行性加重，伴免疫功能紊乱的巨噬细胞增生性疾病，是由T淋巴细胞介导的组织细胞异常增生并具有吞噬血细胞现象的组织细胞增生性疾病。根据2004年国际组织细胞协会修订的HPS诊断标准，满足以下任意1条，诊断即可成立：①符合噬血细胞淋巴组织细胞增生症的分子生物学诊断，如 *PRF1*、*UNC13D*、*Munc18-2*、*Rab27a*、*STX11*、*SH2D1A* 或 *BIRC4* 等基因突变；②满足以下5条诊断标准：发热；脾大；血细胞减少且为非骨髓造血功能减低所致，即血红蛋白（Hb）< 90 g/L，血小板计数（PLT）< 100×10^9/L，中性粒细胞计数 < 1.0×10^9/L；高甘油三酯血症和（或）低纤维蛋白原血症，即空腹甘油三酯 ≥ 3.0 mmol/L，纤维蛋白原 ≤ 1.5 g/L；骨髓、脾或淋巴结发现噬血细胞现象而非恶变证据；NK细胞活性减低或缺乏；铁蛋白 ≥ 500 μg/L；可溶性CD25（SIL-2R）≥ 2400 U/ml或乳酸脱氢酶升高。结合该患者三系明显减低、有肾、神经系统损害、低纤维蛋白原、高甘油三酯血症，骨髓可见吞噬现象，故噬血细胞综合征诊断明确。

SLE相关的HPS属于继发性噬血细胞综合征，也可分为两类：一类是活动性

SLE 的特殊临床表现，称之为狼疮活动相关的 HPS；一类是在免疫抑制药物治疗下感染相关的 HPS。前者以急性严重的全血细胞减少为特征；后者发生在应用免疫抑制剂后发生感染的患者，通常与病毒感染有关。前者使用大剂量激素治疗有效；而后者应使用抗生素或抗病毒的药物控制感染，如果条件允许，可减少免疫抑制剂的用量。血浆置换是能尽快去除血清中炎症细胞因子的可行和有效的方法，但是在抑制激活的巨噬细胞和辅助性 T 细胞产生炎症细胞因子方面，大剂量的皮质醇和免疫球蛋白比血浆置换更有效。在 SLE 相关的 HPS 两种类型中，免疫球蛋白均可应用。

启示与思考

综上可知，SLE 合并 HPS，病情危重，且 SLE 合并 HPS 诊断均缺乏特异性临床表现和实验室指标，需依据临床症状及辅助检查，参考诊断标准综合判断，积极予以激素冲击治疗或血浆置换，可改善预后。

（撰稿人　刘素苗　校稿人　马　丹　梁美娥）

参考文献

[1] 高云梅. 噬血细胞综合征的诊疗进展. 世界最新医学信息文摘，2018，18（52）：18-19.

[2] 钱捷，杨程德，顾越英. 以噬血细胞综合征为主要临床表现的初发系统性红斑狼疮二例. 中华风湿病学杂志，2005，9（12）：763-764.

十一、系统性红斑狼疮合并妊娠

（一）系统性红斑狼疮合并妊娠

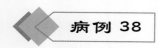

病例 38

患者女性，28 岁，主因"皮疹、血小板减少 4 年，宫内孕 5 个月，下肢水肿 2 周"于 2013 年 1 月入院。2009 年 8 月日晒后出现颜面、四肢斑片状红色皮疹，无瘙痒、无破溃，伴双手掌指、近端指间、双膝关节肿痛，伴晨僵，持续半小时，就诊于某当地医院，血红蛋白（Hb）87 g/L，血小板（PLT）$62×10^9$/L，红细胞沉降率（ESR）45 mm/h，C 反应蛋白（CRP）36 mg/L，C3 0.51 g/L，抗核抗体（ANA）1：1280H，AnuA、ACL、抗 β_2-GP1 抗体（+），诊断系统性红斑狼疮、血液系统受累，予泼尼松 40 mg/d，羟氯喹 0.2 g bid、阿司匹林 50 mg/d 口服，治疗 2 周后皮疹消退、关节疼痛消失，复查红细胞沉降率、C 反应蛋白、C3 正常。院外每 2 个月复查一次，规律服用上述药物，6 个月后泼尼松减量至 10 mg/d，12 个月后减至 5 mg qod，维持口服，2 年内定期复查血常规、红细胞沉降率、C 反应蛋白、C3 正常。2012 年 8 月停经后发现宫内妊娠，就诊于我科门诊，治疗调整为：泼尼松 5 mg/d、羟氯喹 0.2 g bid、阿司匹林 100 mg/d、低分子肝素钙 4100 U/d，门诊每个月随访 1 次，病情稳定，胎儿宫内发育良好。2013 年 1 月初，孕 19 周出现乏力、双下肢水肿，化验血小板计数（PLT）$47.6×10^9$/L，尿常规：尿蛋白（++），为求进一步诊治入住我科。既往史、个人史无特殊。月经婚育史：14 岁初潮，行经期 5 ～ 7 天，月经周期 28 ～ 35 天，末次月经：2012 年 8 月 23 日，无流产史。体格检查：血压 135/90 mmHg，心、肺无异常体征。腹软，无压痛及反跳痛，宫高 17.5 cm，腹围 85 cm。双下肢轻度凹陷性水肿。

辅助检查

血常规：白细胞计数（WBC）$7.9×10^9$/L、血红蛋白（Hb）91.7 g/L，血小板计数（PLT）$56.1×10^9$/L，尿常规：蛋白（++），潜血（++），红细胞 87 个 /HP；24 小时尿蛋白定量 2.2 g；便常规未见异常；血生化：总蛋白（TP）50.2 g/L、白蛋白（ALB）28.8 g/L，余大致正常；IgG、IgA、IgM 大致正常，C3 0.38 g/L、C4 0.1 g/L，红细胞沉降率（ESR）61 mm/h。甲状腺功能：游离 T_3 2.74 pg/ml，游离 T_4 1.49 ng/dl，促甲状腺素 6.00 μIU/ml，C 反应蛋白（CRP）55 mg/L，人免疫缺陷病毒抗体、梅毒螺旋体抗原血清试验、肝炎抗体未见异常，抗核抗体（ANA）1 : 640 H，抗 ds-DNA 抗体 1 : 40，抗心磷脂抗体（ACL）126 U/L，抗 $β_2$-GP1 抗体 186 U/L，AnuA 56 U/L，AHA 67 U/L，类风湿因子（RF）、抗 CCP 抗体（-）。心电图：窦性心律，大致正常心电图。心脏彩超、腹部彩超未见异常。双下肢血管彩超：未见异常。产科彩超：胎儿发育、胎盘、羊水等未见异常。

诊　断

系统性红斑狼疮，继发性抗磷脂综合征，狼疮肾炎，宫内妊娠 17 周，子痫前期。

治 疗 及 转 归

静脉输注甲泼尼龙琥珀酸钠 0.5 g/d × 3 d，人免疫球蛋白（IVIG）20g/d × 3 d，口服泼尼松调整为 15 mg/d，羟氯喹 0.2 g bid，硫唑嘌呤 50 mg/d，给予低分子肝素钙 4100 U qd 以及人血白蛋白、血浆支持治疗，治疗 14 天后患者乏力、双下肢水肿减轻，无明显不适，复查血常规：白细胞计数（WBC）9.1 × 10⁹/L、血红蛋白（Hb）93.7 g/L，血小板计数（PLT）106 × 10⁹/L，尿常规：蛋白（+）、潜血（+）；24 小时尿蛋白定量 1.1 g；补体 C3 0.68 g/L、C4 0.14 g/L，红细胞沉降率（ESR）25 mm/h，C 反应蛋白（CRP）35 mg/L，抗 ds-DNA 抗体 1 : 20，抗心磷脂抗体（ACL）72 U/L，抗 $β_2$-GP1 抗体 102 U/L。患者出院后至分娩泼尼松减至 10 mg/d 维持，羟氯喹 0.2 g bid，硫唑嘌呤 50 mg/d，阿司匹林 50 mg/d，低分子肝素钙 4100 U/D，人血白蛋白 20 g/100 ml，每 3 周于风湿科门诊随访。至妊娠 38 周，患者血压 140/90 mmHg，双下肢中度凹陷性水肿。复查血红蛋白（Hb）约 96 g/L，血小板（PLT）78 × 10⁹/L，血清白蛋白 29 g/L，尿常规：蛋白（+）、潜血（+）；24 小时尿蛋白定量 1.86 g；补体 C3 0.6 g/L、C4 0.1 g/L，血浆 D- 二聚体 > 5250 ng/ml。产科评估后剖宫产分娩 2.7 kg 女婴，Apgar 评分 10 分。分娩当天、术后第 2 天给予静脉输注甲泼尼龙琥珀酸钠 40 mg/d，产后复查尿常规：蛋白（++）、潜血（+）；24 小时尿蛋白定量 3.4 g；补体 C3 0.46 g/L、C4 0.14 g/L，回乳后调整治疗方案：泼尼松 60 mg/d（3 周后开始减量），羟氯喹 0.2 g bid，环磷酰胺 0.4 g/2 w，低分子肝素钙 4100 U bid，阿司匹林 50 mg/d。6 周后复查血小板正常，尿常规：蛋白（+ -）、潜血（+），24 小时尿蛋白定量 0.6 g，C3 0.57 g/L、C4 0.15 g/L。产后 3 个月尿蛋白转阴，C3 0.74 g/L、C4 0.16 g/L，抗 ds-DNA 抗体 1 : 10，停用低分子肝素钙。随访至产后 1 年病情稳定，泼尼松 5 mg/d、羟氯喹 0.2 g bid，环磷酰胺更换为吗替麦考酚酯 0.75 g bid。产后 3 年患者病情稳定，泼尼松 2.5 mg qod、羟氯喹 0.2 g bid，吗替麦考酚酯 0.5 g bid，维持治疗，门诊随访 5 年，病情稳定。

病例分析

根据 2012 年 SLICC（系统性狼疮国际协作组）指定的 SLE 诊断标准，该患者满足诊断标准中的 9 条，大于 1 条临床标准与 1 条免疫学标准：日光性皮炎、非侵袭性关节炎、肾损害、白细胞减少、血小板减少、抗核抗体阳性、抗 ds-DNA 抗体阳性、抗磷脂抗体阳性、补体 C3 降低，诊断系统性红斑狼疮。经过初期激素、免疫抑制治疗，病情稳定 2 年情况下妊娠，妊娠期间出现疾病活动，合并狼疮肾炎、继发性抗磷脂综合征，子痫前期，SLEDAI 评分评估病情为中等疾病活动度。经过糖皮质激素冲击以及加大口服糖皮质激素剂量、人免疫球蛋白、低分子肝素抗凝、人血白蛋白支持治疗后，病情趋于稳定，坚持妊娠至足月（38 周）行剖宫产术，产后加大糖皮质激素用量，加用免疫抑制剂，维持预防剂量低分子肝素、小剂量阿司匹林治疗，患者病情逐渐趋于稳定，肾损害逐渐恢复，肾功能正常，尿蛋白转阴，激素减至最小剂量、更换免疫抑制剂长期维持治疗。

SLE 好发于育龄期女性，全身脏器均可累及，严重者可导致死亡。但随着 SLE 治疗的进展，患者的预后大大改善，生存期达 10 年者已超过 85%。因此，年轻 SLE 患者的妊娠与围产期管理已经成为广大风湿病医师临床工作中不可回避的问题。结合本病例需要对 SLE 与妊娠的系统化评估与治疗进行探讨，尤其是妊娠期各种合并症的处理、终止妊娠的时机的把握，以及妊娠、哺乳期用药，从而提高系统性红斑狼疮患者成功分娩率与婴儿活产率，提高患者生存质量。

1．SLE 病情与妊娠的相互影响

美国 SLE 患者妊娠中，有 1/3 的患者以剖宫产结束妊娠、33% 的患者发生早产、20% 以上的患者会并发子痫，且有近 30% 的患者会合并宫内生长受限（IUGR）。来自中国 SLE 研究协作组（CSTAR）数据库的资料显示，我国 SLE 患者中有 9% 的患者会发生不良妊娠。另外，妊娠也会对 SLE 患者的病情本身产生影响。有一半以上的 SLE 患者在妊娠期间发生病情复发，其中有 15% ~ 30% 的患者会出现严重的肾病变，其中妊娠前 3 个月内即出现肾病变、血液系统异常是发生不良妊娠的高危因素。

2．SLE 患者妊娠时机的选择

同时满足以下几个条件的 SLE 患者方可妊娠，即妊娠前病情稳定至少 6 个月以上（最好在 1 年以上）、尿蛋白定量（24 小时）在 0.5 g 以下、服用的糖皮质激素剂量小于 15 mg/d 泼尼松相当剂量、没有服用免疫抑制剂（除羟氯喹，硫唑嘌呤、环孢素、他克莫司以外）的患者。

3．SLE 患者的围妊娠期管理和妊娠期间的病情监测

妊娠的前 20 周内每 4 周随访 1 次，妊娠 20 ～ 28 周内每 2 周随访 1 次，在妊娠 28 周后应每 1 周随访 1 次，直至分娩，随访时要进行疾病活动度评估，根据情况行血常规、尿常规检查、检测血清补体水平与抗 ds-DNA 抗体滴度等。

4．妊娠期疾病复发的处理

（1）狼疮肾炎：于妊娠任何阶段出现 24 小时尿蛋白大于 3 g 伴重度水肿、狼疮肾炎活动合并重度妊娠高血压综合征，需尽快终止妊娠。在妊娠前 3 个月出现疾病活动合并狼疮肾炎，建议终止妊娠，治疗母亲；在妊娠中晚期出现肾受累，对于轻症者，可予以中小量激素治疗，对于中等活动者予以大剂量激素治疗和（或）联合人免疫球蛋白（IVIG），对于重症者可予以激素冲击治疗联合 IVIG、环孢素、硫唑嘌呤及他克莫司等治疗。

狼疮性肾炎的患者孕期出现贫血、钙离子水平异常、高血压、子痫前期和宫内生长受限（IUGR）等合并症时，可安全应用于孕期的降压药包括甲基多巴、拉贝洛尔和硝苯地平，补充铁剂、EPO，必要时输注红细胞纠正贫血。肾内分泌功能异常导致的低钙血症可采用活性维生素 D 治疗。

（2）合并 APS 的 SLE 患者的妊娠管理：由于抗磷脂抗体造成的高凝状态引起胎盘血栓、补体激活，导致在妊娠的任何阶段都可以造成妊娠失败，早期可以造成流产。对于那些抗磷脂抗体阳性但没有不良妊娠史或血栓史的患者，在妊娠后服用小剂量阿司匹林治疗即可；而对于那些有血栓史的患者，妊娠前即应该使用华法林抗凝，待妊娠后改用肝素或低分子肝素治疗，直至分娩或剖宫产术前 8 小时。对于既往有 2 次以上的妊娠前 12 周内出现胎儿丢失、1 次或 1 次以上死胎、1 次或 1 次以上由于胎盘功能不全而造成早产的抗磷脂抗体中、高滴度阳性患者，妊娠期应使用小剂量阿司匹林联合肝素治疗，直至分娩或剖宫产术前 8 小时。目前认为肝素有抗补体活化的作用。

（3）其他合并症的处理：妊娠期间，疾病活动可能合并血液系统受累、皮肤受累、浆膜炎、关节炎、肌炎，对于轻症者，可予以中、小量激素治疗，对于中等活动者予以大剂量激素治疗和（或）联合人免疫球蛋白（IVIG），当妊娠期间出现较严重的合并症时，可给予激素冲击治疗联合 IVIG、血浆置换，以及联合环孢素、硫唑嘌呤、他克莫司等治疗，需要患者、产科医生与风湿免疫科医生共同协作，严密监测疾病活动情况与重要脏器功能，必要时及时终止妊娠。

5．什么时候终止妊娠

（1）当病情严重，出现重度妊娠高血压综合征、精神异常、脑血管疾病表现、

心力衰竭、弥漫性肺间质病变伴呼吸衰竭、24 小时尿蛋白大于 3 g 伴重度水肿、血肌酐（Cr）> 150 μmol/L 中的一种或多种表现时，经积极治疗无好转，病情恶化者，为保证母体安全，无论孕周大小，均应及时终止妊娠。

（2）免疫学检查、ACL 异常及低补体血症影响胎盘功能，各项辅助检查示胎盘功能下降，而胎儿已成熟。

（3）胎儿宫内有缺氧表现，或出现 FGR，经治疗未见好转。

（4）根据病情及产科指征决定阴道分娩或剖宫产。

6．分娩时如何处理

孕期达 28 周、7 天内可能分娩者，为促胎肺成熟，肌内注射地塞米松 6 mg q12h 共 4 次或肌内注射倍他米松 12 mg qd 共 2 次后行剖宫产术。对于妊娠足月患者，可适当放宽剖宫产手术条件，术前氢化可的松 100 mg 静脉输注 1 次；术后氢化可的松 100 mg q6h，共 3 天；小剂量方案：术前氢化可的松 100 mg 静脉输注 1 次，术后氢化可的松 25 ～ 50 mg q8h，共 3 天。对于经阴道分娩的患者，通常把维持量翻倍或增加到相当于泼尼松剂量 15 mg/d，治疗 1 ～ 3 天即可。

7．如何避孕

避孕的方式可以有多种。宫内节育器是一种安全、高效的避孕手段，适用于除小剂量糖皮质激素外没有使用其他免疫抑制剂的患者。以孕激素为主要成分的口服避孕药可以避孕及治疗年轻 SLE 患者的卵巢囊肿、糖皮质激素诱导的骨质疏松症。对于 SLE 病情不稳定、患抗磷脂综合征（APS）或肾病综合征、有高凝倾向或血栓形成病史的患者，不能使用口服避孕药。

8．妊娠与哺乳期用药

2016 年英国风湿病学会和风湿病专家就妊娠期及哺乳期使用抗风湿病药物的推荐意见具体如下。

（1）孕期可以使用的药物

①泼尼松、泼尼松龙：在妊娠的早、中、晚期与哺乳期均可使用；羟氯喹可用于准备怀孕、妊娠期的女性以及备孕男性；②柳氮磺吡啶：在补充叶酸 5 mg/d 的妊娠期女性中可以使用，足月健康新生儿的母亲可在哺乳期使用，男性使用柳氮磺吡啶可降低生殖能力，但无致畸作用；③硫唑嘌呤：妊娠期可使用，用量为每天每公斤体重 ≤ 2 mg，哺乳期可使用硫唑嘌呤，男性备孕期可使用硫唑嘌呤；④环孢素：妊娠期可使用最低有效剂量的环孢素，哺乳期女性亦可使用环孢素，基于有限的证据，男性备孕期间也可使用环孢素；⑤他克莫司：妊娠期、哺乳期可使用最低有效剂量的他克莫司；⑥人免疫球蛋白：妊娠期、哺乳期可使用；⑦利妥昔单抗：怀孕前 6 个月应停用，孕早期的意外使用可能无害，哺乳期可使用，男性备孕期间可使用；⑧非甾体抗炎药：对于一般性的疼痛问题，可以安全

使用对乙酰氨基酚，非甾体抗炎药在孕30周前属于B类药，在孕30周后属于C类药，此时避免使用，因为在妊娠晚期使用有引起胎儿动脉导管早闭以及分娩过程中出血过多的风险。

（2）妊娠期禁用药

①甲氨蝶呤：妊娠期不能使用任何剂量的甲氨蝶呤，备孕前3个月应停用甲氨蝶呤，准备备孕前3个月内使用过小剂量甲氨蝶呤的女性患者，应在孕前和整个妊娠期补充叶酸5 mg/d；使用小剂量甲氨蝶呤期间意外妊娠，应立即停用该药物，并持续补充叶酸5 mg/d，且应在当地医生指导下严密评估胎儿风险。哺乳期不推荐使用甲氨蝶呤，父方可使用小剂量的甲氨蝶呤；②来氟米特：不推荐有怀孕打算的女性使用该药物，准备怀孕时停用该药物并使用考来烯胺进行洗脱；如使用来氟米特期间意外怀孕，应立即停用该药物并行考来烯胺洗脱直至血浆中不能检测到药物浓度为止，不推荐哺乳期使用来氟米特，男性备孕期可使用来氟米特；③环磷酰胺：具有生殖毒性，因此仅在危及母亲生命的情况下考虑使用，不推荐哺乳期使用环磷酰胺，男性备孕期不推荐使用环磷酰胺；④吗替麦考酚酯：妊娠期禁用吗替麦考酚酯，计划妊娠前至少6周停用吗替麦考酚酯，哺乳期不推荐使用该药物，男性备孕期间可使用吗替麦考酚酯。

9. 尽早发现和治疗新生儿狼疮

新生儿狼疮是一种由于SLE母亲体内的抗SSA抗体或抗SSB抗体通过胎盘进入胎儿体内，造成新生儿出生时出现面部蝶形红斑、血液系统轻度异常以及心脏传导阻滞的疾病。由于胎儿会在出生6～8个月后将来自母体的抗体清除，因此，绝大多数患儿的皮肤与血液系统改变也会随之消失，不会造成永久损害。但由于这两种抗体造成的心脏传导阻滞几乎都是永久性的高度阻滞，大多数患儿会在出生前即发生胎死宫内，即使存活至分娩，也将需终身植入永久性心脏起搏器。在第16～24周发现胎儿因血清抗SSA抗体或抗SSB抗体阳性引发了心脏房室传导阻滞时，可以给母亲行口服地塞米松8 mg/d治疗，2周后减量至2 mg/d，一直维持治疗至分娩，这种治疗可以使60%以上的传导阻滞逆转，是一种有效的治疗手段，但会造成宫内生长受限（IUGR）、肾上腺功能抑制以及出生后的学习能力减退等不良反应。而免疫球蛋白或倍他米松的治疗效果则不肯定。因此，在妊娠第16～24周行胎儿心脏超声检查，确认有无心脏结构异常，同时监测患儿的PR间隔是早期发现和治疗胎儿房室传导阻滞的重要时间点，在第26～32周时应每2周做一次胎儿心脏超声来监测PR间隔的变化以早期发现心脏传导阻滞。

启示与思考

　　由于 SLE 的疾病特点以及疾病与妊娠之间存在密切关系，SLE 患者的妊娠属高危妊娠，如何处理好患者的妊娠与分娩，是 SLE 治疗的难题。风湿科医生应该与产科医生紧密合作，强化对 SLE 病情与妊娠相互关系的认识，做到 SLE 患者有计划妊娠，加强围妊娠期管理，密切监测产后病情变化，早期发现胎儿心脏传导异常，这是避免 SLE 患者不良妊娠、改善 SLE 妊娠患者的预后、提高 SLE 妊娠患者的母婴存活率的关键。

（撰稿人　梁美娥　校稿人　郭乾育　马　丹）

参考文献

[1] 田新平，曾小峰. 关注系统性红斑狼疮患者的妊娠管理提高母婴存活率. 中华风湿病学杂志，2012，16（1）：1-3.

[2] 郑文洁，高卉，赵岩，等. 妊娠与系统性红斑狼疮 [J]. 中华内科杂志，2009，48（1）：74-76.

[3] 任书霞，刘恩令，杨艳. 系统性红斑狼疮肾炎对妊娠结局影响的 Meta 分析. 华北理工大学学报（医学版），2018，20（2）：133-139.

[4] 纪向虹，于进，苏厚恒. 系统性红斑狼疮患者妊娠及终止妊娠时机的探讨. 中华妇产科杂志，2004，39（8）：511-514.

[5] Sara K，Tedeschi MD，Guan HS，et al. Organ-specific systemic lupus erythematosus activity during pregnancy is associated with adverse pregnancy outcomes. Clinical rheumatology，2016，35（7）：1725-1732.

（二）系统性红斑狼疮患者应用免疫抑制剂的妊娠结局

　　系统性红斑狼疮（systemic lupus erythematosus，SLE）好发于育龄期女性，是一种可导致全身多脏器损害的自身免疫性疾病，糖皮质激素与免疫抑制剂是治疗 SLE 的主要药物。系统性红斑狼疮病情活动可导致胎儿发育迟缓、流产、死胎、死产，危及母亲生命，妊娠也可诱发或加重系统性红斑狼疮病情。传统认为，孕期应用免疫抑制剂可致胎儿血细胞减少、胎儿畸形，故 SLE 妊娠患者如何选择合理的治疗方案越来越引起人们的重视。本研究调查了 SLE 患者应用免疫抑制剂的妊娠结局，分析妊娠期间 SLE 病情恶化、不良妊娠结局的相关因素，为 SLE 患者妊娠期间接受合理的治疗方案提供理论依据。

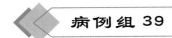

病例组 39

　　收集 2012—2014 年山西省某医院风湿免疫科、妇产科住院及门诊的 SLE 妊娠患者 24 例，年龄 20 ～ 42 岁，平均年龄 28.3±3.4 岁，病程 1 ～ 10 年，平均 4.3±2.5 年，诊断均符合 2009 年美国风湿病学会（ACR）关于 SLE 的 SLICC 分类标准。依据妊娠前是否使用免疫抑制剂分为激素联合免疫抑制剂治疗组（联合组）和单一激素治疗组（单一组），联合组妊娠前停用除硫酸羟氯喹外的免疫抑制剂 3 ～ 6 个月。其中 2 例单一组患者在治疗过程中出现病情活动（1 例新出现发热、皮疹，补体降低，另一例新出现泡沫尿）而改为联合组治疗。对 SLE 患者妊娠前（1 ～ 3 个月）、妊娠中（3 ～ 5 个月）以及产时和产后 1 个月泼尼松用量、疾病活动性情况（SLEDAI 评分）、胎儿孕产和发育情况进行随访。

　　24 例患者均使用泼尼松治疗，联合组使用的免疫抑制剂包括硫酸羟氯喹、环磷酰胺、硫唑嘌呤。泼尼松用量为 0.5 ～ 1.0 mg/（kg·d）（最大剂量 60 mg/d），随访过程中依据病情调整激素用量，维持量 5 ～ 15 mg/d。11 例使用免疫抑制剂的患者中，使用硫唑嘌呤的患者 4 例，均为 50 mg/d，使用环磷酰胺的患者 2 例，使用总量分别为 4.4 g、6.8 g，使用羟氯喹的患者 7 例（其中 2 例同时使用环磷酰胺），剂量为 0.2 ～ 0.4 g/d。

　　SLEDAI 评分，即 SLE 活动指数（systemic lupus erythematosus disease activity index，SLEDAI）是国际上最为常用的活动性判断标准，其中癫痫发作、精神症状、器质性脑病、视觉受损、颅神经异常、狼疮性头痛、脑血管意外、脉管炎各计8分，关节炎、肌炎、管型尿、血尿、蛋白尿、脓尿各计4分，脱发、新出现皮疹、黏膜溃疡、胸膜炎各计2分，发热、血小板降低、白细胞减少各计1分，其理论总积分为105分，但实际绝大多数患者积分小于45分，活动积分在15分以上者提示重度活动。

本病例组中"活产"是指分娩活婴，包括早产儿、足月产儿、低出生体重儿，"流产"包括自然流产、人工流产及引产。

应用SPSS 21.0统计软件处理数据，计量资料以均数 ± 标准差（$\bar{x} \pm s$）表示，两组不同时点比较采用重复测量方差分析，计数资料比较采用卡方检验，$P < 0.05$为差异有统计学意义。

结果

1．两组患者不同时期泼尼松用量比较：两组组间（F = 6.347）、不同时点间（F = 17.88）、组间与不同时点交互作用（F = 1.89）有显著差异（$P < 0.05$），联合组泼尼松用量显著少于单一组（表2-11-1）。

表2-11-1 两组患者不同时期泼尼松用量比较

组别	例数	泼尼松（mg）			
		妊娠前	妊娠中	产时	产后1个月
单一组	13	9.05±2.07	25.00±18.2	25.34±12.17	20.20±13.06
联合组	11	8.46±2.02	15.10±10.57	17.86±10.34	15.56±14.08

2．两组患者不同时期疾病活动性情况比较：两组组间（F = 4.768）、不同时点间（F = 13.277）SLEDAI评分有显著差异（$P < 0.05$），联合组SLEDAI评分显著低于单一组（表2-11-2）。

表2-11-2 两组患者不同时期SLEDAI评分比较

组别	例数	SLEDAI评分			
		妊娠前	妊娠中	产时	产后1个月
单一组	13	2.77±2.58	12.33±5.06	9.67±4.78	5.07±4.78
联合组	11	2.34±1.45	5.43±3.67	6.17±4.12	4.06±4.23

3．两组患者妊娠结局比较：联合组活产率高于单一组（$P < 0.05$）（表2-11-3），两组新生儿身高及发育情况无明显差异（$P > 0.05$）（表2-11-4）。

表2-11-3　两组患者妊娠结局比较

组别	例数	妊娠结果			值	P 值
		活产	流产	死亡		
单一组	13	9	3	1	4.789	< 0.05
联合组	11	10	1	0		

表2-11-4　两组新生儿身高及出生体重比较

组别	例数	新生儿身高（cm）	新生儿出生体重（g）
单一组	13	45.10±3.78	2 430±236
联合组	11	46.08±5.56	2 358±435
t 值		0.067	0.872
P 值		> 0.05	> 0.05

4．产后母婴情况比较：妊娠中期单一组中，1例患者因病情加重引产，产后单一组出现严重并发症2例，其中1例于产后10天合并急性胰腺炎，另1例产后1个月出现全血细胞减少，联合组产妇未出现严重并发症。产后随访联合组产妇新出现蛋白尿3例，单一组新出现蛋白尿6例，经激素联合环磷酰胺冲击治疗后好转。两组新生儿均有2例检测出抗核抗体（ANA）、抗SSA/Ro52抗体阳性，总体新生儿健康状况良好（表2-11-5）。

表2-11-5　产后母婴情况比较

组别	严重并发症	蛋白尿	新生儿自身抗体阳性
单一组	2	6	2
联合组	0	3	2

病例分析

　　SLE是一种与细胞凋亡后清除不足有关的多系统受累的自身免疫性疾病，好发于育龄期女性。SLE是孕产妇的高危因素，会大大提高孕产妇和胎儿的死亡率和发病率。虽然大多数妊娠最终可以活产，但SLE病情活动和重要脏器受累仍可能对妊娠结局产生不利影响。最近一项研究表明，趋化因子/细胞因子高度活动会增加SLE患者怀孕期间妊娠相关的并发症，且易致疾病复发。SLE对妊娠的影响主要与SLE本身的血管病变、抗磷脂抗体及抗Ro抗体等自身抗体有关。SLE孕妇易发生流产、妊娠高血压综合征、早产、胎死宫内及胎儿宫内发育迟缓。SLE 和狼疮肾炎（LN）孕产妇的并发症有狼疮复发（25.6%）、高血压（16.3%）、肾炎（16.1%），子痫前期（7.6%）和子痫（0.8%），胎儿的并发症有早产（39.4%）、自然流产（16.0%）、死产（3.6%）、新生儿死亡（2.5%）和胎儿宫内发育迟缓（12.7%）。Yang 等的研究表明，有疾病复发史和怀孕时有血清活动性指标的 SLE 患者在妊娠期和产褥期疾病复发的风险增加，活动期的 SLE 妊娠患者即便用很强的糖皮质激素治疗，仍容易出现肾和血液系统的并发症，预后差。

随着医疗技术的飞速发展，疾病预后改善，SLE 女性患者妊娠已不被视为禁忌，导致 SLE 妊娠日益增加，妊娠结局也明显改善，近年来，流产率从 43% 下降到 17%，胎儿丢失率下降，活产率从 80% 增加到 90%。妊娠前 6 个月病情活动、有狼疮肾炎病史和妊娠期间停用抗疟药会大大增加 SLE 病情复发的风险。疾病活动和狼疮肾炎病史会导致胎儿丢失和其他不良妊娠结局风险增加，母亲有蛋白尿、高血压、血小板减少和抗磷脂抗体阳性也是影响胎儿存活的不良因素，与抗 Ro 抗体阳性相关的完全性心脏传导阻滞和抗心磷脂抗体引起的难治性自然流产仍无解决办法。新生儿狼疮综合征（neonatal lupus syndromes，NLS）是一种胎儿被动从母体获得抗 Ro 抗体和抗 La 抗体的自身免疫性疾病，大多数表现为皮疹、血液学和肝功能异常，在新生儿的血液中检出和孕产妇相同的自身抗体，一般 6 ~ 8 个月后自身抗体可自然清除。然而，由母体抗体导致的胎儿心脏传导系统永久损伤是新生儿最严重的并发症，故在妊娠期间使用适当的药物治疗是孕前必须考虑的。不幸的是，过分担心药物毒性往往会导致必要的治疗停止、疾病活动性增加、病情恶化。尽管 SLE 治疗的药物有潜在的风险，妊娠期间继续服用较安全的药物治疗原发病仍是必要的。

Braunstein 等在 PubMed 中使用关键词"pregnancy""rheumatic disease"和"connective tissue disease"搜索英文文献，发现孕期谨慎使用糖皮质激素、羟氯喹、硫唑嘌呤、静脉注射用免疫球蛋白在 SLE 等风湿性疾病患者中可能是安全有效的。Ritchie 等从在线数据库（PubMed，Embase，LILACS，Cochrane Controlled Trials Register and Library，Medline 和科学引文索引）中检索了 1962 年到 2009 年的大量电子文献来研究 SLE、LN 妊娠患者死亡的主要原因，讨论可能的原因和策略，结果发现有 13 个研究报告共 17 人在产后 6 周内死亡，疾病活动 / 并发症和感染（主要是机会感染）是 2 个主要原因，进一步提供证据支持 SLE 怀孕时机的选择和孕期使用免疫抑制剂的重要性。

羟氯喹（hydroxychloroquine，HCQ）在预防 SLE 复发中起着重要的作用。通过阻断树突状细胞中的 Toll 样受体 7 和 9，HCQ 能抑制在系统性红斑狼疮发病机制中起重要作用的 α 干扰素的产生。此外，HCQ 能抑制磷脂酶 A_2 及各种磷脂酶的活性，影响磷脂分解代谢为花生四烯酸，从而减少炎性递质前列腺素及白三烯的生成，干扰细胞膜受体，对细胞有凋亡的作用。HCQ 在 SLE 患者中有抗血栓形成和降血脂作用，可降低血清胆固醇、甘油三酯和低密度脂蛋白水平。HCQ 的主要不良反应是视网膜毒性，虽然这种并发症非常罕见，但后果可能非常严重，因此需要定期检查眼底。多项研究已经证实了在 SLE 患者中（包括怀孕期间）使用羟氯喹的益处。它可以减少疾病活动，在怀孕期间使用对婴儿没有有害影响，而停药后则会导致疾病复发的概率增加。高危妊娠的 SLE 孕妇怀孕期间持续使用羟氯喹也显著降低了发生胎儿心脏传导阻滞（congenital heart block，CHB）和 NLS 的风险，表明 HCQ 对 SLE 患者有保护作用，妊娠和哺乳期间继续口服 HCQ 不仅是允许的，而且是被推荐的，所有 SLE 患者妊娠期间都应继续服用羟氯喹。

硫唑嘌呤（azathioprine，AZA）的活性代谢产物 6- 巯基嘌呤能抑制嘌呤生物合成而抑制 DNA、RNA 以及蛋白合成，抑制淋巴细胞增生。因其非选择性地抑制机体细胞嘌呤核苷酸的合成，AZA 被归为第一代免疫抑制剂。它口服吸收良好，体内代谢完全，多种细胞的嘌呤核苷酸合成受到相当程度的抑制。AZA 的不良反应包括骨髓抑制、肝毒性、胃肠道毒性以及诱发肿瘤危险、引起粒细胞缺乏及血小板数量下降等。硫唑嘌呤是仅有的少数几种被证实在怀孕期间可以安全使用的免疫抑制剂中的一种，为避免胎儿血细胞减少和免疫抑制的风险增加，最大应用剂量为 2 mg/（kg·d）。其他尚未发现的增加胎儿风险的免疫抑制剂有钙调磷酸酶抑制剂、他克莫司和环孢素。环磷酰胺、甲氨蝶呤、吗替麦考酚酯等其他免疫抑制剂在怀孕期间是禁止使用的，怀孕前至少 3 个月应该停用。

环磷酰胺（cyclophosphamide，CTX）是 SLE 治疗中的一个重要药物，长期静脉使用 CTX 是治疗狼疮肾炎（lupus nephritis，LN）的金标准。它本身是一种烷化剂，可使嘌呤环烷化而造成 DNA 复制时的编码错误，从而抑制 DNA 的合成。对免疫系统的作用主要是抑制 B 细胞，使抗体合成减少。实验显示 CTX 可通过直接诱导活化 T 细胞的凋亡，这也是其发挥免疫抑制作用的机制之一。CTX 较为严重的毒副反应（以感染和生殖毒性为著）使其在临床上的应用受到一定的限制。Alarfaj 等进行了一项长达 26 年的临床研究，观察静脉用 CTX 对女性卵巢功能和妊娠的影响，结果发现静脉用 CTX 组较未使用 CTX 组月经失调率明显增加，孕前曾静脉使用过 CTX 组与未使用过 CTX 组两组之间流产率、胎儿死亡率和活产率是相似的，孕前曾静脉使用过 CTX 的患者更容易早产，静脉用环磷酰胺不影响怀孕，妊娠结局好，但与月经不调及早产有关。

Peart 等的一项综合研究分析了发表在 2011 年和 2013 年之间的数据，发现患有 SLE 的孕妇活产率低，有更多的妊娠并发症和新生儿不良结局，怀孕前 SLE 病情稳定 4 个月，而不是传统的 6 个月，可以大大改善妊娠结局，狼疮肾炎患者孕前将吗替麦考酚酯更换为硫唑嘌呤会使病情更加稳定，羟氯喹可能防止孕期暴露于 SSA/Ro 抗体的胎儿发生先天性心脏传导阻滞。Cooper 等进行的一项队列研究评估了患有炎性关节炎、SLE 和炎性肠病的孕妇接受免疫抑制剂治疗后不良胎儿结局的风险，结果发现，608 例胎儿中有 25 例胎儿（4.1%）先天畸形，10 例胎儿死亡（1.6%），其中孕期使用免疫抑制剂的 113 例早产儿中有 23 例（20.4%）患有严重并发症，485 例足月儿中有 10 例（2.1%）患有严重并发症，与对照组比较（妊娠前，而不是妊娠期间接受免疫抑制剂治疗），孕期使用不同免疫抑制剂治疗相关的不良胎儿结局的相对危险度（RRs）包括：甲氨蝶呤（RR：1.39，95% CI：0.43 ~ 4.53）、肿瘤坏死因子抑制剂（RR：0.98，95% CI：0.38 ~ 2.55）、羟氯喹（RR：1.33，95% CI：0.69 ~ 2.55）及其他免疫抑制剂（RR：0.98，95% CI：0.48 ~ 1.98），没有发现孕早期接受免疫抑制剂治疗的患者的不良胎儿结局明显增加。

启示与思考

在本病例组中，联合组泼尼松的用量比单一组少，疾病活动得分较低，病情较稳定，流产率低，出现严重并发症病例较单一组少，与文献报道一致，说明妊娠前联合使用免疫抑制剂有利于 SLE 病情稳定，能够改善 SLE 患者妊娠结局，提高活产率，且无明显胎儿畸形等严重并发症产生。在 SLE 患者妊娠前依据病情制定合理有效的治疗方案，并在妊娠期间严密随访，增强产科和新生儿监测可减少引发不良妊娠结局的危险因素，对改善 SLE 的妊娠结局至关重要。

参考文献

[1] 李玉翠，张莉芸，许珂. 系统性红斑狼疮患者应用免疫抑制剂的妊娠结局及临床分析. 中国药物与临床，2015，15（4）：525-528.

[2] Saavedra MA，Cruz-Reyes C，Vera-Lastra O，et al. Impact of previous lupus nephritis on maternal and fetal outcomes duringpregnancy. Clin eheumatol，2012，31（5）：813-819.

[3] Gladman DD，Tandon A，Ibanez D，et al. The effect of lupusnephritis on pregnancy outcome and fetal and maternal complications. J Rheumatol，2010，37（4）：754-758.

[4] Costedoat-chalumeau N，Dunogué B，Morel N，et al. Hydroxy-chloroquine：a multifaceted treatment in lupus. Presse Med，2014，43（6）：

e167-180.

［5］ Braunstein I，Werth V．Treatment of dermatologic connective tissue disease and autoimmune blistering disorders in pregnancy．Dermatol ther，2013，26 （4）：354-363.

［6］ Ritchie J，Smyth A，Tower C，et al．Maternal deaths in women with lupus nephritis：a review of published evidence．Lupus，2012，21（5）：534-541.

十二、其他

（一）环磷酰胺致低钠血症

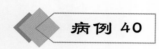

患者女性，58岁，主因"口干8个月，间断呕吐、腹泻3个月，尿频5天"于2016年7月11日入院。2015年11月患者无明显诱因出现口干、牙齿块状脱落伴乏力、食欲下降。就诊于外院，查白细胞计数（WBC）$3.7×10^9$/L，血红蛋白（Hb）93 g/L，血小板（PLT）$235×10^9$/L，红细胞沉降率（ESR）60 mm/h，IgG 20.0 g/L，C3 0.23 g/L，抗核抗体1∶1000，抗核小体抗体、抗ds-DNA抗体、抗组蛋白抗体、抗SSA抗体均阳性；尿pH 7.0，蛋白质（±），24小时尿蛋白定量450 mg，考虑为结缔组织病，患者由于个人原因拒绝治疗。近3个月间断出现恶心、呕吐、腹泻（黄色糊状便，2～3次/日），每次持续2～3天。外院胃镜检查诊断为真菌性食管炎，食管裂孔疝，胆汁反流性食管炎。病程中有脱发，近5天出现尿急、尿不尽、尿痛。近4天呕吐、腹泻症状加重。心律失常病史10余年，平素不规律口服美托洛尔（12.5 mg bid），疗效尚可。高血压病史3年，间断服用利血平，近半年未服用降压药物，监测血压正常。否认糖尿病史，无食物和药物过敏史。

体格检查：体温36.7℃，心率82次/分，呼吸16次/分，血压136/70 mmHg（1 mmHg = 0.133kPa）。体型消瘦，慢性病容，皮肤黏膜略苍白，头发稀疏。口腔内数颗牙齿脱落，有残根。胸腹部、四肢和神经系统检查未见异常。

辅 助 检 查

血常规：白细胞计数（WBC）$2.8×10^9$/L，红细胞（RBC）$2.36×10^{12}$/L，血红蛋白（Hb）74 g/L，血小板计数（PLT）$178×10^9$/L；血生化：白蛋白（ALB）27 g/L，血钾3.3 mmol/L，血钠132 mmol/L，氯化物98 mmol/L，肾功能、血糖、血脂、C反应蛋白未见异常。转铁蛋白1.06 g/L，未饱和铁结合力17.3 μmol/L，总铁结合力25.3 μmol/L，铁蛋白1137 μg/L；红细胞沉降率（ESR）28 mm/h；

IgG 16.9 g/L，C3 0.20 g/L，C4 0.04 g/L；抗核抗体 1∶320 均质型，抗核小体抗体 194 RU/ml，抗 ds-DNA 抗体 1∶20，抗组蛋白抗体 181 RU/L，抗 SSA 抗体（Ro60/Ro52 抗体）弱阳性；尿 pH 6.5，相对密度 1.015，镜检白细胞满视野，每高倍镜下细菌（+++），尿蛋白定量 0.16 mg/24 h；尿培养可见约氏不动杆菌。大便涂片可见真菌孢子及菌丝，球杆比 1∶5；大便培养可见真菌孢子。唾液流率、泪液分泌试验、泪膜破裂时间和角膜荧光染色检查未见明显异常。腹部超声、心脏超声、胸部 X 线片均未见异常。

诊断

系统性红斑狼疮（血液系统受累），肠道菌群失调，下尿路感染，真菌性食管炎，胆汁反流性食管炎，食管裂孔疝，电解质紊乱（低钾血症、低钠血症），低蛋白血症。

治疗及转归

给予甲泼尼松琥珀酸钠 40mg/d 静脉输注，硫酸羟氯喹 0.2 g bid 口服，头孢呋辛 1.5 g bid，氟康唑 0.15 g tid，酪酸梭菌活菌胶囊 1.26 g tid，复方硫酸亚铁叶酸 200 mg tid，氯化钾缓释片 1 g tid。2016 年 7 月 17 日，患者口干、无力、呕吐、腹泻、尿急、尿痛、尿不尽等症状改善，白细胞计数（WBC）3.2×10^9/L，红细胞（RBC）2.64×10^{12}/L，血红蛋白（Hb）81 g/L，血钠 136 mmol/L，血钾 1.0 mmol/L，氯化物 115 mmol/L。停用甲泼尼松琥珀酸钠，改为泼尼松 30 mg/d 口服。当天给予环磷酰胺（cyclophosphamide，CTX）200 mg，静脉滴注。2016 年 7 月 19 日，患者出现头闷、舌根僵硬感，检查见腱反射减弱。头颅 MRI 弥散加权成像左侧顶叶皮层下亚急性梗死；双侧侧脑室旁、半卵圆中心额、顶叶皮层下多发腔隙性梗死；空蝶鞍。考虑狼疮性脑病不能除外，将泼尼松剂量增至 40 mg/d，给予阿司匹林肠溶片 0.1 g qd，辛伐他汀 40 mg qd，疏血通 4 ml gd 静脉滴注，2016 年 7 月 26 日，患者舌根僵硬感缓解。当日静脉滴注 CTX 400 mg，用药前血钠 127 mmol/L。次日晨起，患者头闷加重伴四肢不自主抖动、出汗，出现反应迟钝、定向力障碍。急行实验室检查：血钾 5.6 mmol/L、血钠 107 mmol/L、氯化物 78 mmol/L；血浆渗透压 246 mmol/L；醛固酮 1053 pmol/L；甲状腺功能、皮质醇节律、促肾上腺皮质激素、性激素水平均未见明显异常。尿渗透压 202 mmol/L，24 小时尿钾 34 mmol/L、尿钠 337 mmol/L、氯化物 301 mmol/L，考虑存在抗利尿激素（antidiuretic hormone，ADH）分泌失调综合征（syndrome of inappropriate ADH secretion，SIADH），除外中枢神经系统疾病、肺部感染、肿瘤及其他药物因素，其与 CTX 的使用有关。停用氯化钾缓释片和头孢呋辛，给予 0.9% 氯化钠注射液 77 ml + 10% 氯化钠注射液 2.3 g 持续静脉泵入，5% 葡萄糖注射液 250 ml + 50% 葡萄糖注射液 60 ml + 胰岛素 10U 静脉滴注。2016 年 7 月 31 日，患者血钠为 133 mmol/L，停止泵入 10% 氯化钠注射液，改为口服盐胶囊 1 粒，3 次 / 日，2016 年 8 月 6 日，患者头闷、四肢抖动缓解。2016 年 8 月 8 日，第 3 次静脉滴注环磷酰胺（CTX）（200 mg），用药前患者血钠为 137 mmol/L，用药后 6 小时复查，血钠为 132 mmol/L，2016 年 8 月 10 日，患者血钠升至 136 mmol/L，2016 年 8 月 15 日，患者一般情况可，白细胞计数（WBC）3.6×10^9/L，红细胞（RBC）2.30×10^{12}/L，血红蛋白（Hb）79 g/L，血小板（PLT）232×10^9/L；血钠 139 mmol/L，血钾 4.0 mmol/L，氯化物 105 mmol/L，于当日出院。出院后门诊规律随诊，血钠均正常。2016 年 9 月 7 日，患者再次入院静脉滴注 CTX 400 mg，血钠从用药前 138 mmol/L 降至 130 mmol/L，口服盐胶囊后血钠恢复正常。

病例分析

本例患者首次静脉滴注 CTX 后无不适症状，第 2 次给药前患者血钠为 127 mmol/L，次日出现四肢不自主抖动、出汗，血钠 107 mmol/L、氯化物 78 mmol/L，排除原发病、糖皮质激素缺乏，甲状腺功能低下等因素，考虑存在 SIADH，补钠后血钠恢复正常；此后 2 次应用 CTX，均出现血钠轻度下降，补钠后恢复正常。考虑本例患者低钠血症与 CTX 相关。低钠血症是临床最常见的电解质紊乱状态，根据血浆渗透压可分为低渗、等渗和高渗性低钠血症。本例患者第 2 次静脉滴注 CTX 次日，血钠 107 mmol/L，血浆渗透压 246 mmol/L，属于低渗性低钠血症。低渗性低钠血症根据细胞外液容量状态又有低容量、等容量和高容量性之分，本例患者考虑为等容量性低渗性低钠血症，根据其血浆渗透压、尿渗透压、尿钠浓度，符合 SIADH 的诊断标准。SIADH 病因包括恶性肿瘤、肺部感染、颅脑疾病、药物（抗抑郁药、抗肿瘤药）等。CTX 或其代谢产物可以刺激 ADH 释放或加强 ADH 对肾小管的作用，并且对肾集合管具有直接作用，CTX 致严重低钠血症国内外均有报道。有学者研究显示，CTX 引起的 SIADH 存在时间相关性，可随药物代谢而改善。

启示与思考

CTX 所致的低钠血症在临床并不多见，对结缔组织病患者出现难以解释的严重低钠血症的情况，需警惕 CTX 相关 SIADH，而初期使用 CTX 治疗的患者应监测血钠水平，避免误诊漏诊，延误治疗。

参考文献

[1] 陈森敏，王缨，刘四喜，等．儿童急性淋巴细胞白血病化疗后抗利尿激素分泌异常综合征临床分析．中国小儿血液与肿瘤杂志，2015，20（1）：22-26.

[2] 郭瑞团，张改连，张莉芸，等．环磷酰胺致低钠血症．药物不良反应杂志，2017，19（2）：138-139.

[3] Chen SM，Wang Y，Liu SX，et al．Clinical analysis of SIADH after chemotherapy in childhood ALL．J china pediatr blood cancer，2015，20（1）：22-26.

[4] Spasovski G，Vanholder R，Allolio B，et al．Clinical practice guideline on diagnosis and treatment of hyponatraemia．Intensive care Med，2014，40（3）：320-331.

[5] Friedman B，Cirulli J．Hyponatremia in critical care patients：frequency，outcome，characteristics，and treatment with the vasopressin V2-receptor antagonist tolvaptan．J crit care，2013，28（2）：219.

[6] Fujioka S，Nakamura H，Miwa K，et al．Syndrome of inappropriate secretion of antidiuretic hormone（SIADH）following carboplatin-paclitaxel administration in a patient with lung cancer．Pharmazie，2011，66（9）：729-730.

[7] Baker M，Markman M，Niu J．Cyclophosphamide-induced severe acute hyponatremic encephalopathy inpatients with breast cancer：report of two cases．Case Rep Oncol，2014，7（2）：550-554.

[8] Elazzazy S，Mohamed AE，Gulied A．Cyclophosphamide-induced symptomatic hyponatremia，a rare but severe sideeffect：a case report．Onco targets ther，2014，7：1641-1645.

（二）系统性红斑狼疮与银屑病并存

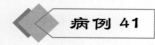

患者女性，17 岁，因"面部红斑 15 天，间断发热 10 天"入院。患者从 15 天前开始出现面颊部蝶形红斑，微痒，压之褪色，日晒后加重。6 天后出现发热，体温最高达 39.5℃，伴头痛和双膝关节疼痛，无寒战、盗汗、口腔溃疡和关节红肿及活动受限等，输注青霉素无效，而地塞米松可暂时退热，为求诊治入院。既往史：患者从 11 岁开始，四肢和头皮出现红色瘙痒性丘疹，其上有银白色鳞屑覆盖，刮去鳞屑可见红色发亮的薄膜，薄膜上有散在的小出血点，皮疹在日晒后无加重，确诊为寻常型银屑病，间断服用中药，但近半年未用药，未愈。

辅助检查

血白细胞计数（WBC）2.4×10⁹/L，尿蛋白（++），24 小时尿蛋白定量 1.5 g，红细胞沉降率（ESR）50 mm/h，C 反应蛋白（CRP）3.4 μg/ml，补体 C3 0.32 g/L，抗核抗体（ANA）1:320 阳性（均质型），抗 Sm 抗体（+），抗 ds-DNA 抗体（−）。

诊断

系统性红斑狼疮，狼疮性血液系统受累，银屑病（寻常型）。

治疗及转归

予泼尼松 60 mg/d 口服，环磷酰胺 600 mg 静脉冲击治疗，1 周后体温恢复正常，关节疼痛消失，颜面红斑及全身银屑病皮疹渐见好转，2 周后血象恢复正常。之后泼尼松逐渐减量，按以上剂量的环磷酰胺静脉冲击，每半个月 1 次，随访数月，病情稳定。

病例分析

本患者确诊为寻常型银屑病 6 年后，短期内出现蝶形红斑、光过敏、非畸形性关节痛、血白细胞减低、蛋白尿、低补体血症及多种自身抗体（抗核抗体、抗 Sm 抗体）阳性，符合 1982 年美国风湿病学会关于 SLE 的分类标准，故可确诊为

SLE，虽然银屑病和 SLE 的发病均与自身免疫功能异常有关，但这两种疾病并存于同一患者实属罕见，检索近 30 年的文献，至今全世界报道不足 100 例。有报道称，银屑病患者使用某些药物或补骨脂素长波紫外线疗法（psoralen-ultravioleta，PUVA）可发生 SLE 或狼疮样症状，但本患者在患 SLE 前的半年内未采用任何治疗措施，且银屑病皮损未随 SLE 症状的出现而加重，故这两种疾病应属偶然并存。银屑病和 SLE 的急性起病期均可出现红斑、丘疹鳞屑爆发和剥脱性红斑，组织学上也缺乏特征性改变，鉴别比较困难。Millns 等对 27 例银屑病合并 SLE 患者两种疾病皮肤损害的形态学和组织学进行比较发现，其中 7 例患者的形态学和组织学相互重叠。本例患者过去 6 年的银屑病皮疹均不伴光过敏，但遗憾的是未进行血清学检查。SLE 合并银屑病的治疗应谨慎，光疗能治疗银屑病，但却使狼疮皮损加重；抗疟药可治疗皮肤病变和系统性红斑狼疮，但却可加重银屑病，可以肯定，糖皮质激素和免疫抑制剂对 SLE 和银屑病均有治疗作用，故本例患者确诊后经泼尼松和环磷酰胺治疗后，得到了良好的疗效。

启示与思考

银屑病和 SLE 并存者较为罕见，对于形态学和组织学难以鉴别的病例，可通过皮疹是否对光过敏及直接免疫荧光检测狼疮带进行初步鉴别，伴有光过敏且狼疮带检测阳性的银屑病样皮损患者应多考虑到 SLE，尽早进行血清学检查。

参考文献

[1] 张莉芸，王来远，李小峰，等. 系统性红斑狼疮与银屑病并存一例. 中华风湿病学杂志，2004，8（4）：222.

[2] Zalla MJ，Muller SA. The coexistence of psoriasis with lupus ery thematosus and other photosensitive disorders. Acta derm Venereol，1996，195（Suppl）：1-15.

[3] Millns JL，Mcduffie FC，Muller SA，et al. Development of photosensitivity and an SLE-like svndrome in a patient with psoriasis. Arch dermatol，1978，114：1177-1181.

（三）类风湿关节炎合并系统性红斑狼疮——Rhupus 综合征

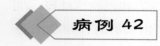

病例 42

患者女性，51 岁，主因"多关节肿痛 22 年，加重半个月"于 2016 年 2 月 24 日入院。患者 1995 年 2 月受凉后出现发热，伴双手小关节僵硬，双膝关节疼痛，无明显晨僵，无咽痛、咳嗽、咳痰、腹痛、腹泻、尿频、尿急、尿痛，对症治疗后症状消失。此后先后出现双腕、双肩、双肘、双手掌指、近端指间关节、双足跖趾关节肿痛，未予重视。1995 年 4 月因双下肢水肿伴高血压，血压最高 190/110 mmHg，就诊于山西省某中医院，查尿蛋白阳性，血肌酐升高，抗核抗体、抗 ds-DNA 抗体阳性，1995 年 6 月于北京市某医院行肾活检，示狼疮肾炎（Ⅲ b 型），诊断为系统性红斑狼疮，狼疮肾炎（Ⅲ b 型）。给予泼尼松 50 mg/d 口服、环磷酰胺 1 g×1 次治疗，好转后出院。院外泼尼松逐渐减量直至停药，环磷酰胺间断输注 5 次，每次 1 g，至 1998 年停药，复查尿蛋白、抗 ds-DNA 抗体、抗核抗体（ANA），转阴。后间断口服雷公藤多甙片 40 mg/d，配合中药治疗，病情稳定。2004 年 11 月出现右腕关节肿痛，伴晨僵，持续时间大于 1 小时，2005 年就诊于山西省某医院，抗 CCP 抗体（+），红细胞沉降率（ESR）增快，C 反应蛋白升高，右腕 MRI 示多发骨侵蚀，诊断类风湿关节炎。予来氟米特、甲氨蝶呤、环磷酰胺等治疗，症状缓解出院。院外规律口服来氟米特（具体用量不详），病情稳定，2012 年自行停药。随后关节肿痛时轻时重，未予重视，近半个月左腕、双手掌指、近端指间关节肿痛加重，为求进一步诊治入住我科。体格检查：心、肺、腹无阳性体征，双肩上举受限，压痛阳性，左腕关节轻度肿胀，压痛（+），掌曲、背伸活动受限，右腕关节强直，双手尺侧偏斜，左手第 1 掌指关节、第 2～4 近端指间关节、双足第 2、3 跖趾关节压痛（+），双下肢无水肿。

辅助检查

血红蛋白（Hb）80 g/L，白细胞、血小板正常；尿蛋白（+++），尿镜检红细胞（++）。抗核抗体阳性，抗 ds-DNA 阳性，类风湿因子（RF）阳性（1995 年 4 月 18 日，山西省某医院）。

24 小时尿蛋白定量 1.76 ～ 2.8 g，肌酐清除率 40.39 ml/min；肾功能：血肌酐（Cr）184.2 μmol/L，IgA 149 mg/dl，IgG 609 mg/dl，IgM 149 mg/dl，补体 C3 35.4 mg/dl，补体 C4 8.25 mg/ml，抗核抗体 1 : 80（周边型）；心脏彩超：左心增大，主肺动脉增宽，中等量心包积液；腹部彩超：双肾实质损害，大量腹水；肾穿活检：狼疮性肾炎（Ⅲ b 型），全片可见 7 个完整肾小球，1 个废弃，1 个细胞性新月体，1 个纤维素性新月体，上皮细胞轻度增生，系膜细胞重度增生，部分毛细髓袢受压、闭塞，上皮下内皮下可见嗜伊红染色物沉积，间质纤维化，大量炎细胞浸润（1995 年 6 月，北京某医院）。

红细胞沉降率（ESR）47 mm/h，C 反应蛋白（CRP）21.4 mg/L，类风湿因子（RF）阴性，抗 CCP 抗体（+）> 100 RU/ml，右腕 MRI：右腕诸骨多发骨侵蚀（2005 年 5 月 18 日，山西省某医院）。

红细胞沉降率（ESR）25 mm/h；补体：C3 0.662 g/L、C4 0.098 g/L；24 小时尿蛋白定量 0.14 g；抗 CCP 抗体 808 U/ml；抗核抗体（ANA）1 : 1 280 S；抗 RNP 抗体（+++）179、抗 SSA 抗体（++）71（2014 年 8 月 29 日，北京市某医院）。

血常规：白细胞计数（WBC）4.3×10^9/L、血红蛋白（Hb）109 g/L、血小板计数（PLT）327.9×10^9/L；尿常规正常；D- 二聚体 1917 ng/ml；肝功能、肾功能、电解质、心肌酶、血脂正常；24 小时尿量 2.0 L，24 小时尿蛋白定量 0.08 g；C 反应蛋白（CRP）69.07 mg/L；红细胞沉降率（ESR）64 mm/h；补体、免疫球蛋白均正常；类风湿因子（RF）114.7 U/ml（2016 年 2 月，我院）。

诊　断

系统性红斑狼疮，狼疮肾炎（Ⅲ b 型），类风湿关节炎。

治 疗 及 转 归

入院给予洛索洛芬钠胶囊、甲泼尼龙片 8 mg qd、来氟米特片 10 mg qd、羟氯喹片 0.2 g gd、甲氨蝶呤片 10 mg/w、肿瘤坏死因子受体融合蛋白 50 mg/w 等治疗。患者多关节肿痛明显缓解出院。院外规律随诊用药，截至目前，患者尿蛋白阴性，补体正常，抗 ds-DNA 抗体阴性，系统性红斑狼疮病情稳定。双腕、双手、双足各关节无肿胀，偶有部分近端指间关节及足跖趾关节疼痛，血沉、CRP 正常。

病 例 分 析

Rhupus 综合征是指患者先后或同时出现类风湿关节炎（RA）与系统性红斑狼疮（SLE）的特征性临床表现的一组临床综合征，是临床较少见的临床现象。该患者中年女性，慢性病程，多关节肿痛起病，累及双腕、双肩、双肘、双手掌指、近端指间关节、双足跖趾关节，伴晨僵，时间大于 1 小时，类风湿因子（RF）阳性，抗 CCP 抗体阳性，右腕关节 MRI 提示多发骨侵蚀，根据 2009 年 ACR 类风湿关节炎分类标准，诊断类风湿关节炎明确。同时患者有尿蛋白阳性，24 小时尿蛋白定量＞0.5 g，心包积液，低补体血症，抗核抗体、抗 ds-DNA 抗体阳性，根据 2017 年 EULAR/ACR SLE 分类标准，评分 25 分，诊断系统性红斑狼疮明确。

大多数学者认为，Rhupus 综合征为同一患者同时存在 SLE 和 RA 的临床表现，既具有对称性侵蚀性多关节炎，又具有 SLE 特征性临床表现者称为 Rhupus 综合征。RA 与 SLE 免疫病理过程具有相反的特征，SLE 主要是 TH2 细胞因子活化异常，RA 则以辅 Th1 细胞因子异常活化为主，因此，两者重叠的发生率很低。国内有文献显示，Rhupus 综合征在 SLE 患者中发生率为 0.93%。近年关节超声、MRI 的应用使骨侵蚀得以早期发现，提高了 Rhupus 综合征的诊断率。

Rhupus 综合征多以 RA 起病，也有以 SLE 表现首发及 SLE 与侵蚀性关节炎同时出现者。本例患者以 SLE，LN 及关节症状表现首发，多年后出现多发的关节侵蚀破坏。Rhupus 综合征关节受累严重，因此 SLE 患者若出现持续性、对称性、多发性关节肿痛，尤其是手关节受累、晨僵时间长者需警惕 Rhupus 综合征可能。大多 SLE 患者活动期 C 反应蛋白正常或轻度升高，C 反应蛋白显著升高多见于合并感染者。存在侵蚀性关节炎的 SLE 患者 CRP 明显高于具有非侵蚀性关节炎患者，因此 SLE 患者若出现 CRP 升高，需考虑是否存在侵蚀性关节炎。抗 CCP 抗体在 RA 的诊断上具有较高的敏感性和特异性，且 RA 的关节侵蚀高度相关，被认为是 RA 的特异性抗体，本例患者抗 CCP 抗体高达 808 U/ml。SLE 患者类风湿因子（RF）、抗 CCP 抗体阳性则预示着可能出现侵蚀性关节炎，临床上应更积极地控制关节炎性反应。

启示与思考

Rhupus 综合征是以严重关节炎和相对较轻系统损害为主要表现的 RA 与 SLE 重叠综合征，特异性抗体和影像学检查有助于本病的诊断，其治疗和预后不同于 RA 和 SLE。正确认识、及早诊断对选择更合理的治疗方案及改善预后有重要意义。

（撰稿人　庞宇洁　校稿人　梁美娥　李玉翠）

参考文献

[1] 吴红华. Rhupus 综合征的临床特点. 中华临床免疫和变态反应杂志，2013，7（4）：340-345.

[2] Tani CD，Aniello D，Sedie AD，et al. Rhupus syndrome：Assessment of its prevalence and its clinica and instrumental characteristics in a prospective cohort of 103 SLE patients. Autoimmunity Reviews，2013，12（4）：537-541.

（四）结缔组织病合并特发性肥厚性硬脑膜炎

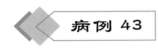

病例 43

　　患者男性，72 岁，主因"手足遇冷变白 30 年，头痛 6 个月，吞咽困难 20 天"于 2014 年 9 月入院。患者于 1985 年无诱因出现双手、双足遇冷后变白，疼痛明显，冬季加重，保暖后缓解，未予重视。2000 年冬季，患者手足变白、变紫加重，出现双足第 1、2 足趾变紫、变黑，导致趾端脱落、小腿胫前皮肤干性坏疽，于当地医院诊断脉管炎，间断予中药治疗，症状迁延。自 2012 年间断静脉滴注前列地尔，双下肢破溃好转，疼痛减轻。2014 年春季，无诱因出现右侧头部持续针扎样疼痛，从枕部向额部、颞部放散，不伴视物模糊、恶心、呕吐、视物旋转、心悸、多汗、面色苍白，不规律口服"去疼片"（剂量不详），头痛可短暂减轻，仍呈反复发作，伴有右耳听力进行性下降。入院前 20 天出现饮水呛咳、吞咽困难、声音嘶哑，呈进行性加重来诊。病程中无发热、皮疹、关节痛，有口、眼干及牙齿块状脱落。自发病以来，患者精神睡眠差，不能进食，大小便未见异常，近 3 年体重下降 3 kg。既往体健，无吸烟史。查体：生命体征平稳，神清语利，留置胃管，双侧额纹对称，双侧瞳孔直径约 2.5 mm，对光反射灵敏，双眼侧视时可见非持续性水平眼震，右耳不能听及指腹摩擦，右侧软腭上抬略差，悬雍垂左偏，右侧咽反射消失，左侧咽反射弱，伸舌居中，四肢肌力、肌张力正常，双上肢腱反射（++），双下肢腱反射（+++），双侧罗索利征（+），双侧巴宾斯基征无法检查，脑膜刺激征（—），口唇、耳缘发绀，双足足背动脉搏动未触及，双足第 1、2 足趾缺如，双踝周及远端皮肤呈黑色（图 2-12-1）。

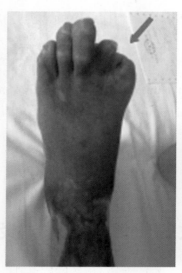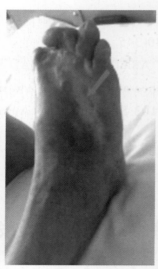

图 2-12-1　双足第 1、2 足趾缺如，左小腿、右足皮肤破溃结痂、色素脱失、色素沉着

辅 助 检 查

血、尿、便常规、肝、肾功能均未见明显异常。红细胞沉降率（ESR）61 mm/h、C 反应蛋白（CRP）48.35 mg/L。C3、C4、类风湿因子（RF）、IgG、IgA、IgM、IgG4 均未见异常。抗核抗体（ANA）1 : 160（核仁型），抗 ENAs、抗 α- 胞衬蛋白抗体、ANCA 系列均（−），ACL-IgG/IgA 19.32 RU/ml，抗 β_2-GP1 抗体、抗 ds-DNA 抗体、AHA、AnuA 均（−），唾液基础流率：0.13 ml/min，刺激后 0.6 ml/min；泪液分泌试验：左 0 mm/5 min、右 0 mm/5 min；泪膜破裂试验：左 4 秒，右 3 秒。角膜染色：左、右均（−）。脑脊液检查：颅内压、生化、常规均正常，结核菌涂片、新型隐球菌墨汁染色均（−）。下肢血管彩超：双下肢动脉硬化伴斑块形成、右侧胫后动脉中、上段及左侧胫后动脉血流未显示，考虑闭塞、左侧腓动脉下段节段性狭窄。头颅 MRI（图 2-12-2）示：右侧颞叶底面、小脑表面硬脑膜及小脑幕弧线状异常信号。喉镜示：会厌右侧舌面可见一囊性肿物，左侧喉室饱满，右侧声带固定。双手甲襞微循环：甲襞管袢清晰度差，管径粗，畸形管袢易见，红细胞聚集。全身骨扫描：硬化性中耳炎，余关节骨质未见明显异常。唇腺活检（−）。

诊 断

特发性肥厚性硬脑膜炎，结缔组织病，系统性硬化不除外。

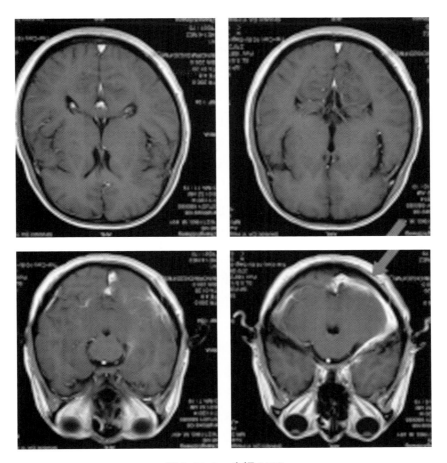

图 2-12-2　头颅 MRI

治疗及转归

予静脉输注甲泼尼龙琥珀酸钠 40 mg bid×5 d，环磷酰胺 200 mg/w×4 次，鞘内注射地塞米松 10 mg×1 次，口服泼尼松 60 mg/d、来氟米特 10 mg/d、环磷酰胺 400 mg/d 维持治疗，患者头痛较前明显减轻，可进食少量流食，右耳听力有所恢复，复查红细胞沉降率、C 反应蛋白均降至正常。院外随访 4 个月余，激素减至 15 mg/d，患者头痛、声音嘶哑、下肢皮肤破溃愈合，吞咽困难明显缓解，自行胃管拔除，半年后患者自行停药，停药后皮肤溃烂、头痛、吞咽困难反复，患者未及时就医死亡。

病例分析

特发性肥厚性硬脑膜炎（idiopathic hypertrophic cranial pachymeningitis,

IHCP）是局限性或弥漫性硬脑膜增厚导致的罕见炎性病变，其病因目前尚不清楚，部分IHCP病例中多有免疫学检查异常，因此，很多学者认为该病与免疫疾病存在共同的自身免疫发病机制。

IHCP具有以下临床表现：①头痛是患者最常见的症状，多为持续性头痛，为脑膜慢性炎性刺激或硬脑膜肥厚引起颅内压增高所致；②多组颅神经受损（Ⅲ、Ⅵ、Ⅳ、Ⅴ、Ⅱ、Ⅸ、Ⅹ、Ⅺ），是肥厚硬脑膜直接受压致使颅神经出颅孔狭窄所致，同时不除外营养神经的血管受损；③神经功能障碍包括小脑性共济失调、癫痫、意识障碍和精神异常等。

在实验室指标方面，Nakamagoe等通过一项IHCP案例发现，高水平的类风湿因子提示该病累及免疫系统，而血清中高表达的金属基质蛋白酶−3预测其发病可能与肉芽肿性血管炎有关。MRI是观察病变范围程度以及治疗效果的主要手段，主要表现为局限性或多部位的硬脑膜受累，局部硬膜肥厚常见于小脑幕、大脑镰，部分见于颅底，也出现于双侧额、颞、顶、枕、海绵窦等处，可见硬膜嵴及病灶周围组织水肿，轨道征为其特征样表现，如出现弥漫性硬脑膜肥厚，多提示预后不良。尸检或活检硬膜中发现硬脑膜纤维组织明显增生，呈同心排列，可见玻璃样变或干酪样坏死；T细胞、中性粒细胞、嗜酸性粒细胞、浆细胞、单核细胞／巨噬细胞浸润。硬脑膜活检病理是诊断的金标准。

激素联合免疫抑制剂是治疗该病的有效方法，临床缓解率高，快速减药或过早停药均可引起复发，长期联合治疗是有必要的，鞘内注射激素可能是一种有效的辅助治疗方法。国外有报道使用利妥昔单抗治疗抗中性粒细胞抗体阳性的IgG_4相关性肥厚性脑膜炎。

综上所述，IHCP是一种少见的中枢神经系统慢性无菌性炎性疾病，可以引起整个颅内硬脑膜弥散性或局灶性损害，增生和肥厚的硬脑膜纤维组织压迫血管，出现神经系统进行性损害。分别以"IHCP"和"吞咽困难（dysphagia）"、"IHCP"和"血管炎（vasculitis）"为主题词在PubMed、知网、万方数据库中检索发现，2011年王丽对国内报道的153例特发性肥厚性硬脑膜炎患者的临床资料进行了回顾性分析，其中吞咽困难、构音障碍或声音嘶哑17（11.0%）例；合并血管炎31例，其中肉芽肿性血管炎9例，髓过氧化物酶相关性血管炎9例，显微镜下多血管炎1例，大动脉炎1例，巨细胞动脉炎1例；继发于结缔组织病3例，系统性红斑狼疮（SLE）1例、类风湿关节炎1例。北京协和医院收集17例肥厚性硬脑膜炎患者，11例诊断为抗中性粒细胞胞质抗体相关血管炎（AAV），1例为未分化的AAV；1例为SLE相关，1例为IgG_4相关性疾病相关，其余为特发性肥厚性硬脑膜炎，17例患者中抗核抗体（ANA）阳性4例。

本例患者表现为头痛、多颅神经损害，头颅MRI可见硬脑膜增厚，除外感染、肿瘤外，考虑为特发性肥厚性硬脑膜炎；声带固定、吞咽困难的原因为肥厚硬脑膜压迫营养第Ⅸ对颅神经（舌咽神经）的血管，导致其支配功能缺失；肥厚性硬脑膜炎常可累及第Ⅹ对颅神经（迷走神经），迷走神经受损，可出现头痛、头晕、视物模糊、肢体发凉、怕冷等交感神经兴奋症状，血管长期处于痉挛状态，加之免疫因素影响，血管壁受损、肥厚，最终闭塞。同时该患者以雷诺现象起病，逐渐合并下肢肢端坏疽、炎性指标高、抗核抗体（ANA）阳性、双手甲襞微循环及下肢血管彩超异常，该患者无 AAV 相关抗体以及系统性硬化等结缔组织病特异性抗体，但经过激素免疫抑制剂治疗后，病情曾一度控制良好，然而，停药反复与再次就诊不及时会导致不良结局。

启示与思考

IHCP 临床表现多样，常可因误诊而延误治疗。作为一名风湿科临床工作者要熟悉临床症状、影像学资料、异常实验室指标及脑脊液、组织学活检，除了了解感染、结核、肿瘤引起的肥厚性脑膜炎，更要掌握与免疫相关（尤其是血管炎、结缔组织病）的肥厚性脑膜炎，提高诊断，减少误诊、漏诊。

（撰稿人　梁美娥　校稿人　高晋芳　郭乾育）

参考文献

[1] 王丽.肥厚性硬脑膜炎的临床及影像特征.华中科技大学，2011.

[2] 凌国源，陈文斗.IgG$_4$ 相关性肥厚性硬脑膜炎的诊治研究进展.中国临床神经外科杂志，2017，22（9）：668-671.

[3] 李霞，赵久良，王迁，等.肥厚性硬膜炎 17 例临床特点.中华临床免疫和变态反应杂志，2015，9（4）：287-291+343.

[4] Yokoseki A，Saji E，Arakawa M，et al.Hypertrophic pachymeningitis：significance of myeloperoxidase antineutrophil cytoplasmic antibody.Brain，2014，137（2）：520-536.

十三、易误诊疾病

（一）误诊为结缔组织病的亚急性感染性心内膜炎

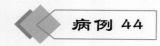

病例 44

患者女性，52 岁，主因"间断发热 7 个月余"于 2015 年 6 月 4 日入院。2014 年 10 月底无明显诱因出现发热，体温最高 39.5℃，每天热峰 1 次，伴畏寒，无寒战，无咳嗽、咳痰、乏力、盗汗、胸闷、心悸、腹痛、腹泻、尿频、尿急、尿痛，无关节肿痛，就诊于山西省某医院，红细胞沉降率（ESR）70 mm/h，类风湿因子（RF）1280 U/ml，抗核抗体（ANA）1∶100S，PPD（+），T.SPOT-TB（+），胸部 CT 示右肺上叶炎症，考虑未分化结缔组织病、右上肺结核不除外，予地塞米松 5 mg/d×10 d、2.5 mg/d×3 d 静脉注射，泼尼松 10 mg bid，白芍总苷胶囊 0.6 g tid，硫酸羟氯喹 0.2 g bid，异烟肼 0.3 g qd 及利福平 0.45 g qd 口服，随后 10 余天未再发热，自行将泼尼松减量为 5 mg bid 口服，当日再次出现发热，体温最高 39.5℃，伴畏寒，再次将泼尼松加为 10 mg bid，仍有发热。患者于 2015 年 3 月入住结核病医院，红细胞沉降率（ESR）55 mm/h，T.SPOT-TB（+），结核抗体（−），结核蛋白芯片（−），痰及气管镜灌洗液找抗酸杆菌（−），予泼尼松 10 mg bid，异烟肼 0.4 g qd，吡嗪酰胺 1.5 g qd 及乙胺丁醇 1.0g gd 口服，静脉输注利福平 0.5 g qd，左氧氟沙星 0.6 g qd，规律治疗 20 余天，体温无明显下降，为求进一步诊治入住我科。病程中，无口、眼干、牙齿块状脱落及腮腺肿大，无面部蝶形红斑、光过敏、脱发、口腔溃疡、外阴溃疡、雷诺现象、肌痛、肌无力等症状。近 7 月体重减轻约 7.5 kg。体格检查：体温 38.4℃。全身皮肤黏膜无皮疹，颈部、锁骨下、脐周未闻及血管杂音。心、肺、腹无阳性体征。关节肌肉及神经系统无阳性体征。

辅助检查

2014 年 11 月—2015 年 6 月，血、尿、便常规、肝、肾功能、血脂、电解质、心肌酶、血糖、凝血功能、甲状腺功能、肿瘤标志物、IgA、IgG、IgM、C3、C4 正常；

红细胞沉降率（ESR）35 mm/h；C反应蛋白（CRP）28.77 mg/L。T.SPOT-TB：混合淋巴细胞培养+γ干扰素测定A正常，混合淋巴细胞培养+γ干扰素测定B 9 SFcs/2.5×10^5 PBMC；PPD（+）；结核抗体（−）；分枝杆菌脂阿拉伯甘露糖（−），蛋白16KD（−），蛋白38KD（−）；痰、灌洗液、气管镜毛刷找抗酸杆菌（−）。痰病理细胞学：可见散在表皮细胞、中性粒细胞，未见瘤细胞。毛刷病理细胞学：散在多量纤毛柱状上皮细胞，未见瘤细胞。支气管灌洗液：散在纤毛柱状上皮细胞、吞噬细胞、少量中性粒细胞，未见瘤细胞。降钙素原正常。乙肝六项、甲肝抗体、丙肝抗体、戊肝抗体、梅毒特异性抗体、HIV抗体、布鲁氏菌凝集试验、肥达试验、外斐氏反应、EB病毒早期抗原IgG、巨细胞病毒抗体、呼吸道病原体（−）；血培养：无菌生长。类风湿因子（RF）124 U/ml；抗α-胞衬蛋白抗体（+）；抗核抗体（ANA）、抗角蛋白抗体（AKA）、抗CCP抗体、抗ENA多肽、抗ds-DNA抗体、AnuA、ACL、AHA、抗中性粒细胞胞质抗体、抗髓过氧化物酶（MPO）抗体、抗蛋白酶3（PR3）抗体均（−）。2次胸部CT示：右肺片状、索条影，炎性病变可能。心脏彩超：二尖瓣后叶闭合点错位并轻度关闭不全，三尖瓣轻度关闭不全。腹部、甲状腺、妇科未见异常。颈部、腋窝、腹股沟区及腹腔淋巴结彩超未见异常。唇腺活检：腺泡及导管周围可见少量散在淋巴细胞浸润，<50个/灶。骨髓细胞学检查未见异常。骨扫描示：全身骨骼代谢未见明显异常。肠镜未见异常。

入院诊断

发热原因待查，怀疑结缔组织病可能；感染性疾病待除外，恶性疾病待除外。

治疗及转归

本例患者中年女性，病史7个月，主要表现为发热，无感染伴随症状，未发现肿瘤迹象，虽无口、眼干、脱发、皮疹、光过敏、关节肿痛、雷诺现象等结缔组织病的典型表现，但红细胞沉降率、C反应蛋白高于正常，类风湿因子、抗核抗体阳性，故一直以来考虑未分化结缔组织病，并且激素治疗有效，此次病情反复为激素减量后出现。入院后再次从感染、肿瘤、风湿性疾病进行排查，仍未发现感染及肿瘤迹象，遂予甲泼尼龙32 mg/d口服，期间患者体温呈下降趋势，最高37.8℃，但之后再次升高至39℃，重新查体发现心脏二尖瓣区可闻及收缩期吹风样杂音，行心脏彩超示：二尖瓣后叶瓣尖团状高回声，赘生物可能。血培养回报：血链球菌。至此，患者病史7个月，发热、血培养阳性、心脏彩超二尖瓣区可见赘生物形成，根据Duke诊断标准，更正诊断为亚急性感染性心内膜炎，予青霉素800万单位使用频率（q8h）静脉滴注，患者未再发热，请心外科会诊后，转入心外科行手术治疗。

修订诊断

亚急性感染性心内膜炎。

病例分析

感染性心内膜炎是指由细菌、真菌或其他微生物（如病毒、衣原体、立克次体等）直接感染而产生心瓣膜或心室壁内膜的炎症，瓣膜最易受累，其次为间隔缺损部位、腱索或心室壁内膜。近年来，随着抗生素的滥用、病原微生物的变化，各种介入技术、微创外科的发展以及人工瓣膜应用逐年增多等原因，感染性心内膜炎的发病率呈升高趋势，并且不典型病例增多，极易出现误诊、漏诊。

感染性心内膜炎根据病程可分为急性和亚急性。急性者中毒症状明显，病程进展迅速，感染迁移多见，致病菌主要为金黄色葡萄球菌；亚急性者中毒症状较轻，病程为数周到数月，感染迁移少见，致病菌主要为草绿色链球菌。临床表现中发热是最常见的症状，热型不规则，可伴有寒战、食欲下降、贫血等非特异性表现；80%～85% 患者由于瓣膜破坏或变形等，可出现心脏杂音；心脏外表现主要有皮肤黏膜瘀点、瘀斑、重要脏器（心、脑、肾、脾）、四肢等部位栓塞。因为免疫反应，可出现肾小球肾炎、指（趾）垫紫红色痛性结节（Osler 结节）、视网膜卵圆形出血斑（Roth 斑）、类风湿因子阳性等。诊断主要依据血培养阳性，超声心动图发现赘生物形成。

本例患者，长期发热且血培养为血链球菌（该菌为草绿色链球菌的一种），心脏二尖瓣区可闻及收缩期吹风样杂音，心脏彩超二尖瓣赘生物形成，诊断亚急性感染性心内膜炎明确。在临床工作中，对于有明显诱因，临床表现典型，心脏体征明显的患者，易考虑到感染性心内膜炎，但对于本例患者，仅以发热为主要表现，在发病初期，心脏查体、血培养、心脏彩超均无异常，在治疗过程中才出现异常表现，又因为机体免疫反应出现类风湿因子、抗核抗体阳性，极易误诊为结缔组织病。

检索文献发现，感染性心内膜炎误诊为风湿性疾病的病例不在少数，误诊为结节性多动脉炎、韦格纳肉芽肿、显微镜下多血管炎等系统性血管炎、类风湿关节炎、成人斯蒂尔病、结缔组织病均可见报道。其原因是对感染性心内膜炎认识不足，尤其在症状不典型，出现与风湿性疾病极其相似的表现，如发热、皮肤黏膜瘀点、瘀斑、Osler 结节、Roth 斑、多脏器多系统损害、类风湿因子等抗体阳性时，极易误诊。这就要求临床医生要系统全面掌握感染性心内膜炎相关知识，对长期不明原因发热，临床表现极似风湿性疾病的患者，应考虑到本病可能。需仔细询问病史、认真体格检查、综合分析病情。对于一些病程较长、临床表现不典型，在治疗过程中出现新情况的患者，应考虑到再次追问病史，并且反复行体格检查，避免因遗漏重要信息导致误诊、误治。重视客观检查，任何客观检查均存在一定的敏感性和特异性，比如血培养阳性率受采集者、采集时机、是否使用抗生素等因素影响；心脏彩超结果受病变性质、大小、操作者技术水平等主观因素影响，导致检查结果阳性率降低。故对重点怀疑的疾病在检出阳性率不高时，要在不同时期多次复查。

启示与思考

在临床工作中，遇到临床表现类似风湿性疾病的患者时，临床医生不应拘泥于风湿性疾病的固定思维，要想到风湿性疾病以外的其他疾病，通过详细的病史询问，仔细的体格检查，结合相关的辅助检查，对患者进行正确的诊断与治疗。

（撰稿人　马　丹　校稿人　高晋芳　乔鹏燕）

参考文献

[1] 郑宏健，卢新政．2009欧洲感染性心内膜炎防治指南的解读．心血管病学进展，2010，31（4）：512-515.

[2] 黎平祝，王越越，班雨，等．单纯以发热为表现的亚急性感染性心内膜炎误诊分析及文献复习．临床误诊误治，2015，28（4）：42-45.

[3] 胡琳琳，马艳宁，宋阳，等．血链球菌引发亚急性感染性心内膜炎合并心脏瓣膜病1例并文献复习．中华检验医学杂志，2013，36（4）：363-364.

[4] 雷云霞，冯媛，张晓．亚急性感染性心内膜炎误诊为结节性多动脉炎二例．中华内科杂志，2015，54（1）：56-57.

[5] 孙雪峰，吴庆军，赵岩，等．长期误诊为系统性血管炎的亚急性感染性心内膜炎一例．中华医学杂志，2011，91（21）：1510-1511.

[6] 谭英征，陈双华，龙云铸．表现为间断发热的感染性心内膜炎误诊剖析．临床误诊误治，2018，31（9）：7-9.

[7] Peng H，Chen WF，Wu C，et al. Culture-negmive subaeute bacterial endocarditis masquerades as granulomatosis with polyangiitis（wegener's granulomatosis）involving both the kidney and lung. BMC Nephrol，2012，13（1）：174.

[8] Wilczynska M，Khoo JP，Mccann GP. Unusual extracardiac manifestations of isolated native tricuspid valve endocarditis. BMJ case Rep，2009，11：2502.

（二）误诊为系统性红斑狼疮的黑热病

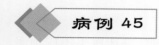
病例 45

患者男性，63 岁，主因"乏力、消瘦 1 年，间断发热 3 个月"于 2019 年 5 月 28 日入院。患者 1 年前无明显诱因出现乏力、食欲下降、消瘦，体重下降 10 kg，就诊于当地医院，C^{13} 呼气试验阳性，结肠镜未见异常，予口服奥美拉唑等药物治疗，效果欠佳。2018 年 10 月出现双眼视物模糊，就诊于当地医院眼科，查视力：右 0.08，左 0.4，眼底 OCT 示：右眼视网膜中央静脉阻塞，予外用眼药水、口服醋酸泼尼松 30 mg qd 治疗，上述症状改善。2019 年 1 月出现夜尿增多，尿常规：尿蛋白（+），潜血（+++），泌尿系彩超示前列腺增生。2 月出现间断发热，测体温 39℃，多汗，无咽痛、咳嗽、咳痰，就诊于某医院血液科，血常规：白细胞计数（WBC）1.9×10^9/L，血红蛋白（Hb）81 g/L，血小板计数（PLT）61×10^9/L，红细胞沉降率（ESR）83 mm/h，C 反应蛋白（CRP）9.78 mg/L，IgG > 44.70 g/L，抗核抗体（ANA）1：1 000S，AMA-M2 41.47 RU/ml。颈部淋巴结活检示：多量增生的浆细胞。骨髓象：增生活跃，浆细胞比例 2.4%，成熟红细胞多呈缗钱状排列，可见吞噬型组织细胞。骨髓活检示：增生活跃，浆细胞易见。外周血 MPN 相关基因、骨髓突变基因检测、多发性骨髓瘤免疫分型、FISH（−），除外血液系统疾病，诊断为结缔组织病，予口服甲泼尼龙片 40 mg qd，硫酸羟氯喹 0.2 g qd。1 周前再次发热，体温最高 39.8℃，伴畏寒、多汗，门诊以"血管炎"收治入院。病程中无皮疹、脱发、光过敏，无口干、眼干、牙齿块状脱落，无反复口腔溃疡、外阴溃疡等。体格检查：右颈部可触及 1 枚约 1.5 cm×1.5 cm 淋巴结，活动度良好，质软，压痛（−）。心肺（−）。腹部膨隆（图 2-13-1），腹软，无压痛、反跳痛，肝肋下未及，脾肋下 4 横指，质硬。

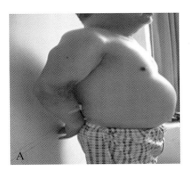
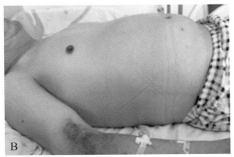

图 2-13-1   患者腹部表现

辅 助 检 查

血常规：白细胞计数（WBC）2.30×10⁹/L，血红蛋白（Hb）91 g/L，血小板计数（PLT）25×10⁹/L；尿常规：尿蛋白（+），潜血（−），便常规未见异常，肝功能：白蛋白（ALB）25 g/L，球蛋白（GLB）42.7 g/L，白蛋白/球蛋白（A/G）0.59；肾功能大致正常；电解质：钠 127.7 mmol/L，氯 96.7 mmol/L；红细胞沉降率（ESR）46 mm/h；C 反应蛋白（CRP）33.51 mg/L；降钙素原（PCT）1.69 ng/ml。凝血系列：血浆凝血酶原时间（PT）14.4 s，D- 二聚体 30 519 ng/ml，余未见异常。乙肝表面抗原、丙型肝炎抗体、HIV 抗体初筛、梅毒特异性抗体、尿本周蛋白试验均阴性。IgG 29.71 g/L，IgA、IgM 均正常。C3 0.68 g/L，C4 0.08 g/L，类风湿因子（RF）66.26 U/ml、抗核抗体（ANA）1∶160S、抗 Scl-70 抗体（+）、抗 ds-DNA 抗体、抗 Sm、p-ANCA、c-ANCA 均阴性。胸部 CT 示双侧胸腔积液。腹部 CT 示：肝大，右叶最大斜径 16.2 cm，脾大，肋间厚 6.4 cm，长径 16.0 cm（图 2-13-2）。第 1 次骨髓象：骨髓增生活跃，粒细胞有核左移表现，成熟红细胞大小不等。全身 PET-CT 示：双侧颈部及左侧锁骨区高代谢淋巴结影，骨髓代谢弥漫性增高，脾明显增大伴代谢增高，肝代谢轻度增高（图 2-13-3）。

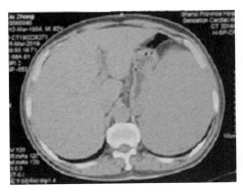
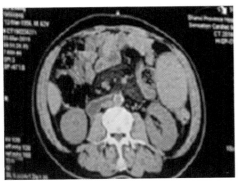

图 2-13-2   腹部 CT

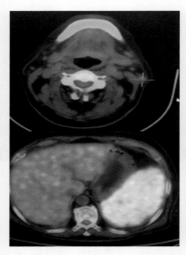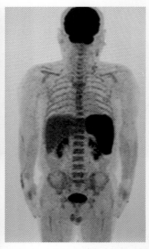

图 2-13-3　全身 PET-CT

注：颈部及左侧锁骨区高代谢淋巴结影，骨髓代谢弥漫性增高，脾明显增大伴代谢增高，肝代谢轻度增高

入院诊断

系统性红斑狼疮，继发噬血细胞综合征。

治疗及转归

根据 2018 年 EULAR 系统性红斑狼疮（SLE）分类标准，评分 18 分，总分 ≥ 10 分，诊断 SLE。予甲泼尼龙片 40 mg qd、硫酸羟氯喹片 0.2 g bid 口服，入院第 5 天再次发热，测体温 39.5℃，呈双峰热型，伴寒战，白细胞计数（WBC）1.9×10^9/L、血小板计数（PLT）8×10^9/L，丙氨酸氨基转移酶（ALT）288 U/L，门冬氨酸氨基转移酶（AST）296 U/L，纤维蛋白原 1.55 g/L，D- 二聚体 47 746 ng/ml，3P 试验阳性，血清铁蛋白 > 1500.0 ng/ml，SCD 25 340/ml，考虑继发噬血细胞综合征。予甲泼尼龙琥珀酸钠注射液 40 mg qd×3 d、40 mg bid×4 d 静脉滴注、甲泼尼龙片 40 mg qd 口服，人免疫球蛋白 20 g/d×5 d，血浆等支持治疗，效果不佳，患者体温仍未控制，精神食欲差，大汗淋漓，血压 80/50 mmHg。SLE 无法解释继发性噬血细胞综合征，进一步明确病因，追问患者有疫区居住史，需除外其他特殊感染，故行第 3 次骨髓涂片可见杜氏利什曼原虫（图 2-13-4A），同时第 2 次骨髓活检结果回报可见吞噬颗粒状物质（图 2-13-4B）；骨髓涂片送山西省疾控中心可见前鞭毛体（图 2-13-4C），更正诊断黑热病。治疗上予葡萄糖酸锑钠 0.6 g/d×6 d，肌内注射，逐渐减停激素。患者 1 周未再发热，复查白细胞计数（WBC）4.3×10^9/L、血小板（PLT）98×10^9/L，丙氨酸氨基转移酶、门冬氨酸氨基转移酶、纤维蛋白原正常，D- 二聚体 1 113 g/ml，3P 阴性，IgG 19.91 g/L，抗

核抗体（ANA）1∶100 颗粒型，类风湿因子（RF）、C3、C4 阴性、抗 Scl-70 转为阴性。入院第 23 天再次发热，体温最高 38℃，予第二次葡萄糖酸锑钠注射液 0.6 g/d，肌内注射治疗，次日出现全身散在多发红色皮疹（图 2-13-5A ～ C），考虑与使用锑剂有关，予甲泼尼龙琥珀酸钠注射液 40 mg/d×5 d 静脉滴注，皮疹消退（图 2-13-5D ～ F）。随访 4 周，患者病情平稳。

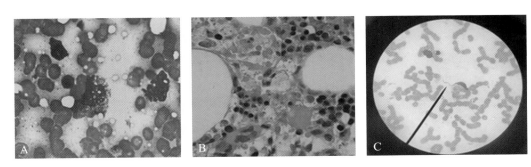

图 2-13-4　骨髓涂片

注：A. 第 3 次骨髓涂片：可见杜氏利什曼原虫；B. 第 2 次骨髓活检：可见吞噬颗粒状物质，寄生虫；C. 骨髓涂片（省疾控中心）：找到前鞭毛体

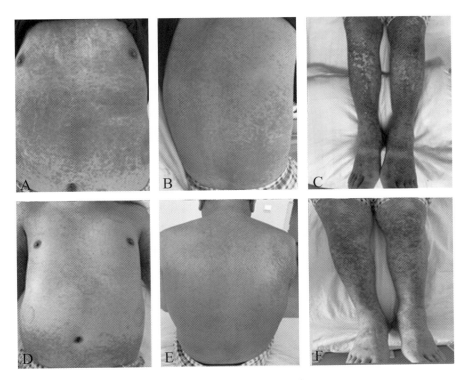

图 2-13-5　治疗前后皮疹情况

注：A ～ C. 前胸、后背处弥漫红色皮疹，突出皮面，双下肢弥漫暗紫红色皮疹，部分融合成斑片状，皮肤变黑；D ～ F. 治疗后，前胸、后背、下肢皮疹逐渐消退

出院诊断

黑热病，继发噬血细胞综合征。

病例分析

黑热病，又称内脏利什曼病（visceral leishmaniasis，VL），是一种慢性地方性丙级传染病。通过雌性白蛉传播，由杜氏利什曼原虫感染并在网状内皮系统分裂增生，尤其会导致骨髓、肝和脾严重受累，也可累及淋巴结、皮肤及黏膜，甚至出现视网膜病变。多数以无症状或亚临床起病，也可呈急性、亚急性或慢性病程。非典型症状往往导致诊断延误。临床表现为发热和全血细胞减少、肝脾淋巴结肿大，出现多系统受累，与结缔组织病表现相似的国内相关报道少见。

内脏利什曼病是一种可能对人类致命的严重疾病。世界分布甚广，发生在地中海盆地、印度、中国。最新估计显示，98 个国家每年发生 200 000 ~ 300 000例 VL 病例，其中 90% 以上发生在印度次大陆、东非和巴西。总病例死亡率估计为 10%，但在免疫受损的宿主中可达 20% ~ 50%。如不治疗，将导致 95% 的病例死亡。近年来，我国西部六省（新疆、甘肃、内蒙古自治区、四川、陕西、山西）呈散发态势。我省为高发地区，发病率呈逐年升高趋势。

黑热病表现为多器官、多系统受累，其特征类似于自身免疫性疾病，如系统性红斑狼疮（SLE）、类风湿关节炎、自身免疫性肝炎（AIH）、结节性多动脉炎、冷球蛋白血症性血管炎、自身免疫性溶血性贫血和 Ewan 综合征，特别是 SLE 和AIH 具有临床和实验室特征，与 VL 无法区分，造成混淆。国内目前较少有黑热病与风湿性疾病的相似临床表现的报告。有学者报道了 1 例 43 岁发热男性患者，白细胞、血小板减少，抗 SSA 抗体、抗 SSB 抗体、抗 PR3 抗体、抗 MPO 抗体阳性，AMA-M2 阳性，误诊为干燥综合征、自身免疫性肝病，予激素治疗无效再次出现发热，行骨髓涂片示网状细胞内、细胞外可见杜氏利什曼原虫，确诊黑热病。在 PubMed 上对国外近 30 年的文献进行回顾。其中类似于系统性红斑狼疮的报道有 3 例。Brain 报道了一例来自德国既往诊断为 SLE 的患者，患者发热、全血细胞减少、脾大，抗 ds-DNA 抗体滴度升高，考虑 SLE 病情活动，使用激素治疗后导致感染，通过反复骨髓活检和血清学检测确诊 VL。另报道 1 名男性患者，低热、关节痛、疲乏、体重下降，体检发现脾轻度肿大，全血细胞减少、红细胞沉降率、C 反应蛋白升高，抗核抗体（ANA）1∶1280S，RF-IgM 1∶640，抗 Sm抗体、狼疮抗凝试验、Coombs 试验均阳性，诊断 SLE，予激素治疗 2 个月无改善，确诊 VL。Greyce 报道了 1 例来自巴西的 53 岁男性，持续发热 2 周，咳黄痰、肌痛、肘、膝关节疼痛，体重明显下降，腹部 CT 示肝、脾大，全血细胞减少，C反应蛋白、肝酶升高，多克隆高球蛋白血症、补体下降、抗核抗体（ANA）1∶160斑点型，类风湿因子（RF）292 U/ml，抗CCP抗体阳性，疑诊自身免疫性疾病或淋巴瘤，持续存在全血细胞减少，抽取骨髓并涂片观察到利什曼原虫的无鞭毛体而确诊。

结合患者临床表现（反复发热，热峰呈双峰，大汗）、疫区居住史、骨髓涂片及活检结果，诊断黑热病明确。另存在血液系统受累、肾受累、多浆膜炎、补体下降、多种自身抗体阳性，亦可类似于系统性红斑狼疮：①肾受累在SLE中常见，50%～70%有不同程度的肾损害，临床表现差异较大，轻型表现为无症状蛋白尿和（或）血尿；可以解释患者夜尿增多、蛋白尿；②SLE消化系统受累：食欲缺乏、恶心、呕吐、吞咽困难、腹痛、腹泻、消化道出血等，肝损害可出现肝大、黄疸及肝功能异常；脾大少见；存在可以解释的肝、脾大表现；③SLE视网膜病变：以干性角、结膜炎最为常见表现，其次为眼底视网膜病变，其发生率高达10%。表现为视物模糊、视觉缺失、视野缺损、视物变形、飞蚊症、复视等。亦存在可以解释其视力下降的症状。

通过详细询问流行病学史、仔细查体、并进行相关辅助检查，两者疾病可进行鉴别诊断：①发病机制：SLE是一种病因不明的自身免疫性疾病，典型的特征是慢性多系统炎症。其特征在于B淋巴细胞的多克隆活化，产生多种自身抗体。而VL是一种寄生虫病，自身免疫现象在利什曼原虫感染中很常见。这可能是由于寄生虫引起的组织破坏导致大量自身抗原释放。组织抗原的释放可刺激自身反应性和自身抗体产生。另一种可能的机制是改变由利什曼原虫引起的宿主免疫应答；②临床表现：SLE病情活动时出现多系统受累、补体降低、抗ds-DNA抗体阳性，肝、脾大并不常见；几乎所有VL患者都有脾大，伴有或不伴有肝大；③骨髓涂片或组织活检：肝活检或脾活检显微镜检查中观察到组织细胞无鞭毛体而进行确诊。组织学显微镜检查比涂片观察更敏感，但由于其技术特点，可能会延误诊断；④治疗方案不同：SLE治疗常常采用激素联合免疫抑制剂。而五价锑被认为是VL的主要治疗方法。

启示与思考

许多感染性疾病与多种风湿性疾病具有相似的临床表现及免疫学异常，临床医生应剥茧抽丝，仔细认真询问病史，应警惕一些少见的地方性传染病，通过反复骨髓活检和血清学检测确诊，避免误诊，及早治疗。

（撰稿人　崔银凤　校稿人　李玉翠　高晋芳）

参考文献

[1] 杨闵，王忠明，刘毅．误诊为干燥综合征的黑热病1例．中国实用内科杂志，2011，31（12）：965+979+997．

[2] Maude RJ，Wahid Ahmed BUM，Rahman AHMW．Retinal changes in visceral leishmaniasis by retinal photography．BMC infect dis，2014，30（14）：527．

[3] Lisboa Bueno GC，de Sá Koerich AT，Burg LB．Visceral leishmaniasis mimicking systemic lupus erythematosus．Rev soc bras med trop，2019，52：e208．

第三章

干燥综合征

一、以泪腺受累为突出表现的干燥综合征

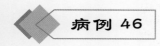

病例 46

　　患者女性，51 岁，主因"鼻塞、眼睑肿胀 7 年，发热、咳嗽、气短 5 天"入院。2009 年 4 月起渐出现鼻塞、双眼睑肿胀，不伴疼痛、瘙痒，无结膜充血、视力下降，无口、眼干，未予重视。2014 年 1 月 31 日受凉后出现发热、咳嗽、咳黄白痰，体温最高 39.2℃，活动后气短，无喘息、寒战、胸痛、咯血、盗汗，自行口服药物效果不佳，2014 年 2 月 4 日入住我院呼吸科。血气分析示低氧血症，痰培养示草绿色链球菌，胸部 CT 示右肺中叶外侧段、右肺下叶实变，右侧胸膜局限性增厚，双肺门、双腋窝及纵隔多发肿大淋巴结。支气管镜：支气管弥漫性增厚，增生的纤维组织内见慢性炎细胞浸润，伴小灶性出血。考虑支气管肺炎，予左氧氟沙星 400 mg，静脉输注 15 天后，体温恢复正常，咳嗽咳痰缓解。为明确眼睑肿胀原因请我科（风湿免疫科）会诊，考虑结缔组织病？IgG$_4$ 相关疾病？转入我科。病程中，无皮疹、脱发、口腔溃疡、关节肿痛。既往过敏性鼻炎病史 10 余年，支气管哮喘病史 6 年，平素规律吸入沙美特罗替卡松吸入气雾剂（舒利迭）治疗，平地快走及上楼出现气短。对"痰热清""头孢类药物""磺胺类药物"过敏。家族史：父亲及 1 兄患有支气管哮喘。体格检查：双侧颈部、锁骨上区、腋窝、腹股沟区多发淋巴结肿大，黄豆大小，质软，活动好，双侧眼睑肿大（图 3-1-1），质硬，结膜无充血，双侧颌下腺触及肿大，压痛（+），双肺呼吸音粗，未闻及干、湿啰音，心、腹无阳性体征。四肢关节无肿胀压痛。

辅助检查

　　血常规示白细胞计数（WBC）15×10^9/L，嗜酸性粒细胞 10.3×10^9/L，余大致正常；尿、便常规正常；肝、肾功能、电解质、凝血系列、心肌酶大致正常；免疫球蛋白 IgG 31 g/L，IgA、IgM（−），血清 IgG 亚类测定，IgG$_1$ 27 500 mg/L，IgG$_2$ 8220 mg/L，IgG$_3$ 802 mg/L，IgG$_4$ 60 mg/L，补体：C3 0.27 g/L，C4 < 0.0167 g/L；红细胞沉降率（ESR）60 mm/h，C 反应蛋白（CRP）< 2.5 mg/L；唾液流率：基础 0.13 ml/min，刺激后 3.0 ml/min；双眼泪液分泌试验均为 0 mm/min，双眼泪膜破裂时间均为 2 s，双眼角膜染色（+），抗核抗体（ANA）1∶100（颗粒型），

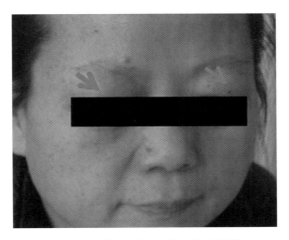

图 3-1-1　箭头所示患者双眼睑肿胀

抗 ENAs、抗 ds-DNA 抗体、AnuA、ACL、AHA、ANCAs、抗 α- 胞衬蛋白抗体（－）。唇腺活检回报：腺泡轻度萎缩、减少，淋巴细胞数大于 50 个 / 灶，组织中可见少量 IgG₄（＋）细胞浸润。眼眶 CT 示双侧泪腺肿大，双侧颌下腺实质回声弥漫性异常（图 3-1-2）。全身 PET-CT 示：①颏下、双侧颌下、双侧颈部、左侧锁区、双侧腋下、纵隔及双肺门、双侧腹股沟多发肿大淋巴结，糖代谢增高，考虑淋巴瘤可能，建议活检；②左侧乳腺外下象限结节影，糖代谢未见异常，多系良性病灶，请结合钼靶检查；③慢性支气管炎，伴右肺感染；④双侧局部胸膜增厚伴糖代谢增高，考虑炎性病变；⑤右侧附件区低密度影，糖代谢缺损，考虑卵巢囊肿；⑥副鼻窦炎，颈椎曲度直，项韧带钙化。右侧腹股沟区淋巴结活检结果回报：淋巴结样物 3 枚，符合淋巴结慢性炎症，CD3、CD20 示基本正常分布，IgG₄（－）。

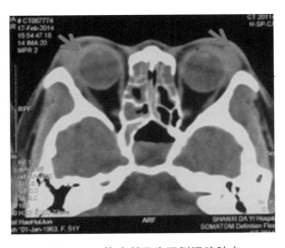

图 3-1-2　箭头所示为双侧泪腺肿大

诊断

干燥综合征，支气管肺炎，支气管哮喘，过敏性鼻炎，淋巴瘤不除外。

治疗及转归

甲泼尼龙琥珀酸钠静脉滴注 0.25 g qd，连续 4 天，泼尼松 30 mg 晨顿服维持，来氟米特 10 mg qd，羟氯喹 0.2 g bid 口服，环磷酰胺 400 mg/2 w 静脉输注 2 次，予维 D 钙咀嚼片、阿法骨化醇软胶囊预防骨质疏松。出院时双眼睑肿胀明显缓解，复查红细胞沉降率（ESR）降至 40 mm/h。我科门诊随诊 2 年，眼睑未再肿胀，红细胞沉降率（ESR）12 mm/h，IgG 12 g/L，2016 年 6 月后自行停药。后眼睑、颌下腺反复肿大，2019 年于北京市某医院风湿科就诊，检查不详，IgG 27 g/L，血清 IgG_4 正常（具体不详），未行病理活检。诊断结缔组织病、惰性淋巴瘤可能，予甲泼尼龙琥珀酸钠冲击治疗，泼尼松 45 mg/d（渐减量），羟氯喹 0.2 g bid 口服，环磷酰胺 400 mg/2 ~ 3 w 规律治疗 1 年，逐渐拉长输注间隔，2 年前减至每 3 个月一次，目前我科门诊规律复诊，泪腺肿大、颌下腺肿大基本缓解。

病例分析

患者既往有过敏性鼻窦炎、支气管哮喘病史。因合并支气管肺炎，在呼吸科治疗的过程中发现泪腺肿大突出，多发淋巴结肿大，考虑结缔组织病转入我科。口眼干等主观症状不明显，多个腺体肿大，炎性指标高，IgG 高，考虑干燥综合征、IgG_4 相关疾病、肿瘤等不除外。患者间断发热、多发淋巴结无痛性肿大、炎性指标高，首先需除外恶性疾病，痰、灌洗液找癌细胞、全身 PET-CT、淋巴结活检示符合慢性炎症，未找到肿瘤证据。

患者 IgG 明显升高，考虑 IgG_4 相关性疾病（IgG_4-RD）不除外。IgG_4 相关性疾病于 2003 年由日本学者 Kamisawa 等首次提出的，发病机制尚不清楚，与分泌 IgG_4 的浆细胞大量增生和在组织中的浸润有关，是一种新的临床疾病谱，包括米库利兹综合征、自身免疫性胰腺炎、腹膜后和纵隔纤维化、硬化性胆管炎、间质性肾炎、淋巴细胞性垂体炎等。临床常有支气管哮喘、过敏性鼻炎病史。目前诊断标准沿用日本（2011 年）制定的广泛的 IgG_4-RD 诊断标准：

（1）临床上有单一或多脏器的弥漫性或特征性肿大、结节、肥厚的表现。

（2）血清 IgG_4 水平升高 ≥ 1350 mg/L。

（3）组织病理：①有明显的淋巴细胞、浆细胞浸润及纤维化；② IgG_4 阳性浆细胞浸润。（1）、（2）、（3）均具备可确诊；具备（1）、（3）拟诊；具备（1）、（2）

疑诊。患者无胰腺、垂体、肝、肾受累，暂不考虑自身免疫性胰腺炎、腹膜后和纵隔纤维化、硬化性胆管炎、间质性肾炎、淋巴细胞性垂体炎等。而米库利兹综合征主要表现为腺体反复无痛性肿大，口干、眼干、关节痛等表现常较轻。

辅助检查中，血清学常表现为 IgG_4 升高，抗核抗体（ANA）、抗 SSA、抗 SSB 等抗体常为阴性，唇腺活检表现为淋巴浆细胞浸润，但进一步免疫组化染色发现 IgG_4（+）浆细胞显著增加，可伴其他 IgG_4 相关性疾病谱表现。结合患者的情况，口、眼干较轻，唇腺活检示淋巴细胞灶浸润大于 50 个 / 灶，进一步完善血清 IgG 分型，IgG_4 60 mg/L，唇腺及淋巴结活检均未发现较多的 IgG4（+）浆细胞浸润，不支持该病的诊断。

干燥综合征（Sjögren syndrome，SS）是一种系统性自身免疫病。主要累及外分泌腺，典型表现为口、眼干燥，也可累及腺体外其他器官，而出现多系统损害症状。受累器官可见大量淋巴细胞浸润，血清中可检测到多种自身抗体。2012 年 ACR 干燥综合征分类标准：① SICCA 眼染色 ≥ 3 分；②唇腺活检：灶性淋巴细胞浸润性唾液腺炎，且灶性指数 ≥ 1；③自身抗体（+）：抗 SSA/SSB 抗体、类风湿因子（RF）或抗核抗体（ANA），符合两项即可确诊。患者符合 3 项，故诊断干燥综合征明确。但临床口眼干较轻，以泪腺肿大、淋巴结肿大为突出表现，这种情况在临床上不多见。给予激素甲泼尼龙琥珀酸钠 250 mg/d 冲击治疗 4 天后，中剂量激素维持，联合来氟米特、羟氯喹、环磷酰胺控制原发病。院外规律随访，眼睑无肿大，复查炎性指标正常，激素渐减。随访 1 年 2 个月，已停用激素，目前仅口服羟氯喹 0.2 g qd、来氟米特 10 mg qd。

启示与思考

干燥综合征是风湿科常见病，常见的症状为口、眼干、牙齿块状脱落，腮腺肿大，如有脏器受累，会出现相应的临床症状。如出现以泪腺肿大为突出表现时，在考虑干燥综合征时需警其他结缔组织病以及恶性疾病。同时注意长期门诊随访。

（撰稿人　侯睿宏　校稿人　高晋芳　刘素苗）

参考文献

[1] 赵岩，贾宁，魏丽，等．原发性干燥综合征 2002 年国际分类（诊断）标准的临床验证．中华风湿病学杂志，2003，7（9）：537-540.

[2] Umehara H．A new clinical entity：IgG_4-related disease（IgG_4-RD）discovered

in the 21st century．Internal Medicine，2012，51（8）：821-822.

[3] Vitali C，Bombardieri S，Jonsson R，et al．Classication criteria for Sjögren's syndrome：a revised version of the European criteria proposed by the american-european consensus group．Ann Rheum Dis，2002，61（6）：554-558.

二、干燥综合征合并肺部受累

（一）干燥综合征合并肺动脉高压

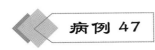

    患者女性，46 岁，主因"口干、眼干 15 年，气短 3 年，加重 4 个月余"入院。2002 年无明显诱因出现口干、眼干，无多饮、多食、多尿，未予重视，后症状进行性加重，需频频饮水，欲哭无泪，就诊于当地医院，类风湿因子、抗核抗体、抗 SSA 抗体、抗 SSB 抗体阳性，诊断为干燥综合征，对症治疗（具体不详），口干、眼干减轻，后未规律治疗。2013 年自觉口干、眼干明显，再次就诊于当地医院，加用来氟米特片 10 mg qd 口服。2014 年初，患者无明显诱因出现活动后气短，无咳嗽、咳痰、胸痛、咯血，就诊于北京市某医院，完善血气分析：氧分压（PO_2）45.8 mmHg，二氧化碳分压（PCO_2）35 mmHg。超声心动图示：左心室内径（LV）39 mm，右心室内径（RV）39 mm，肺动脉收缩压 83 mmHg，三尖瓣中大量反流，卵圆孔未闭，房水平左右分流。胸部 CT 未见明显异常。肺血管 CT 示：部分性上腔型肺静脉畸形引流（右上肺静脉引流入上腔静脉）；双肺血流灌注轻度受损，符合肺动脉高压改变，未见肺栓塞征象。右心导管示：先天性心脏病，部分肺静脉异位引流，肺动脉高压，吸入伊洛前列素溶液后，肺动脉平均压下降 12%，全肺阻力增加 19%。予西地那非 20 mg tid 口服，未规律复查。后出现活动耐量进行性下降，未就诊。2017 年 7 月，患者口干、眼干加重，吞咽干食需水辅助，平地行走 100 m 即感胸闷、气短，无发热、咳嗽、咳痰、心慌。复查超声心动图示：RV 40 mm，肺动脉收缩压 98 mmHg，调整用药剂量为西地那非 20 mg tid，波生坦 62.5 mg bid，活动耐量无改善。为求进一步诊治，入住我科。体格检查：唇发绀，口腔内多个义齿。双肺呼吸音清，未闻及干湿性啰音。心率 74 次/分，$P_2 > A_2$，腹软，无压痛及反跳痛。双下肢无水肿。

辅助检查

    血气分析：pH 7.46，氧分压（PO_2）45 mmHg，二氧化碳分压（PCO_2）30 mmHg，

SO$_2$ 79.5%；血常规：白细胞计数（WBC）6.51×10^9/L，血红蛋白（Hb）117 g/L，血小板（PLT）174×10^9/L；红细胞沉降率（ESR）56 mm/h，C反应蛋白（CRP）8.5 mg/L，IgG 20.81 g/L；B型利尿钠肽（BNP）487.00 pg/ml；肌钙蛋白 0.053 ng/ml；类风湿因子（RF）227.3 U/ml，抗核抗体（ANA）1∶160（颗粒型），抗SSA/Ro52抗体、抗SSA/Ro60抗体均阳性，唾液流率：基础 0.05 ml/min，刺激后 0.7 ml/min；泪液分泌试验左 2 mm/5 min，右 1 mm/5 min；泪膜破裂时间左 2 s，右 3 s，角膜染色均阳性；涎腺超声：双侧腮腺内可见边界不清低回声信号影，各评1分，共2分；心电图：窦性心律，ST-T异常改变，右心室肥厚；胸部CT：左肺上叶舌段炎性改变；心脏彩超：右心房、右心室扩大，右心室增厚，三尖瓣关闭不全（中度），肺动脉增宽，肺动脉高压（PAP=111 mmHg），卵圆孔未闭，房水平双向分流（右向左为主）。

诊　断

干燥综合征，先天性心脏病，卵圆孔未闭，右上肺静脉异位引流，肺动脉高压，心功能不全（重度），心功能Ⅲ级。

治疗及转归

持续给予鼻导管吸氧，醋酸泼尼松龙片 10 mg qd 口服，甲氨蝶呤片 7.5 mg/w 口服，来氟米特片 10 mg qd 口服，注射用环磷酰胺 400 mg/2 w，静脉滴注，以及口服波生坦片 125 mg qd，西地那非片 25 mg tid，地高辛片 0.125 mg qd，呋塞米片 20 mg qd，螺内酯片 20 mg bid。20天后患者诉床上活动不受限，仍有稍事活动后气短，复查血气：pH 7.41，氧分压（PO$_2$）48 mmHg，二氧化碳分压（PCO$_2$）30 mmHg，SO$_2$ 88%；红细胞沉降率（ESR）27 mm/h，C反应蛋白（CRP）4.0 mg/L，IgG 16.50 g/L；心脏彩超：右心房、右心室扩大，右心室增厚，三尖瓣关闭不全（中度），肺动脉增宽，肺动脉高压（PAP=100 mmHg），房水平双向分流（右向左为主），患者好转出院。随访1年，患者病情平稳，复查心脏彩超：肺动脉高压（PAP=90 mmHg）。

病例分析

肺动脉高压指经右心导管测定肺动脉平均压在静息状态下 ≥ 25 mmHg。由于右心导管为有创检查，且易发生并发症，限制了临床广泛使用，一项荟萃分析结果表明，超声心动图诊断肺动脉高压的敏感度较好，可作为初筛试验。欧洲指南指出，三尖瓣反流速度 > 3.4 m/s，肺动脉收缩压 > 50 mmHg 为肺动脉高压。

肺动脉高压分为五类：第一类，动脉型肺动脉高压（特发性肺动脉高压、结缔组织病、艾森门格综合征、肝疾病、HIV 等疾病相关性肺动脉高压）；第二类：左心疾病相关性肺动脉高压（瓣膜性心脏病、心肌病、缺血性心脏病等）；第三类：呼吸系统疾病或低氧相关性肺动脉高压；第四类：血栓或栓塞性肺动脉高压；第五类：混合性肺动脉高压。据该患者的胸部 CT、肺血管 CT、心脏彩超检查结果，不考虑左心疾病、呼吸系统及栓塞性肺动脉高压，考虑为第一大类动脉型肺动脉高压。鉴于该患者同时存在结缔组织病、先心病，联系心内科、心外科、超声科，分析因为卵圆孔未闭以及肺静脉异位引流，均会导致体循环至肺循环分流，随血流量的增多，引起肺血管内皮功能异常，肺血管压力增高，导致分流相关性肺动脉高压，引起肺循环至体循环分流，为艾森门格综合征。鉴于先天性心脏病所致的血液分流量与肺动脉高压程度不成比例，考虑结缔组织病所致肺动脉高压所占权重较大，且该患者已确诊艾森门格综合征，此时即使手术纠正先天性心脏病，肺动脉压力也不会降至正常，甚至反而更高，因此不建议手术。

对于肺动脉高压及心功能 II、III、IV 级患者，传统内科治疗包括吸氧、利尿、强心、抗凝。急性肺血管扩张试验阳性患者口服钙通道阻滞剂；阴性患者且心功能为 II、III 级使用靶向治疗药物。如波生坦、吸入用伊洛前列素、西地那非或伐地那非，心功能 IV 级患者选用波生坦以及吸入用伊洛前列素联合治疗，未改善或恶化者考虑肺移植。

启示与思考

干燥综合征合并肺动脉高压的病因尚不明确，目前认为可能的发病机制与肺血管内皮功能障碍、肺动脉血管炎有关，治疗上建议激素联合免疫抑制剂积极治疗原发病。

（撰稿人　刘素苗　校稿人　郭乾育　庞宇洁）

参考文献

[1] 李越. 肺动脉压力的超声心动图评估. 中华医学超声杂志（电子版），2012，9（2）：98-102.

[2] 中华医学会心血管病学分会肺血管病学组，中华心血管病杂志编辑委员会. 中国肺高血压诊断和治疗指南 2018. 中华心血管病杂志，2018，46（12）：933-964.

（二）干燥综合征合并肺毛细血管肉瘤

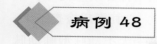

病例 48

患者女性，55 岁，主因"口干、眼干 2 年，发现白细胞低 1 年，咯血 10 天"于 2019 年 8 月 23 日入住我科。2017 年无诱因出现口干、眼干，有牙齿块状脱落，无腮腺肿大、关节肿痛、皮疹，口干症状逐渐加重，进食干性食物需用水送服，使用滴眼液后眼干略有好转；2018 年体检发现白细胞（WBC）低 3.2×10^9/L，未重视。2019 年 6 月 24 日就诊于太原市某医院，查血常规：白细胞计数（WBC）3.2×10^9/L，中性粒细胞计数（NEU）1.0×10^9/L，血红蛋白（Hb）118 g/L、血小板计数（PLT）185×10^9/L，红细胞沉降率（ESR）28 mm/h；类风湿因子（RF）88.7 U/ml，考虑干燥综合征，入住我科。查血常规：白细胞计数（WBC）3.3×10^9/L，中性粒细胞计数（NEU）0.94×10^9/L，血红蛋白（Hb）127 g/L，血小板计数（PLT）197×10^9/L，红细胞沉降率（ESR）25 mm/h，C 反应蛋白（CRP）< 2.5 mg/L。免疫球蛋白 G 21.58 g/L、类风湿因子（RF）86.87 U/ml，抗核抗体（ANA）1∶320（颗粒型），抗 SSA/Ro60 抗体（+），抗 SSA/Ro52 抗体（+），抗 SSB/La 抗体（+）。唾液流率：基础 0.03 ml/min、刺激后 0.25 ml/min。眼三项：泪液分泌试验：左 6 mm/5 min，右 9 mm/5 min；泪膜破裂时间左 5 s，右 6 s；角膜荧光染色左（-）、右（-）。唇腺活检：腺泡未见明显减少，间质脂肪细胞沉积伴慢性炎症细胞浸润及少量黏液外溢，淋巴细胞数 > 50 个 / 灶。诊断"干燥综合征"，口服泼尼松、来氟米特、羟氯喹治疗原发病。治疗后复查白细胞计数升至正常，为 8.9×10^9/L，好转后出院、院外规律服用上述药物。2019 年 8 月 13 日患者出现咯血，初为暗红色痰中带血丝，量 1 ~ 3 ml，1 口 / 日，后次数逐渐增加，为暗红色血痰，量约 5 ml，2 ~ 3 口 / 日；伴胸闷，偶有咳嗽，无发热、胸痛、心悸、气短，无腹痛、黑便；于某三甲医院查喉镜示：声门处陈旧性血迹；胸部 CT 示：双肺多发斑块状磨玻璃影，边界清晰，其内可见多发结节状高密度影，考虑为双肺弥漫性肺泡出血（图 3-2-1）。2019 年 8 月 23 日再次入住我科，病程中无口腔溃疡、无面部蝶形红斑、脱发、光过敏，无对称性多关节肿痛，无四肢近端肌痛、肌无力等症状。自发病以来，精神、食欲、睡眠差，大、小便正常，体重无明显变化。既往史：发现左乳腺结节 6 年，2003 年因畸胎瘤行手术治疗。家族史：父亲因肺癌去世，母亲健在。体格检查：生命体征平稳，血氧饱和度 96.9%。

舌面干，双肺呼吸音清，未闻及明显干湿啰音。心率 90 次 / 分，律齐，未闻及杂音。腹软，无压痛、反跳痛，肝脾肋下未触及。脊柱呈生理性弯曲，腰椎三向活动度可，各椎体棘突及椎旁肌肉无压痛（−），双侧"4"字试验（−），双侧浮髌征（−），关节无肿痛。四肢无肌痛，肌力、肌张力正常，双下肢无水肿。

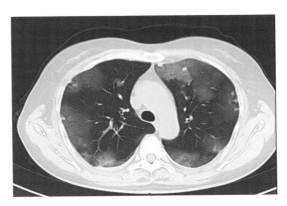

图 3-2-1　2019 年 8 月 23 日胸部 CT

辅助检查

血常规：白细胞计数（WBC）4.90×10^9/L，中性粒细胞计数（NEU）3.65×10^9/L，淋巴细胞计数（LY）0.93×10^9/L，血红蛋白（Hb）66 g/L，红细胞平均容积 100 fl，红细胞平均血红蛋白含量 33 pg，红细胞平均血红蛋白浓度 330 g/L，血小板计数（PLT）176×10^9/L；尿、便常规未见异常；C 反应蛋白（CRP）26.40 mg/L；红细胞沉降率（ESR）4 mm/h；凝血系列：凝血酶原时间 12.3 s，国际标准化比值（INR）1.14，活化部分凝血活酶时间（APTT）22.3 s，纤维蛋白原 2.32 g/L，D- 二聚体 3611 ng/ml、血浆纤维蛋白（原）降解产物 62.11 μg/ml、血浆鱼精蛋白副凝试验阳性（+）。降钙素原（PCT）0.05 ng/ml。痰培养未见异常，半乳甘露聚糖抗原（GM）试验 0.95 μg/L，曲霉 IgG 抗体检测 126.68 AU/ml，G 试验（β-D- 葡聚糖试验）110 pg/ml。复查胸部 CT 示：双肺多发斑片状磨玻璃影，可见结节（图 3-2-2）。胸部 CTA 示：①双肺磨玻璃渗出及结节灶；②疑似膈下腹主动脉起源异常小血管延伸至右肺中叶。PET-CT 示双肺多发结节，右前胸膜结节状增厚，肺部恶性肿瘤可能。

诊　断

咯血原因待查，双肺多发病灶性质待定，双肺转移性恶性肿瘤可能性大，双侧血性胸腔积液，Ⅰ型呼吸衰竭，重度贫血，干燥综合征。

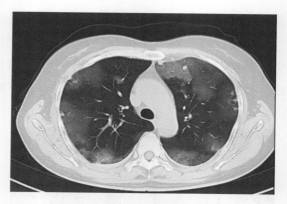

图 3-2-2　2019 年 9 月 5 日胸部 CT

治疗及转归

入院后给予甲泼尼龙 500 mg/d × 2 d、口服泼尼松 20 mg/d，头孢西丁、伏立康唑抗感染，酚磺乙胺、氨甲苯酸、云南白药对症止血治疗后仍有咯血，血红蛋白进行性下降，复查胸部 CT 示：双肺弥漫磨玻璃影加重，出现双侧胸腔积液（图 3-2-3）。胸腔穿刺引流出暗红色血性液，化验提示渗出液。后予以成分血输注纠正贫血，止血、补液等对症治疗。效果不佳，咯血加重，转北京市某三甲医院诊治，给予泼尼松 35 mg/d 口服、甲泼尼龙琥珀酸钠 1 g/d × 3 d、环磷酰胺 200 mg qod 静脉输注治疗及抗感染治疗，成分血输注纠正贫血，止血、补液等对症治疗，仍有咯血，双侧胸腔持续引流出暗红色液体，完善 PET-CT 示：双肺多发结节，右前胸膜结节状增厚，代谢增高，提示双肺转移性恶性肿瘤可能，转回我院治疗，反复留取痰标本、查胸腔积液及血液肿瘤标志物，积极寻找病理依据。血液肿瘤标志物：神经元特异性烯醇化酶 4.55 ng/ml、角质蛋白 21 ～ 13.95 ng/ml、鳞状细胞癌抗原 1.11 μg/L、人附睾蛋白 4176.25 pmol/L；胸腔积液肿瘤标志物：糖类抗原 -125 636.4 U/ml、角质蛋白 21-1 ＞ 47.5 ng/ml、鳞状细胞癌抗原 5.08 μg/L、人附睾蛋白 4 602.96 pmol/L。弥漫、多发磨玻璃影；肺内多发大小不等、随机分布的结节，边界清晰，通常提示肺转移性毛细血管肉瘤。治疗上主要予以对症止血，抗感染，成分血输注治疗，介入科建议数字减影血管造影（DSA）下寻找出血部位并栓塞治疗，患者家属仍考虑以保守治疗为主。治疗效果不佳，间断咯血，双侧胸腔引流，出血性胸腔积液（图 3-2-4），每天 600 ml 左右，血红蛋白进行性下降，最低降 28 g/L，D- 二聚体波动在 3000 ～ 5000 ng/ml，血小板下降至 14×10^9/L，出现全身皮肤弥漫性出血点，血压下降，意识丧失，经抢救无效死亡。

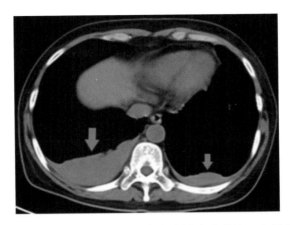

图 3-2-3　胸部 CT 示：双肺存在大量胸腔积液，左侧为著

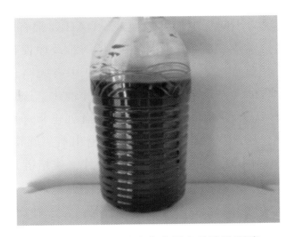

图 3-2-4　患者引流出大量血性胸腔积液

修订诊断

弥漫性肺泡出血、双侧血性胸腔积液原因待查：肺转移性血管肉瘤可能性大，Ⅰ 型呼吸衰竭，重度贫血，干燥综合征。

病例分析

患者中年女性，病史 2 年，临床表现为口干、眼干、查红细胞沉降率略高，多种自身抗体阳性，包括抗核抗体 1∶320（颗粒型）、抗 SSA（Ro60、Ro52）抗体、抗 SSB 抗体，唇腺活检阳性，干燥综合征诊断明确，此次入院以咯血为突出表现，无发热，出现与咯血量不平行的贫血。干燥综合征（SS）是一个主要累及外分泌腺体（尤其是唾液腺和泪腺）的慢性炎症性自身免疫性疾病，又名自身免疫性外分泌腺体上皮细胞炎或自身免疫性外分泌病。临床上除有因唾液腺和泪腺受损、功能下降而出现的口干、眼干外，尚有因其他外分泌腺及腺体外其他器官的受累而出现的多系统损害症状。肺是 SS 最常累及的器官之一，SS 患者相关性肺间质病变（ILD）发生率可达 9% ～ 75%，轻者出现干咳，重者出现气短。20% ～ 30% 患者可有肺部 X 线异常，肺间质纤维化或肺部浸润阴影，偶见胸膜炎，典型肺部病变为肺大疱。SS 合并肺泡出血病例少见。

弥漫性肺泡出血（diffuse alveolar hemorrhage，DAH）是以咯血、缺铁性贫血、胸部影像学显示弥漫性肺泡浸润或实变、低氧性呼吸衰竭为特征性临床表现的一组疾病。自身免疫性疾病为 DAH 常见病因，主要是 ANCA 相关性血管炎（AAV）。DAH 患病率为 8% ～ 36%，其病理表现为肺毛细血管炎、混合性肺出血和弥漫性肺泡损伤等三种不同组织学病变之一或同时存在。肺泡出血引起肺通气弥散功能障碍，表现为不同程度的低氧血症。DAH 通常有血红蛋白下降。临床表现除咯血外，还包括发热、胸痛、咳嗽、呼吸困难及原发病的肺外表现。咯血可持续几天至几周，轻重程度不等，但也有近 1/3 患者无咯血。支气管肺泡灌洗液为血性则可明确诊断标准。反复出血可导致肺纤维化。该患者主要表现为肺泡出血，不符合典型干燥综合征肺部受累表现，且血沉正常、免疫球蛋白正常，未见明显病情活动征象，不考虑干燥综合征所致肺泡出血。感染方面，患者无发热、咳嗽，虽有 G 试验、GM 试验阳性，但多次痰涂片、痰培养未见明确病原体，试验性抗细菌、抗真菌治疗无效，肺泡出血仍进行性加重，不支持感染诊断。结合患者影像学特点、胸腔积液特点及肿瘤标志物情况，考虑肿瘤可能性大。

肺转移性血管肉瘤是 DAH 的一种罕见病因。血管肉瘤起源于血管内皮细胞，对血管壁侵袭性强。肺转移性血管肉瘤影像学特征性的表现为两种异质性的病变同时存在于胸部 CT 上：①弥漫、多发磨玻璃影；②肺内多发大小不等、随机分布的结节，边界清晰。其中大部分结节被磨玻璃影环绕。胸部 CT 上磨玻璃影和多发结节同时存在可提示肺转移性血管肉瘤。手术活检是唯一可靠的金标准，但需要详细评估其安全性，选择恰当的患者及活检部位。肺转移性血管肉瘤患者对放、化疗不敏感，预后差，生存期短。

在自身免疫性疾病中，DAH 常见于系统性红斑狼疮、ANCA 相关性血管炎和抗磷脂综合征。干燥综合征合并弥漫性肺泡出血病例少见，该病进展迅速，合并肿瘤后死亡率高。由于患者家属拒绝相关有创检查，患者后期病情严重，身体条件无法支持取得病理学标本，因此未能最终确诊，成为本病例的遗憾。

启示与思考

目前SS合并DAH的报道比较少，临床医生在接触自身免疫病合并咯血时，在排除支气管扩张、结核等常见病外，应考虑DAH可能，同时要警惕是否合并肿瘤，尽早明确病因，及时进行治疗，有助于患者预后。

（撰稿人 朱 敏 杜 伟 校稿人 郭乾育 侯睿宏）

参考文献

[1] 熊琴，杨彦瑜，谭敏，等. 原发性干燥综合征相关肺间质病变治疗的研究进展. 临床荟萃，2019，34（10）：948-952.

[2] 王汉萍，施举红，王文泽，等. 以弥漫性肺泡出血为首发表现的肺转移性血管肉瘤九例分析. 中华内科杂志，2018，57（8）：582-587.

[3] Peri Y，Agmon-Levin N，Theodor E，et al. Sjögren's syndrome，the old and the new. Best Pract Res clin Rheumatol，2012，26（1）：105-117.

[4] Martínez-Martínez MU，Oostdam DAH，Abud-Mendoza C. Diffuse alveolar hemorrhage in autoimmune diseases. Curr Rheumatol Rep，2017，19（5）：27.

[5] Al-Adhoubi NK，Bystrom J. Systemic lupus erythematosus and diffuse alveolar hemorrhage，etiology and novel treatment strategies. Lupus，2020，29（4）：355-363.

[6] Somasekharan Nair KK，Zabell AS，Vo KL，et al. Pneumothorax：a classical presentation of metastatic scalp angiosarcoma. Ann Thoracsurg，2012，94（3）：77-78.

三、干燥综合征合并神经系统受累

（一）干燥综合征合并颈、胸髓脱髓鞘病变

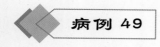

　　患者女性，20 岁，主因"双手憋胀 2 年，四肢发作性抽痛 2 个月"于 2014 年 1 月 4 日入院。2012 年夏天无明显诱因出现双手指憋胀，伴晨僵，持续 1 h 以上，后出现双侧腮腺肿痛，无发热、关节肿痛，无口干、眼干，就诊于太原市某医院，化验提示白细胞、血小板低于正常，类风湿因子高滴度阳性（具体不详），类风湿关节炎、流行性腮腺炎予中药治疗效果差。后就诊于晋中市某医院，因干燥综合征予口服醋酸泼尼松片（50 mg/d）、来氟米特、白芍总苷胶囊，上述症状明显减轻，后泼尼松逐渐减量，并于 2013 年 9 月自行停服上述药物。2013 年 11 月患者无诱因出现双上肢出血点，双下肢瘀斑，无便血、咯血、鼻出血等症状，伴口干、眼干，进干食无须水送服，哭时有泪，再次就诊于晋中市某医院，血小板计数（PLT）26×10⁹/L，考虑干燥综合征，血液系统受累，予静脉滴注甲泼尼龙琥珀酸钠 40 mg/d×7 d，口服羟氯喹 0.2 g bid 等治疗，瘀点及瘀斑消失，复查血小板升至正常，2 个月后患者自行将激素逐渐减停，后未复查。2013 年 11 月患者出现四肢肌肉间断抽痛，部位不固定，疼痛剧烈，每次持续数秒至 10 余秒，可自行缓解，每天发作 5～6 次，无口眼歪斜，无意识丧失，缓解期四肢活动如常，伴全身皮肤干燥、瘙痒，为求进一步诊治入住我科。病程中，无脱发、口腔溃疡、光过敏、面部蝶形红斑，无牙齿块状脱落，有双手遇冷变白、变紫、变红。体格检查：生命体征正常，神志清楚，言语流利，全身皮肤干燥，无皮疹及瘀斑，双侧颌下、颈部、腋下、腹股沟区可触及多发肿大淋巴结，边界清楚，活动度好，质硬，无压痛。双侧腮腺肿胀，无压痛，心、肺、腹无异常体征。四肢感觉、运动、肌力正常，颈软，无抵抗，脑膜刺激征（－），双侧巴宾斯基征未引出。

辅助检查

　　血常规：白细胞计数（WBC）6.7×10⁹/L，血红蛋白（Hb）116.7 g/L，血小

板计数（PLT）166.9×10^9/L。尿常规、便常规、肝功能、肾功能、心肌酶、电解质、血气分析大致正常。凝血系列：D- 二聚体 1189 ng/ml，红细胞沉降率（ESR）23 mm/h，C 反应蛋白、免疫球蛋白未见异常。补体：C3 正常，C4 0.14 g/L。甲状腺功能、甲状旁腺激素未见异常。肝炎系列、人免疫缺陷病毒抗体、梅毒螺旋体抗原血清试验结果阴性。类风湿因子（RF）281 U/ml。抗核抗体（ANA）：1∶1280（颗粒型）。抗 ENAs 示：抗 PO 抗体、抗 U1-RNP 抗体、抗 SSA（Ro52、Ro60）抗体阳性，余均阴性。抗 ds-DNA 抗体、AnuA、ACL、AHA、抗 α- 胞衬蛋白抗体、p-ANCA、c-ANCA、抗 MPO 抗体、抗 PR3 抗体均阴性。唾液流率：基础 0 ml/min，刺激后 0.4 ml/min，泪液分泌试验：左 0 mm/5 min，右 5 mm/5 min，角膜染色未查。双手正位片未见明显异常。腮腺造影：末梢导管点状扩张。甲状腺彩超：甲状腺未见异常，双侧颈部 II 区淋巴结显示。脑电图、肌电图未见明显异常。

诊 断

干燥综合征，神经系统受累，颈、胸髓脱髓鞘病变，血液系统受累。

治 疗 及 转 归

给予人免疫球蛋白 25 g/d×3 d，20 g/d×2 d，静脉滴注，地塞米松 10 mg 鞘内注射 3 次，泼尼松 60 mg/d，来氟米特片 10 mg/d，静脉滴注环磷酰胺 400 mg/w×3 次，四肢发作性抽痛发作次数明显减少，逐渐消失，随访至今，患者病情平稳。

病 例 分 析

患者青年女性，慢性病程，有多系统受累：①外分泌腺体：口干、腮腺肿大；②血液系统：血小板下降；③皮肤黏膜：瘀斑及瘀点；④多种自身抗体阳性：抗核抗体（ANA）、抗 PO 抗体、抗 U1-RNP 抗体、抗 SSA/Ro52 抗体、抗 SSA/Ro60 抗体；⑤唾液流率低于正常，腮腺造影可见末梢导管点状扩张。根据 2016 年 ACR 关于干燥综合征的分类标准，患者符合其中 3 条，积分 5 分，干燥综合征（SS）诊断明确。但患者此次主因四肢发作性抽痛入院，是否为干燥综合征导致需进一步甄别。入院后进一步完善头颅及胸、腰椎 MRI 示（图 3-3-1）：$C_2 \sim T_8$、T_{11} 椎体水平脊髓内多发异常信号，考虑脱髓鞘病变。行 4 次腰椎穿刺术，测脑脊液压力分别为 150 mmH$_2$O、165 mmH$_2$O、190 mmH$_2$O、210 mmH$_2$O，反复多次查脑脊液常规、生化、脑脊液找结核分枝杆菌、新型隐球菌、脑脊液培养均未见异常，除外神经系统感染及占位性疾病。

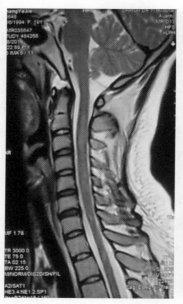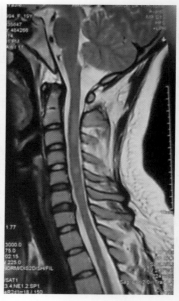

图 3-3-1   颈椎 MRI（2014 年 1 月 5 日，治疗前）

注：$C_2 \sim T_8$ 椎体水平脊髓内多发异常信号，脱髓鞘病变可能

  干燥综合征（SS）是一种以炎性细胞浸润及外分泌腺破坏为主的系统性自身免疫性疾病，除唾液腺和泪腺等外分泌腺受累外，可同时合并其他系统损害，其中神经系统损害占 10% ~ 30%，以周围神经系统受累常见，中枢神经病变的发病率存在争议。Ramos-casals 等报道 SS 合并中枢神经系统受累的患病率为 1.8%，而 Massara 等报道 424 名患者中 25 例（5.8%）有中枢神经系统损害，Morreale 等更是在文章中提到引入 2002 年 SS 诊断标准后，该病患病率波动于 2.5% ~ 60%，若根据神经电生理诊断，神经系统病变发生率可达 50% 以上。国内董怡等将 SS 合并神经系统损害归纳为以下 7 个类型：癫痫型、多发硬化型、偏瘫型、偏盲型、精神障碍型、颅神经病变型和周围神经病变型，各类型可重叠出现，有反复发作、多灶性和慢性进展的特点。

  SS 中枢神经系统损害可累及脑、脊髓和视神经，临床表现多样，多隐匿起病，少数患者呈急性或亚急性起病，随着病情发展，可出现认知障碍、局部感觉及运动失常、癫痫、失语、构音障碍、视觉减退、脑梗死、脑出血、脑膜脑炎、偏盲、共济失调及精神异常等症状。脊髓病变多表现为急性横断性脊髓炎、慢性进行性脊髓病变和神经源性膀胱。但 SS 中枢神经系统损害的症状大多迁延缓和，不同于系统性红斑狼疮的中枢神经系统病变，且较系统性红斑狼疮症状轻。CNS-SS 的病理研究显示，其病理机制可能是炎性细胞介导的缺血性或出血性脑血管病，血管炎主要累及小血管，以中小静脉为主，也可累及小动脉，皮层下白质和脑室周围的血管最易受累，灰质病变通常在白质病变基础上出现。除了血管炎外，1 例以共济失调为表现的患者的尸检结果还发现了小脑白质的坏死性病变及肉芽肿性动脉炎。另外，慢性炎症细胞直接浸润脑组织和无菌性脑膜炎也是中枢神经系统病变可能的发病机制。该患者四肢间断抽痛 2 个月，急性加重，MRI 提示脊髓脱髓鞘病变，未行脊髓病理检查，考虑为慢性脊髓炎，推测可能为 SS 导致的小血管炎。此外，该患者为青年女性，为系统性红斑狼疮（SLE）好发年龄，且 SLE 的中枢神经系统病变较干燥综合征多见，该患者仍需密切随访，警惕疾病演变为系统性红斑狼疮。

SS 合并神经系统病变多采用经验性治疗，对于非活动期患者，可以不予特殊治疗；对于活动期和进展期患者，多采用糖皮质激素和免疫抑制剂治疗，但目前尚无大规模的临床试验证实糖皮质激素和免疫抑制剂的作用。文献报道，若神经肌肉活检证实有坏死性血管炎，免疫抑制剂效果较好。免疫抑制剂首选环磷酰胺，大部分患者临床症状能得到明显改善；若对环磷酰胺不敏感或者不能耐受，则可以选用其他免疫抑制剂，如氮芥、硫唑嘌呤等；对于急性发作且病情凶险的中枢神经系统病变患者，建议采用糖皮质激素、环磷酰胺冲击治疗，并可联合静脉免疫球蛋白冲击治疗。该患者为青年女性，SS 病史 2 年，未规律治疗，此次主因中枢神经系统病变入院，经丙种球蛋白、足量激素、地塞米松鞘内注射、环磷酰胺等治疗后，患者病情好转，四肢抽痛发作次数及程度明显减轻。

启示与思考

在临床工作中，对于青年起病的中枢神经系统病变，需警惕 SS 等结缔组织病，应尽快完善头颅及脊髓 MRI，必要时行脑脊液检查及病理检查，启动多学科诊疗模式，明确诊断，积极治疗，改善预后。

（撰稿人 杨艳丽 校稿人 李 娟 乔鹏燕）

参考文献

[1] 杨丹，乔琳，赵丽丹. 原发干燥综合征伴发脑梗死 1 例报告附文献复习. 北京大学学报：医学版，2016，48（6）：1077-1080.

[2] Ramos-casals M，Brito-Zerón P，Sisó-Almirall A，et al. Primary Sjögren's syndrome. BMJ，2012，18（7）：399-411.

[3] Massara A，Bonazza S，Castellino G，et al. Central nervous system

involvement in Sjögren's syndrome：unusual，but not unremarkable-clinical，serological characteristics and outcomes in a large cohort of italian patients. Rheumatology，2010，49（8）：1540-1549.

[4] Morreale M，Marchione P，Giacomini P，et al．Neurological involvement in primary Sjögren's syndrome：a focus on central nervous system. Plos One，2014，9（1）：e84605.

（二）干燥综合征合并视神经脊髓炎谱系疾病

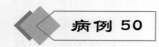

病例 50

患者女性，42 岁，主因"四肢疼痛无力 10 个月，加重 20 天"于 2019 年 2 月 23 日入住我院神经内科。2018 年 5 月无诱因出现左上肢疼痛、伴肌无力，自行口服布洛芬缓释胶囊后疼痛好转，但左上肢无力加重，抬举困难，不能持物，并出现右下肢麻木、无力，伴行走困难，2019 年 2 月 7 日出现左下肢麻木、无力，不能行走。2019 年 2 月 21 日出现右上肢麻木、小便潴留，1 天后出现右上肢疼痛、无力，可持物，但不能穿衣。无视物模糊、复视、头痛，无言语不利，无饮水呛咳、吞咽困难、蝶形红斑、光过敏、关节肿痛，无口腔溃疡、生殖器溃疡，无口干、眼干、牙齿块状脱落、双侧腮腺肿大，无视物模糊等。近 3 天食欲下降，近 10 天便秘。既往史无特殊。体格检查：生命体征平稳，神志清楚，言语流利，查体合作，浅表淋巴结无肿大，心、肺、腹（－）。双眼球各向活动充分，双侧瞳孔等大等圆，直径约 3.0 mm，对光反射灵敏，眼震（－），双侧额纹、唇沟浅，牙齿口角无偏斜，伸舌居中，左上肢肌力 3- 级，左下肢、右上肢肌力 4- 级，右下肢肌力 5- 级，四肢腱反射亢进，踝阵挛不持续，左上肢痛觉减退，双侧巴宾斯基征（＋），左侧查多克征（＋），脑膜刺激征（－），外周关节肿胀（－），压痛（－），双下肢无水肿。

辅助检查

血、尿、便常规正常，红细胞沉降率（ESR）44 mm/h，C 反应蛋白（CRP）34 mg/L，肝肾功能、电解质、心肌酶、血脂、血糖、凝血正常。胸部 CT、心脏彩超未见异常。头颅 MRI：双侧额叶皮质下点状缺血灶，$C_{2\sim4}$ 椎体水平脊髓内异常信号影；颈椎 MRI（图 3-3-2）示：$C_{2\sim6}$ 椎体水平脊髓异常信号，考虑脱髓鞘；$C_{5\sim7}$ 椎间盘轻度突出；胸椎 MRI：$T_{6\sim7}$ 椎体脊髓内异常信号。腰椎穿刺术示：颅压 165 mmHg；脑脊液常规：无色清澈，白细胞计数（WBC）60×10^6/L，单个核细胞 50×10^6/L，多核细胞 10×10^6/L，红细胞计数（RBC）10×10^6/L；脑脊液生化：氯化物 124.5 mmol/L，糖：3.55 mmol/L，蛋白 0.585 g/L，血清免疫球蛋白 20.06 mg/L，脑脊液免疫球蛋白 IgG 89.70 mg/L，脑脊液 IgG 寡克隆区带弱阳性，血清 IgG 寡克隆区带阴性，AQP4 抗体阳性，血清 IgA 2.82 g/L、IgG 24.47 g/L，C3、C4 正常，类风湿因子（RF）阴性，抗核抗体（ANA）1：320（颗粒型），抗 ENAs 示：抗 SSA/Ro52 抗体（+），抗 SSB 抗体（+），p-ANCA、c-ANCA、抗 MPO 抗体、抗 PR3 抗体、抗 ds-DNA 抗体、AnuA、ACL、AHA 均阴性。基础唾液流率 0.26 ml/min，刺激后流率 1.0 ml/min，泪液分泌试验左 15 mm/5 min、右 14 mm/5 min；泪膜破裂时间：左 3 s、右 4 s，角膜染色（+）。

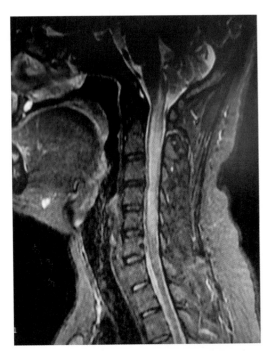

图 3-3-2　治疗前（2019 年 2 月 23 日）MRI

诊断

干燥综合征，视神经脊髓炎谱系疾病，$C_{2\sim7}$、T_6、T_7 脊髓受累。

治疗及转归

入住神经内科给予注射用甲泼尼龙琥珀酸钠 1 g/d×3 d、0.5 g/d×2 d 静脉输注，人血免疫球蛋白注射液 22.5 g×5 d、营养神经、抗焦虑、营养支持、低分子肝素钙预防血栓，该患者肌力进行性减退，左上肢远近端肌力均为 0 级，左下肢、右上肢肌力 2 级，右下肢肌力 3 级，后逐渐出现呼吸力弱、吞咽困难，偶有饮水呛咳。请我科会诊，考虑干燥综合征诊断明确，于 2019 年 3 月 2 日转入我科，给予甲泼尼龙琥珀酸钠 500 mg/d×3 d、250 mg/d×3 d、120 mg/d×3 d，甲泼尼龙片早 32 mg、晚 16 mg 口服，地塞米松 10 mg/d，鞘内注射 2 次，人血免疫球蛋白22.5 g/d×3 d，单重血浆置换 4 次，环磷酰胺 400mg，静脉输注 1 次，及营养神经、营养支持、预防血栓治疗，14 天后可给予流质饮食，双上肢肌力 4 级，双下肢肌力 3 级，2019 年 3 月 2 日复查颈椎 MRI（图 3-3-3）示：$C_{2\sim3}$椎体水平脊髓异常信号（长条形长 T_1、长 T_2 信号影），脊髓水肿范围较前减小，后转入康复科行康复锻炼，1 个月后患者肌力逐渐恢复。院外患者门诊规律随诊 2 年，甲泼尼龙片逐渐递减至 2 mg 口服（每 2 周递减 4 mg），吗替麦考酚酯胶囊 0.75 mg bid 口服，静脉输注环磷酰胺 400 mg/3～4 w，2019 年 12 月 1 日复查颈椎 MRI（图 3-3-4）示：C_2 椎体水平脊髓异常信号（脊髓变扁，其内见长条形长 T_1、长 T_2 信号影），范围较前减小。

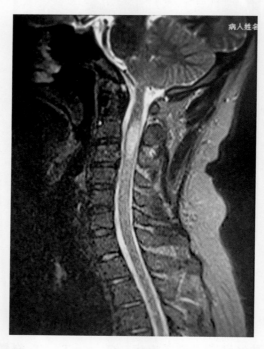

图 3-3-3　治疗后（2019 年 3 月 2 日）MRI

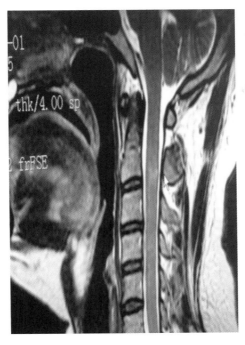

图 3-3-4　2019 年 12 月 1 日复查 MRI

病例分析

　　视神经脊髓炎（neuromyelitis optic，NMO）是一种主要累及视神经和脊髓的中枢神经系统炎性脱髓鞘病变，以视神经炎和横贯性脊髓炎在同一时段或短期内相继发生为特征，因为临床上复发性视神经炎和复发性节段横贯性脊髓炎容易进展为 NMO，故目前将其与 NMO 一并称为视神经脊髓炎谱系疾病（neuromyelitis optica spectrum disorders，NMOSDs）。临床表现为较严重的视神经炎和脊髓炎，主要症状有视力下降、失明、截瘫、膀胱和直肠功能障碍等，脊髓病变通常超过 3 个椎体节段，复发率及致残率高，预后较差。该患者神经病变较重，且为双侧受累，影像学提示颈、胸髓均有受累，超过 3 个脊髓节段，AQP4-IgG 抗体阳性，根据 2015 年国际 NMO 诊断小组制定的新 NMOSDs 的 AQP4-IgG 抗体阳性患者诊断标准，该患者符合 1 条核心标准和 1 条附加标准，视神经脊髓炎谱系疾病明确。

　　SS 合并 NMO 比较罕见，目前仅有部分小样本的临床研究资料或个案报道，具体的发病率尚不十分清楚。国外文献显示 NMO 中仅有 2% 的患者合并 SS。与未合并 SS 的患者相比，SS 合并 NMO 的患者女性占比更高、病情更重、预后更差、1 年内复发率更高。研究回顾了北京协和医院 616 例干燥综合征患者，43 例发生视神经脊髓炎谱系疾病，发病率为 7.0%。其中合并 NMO 患者的干眼症、口干症、关节炎、间质性肺病、肾小管性酸中毒的发生率低于未合并 NMO 的 SS 患者。本例患者除有口眼干症表现外，无关节炎、间质性肺病和肾小管性酸中毒等症状。

尽管 SS 合并 NMO 的发病机制尚不十分清楚，但目前的研究认为，血管病变和自身免疫介导的脱髓鞘病变是其主要的致病机制。NMO 可以发生在口干、眼干症状出现之前，研究显示，有 33% ~ 72% 的患者以 NMO 为首发表现。本例患者急性脊髓炎发生在口、眼干症状出现之前，故对于此类患者，早期进行特异性抗体的筛查显得尤其重要。AQP4 抗体是 NMO 的特异性自身抗体，在 NMO 中的灵敏度和特异度分别达 70% 和 90%，是与多发性硬化鉴别的重要依据。尽管有数据显示，SS 患者合并 NMO 者抗 AQP4 抗体阳性率更高（87.0% ~ 89.3%），但与无 SS 的 NMO（76.2%）相比，差异并无统计学意义，且在无 NMO 的 SS 患者中未检测到 AQP4 抗体阳性，提示 AQP4 抗体仅与 NMO 相关，与是否合并 SS 无关。研究显示，AQP4 主要在中枢神经的星形胶质细胞表达，而在唾液腺中表达较低，这可能是 AQP4 抗体导致 NMO 病变的基础。唾液腺中也可表达 AQP，以 AQP1、AQP5 和 AQP8 表达为主，其中 AQP5 可能与唾液腺分泌功能相关。有意思的是，在无神经系统受累的 SS 中有 38.2% 的患者抗 AQP 抗体阳性，以 AQP8 和 AQP9 抗体最常见，其次为 AQP1 和 AQP3 抗体，但却没有 AQP4 和 AQP5 抗体。目前尚不清楚这些抗体是否与唾液腺的分泌功能受损有关。当然这些研究均为小样本资料，尚需进一步观察分析。从另一方面的分析来看，合并 SS 的 NMO 与未合并 SS 相比，其抗 SSA/Ro 抗体（87.0% vs 2.3%）、SSB/La 抗体（34.8% vs 0）和抗核抗体（ANA）（91.3% vs 35.7%）的阳性率有显著差异，可以通过筛查上述抗体以早期诊断 NMO 患者是否合并 SS。

NMO 的急性期治疗是糖皮质激素冲击，若对激素无效则可换用血浆置换或丙种球蛋白静脉滴注，缓解期建议应用免疫抑制药预防和减少复发，泼尼松、硫唑嘌呤、环孢素和吗替麦考酚酯（MMF）可以缓解病情，并能减少复发。如 AQP4-IgG 抗体阳性则 1 年内复发概率常超过 50%，对于这样的患者常需用硫唑嘌呤 1 ~ 2 mg/（kg·d），并且需小剂量硫唑嘌呤维持治疗 5 年。因为 AQP4-IgG 抗体阳性的复发率高，所以在 SS 和脊髓炎的患者中应监测此抗体，这与治疗方案的选择及预后的评估有关。该病例为 AQP4-IgG 抗体阳性 NMOSDs 患者，复发率高，需要给予免疫抑制治疗，予加巴喷丁改善痛性痉挛，给予抗焦虑抑郁治疗及肢体康复锻炼治疗。

启示与思考

SS 合并视神经脊髓炎在临床上较少见，当风湿科医师在临床工作中发现患 SS

的患者出现视力下降、失明、截瘫、膀胱和直肠功能障碍等症状时，需及时行影像学及腰椎穿刺活检，警惕视神经脊髓炎存在，而视神经脊髓炎患者应筛查风湿相关抗体，避免漏诊、误诊。

（撰稿人　刘　樱　校稿人　杨艳丽　乔鹏燕）

参考文献

[1] 裴文迪，廖浩，黄宇．干燥综合征合并视神经脊髓炎谱系疾病临床特点和复发影响因素分析．重庆医学，2019，48（4）：591-596.

[2] Tob NGJ，Pers JO，Devauchelle-Pens ECV，et al．Neurological disorders in primary Sjögren's syndrome．Autoimmune Dis，2012，645967.

[3] Kahlenberg JM．Neuromyelitis opticaspec-trumdisorder a aninitial presentation of primary Sjögren's syndrome．Semin Arthritis Rheum，2011，40（4）：343-348.

[4] Qiao L，Wang Q，Feiy Y，et al．The clinical characteristics of primary Sjögren's syndrome with neuromyelitis optica spectrum disorder in china a STROBE-compliant article．Medicine（altimore）B，2015，94（28）：e1145.

[5] Nitescu D，Nicolau A，Caraiola S，et al．Neuromyelitis optica-complication or comorbidity in primary sjögren's syndrome？Rom J Intern Med，2011，49（4）：295-300.

[6] Alhomoud IA，Bohlega SA，Alkawi MZ，et al．Primary sjögren's syndrome with central nervous system involvement．Saudi Med J，2009，30（8）：1067-1072.

[7] Zhongy H，Zhong ZG，Zhou Z，et al．Comparisons of presentations and outcomes of neuromyelitis optica patients with and without Sjögren's syndrome．Neurological Sciences，2017，38（2）：271-277.

[8] Pereoraw L，Reichee M，Kallaura P，et al．Epidemiological，clinical，and immune logical characteristics of neuromyelitis optica：a review．J Neurol SCI，2015，355（1/2）：7-17.

[9] Tzartosj S，Stergiou C，Daoussisd A，et al．Antibodies to aquaporins are frequent in patients with primary Sjögren's syndrome．Rheumatology，2017，56（12）：2114-2122.

（三）以多发性单神经炎为首发症状的干燥综合征

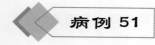

病例 51

　　患者女性，46 岁，主因"四肢麻木无力 4 个月，发热、关节痛、皮疹 2 个月"于 2008 年 4 月 16 日入院。2007 年 12 月无明显诱因出现四肢远端麻木，痛觉和触觉减退，下肢较上肢重，伴有肢体轻度无力，双足下垂，日常活动受限，于当地医院疑诊为急性炎症性脱髓鞘性多发性神经病，予中药治疗（具体不详）后，症状略改善。2 个月后四肢麻木无力、感觉减退加重，并出现间断发热，体温最高达 40℃，无寒战，多关节疼痛，累及双侧肩、肘、腕关节，不伴晨僵，双下肢渐出现多处散在紫红色皮疹，不伴有瘙痒和疼痛，于当地医院诊断为结缔组织病，给予甲泼尼龙 500 mg/d×3 d、醋酸泼尼松 40 mg/d、环磷酰胺 400 mg×2 次，治疗 10 天后体温降至正常，皮疹消退。停药后上述症状反复出现，为求进一步诊治入住我院。病程中有口干、眼干。既往否认结核、肝炎病史。体格检查：体温 39℃，双下肢皮肤散在色素沉着，大小约 2 cm×1 cm；口腔黏膜无溃疡，无腮腺肿大，左下第一、二前磨牙为龋齿；心、肺、腹无阳性体征；双侧肩、肘、腕关节压痛阳性；神经系统：四肢远端痛觉及触觉减退，双上肢近端、远端肌力均为 5 级，双下肢近端肌力 4 级、远端肌力 3 级，双手大、小鱼际肌及骨间肌萎缩，尤以左侧萎缩明显，双侧肱二头肌腱反射（+），双侧肱三头肌腱反射（+），双侧膝腱反射（+），双侧跟腱反射（−），病理征未引出。

辅助检查

　　血、尿、便常规未见异常；红细胞沉降率（ESR）25 mm/h；C 反应蛋白（CRP）15.3 mg/L；IgG 17.2 g/L；抗核抗体（ANA）1：160（颗粒型）；抗组蛋白抗体（+），抗 SSA/Ro52 抗体（+），抗 SSB 抗体、AnuA、ACL、ANCA、抗 ds-DNA 抗体均为阴性；唾液流率：基础 0.06 ml/min，刺激后 0.4 ml/min；泪液分泌试验：左 8 mm，右 10 mm；泪膜破裂时间：左 8 s，右 10 s；角膜染色均为（−）。脑脊液检查：压力 120 mmH$_2$O，无色透明液体，球蛋白（−），红细胞计数（RBC）1.0×10^6/L，白细胞计数（WBC）1.0×10^6/L；脑脊液生化：糖 4.07 mmol/L，蛋白 0.421 g/L，氯 126.9 mmol/L，腺苷脱氢酶 2.00 U/L；胸部 X 线片、腹部 B 超及心电图未见明显异常；腮腺造影可见腮腺导管节段性扩张；唇腺活检：唇腺纤维脂肪中腺体较丰富，腺体间多灶性淋巴细胞、浆细胞浸润，数量＞50个/灶；肌电图示：腓总神经和尺神经传导速度减慢，可见失神经电位，多发性周围神经损害。

诊断

干燥综合征，多发性单神经炎。

治疗及转归

给予静脉输注丙种球蛋白 20 g/d×5 d，醋酸泼尼松 60 mg/d，来氟米特 10 mg/d，环磷酰胺 400 mg/2 w 及营养神经等治疗。患者双下肢麻木减轻，可搀扶下地行走。治疗 3 个月后，肢体麻木、关节疼痛明显好转，能自行缓慢行走，红细胞沉降率（ESR）14 mm/h，醋酸泼尼松减至 25 mg/d，继续激素、免疫抑制剂治疗。随访至 2009 年 2 月，患者肢体麻木、关节疼痛明显好转，右足感觉恢复，可自主行走，红细胞沉降率（ESR）12 mm/h，醋酸泼尼松减至 12.5 mg/d，激素、免疫抑制剂同前。目前仍在随访中。

病例分析

该患者有口干、眼干病史，唾液流率和左侧泪液分泌试验、泪膜破裂时间阳性，同时抗 SSA 抗体、抗核抗体（ANA）和唇腺活检均为阳性，符合 2002 年修订的国际分类诊断标准，诊断为干燥综合征（SS）。该患者有神经系统症状，肌电图示多发性周围神经损害，诊断为多发性周围神经炎。10%～30% 的干燥综合征患者合并神经系统受损，但以严重的多发性单神经炎为首发及主要症状者较为罕见。SS 神经系统的病变主要为血管炎，临床表现为肢体麻木、疼痛、末梢型感觉障碍、腱反射低下、腕管综合征等，容易误诊为神经系统疾病。根据临床症状的相似性需与 POEMS 综合征和慢性脑病综合征（CBS）进行鉴别。POEMS 综合征是由浆细胞恶性增生导致的一组综合征，临床以多发性感觉运动性周围神经病为突出表现，有肝、脾大、内分泌疾病、M 蛋白和皮肤的改变。本患者虽有皮肤色素沉着，但主要与严重的血管炎有关，依据不足，排除 POEMS 综合征。CBS 为周围神经内巨噬细胞和淋巴细胞浸润，神经纤维呈节段性髓鞘脱失、以轴索变性为病理特点的自身免疫性疾病。四肢对称性迟缓性瘫痪为其典型症状，脑脊液检查存在蛋白细胞分离现象，跟腱反射消失。本例患者与此不符，可排除 CBS，根据症状和辅助检查，并多次给予激素、免疫抑制剂治疗后症状明显改善，最后考虑神经系统损害由 SS 引起。

启示与思考

本例患者以神经系统损害为首发症状，而 SS 本身的症状并未引起患者的重视，因此对于以神经系统疾病尤其是周围神经系统疾病为首发症状的 SS 患者易被忽视。临床医生应重视对口、眼干燥症状的询问，及时行相关免疫学检查、腺体功能检测和唇腺活检，以避免误诊和漏诊。经过积极的激素和免疫抑制剂治疗后，症状减轻甚至消失。

参考文献

[1] 孔颖宏. 以神经系统损害首发的原发性干燥综合征. 临床误诊误治，2007，20（10）：892.

[2] 郝慧琴，黄烽. 原发性干燥综合征系统表现及其治疗进展. 中华风湿病学杂志，2006，10（1）：49-52.

[3] 李计香，张莉芸，茹晋丽，等. 以多发性单神经炎为首发症状的原发性干燥综合征一例. 中国药物与临床，2010，10（3）：359-360.

[4] Goransson LG，Herigsta DA，Tjensvoll AB，et al. Peripheral neuropathy in primary Sjögren's syndrome：a population-based study. Arch Neurol，2006，63（11）：1612-1615.

四、干燥综合征合并血液系统受累

（一）干燥综合征合并溶血性贫血、嗜酸性粒细胞增多症

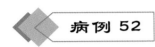

患者女性，62岁，主因"双手憋胀20天，下肢水肿10天"入院。患者于2017年7月8日出现双手憋胀伴晨僵，约10 min，无关节肿痛，无双手遇冷变白变紫，未重视。2017年7月18日出现颜面、双下肢水肿，伴尿量减少，每天排尿5～6次，每次尿量约100 ml，无泡沫尿，无尿频、尿急、尿痛，无发热，就诊于当地医院，嗜酸性粒细胞绝对值2.54×10⁹/L，嗜酸性粒细胞百分比30%；C反应蛋白（CRP）7.31 mg/L，红细胞沉降率（ESR）54 mm/h；甲状腺功能示促甲状腺激素8.1 U/L，游离T_3 3.0 pmol/L，游离T_4 10.3 pmol/L，类风湿因子（RF）138.7 U/ml，抗核抗体1：100（颗粒型），抗蛋白酶3（PR3）抗体1：10弱阳性，考虑嗜酸性粒细胞增高原因待查，系统性血管炎可能性大，亚临床甲状腺功能减退症，予对症活血治疗7天，疗效不佳。2017年7月25日出现双大腿内侧片状皮疹，不伴瘙痒、疼痛，无脱屑。病程中，无口干、眼干、牙齿块状脱落，无脱发、光过敏，无眼炎、口腔溃疡及腰背痛，无咳嗽、咳痰、腹痛、腹泻。既往史：无特殊。体格检查：生命体征平稳，颜面部水肿，双大腿内侧可见大片状暗红色皮疹，未突出皮面，无脱屑。各关节无肿胀、压痛，活动度好。四肢肌力、肌张力正常，双下肢胫前轻度凹陷性水肿。

辅助检查

血常规：白细胞计数（WBC）7.8×10⁹/L，中性粒细胞计数（NEU）3.81×10⁹/L，嗜酸性粒细胞2.16×10⁹/L，嗜酸性粒细胞百分比27.7%，血红蛋白（Hb）100 g/L，血小板计数（PLT）253.0×10⁹/L；尿常规：大致正常；C反应蛋白（CRP）5.91 mg/L，红细胞沉降率（ESR）60 mm/h；肝功能：白蛋白（ALB）28.1 g/L，前白蛋白88.5 mg/L；心肌酶：乳酸脱氢酶（LDH）286.2 U/L，α-羟丁酸脱氢酶（α-HBDH）186.2 U/L；总胆红素38.7 μmol/L，直接胆红素8.0 μmol/L，间接胆红素

29.9 μmol/L；D- 二聚体 845 ng/ml；甲状腺功能：促甲状腺激素 8.81 μU/ml；肿瘤标志物：糖类抗原 125（CA125）47.7 U/ml，余正常；免疫球蛋白正常；C3 0.47 g/L，C4 0.02 g/L；自身抗体：类风湿因子（RF）488.67 U/ml，抗核抗体 1：320（均质型），抗 ENAs（－），抗核小体抗体（AnuA）21.03 RU/ml，抗心磷脂抗体（ACL）、抗 ds-DNA 抗体、抗 $β_2$-GP1 抗体、抗组蛋白抗体均阴性，抗线粒体抗体、抗线粒体亚型、AMA-M2、抗 Sp100、抗 LKM1、抗 gp210、抗 LC1、抗 SLA、抗 α- 胞衬蛋白抗体、p-ANCA、c-ANCA、抗 MPO 抗体、抗 PR3 抗体均阴性；网织红细胞计数 2.35%；溶血检查：直接抗人球蛋白 IgG（±），直接抗人球蛋白试验 C3d（+），蔗糖溶血试验（－）；血细胞簇分化抗原：总 T 细胞百分比 71.8%，Th 细胞百分比 52%，Ts 细胞百分比 12.4%，Th/Ts 4.19，B 细胞百分比 21.4%，NK 细胞百分比 2.7%；血清 PDGFRA、PDGFRB、FGFR 检查：未见基因突变。唇腺活检：腺泡轻度减少，间质纤维组织增生伴慢性炎症细胞浸润，淋巴细胞数 > 50 个 / 灶。骨髓象：增生活跃，粒系占有核细胞的 75%，嗜酸性粒细胞比例明显升高，红系占 18%，以中、晚幼红细胞为主，淋巴细胞占 6%，巨核细胞 100 个，血小板成堆；血涂片示嗜酸性粒细胞比例增高。唾液流率＋眼三项：基础唾液流率 0.06 ml/min，刺激后流率 0.45 ml/min；泪液分泌试验左 8 mm/5 min、右 9 mm/5 min，泪膜破裂时间左 7 s，右 6 s，双侧角膜染色（+）；胸部 CT：双肺多发陈旧性病灶，双侧少量胸腔积液；腹部 CT：腹部平扫未见明显异常。胃镜示慢性萎缩性胃炎伴糜烂，镜检示胃窦慢性萎缩性胃炎，活动期，部分腺体增生，十二指肠示黏膜慢性炎症，固有层可见淋巴细胞、浆细胞等炎症细胞浸润。

诊 断

干燥综合征，系统性红斑狼疮不除外，血液系统受累，自身免疫性溶血性贫血，嗜酸性粒细胞增多症，亚临床甲状腺功能减退症。

诊治经过

予醋酸泼尼松片 30 mg/d×7 d、甲氨蝶呤 7.5 mg/w，患者无水肿，嗜酸性粒细胞正常。在住院过程中出现血红蛋白进行性下降，最低降至 55 g/L，结合查胆红素较前升高，Coombs 试验（+），诊断溶血性贫血，予甲泼尼龙琥珀酸钠 160 mg/d×5 d，80 mg/d×3 d，后口服醋酸泼尼松片 60 mg/d、硫唑嘌呤 50 mg/d、静脉滴注环磷酰胺 400mg×2 次及输注洗涤红细胞共 6 U 等对症治疗。复查血常规示：白细胞计数（WBC）$13.3×10^9$/L，嗜酸性粒细胞百分比 0，嗜酸性粒细胞计数 0，血红蛋白（Hb）109 g/L，血小板计数（PLT）$399.0×10^9$/L；红细胞沉降率（ESR）40 mm/h。规律于门诊复诊，患者一般情况良好，至随访时 2018 年 10

月 23 日，醋酸泼尼松从 60 mg/d 减量至 5 mg/d 与 7.5 mg/d 交替服用，硫唑嘌呤从 50 mg/d 增加至 100 mg/d，环磷酰胺 400 mg/ 次，每 2 周 1 次，共使用 16 次。

病例分析

患者老年女性，病史 20 天，双手憋胀，颜面部、双下肢水肿，红细胞沉降率快，补体 C3、C4 降低，类风湿因子（RF）488.67 U/ml，抗核抗体（+）1∶320（均质型），唇腺活检：腺泡轻度减少，间质纤维组织增生伴慢性炎症细胞浸润，淋巴细胞数 > 50 个 / 灶，双侧角膜荧光染色（+），对激素、免疫抑制剂治疗反应良好，诊断：干燥综合征、系统性红斑狼疮不除外。患者双大腿皮疹，伴嗜酸性粒细胞显著升高，诊断嗜酸性粒细胞增多症。患者住院期间血红蛋白量进行性下降，间接胆红素升高，直接抗人球蛋白 C3d（+），诊断自身免疫性溶血性贫血。患者出现嗜酸性粒细胞增多症的原因是什么？自身免疫性溶血性贫血的原因又是什么？血液系统异常与原发病之间是否存在一定联系？

溶血性贫血的根本原因是红细胞寿命缩短，该患者明确诊断干燥综合征，考虑结缔组织病所致自身免疫性溶血性贫血，在加用相应治疗后，患者病情明显缓解，也从另一个方面证实了诊断。研究显示，自身免疫性溶血性贫血是干燥综合征、系统性红斑狼疮患者血液学异常的常见表现，发生机制与患者血清中存在抑制造血的自身抗体，导致红细胞破坏有关，且对糖皮质激素治疗反应良好。

嗜酸性粒细胞升高的原因主要包括以下 4 方面：①遗传性（家族性）；②原发性（克隆性）；③继发性（反应性）；④意义未定（特发性）。首先追问患者家族史，无类似情况，除外遗传性原因导致的嗜酸性粒细胞增多症，其次考虑原发性嗜酸性粒细胞增多症。患者外周血及骨髓象均示嗜酸性粒细胞明显增多，不除外克隆性疾病，查阅文献及经血液科会诊可知，血小板源性生长因子受体 α 多肽（PDGFRA）、血小板源性生长因子 β 受体（PDGFRB）、重组人成纤维细胞生长因子受体 -1（FGFR1）等基因突变可导致髓系肿瘤，表现为慢性粒 - 单核细胞白血病、不典型慢性粒细胞白血病、嗜酸细胞白血病或骨髓增生性肿瘤，常伴有不同程度的嗜酸性粒细胞增多。完善上述基因检查，结果均为阴性，除外血液系统克隆性疾病所致的嗜酸性粒细胞增多症。再次考虑继发性嗜酸性粒细胞增多症，其继发性原因主要包括：①感染：寄生虫、真菌等；②药物：阿司匹林、别嘌醇、抗生素等；③过敏性疾病：过敏性鼻炎、哮喘等；④自身免疫性疾病：结缔组织病、血管炎（嗜酸性肉芽肿性多血管炎）、嗜酸细胞性筋膜炎等；⑤肿瘤：实体瘤、淋巴瘤、急性淋巴细胞白血病、系统性肥大细胞增多症等；⑥其他：慢性移植物抗宿主病等。综合该患者的情况，主要考虑自身免疫病及肿瘤。排除肿瘤诊断的要点包括：对患者进行仔细查体（未触及肿块），完善相关检查（未发现实体瘤），行骨髓穿刺检查（未见幼稚细胞、浆细胞）。查阅文献可知，结缔组织病，尤其是系统性红斑狼疮、干燥综合征、类风湿关节炎、结节性多动脉炎等，可合并嗜酸性粒细胞增多症。有学者对 18 例嗜酸性粒细胞增多的患者进行统计分析后发现，结缔组织病合并嗜酸性粒细胞增多的患者占 54.5%。有研究发现，嗜酸性粒细胞增多相关疾病是一组异质性疾病，其病因和发病机制复杂，治疗迥异，对继发性（反应性）因素导致的嗜酸性粒细胞增多，糖皮质激素常为一线药物。

启示与思考

风湿性疾病常累及全身多系统，且多逐渐累及。干燥综合征是一种典型的腺体受累的结缔组织病，但作为风湿科医师，要注重培养全局观，在疾病的早期阶段对患者的病情做出预判，争取将疾病扼杀在萌芽阶段。当患者病情已明确时，也要能跳出固有思维，考虑到合并少见情况以及非风湿病的判断和评估，要综合分析，同时结合患者的病情及经济情况，应用适合的药物，并做出长程的诊疗规划，对在治疗过程中可能出现的危急情况，制定应急治疗方案，争取让患者的病情达到临床缓解，延长生命，提高生活质量。

（撰稿人　刘　洋　校稿人　乔鹏燕　梁美娥）

参考文献

[1] 王全顺，高丽，于力，等．髓系肿瘤 PDGFRB 基因异常的多态性及临床特点．中国实验血液学杂志，2012，20（2）：291-295.

[2] 曲士强，秦铁军，徐泽锋，等．高嗜酸性粒细胞综合征及慢性嗜酸性粒细胞白血病的靶向测序研究．中华血液学杂志，2018，39（6）：501-506.

[3] 张萨丽，徐传辉，穆荣．2012 年版嗜酸性粒细胞增多症及相关综合征分类标准的共识．中华风湿病学杂志，2013，17（1）：58-59.

[4] 于景波，于丽华，何震宇，等．嗜酸性粒细胞增多症 18 例临床分析．中国临床实用医学，2010，4（6）：221-222.

[5] 袁硕，张敬宇．嗜酸性粒细胞增多相关疾病研究进展．石家庄：河北医科大学，2016：1-31.

[6] 李长琴，赵晓姬，刘国雄，等．21 例抗人球蛋白试验阳性病例分析．国际检验医学杂志，2014，35（7）：829-830.

［7］Khoury P，Abiodun AO，Holland-Thomas N，et al．Hypereosinophilic syndrome subtype predicts responsiveness to glucocorticoids．J Allergy Clin Immunol Pract，2018，6（1）：190-195.

［8］Williams KW，Milner JD，Freeman AF．Eosinophilia associated with disorders of immune deficiency or immune dysregulation．Immunol Allergy Clini，2015，35（3）：523-544.

［9］Lecouffe-despretsa M，Groha M，Bourc B，et al．Eosinophilic gastrointestinal disorders associated with autoimmune connective tissue disease．Joint Bone Spine，2016，83（5）：479-84.

［10］Psianou K，Panagoulias I，Papanastasiou AD，et al．Clinical and immunological parameters of sjögren's syndrome．Autoimmun Rev，2018，17（10）：1053-1064.

［11］Liebman HA，Weitz IC．Autoimmune hemolytic anemia．Med clin North Am，2017，101（2）：351-359.

（二）干燥综合征合并血小板减少

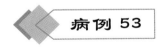

病例 53

　　患者女性，62 岁，主因"牙齿块状脱落 10 余年，口、眼干 2 年，加重半个月"入院。患者 2008 年无明显诱因出现牙齿块状脱落，不伴眼干及双侧腮腺肿痛，未予诊治。2017 年出现口干、眼干及沙粒感，于 2019 年 4 月 10 日就诊于我科门诊，查白细胞计数（WBC）5.7×10^9/L、血红蛋白（Hb）109 g/L，血小板计数（PLT）82×10^9/L；红细胞沉降率（ESR）40 mm/h，类风湿因子（RF）188.3 U/ml；IgG 26.75 g/L；抗核抗体（+）1：640（颗粒型）；抗 SSA/Ro52 抗体、抗 SSA/Ro60 抗体、抗 SSB 抗体（+）；腮腺超声示双侧腮腺、颌下腺可见多发边界清晰的低回声影，评分 8 分；唾液流率（基础）0.09 ml/min，刺激后 0.8 ml/min；角膜荧光染色（+），诊断干燥综合征，血液系统受累，给予泼尼松 30 mg/d，来氟米特 10 mg/d，雷公藤多苷片 20 mg tid，茴三硫片 25 mg tid 治疗，口、眼干燥症状缓解，血液系统恢复正常，泼尼松渐减量至 15 mg/d，同年 6 月初于我科门诊复查，血小板计数（PLT）56×10^9/L，无皮肤黏膜出血征象，为求进一步诊治入住我科。病程中，无发热、皮疹、光过敏，有脱发，无口腔、外阴溃疡，无肌痛、肌无力，无眼炎，无雷诺现象等症状。既往史、个人史、家族史均无特殊。体格检查：生命体征平稳，皮肤黏膜无出血点，口腔内可见多发龋齿，心、肺、腹无阳性体征。脊柱呈正常生理弯曲，前屈、后伸、侧弯活动正常，胸椎椎体及椎旁肌肉痛（－），直腿抬高试验（－），关节无肿胀及压痛，四肢无肌痛，肌力、肌张力正常，双下肢无水肿。

辅 助 检 查

血常规：白细胞计数（WBC）4.20×10^9/L、血红蛋白（Hb）125 g/L、血小板计数（PLT）36×10^9/L；尿、便常规未见异常；红细胞沉降率（ESR）12 mm/h；C 反应蛋白（CRP）< 2.50 mg/L；肝肾功能、心肌酶、电解质、血脂、血糖、凝血功能大致正常；免疫球蛋白及补体正常；类风湿因子（RF）62.57 U/ml；抗核抗体（ANA）（+）1∶640（颗粒型）；抗 ENAs 抗体：抗 SSA/Ro52 抗体、抗 Ro60抗体、抗 SSB 抗体（+）；自身免疫性肝病 6 项、c-ANCA、p-ANCA、抗 PR3 抗体、抗 MPO 抗体均阴性；肿瘤标志物正常；人免疫缺陷病毒抗体、梅毒螺旋体抗原血清试验及甲、乙、丙、戊肝炎相关抗体检测（－）；结核抗体（－）；唾液流率（基础）0.09 ml/min，刺激后 0.8 ml/min；泪液分泌试验：左 11 mm/14 min右 10 mm/5 min，泪膜破裂时间：左 2 s，右 3 s；角膜荧光染色：左（+），右（+）。唇腺活检：腺泡轻度减少，间质慢性炎症细胞浸润，淋巴细胞数 > 50 个 / 灶；骨髓穿刺结果示巨核细胞成熟受阻。淋巴结彩超：双侧颈部、锁骨上区、腋窝、腹股沟区未见明显异常肿大淋巴结；胸部 CT、腹部超声未见异常。

诊 断

干燥综合征，血液系统受累，血小板减少。

治 疗 及 转 归

泼尼松 30 mg/d，停用来氟米特、雷公藤等可致骨髓抑制的药物，调整为环孢素软胶囊 50 mg tid 治疗，1 周后复查血小板升至 114×10^9/L，考虑病情平稳出院。出院后规律用药，泼尼松逐渐减量至 10 mg/d 维持。随访 3 个月后，患者口、眼干症状较前明显缓解，多次复查炎性指标正常，血小板波动于（100 ~ 130）×10^9/L。

病例分析

患者老年女性，病史 10 余年，有口干、眼干及牙齿块状脱落，口腔内可见多发龋齿，抗核抗体（ANA）（+）1：640（颗粒型），抗 SSA/Ro52 抗体、抗 Ro60 抗体、抗 SSB 抗体（+），双侧角膜荧光染色（+），唇腺活检示淋巴细胞数 > 50 个 / 灶，根据 2002 年干燥综合征国际分类诊断标准，诊断干燥综合征明确。入院查血小板显著降低，提示血液系统受累，患者无皮肤黏膜及牙龈出血征象，进一步完善骨髓活检示骨髓增生活跃，巨核细胞计数 > 10 个，产板型巨核细胞少见，提示血小板成熟障碍，考虑为干燥综合征所致的免疫相关性血小板减少。

干燥综合征（SS）是一个主要累及外分泌腺体的慢性炎症性自身免疫病。有文献报道，约有 2/3 的患者出现系统损害。血液系统是 SS 常见受累系统之一，出现白细胞减少和（或）血小板减少，血小板低下严重者可出现出血现象。SS 是一种以高度淋巴细胞浸润为特征的自身免疫病，能产生多种自身抗体，如抗核抗体（ANA）、抗 SSA 抗体、抗 SSB 抗体等。许多学者认为，SS 的血液系统受累与免疫因素介导相关，且 SS 伴血小板减少患者皮疹发生率、抗 SSB 抗体阳性率、抗核抗体（ANA）阳性率及类风湿因子（RF）阳性率均较高。其血细胞受累表现以贫血（31%）最为常见，且以轻、中度贫血居多（87%）。白细胞和血小板减少仅次于贫血，分别为 16% 和 20%。SS 可合并重型血小板减少性紫癜（血小板 < 20×10^9/L），这部分患者无典型的干燥症状，在首诊时被误诊为特发性血小板减少性紫癜（ITP）。

干燥综合征经常合并原发性胆汁性胆管炎（PBC），肝硬化、脾功能亢进时会出现血液系统异常，甚至经常是因为出现血液系统问题，才发现肝硬化，进而发现 SS。本例患者无消化系统症状，肝功能正常、自身免疫性肝病 6 项均阴性，腹部超声未见门静脉增宽及脾大，结合骨髓细胞学结果提示血小板成熟障碍，故不支持 PBC 诊断。

干燥综合征所致血小板减少常用治疗方案为激素联合免疫抑制剂（环磷酰胺、吗替麦考酚酯、他克莫司、环孢素、长春新碱、羟氯喹、雷公藤），对于难治性血小板减少可选择生物制剂（利妥昔单抗）、静脉用免疫球蛋白、血浆置换等。

启示与思考

总之，当临床上遇到口眼干、牙齿块状脱落的患者时，需除外是否有干燥综合征可能，如干燥综合征诊断成立，需及时完善血常规检查，了解是否有血液系统受累，尤其关注血小板情况，完善骨髓穿刺、肝功能及腹部超声明确血小板减少原因，因为严重的血小板数减少可导致重要脏器出血以危及生命，因此一旦确诊，需第一时间给予早期治疗。

（撰稿人　韩　健　校稿人　梁美娥　刘素苗）

参考文献

[1] 张娜，付学锋，陈筱筱，等.干燥综合征108例临床分析.中国皮肤性病学杂志，2015，29（4）：368-371.

[2] 邓雪蓉，张卓莉.干燥综合征的血液系统表现及治疗.中国实用内科杂志，2017，37（6）：492-495.

[3] 冯斯斯，钟白云，郭婧婧，等.原发性干燥综合征并发血液系统损害与免疫学指标相关性分析.中国现代医学杂志，2013，23（25）：44-46.

（三）干燥综合征合并血液系统肿瘤

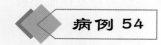

病例 54

　　患者女性，71岁，主因"口干、皮下结节10余年，多部位疼痛2周"入院。2008年无明显诱因出现口干，进干食需水送服，无眼干、牙齿块状脱落，无腮腺肿大，无发热、脱发、光过敏、皮疹、关节痛，无反复口腔溃疡，未予重视。同年因四肢近端内侧、右臀区出现皮内结节，黄豆大小，无触痛，质硬，活动度差，伴消瘦、乏力就诊于山西省某医院，行左上臂内侧皮内结节活检，病理诊断非霍奇金淋巴瘤，后就诊于北京市某医院行右臀部皮内结节切除术，术后病理诊断：淋巴结正常结构消失，代之以模糊结节状增生的小-中等大小异型淋巴细胞，部分结节中心可见小的生发中心，免疫组化染色显示异型淋巴细胞：CD20（+++），CD43（-），BCL-2（-），CD10（-），CD3（-），CD5（-），BCL-6（-），Ki-67指数约20%；滤泡树突状细胞（FDC）：CD21（+），符合原发皮肤滤泡淋巴瘤。给予利妥昔单抗600 mg单药治疗，每周1次，共4次，皮内结节明显缩小，后消失。2009年再次给予利妥昔单抗600 mg单药治疗，每周1次，共4次，皮下结节未反复。后患者规律复查球蛋白高于正常（2016 年 12 月 13 日，IgG 23.9 g/L），红细胞沉降率（ESR）增快（2010 年 2 月 20 日，40 mm/h），未特殊诊治。2 周前无明显诱因出现多关节疼痛，累及右手第 2、3、4 掌指关节、左手第 4 近端指间关节、右腕关节，伴左上臂主动抬举困难，可被动举起，就诊于太原骨科医院，给予局部膏药贴敷后左上臂活动正常，仍有多关节痛。既往史、个人史、婚育史、家族史无特殊。体格检查：患者发育正常，营养中等，正常面容，皮肤色泽正常，无水肿，无皮疹，无皮下结节及皮下出血点。全身浅表淋巴结未触及肿大。唇红，舌体稍干，心、肺、腹无阳性体征，双下肢无水肿。右腕、右手第 2、3、4 掌指关节、左手第 4 近掌指关节压痛阳性，无肿胀。

辅助检查

血常规：血小板计数（PLT）92×10^9/L，余大致正常；尿常规、便常规无明显异常；红细胞沉降率（ESR）60 mm/h。血生化：肝、肾功能、心肌酶、电解质无明显异常，甘油三酯 2.37 mmol/L；甲状腺功能：T_3、T_4、TSH 均在正常范围。凝血系列、D-二聚体无明显异常。乙肝表面抗原及甲、丙、戊肝炎抗体、HIV 抗体、梅毒螺旋体抗体均阴性；血细胞簇分化抗原系列：总 T 细胞（CD_3^+）、B 细胞（$CD_3^- CD_{19}^+$）、NK 细胞（$CD_3^- CD_{56}^+$）无明显异常；IgG 24.26 g/L，IgA、IgM、C3、C4、类风湿因子（RF）正常；抗核抗体（ANA）1∶320（均质型），抗 SSA/Ro60 抗体、抗 SSA/Ro52 抗体、抗 SSB/La 抗体均阳性；抗 α-胞衬蛋白抗体阴性；自身免疫性肝病抗体均阴性。唾液流率、泪液分泌、泪膜破裂时间均低于正常，双眼角膜荧光染色阳性。心电图正常。X 线示双手部分近、远节指间关节面下小囊变影，部分指间关节间隙变窄，双腕关节间隙变窄；两肺、心、膈未见明显异常。关节超声：双手多发骨赘形成，双肩、双足关节未见明显异常。甲状腺及颈部淋巴结彩超：甲状腺回声减低不均，右侧颈部 Ⅳ 区淋巴结肿大；浅表淋巴结超声：双侧腋窝、腹股沟淋巴结肿大。唇腺活检：腺泡明显萎缩、减少，间质纤维组织增生，脂肪细胞沉积及慢性炎细胞浸润，淋巴细胞数 > 50 个 / 灶。

诊断

干燥综合征，非霍奇金淋巴瘤（NHL）。

治疗及转归

给予口服泼尼松 10 mg/d 改善病情，抗风湿药硫酸羟氯喹 0.2 g bid；白芍总苷胶囊 0.6 g tid；双醋瑞因胶囊 50 mg bid；左甲状腺素钠片补充甲状腺素。淋巴瘤科会诊考虑患者目前淋巴瘤病情稳定，继续我科治疗。患者关节痛症状渐缓解，复查血常规：白细胞计数（WBC）4.40×10^9/L，血红蛋白（Hb）117 g/L，血小板计数（PLT）95×10^9/L；C反应蛋白（CRP）< 2.50 mg/L；红细胞沉降率（ESR）32 mm/h；免疫球蛋白G 22.00 g/L。

病例分析

本患者老年女性，有口干，唾液流率、泪膜破裂时间、泪液分泌均低于正常，双眼角膜荧光染色阳性，抗核抗体（ANA）1∶320（均质型），抗SSA/Ro60抗体、抗SSA/Ro52抗体、抗SSB/La抗体均阳性；唇腺活检显示有炎性细胞浸润，淋巴细胞数＞50个/灶；干燥综合征诊断明确。该患者口干病史有10年，曾因皮下结节病理提示为皮肤滤泡淋巴瘤，并行CD20单抗治疗完全缓解，近10年规律复查发现红细胞沉降率（ESR）增快、IgG增高，因关节痛就诊于风湿科，完善检查确诊为干燥综合征。

与普通人群相比，SS患者发生恶性疾病的风险显著增加，其中非霍奇金淋巴瘤（NHL）和甲状腺癌较常见。研究显示，遗传及表观遗传学机制参与干燥综合征与淋巴瘤的发生。染色体及基因的异常是NHL的潜在发生机制，而表观遗传学改变（主要是甲基化通路）是自身免疫性疾病及NHL主要发病机制。有2.7%～9.8%的干燥综合征患者会发生非霍奇金淋巴瘤，随着患者年龄增加，每年发生NHL的风险增加约2.2%。最常见的组织病理学类型是弥漫大B细胞淋巴瘤、黏膜相关淋巴组织淋巴瘤及结节边缘区淋巴瘤。本例患者的特殊之处在于，皮肤B细胞淋巴瘤发生在干燥综合征之前。治疗后皮肤淋巴瘤无复发，随访治疗干燥综合征过程中仍应警惕淋巴瘤的发生。目前对干燥综合征的治疗主要包括缓解口、眼干的症状及传统免疫抑制治疗，利妥昔单抗（rituximab，RTX）是嵌合型CD20抗体，可清除体内的B细胞，研究显示，RTX治疗SS可改善泪腺功能及唾液流率。

启示与思考

干燥综合征发生恶性疾病尤其是B细胞淋巴瘤的风险高于普通人群，淋巴瘤可以出现在干燥综合征之前、之后或同时发生，随访治疗中要注意有无恶性疾病发生的可能。

（撰稿人　李　娟　校稿人　郭乾育　马　丹）

参考文献

［1］Liang YI，Yang Z，Qin B，et al．Primary Sjögren's syndrome and malignancy risk：a systematic review and meta-analysis．Ann Rheum Dis，2014，73（6）：1151-1156．

［2］Ballestar E，Li T．New insights into the eigenetics of inflammatory rheumatic disease．Nat Rev Rheumatol，2017，13：593-605．

［3］Souza FB，Porfírio GJ，Andriolo BN，et al．Rituximab effectiveness and safety for treating primary sjögren's syndrome（PSS）：systematic review and meta-analysis．PLos One，2016，11（3）：e0150749．

五、干燥综合征合并肾小管酸中毒

（一）干燥综合征合并肾小管酸中毒及横纹肌溶解

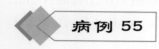

病例 55

　　患者女性，53 岁，主因"口干 14 年，多关节肿痛 1 年，恶心、呕吐 20 天"于 2011 年 11 月 20 日入院。患者 1995 年初无明显诱因出现口干，无需频频饮水，牙齿片状脱落，未重视。2009 年出现口干加重并出现眼干，讲话需频频饮水，进干食时需饮水送服，双眼磨砂感明显，哭泣时无眼泪，无多尿、消瘦，无脱发、口腔溃疡和光过敏，无夜尿增多。2010 年 7 月初出现多关节肿痛，累及右髋、双膝、左踝关节，行动渐受限，随后就诊于山西省某医院风湿科，查球蛋白（GLB）31.4 g/L、IgG 21.47 g/L；抗核抗体（ANA）、抗 SSA 抗体阳性；唾液流率：基础 0 min，刺激后 0.4 ml/min；泪液分泌试验：左 3 mm/5 min，右 3 mm/5 min。诊断干燥综合征，予甲泼尼龙 80 mg/d×3 d、165 mg/d×3 d 静脉输注、甲泼尼龙片 4 mg bid、硫酸羟氯喹 0.2 g/d，症状好转出院，院外规律口服药物治疗。2011 年 10 月 20 日，甲泼尼龙片减至 4 mg/d，患者自行停药。2011 年 11 月 18 日，患者出现恶心、呕吐，呕吐物为胃内容物，无头痛、头晕，无腹痛、腹泻，就诊于当地医院，查尿 pH 6.5，血清钾波动于 1.7 ～ 1.9 mmol/L，予补钾治疗（静脉补钾 9 g），次日出现表情淡漠、全身乏力，无法进食，昏睡状态，大、小便失禁，为求进一步诊治，收住我科。既往史、个人史及家族史无特殊。查体：昏睡状态，口腔内均为义齿，双肺呼吸音粗，未闻及干、湿啰音，心界稍大，腹部未见异常。四肢肌力 1 级，肌张力减低，双侧膝腱反射消失，双侧巴宾斯基征阴性。

辅助检查

　　血常规：白细胞（WBC）17.0×10⁹/L，中性粒细胞百分比 92.6%，红细胞（RBC）3.29×10¹²/L，血红蛋白（Hb）103 g/L，血小板（PLT）105×10⁹/L；尿常规：pH 6.0，镜检：每高倍视野红细胞 3 ～ 5 个；红细胞沉降率（ESR）53 mm/h，C 反应蛋白（CRP）5.8 mg/L；肾功能：血肌酐（Cr）158 μmol/L，尿

素氮 7.6 mmol/L；电解质：钾 1.6 mmol/L、钠 141 mmol/L、氯 117 mmol/L；肌红蛋白 2898.5 ng/ml，肌钙蛋白 1.6 ng/ml，肌酸激酶同工酶 21 ng/ml，肌酸激酶 5037.9 U/L。头颅 CT：未见明显异常。

诊　断

干燥综合征，肾小管酸中毒，低钾血症，横纹肌溶解综合征，低钾血症性意识障碍。

治疗及转归

静脉输液泵补钾、补液治疗，患者 24 h 后意识恢复正常，生化检查：血钾 3.8 mmol/L，尿素氮 6.8 mmol/L，血肌酐（Cr）155 μmol/L，肌红蛋白 2731.4 ng/ml，肌钙蛋白 0.08 ng/ml，肌酸激酶同工酶 20.8 ng/ml，肌酸激酶 4250.2 U/L。予甲泼尼龙琥珀酸钠 20 mg/d 静脉滴注，联合硫酸羟氯喹、雷公藤多甙调节免疫以及枸橼酸合剂补钾、补液治疗，红细胞沉降率降至正常，肾功能未见异常，肌红蛋白和肌酸激酶均正常。出院 1 个月后，患者可在家人扶持下下床活动，双上肢肌力 5 级，双下肢肌力 4 级。院外规律复查，口服泼尼松 7.5 mg/d，硫酸羟氯喹、雷公藤多甙及枸橼酸合剂维持治疗，病情稳定。

病例分析

患者中年女性，病史 14 年，慢性病程，据患者有口干、眼干、牙齿片状脱落，Schirmer 试验阳性，唾液流率阳性，抗 SSA 抗体阳性，诊断干燥综合征。病程中出现重度低钾血症和尿 pH > 5.5，考虑合并肾小管酸中毒。患者有肌无力，肌酸激酶和血肌红蛋白升高，血肌酐及尿素氮异常，诊断横纹肌溶解综合征合并急性肾功能不全。

30% ～ 50% 的干燥综合征患者易合并肾小管酸中毒，多见于Ⅰ型肾小管酸中毒，表现为泌氢或递氢功能障碍，出现典型的高氯性正常阴离子间隙性代谢性酸中毒、低钾血症、尿液偏碱性，该患者除外稀释性和转移性低钾，考虑属于Ⅰ型肾小管酸中毒所致的严重低钾血症，低血钾对骨骼肌的主要影响为疲乏、乏力、麻木、疼痛，造成呼吸困难等症状，严重者出现肌纤维溶解。

结合该患者此次入院肌无力、肌酸激酶和血肌红蛋白升高，尿蛋白（+++），血肌酐及尿素氮异常，诊断横纹肌溶解明确。横纹肌溶解（rhabdomyolysis，RM）是由一组各种原因所致的横纹肌细胞坏死，肌红蛋白（myoglobin，MB）等细胞内容物释放入血，引起的生化紊乱及脏器功能损伤。其病因可以分为创伤性和非创伤性，创伤性包括挤压综合征、过度劳动、强体力活动、肌肉缺血、烧伤等。非创伤性因素包括药物、中毒、感染、内分泌及代谢紊乱以及遗传性和自身免疫性疾患等。该患者无口服他汀类药物病史，无挤压伤及过度运动病史，无大量饮酒及感染史，无中毒及遗传性疾病史，存在干燥综合征及重度低钾血症。根据文献和本患者病情分析，继发横纹肌溶解机制可能是 Na^+-K^+ 泵活性受影响，累及物质转运；肌糖原合成受抑制，致使肌肉能量储备不足。当血钾降到 2 mmol/L 以下时会导致横纹肌直接溶解，常见的症状有肌肉疼痛、疲劳、无力，严重时还可出现意识改变、发热、心动过速、恶心、呕吐等症状。RM 是一种可以治愈的综合征，但其作为急性肾损伤的主要病因之一，应受到高度重视。需早期、积极行容量补充，以改善肾灌注。以增加尿量为目的的早期积极容量复苏是阻止或治疗横纹肌溶解导致急性肾损伤的主要措施。

启示与思考

干燥综合征、肾小管酸中毒致低钾血症引起的横纹肌溶解综合征临床上较为罕见，提高对本病的认识，关注其相关的临床表现及特异的实验室异常，注意鉴别诊断，是正确诊治该病的基础，及时有效的治疗往往能控制病情。在随访干燥综合征患者的过程中要注意关注患者肾小管酸中毒的临床表现及实验室检查结果，早发现、早治疗，改善患者预后。

（撰稿人　梁娜娜　校稿人　高晋芳　乔鹏燕）

参考文献

[1] Sedhain A, Acharya K, Sharma A, et al. Renal tubular acidosis and hypokalemic paralysis as a first presentation of primary Sjögren's syndrome. Case Rep Nephrol, 2018, 32 (2): 187-196.

[2] Luo J, Xu SH, Lv YQ, et al. Clinical features and potential relevant factors of renal involvement in primary Sjögren's syndrome. Int J Rheum Dis, 2019, 22 (2): 182-190.

[3] Cherif E, Hassine LB, Kechaou I, et al. Hypokalemic rhabdomyolysis: an unusual presentation of Sjögren's syndrome. BMJ Case Rep, 2013, 2 (1): 156-165.

（二）干燥综合征合并肾小管酸中毒

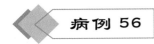

患者女性，31岁，主因"间断发热9年，反复肾区痛2年"入院。患者于2005年初无诱因出现间断发热，体温38℃左右，无畏寒、寒战、咳嗽、咳痰等不适，于当地医院行抗感染治疗（具体不详），疗效差，后转为持续高热，体温最高39.8℃，就诊于当地风湿免疫科，查抗核抗体（ANA）1∶160（颗粒型），抗SSA抗体、抗SSB抗体阳性。诊断未分化结缔组织病，干燥综合征。予泼尼松、羟氯喹、吗替麦考酚酯（具体剂量不详），静脉滴注环磷酰胺200 mg/3 w，门诊规律复诊，病情控制可，体温正常，后自行停药。2007年9月再次出现间断低热、乏力、排尿不适，血钾3.02 mmol/L，尿pH 7.0，复查自身抗体结果同前，泌尿系彩超示双肾弥漫性改变，诊断干燥综合征，肾小管酸中毒，低钾血症。予来氟米特10 mg/d、环磷酰胺400 mg/3 w静脉输注，枸橼酸合剂口服，体温正常，尿pH波动于6.5～8，血钾波动于3～4 mmol/L。2010年因妊娠自行停用来氟米特、环磷酰胺。2013年1月患者出现右肾区剧痛难忍，不伴发热、血尿、尿频、尿急、尿痛，于当地医院泌尿外科诊断双肾结石，右输尿管结石，双侧海绵肾。经抗感染解痉治疗后，输尿管结石自行排出，疼痛缓解出院。随后两年反复右肾区绞痛伴发热，于我科诊断干燥综合征，肾小管酸中毒，双肾多发结石伴右肾积水、右侧输尿管结石，泌尿系感染。予积极抗感染、口服枸橼酸钾颗粒、来氟米特10 mg/d、环磷酰胺400 mg静脉滴注，1次/月，肾绞痛缓解出院。出院后规律用药，未随诊，仍有间断右肾区疼痛，自行尿道排石后疼痛缓解，未予重视。2015年8月再次出现发热，体温最高39℃，发热时肾区疼痛明显，查"红细胞沉降率（ESR）40 mm/h"。今为求进一步诊治入住我科。病程中无口干、眼干、牙齿片状脱落，无皮疹、光过敏、脱发、关节肿痛，无反复口腔溃疡等。既往史、个人史、婚育史、月经史、家族史均无特殊。体格检查：体温36.6℃。心、肺、腹查体未见明显异常。双肾区叩击痛阳性。脊柱生理弯曲存在，各关节无肿胀及压痛。

辅助检查

血气分析：pH 7.322，细胞外液碱剩余 −6.9 mmol/L，全血碱剩余（实际碱剩余）−6.3 mmol/L，实际碳酸氢根（AB）19.2 mmol/L，标准碳酸氢根（SB）19.3 mmol/L，氢离子47.7 nmol/L。血常规：白细胞计数（WBC）5.2×10⁹/L，血红蛋白（Hb）123.6 g/L，血小板计数（PLT）240.3×10⁹/L。尿常规：潜血（+）、蛋白（−）、pH 7.5，尿比重 ≤ 1.005；尿镜检（每高倍镜视野）：红细胞10～20个、白细胞10～15个。肾功能：尿素3.8 mmol/L，血肌酐（Cr）106.7 μmol/L。尿电解质：24 h尿钾、尿钙、尿磷处于正常范围，24 h尿钠391.06 mmol，24 h尿氯339.45 mmol（偏高）。尿培养未见细菌。红细胞沉降率（ESR）54 mm/h、C反应蛋白（CRP）8.16 mg/L。IgG 20.04 g/L、IgM、IgA正常。类风湿因子（RF）55.79 U/ml。抗核抗体（ANA）（+）1∶320（颗粒型），抗CCP抗体、抗角蛋白抗体（AKA）（−）。抗ENAs示：抗SSA/Ro60抗体（±）、抗SSA/Ro52抗体（±）、抗SSB/La抗体（+）。唾液流率：基础0.2 ml/min，刺激后0.8 ml/min。泪液分泌试验：左20 mm/5 min，右10 mm/5 min，角膜荧光染色：左（+），右（−）。泌尿系超声：海绵肾，左侧输尿管上段结石伴左肾积水（轻-中度）。泌尿系CT：①双肾髓质区弥漫多发斑点状高密度影，左侧输尿管上段小结石；②左肾实质内低密度影，考虑囊肿。

诊断

干燥综合征，肾小管酸中毒，双肾多发结石，左侧输尿管结石，泌尿系感染。

治疗及转归

给予泼尼松20 mg/d口服、复方倍他米松注射液5 mg，肌内注射1次，来氟米特10 mg/d口服、环磷酰胺400 mg，静脉滴注1次，补充枸橼酸钾，给予抗感染等治疗。后患者未再出现发热，右肾区痛减轻，症状好转出院。院外随访体温控制良好，排尿时偶有小结石排出。

病例分析

患者为青年女性，慢性病程，表现为发热、右肾区疼痛、排尿时可有小结石排出，查体右肾叩击痛阳性，结合辅助检查可见以下特点：炎性指标升高（ESR）、多种自身抗体阳性（抗核抗体、抗SSA抗体、抗SSB抗体、类风湿因子）、角膜荧光染色阳性、高球蛋白血症（IgG）、低钾血症、代谢性酸中毒、肾及输尿管结石、尿pH低、尿比重低。虽然该患者无明显口干、眼干、猖獗龋、关节痛、皮疹等症状，但参照2012年ACR干燥综合征分类标准，存在抗核抗体（ANA）、抗SSA抗体、抗SSB抗体、类风湿因子（RF）阳性、角膜荧光染色阳性，干燥综合征诊断明确。同时，患者存在肾受累，表现为肾小管酸中毒、低钾血症及肾、输尿管结石。相关文献提示 30% ～ 50% 的干燥综合征患者存在肾损害，且少部分患者可先有远端肾小管酸中毒，数年后才出现干燥综合征的其他临床表现。以一元论观点来看，干燥综合征肾受累导致肾小管酸中毒、低钾血症及肾、输尿管结石，可以解释患者疾病的全貌，由本身的病情活动、泌尿系感染（存在泌尿系结石梗阻及长期口服激素、免疫抑制剂的危险因素）可导致发热症状，肾小管酸中毒导致低钾血症、泌尿系结石，而泌尿系结石梗阻又导致右肾区疼痛。结合文献提示少数患者可以以肾小管酸中毒为首发表现，故考虑肾小管酸中毒继发于干燥综合征。

　　干燥综合征患者出现的肾损害多为肾小管病变，肾间质有大量淋巴细胞浸润，肾小管上皮细胞有退行性变，并逐渐被增生的纤维组织所取代。临床上以远端肾小管功能损害最常见，表现为Ⅰ型肾小管酸中毒及肾浓缩功能障碍，少数患者也可出现Ⅱ型肾小管酸中毒或范科尼综合征。极少数的患者还可累及肾小球，出现血尿及蛋白尿，甚至肾病综合征。疾病晚期患者血清肌酐升高，出现慢性肾功能不全。

　　干燥综合征导致的Ⅰ型肾小管酸中毒最为常见。Ⅰ型肾小管酸中毒时肾小管酸化功能障碍，K^+-H^+ 交换异常，尿排 K^+ 增多，尿液不能酸化至 pH < 5.5，血 pH 下降，表现为低钾高氯性酸中毒和反常性碱性尿。肾小管对 Ca^{2+} 的重吸收及维生素 1，25$(OH)_2D_3$ 的活化障碍，引起高尿钙、低血钙，同时代谢性酸中毒导致骨钙离子的内流，出现骨密度降低、骨痛、骨折。随着尿液中排 Ca^{2+}、K^+ 的增多，尿结石、肾钙化的概率大大增加，而低血钙刺激甲状旁腺素分泌，可致继发性甲状旁腺功能亢进，出现低血磷及骨病。

　　对于干燥综合征肾小管酸中毒，目前尚无根治方法，治疗内容主要包括改善症状、控制因免疫反应而引起的组织损害及继发性感染。包括以下方面：①原发病治疗，一般主张应用激素、免疫抑制剂，既可以治疗肾小管酸中毒又能延缓干燥综合征的进展；②纠正代谢性酸中毒，主要为枸橼酸及枸橼酸钾合剂治疗，常联合口服碳酸氢钠。Ⅰ型肾小管酸中毒常伴枸橼酸盐排出增多，口服苏氏合剂（枸橼酸钠 - 枸橼酸合剂）可补充碱不足，减少肾结石发生。严重酸中毒的患者，建议小剂量分次静脉滴注碳酸氢钠；③纠正电解质紊乱，该病常伴有低钾血症，可口服枸橼酸钾及含枸橼酸钾的枸橼酸合剂补钾，注意避免应用氯化钾，否则会加重高氯性酸中毒；④防治肾结石及肾钙化，仍以补充含枸橼酸钾的枸橼酸合剂为主，可促使尿钙以枸橼酸钙形式排出，枸橼酸钙溶解度高，不易形成结石。也有文献中提到对于难治性的干燥综合征相关肾小管酸中毒，利妥昔单抗可以作为有效治疗药物，该药治疗可以显著改善患者的尿 pH、肾功能及低钾血症，生物制剂的应用也为治疗该病提供了新的方向。

启示与思考

　　结合本例患者，并非以口干、眼干、关节痛、皮疹等典型症状就诊，而是以发热、肾区痛这样的非典型症状为主要表现，容易以单纯的泌尿系感染、肾结石而误诊，忽略其背后的干燥综合征。所以对于临床上不明原因的低钾血症、肾小管酸中毒、泌尿系结石，一定要追根溯源，完善相关自身抗体、免疫球蛋白、唾液、泪液分泌试验、唇腺活检等检查，明确是否存在干燥综合征，才能在治疗上有的放矢，避免误诊误治。

（撰稿人　杜　伟　校稿人　梁美娥　高晋芳）

参考文献

[1] 崔潞萍，房丽华，刘晓萍，等. 原发性干燥综合征合并Ⅰ型肾小管酸中毒的临床特点分析. 中国医师杂志，2015，17（S1）：69-70.

[2] 谌贻璞. 肾内科诊疗常规. 北京：中国医药科技出版社，2013.

[3] 邵怡，王安平，王先令，等. 肾小管酸中毒的诊疗进展. 国际内分泌代谢杂志，2017，37（1）：56-58.

[4] Shiboski SC，Shiboski CH，Criswell L，et al. American College of Rheumatology classification criteria for sjögren's syndrome：a data-driven, expert consensus approach in the Sjögren's International Collaborative Clinical Alliance Cohort. Arthritis Care Res（hoboken），2012，64（4）：475-487.

[5] Schilcher G，Schwarz C，Hermann J. Successful treatment of renal tubular acidosis and recurrent secondary struvite kidney stones with rituximab in a patient with primary Sjögren's syndrome. Rheumatology（Oxford），2017，56（3）：498-500.

六、易误诊疾病

（一）百草枯中毒致肺间质病变

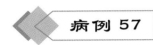

患者男性，58 岁，主因"发热 15 天，胸闷、气短 3 天"于 2015 年 5 月 16 日入院。15 天前无着凉、劳累等诱因出现发热，体温最高达 39.2℃，多于午后及夜间出现体温升高，伴畏寒、气短，于当地诊所静脉滴注抗感染、清热药物治疗 5 天（具体不详），无效。3 天前出现轻微咳嗽，偶咳白痰，伴活动后胸闷、气短，不伴皮疹、关节痛、腹痛、腹泻、尿频、尿急、尿痛等，为进一步诊治来诊。既往体健，近半年出现口干、眼干症状，进干食无需水送服，哭有泪；无反复腮腺炎、猖獗龋；吸烟 30 余年，约 20 支 / 天。家族史无特殊。体格检查：体温 38℃，唇稍绀，舌体湿润，双肺呼吸音粗，右下肺可闻及少量湿啰音，心率 100 次 / 分，律齐，各瓣膜区听诊区未闻及病理性杂音，腹平软，无压痛、反跳痛，肝脾肋下未及，四肢关节无肿胀畸形，双下肢无水肿。

辅 助 检 查

血细胞分析：白细胞计数（WBC）6.6×10^9/L，中性粒细胞百分比 88.7%，血红蛋白（Hb）135.9 g/L，血小板计数（PLT）258.9×10^9/L，红细胞沉降率（ESR）58 mm/h，C 反应蛋白（CRP）116 mg/L；尿常规正常；肝功能：丙氨酸氨基转移酶（ALT）56.1 U/L，门冬氨酸氨基转移酶（AST）102.8 U/L，总蛋白（TP）58.3 g/L，白蛋白（ALB）31.3 g/L；心肌酶：乳酸脱氢酶（LDH）644.9 U/L；肾功能正常，降钙素原（PCT）0.19 ng/ml。血气分析：氧分压（PO_2）39.4 mmHg，二氧化碳分压（PCO_2）29.8 mmHg；痰真菌涂片、痰结核菌涂片（－）；痰培养（－）；反复痰找癌细胞：未见。IgG、IgM、IgA 均正常，抗核抗体（ANA）1：160(均质型)，抗 SSA/Ro60 抗体、抗 SSA/Ro52 抗体、抗 SSB/La 抗体阳性，p-ANCA、c-ANCA、自身免疫性肌炎抗体均阴性。肿瘤标志物：癌胚抗原（CEA）13.5 ng/ml，糖类抗原 153（CA153）39.6 U/ml，铁蛋白 531.2 ng/ml，神经元特异性烯醇化酶

14.67 ng/ml，角质蛋白 21-1 18.38 ng/ml；人免疫缺陷病毒抗体、梅毒螺旋体抗原血清试验结果及甲、乙、丙、戊肝炎抗体均阴性；腹部彩超未见异常；胸部 CT 示：双肺间质性改变；双肺下叶外带多发结节；纵隔内多发淋巴结，双侧胸膜增厚。

入院诊断

结缔组织病可能，干燥综合征不除外，间质性肺病。

治疗及转归

入院后予头孢哌酮钠舒巴坦钠联合氟康唑、头孢呋辛、头孢曲松等抗感染治疗，效果差，患者每天仍有发热，轻微活动即出现胸闷、气短。由于存在多个自身抗体、炎症指标高，考虑结缔组织病可能，于 2015 年 5 月 23 日给予甲泼尼龙琥珀酸钠 80 mg q12h 静脉滴注，患者未再发热，咳嗽减轻，气短症状无好转，复查血细胞分析示白细胞计数（WBC）10.3×10^9/L，中性粒细胞计数（NEU）8.94×10^9/L；血小板计数（PLT）323.5×10^9/L，血红蛋白（Hb）121.9 g/L，红细胞沉降率（ESR）36 mm/h。2015 年 5 月 26 日始给予甲泼尼龙琥珀酸钠 1.0 g/d×3 d，静脉滴注丙种球蛋白 20 g/d×5 d，伏立康唑抗霉菌治疗 6 天，气短症状改善不明显，咳嗽、痰少。复查痰培养：铜绿假单胞菌（++），对哌拉西林钠他唑巴坦钠、左氧氟沙星、头孢吡肟敏感，2015 年 6 月 1 日起停用伏立康唑，静脉滴注哌拉西林钠他唑巴坦钠治疗。同时再次给予甲泼尼龙琥珀酸钠 1.0 g 冲击治疗，患者气短无好转，吸氧 5 L/min，静息状态血氧饱和度波动于 80% ~ 87%。查体：左肺 velcro 啰音较前加重。追问病史，患者发病前有接触农药除草剂史（百草枯，为自家农田喷洒农药），考虑百草枯吸入导致急进性肺间质纤维化可能性大。虽然有免疫学可见异常抗体，但病情进展快，大剂量激素冲击治疗联合丙种球蛋白治疗效果差，与干燥综合征病程进展不符。故考虑患者急进性肺间质纤维化与接触农药有关。2015 年 6 月 4 日患者因治疗无效死亡。

修订诊断

百草枯中毒相关肺间质病变可能性大，肺部感染（铜绿假单胞菌），Ⅰ型呼吸衰竭，结缔组织病不除外。

病例分析

患者中老年男性，急性起病，发热，进行性呼吸困难，X 线及胸部 CT 示双肺间质病变。考虑有如下可能。

1. **肺部感染**　患者既往体健，急性起病；半个月前出现发热，畏寒、气短、咳嗽，偶咳白痰；查体：双肺呼吸音粗，可闻及散在湿性啰音；辅助检查：胸部CT示双肺纹理增多，走行紊乱，双肺外带近胸膜下可见弧形磨玻璃密度影及纤维索条影，双肺下叶外带多发形态不规则的结节影，左肺下叶可见反晕征，双肺沿远端小气道可见牵拉性扩张。化验中性粒细胞百分比、红细胞沉降率、C反应蛋白升高。虽然患者在治疗过程中痰培养提示铜绿假单胞菌，但院内外抗感染治疗效果差，肺部感染不能解释疾病全貌，考虑为间质性肺间质病变继发感染。

2. **肺泡癌**　患者中老年男性，既往有长期吸烟史；入院前后给予多种抗生素治疗，效果差；胸部CT示双肺可见多发形态不规则的结节影；多个肿瘤标志物升高：癌胚抗原（CEA）13.5 ng/ml，糖类抗原153（CA153）39.6 U/ml，神经元特异性烯醇化酶14.67 ng/ml，角质蛋白21-1 18.38 ng/ml。反复送检痰脱落细胞均未见癌细胞，因病情危重未行支气管镜检查，肺泡癌不除外。

3. **结缔组织病所致的肺损害**　患者近半年出现口干、眼干症状，胸部CT示双肺间质性改变为主，化验抗核抗体（ANA）1∶160（均质型），抗SSA/Ro60抗体、抗SSA/Ro52抗体、抗SSB/La抗体阳性，ANCA、自身免疫性肌炎抗体均阴性，故不能除外。

本例患者抗生素治疗效果差，糖皮质激素治疗后体温控制在正常范围。因呼吸困难进行性加重，给予糖皮质激素冲击、丙种球蛋白支持及抗真菌感染治疗后，症状无明显改善，胸部X片示"白肺"，追问病史，患者有百草枯接触史，结合患者临床表现，考虑百草枯吸入导致急进性肺间质纤维化可能性大。该药致肺纤维化能力强，进入机体后，可迅速被肺组织主动摄取，从而在肺组织中蓄积，其浓度高于血浆浓度10～90倍以上，从而引起一系列临床症状。一些患者在急性中毒症状控制后，肺部病变可继续进展，肺纤维化常在第5～9天发生，2～3周达到高峰，最终因肺纤维化、呼吸衰竭而死。没有文献报道百草枯中毒患者自身抗体阳性，虽然本例患者抗核抗体（ANA）1∶160，但抗核抗体并不特异，也有部分正常人群抗核抗体阳性，且随年龄增大，抗核抗体阳性的比例增高。本患者病情进展快，大剂量激素冲击治疗联合丙种球蛋白治疗效果差，与干燥综合征病程进展不符。故考虑患者急进性肺间质纤维化与接触农药有关，并在此基础上合并细菌感染，进一步加重肺部病变，最终死于呼吸衰竭。

启示与思考

本例患者为喷洒农药百草枯时未采取防护措施，使得毒物通过呼吸道及皮肤进入体内，因接触量少，未引起重视，且临床无明显肝、肾功能异常，全身中毒表现不明显，而仅表现为急进性肺间质纤维化，故在临床中详细地询问病史非常重要，尤其是有无药物、毒物接触史。

（撰稿人　李　娟　校稿人　李玉翠　梁美娥）

参考文献

[1] 孙凯，吕金如，刘霞，等．血液净化治疗急性百草枯中毒疗效的 Meta 分析．实用临床医药杂志，2011，15（15）：49-51.

[2] Delirrad M，Majidi M，Boushehri B．Clinical features and prognosis of paraquat poisoning：a review of 41 cases．Int J Clin Exp Med，2015，8（5）：8122-8128.

[3] Vadivelan M，Chellappan A，Suryanarayana BS．The golden hour in paraquat poisoning．Toxicol Int，2014，21（3）：339-340.

（二）木村病

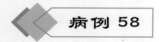

病例 58

患者男性，27 岁，主因"双颌下肿物 3 个月余"入院。2017 年 6 月患者无明显诱因出现双下颌肿物，局部有憋胀、压迫感，无呼吸及吞咽困难，无疼痛、发热、乏力、消瘦，就诊于当地医院，行颈部彩超检查示：双下颌多发淋巴结肿大（其他检查结果未见），予以静脉输注青霉素、头孢类（具体药物及剂量不详）治疗 20 天，效果欠佳。再次就诊于某三甲医院，建议局部穿刺活检，患者及家属拒绝，下颌肿胀进行性加重。2017 年 8 月就诊于我院耳鼻喉头颈外科，手术切除淋巴结并送检病理，诊断示：嗜酸性粒细胞增生性淋巴肉芽肿，为求进一步诊治入住我科。病程中，伴口干，无眼干、牙齿块状脱落、皮疹、关节肿痛。自发病以来，精神、食欲、睡眠可，大、小便正常，体重无明显减轻。既往体健。无家族类似遗传病史。体格检查：全身皮肤黏膜无黄染、皮疹。双颌下触及肿大淋巴结，数枚，约蚕豆大小，质韧，活动可，与周围组织无粘连，压痛阴性。心、肺、腹无阳性体征。双下肢无水肿。

辅 助 检 查

血常规：白细胞计数（WBC）15.6×10^9/L，中性粒细胞百分比 37%，嗜酸性粒细胞 6.9×10^9/L，嗜酸性粒细胞百分比 44.2%，血红蛋白（Hb）147 g/L，血小板计数（PLT）343×10^9/L；红细胞沉降率（ESR）32 mm/h；IgG 20.39 g/L，IgG_4 0.81 g/L，IgE 17 700 ng/ml，IgA/IgM 均正常；尿常规、便常规、C 反应蛋白、肝肾功能、电解质、心肌酶、凝血、甲状腺功能、肿瘤标志物、肝炎系列、人免疫缺陷病毒抗体、梅毒螺旋体抗原血清试验结果均未见明显异常；抗核抗体（ANA）1∶160（颗粒型）；类风湿因子（RF）、抗 ENAs、抗 α- 胞衬蛋白抗体、p-ANCA、c-ANCA、抗 MPO 抗体、抗 PR3 抗体均阴性；颈部彩超：双侧颌下腺表面多发肿大淋巴结，双侧颈部多发淋巴结肿大；颌下淋巴结活检病理：淋巴滤泡样增生，大量的嗜酸性粒细胞弥漫性浸润（图 3-6-1）；涎腺超声：双侧腮腺、颌下腺未见明显异常；唾液流率及眼三项：唾液流率基础 0.06 ml/5 min，刺激后 0.6 ml/5 min，眼三项大致正常；唇腺活检：间质纤维组织增生伴慢性炎症，少数淋巴细胞浸润（图 3-6-2）；骨髓象：增生活跃，粒系占有核细胞的 54%，嗜酸细胞比例升高（12.5%）；颌下淋巴结及唇腺组织：IgG_4（少数细胞 +）。胸部 CT：双肺 CT 平扫未见异常，纵隔多发肿大淋巴结；心电图、腹部超声、心脏彩超：未见明显异常。

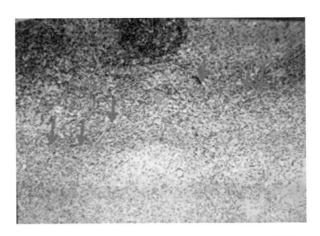

图 3-6-1　颌下淋巴结病理（HE×100，红色箭头：嗜酸性粒细胞浸润）

诊 断

木村病。

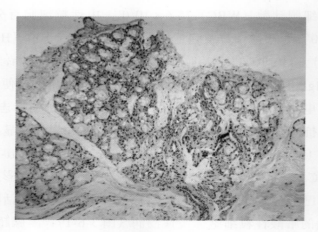

图 3-6-2　唇腺活检（HE × 100）

治疗及转归

予以甲泼尼龙琥珀酸钠 40 mg/d × 10 d，甲泼尼龙片 24 mg/d 口服，来氟米特片 10 mg qd 口服，环磷酰胺 0.4 g 静脉输注 2 次，患者双下颌肿胀、压迫感减轻，复查血常规：白细胞（WBC）17.5 × 10⁹/L，中性粒细胞百分比 76%，嗜酸性粒细胞 0.11 × 10⁹/L，嗜酸性粒细胞百分比 0.6%，血红蛋白（Hb）155 g/L，血小板（PLT）351 × 10⁹/L；红细胞沉降率（ESR）16 mm/h；IgG 19.18 g/L，IgE 16 000 ng/ml。患者好转出院，未再复诊，电话联系患者诉双下颌肿胀明显好转。

病例分析

该患者青年男性，病史 3 个月余，主要表现为双下颌肿胀，伴有憋胀、压迫感，鉴于患者无发热，局部皮肤无发红，皮温不高，无系统感染的表现，院外抗感染治疗无改善，感染性疾病依据不足；肿瘤标志物正常，颈部彩超提示淋巴结结构完整，胸部 CT、腹部彩超、心脏彩超未见明确占位，骨髓涂片未见显著异常，且颈部淋巴结活检未见肿瘤细胞，故肿瘤亦不考虑；患者口干、唾液流率减低、抗核抗体（ANA）阳性、IgG 升高，但根据 2016 ACR/EULAR 干燥综合征分类新标准，干燥综合征诊断依据不足；临床可见淋巴结局限性肿大，但血清及组织均未见 IgG₄ 增多，IgG₄ 相关性疾病诊断亦不成立。再次分析病例，可见外周血及组织病理嗜酸性粒细胞均显著升高，这又如何解释呢？

嗜酸性粒细胞增多症的分度（以外周血嗜酸性粒细胞绝对值为参考值）为：轻度：$< 1.5×10^9/L$，中度：$(1.5～5)×10^9/L$，重度：$> 5×10^9/L$。导致嗜酸性粒细胞增多的原因有以下几点：①反应性增多。见于过敏性疾病，如支气管哮喘、过敏性鼻炎等；见于感染，如寄生虫、结核菌、衣原体等；见于皮肤病，如银屑病、湿疹等。分为遗传性、继发性、原发性以及特发性4类；②继发性增多。指伴随某种疾病发生，如结缔组织病、内分泌疾病、淋巴瘤以及各种实体瘤；③克隆性增多。如慢性嗜酸性粒细胞白血病、骨髓增生性疾患等；④特发性增多。指不能找到确定的病因。该患者嗜酸性粒细胞为 $6.9×10^9/L$，重度升高，通过前面分析，该患者目前不考虑感染、肿瘤、结缔组织病。除了嗜酸性粒细胞重度升高外，患者血清 IgE 亦明显升高，多见于过敏性疾病、真菌、寄生虫感染、结缔组织病、其他疾病（如木村病）等。

木村病，也称嗜酸性粒细胞增生性肉芽肿，1937 年由我国金显宅首次报道，以日本学者 Kimura（木村）的名字命名，是一种慢性、良性、免疫炎性疾病，临床少见，病因不明，好发人群为亚洲人群，男性多见，以 20～40 岁多见。临床症状以无痛性皮下肿物，局部淋巴结肿大为主要表现，以淋巴结、软组织及唾液腺损害为主，好发于头颈部及四肢。据报道，12%～16% 的该病患者伴蛋白尿，蛋白尿患者中又有 59%～78% 为肾病综合征，肾损害几乎总是在淋巴结或肿块之后数月出现，有少数患者首诊可能因全身水肿或肾疾病，体检发现肿块或淋巴结肿大，经病理检查方可确诊。实验室检查：外周血嗜酸性粒细胞增多，血清 IgE 升高，比例常高于10%，确诊主要依靠病理检查（嗜酸性脓肿形成及大量的嗜酸性粒细胞浸润）。结合患者的临床症状、实验室检查以及淋巴结病理结果，木村病诊断明确。目前已知的治疗方式包括手术切除、糖皮质激素治疗、化学治疗、局部放疗、IgE 抗体疗法。手术切除为首选，但术后易复发。对于单发、肿块小、部位易切除的病变，主张手术治疗。对于病变范围大、多发、界限不清或局部浸润以及术后复发的病例主张首选放射治疗。糖皮质激素具有一定疗效，常使用泼尼松 30～60 mg/d。化学治疗多为细胞毒类药物，如来氟米特、环孢素，可单用或与糖皮质激素联合使用。

启示与思考

木村病以局部软组织肿大为主要表现，单靠临床症状及常规实验室检查难以确诊，需积极行病理检查，避免误诊漏诊。

（撰稿人　刘素苗　校稿人　郭乾育　高晋芳）

参考文献

[1] 程茂杰，常建民．木村病．中华皮肤病杂志，2010，43（3）：218-220.

[2] Tfferi A．Blood Eosinophilia：a new paradigm in disease classification，diagnosis，and treatment．Mayo Clin Proc，2005，80（1）：75-83.

第四章

系统性硬化

一、男性系统性硬化

系统性硬化（systemic sclerosis，SSc）是一种全身性结缔组织病，以炎症反应和血管病变为特征，可致皮肤及内脏器官纤维化。任何年龄均可发病，但男性少见，男女之比为 1 :（3 ~ 14）。目前，国内关于男性 SSc 临床特点的相关报道较为少见，本文对 21 例男性 SSc 患者的临床特点进行分析，并与 56 例女性 SSc 患者进行比较，以提高对男性 SSc 的认识。

病例组 59

2011 年 11 月至 2015 年 7 月于山西省某医院住院部及门诊部收治并确诊 21 例男性 SSc 患者和 56 例女性 SSc 患者，均符合 1980 年美国风湿病学会（ACR）制定的 SSc 诊断标准或 2013 年 ACR 和欧洲抗风湿病联盟（EULAR）关于 SSc 分类标准。收集患者的临床资料、实验室检查结果及相关治疗方案。

排除感染性疾病、肿瘤以及肾源性硬化性纤维化、局限性硬皮病、嗜酸细胞性筋膜炎、水肿性硬化病、卟啉病、硬化性黏液水肿、硬化萎缩性苔藓、移植物抗宿主病、糖尿病性手关节病等可引起皮肤肿硬的疾病；有慢性感染病史或近期有严重感染病史的患者；当前患有活动性肝炎或有肝炎病史者；HIV 感染者；患有恶性肿瘤者；有如淋巴瘤等淋巴增生性疾病史者；曾有或现患充血性心力衰竭者；高血压病、糖尿病、血脂异常等；有严重的、进行性的、未控制的肝、肾、血液、胃肠道、内分泌、心、肺、神经和脑等疾病者；患诊断明确的其他风湿性疾病者。

SSc 亚型分为：①局限性皮肤型 SSc：皮肤增厚限于肘（膝）的远端，但可累及面部、颈部；②弥漫性皮肤型 SSc：除面部、肢体远端外，皮肤增厚还累及肢体近端和躯干；③无皮肤硬化的 SSc：无皮肤增厚的表现，但有雷诺现象、SSc 特征性的内脏表现和血清学异常。

肺动脉高压的定义采用 2004 年美国胸科医师学会诊治指南的诊断标准，

通过超声心动图或右心导管的检查、心电图及胸部 X 线平片，测量出肺动脉平均压在静息时 > 25 mmHg 或运动后 > 30 mmHg 时诊断为肺动脉高压。抗核抗体（ANA）阳性（> 1：100）、抗着丝点蛋白 B（CENP-B）抗体和抗拓扑异构酶Ⅰ（Scl-70）抗体阳性均为异常。

甲襞微循环（nailfold videocapillaroscopy，NVC）检查：

（1）检查方法：室温 20 ~ 25℃下，安静休息 10 ~ 20 min，坐位，采用 ZL103 型微循环检测仪观察受试者双手的示指、中指、环指、小指的甲襞微血管。在 200 倍立体显微镜下，每个手指从左至右取 4 张图像（以指甲根部 4 等分，每部分取一张图像）进行分析。根据定性和半定量分析法对图像进行分析。

（2）NVC 定性分析：根据上述检查图像对甲襞微循环进行分期。早期 NVC：有少量增粗管袢和出血，微血管数无减少，血管排列相对整齐；活动期 NVC：增粗管袢和出血明显增多，微血管数中等程度减少，血管排列紊乱；晚期 NVC：几乎无增粗的管袢和出血，微血管数明显减少，并有大片无血管区，出现分支血管 / 丛状血管等血管，血管排列紊乱。

（3）NVC 半定量评分：①根据毛细血管密度（每 1 mm 长度内毛细血管袢的数量）对 NVC 进行评分。0 分：每 1 mm 长度内毛细血管袢的数量 > 9；1 分：每 1 mm 长度内有 7 ~ 9 个毛细血管袢；2 分：每 1 mm 长度内有 4 ~ 6 个毛细血管袢；3 分：每 1 mm 长度内有 1 ~ 3 个毛细血管袢；②判断是否为不规则扩大的毛细血管：毛细血管管腔 > 20 μm；③判断是否为巨大毛细血管：毛细血管管腔 > 50 μm；④判断是否存在微出血：毛细血管附近出现点状或斑片状的含铁血黄素沉积；⑤判断毛细血管分支：毛细血管袢非正常的发夹形，出现至少 1 个分支；⑥判断毛细血管排列是否失规则：毛细血管失去正常极性，非平行指向肢体远端。②~⑥观察指标均与在 1 mm 线性长度内观察到的所有毛细血管袢相比：0 分为未观察到毛细血管改变；1 分为毛细血管改变 < 33%；2 分为毛细血管改变介于 33% ~ 66%；3 分为毛细血管改变 > 66%。由至少 2 名经过专业培训的 NVC 检查者对检查结果进行分析，他们不知晓患者病情。

按照修订的 Rodnan 皮肤评分方法（modified Rodnan skin scores，mRSS）进行皮肤纤维化范围和硬度的评价。

采用 GraphPad Prism 6.0 软件进行统计分析。计量资料符合正态分布，以 $\bar{x} \pm s$ 表示，采用 t 检验分析；计量资料不符合正态分布则采用中位数 M（$P25 \sim P75$）表示，采用秩和检验分析。计数资料采用卡方检验分析。以 $P < 0.05$ 为差异有统计学意义。

结果

该病例组男性SSc患者平均年龄及平均发病年龄分别为52.095±14.262岁、48.402±15.301岁，女性SSc患者平均年龄及平均发病年龄分别为51.143±12.187岁、43.442±13.302岁，男女患者年龄间差异无统计学意义。但男性SSc患者病程（24个月）明显短于女性SSc患者（48个月），差异有统计学意义（$W = 626$，$P = 0.026$）。男性局限性皮肤型SSc 2例，弥漫性皮肤型SSc 17例，无皮肤硬化的SSc 2例，而女性局限性皮肤型SSc 24例，弥漫性皮肤型SSc 22例，无皮肤硬化的SSc 10例（均无皮肤硬化，有肺间质纤维化及抗CENP-B或Scl-70抗体阳性），两组患者SSc亚型分布差异有统计学意义，男性患者以弥漫性皮肤型SSc为主，女性以局限性皮肤型SSc为主（$\chi^2 = 10.94$，$P = 0.004\ 2$）。

男性SSc患者最常见的首发症状为雷诺现象（表4-1-1），其次为皮肤紧硬，女性SSc患者最常见的首发症状也为雷诺现象。男性患者首发症状雷诺现象的比例显著低于女性患者，而皮肤紧硬比例又显著高于女性患者（$P < 0.05$）。

表4-1-1　男性与女性SSc患者首发症状比较

	总例数	首发症状情况 ［例（%）］						
		皮肤紧硬	雷诺现象	关节痛	咳嗽气短	手足、颜面部肿胀	肌无力	口、眼干
男性SSc患者	21							
女性SSc患者	56	3（5）	45（80）	2（4）	1（2）	4（7）	0	1（2）
χ^2值		7.974	10.250	0.058	0.535	0.943	2.702	0.380
P值		0.005	0.001	0.810	0.465	0.331	0.100	0.538

在男性SSc患者常见的临床表现中，皮肤紧硬发生比例最高（表4-1-2）；其次为肺受累、心脏受累、雷诺现象、指端溃疡，肾受累、消化道受累及血液系统受累，其中肾受累共3例，1例为肾危象（表现为恶性高血压、急性肾损伤），2例为慢性肾功能不全（表现为轻度蛋白尿伴有红细胞，血肌酐、尿素轻度升高）。女性SSc患者的临床表现以肺受累发生率最高；其次为雷诺现象、皮肤紧硬、消化道受累、指端溃疡、心脏受累、血液系统受累、肾受累。统计分析显示，男性SSc患者心功能不全、肾受累发生率较女性高，mRSS评分高于女性（$W = 2\ 012$，$P = 0.048$），即男性皮肤纤维化较女性重，而女性患者雷诺现象表现更为突出，心

脏、肾损害不明显，差异有统计学意义（$P < 0.05$）。

表4-1-2　男性（$n = 21$）与女性（$n = 56$）SSc患者临床表现比较

临床表现	男性 SSc 患者 [例（%）]	女性 SSc 患者 [例（%）]	χ^2 值	P 值
皮肤紧硬	18（86）	41（73）	1.332	> 0.05
雷诺现象	9（43）	45（80）	10.250	< 0.05
指端溃疡	4（19）	11（20）	0.003	> 0.05
肺受累	17（81）	51（92）		
肺间质纤维化	11（52）	35（63）	0.650	> 0.05
肺动脉高压	6（29）	16（29）	0.000	> 0.05
心脏受累	10（48）	8（15）		
心律失常	1（5）	1（2）	0.535	> 0.05
心包积液	3（14）	4（7）	0.943	> 0.05
冠心病	1（5）	1（2）	0.536	> 0.05
心功能不全	4（19）	1（2）	7.495	< 0.05
心肌病变	1（5）	1（2）	0.535	> 0.05
肾受累	3（14）	1（2）	4.845	< 0.05
消化道受累	3（14）	19（34）	2.888	> 0.05
血液系统受累	1（5）	4（7）	0.143	> 0.05

　　在利于疾病早期诊断的特异性抗体方面，女性抗核抗体（ANA）、抗 Scl-70 抗体、抗 CENP-B 抗体阳性率均高于男性（96% 和 72%，22% 和 6%，31% 和 13%），仅抗核抗体（ANA）在两组间有统计学意义（$\chi^2 = 8.914$，$P < 0.05$）。

　　NVC 定性及半定量分析：9 例男性 SSc 患者行 NVC 检查，定性评估结果显示，正常 NVC 1 例，早期 NVC 3 例，活动期 NVC 4 例，晚期 NVC 1 例；33 例女性 SSc 患者 NVC 定性评估结果显示，正常 NVC 1 例，早期 NVC 7 例，活动期 NVC 18 例，晚期 NVC 7 例，比较两组 NVC 定性结果，差异无统计学意义（$\chi^2 = 1.923$，$P = 0.5886$）。男女两组 NVC 半定量评估结果见表 4-1-3，结果显示，男女两组除在巨型管袢（巨大毛细血管）方面存在差异（$P < 0.05$），在毛细血管数量（密度）、不规则扩大的毛细血管、微出血、毛细血管分支及排列失规则方面差异均无统计学意义。

表4-1-3　男性与女性SSc患者甲襞微循环半定量分析比较

项目	男性SSc患者 （$n = 9$）	女性SSc患者 （$n = 33$）	W值	P值
毛细血管数量评分	1.500（0.875～1.688）	1.625（1.250～1.938）	159.0	> 0.05
不规则扩大的毛细血管评分	1.125（0.125～1.250）	0.875（0.5～1.833）	170.5	> 0.05
巨型管襻评分	0	0.125（0～0.750）	119.0	< 0.05
微出血评分	0.125（0～1.188）	0（0～0.375）	674.5	> 0.05
毛细血管分支评分	0.250（0.188～0.750）	0.5（0.125～1.063）	172.0	> 0.05
毛细血管排列失规则评分	0.625（0.25～0.813）	0.5（0.188～1.021）	703.5	> 0.05

病例分析

　　系统性硬化（SSc）是一种自身免疫性疾病，女性发病者居多，本研究共纳入77例SSc患者，其中男性21例，女性56例，男女比例为1∶2.7。男性较女性病程短，且多以弥漫性皮肤型SSc为主，而女性以局限性皮肤型SSc居多，Elhai等也发现男性患弥漫性皮肤型SSc的风险高于女性。

　　1980年ACR制定的SSc诊断标准以皮肤硬化为主，诊断相对滞后。2013年ACR/EULAR关于SSc分类标准则强调雷诺现象、NVC及自身抗体异常，利于早期诊断。本文的统计分析发现，男性SSc患者以皮肤紧硬为首发症状的比例高于女性，而雷诺现象比例低于女性，故男性SSc患者容易被漏诊，诊断相对延迟。SSc常见血管病变表现为雷诺现象、指端溃疡、肺动脉高压及NVC异常等。本研究尚未发现不同性别在指端溃疡及肺动脉高压方面的差异。Sunderkötter和Yalcinkaya等认为男性外周血管受累较女性严重，且男性是指端溃疡发生的危险因素。本文结论与国外研究结果存在一定差异，推测可能与人种、环境因素及样本量有关。进一步分析反映微循环严重度的NVC结果发现，男、女SSc患者均可出现NVC异常，两组在NVC正常、早期、活动期、晚期分布差异无统计学意义，这与国外研究相符。本文结论中NVC半定量评分结果显示巨型管襻更多见于女性SSc患者，而国外尚无此报道。由于巨型管襻是机体针对微血管破坏和管襻减少做出的代偿性应答，我们推测微血管受损后男性机体代偿能力低于女性，但要证实这一观点还需大样本研究。此外，男性SSc患者抗核抗体（ANA）阳性率显著低于女性SSc患者，提示男性SSc患者更容易被漏诊。

　　严重的内脏受累是SSc死亡的主要原因，早期发现内脏受累并积极治疗，可延缓病情进展、提高 SSc 患者的生存率。本研究显示，男性 SSc 患者心功能不全发生率明显高于女性 SSc 患者，而心律失常发生率则无明显差别。Elhai 等随访4 499 例 SSc 患者平均 4.9 年，发现男性是新发心力衰竭的预测因素。有学者研究也显示心脏传导系统障碍多见于男性 SSc 患者。系统性硬化肾受累的主要类型包括硬皮病肾危象、慢性肾疾病和炎症性肾损害，其中肾危象属于风湿免疫性疾病的急症之一，需要早期诊断和积极治疗。肾危象的危险因素包括皮肤进展迅速、皮肤紧硬程度高及弥漫型 SSc 等。本研究显示，男性 SSc 患者病情进展快，皮肤紧硬程度高于女性，肾受累比例也高于女性，提示男性 SSc 患者肾损害风险高于女性，故在临床工作中需密切监测男性血压、尿常规及肾功能变化。

启示与思考

男性 SSc 患者发病年龄与女性 SSc 患者相似，但病程短，进展快，以弥漫性居多，多累及心脏及肾，且皮肤紧硬程度高于女性。这些均提示我们应重视性别在疾病管理和治疗方案制定中的意义，对于男性 SSc 患者应早期诊断并进行积极治疗。

参考文献

[1] 曾小峰. 系统性硬化病 // 葛均波，徐永健. 内科学. 8 版. 北京：人民卫生出版社，2013：846-849.

[2] 林松柏，谢洪智. 系统性硬化症心脏受累61例临床分析. 中华心血管病杂志，2009，37（6）：525-527.

[3] 侯勇，李梦涛，曾小峰. 系统性硬化症的肾表现. 中华临床免疫和变态反应杂志，2010，4（2）：136-139.

[4] 李变变，张改连，张莉芸，等. 男性系统性硬化病21例临床特点分析. 中华皮肤科杂志，2016，49（12）：879-882.

[5] Van den Hoogen F，Khanna D，Fransen J，et al. 2013 classification criteria for systemic sclerosis：an American College of Rheumatology/European League Against Rheumatism Collaborative Initiative. Arthritis Rheum，2013，65（11）：2737-2747.

[6] Hachulla E，Launay D. Diagnosis and classification of systemic sclerosis. Clin Rev Allergy Immunol，2011，40（2）：78-83.

[7] Wang QL, Zhang GL, Zhang LY, et al. Comparison of clinical characteristics between eosinophilic fasciitis and systemic sclerosis. Chinese Journal of Allergy & Clinical Immunology, 2014, 8 (4): 294-299.

[8] Elhai M, Avouac J, Walker UA, et al. A gender gap in primary and secondary heart dysfunctions in systemic sclerosis: a EUSTAR prospective study. Ann Rheum Dis, 2016, 75 (1): 163-169.

[9] Yalcinkaya Y, Pehlivan O, Omma A, et al. The relationship between nailfold capillaroscopic assessment and telangiectasia score with severity of peripheral vascular involvement in systemic sclerosis. Clin Exp Rheumatol, 2015, 33 (Suppl 91): S92-S97.

[10] Avouac J, Vallucci M, Smith V, et al. Correlations between angiogenic factors and capillaroscopic patterns in systemic sclerosis. Arthritis Res Ther, 2013, 15 (2): 55.

[11] Cutolo M, Sulli A, Smith V. How to perform and interpret capillaroscopy. Best Pract Res Clin Rheumatol, 2013, 27 (2): 237-248.

[12] Hou Y, Li MT, Zeng XF. Renal manifestations of systemic sclerosis. Chinese Journal of Allergy & Clinical Immunology, 2010, 4 (2): 136-139.

[13] Sunderktter C, Herrgott I, Brückner C, et al. Comparison of patients with and without digital ulcers in systemic sclerosis: detection of possible risk factors. British Journal of Dermatology, 2009, 160 (4): 835-43.

[14] Yalcinkaya Y, Pehlivan O, Alpay N, et al. The relationship between nailfold capillaroscopic assessment and telangiectasia score with severity of peripheral vascular involvement in systemic sclerosis. Clinical & Experimental Rheumatology, 2015, 33 (3): 92.

二、系统性硬化的甲襞微循环改变

系统性硬化（SSc）是一种以皮肤和内脏器官纤维化为主要特征的自身免疫性疾病。微血管病变在 SSc 发病机制中发挥重要作用。甲襞微循环是通过观察甲襞这个活体微循环动态的窗口，显示微循环清晰度、流速、流态及其微血管周围状态等，反映微循环灌流状态，并在一定程度上反映大循环状态。国内外多项研究显示，SSc 特征性甲襞微循环改变可以作为 SSc 患者的诊断依据。本文旨在探明 SSc 患者甲襞微循环的特征性改变及其改变与 SSc 各种临床特征的关系。

病例组 60

选择 2011 年 11 月至 2015 年 2 月在山西省某医院风湿科就诊的有雷诺现象的患者 102 例，SSc 患者 51 例，其他风湿性疾病患者 51 例，其中包括混合性结缔组织病、系统性红斑狼疮、干燥综合征、类风湿关节炎、骨关节炎、原发性胆汁性肝硬化和未分化结缔组织病。SSc 患者符合 1980 年 ACR 的 SSc 分类标准或 2013 年 ACR/EULAR 的 SSc 分类标准，其他结缔组织病患者均符合各自的分类标准。SSc 患者和其他结缔组织病患者年龄、性别、病程相匹配，具有可比性。

肺动脉高压采用 2004 年美国胸科医师学会诊治指南的诊断标准，通过超声心动图或右心导管的检查以及心电图、胸部 X 线平片，测量出肺动脉平均压在静息时 > 25 mmHg 或运动后 > 30 mmHg 诊断为肺动脉高压。

甲襞微循环检查方法：室温 20 ~ 25℃下，安静休息 10 ~ 20 min，坐位，取双手环指，采用 ZL103 型微循环检测仪进行观测（低倍镜放大 20 倍，高倍镜放大 50 倍），摄取图片、回放录像，高倍镜下记录包括管襻数、输入支管径、输出支管径、襻顶直径、流速、出血、渗出等 20 项观测指标，采用田牛甲襞微循环加权积分法标准，由至少 2 名甲襞微循环专家对患者的检查结果进行分析（盲法）。

采用修订的 Rodnan 皮肤评分方法（modified Rodnan skin score，mRSS）对皮肤纤维化的范围进行定量评估（图 4-3-1）。

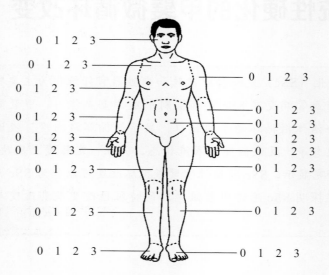

图 4-2-1　修订的 Rodnan 皮肤评分

注：以评估部位最重者计算，如 5 个手指评分 0 ~ 5，则为 5 分。0 分：完全正常的皮肤；1 分：皮肤增厚、轻度硬化；2 分：皮肤中度硬化，不能提起；3 分：皮肤重度硬化，不能移动

采用 SPSS 19.0 统计学软件进行数据处理和分析。符合正态分布的计量资料用均数 ± 标准差（$\bar{x} \pm s$）表示，组间比较采用独立样本 t 检验。等级资料采用 Wilcoxon 秩和检验分析；相关性分析采用 Spearman 相关分析。$P < 0.05$ 为差异有统计学意义。

结果

SSc 患者 51 例，男 7 例，女 44 例，平均年龄 50.1±12.7 岁，平均病程 94.8±107.4 个月。其他风湿性疾病 51 例，其中包括混合性结缔组织病 12 例，系统性红斑狼疮 9 例，干燥综合征 9 例，类风湿关节炎 6 例，骨关节炎 3 例，原发性胆汁性肝硬化 1 例，未分化结缔组织病 11 例。SSc 组有指端溃疡者 12 例，无指端溃疡者 39 例；行心脏超声检查 43 例，肺动脉高压 11 例；行胸部 CT 检查和（或）肺功能检查 44 例，有肺间质病变者 36 例。

SSc 甲襞微循环的特点（表 4-2-1）：与其他结缔组织病患者相比，SSc 患者甲襞微循环检查显示：管襻数减少，输入支管径、输出支管径、襻顶直径均增宽，畸形管襻数、渗出增多，乳头以浅波纹状为主，差异有统计学意义（$P < 0.05$）。

表4-2-1　SSc（$n=51$）与其他风湿性疾病（$n=51$）患者甲襞微循环改变的比较

指标	SSc 组 [例（%）]	其他风湿性疾病 [例（%）]	参考值	P 值
清晰度			清晰	0.111
清晰	5（9.8）	12（23.5）		
不清	34（66.7）	30（58.8）		
模糊	12（23.5）	9（17.6）		
管袢数			每1 mm 7～9条	0.001
≥7条	26（51.0）	44（86.3）		
5～6条	20（39.2）	7（13.7）		
3～4条	5（9.8）	0		
输入支管径（μm，$\bar{x}\pm s$）	15.1±7.5	11.1±2.6	9～13	0.003
输出支管径（μm，$\bar{x}\pm s$）	18.4±8.8	14.0±5.0	11～17	0.008
袢顶直径（μm，$\bar{x}\pm s$）	21.9±11.6	15.9±4.8	12～18	0.004
流速（μm/s，$\bar{x}\pm s$）	431.2±84.3	427.5±98.9	>600	0.856
畸形管袢数			<10%	0.000
<10%	14（27.5）	37（72.5）		
10%～30%	7（13.7）	5（9.8）		
30%～60%	19（37.3）	4（7.8）		
>60%	11（21.6）	5（9.8）		
红细胞聚集			无	0.418
轻度	20（39.2）	17（33.3）		
中度	20（39.2）	18（35.3）		
重度	11（21.6）	16（31.4）		
出血管袢/一指甲襞			无	0.936
1～2处	12（23.5）	11（21.6）		
3～6处	7（13.7）	8（15.7）		
≥7处	1（2.0）	1（2.0）		
渗出			无	0.022
无	45（88.2）	51（100）		
+	5（9.8）	0		

续表

指标	SSc 组 [例（%）]	其他风湿性疾病 [例（%）]	参考值	P 值
++	1 （2.0）	0		
乳头下静脉丛			未见	0.169
1 排	5 （9.8）	1 （2.0）		
2 排	0	0		
＞2 排	0	0		
乳头			波纹状	0.013
波纹状	10 （20.0）	22 （43.1）		
浅波纹状	30 （58.8）	24 （47.1）		
平坦	11 （21.6）	5 （9.8）		
汗腺导管			单指甲襞 0～2 个	0.113
3～4 个	3 （5.9）	1 （2.0）		
≥5 个	12 （23.5）	6 （11.8）		
巨型管袢	6 （11.7）	1 （2.0）	无	0.201

　　SSc甲襞微循环改变和mRSS的相关性分析：甲襞微循环各项指标与mRSS评分进行相关性分析，结果显示，输入支管径与mRSS评分呈正相关（$r = 0.360$，$P = 0.021$），管袢数和渗出与mRSS评分呈正相关（$r = 0.338$，$P = 0.030$；$r = 0.340$，$P = 0.030$），其余各指标与mRSS评分无相关性（$P > 0.05$）。

　　SSc患者甲襞微循环改变与指端溃疡的关系（表4-2-2）：有指端溃疡和无指端溃疡组SSc患者甲襞微循环检查结果比较显示，指端溃疡组25%患者的出血管袢/单指甲襞＞3处；两组甲襞微循环管袢数、输入支管径、输出支管径、袢顶直径、管袢长等差异无统计学意义（$P > 0.05$）。

表4-2-2　SSc患者甲襞微循环改变与指端溃疡的关系

指标	指端溃疡情况 [例（%）]		P 值
	无指端溃疡（$n = 39$）	有指端溃疡（$n = 12$）	
管袢数			0.540
≥7 条	21 （53.8）	5 （41.7）	
5～6 条	14 （35.9）	6 （50.0）	
3～4 条	4 （10.3）	1 （8.3）	
输入支管径（μm，$\bar{x} \pm s$）	15.6±8.2	13.1±4.7	0.371

续表

指标	指端溃疡情况 [例（%）]		P 值
	无指端溃疡（n = 39）	有指端溃疡（n = 12）	
输出支管径（μm, $\bar{x}\pm s$）	18.5±9.2	17.9±8.0	0.843
襻顶直径（μm, $\bar{x}\pm s$）	22.5±12.5	20.1±9.0	0.585
渗出			0.463
无	33（84.6）	12（100.0）	
+	5（12.8）	0	
++	1（2.6）	0	
出血管襻/单指甲襞			0.893
1～2处	10（25.6）	2（16.7）	
3～6处	4（10.3）	3（25.0）	
≥7处	1（2.6）	0	
巨型管襻	6（15.4）	1（8.3）	0.777

SSc甲襞微循环改变和肺动脉高压的关系（表4-2-3）：肺动脉高压组患者管襻数目少，乳头浅波纹状和平坦比例达100%，与无肺动脉高压组相比差异有统计学意义（$P < 0.05$）。

表4-2-3　SSc患者甲襞微循环改变和肺动脉高压的关系

指标	肺动脉高压情况 [例（%）]		P 值
	无肺动脉高压（n = 32）	有肺动脉高压（n = 11）	
管襻数			0.041
≥7条	27（84.4）	4（36.4）	
5～6条	5（15.6）	6（54.5）	
3～4条	0	1（9.0）	
输入支管径（μm, $\bar{x}\pm s$）	14.9±1.3	15.3±3.2	0.91
输出支管径（μm, $\bar{x}\pm s$）	18.6±1.5	17.5±3.3	0.755
襻顶直径（μm, $\bar{x}\pm s$）	21.8±2.0	22.4±4.4	0.895
管襻长（μm, $\bar{x}\pm s$）	233.7±62.3	182±59.4	0.064
乳头			0.011
波纹状	9（28.1）	0（0）	
浅波纹状	20（62.5）	7（63.6）	
平坦	3（9.3）	4（36.4）	
巨型管襻	4（12.5）	1（9.0）	0.910

SSc甲襞微循环改变和肺间质病变的关系（表4-2-4）：SSc有肺间质病变和无肺间质病变组甲襞微循环检查结果比较显示，管襻数、输入支管径、输出支管径、管襻长、巨型管襻差异无统计学意义（$P > 0.05$）。

表4-2-4　SSc患者甲襞微循环改变和肺间质病变的关系

指标	肺间质病变情况　[例（%）]		P 值
	无肺间质病变 （$n = 8$）	有肺间质病变 （$n = 36$）	
管襻数			0.391
≥ 7 条	3（37.5）	20（55.6）	
5 ~ 6 条	4（50.0）	12（33.3）	
3 ~ 4 条	1（12.5）	4（11.1）	
输入支管径（μm, $\bar{x} \pm s$）	14.0±8.0	15.3±7.4	0.621
输出支管径（μm, $\bar{x} \pm s$）	16.7±8.8	19.0±8.9	0.473
襻顶直径（μm, $\bar{x} \pm s$）	20.6±11.6	22.3±11.8	0.685
渗出			0.424
无	8（100）	32（88.9）	
+	0	3（8.3）	
++	0	1（2.8）	
出血管襻 / 单指甲襞			0.215
1 ~ 2 处	1（12.5）	11（30.1）	
3 ~ 6 处	0	6（16.7）	
≥ 7 处	0	0	
巨型管襻	1（12.5）	5（13.9）	0.828

病例分析

1973 年 Maricq 和 LeRoy 首次描述了毛细血管显微镜下观察到的 SSc 特征性改变。此后，微循环显微镜检查作为微血管病变的早期诊断手段得到了越来越广泛的应用。临床观察微循环的部位主要为甲襞、球结膜，唇、舌、皮肤次之。国内外目前主要开展甲襞微循环检测。国外学者将 SSc 甲襞微循环改变大致分为早期、活动期和晚期改变，国内目前主要采用田牛甲襞微循环加权积分法进行评估。2013 年 ACR/EULAR 将甲襞微循环异常列入 SSc 分类标准。

国内相关研究显示，SSc 患者甲襞微循环的改变主要表现为管襻清晰度差，输入支管径、输出支管径和襻顶直径明显扩张，管襻长变短，呈巨襻，花簇状，环状扩张，排列严重紊乱，可见管襻脱落；流速以粒缓流、摆流及全停为主，红细胞聚集由轻到重均可见；襻周有明显渗出、出血，乳头为浅波纹或平坦以及新生毛细血管等。本文结论显示，SSc 患者甲襞微循环检查管襻数目减少，有 2 例出现无血管区，输入支管径、输出支管径、襻顶直径均增宽，渗出增多，与国内文献报道一致；与其他风湿性疾病相比，畸形管襻数增多，乳头以浅波纹状和平坦多见。

指端溃疡影响 50% 的 SSc 患者，Manfredi 等研究显示，男性、毛细血管显微镜皮肤溃疡风险指数（CSURi）的变化和红细胞沉降率与发生指端溃疡呈正相关。甲襞微循环毛细血管密度减低是发生指端溃疡的风险因素。本研究显示，有指端溃疡组甲襞微循环管襻数、渗出、出血与无指端溃疡组管襻数相比差异无统计学意义，可能与本研究入组样本量较少，发生指端溃疡者例数少（12 例）有关。

严重的甲襞微循环改变与 SSc 患者肺部病变密切相关。有研究报道，33% 的 SSc 患者有肺动脉高压，肺动脉高压是 SSc 最严重的并发症和主要的死亡原因。甲襞微循环毛细血管减低也是发生肺动脉高压的风险因素，平均动脉压的值与甲襞微循环评分和缺血评分密切相关，并且 SSc 相关的肺动脉高压比其他非 SSc 结缔组织病相关的肺动脉高压患者的死亡率高。本研究显示，有肺动脉高压的患者甲襞微循环管襻数明显减少，36.4% 的患者乳头为平坦，提示出现乳头平坦的 SSc 患者需筛查心脏超声或行右心导管检查。25%～90% 的 SSc 患者存在肺间质病变，肺间质病变是目前 40% 的 SSc 患者死亡的主要原因。甲襞微循环晚期改变患者出现肺部受累的频率显著高于早期 / 活动期患者，更容易出现肺活量和一氧化碳弥散量的改变；高分辨 CT 发现甲襞微循环晚期改变患者更易出现肺部蜂窝状改变。在本文中，有肺间质病变的患者中有 11.1% 出现甲襞微循环渗出，16.7% 的单指甲襞出现 3～6 处出血，与无肺间质病变组相比差异无统计学意义，可能与肺间质病变隐匿、入组的部分患者仅有影像学改变未出现呼吸系统的症状和体征、病情较轻、甲襞微循环改变不明显有关。

本病例组分析尚存在如下局限性：①本分析为单中心结果，样本量局限，病源受地域局限影响，可能存在统计偏差，可以在以后进行大规模的研究；②目前国外肺动脉高压采用右心导管检测证实，由于其价格贵且有创，国内应用较少，本病例组分析中的肺动脉高压采用超声心动图证实，有待进一步提高。

启示与思考

系统性硬化是一种以皮肤变硬和增厚为主要特征的结缔组织病，早期以血管病变和免疫反应为主，逐渐出现皮肤及内脏器官的纤维化。SSc 患者甲襞微循环有特征性改变，对结缔组织病有鉴别诊断的意义。SSc 甲襞微循环异常改变与呼吸系统和关节受累相关，可作为评价疾病严重程度的客观指标。

参考文献

[1] 李龙，周俊琴 . 甲襞微循环观察的临床应用研究进展 . 现代中西医结合杂志，2011，20（15）：1938-1939.

[2] 李林光 . 甲襞微循环检查技术在系统性硬化症中的应用 . 北京：军区进修学院解放军总医院，2012：5.

[3] 徐雪，朱小霞，薛愉，等 . 系统性硬化病患者甲襞毛细血管的特点及其与其他结缔组织病的比较 . 中华风湿病学杂志，2012，5（16）：237.

[4] 高文琴，张改连，张莉芸，等 . 系统性硬化病甲襞微循环改变的特点分析 . 中华临床医师杂志（电子版），2016，10（7）：938-942.

[5] Pavlov-Dolijanovic S，Damjanov NS，Stojanovic RM，et al . Scleroderma pattern of nailfold capillary changes as predictive value for the development of a connective tissue disease：a follow-up study of 3029 patients with primary Raynaud's phenomenon . Rheumatol Int，2012，32（10）：3039-3045.

[6] Marino Claverie L，Knobel E，Takashima L，et al . Organ involvement in Argentinian systemic sclerosis patients with "late" pattern as compared to patients with "early/active" pattern by nailfold capillaroscopy . Clin Rheumatol，2013，32（6）：839-843.

[7] Van den Hoogen F，Khanna D，Fransen J，et al . 2013 classification criteria for systemic sclerosis：an American College of Rheumatology/European League Against Rheumatism Collaborative Initiative . Ann Rheum Dis，2013，72（11）：1747-1755.

[8] Manfredi A，Sebastiani M，Carraro V，et al . Prediction risk chart for scleroderma digital ulcers：a composite predictive model based on capillaroscopic，demographic and clinico-serological parameters . Clin Hemorheol Microcirc，2015，59（2）：133-143.

[9] Riccieri V，Vasile M，Iannace N，et al . Systemic sclerosis patients with and without pulmonary arterial hypertension：a nailfold capillaroscopy study . Rheumatology（Oxford），2013，52（8）：1525-1528.

三、系统性硬化伴多系统受累

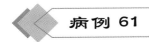

病例 61

　　患者女性，61 岁，主因"皮肤紧硬 18 年，指端溃疡 8 年，气短 3 个月"于 2018 年 6 月 12 日入院。2000 年出现双手指遇冷变白、变紫、变红，保暖后可缓解，伴疼痛及皮肤紧绷，不易捏起，未重视。8 年前出现双手第 2 指远端皮肤变黑、指端溃疡，疼痛剧烈，就诊于太原市某医院，诊断系统性硬化，予以泼尼松、来氟米特口服治疗（具体不详），因胃肠道不适停用上述药物，自行服用中药治疗，指端溃疡反复发作。3 年前指端疼痛、溃疡加重，逐渐出现双手第 2 指坏疽，伴腹胀不适，就诊于西安某医院，完善消化道钡餐造影提示胃溃疡，食管蠕动功能轻度减弱，诊断同前，给予泼尼松 15 mg/d、雷公藤多苷片等治疗，病情稳定出院，院外自行停药。2017 年 8 月指端溃疡加重，右手第 2、5 指、左手第 2 指、右足第 2 趾疼痛、皮肤发黑，就诊于我科，抗核抗体（ANA）（+）1∶640（着丝点型）、抗 CENP-B 抗体（+），右手指甲襞微循环示血管呈短小型、血流速度缓慢、中度异常，心脏超声示肺动脉压 49 mmHg，给予静脉输注甲泼尼龙 80 mg/d×3 d、泼尼松 30 mg/d 口服、羟氯喹 0.2 g bid、环磷酰胺 0.8 g×1 次、改善微循环、降肺动脉压等治疗后出院，后于当地医院行右手第 5 指截肢术，未规律口服药物。近 3 个月出现咳嗽、无痰、活动后气短，无发热、盗汗、咯血等，为进一步诊治入住我科。既往史、家族史无特殊。体格检查：浅表淋巴结未触及肿大，双侧上下肢近端皮肤、双手指皮肤紧绷，不易捏起，双手指指垫消失，双手第 2 指、右足第 2 趾皮肤发黑，右手第 5 指缺如，左手第 2 指远端缺如。双肺呼吸音粗，可闻及 velcro 啰音。心腹无阳性体征。四肢肌力及肌张力正常，双下肢轻度水肿。

辅助检查

　　血常规：白细胞（WBC）$5.40×10^9$/L，血红蛋白（Hb）137 g/L，血小板（PLT）$118×10^9$/L；红细胞沉降率（ESR）4 mm/h；C 反应蛋白（CRP）5.8 mg/L；IgG、IgM、IgA、C3、C4 正常。血气分析：pH 7.410，二氧化碳分压（PCO_2）33.8 mmHg，氧分压（PO_2）55.9 mmHg，血氧饱和度 88.0%。肝功能：γ- 谷氨酰转肽酶（γ-GT）85.0 U/L，碱性磷酸酶（ALP）164.6 U/L；肾功能：血肌酐（Cr）

105.0 μmol/L。尿、便常规、甲状腺功能、凝血功能正常。甲、丙、戊肝炎抗体及乙肝五项、HIV 抗体、梅毒螺旋体抗体均阴性。自身抗体：抗核抗体（ANA）（+）1∶160（着丝点型），抗 CENP-B 抗体阳性；类风湿因子（RF）、p-ANCA、c-ANCA、抗 MPO 抗体、抗 PR3 抗体、AMA、AMA-M2、抗 SMA、抗 Sp100、抗 LKM1、抗 gp210、抗 Lc1、抗 SLA 均为阴性。心脏超声：右心房、右心室扩大，肺动脉高压（PAP = 75 mmHg），主动脉硬化。胸部 CT 示：双下肺轻度间质性改变。甲襞微循环示双手甲襞清晰度差，管袢数显著减少，可见畸形管袢，并有大片无血管区，流速呈粒缓流，中度红细胞聚集，乳头呈浅波纹状。

诊 断

系统性硬化，肺动脉高压（PAP = 75 mmHg），肺间质病变，肾功能不全，右手第 5 指截肢术后。

治疗及转归

患者诊断 SSc 明确，该患者除皮肤外，有肺、心脏、消化道、肾多脏器受累。予泼尼松 10 mg/d、来氟米特 10 mg/d 口服，静脉滴注环磷酰胺 400 mg×2 次，以及他达拉非降肺动脉压、促进胃肠动力、改善循环、保肝等对症治疗。患者精神食欲可，咳嗽、气短较前好转。复查：红细胞沉降率（ESR）3 mm/h，C 反应蛋白（CRP）< 2.5 mg/L，丙氨酸氨基转移酶 40.6 U/L，门冬氨酸氨基转移酶（AST）27.9 U/L，碱性磷酸酶（ALP）158.8 U/L，γ- 谷氨酰转肽酶（γ-GT）175.5 U/L，血肌酐（Cr）113.7 μmol/L。

远 期 转 归

随访半年，患者精神食欲尚可，皮肤紧硬无明显加重，爬坡、快走后气短，偶有咳嗽，无痰，于当地医院检查红细胞沉降率、C 反应蛋白、肝功能，结果正常，血肌酐（Cr）98 μmol/L。

病 例 分 析

该患者为老年女性，病史 18 年，双手指雷诺现象、皮肤紧硬起病，随后出现指端溃疡、坏疽、肺病变，抗核抗体、抗 CENP-B 抗体阳性，根据 1980 年美国风湿病学会（ACR）系统性硬化（SSc）分类标准，符合主要条件及 3 条次要条件，诊断 SSc 明确。

系统性硬化（SSc）是一种以皮肤变硬和增厚为主要特征的结缔组织病。女性多见，多数发病年龄在 30 ～ 50 岁。根据患者皮肤受累的情况将 SSc 分为 5 种亚型：局限性皮肤型 SSc、CREST 综合征、弥漫性皮肤型 SSc、无皮肤硬化的 SSc、重叠综合征。该患者为典型的弥漫性皮肤型 SSc。

SSc 发病机制：早期出现血管病变，免疫学介质参与，并最终致脏器纤维化。SSc 最多见的初期表现是雷诺现象和隐袭性肢端和面部肿胀，并有手指皮肤逐渐增厚。该患者以雷诺现象起病，未规律诊治，逐渐出现指端溃疡、坏疽。SSc 患者甲襞微循环检查常表现为巨型管襻或毛细血管缺失或乳头周围出血，该患者甲襞微循环检查提示清晰度差、管襻数减少以及无血管区。

SSc 的皮肤病变经过三个时期：水肿期、硬化期、萎缩期，在面部表现为面具样面容，口周表现为放射性沟纹，颈部可表现为横向厚条纹、皮肤紧绷，胸部、肩部表现为皮肤紧绷。该患者起病时即出现双手皮肤紧绷，不易捏起，随后逐渐出现双手掌指关节远端皮肤紧硬，尚未出现颜面部、躯干皮肤肿胀及紧硬。

SSc 除皮肤病变外，可有全身各脏器、各系统受累。该患者有咳嗽、活动后气短，胸部 CT 提示轻度间质性改变，肺动脉高压，食管蠕动减弱，肾功能不全，有肺、心、肾、消化道受累。

SSc 早期以血管病变和免疫反应为主，逐渐出现皮肤及内脏器官的严重纤维化而导致死亡，是死亡率较高的一种自身免疫性疾病。1980 年 ACR SSc 分类标准一直沿用至今，符合该标准的患者往往已达疾病晚期，延误最佳治疗时间。2013 年 ACR/EULAR 提出了新的诊断标准，加入了包括甲襞微循环检查异常、雷诺现象、特异性抗体阳性三项主要项目和指端溃疡等六项次要项目，该诊断标准的敏感性达 91%、特异性可达 90%，可使疾病早期的患者得到及时诊断。诊断过程中，SSc 需与局部型硬皮病、嗜酸性粒细胞筋膜炎、混合性结缔组织病、硬化性黏液水肿等进行鉴别诊断。

SSc 治疗尚无特效药物，早期治疗目的为阻止新的皮肤和脏器受累，晚期治疗目的为改善已有症状。治疗措施包括抗感染（糖皮质激素）、免疫抑制（如环磷酰胺、环孢素、硫唑嘌呤、甲氨蝶呤等）、针对血管病变（钙离子拮抗剂、前列环素及其类似物、内皮素 -1 受体拮抗剂及 5 型磷酸二酯酶抑制剂等）及抗纤维化的治疗。

近年来，研究人员建议将自体干细胞移植术选择性用于治疗具有器官衰竭风险的快速进展性 SSc 的患者，同时提出在预后不良的弥漫性 SSc 患者中采用自体干细胞移植术治疗。若 SSc 患者无严重的内脏损害，不建议应用自体干细胞移植术。

该患者病史 18 年，有雷诺现象、指端溃疡、肺间质病变、肺动脉高压、肾功能不全，甲襞微循环可见毛细血管缺失，抗 CENP-B 抗体阳性，诊断 SSc 明确，多脏器、多系统受累，疾病早期未规律诊治，入院时已达疾病中晚期。予小剂量激素、免疫抑制剂、降肺动脉压及改善循环等对症治疗，咳嗽、气短减轻，需长期随访及进行病患教育。

启示与思考

系统性硬化（SSc）是一种以皮肤变硬和增厚为主要特征的结缔组织病。其发病隐匿，可出现多脏器损伤，合并内脏并发症者预后差。因此需要提高临床医生对该病的认识，以达到早期诊断、早期治疗，改善预后。

（撰稿人　高文琴　校稿人　马　丹　庞宇洁）

参考文献

[1] 中华医学会风湿病学分会. 系统性硬化病诊断和治疗指南. 中华风湿病学杂志，2011，15（4）：256-259.

[2] 高文琴，张改连，张莉芸. 甲襞微循环检查对系统性硬化病早期诊断和病情评估的研究进展. 中华风湿病学杂志，2015，19（4）：279-282.

[3] Van den Hoogen F，Khanna D，Fransen J，et al. 2013 classification criteria for systemic sclerosis：an American College of Rheumatology/European League Against Rheumatism Collaborative Initiative. Ann Rheum Dis，2013，72（11）：1747-1755.

[4] Denton CP，Hughes M，Gak N，et al. BSR and BHPR guideline for the treatment of systemic sclerosis. Rheumatology，2016，55（10）：1906-1910.

四、易误诊疾病

（一）疑似系统性硬化的沃纳综合征

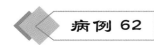

患者男性，54岁，主因"颜面、四肢皮肤变硬20年、皮肤破溃10余年"就诊。20余年前开始逐渐出现颜面、四肢、双手、双足皮肤变薄、变硬，近10年症状加重，双肘、双膝关节伸侧，足底、足跟受摩擦的部位皮肤逐渐增厚，并形成破溃，多次取溃疡部位分泌物行细菌培养均未见特殊细菌生长。无肢体末端遇冷皮肤颜色的变化，无胃肠道及呼吸道症状。曾在多家医院诊断为SSc，使用免疫抑制剂及局部对症治疗，病情迁延不愈。既往史：幼年发育正常，青春期发育出现迟缓，成人后身材矮小，智力正常。30岁时即头发变白，面似老人貌，性功能减退。双眼先后患白内障，45岁行双眼白内障摘除手术。家族史：父母非近亲结婚，现体健。兄妹5人，有兄、弟各1人，均身材矮小，30岁均出现类似皮肤症状及白内障，其兄54岁时病逝，死因不详。两个妹妹及其子女无类似病史。体格检查：身高150 cm，消瘦，蹒跚步态，双上臂皮肤散在硬币大小的斑片状色素沉着斑。头发灰白，呈面具形脸，面部皮肤紧绷，眼球突出，鼻尖削如鹰嘴，口角和眼角有放射状皮肤皱纹，呈老人面貌，说话声调高而声嘶，耳郭萎缩。心、肺、腹检查无异常。四肢皮肤紧张变薄、萎缩，四肢细长，掌指、肘、膝、趾距关节伸侧及足跟有胼胝样角质增生，上述部位有大而深的溃疡，双手、双足明显小于正常人，四肢肌容积减少，肌力、肌张力正常。

辅助检查

血、尿常规、红细胞沉降率、C反应蛋白、免疫球蛋白、肌酶谱、抗核抗体（ANA）、ANCA及抗ENA抗体均正常，甘油三酯和胆固醇升高，甲状腺功能正常，心电图、胸部线片、腹部B超、肌电图均无异常发现。

诊 断

沃纳综合征。

病例分析

沃纳综合征（Werner syndrome，WS）又名成人早老综合征（progeria of adult），是一种罕见的常染色体隐性遗传性疾病，以特征性的鸟形、面具形脸，身材矮小，幼年即出现早老特征，硬皮病样皮肤损害和内分泌代谢异常为特点，极易误诊为系统性硬化（SSc）。WS最早由Werner于1904年描述，直至1997年，世界范围内该病报道了1250例，其中80%为日本人，该病临床谱很广，患者幼年时身体和智力发育相对正常，10～18岁出现生长停滞，因此身材矮小。Goto对1917—2000年近950例WS患者的临床表现进行统计分析，其主要表现为4个系统的异常：①结缔组织发生率100%，出现年龄为27±10岁，表现为特殊的体质和身材、皮肤硬化、灰发、骨质疏松、透明质酸尿和白内障；②内分泌和代谢系统异常发生率为80%，出现年龄为36±9岁，表现为糖尿病、性腺功能减退、甲状腺功能异常、高脂血症；③免疫系统发生率为80%，出现年龄为40±10岁，表现为自身抗体产生增加，出现自身免疫性疾病；④神经系统发生率为50%，出现年龄为40±10岁，表现为脑萎缩、老年性痴呆和精神分裂症。患者多死于40～50岁，常见死因为心肌梗死、脑血管意外和恶性肿瘤。

Goto等在1985年提出了WS的诊断标准，2000年对其进行修订，35岁以下，出现以下5项标准中的4项即可明确诊断：①近亲结婚；②特征性的鸟形或面具形脸和体型；③早老特征；④硬皮病样皮肤表现；⑤内分泌代谢系统异常。本病例符合后4条，故WS诊断明确。WS因其皮肤损害表现类似于SSc，常被误诊为该病。SSc患者除出现皮肤损害外，还出现胃肠道、肺和肾受累的临床表现，而WS除具有不典型的皮肤表现外，还出现特征性的鸟形脸、面具形脸和体型、早老特征以及内分泌代谢系统异常，两者不难鉴别。

启示与思考

由于WS在临床上极为罕见，医生对本病认识不足，又由于该病临床表现多样化，患者可就诊于风湿科、皮肤科、感染科、内分泌科、眼科、精神科、骨科等，容易误诊，本病例就是误诊长达20年的患者。详细询问病史，仔细查体，同时了解该病的特点是诊断本病的关键。本病尚无特殊治疗方法，对不同的临床表现只能对症治疗。该病不宜使用免疫抑制剂治疗，对于出现皮肤溃疡、溃疡合并感染、合并骨质疏松骨折的患者，应慎重考虑手术治疗，术后伤口愈合的可能性极小。

参考文献

[1] 奥多姆. 安德鲁斯皮肤病学. 9 版. 英文影印版. 北京：科学技术出版社，2001：728-729.

[2] 吴志华. 现代皮肤性病学. 广州：广东人民出版社，2000：906-907.

[3] 张莉芸，李小峰，董琛. 酷似系统性硬化症的成人早老症一例. 中华风湿病学杂志，2004，8（5）：320.

[4] Walton NP，Brammar TJ，Coleman NP，et al. Manifestations of Werner's syndrome. J Bone Joint Surg Br，2000，82：885-888.

[5] Goto M. Werner's syndrome：from clinic to genetics. Clin Exp Rheumatol，2000，18：760-766.

（二）疑似系统性硬化的硬化性黏液水肿

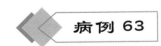

病例 63

　　患者女性，51 岁，主因"皮肤变硬 10 年，活动后气短、吞咽困难半年"于 2016 年 7 月 18 日入院。2006 年无明显诱因出现颈后皮肤散在褐色皮疹，触之发硬似皮革，于当地诊所诊断为神经性皮炎，对症治疗无效。后皮疹渐累及躯干、四肢，伴瘙痒，并出现全身皮肤弥漫性增厚、变硬，就诊于多家医院，分别诊断为"播散性黄瘤""皮肤淀粉样变""系统性硬化"，予抑制皮肤角化、抗过敏（具体不详）及白芍总苷胶囊等治疗，皮疹进行性加重。2011 年 11 月因出现吞咽不畅，以吞咽干食为著，就诊于我科行背部皮损处皮肤活检：表皮浅层胶原间隙增宽，其间可见淡蓝色的物质沉积，阿尔辛蓝染色（+），诊断为硬化性黏液水肿（SM），予泼尼松 60 mg/d、来氟米特 100 mg/d 及环磷酰胺 0.4 g/2 ～ 3 w，无吞咽不畅，全身皮肤变软，皮疹较前减轻后出院。院外规律复诊，至 2012 年 1 月泼尼松渐停用，继续口服来氟米特 10 mg/d 及静脉滴注环磷酰胺 0.4 g/2 ～ 3 w，病情稳定。2012 年 5 月出现双脚麻木，自觉抽搐，无疼痛，予泼尼松加至 30 mg/d，余治疗同前，麻木症状缓解出院。院外规律治疗，至 2015 年 6 月停用泼尼松，继续口服来氟米特 20 mg/d 及静脉输注环磷酰胺每 1 ～ 2 月 0.4 g 治疗，病情稳定。2016 年 2 月患者皮肤紧硬渐加重，伴活动后气短、吞咽困难、饮水呛咳，无咳嗽、咳痰，再次入住我科。体格检查：① 2011 年 11 月患者全身皮肤弥漫增厚，呈褐色，触之发硬似皮革，泛发蜡样、圆顶及平顶皮疹呈线状及串珠样排列；额部皮肤增厚，眉间出现纵嵴沟，口周皮肤木样硬化，活动受限；颈部可见少量淡黄色丘疹（图 4-4-1）。肺部听诊呼吸音弱，右肺可及少量湿性啰音；心脏叩诊心界稍向两侧扩大。② 2016 年 7 月患者双眼睑水肿，全身皮肤呈褐色，略增厚，弹性尚可，以双侧上臂、下肢增厚为著（图 4-4-2），双上臂、颈部皮肤红肿，皮温增高，可见抓痕，颜面部及耳后皮肤变硬。心肺无阳性体征。

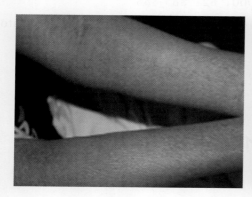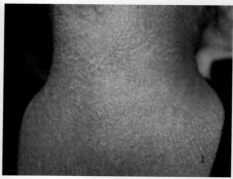

图 4-4-1　2011 年 11 月患者双上肢及颈背部皮肤情况

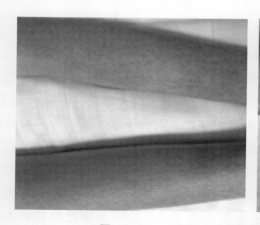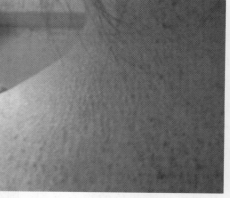

图 4-4-2　2016 年 7 月出院时双上肢及颈背部皮肤情况

辅助检查

2011 年 11 月，血红蛋白（Hb）98.2 g/L，红细胞沉降率（ESR）50 mm/h，尿、便常规、生化正常；血清球蛋白 35.9 g/L、白球比（A/G）0.77；甲状腺功能正常；抗核抗体、抗 Scl-70 抗体、肌炎相关性抗体均阴性；心电图：窦性心律，ST-T 段压低；心脏彩超：心包积液（少量），肺动脉压 38 mmHg；胸部 CT：双肺下叶散在慢性炎症，右肺下叶内可见多个磨玻璃结节，双侧少量胸腔积液；肺功能：限制性通气障碍，通气功能稍减退，肺弥散功能显著减退；上消化道造影：食管、胃及十二指肠未见异常。皮肤病理（取背部皮损区）：HE 染色示真皮浅层存在大量嗜黑色素细胞，浅层胶原间隙增宽，淀粉染色阴性，阿尔辛蓝染色可见真皮浅层胶原间隙中有大量淡蓝染的物质沉积（图 4-4-3）。

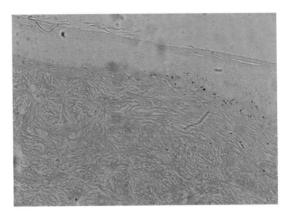

图 4-4-3 皮肤病理活检，阿新蓝染色可见真皮浅层胶原间隙中有大量淡蓝染的物质沉积（×10 倍）

2016 年 7 月，血红蛋白（Hb）114 g/L，红细胞沉降率（ESR）16 mm/h，IgG 13.74 g/L、IgM 0.73 g/L、IgA 0.97 g/L 均在正常范围；甲状腺功能正常；心肌酶：肌酸激酶 3426.7 U/L、肌酸激酶同工酶 76.0 U/L、乳酸脱氢酶（LDH）507.6 U/L、α- 羟丁酸脱氢酶（α-HBDH）361.3 U/L；胸部 CT 示左肺尖陈旧病灶。心脏彩超：左室壁肥厚，左室舒张功能不全（松弛延迟）。胃镜示：慢性萎缩性胃炎。

诊断

硬化性黏液水肿。

治疗及转归

患者中年女性，以皮疹、皮肤增厚起病，多家医院就诊未明确诊断，后因皮疹加重，出现吞咽不畅入住我科，行自身抗体、皮肤活检病理及阿尔辛蓝染色诊断硬化性黏液水肿，予激素、免疫抑制剂治疗后好转，其间出现 2 次病情反复（均于激素停用半年后），此次因活动后气短、吞咽困难入院，入院后完善检查，考虑原发病系统受累，予泼尼松片 30 mg/d，来氟米特 20 mg/d 及静脉滴注环磷酰胺 0.4 g/w 共 2 次，患者全身皮肤紧硬明显减轻，无吞咽困难、气促等不适，复查肌酸激酶 445.7 U/L，乳酸脱氢酶（LDH）276.3 U/L，α- 羟丁酸脱氢酶（α-HBDH）219.2 U/L，均较前明显下降。目前仍在随访中。

病例分析

　　硬化性黏液水肿（scleromyxedema，SM）是黏液水肿性苔藓的一个亚型，是临床上少见的一种慢性进展性代谢障碍性疾病，以黏蛋白沉积、真皮成纤维细胞增生和单克隆丙种球蛋白血症为特点，好发于 30 ～ 50 岁的成人，无性别和种族差异。目前病因及发病机制尚不明确，有学者认为与副球蛋白血症相关，有研究显示，SM 患者的血清可以促进成纤维细胞增生，且这种促进作用可能与某种循环因子有关。其临床表现为局限性或全身性苔藓样丘疹及硬皮病样改变，皮肤表现为蜡样丘疹、结节、硬肿、肥厚等，随着疾病的进展，可以累及胃肠道、肌肉骨骼系统、肺、心血管、肾、中枢神经系统等，这都是导致死亡的重要原因。其中常见的系统受累表现包括：吞咽困难、近端肌肉无力以及劳力性呼吸困难，较少见的中枢神经系统的表现包括硬化性黏液水肿性脑病、抽搐、昏迷以及精神异常等。SM 诊断主要依靠皮肤组织病理检查，典型表现为真皮成纤维细胞增生，黏蛋白沉积，阿尔辛蓝染色（+）。

　　SM 常常需要与系统性硬化（SSc）相鉴别，这是风湿科医生应该注意的。因两者在临床症状上存在相似性，如皮肤紧硬、增厚、纤维化及多脏器受累等，但两者也存在很大的差别。SSc 患者的表面皮肤常与皮下组织紧密相连，不易推动，血清中抗核抗体、抗 Scl-70 抗体阳性，甲襞微循环示毛细血管袢扩张，正常血管消失，皮肤病理表现为网状真皮致密胶原纤维增多，表皮变薄，表皮突消失，皮肤附件萎缩。而 SM 皮肤病理主要表现为真皮成纤维细胞增生和黏蛋白沉积，两者通过皮肤病理活检可以很好地鉴别。

　　SM 目前尚无完全有效的治疗措施，美法仑（左旋溶肉毒素）、类固醇激素及血浆置换术为一线治疗方法，二线疗法有异维 A 酸、维 A 酸等，三线治疗措施包括环磷酰胺、环孢素、甲氨蝶呤、自体干细胞移植、沙利度胺、丙种球蛋白、体外光分离、干扰素、紫外线 A 照射及放射疗法等。美法仑因其可增加感染和恶性肿瘤的发生率而很少使用，同时报道指出，静脉注射丙种球蛋白治疗 SM 是相对有效且安全的，但其作用只能维持 2 ～ 3 个月，且长期使用费用较高。目前国内外关于 SM 的报道并不多，Rongioletti 对 30 例 SM 患者进行了多中心回顾性分析，其中 2 例患者单用激素（泼尼松或地塞米松）治疗效果欠佳；泼尼松联合沙利度胺或羟氯喹治疗的各 1 例，均达到疾病部分缓解，皮疹得到控制且无明显脏器受累症状。本例患者因有多系统、多脏器受累，选择激素联合免疫抑制剂（来氟米特和环磷酰胺）治疗，随访 4 年，其间因停用激素出现两次病情反复，此次入院调整泼尼松用量后，患者皮肤紧硬缓解，皮疹渐消退，其他系统受累症状明显缓解，病情控制良好，目前仍在随访中。

启示与思考

风湿科医生在临床上如遇到皮肤紧硬、增厚，合并多系统受累，特别是自身抗体阴性的患者，需进一步行皮肤病理检查，与硬化性黏液水肿鉴别。

参考文献

[1] 中华医学会风湿病学分会．系统性硬化病诊断及治疗指南．中华风湿病学杂志，2011，15（4）：256-259.

[2] 乔鹏燕，苏雅珍，张改连，等．酷似系统性硬化病的硬化性黏液水肿一例．中华风湿病学杂志，2017，21（10）：694-695.

[3] Allam M，Ghozzi M．Scleromyxedema：a case report and review of the literature．Case Rep Dermatol，2013，5（2）：168-175.

[4] Qureshi F，Dharmasena A，Leatherbarrow B．Periocular scleromyxedema．Ophthal Plast Reconstr Surg，2015，31（5）：119-120.

[5] Rongioletti F，Merlo G，Cinotti E，et al．Scleromyxedema：a multicenter study of characteristics，comorbidities，course，and therapy in 30 patients．J Am Acad Dermatol，2013，69（1）：66-72.

（三）嗜酸细胞性筋膜炎与系统性硬化

嗜酸细胞性筋膜炎（eosinophilic fasciitis，EF）又称伴嗜酸细胞增高性弥漫性筋膜炎，常伴外周血嗜酸性粒细胞增多，是一种以筋膜发生弥漫性肿胀硬化为特征的少见疾病。临床上可表现为肢体肿胀、硬化，类似于系统性硬化。关于 EF 的报道，国内外仅限于临床病例报告及小样本的回顾性研究，未见与系统性硬化（SSc）的对比研究。本文回顾性分析了 12 例 EF 患者的临床特点、实验室资料、治疗及转归，并与 SSc 比较，以提高对本病的认识。

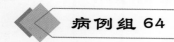

病例组 64

12 例 EF 患者为来自山西省两所医院的住院患者，并收集 2011 年 12 月—2014 年 8 月来自山西省某医院确诊为 SSc 的 24 例住院患者。EF 的诊断是通过结合临床表现、血嗜酸性粒细胞增高及组织病理学检查等方面进行综合判断的。SSc 均符合 1980 年美国风湿病学会 SSc 分类标准。

发热、乏力、体重下降等全身症状定义为全身非特异性症状；心脏损害符合心绞痛、心肌梗死、左心功能不全、右心功能不全诊断标准，或心电图上出现致命性心律失常，或超声心动图发现有心脏房室增大者定义为心脏受累；出现蛋白尿和（或）血尿和（或）肾功能异常者定义为肾受累；有持续存在或反复出现的消化道症状或经胃镜、上消化道造影证实的食管、胃黏膜有异常定义为胃肠道受累；典型临床症状以及影像学证实的肺间质性改变、肺动脉高压、胸腔积液、多发性结节影定义为肺部受累；出现白细胞、血红蛋白、血小板任何一项减少者定义为血液系统受累；神经系统受累需要神经系统体征、肌电图支持。

发病前诱因定义为发病前有明确剧烈运动、劳累、外伤或感染史。

实验指标异常：白细胞（WBC）$< 4.0 \times 10^9$/L，男性 Hb < 125 g/L，女性 Hb < 115 g/L，血小板（PLT）$< 125 \times 10^9$/L；嗜酸性粒细胞计数 $> 0.52 \times 10^9$/L。红细胞沉降率（ESR）：男性 > 15 mm/h，女性 > 20 mm/h。C 反应蛋白（CRP）> 8.0 mg/L，IgA > 4.53 g/L，IgG > 15.6 g/L，IgM > 2.74 g/L；白蛋白（ALB）< 40 g/L；抗核抗体（ANA）阳性 $> 1 : 100$。

详细记录 EF 和 SSc 患者的一般资料、首发症状、皮肤损害、脏器受累情况、实验室指标、病理检查、治疗及预后，并进行比较。

应用 SPSS 21.0 软件进行统计分析。计量资料符合正态分布者采用均数 ± 标准差表示，采用 t 检验进行分析，计量资料不符合正态分布者采用中位数（四分位数间距），即 M（QR）表示，分析采用秩和检验，计数资料分析采用 Fisher 确切概率法，$P < 0.05$ 为差异有统计学意义。

结 果

1．一般资料（表 4-4-1） EF 组中女性 3 例，男性 9 例，男女比为 3 : 1，SSc 组患者中女性 21 例，男性 3 例，男女比为 1 : 7，两组性别构成相比差异有统计学意义（$P < 0.001$），EF 组男性多见而 SSc 组女性多见（$P < 0.001$）；EF 组患者平均年龄为 35.3±11.1 岁，SSc 组平均年龄为 57.1±8.7 岁，EF 组年龄显著低于 SSC 组（$P < 0.01$）；EF 组患者平均病程为 7.0（6.5）个月，SSc 组平均病程为 42（62）个月，EF 组病程显著短于 SSc（$P = 0.035$）；EF 组患者中 5 例（42%）发病前有诱因，包括劳累或剧烈运动史（3 例）、明确创伤史（1 例）、感染史（1 例），SSc 组患者在发病前均无明确诱因。

表4-4-1 EF和SSc患者的一般资料比较

例数 （例）	例数	男性	女性	发病年龄 （岁）	就诊年龄 （岁）	平均病程 （月）	发病前 诱因
EF	12	9（75%）	3（25%）	35.3±11.1	35.3±11.1	7.0（6.5）	5（42%）
SSc	24	3（12.5%）	21（87.5%）	52.5±8.7	57.1±8.7	42（62）	0
P 值				$P < 0.001$	$P < 0.001$	$P = 0.05$	$P < 0.01$

2．首发症状（表 4-4-2） EF 组最常见的首发症状为肢体肿胀 / 硬化伴疼痛（50%），其次为因皮肤紧绷所至的关节疼痛（33%），肢体肿胀 / 硬化次之（17%）。在 SSc 组中，雷诺现象是最常见的首发表现，占 54%，其次为肢体肿胀 / 硬化（33.3%），关节疼痛（4%）、全身瘙痒（4%）、口、眼干（4%）次之。以雷诺现象为首发症状者在 SSc 组显著高于 EF 组（$P < 0.05$）。以肢体肿胀 / 硬化为首发表现者在两组患者中均有较高比例，但 EF 患者多同时伴有明显疼痛，而 SSc 组无明显疼痛（$P < 0.05$）。

表4-4-2 EF和SSc患者的首发症状比较

例数 组别 （例）	例数	肢体肿胀 / 硬化	肿胀 / 硬化伴 疼痛	关节疼痛	全身瘙痒	口、眼干	雷诺现象
EF	12	2（17%）	6（50%）	4（33%）	0	0	
SSc	24	8（33.3%）		1（4%）	1（4%）	1（4%）	13（54%）
P 值		0.471	< 0.001	0.317			0.002

3．皮损分布（表4-4-3） EF组皮肤最常见的受累部位为前臂（83%），其次为下肢（75%）、手背（25%）及颈部（17%）。SSc组最常受累部位为前臂及手背（100%），其次为手指（92%）、颜面部（54%）、躯干（29%）、下肢及颈部（21%）。在EF组手背、颜面部、躯干及手指部位皮肤受累者显著低于SSc组（$P < 0.05$），而前臂、下肢及颈部皮肤受累者两组差异无统计学意义（$P > 0.05$）。

表4-4-3 EF和SSc患者的皮损分布比较

例数 组别 （例）	例数	前臂	下肢	手背	颈部	颜面部	躯干	手指
EF	12	10（83%）	9（75%）	3（25%）	2（17%）	0	0	0
SSc	24	24（100%）	5（21%）	24（100%）	5（21%）	8（54%）	7（29%）	22（92%）
P 值		0.478	0.214	< 0.001	1	0.001	0.037	< 0.001

4．皮肤表现及脏器受累 EF组最常见的皮损为皮肤硬化，与皮下组织紧贴，皮肤表面凹凸不平，可见硬化处沿浅表静脉走向所出现的凹陷性条状沟（73%），其次为弥漫性水肿（17%）。在SSc组中，主要表现为皮肤失去弹性，与皮下组织粘贴，不能提起（100%）。EF组的脏器受累包括全身非特异性症状（5/12），表现为发热、乏力和体重下降；神经系统（2/12）表现为受累肢体麻木不适，肌电图示神经源性损害。血液系统受累（2/12）表现为白细胞减少。肺部受累和胃肠受累次之（1/12），表现为肺部结节和食欲下降。而在SSc组中脏器受累更为多见，最常见为肺部受累（21/24），均表现为肺间质纤维化，其中有4例伴肺动脉高压，1例为胸腔积液；其次为胃肠道受累（14/24），表现为食欲下降、腹胀、反酸、胃灼热等不适，6例患者胃镜示萎缩性胃炎；心脏受累（8/24）中3例为心绞痛，1例为心肌梗死，4例为左心功能不全；血液系统受累（8/24）表现为贫血、白细胞、血小板减少；全身非特异性症状（6/24）表现为发热、乏力和体重下降。肾受累（4/24）表现为尿蛋白阳性和肾功能异常。神经系统受累（3/24）相对少见，表现

为肢体麻木，肌电图示神经源性损害。EF 组患者肺部、心脏及胃肠道受累发生率显著低于 SSc 组（$P < 0.05$），SSc 组其他常见临床表现为雷诺现象（11/12）、关节炎（6/12），其发生率显著高于 EF 组（$P < 0.05$）（表 4-4-4）。

表4-4-4　EF和SSc患者的脏器受累比较

例数（例）	组别例数	全身非特异症状	关节炎	雷诺现象	肺部受累	胃肠道受累	心脏受累	血液系统受累	神经系统受累	肾受累
EF	12	5（42%）	0	0	1（8%）	1（8%）	0	2（17%）	2（17%）	0
SSc	24	6（25%）	8（33%）	23（96%）	21（88%）	14（58%）	8（33%）	8（33%）	3（12.5%）	4（17%）
P 值		1	0.014	< 0.001	< 0.001	0.027	0.037	0.093	1	1

5．实验室指标（表 4-4-5）　EF 组患者最常见的实验室异常指标为嗜酸性粒细胞升高（7/12），其次为免疫球蛋白升高（4/12）、C 反应蛋白（CRP）升高（2/7）、红细胞沉降率（ESR）升高（3/11）、抗核抗体阳性及白蛋白下降（2/8）。SSc 组患者最常见的实验室异常指标为抗核抗体阳性（20/21）；其次为红细胞沉降率（ESR）增快（8/23）、白蛋白下降（4/24）及抗 ScL-70 抗体阳性（5/21）、免疫球蛋白升高（4/18）。EF 组患者嗜酸性粒细胞升高显著多于 SSc 组（$P < 0.05$），SSc 组患者抗核抗体（ANA）阳性显著多于 EF 组（$P < 0.05$），而抗 SCL-70 抗体、血清白蛋白、免疫球蛋白、ESR、C 反应蛋白（CRP）在 2 组之间差异无统计学意义。

表4-4-5　EF和SSc患者的实验室指标比较

组别	嗜酸性粒细胞升高		免疫球蛋白升高		CRP 升高		红细胞沉降率升高		白蛋白下降		抗核抗体阳性		抗 Scl-70 抗体阳性	
	例数	百分比	例数	百分比	例数	百分比	例数	百分比	例数	百分比	例数	百分比	例数	百分比
EF	7/12	58%	4/12	33%	2/7	29%	3/11	27%	2/8	25%	2/8	25%	0/8	0
SSc	0/24	0	4/18	22%	4/24	17%	8/23	35%	4/24	17%	20/21	95%	5/21	24%
P 值	0.005		0.646		0.123		1		1		0.019		0.242	

6．病理学检查　EF 组 10 例患者进行病变部位组织病理学检查，10 例均存在不同程度的胶原纤维组织增生，4 例出现嗜酸性粒细胞浸润，8 例为非特异性炎性细胞浸润。SSc 组有 2 例患者行病变部位组织病理学检查，均表现为真皮层增厚，慢性炎性细胞浸润，无纤维组织增生。

7．MRI   EF组6例患者进行病变部位磁共振扫描，5例在T_2W_2抑脂图像上受累筋膜显示相对高信号。3例显示浅、深筋膜增厚，其中1例筋膜增厚10倍以上。1例未见明显异常。

8．治疗   EF组12例患者均使用糖皮质激素治疗，泼尼松$0.5\sim1$ mg/（kg·d），其中11例同时加用免疫抑制剂（环磷酰胺50 mg/d或$0.2\sim0.6$ g/$2\sim3$ w；来氟米特片10 mg/d；青霉胺片0.25 g/d；甲氨蝶呤12.5 mg/w）。经过$0.5\sim22$个月随访，治疗后皮肤紧硬完全缓解为5例（42%），皮肤硬度、疼痛明显好转为7例（58%）。系统受累均恢复正常。SSc组中除1例放弃治疗外，余11例接受药物治疗，11例患者应用糖皮质激素，泼尼松$0.5\sim1$ mg/（kg·d），均加用免疫抑制剂（环磷酰胺$0.2\sim0.4$ g/$2\sim3$ w；来氟米特片10 mg/d；青霉胺片0.25 g/d；硫唑嘌呤50 mg/d；吗替麦考酚酯0.75g/d；甲氨蝶呤10 mg/w；雷公藤20 mg tid）。随访时间3个月～4年，经治疗后皮肤硬度、雷诺现象好转者10例（83%），无明显改善者2例（17%），在随访期间未出现皮肤紧硬完全缓解者。肺部受累的临床表现改善最明显，咳嗽、咳痰、气短均明显好转，但影像学改变不明显；其次为胃肠道及血液系统，神经、肾受累改善最差。

病例分析

嗜酸细胞性筋膜炎（EF）是一种以筋膜发生弥漫性肿胀、硬化为特征，常伴嗜酸细胞增多，病变可延伸到真皮，出现类似系统性硬化表现的疾病。系统性硬化（SSc）是一种以局限性或弥漫性皮肤增厚、纤维化为特征，可累及心、肺、肾、消化道等多个系统的自身免疫性疾病，是常见的结缔组织病之一。关于EF是否为一种独立性疾病及与系统性硬化的关系，目前主要有两种观点，一种观点认为EF与系统性硬化（SSc）密切相关，不是独立的疾病；另一种观点认为EF无论从临床表现、病理组织变化以及激素治疗效果上都具有其特征性，可能是一种独立的疾病。

我们对EF和SSc的临床特点进行了分析比较。结果显示，EF患者在发病前多有一定的诱因，如剧烈运动、劳累、外伤、感染等，不同于SSc。本文中5例（42%）EF患者在一般急性起病发病前有明确诱因，包括劳累或剧烈运动（3例）、创伤（1例）、感染（1例），而SSc患者一般为隐匿起病，在发病前无明确诱因。有报道显示至少有66%的患者在发病前有过度的体力活动。有学者发现，摄入大量L-色氨酸与EF的发病有关。另有研究显示，支原体感染亦与EF的发病相关。提示损伤或环境因素在EF发病过程中起着更为重要的作用。从免疫指标来看，EF组病例存在多种自身抗体及免疫指标异常。Abeles等报道了EF患者（518例）

组织活检后采用直接免疫荧光法，皮损部位存在免疫球蛋白和（或）补体沉积，本文 EF 患者中有 4 例免疫球蛋白升高，2 例抗核抗体（ANA）阳性，故考虑本病为一种自身免疫性疾病。另有报道发现，姐弟病例存在相同的人类白细胞抗原且共患该病，认为遗传因素可能参与发病。本文 EF 患者均无家族史，未发现遗传倾向，可能与本文收集病例较少有关，结合本组病例特点及相关文献回顾，我们认为，导致 EF 的因素中，损伤或环境因素可能占主要地位，遗传因素可能是参与发病的一种自身免疫性疾病。

本研究对 EF 和 SSc 的流行病学特点分析显示，EF 患者男性更为多见，平均年龄及发病年龄均偏小，最早在 14 岁即可发病，且起病急，病程短；SSc 患者则以女性多见，多在 30 岁之后发病，多数发病年龄在 50 岁以上。病程相对较长。

EF 和 SSc 患者首发症状与皮肤受累部位不尽相同，EF 患者最常见的首发症状为肿胀 / 硬化伴疼痛，而 SSc 患者则以雷诺现象最为常见。EF 患者以前臂为最常受累（83%），极少累及躯干、手指、颜面部皮肤。SSc 患者除前臂及手背部皮肤受累外，手指、躯干及颜面部的其他部位皮肤也可累及。两种疾病的皮损演变亦有较大差异，EF 患者表现为水肿，继而硬化，与皮下部组织紧贴，触之坚硬，皮纹正常，当握拳或肢体上举时皮肤表面凹凸不平，可见硬化处沿浅表静脉走向所出现的凹陷性条状沟，而 SSc 患者一般为非凹陷性肿胀，有紧绷感，后皮肤逐渐失去弹性，与皮下组织粘贴，不能提起，皮肤呈蜡样光泽。因此，查体时应注意观察，以便于鉴别。

本文研究发现，EF 和 SSc 患者系统受累存在差异。EF 患者的脏器受累以全身非特异性症状最常见；其次为神经系统、血液系统、肺部和胃肠受累，但程度较轻，对症治疗预后良好。而 SSc 患者内脏系统受累多侵犯重要脏器，最常见为肺部、胃肠道、心脏、血液系统和全身非特异性症状次之，如不积极治疗，预后较差。以往研究显示，EF 患者较少出现系统受累，但近年 EF 系统受累的报道逐年增加。Killen 等报道了 1 例 EF 伴有肺间质性病变及胸膜增厚。Doyle 等报道的 EF 可累及筋膜肌腱、肌肉、食管、肺、骨髓和甲状腺等脏器。因此，对于已确诊的 EF 患者也应进行系统评估。

我们对 EF 和 SSc 患者的实验室指标进行了比较，结果显示，SSc 患者抗核抗体阳性者更为多见。本文 20/21（95%）SSc 患者抗核抗体阳性，而 EF 患者仅有 2/8 例（25%）。EF 患者则嗜酸细胞增高的比例更多。本文中 7 例（58%）EF 患者嗜酸细胞增高，而 SSc 嗜酸细胞均正常。EF 外周血嗜酸细胞增高的范围各文献报道不同，Rodnan 首次报道一般在 9% ～ 10%，最高可达 95%。本文 EF 患者皮损处组织病理学检查中有 4 例出现血嗜酸细胞浸润（4/10），其余患者主要为非特异性炎细胞浸润，与吴婵媛等的研究结果相似，12 例 EF 患者行肌筋膜活检，仅 3

例见少量嗜酸性粒细胞浸润。SSc 患者仅 2 例行病理学检查，未见嗜酸细胞浸润。血或组织中的嗜酸细胞增高可能为 EF 和 SSc 患者的鉴别诊断依据。尚需进一步扩大病样本量以便于进一步研究。

本文 EF 患者进行病变部位磁共振扫描（MRI），5 例在 T_2W_2 抑脂图像上受累的筋膜显示相对高信号（5/6），3 例显示浅、深筋膜增厚（3/6）。Moulton 等研究显示，EF 的 MRI 特点为受累筋膜信号强度增强，与本文研究类似，且与疾病活动度呈正相关关系。而 Frite，Horger 认为，系统性硬化的 MRI 特征为局限于真皮和表皮内，筋膜受累少见。推测受累筋膜信号强度增强可作为 EF 和 SSc 患者的鉴别诊断依据。

启发与思考

本研究表明 EF 与 SSc 在诱发因素、流行病学特点、首发表现、脏器受累及实验室检查和治疗反应均有明显差异，可能为两种独立性疾病，了解并仔细分析这些特点有助于两者之间的鉴别诊断。

参考文献

[1] 吴婵媛，王迁，钟定荣，等. 嗜酸性筋膜炎病理及磁共振成像特征. 中华临床免疫和变态反应杂志，2014，8（2）：119-122+167.

[2] 王泉丽，张改连，张莉芸，等. 嗜酸性筋膜炎与系统性硬化症临床特点比较. 中华临床免疫和变态反应杂志，2014，8（4）：294-299.

[3] Frite J，Horger M，张伶（译），等. 嗜酸性筋膜炎的 CT 和 MR 诊断. 放射学实践，2006，21（7）：755-756.

[4] Odhav A，Hoeltzel MF，Canty K. Pansclerotic morphea with features of eosinophilic fasciitis：distinct entities or part of a continuum？ Pediatr Dermatol，2014，31（2）：42-47.

[5] Silló P，Pintér D，Ostorházi E，et al. Eosinophilic fasciitis associated with mycoplasma arginini infection. J Clin Microbiol，2012，50（3）：1113-1117.

第五章

多发性肌炎与皮肌炎

一、皮肌炎合并椎体压缩性骨折

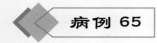

病例 65

　　患者女性，12 岁，主因"四肢近端肌痛 3 年，腰痛 20 天"于 2014 年 12 月入院。2011 年 6 月无诱因出现四肢近端肌痛、肌无力，抬臂梳头及下蹲起立困难，双眼睑红肿，双膝关节伸侧面暗红色皮疹，不伴瘙痒及疼痛，无发热、咳嗽、咳痰，于山西省某医院就诊，查肌酸激酶（CK）9369 U/L，四肢肌电图示肌源性损害，诊断皮肌炎，予甲泼尼龙琥珀酸钠（具体剂量不详），环磷酰胺（CTX）0.4 g/2 w 共 2 次，皮疹消退，四肢肌痛、肌无力好转后出院。院外口服泼尼松 45 mg/d，环磷酰胺 0.4 g/2 w。激素渐减量，至 2014 年 7 月，泼尼松减至 2.5 mg/d，停用环磷酰胺。2014 年 10 月出现发热，体温最高 38.5℃，双下肢近端肌痛、肌无力加重，下蹲起立困难，无皮疹，复查肌酸激酶（CK）913 U/L，α- 羟丁酸脱氢酶（α-HBDH）299 U/L，乳酸脱氢酶（LDH）330 U/L，再次就诊于上述医院，予口服泼尼松 25 mg/ 早，20 mg/ 晚，甲氨蝶呤（MTX）15 mg/w，肌痛、肌无力好转。2014 年 12 月不慎扭腰后出现剧烈腰痛，活动明显受限，无晨僵，无臀区痛及关节肿痛，卧床 20 天腰痛无好转。为求进一步诊治来诊。病程中，无饮水呛咳、吞咽困难，无双手雷诺现象，无脱发、光过敏。体格检查：库欣面容，四肢及腹部可见紫纹，双肺呼吸音粗，未闻及干湿性啰音，心、腹未见异常体征。脊柱各向活动受限，T_{12}、L_1、L_2 椎体压痛（+），四肢关节无肿胀及压痛。双下肢无凹陷性水肿。

辅 助 检 查

　　血常规、尿常规、便常规、便潜血无异常。红细胞沉降率（ESR）16 mm/h、C 反应蛋白（CRP）50.03 mg/L。肝功能：丙氨酸氨基转移酶（ALT）107 U/L，门冬氨酸氨基转移酶（AST）70 U/L，余大致正常。心肌酶谱：肌酸激酶（CK）26.5 U/L，乳酸脱氢酶（LDH）1395 U/L，α- 羟丁酸脱氢酶（α-HBDH）1248 U/L。肾功能、血脂、心肌标志物、甲状腺功能六项、甲状旁腺激素均正常。IgG、IgM、IgA、C3、C4 正常，自身抗体：抗核抗体（ANA）1：100（核仁型），类风湿因子（RF）、抗 CCP 抗体、抗 ENAs 抗体谱、AHA、抗 ds-DNA 抗体、抗心磷脂抗体、抗 Jo-1 抗体、抗 Mi-2 抗体均（−）；胸部 CT：两肺细小纹理增多，肺野透亮度减低，呈磨玻璃改变，双肺间质性改变。腰椎正侧位片：T_{12} 椎体、L_1、L_2 椎体楔形改变，胸、腰椎压缩性骨折。骨密度：腰椎骨质疏松，$L_{1\sim4}$ T 值平均值为 -3.71。

诊断

幼年皮肌炎，间质性肺疾病，重度骨质疏松症，胸、腰椎多发压缩性骨折。

治疗及转归

予泼尼松减量，环磷酰胺 0.4 g/ w×3 次，维 D 钙咀嚼片 0.6 g/d，阿法骨化醇 0.25 μg bid，唑来膦酸钠 5 mg×1 次，鲑降钙素喷鼻剂 1 喷 qd。出院后激素渐减量，因月经量少，停用环磷酰胺，予吗替麦考酚酯 0.5 g bid 口服，随访至今，病情稳定。

病例分析

患儿 12 岁，女性，病史 3 年，眶周紫红斑、Gottron 征，四肢近端肌痛、肌无力，曾多次化验心肌酶高，四肢肌电图示肌源性损害。据 1975 年 Bohan/Peter 的诊断标准（①对称性近端肌无力表现；②血清肌酶升高；③肌电图示肌源性损害；④肌肉活检异常；⑤典型的皮肤损害），患者符合①、②、③、⑤，共 4 条，确诊皮肌炎（DM）。患者近 3 年长期口服激素治疗，此次就诊突出问题为腰痛，活动受限，骨密度提示骨质疏松症，腰椎正侧位示 T_{12} 椎体、L_1、L_2 椎体楔形改变，胸腰椎压缩性骨折。

骨质疏松症（osteoporosis，OP）是一种以骨量低、骨组织微结构损坏、骨脆性增加、易发生骨折为特征的全身性骨病。可发生于任何年龄，老年人多见。目前关于儿童骨质疏松症的流行病学数据不足，根据修订的《欧洲临床骨密度测量儿童立场声明》，儿童骨质疏松症的诊断主要基于以下几点：①身材校正的骨密度低于正常平均值 2 倍标准差，同时有明确的低创伤性骨折史；②骨折的粗略评判就是在 10 岁之前有 2 处及以上的长骨骨折，或者在任何年龄有 3 处以上的骨折，或到 19 岁期间的任何年龄有 3 处及以上的长骨骨折。患儿 12 岁，腰椎骨密度 T 值 < -2.5，多发胸、腰椎体压缩性骨折，符合儿童骨质疏松症诊断。儿童骨质疏松症包括儿童原发性骨质疏松症和儿童继发性骨质疏松症，儿童原发性骨质疏松症相对少见，其确切的致病机制尚不完全清楚，但均具有基因起源异常。该类型骨质疏松症的临床表现轻重不一，通常伴有生长发育迟滞和骨骼畸形，包括成骨不全（osteogenesis imperfecta，OI）、纤维性结构不良（fibrous dysplasia，FD）、特发性青少年骨质疏松症（idiopathic juvenile osteoporosis，IJO）。继发

性骨质疏松症指由任何影响骨代谢的疾病和（或）药物及其他明确病因导致的骨质疏松。儿童期较常见的致病因素有营养性、失用性、激素相关性、疾病、药物性因素。患儿身高体重正常，平素日常活动正常，甲状腺激素及甲状旁激素正常，暂不考虑营养性、失用性、激素相关性骨质疏松症。常见的导致青少年骨质疏松症因素的疾病包括青少年系统性红斑狼疮、幼年皮肌炎、全身性幼年型特发性关节炎、系统性硬化、库欣综合征、肾上腺功能不全、甲状旁腺功能亢进。导致骨质疏松症的相关药物有糖皮质激素、环孢素、甲氨蝶呤、肝素钠、抗惊厥药物等。患者幼年皮肌炎诊断明确、长期使用糖皮质激素均为骨质疏松症的高危因素。风湿性疾病患者炎症活动能抑制破骨细胞的分化，刺激滑膜巨噬细胞向破骨细胞分化，促进骨吸收，促炎细胞因子如巨噬细胞集落刺激因子（M-CSF）、肿瘤坏死因子-α（TNF-α）、IL-1 及 IL-6、IL-17 均对破骨细胞的生成、破骨细胞的功能有调节作用。可引起骨质疏松症的药物中，糖皮质激素最为常见，它通过促进破骨细胞介导的骨吸收及抑制成骨细胞介导的骨形成引发骨质疏松症。

骨质疏松症的严重后果是骨质疏松性骨折。骨质疏松性椎体压缩性骨折（osteoporosis vertebra compressed fracture，OVCF）是其最常见的骨折。临床症状包括急性期腰背痛明显，翻身时加重，可出现相应神经分布区的放射痛以及脊柱后凸畸形。治疗包括制动、止痛、抗骨质疏松、手术。抗骨质疏松的药物包括钙剂、维生素 D、锶盐、降钙素、双膦酸盐等。目前专家建议在对于预计接受全身激素治疗 ≥ 3 个月的患儿，同步予补充钙剂（500 ～ 1000 mg/d）和维生素 D 400 U/d，并在 GCS 治疗后的前 6 个月内进行腰椎骨密度检测，如果继续治疗，每 9 ～ 12 个月进行一次。对于长期接受 GCS 治疗且骨密度低（Z 分数 ≤ −2）及病理性骨折的儿童和青少年，建议在补充钙剂和维生素 D 的基础上使用双膦酸盐。

启示与思考

风湿性疾病、糖皮质激素使用均为 OP 的高危因素，在诊治过程中，一方面需积极控制炎症治疗原发病，另外需预防性补充钙剂、维生素 D 等，定期检测骨密度，及时诊断 OP 并合理治疗，特别是儿童 OP 的治疗，以最大程度地改善风湿性疾病的预后、提高生存质量以及减少致残率。风湿性疾病并发 OP 的确切机制尚不明确，有关儿童风湿性疾病并发 OP 治疗的研究是很有限的，有待更多的临床研究以帮助找到更好的治疗方案改善风湿性疾病的远期预后。

（撰稿人　侯睿宏　校稿人　李　娟　马　丹）

参考文献

[1] 胡咏新，曹雯，褚晓秋，等. 儿童骨质疏松的诊疗进展. 中国骨质疏松杂志，2018，4（24）：530-533.

[2] 唐婷婷，唐雪梅. 风湿性疾病并发骨质疏松研究进展. 儿科药学杂志，2016，22（10）：53-57.

[3] Blshop N，Arundel P，Clark E，et al. Fracture prediction and the definition of osteoporosis in children and adolescents：the ISCD 2013 Pediatricofficlal Positions. Journal of Clinical Densitometry，2014，17（2）：275-280.

[4] Galindo-Zavala R，Bou-Torrent R，Magallares-López B，et al. Expert panel consensus recommendations for diagnosis and treatment of secondary osteoporosis in children. Pediatric Rheumatology，2020，18（1）：20.

[5] Grossman JM，Gordon R，Ranganath VK，et al. American College of Rheumatology 2010 recommendations for the prevention and treatment of glucocorticoid-induced osteoporosis. Arthritis care & research，2011，62（11）：1515-1526.

二、以多发软组织钙化为首发表现的幼年皮肌炎

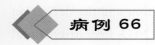

病例 66

患者男性，14岁，汉族。主因"双侧大腿硬结1年，面部皮疹伴间断发热3个月"入院。1年前出现双大腿内侧非对称性皮下硬结（左侧2处，右侧1处），质硬，分界清，局部有触痛，外表呈青紫色，大小约2 cm×2 cm，后逐渐增大，至入院前增大到（7～9）cm×（9～11）cm。发病后9个月出现前额、面颊及耳后散在点状充血疹，后扩散到整个面部、双上眼睑、前胸部和左下肢大腿内侧，相互融合成水肿样红色斑疹，伴瘙痒和脱屑，日照后加重。同时伴颈前屈肌和双下肢肌力下降（3级），饮水呛咳，低热（37～38℃），无明显肌痛。既往史：1997年因出现严重鼻出血，查血小板（PLT）30×10⁹/L，血红蛋白（Hb）6 g/L，诊断为血小板减少性紫癜，服泼尼松30 mg/d，后逐渐减量，维持用药4个月停药，近3年病情稳定。

辅助检查

门冬氨酸氨基转移酶（AST）58 U/L，丙氨酸氨基转移酶（ALT）85 U/L，肌酸肌酶（CK）1219 U/L，乳酸脱氢酶（LDH）579 U/L，红细胞沉降率（ESR）26 mm/h，C反应蛋白（CRP）400 mg/L；血钙、磷正常；血、尿常规正常，抗核抗体、ANCA及抗ENA抗体均阴性；肌电图：肌源性损害。左侧大腿可见2个硬结，大小分别为8 cm×9 cm、9 cm×11 cm，左下肢皮肤均为紫红色斑疹。左股骨X线片：左股骨内、右侧可见多发条状丝团样钙化影，边欠清，软组织增厚。出现皮下结节6个月后在右侧大腿皮下结节部位活检，病理结果：皮肤真皮小血管周围炎性细胞浸润，皮下胶原纤维组织增生，未见肿瘤细胞，未见钙化。

入院诊断

幼年皮肌炎，双大腿多发软组织钙化。

治 疗 及 转 归

应用甲泼尼龙 200 mg/d 冲击治疗，连用 3 天，共冲击治疗 2 次，泼尼松 40 mg/d，予羟氯喹 0.2g bid、硫唑嘌呤 50 mg/d 治疗，皮疹逐渐减轻，肌力恢复，肌酶下降，但双侧大腿硬结改善不明显，后加用阿仑膦酸钠 10 mg/d，随访 9 个月，钙质沉着明显缩小。

病 例 分 析

幼年皮肌炎（juvenile dermatomyositis，JDM）是一种主要累及儿童（16 岁以下）皮肤和肌肉的多系统慢性非特异性炎症性疾病，其年发病率为 1.9/100 000，占儿童风湿性疾病的 6%。主要的临床表现是四肢近端和颈前屈肌群对称性肌痛和肌无力；特征性的皮疹包括眶周水肿性暗紫红色斑，关节伸侧的 Gottron 征。与成人皮肌炎（DM）不同的是，JDM 很少并发肿瘤或严重的肺间质纤维化，但常合并胃肠血管炎和软组织钙化。本文报道的就是 1 例合并有软组织钙化（经 X 线片证实）的 JDM 患者。

文献报道，软组织钙化在 JDM 的发生率为 30% ~ 70%，大多出现在肌炎和（或）皮疹之后的 1 ~ 3 年，平均为 2.5 年，且钙化程度与病情严重程度相关，而本例患者以双侧大腿皮下多发性硬结为首发，硬结逐渐增大，直到 9 个月后才出现 JDM 相关的皮肤和肌肉损害表现，这实属罕见，至今尚未见文献报道。该患者在 1997 年因严重鼻出血，血小板、血红蛋白低于正常，诊断为血小板减少性紫癜。血小板减少性紫癜和 JDM 均属自身免疫性疾病，两者可同时发生。或者，血小板减少可作为 JDM 的一个临床表现，患者在被诊断为血小板减少性紫癜时无皮疹、肌痛和无力症状，虽然当时未查肌酶，能被诊断为 JDM 的可能性很小。

软组织钙化沉着物已被证实为磷酸钙羟基磷灰石结晶，其发生机制尚不清楚。因临床上这类患者均无血清钙、磷水平的改变，故其发生并非是钙、磷代谢紊乱所致。有人认为软组织钙化可能与局部营养不良有关，因 JDM 的软组织钙化多发生于疾病的急性期，尤其是肌肉损害严重的部位，钙化十分严重，急性期所出现的肌内小动脉、小静脉及毛细血管的坏死性血管炎可导致局部供血不足及肌肉蛋白的变性坏死，变性的肌肉蛋白易与磷酸盐离子相结合，继而与受损肌肉的线粒体所释放出的钙离子相结合，形成磷酸钙沉淀。另外，软组织钙化沉积物中可检测到巨噬细胞、IL-6，IL-1β 和肿瘤坏死因子 TNF-α，同时血清中也可检测到 IL-1β，这提示激活的巨噬细胞可能参与了钙化的发生。该患者的皮下硬结出现在皮疹和肌肉症状之前，且局部活检显示只是在皮肤真皮小血管的周围有炎细胞浸润，故钙质沉着的发生难以用局部供血不足引起的营养不良来解释。

JDM 的软组织钙化常位于易受摩擦的部位，如膝、肘和肢体末端的皮下和肌肉间质，可引起严重的疼痛、关节挛缩、皮肤溃疡和肌肉萎缩，从而影响患者的活动能力，甚至导致残疾。临床上可把其分为 5 种亚型：①小且硬，呈斑块状或结节状，仅见于皮下；②大的肿瘤样沉积，X 线检查出现爆米花样征象；③肌肉筋膜面片状钙化，受累肌肉的运动功能受限；④类似于外骨骼的严重的营养不良性钙化；⑤混合型钙化。本例患者开始应属于第 1 种亚型，逐渐增大为第 4 种亚型。

阻止钙化发生最有效的方法是早期积极治疗。Callen 等应用大剂量 MP 治疗初发 JDM，20 例患者中无 1 例出现软组织钙化。另一项使用大剂量糖皮质激素（MP）和甲氨蝶呤联合治疗重型 JDM 的研究中，确诊 6 周内即开始治疗的 6 例患者均未出现钙化，而超过 6 周才开始治疗的 6 例患者中有 2 例出现钙化。对已形成的钙化目前尚无有效的药物来促进沉着的钙质消退。国外尝试用氢氧化铝凝胶、依地酸钙钠（EDTA）、秋水仙碱和华法林等治疗本病，其中氢氧化铝凝胶因不良反应少被应用得最多，它通过降低肠道磷酸钙的吸收而减少血浆磷酸钙的水平，但以上药物对临床体征改善不明显，疗效尚有待进一步评价。文献报道，双膦酸盐可使 JDM 患者的钙化显著改善，因研究表明，沉着的钙有部分来自骨钙，双膦酸盐有助于减少钙的沉积，另外，它还可抑制巨噬细胞及其产生的促炎症细胞因子。因此，我们选择了安全性较好的阿仑膦酸钠来治疗该患者。治疗 9 个月后，钙化区明显变软变小。

启示与思考

JDM 是一种主要累及儿童（16 岁以下）皮肤和肌肉的多系统慢性非特异性炎症性疾病，除出现典型的皮肤肌肉表现外，常合并有软组织钙化，其多发生于出现肌炎和（或）皮疹之后的 1～3 年，以软组织钙化为首发和突出表现的 JDM 较为罕见。对于幼年出现的软组织钙化需严密随访，警惕幼年皮肌炎的发生，做到早诊断，早治疗。

参考文献

[1] 张莉芸，刘湘源，张江林，等. 以多发软组织钙化为首发表现的幼年皮肌炎一例. 中华风湿病学杂志，2004，8（7）：445-446.

[2] James T，Cassidy R. Systemic lupus erythematosus，juvenile dermatomyositis，

scleroderma and vasculitis. In：Ruddy S. Harris Ed，Sledge CB. eds
. Kelley's textbook of rheumatology. 6th ed. Philadelphia：Spring &
Livingstone，2000，1317-1330.

[3] Wananukul S，Pongprasit P，Wattanakrai P. Calcinosis cutispresenting
years before other clinical manifestations of juvenile dermatomyositis：report
of two cases. Australas J Dermatol，2010，38（4）：202-205.

[4] Eddy MC，Leelawattana R，Mcalister WH，et al. Calcinosis universalis
complicating juvenile dermatomyositis：resolution during probenecid therapy.
J Clin Endocrinol Metabol，1997，82：35363542.

[5] Mukamel M，Horev G，Mimouni M. New insight into calcinosis of juvenile
dermatomyositis：a study of composition and treatment. J Pediatr，2001，
138（5）：763-766.

[6] Al-Mayouf S，Al-Mazyed A，Bahabri S. Efficacy of early treatment of
severe juvenile dematomvositis with intravenousmethylprednisolone and
methotrexate. Clin Rheumatol，2000，19：138-141.

三、皮肌炎继发干燥综合征及横纹肌溶解综合征

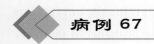 **病例 67**

患者女性，48岁，主因"面部红斑4个月，四肢近端肌痛、肌无力1周"入院。于2005年6月无诱因出现颜面部斑片状皮疹，呈鲜红色，不高出皮面，压之褪色，累及鼻唇沟、双上睑及眉弓处，搔抓后瘙痒明显。2005年8月间断出现手小关节肿胀疼痛，累及双手远端指间关节（DIPJ）、近端指间关节（PIPJ）、掌指关节（MCPJ）、腕关节，不能完全握拳，伴晨僵，持续1～2小时，活动后可减轻，同时有手指麻木，以右手为重，日常生活不受影响；并出现DIPJ、PIPJ、MCPJ、双肘关节伸侧皮肤发红，无增厚、脱屑。入院前1周出现四肢肌肉酸痛，近端为重，下肢无力，上楼困难，下蹲后起立费劲，颜面部皮疹加重，延及双上眼睑、眉弓处，门诊查血清肌酸激酶增高入院。病程中有口干、眼干，但咽干进食无须水送，眼泪不少；自觉鼻腔干燥，有手指肿胀、遇冷变色，无皮肤紧硬、吞咽困难、饮水呛咳、发热、口腔溃疡及脱发。无饮酒及长期服药史。否认近期有劳累及外伤史，既往无特殊疾病及家族史。体格检查：生命体征平稳，颜面散在斑片状鲜红斑，累及双上睑及眉弓处，不高出皮面，压之褪色，双手PIPJ、MCPJ、双肘关节伸侧可见皮肤发红、粗糙，略增厚，双侧腮腺肿大，有压痛，双腋下可触及数个豌豆大小的淋巴结，活动好无压痛。心、肺、腹无阳性体征，双肾区无叩击痛。脊柱及四肢关节无畸形。双手PIPJ轻压痛，其余关节无肿胀压痛。下肢近端肌力4级，上肢及下肢远端肌力5级，肌张力正常。四肢及躯干无肌萎缩。下肢近端肌肉轻压痛，无病理反射，脑膜刺激征阴性。颈部未闻及血管杂音，四肢脉搏搏动良好。

辅助检查

血常规：血小板（PLT）400×10⁹/L，白细胞计数、血红蛋白大致正常。尿常规：棕色尿，尿蛋白750 mg/L，红细胞每高倍镜视野3～5个，隐血（+++），余项正常。便常规（－）。红细胞沉降率（ESR）65mm/h，IgG、IgE、类风湿因子

（RF）升高，丙氨酸氨基转移酶（ALT）122 U/L，门冬氨酸氨基转移酶（AST）276 U/L，肌酸激酶（CK）17 276 U/L，肌酸激酶同工酶（CK-MB）247.1 U/L，血尿素氮（BUN）5.48 mmol/L，血肌酐（Cr）55.4 mmol/L，补体 C3、C4 正常，抗核抗体（ANA）、抗 SSA 抗体、抗 SSB 抗体（+），血肌红蛋白 2370 ng/ml，尿肌红蛋白 39 800 ng/ml，肿瘤标志物正常。唾液流率为 0.1 ml/min，Schirmer 试验：左 5 mm、右 8 mm。胸部 CT：双肺下叶间质纤维化。腋下、腹股沟超声：双腋下、双侧腹股沟区多发低回声结节，考虑淋巴结肿大；腹部 B 超及心脏超声无异常。肌电图示肌源性损害。

诊　断

皮肌炎，继发干燥综合征，横纹肌溶解综合征。

治疗及转归

给予大量输液 2000 ～ 3000 ml/d 水化，碳酸氢钠碱化尿液，口服百令胶囊、静脉滴注乌司他丁（天普洛安）保护肾功能，同时血液透析 6 次，口服泼尼松 45 mg/d 治疗 24 天，住院过程中肾功能一直在正常范围，出院时患者皮疹消退，口干减轻，双侧腮腺及浅表淋巴结缩小，复查血、尿常规、肝、肾功能、红细胞沉降率均在正常范围，出院后继续口服泼尼松、碳酸氢钠，加用免疫抑制剂来氟米特、白芍总苷（帕夫林），随访半年，丙氨酸氨基转移酶、门冬氨酸氨基转移酶、肌酸激酶、乳酸脱氢酶、血肌红蛋白、尿肌红蛋白完全降到正常。

病例分析

横纹肌溶解综合征（rhabdomyolysis，RML）最早于 1911 年由 Meyer-Betz 首先报道，1956 年由 Bowden 首次命名。目前的研究多集中在由创伤、中毒及感染造成的 RML 上，因 RML 常继发急性肾损伤，因此 RML 愈来愈受到关注。本病易与多发性肌炎（PM）或皮肌炎（DM）相混淆，易被临床医生所忽视。本例患者的临床表现、自身抗体检查及肌电图改变符合皮肌炎继发 SS 的诊断。而本例患者肌酶极度增高，血、尿肌红蛋白明显升高，不易用原发病来解释，而这些特点正符合 RML，因此本病例可确诊为 DM 继发 SS 合并 RML，经过水化、碱化尿液及血液透析，加用激素后病情逐渐得到控制，出院后加用免疫抑制剂，随访半年，肾功能一直保持在正常范围，肌酸激酶（CK）、肌红蛋白均恢复正常。

RML 是一组由于各种原因所致的横纹肌细胞受损，细胞膜破坏，细胞内容物释放入循环血液中的临床综合征。其常见病因包括肌肉损伤、过度运动、感染、药物中毒、代谢紊乱以及继发于其他肌病，其高危因素包括遗传性糖原和脂代谢失调。RML 也可发生于免疫性疾病，如多发性肌炎（PM）或皮肌炎（DM）、系统性红斑狼疮、成人斯蒂尔病、脂膜炎等，其中发生于多发性肌炎（PM）或皮肌炎（DM）相对多见。RML 的发生与感染性疾病有关，病毒感染的常见病原体依次为流感病毒 A 和 B、获得性免疫缺陷病毒（HIV）、柯萨奇病毒。与细菌感染相比，病毒感染相关的 RML 更容易发生急性肾损伤，其发病机制可能是病毒对横纹肌细胞的直接损伤或通过病原体产生的毒素间接诱导肌细胞损伤。多发性肌炎（PM）或皮肌炎（DM）是一种免疫介导的主要累及横纹肌的自身免疫性结缔组织病，其病因与遗传和病毒感染有关。近来有关多发性肌炎（PM）或皮肌炎（DM）与肠道病毒、微小病毒 B19 等感染的报道提示病毒感染也参与了多发性肌炎（PM）或皮肌炎（DM）的发病。上述资料说明 RML 和多发性肌炎（PM）或皮肌炎（DM）有着密切联系，提示他们有着共同的发病基础。本文总结的 12 例 PM/DM 合并 RML 中，3 例同时发现与病毒感染有关，2 例有直接或间接的病毒感染证据，支持这一观点。其发病机制可能与病毒感染直接损伤横纹肌细胞的同时，激起了机体异常的免疫反应有关。

越来越多的研究表明，PM/DM 与恶性肿瘤密切相关，文献资料中 3 例合并恶性疾病的患者，分别在诊断 PM/DM 的同时和之后相继发现了恶性疾病。目前 PM/DM 被看做是副肿瘤综合征的一种表现，应引起重视。有证据表明，肌炎伴发肿瘤在老年人多见，文献资料中 3 例患者年龄都 > 50 岁，因此对于老年 PM/DM 患者，更应警惕恶性疾病。PM/DM 伴发肿瘤的同时合并 RML 时，更易发生 ARF，使病情进一步复杂化，增加了死亡的概率，预后凶险。

RML 的发病机制为各种病因最终导致横纹肌细胞膜损伤和（或）细胞能量代谢障碍，并使细胞外钙和钠离子内流及细胞内容物外漏，细胞内钙依赖性钙蛋白酶及磷脂酶被激活，致使肌原纤维、细胞骨架及胞膜蛋白破坏，溶酶体在消化细胞微结构的同时，消耗大量三磷酸腺苷（ATP），进一步加重肌细胞内的能量危机。在诸多外漏的细胞内容物中，肌红蛋白在急性肾损伤发病中起重要作用。来源于肌红蛋白的亚铁血红蛋白形成管型，直接损伤肾小管，血红蛋白诱发 OH 自由基形成，导致肾小管上皮氧化损伤进一步造成其缺血性损伤，最终引起急性肾损伤及电解质紊乱等一系列并发症。由于肌红蛋白能迅速氧化，故尿呈棕色。在 RML 中有 20% ~ 33% 的患者发生急性肾损伤，此时应积极处理，降低病死率。而 PM/DM 很少累及肾，约 20% 的 PM/DM 可出现肌红蛋白，这将增加出现急性肾损伤的风险，本文总结的 12 例 PM/DM 继发 RML 中 4 例出现急性肾损伤，1 例经激素、免疫抑制剂、血液透析治疗，肾功能恢复正常，3 例死亡，3 例患者同时合并恶性肿瘤。

RML 的典型临床特征为肌痛、肿胀、无力、棕色或黑色尿，血清肌酸激酶（CK）可达正常值的 2000 倍或更高，尿中肌红蛋白 > 1 g/L 时，尿呈红褐色。广泛横纹肌坏死可能出现的并发症包括急性肾损伤、发病早期的低钙血症和后期的高钙血症合并骨骼肌钙化、高磷血症、高尿酸血症、高钾血症、肾筋膜室综合征等。急性肾损伤伴尿肌红蛋白阳性即可确诊 RML。RML 发病后病情进展快，如治疗不及时，几天内便迅速发展为急性肾损伤、电解质紊乱等一系列并发症而危及生命，PM/DM 临床同样可以表现为肌痛、肌无力及肌酶升高，但 PM/DM 除肌肉、皮肤损害外，常累及多种脏器，常与感染和其他胶原血管病相关，如 SS、肉样瘤病。本例患者确诊 PM 的同时继发有 SS，与文献的观点一致。PM/DM 发病后病情多逐渐加重，多数患者肌酸激酶（CK）增高，多不超过其正常上限的 100 倍。病理特征为不规则的肌肉坏死、再生和炎症，肌电图为肌源性损害，血清中存在自身抗体。病情易反复，若不能及时应用激素或免疫抑制剂治疗，患者预后极差。对于常见原因引起的横纹肌溶解综合征的诊断并不困难，而继发于 PM/DM 时，由于两者临床表现相互重叠，风湿科专科医师很容易只注意 PM/DM 的诊断而忽略 RML。因此，对于肌酸激酶（CK）急剧升高的 PM/DM，有必要查血、尿肌红蛋白，进一步明确是否存在继发 RML，以免延误治疗而影响预后。文献中的 2 例 RML 分别在 6 周、9 个月后出现 PM/DM，因此对于已诊断的 RML，仍应进一步随访，以便及时治疗。

启示与思考

RML 是一种可治的综合征，尽管其是发生急性肾损伤的主要原因之一，但经早期积极治疗，多数肾功能可以恢复正常。在急性期应给予积极的支持治疗，限制活动，卧床休息，鼓励大量饮水和静脉补液以稀释尿液。也可用碱性药物（如碳酸氢钠、乳酸钠林格液等），以防止肌红蛋白在肾小管中沉淀。出现急性肾损伤时应积极进行血液透析，降低病死率。虽然 PM/DM 很少出现肾病变，但同时继发 RML 时发生急性肾损伤的概率将会增加，如早期得不到正确的诊断，延误了治疗，将增加出现肾损害的风险，影响预后。及时、准确的诊断将为合理的治疗提供基础。本例患者在大量饮水和水化、碱化尿液、保护肾功能的基础上，同时口服激素、免疫抑制剂治疗原发病，尽管肾未受累，但经积极血液净化，不仅肾功能一直保持正常，而且基础疾病的口干、眼干、关节病变、淋巴结肿大等症状亦在短期内得到控制，可能与血液净化同时去除血浆中的异常抗体、免疫复合物及炎症因子等有关。提高对本病的认识，关注其相关的临床表现及特异的实验室异常，注意鉴别诊断，是诊治该病的基础。及时有效的治疗往往能控制病情，使原发病尽早得到控制，改善预后。

参考文献

[1] 王丽晖. 横纹肌溶解症致急性肾衰的病因及发病机制的最新研究进展. 国外医学泌尿系统分册, 2003, 23 (4): 446-448.

[2] 张改连, 黄烽, 张江林, 等. 皮肌炎继发干燥综合征及横纹肌溶解症一例及文献复习. 中国药物与临床, 2006, 6 (10): 751-754.

[3] Guis S, Mattei JP, Cozzone PJ, et al. Pathophysiology and clinicalpresentations of rhabdomnydlysis. J Bone Spine, 2005, 72 (5): 382391.

[4] Buchbinder R, Hill CL. Malignancy in patients with inflammmatorymnyopathy. Qurr Rheumatol Rep, 2002, 4 (5): 415-426.

[5] Stone SP, Buescher LS. Life-threatening paraneoplastic cutaneous syndromes. Clin Dermatol, 2005, 23 (3): 301-306.

[6] Singh D, ChanDer V, Chopra K. Rhabdonyolysis. Methods Find Exp Clin pharmacol, 2005, 27 (1): 39-48.

四、多发性肌炎 / 皮肌炎合并恶性肿瘤

多发性肌炎（polymyositis，PM）和皮肌炎（dermatomyositis，DM）是特发性炎性肌病（IM）中较为常见的两种类型。该类疾病易合并恶性肿瘤。为了解 PM/DM 合并恶性肿瘤的类型、临床特点、肿瘤治疗情况与预后，本文对山西省某医院风湿科近 5 年来收治的肿瘤相关性肌炎 / 皮肌炎患者进行回顾性总结，报告如下。

病例组 68

收集 2012—2017 年我院风湿免疫科住院的 PM/DM 患者 123 例，其中合并恶性肿瘤者 10 例。所有 DM/PM 患者均符合 1975 年 Bohan 和 Peter 的诊断标准。肿瘤的诊断中 9 例有病理学依据，1 例因高龄只有影像学依据。

临床资料包括患者的性别、年龄、病程以及主要临床表现，如发热、肌痛、四肢无力、眶周紫红斑、Gottron 征、关节炎、吞咽困难、是否合并肺间质病变等。实验室指标包括血清肌酸激酶（CK）、红细胞沉降率（ESR）、抗核抗体（ANA）、抗 Jo-1 抗体及肿瘤标志物等。对所有患者进行随访。根据有无合并肿瘤分为 2 组进行对比。

统计学方法　全部数据均用 SPSS 16.0 统计软件进行分析。呈正态分布的计量资料采用 t 检验，计数资料的比较采用卡方检验，$P < 0.05$ 为差异有统计学意义。

结果

PM/DM 患者 123 例，不合并肿瘤者 113 例，DM 患者 92 例，其中男性 18 例，女性 74 例；年龄 18 ～ 72 岁，平均 49 ± 14 岁；病程 1 个月至 7 年，PM 患者 21 例，其中男性 5 例，女性 16 例；年龄 22 ～ 68 岁，平均 55 ± 11 岁；病程 5 个月～ 4 年。其中合并恶性肿瘤患者 10 例（PM 1 例，DM 9 例；男性 6 例，女性 4 例）年龄 47 ～ 81 岁，平均 61 ± 14 岁，PM/DM 总肿瘤发生率为 8.13%，DM 为 8.91%，

PM 为 4.54%。

合并肿瘤的 PM/DM 患者和不合并肿瘤的 PM/DM 患者的临床特征比较：合并肿瘤组平均年龄 61 ± 14 岁，不合并肿瘤组平均年龄 50 ± 14 岁，差异有统计学意义（$t = 2.361$，$F = 0.21$）。合并肿瘤组男性比例高（60% 与 20%），差异有统计学意义（$\chi^2 = 5.965$，$P = 0.015$）；临床表现方面，吞咽困难、关节炎、肺间质病变的 2 组间差异无统计学意义（$\chi^2 = 0.483$，$P = 0.487$；$\chi^2 = 0.001$，$P = 0.999$；$\chi^2 = 0.056$，$P = 0.813$）。实验室检查：合并肿瘤组血清白蛋白水平 < 35 g/L 者比例高（90% 与 30%），差异具有统计学意义（$\chi^2 = 11.987$，$P = 0.001$），红细胞沉降率（ESR）、抗核抗体（ANA）、抗 Jo-1 抗体阳性率差异均无统计学意义（$\chi^2 = 0.269$，$P = 0.604$；$\chi^2 = 0.664$，$P = 0.415$；$\chi^2 = 0.307$，$P = 0.580$）

合并肿瘤的类型的类型包括：肺癌 4 例，胃癌 2 例，结肠癌 2 例，淋巴瘤 1 例，膀胱癌 1 例。肿瘤与 PM/DM 发病的时间关系：两者同时出现者 4 例（3 例发生淋巴结转移，1 例脑转移），其中伴 PM 1 例、伴 DM3 例。5 例患者肿瘤确诊并进行手术及放化疗后发现 DM，其中，1 例肺瘤患者于 5 年后发现 DM（同时发现双肺及肾上腺转移），余 4 例患者（3 例消化道肿瘤，1 例膀胱癌）均在肿瘤确诊后 6 个月内发现 DM，并未发现肿瘤转移。1 例 DM 患者在确诊后 3 年发现乙状结肠癌（肺转移）。

不合并肿瘤的 DM/PM 患者 113 例，接受激素冲击治疗者 22 例，其余患者予泼尼松 1 mg/（kg·d），均接受免疫抑制剂治疗，静脉给予丙种球蛋白（IVG）治疗者 14 例。其中失访 2 例（均为 DM 患者），随访患者中 DM 90 例，死亡 14 例（其中合并 ILD 者 12 例，心肌损害者 2 例）；PM 21 例，死亡 2 例（其中合并 ILD 者 1 例）。

所有合并肿瘤的 DM/PM 患者均进行了肿瘤的手术、放化疗等一项或多项治疗措施，治疗肿瘤的同时或之后也接受了 DM/PM 的治疗。予甲泼尼龙或泼尼松 30 ~ 80 mg/d，6 例加用环磷酰胺 400 mg/2 w，1 例加用吗替麦考酚酯 0.5 g bid。转归情况：2 例好转，于风湿科门诊定期复诊，8 例死亡，其中 6 例死于肿瘤复发或转移，2 例死于肺部感染呼吸衰竭。

病例分析

PM 和 DM 是特发性炎性肌病的主要类型，主要累及近端骨骼肌和皮肤。1916 年首次报道了 PM/DM 与肿瘤相关，目前各地报道的 DM/PM 合并肿瘤的发生率不一（4% ~ 42%），异质性较大，可能与种族不同、使用的诊断标准不同、随访时间不同或缺乏适当的对照组等有关。本研究中 PM/DM 合并肿瘤的发生率为

12.3%，在报道范围之内。高龄、男性被认为是 PM/DM 合并肿瘤的高危因素，本研究中也得到了相同的结果。合并肿瘤组年龄均 > 45 岁，平均年龄 61±14 岁，显著高于不合并肿瘤的 PM/DM 患者，差异有统计学意义（$P < 0.05$）。本研究中合并肿瘤的 PM/DM 组 10 例，男性 6 例，与不合并肿瘤组相比较，男性比例明显高于女性，差异有统计学意义（$P < 0.05$），临床特点方面，国内、外报道的皮肤坏死、吞咽困难是恶性肿瘤的独立危险因素，雷诺现象、关节炎、肺间质病变、高滴度抗核抗体（ANA）、抗 Jo-1 抗体阳性是恶性肿瘤的保护性因素。本报告中 2 组患者在吞咽困难、ILD，关节炎、抗核抗体（ANA）阳性、抗 Jo-1 抗体均无统计学差异（$P > 0.05$），可能与样本量小有关。PM/DM 伴发恶性肿瘤的类型主要是基于患者所在种族最常见的癌症（卵巢、肺癌、胃肠癌、乳腺癌和非霍奇金淋巴瘤），在亚洲患者中，鼻咽癌是最常见的恶性肿瘤，腺癌是最常见的组织学亚型，占 70%，癌症相关 DM 的诊断评估、风险因素和治疗选择是今后将涉及的主要领域。本研究合并肿瘤 PM/DM 患者 10 例中的肺癌 4 例，消化道肿瘤 3 例，无鼻咽癌患者。据调查，肺癌作为我国常见的恶性肿瘤，其发病率及病死率较 20 世纪明显升高，目前居于首位，可能与人口老龄化、空气污染、吸烟密切相关。本文合并肿瘤的 PM/DM 患者中高龄、男性比例高，吸烟者较多，这可能可以解释肌炎合并肿瘤中肺癌占比较高的原因。本文中合并肿瘤组白蛋白（ALB）水平明显低于不合并肿瘤组，差异具有统计学意义，与国内外文献报道一致。ALB 水平能在一定程度上反映体内炎症反应程度和患者一般消耗状态，低白蛋白血症是 PM/DM 预后不良的独立危险因素，术前血清白蛋白水平是影响肿瘤术后患者总生存期的重要指标。有学者对 92 例 PM/DM 患者进行短期生存预后相关因素的研究，发现死亡组患者 ALB 水平及血红蛋白（Hb）水平较低，COX 回归显示低白蛋白血症是影响预后的危险因素。

启示与思考

我们在今后的临床诊治及研究中需重视 ALB 的检测。综上所述，PM/DM 易合并肿瘤，5 年生存率低，临床上需提高警惕。建议对年龄 > 45 岁患者进行必要的癌症筛查，并在之后的随访中密切关注，以便进行早期诊治，提高患者生存率。

参考文献

[1] 尤旭杰，刘升云．多发性肌炎／皮肌类与恶性肿瘤．肿瘤基础与临床，2017，30（2）：170-172.

［2］盛君，陆进明，宣丹，等．92 例多发性肌炎皮肌炎患者短期生存预后相关因素分析．中国临床药理学与治疗学，2014，19（6）：674-679.

［3］王慧妍，刘艳艳，祝蕾艳，等，直肠癌术前血清白蛋白水平的预后意义．中国肿瘤临床，2012，39（23）：1909-1911.

［4］侯睿宏，薛登峰，马丹，等．多发性肌炎/皮肌炎合并恶性肿瘤十例临床分析．中国药物与临床，2018，18（5）：762-763.

［5］Wang J，Guo G，Chen G，et al．Mela-anaysis of the association of dermatomyasitis and polymyositis with eancer．Br J Dernatol，2013，169（1）：838-847.

［6］Loannis Z，Maria T，Michail N，et al．How can we effeectively ad dress the paraneoplastic dermatomyositis：diagnosis，risk factors and treatment options．J Buon，2017，22（4）：1073-1080.

［7］Huang YL，Chen YJ，Lin MW，et al．Malignancies as sociated with dermatomyositis and polymyositis in Taiwan；a nationwide population-based study．Br J Rheumatol，2009，16（1）：854-860.

［8］Ji SY，Zeng FO，Guo Q，et al．Predietive factors and unfavourable progmastie factors of interstitial lung disease in patiens with polymyositis or demnatommyositis：a retrospective study．Chinmed J（Engl），2010，123（5）：517-522.

［9］Nikolaos T，Maria T，Ioannis KD，et al．Dermatomyositis as anearly manifestation and a significant eclinical precursor of lung cancer：report of a rare case and review of the current literalure．Int J Clin Exp Med，2013，6（2）：105-109.

五、易误诊疾病

（一）棉籽油中毒

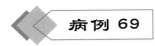

患者男性，25岁，主因"间断四肢无力3年，加重1个月"入院。3年前患者突然出现四肢无力，不能站立及行走，不伴意识障碍、发热、皮疹、四肢肌痛，就诊于当地县医院，查血钾2.0 mmol/L，予补钾治疗1周后肌力恢复，之后肢体无力反复发作，多发生于夏季，从事农田喷洒"敌敌畏""氧化乐果"等有机磷农药后，双侧大腿无力，严重时伴双上肢近端无力，蹲起困难，晨起为重，再次就诊于当地医院，查血钾正常，未予特殊处理，1～2个月后症状可自然减轻。1个月前无诱因再次出现双侧大腿无力，不影响行走，为求进一步诊治收住我科。病程中无面部蝶形红斑、反复口腔溃疡、脱发、光过敏，无口干、眼干、牙齿片状脱落。发病以来，患者精神好，食欲佳，睡眠正常，大小便正常。既往有"敌敌畏""氧化乐果"等有机磷农药接触史，常年食用自制棉籽油，吸烟5年，10支/日，少量饮酒。体格检查：全身皮肤黏膜无皮疹、黄染及出血点，舌面可见白斑，咽后壁散在滤泡，咽部无充血，扁桃体无肿大。心、肺、腹未见明显异常。脊柱生理弯曲存在，腰椎三向活动自如，各棘突压痛阴性，骶髂关节压痛及叩击痛阴性，四肢活动自如，关节无肿胀及压痛，双下肢无水肿。颈软、无抵抗，四肢肌力、肌张力正常，双侧巴宾斯基征（−）。

辅助检查

血常规、尿常规、便常规及潜血未见异常。红细胞沉降率（ESR）4 mm/h，C反应蛋白（CRP）4.19 mg/L，IgA 0.79 g/L，补体C4 0.13 g/L。肝功能：丙氨酸氨基转移酶（ALT）135.0 U/L，门冬氨酸氨基转移酶（AST）97.3 U/L，γ-谷氨酰转移酶（γ-GGT）192.0 U/L，血脂、肾功能、空腹血糖、电解质、心肌酶、心肌标志物、凝血系列、肿瘤标志物、术前免疫无异常。甲状腺功能：甲状腺球蛋白0.06 ng/ml，余正常。24小时尿钾37.43 mmol。抗溶血性链球菌O（ASO）

< 25.0 U/ml，类风湿因子（RF）< 20.0 U/ml，抗核抗体（ANA）、抗角蛋白抗体（AKA）、抗 CCP 抗体、抗 ENAs 抗体、抗 Jo-1 抗体、抗 Mi-2 抗体、抗 α- 胞衬蛋白抗体、抗 ds-DNA 抗体、抗 Sm 抗体、AHA、AnuA、ANCA（−）。结核抗体（−）。基础唾液流率 0.33 ml/min，刺激后唾液流率 0.8 ml/min，泪液分泌试验双眼均为 10 mm/5 min，泪膜破裂时间双眼 10 秒，角膜荧光染色双眼（−）。甲状腺彩超：甲状腺回声弥漫性改变。考虑桥本甲状腺炎。双颈部淋巴结肿大。心电图、腹部彩超、胸部 CT、四肢肌电图、肾上腺 CT 平扫未见明显异常，动态血压监测波动于 104 ～ 133 mmHg/57 ～ 77 mmHg。

诊 断

棉籽油中毒，桥本甲状腺炎。

治疗及转归

予补液、保肝、降脂、对症治疗，患者双大腿无力减轻，病情好转出院。

病例分析

　　该患者青年男性，病史 3 年，间断四肢无力，蹲起困难，晨起为重，不伴发热、皮疹、四肢肌痛、吞咽困难，无双侧对称性小关节肿痛，曾查血钾最低 2.0 mmol/L，炎性指标正常，肝功能异常，肌酶谱正常，自身抗体均为阴性，可除外干燥综合征、肾小管酸中毒、特发性炎症性肌病。患者肾上腺 CT 平扫未见异常，动态血压正常，不考虑肾上腺瘤。该患者曾有低钾血症，入院后查电解质、甲状腺功能、24 小时尿钾、肾上腺 CT、血糖等均正常，暂不考虑代谢性肌病。

　　很多药物都可引起肌病改变，包括风湿科的常用药。糖皮质激素能引起近端肌无力和肌肉萎缩，肌电图改变轻微，不具有特异性，肌肉活检显示仅 Ⅱ 型肌纤维萎缩。因此，当发生在炎性肌病患者的治疗过程中时，此种情况较难诊断。秋水仙碱、氯喹、羟氯喹可引起伴有空泡的轴突神经肌病，如下肌病。这种毒性常伴随肌酸激酶增高，停用后临床症状迅速缓解，肌酸激酶也恢复正常。有些患者在接受青霉胺治疗后出现多发性肌炎和重症肌无力等自身免疫性疾病。此外，任何能够升高或降低血清钠、钾、钙、磷酸或镁浓度的药物或激素均能诱导肌病症状。患者无上述药物接触史，暂不考虑药物因素致肌无力发作。患者曾有急性有机磷农药接触史，急性有机磷农药中毒可以表现为肌纤维颤动、强直性痉挛、肌力减退和瘫痪等。该患者四肢无力多发生于夏季，农田喷洒"敌敌畏""氧化乐果"等有机磷农药后，以双大腿无力为著，严重时伴双上肢近端无力，蹲起困难，晨起为重，不能除外此原因，但化验碱酯酶 9.88 kU/L，脂肪酶 18.3 U/L，均在正常范围，且患者病情发作时无明显毒蕈碱样症状及烟碱样症状，故急性有机磷农药中毒诊断依据不足。详询病史，患者近 3 年长期食用一种自制的棉籽油，查阅文献，严重棉籽油中毒可引起血钾降低，四肢无力症状，棉籽油中毒诊断明确。

棉籽油含亚油酸、油酸、棕榈酸甘油酯、棉籽色素腺体，后者含有多种色素，其中以棉酚（gossypol）为主。棉酚是一种血液毒和细胞原浆毒，对心血管、肝、肾、神经等均有毒性，还影响性腺和生殖细胞，供工业用，精制后亦可食用，一般在进食 2～4 天开始发病，短者数小时即可发病。棉籽油中毒的临床表现包括：①消化系统症状：流涎、恶心、呕吐、食欲缺乏，腹部不适；②神经系统症状：头晕、头痛、乏力、四肢麻木、烦躁、昏迷等；③循环系统症状：心动过缓、血压下降、心力衰竭、肺水肿；④泌尿系统症状：蛋白尿、血尿，重者发展为肾炎、尿毒症。夏季大量进食本品可出现高热、口唇及肢体麻木、皮肤红而无汗，伴烧灼、针刺或瘙痒感。慢性中毒的表现为皮肤干燥、潮红、日光晒后更加明显，女性有闭经，男性有精子减少或缺乏。重症患者有低血钾和低血钠表现。该患者有长期进食粗制棉籽油病史，有低钾血症，肝功能异常，心电图检查有心肌损害，棉籽油中毒诊断明确。对本患者的治疗要点为：更换食用油，多饮水，促进毒物排泄，避免接触农药或注意保护，补液、保肝、对症治疗。该患者发病间隔与家中食用油短暂更换有关，其家人未出现类似症状。随访 3 年，患者家中更换食用油后症状消退，未再出现病情反复。

启示与思考

本病诊断的难点在于，风湿科医生多从特发性炎性肌病来考虑肌无力原因，较少考虑一些特殊的食品及毒物接触史，该患者病史 3 年，多次就诊于当地县医院，未查明原因，故患者病情与辅助检查不符。当检查不能发现特殊异常时要注意仔细询问病史，避免误诊、漏诊。

（撰写人　李玉翠　校稿人　庞宇洁）

参考文献

[1] 高洁生．多发性肌炎和皮肌炎的诊断和鉴别诊断．临床内科杂志，2007，（7）：

437-441.

[2] 许永喜，丛玲. 集体棉籽油中毒5例报告. 基层医学论坛，2009，13（17）：576.

（二）甲状腺功能减退性肌病误诊

甲状腺功能减退伴近端肌无力和肌酶谱升高被称为甲状腺功能减退性肌病（hypothyroid myopathy，HM），接受甲状腺素治疗后，肌无力及肌酶可恢复正常。该病在甲状腺功能减退症患者中发生率不高，1项回顾性研究了1994年至2007年国内的相关文献及中山大学附属第二医院收治的甲状腺功能减退性肌病，共计84例患者。因对其知晓率较低，加之近端肌无力、肌酶谱升高等临床表现类似结缔组织病，临床上易将其误诊为结缔组织病，特别是多发性肌炎（PM）。山西省某医院风湿免疫科自2010年6月至2010年12月收治了3例以"肌无力、肌酶谱升高"为主要表现的患者，初步诊断为结缔组织病，对其中2例曾给予糖皮质激素治疗，后行甲状腺功能检查，均诊断为甲状腺功能减退，结合患者病史、症状、体征及肌酶谱、肌电图等结果，确诊为甲状腺功能减退性肌病。本文以这3例患者的诊治过程为例，分析HM误诊的原因，以期提高临床医师，尤其是风湿免疫科医师对该病的认识及诊断水平。

病例组 70

例1

患者男性，31岁，因间断乏力伴低热3个月，加重伴言语不利1个月入院。2010年8月初出现疲乏，伴上、下楼、下蹲、起立困难，言语不利，写字困难，腰部不适，颜面部及双小腿水肿。于当地医院检查：肌酸激酶（CK）3068 U/L，肌酸激酶同工酶（CK-MB）391.92 U/L，根据病史结合院外检查血清肌酶结果，初步诊断为PM，入院查体示：神志清楚，查体合作，皮肤粗糙，颜面部水肿，甲状腺Ⅰ度肿大，心肺腹未见阳性体征，双下肢非凹陷性水肿，四肢肌力、肌张力正常。自身抗体检测示类风湿因子（RF），抗核周因子抗体（APF），抗核抗体（ANA），抗角蛋白抗体（AKA）、抗U1核糖核蛋白抗体（抗U1-RNP抗体），抗SSA抗体、抗SSB抗体、抗Jo-1抗体、抗Mi-2抗体均为阴性。肌电图示肌源性损害（可能），因肌力正常，加之甲状腺肿大，双下肢非凹陷性水肿，皮肤粗糙，考虑有甲状腺功能减退的可能，行甲状腺功能检查，结果显示：血清超敏促甲状腺激素（hTSH）> 100 U/L，三碘甲状原氨酸（T_3）0.3 nmol/L，甲状腺素（T_4）5.74 nmol/L，血清游离三碘甲腺原氨酸（FT_3）0.4 pmol/L，血清游离甲状腺素（FT_4）0.69 pmo/L。甲状腺彩超示甲状腺体积增大伴实质弥漫性病变。诊断：甲状腺功能减退，桥本甲状腺炎。给予左甲状腺素钠片 25 μg qd，逐渐加量至 100 μg qd，每周复查甲状腺功能及肌酶谱。2周后疲乏无力及颜面部、双下肢水肿逐渐好转，肌酶谱及甲状腺功能均有所恢复，遂出院。3周后门诊复查，疲乏无力及颜面、双下肢水肿明显减轻，肌酶谱及甲状腺功能恢复至正常水平。

例2

患者男性，45岁，主因颜面部水肿，双手皮肤紧硬2年，皮肤瘙痒10天，伴舌头僵硬、言语不利、反应迟钝，于2010年12月入院。查体：精神萎靡，反应迟钝，颜面部弥漫水肿，眼睑水肿，甲状腺Ⅱ度肿大，心、肺、腹无阳性体征，双手背弥漫性水肿，握拳受限，双手背、前臂皮肤紧硬，双下肢非凹陷性水肿，皮肤粗糙，双足皮肤紧硬，四肢肌力、肌张力正常。该患者于2009年3月于我院检查，肌酸激酶（CK）2050 U/L，抗核抗体（ANA）1：100S，口服泼尼松 40 mg/d，来氟米特 20 mg/d，症状有所减轻，但未完全缓解。再次行抗体检查示：类风湿因子（RF），抗核周因子抗体（APF），抗核抗体（ANA），抗角蛋白抗体（AKA），抗U1-RNP抗体，抗SSA抗体、抗SSB抗体、抗Jo-1抗体、抗Mi-2抗体均为阴性。红细胞沉降率（ESR）18 mm/h，甲状腺功能检查示：血清游离甲状腺素（FT_4）< 0.04 pmol/L，血清游离三碘甲腺原氨酸（FT_3）1.34 pmol/L，促甲状腺激素（3rd-TSH）86.03 mIU/L，甲状腺微粒体抗体（TM-Ab）40.67%，甲状腺球蛋白抗体（TG-Ab）70.20%。确诊甲状腺功能减退，桥本甲状腺炎。给予左甲状腺素钠片 25 μg qd，每周逐渐加量至 100μg qd，定期复查甲状腺功能及肌酶谱。10天后颜面部及双下肢非凹陷性水肿、皮肤紧硬、言语不利及反应迟钝等症状有所缓解，遂出院3周后门诊复查甲状腺功能各项指标均接近正常，以上症状明显缓解。

例3

患者男性，35岁，主因进行性四肢无力、麻木12年，加重3月于2011年7月入院。患者从2009年始出现四肢麻木、无力，上楼及搬运物体时明显，无吞咽困难、心前区不适，无畏寒、少汗、乏力，无食欲减退、毛发脱落，伴轻微肌痛，口干，无眼干，无关节肿痛、晨僵，无咳嗽、咳痰、气促等症状。近3个月上述症状加重，伴有肌痛，口干仍然存在。1个月前开始出现双下肢踝部及颜面水肿。入院查体：双眼睑水肿，双下肢皮肤散在皮疹，声音嘶哑，心、肺、腹未见阳性体征，双手皮肤干燥、粗糙，四肢肌力、肌张力正常，双下肢轻度非凹陷性水肿。肌谱检测结果示：肌酸激酶（CK）4475 U/L、肌酸激酶同工酶（CK-MB）70 U/L；红细胞沉降率（ESR）22 mm/h，自身抗体检测：类风湿因子（RF），抗核抗体（ANA）、抗角蛋白抗体（AKA）、抗 U1-RNP 抗体、抗 SSA 抗体、抗 SSB 抗体、抗 Jo-1 抗体、抗 Mi-2 抗体均为阴性。肌电图示肱四头肌内侧、肱二头肌、胫前肌、腓肠肌内侧、趾短伸肌等均可见自发电活动，可见肌群多相波增多，动作电位时间缩短，提示肌源性损害。根据患者症状、体征及红细胞沉降率、肌电图结果初步诊断为皮肌炎。予糖皮质激素治疗。但查体肌力、肌张力正常，不符合皮肌炎表现，且双手皮肤干燥、粗糙，双下肢非凹陷性水肿，考虑甲状腺功能减退。甲状腺功能检查示：TSH > 100 U/L，FT_3 2.7 nmol/L，FT_4 1.8 nmol/L，TM-Ab 35.11%，TG-Ab 71.4%，诊断：原发性甲状腺功能减退。予左甲状腺素钠片 25 μg qd，逐渐加量至 100 μg qd，1周后面部及双足水肿减轻，甲状腺缩小，四肢麻木、无力明显缓解，10天后复查肌酶谱示肌酸激酶（CK）472 U/L，肌酸激酶同工酶（CK-MB）11 U/L，较入院时明显下降，出院。

病例分析

甲状腺功能减退是指各种原因导致的低甲状腺激素血症或因甲状腺激素抵抗而引起的全身性低代谢综合征，其病理特征为黏多糖在组织和皮肤堆积，表现为黏液性水肿（非凹陷性）。甲状腺功能减退常伴有肌力减退，累及肌肉与关节时称之为甲状腺功能减退性肌病。30% ~ 80% 的成年甲状腺功能减退患者具有肌肉损害的症状，轻者仅表现为全身乏力，重者表现为明显的肌无力、运动后肌肉痉挛、肌肉疼痛和肌肉僵硬，称为多发性肌炎样综合征。少数患者还表现为部分或全身肌肉肥大，被称为霍夫曼征。尽管少见，但是肌病表现可能是甲状腺功能减退的首发表现，曾有文献描述甲状腺功能减退患者的临床表现类似多发性肌炎 / 皮肌炎的临床表现。

总结文献对 HM 的描述，该病的临床表现为甲状腺功能减退以及肌痛、肌无力。诊断标准为：甲状腺功能减退的临床表现和生化检测结果、血清 TSH 升高以及近端肌无力的临床表现，伴有血清肌酸激酶、乳酸脱氢酶升高。其中四肢近端肌无力及血清肌酶升高等特点类似于多发性肌炎等结缔组织病的表现，当其以肌病为首发表现时或是对该病认识有限时，极易出现误诊。据文献报道，该病虽然罕见，但也有炎性肌病合并自身免疫性甲状腺功能异常的可能，这增加了诊断的困难。本组 3 个病例的特点均符合 HM 诊断条件，诊断 HM 明确。

HM 是 1897 年由 Hoffmann 首先发现的，临床表现为肌肥大，疼痛，假性肌强直，痛性肌痉挛，叩击肌肉时出现肌丘，收缩后松弛延缓；血肌酸激酶明显升高；肌电图类似多发性肌炎，动作电位时间缩短、波幅降低、多相波增多、神经传导速度减慢等。例 3 的肌电图结果与之相符。但 HM 与多发性肌炎的肌电图表现常同时显示为肌源性损害，因此其肌电图表现不具有鉴别诊断的特异性。

HM 可分为化学型、免疫型和混合型。化学型是由于甲状腺素缺乏直接影响糖、脂肪及蛋白质代谢，导致蛋白质合成减少，线粒体内呼吸酶减少，进而抑制三磷腺苷产生，使糖代谢异常，肌肉对葡萄糖的利用减少，从而影响肌肉功能。在甲状腺功能减退的状态下，肌细管囊泡对钙吸收缓慢，影响肌动蛋白和肌凝蛋白的活动，从而影响肌肉功能，需给予甲状腺激素治疗。免疫型与细胞和体液免疫有关，有研究表明其主要为 T 细胞免疫反应。病毒感染后，来自病毒的抗原激活体内的免疫细胞，T 淋巴细胞增生分化并释放白介素 -22、干扰素 -γ 等细胞因子，诱导机体表达组织相容性抗原复合物（MHC- Ⅰ、Ⅱ）。MHC 的异常表达可触发体内甲状腺滤泡和淋巴细胞等免疫细胞的活性，激活与细胞因子有关的脱氧核糖核酸蛋白，甲状腺局部产生的细胞因子又增强了免疫细胞的聚集和活性，直接影响靶器官，促使甲状腺成为"自毁性"的靶器官，从而导致甲状腺功能减退和肌病同时并存。此型 HM 导致全身免疫调节紊乱，体内可同时存在多种抗体，即免疫泛化，需予激素及（或）免疫抑制治疗。混合型则是甲状腺激素和免疫因素共同作用的结果，采用激素及（或）免疫抑制治疗会取得一定疗效。本组 3 例患者病程中均出现不同程度的肌无力临床表现，后 2 例患者给予激素及免疫抑制剂治疗后症状有所缓解，导致误诊。

由于 HM 是继发于甲状腺功能减退的一种肌肉病变，所以对其的治疗应给予甲状腺素替代，而多发性肌炎等结缔组织病的治疗则往往需要使用糖皮质激素和（或）免疫抑制剂。有文献证实，多发性肌炎与甲状腺功能减退引起的多发性肌炎样综合征最显著的差异是后者使用甲状腺激素替代治疗的临床恢复和实验室检查的改变。本文中 3 例患者给予左甲状腺素片治疗后，临床症状较原给予激素治疗时均有不同程度的缓解，且实验室检查也提示肌酸激酶（CK）及肌酸激酶同工酶（CK-MB）等均有下降，从而证实了 HM 的诊断。另一个诊断要点是自身抗体检测显示阴性，这也符合有关 HM 没有肌炎特定的自身抗体，如抗 Jo-1 抗体，抗 SRP 抗体和抗 Mi-2 抗体的描述，本文中 3 例患者的自身抗体检测均为阴性。

启示与思考

对肌无力和肌酶升高的患者应进行鉴别诊断，并将甲状腺功能检测作为常规检查项目。伴有肌肉受累的甲状腺功能减退是预后良好的疾病，其治疗以甲状腺素替代为主，一般需长期甚至终身服药，但预后较好。多发性肌炎的治疗主要以糖皮质激素及免疫抑制剂为主，其复发率较高，HM 与 PM 的预后完全不同，仅给予甲状腺素替代治疗，HM 就可以完全缓解直至治愈，即使应用糖皮质激素，PM 的预后也不容乐观。因此，常规检查甲状腺功能不仅可以减少患者使用不必要的糖皮质激素，同时也对正确诊断疾病，指导治疗及预后评价有重要意义。

参考文献

[1] 郑东辉，莫颖倩，戴冽，等. 84 例成人甲状腺功能减退性肌病临床荟萃分析. 国际内科学杂志，2009，36（9）：497-504.

[2] 王锁彬，贾建平. 成人甲状腺功能减退性肌病的临床表现. 中国康复理论与实践，2009，15（1）：19-20.

[3] 邵渊，赵辉，高志强，等. 炎性肌病合并甲状腺功能异常的临床分析. 实用临床医药杂志，2011，15（13）：96-98.

[4] 武莉，陶晓勇，于建敏，等. 甲状腺功能减退性肌病误诊 1 例. 人民军医，2011，54（1）：75.

[5] 王梅，张莉芸，李小峰，等. 甲状腺功能减退性肌病误诊 3 例并文献复习. 中华临床免疫和变态反应杂志，2012，6（2）：121-124.

[6] Kim JM，Song EJ，Seo JS，et al. Polymyositis-likesyndrome caused by hypothyroidism，presenting as camptocormia. Rheumatol int，2009，29（3）：339-342.

（三）误诊为皮肌炎的皮肤血管肉瘤

病例 71

　　患者男性，71 岁，主因"颜面部皮疹 6 个月，四肢肌无力 1 个月"入院。2017 年 1 月无诱因出现双侧上眼睑红肿，伴瘙痒，皮疹渐累及额部、双侧颊部，逐渐加重，外用地塞米松乳膏，皮疹缓解不明显。1 个月前出现四肢肌无力，日常生活不受影响，无双上肢抬举、下蹲起立困难，无肌痛，无声嘶、吞咽困难、呼吸困难，就诊于山西省某医院，疑诊皮肌炎，予甲泼尼龙琥珀酸钠 40 mg 静脉输注 2 周，皮疹有所好转，四肢肌无力逐渐加重，上、下楼困难，渐出现咳嗽、咳痰，白色黏痰，为进一步诊治入院。体格检查：额部、双上睑、面颊部红色水肿样皮疹（图 5-5-1）。心、肺、腹、大血管无异常体征。双下肢近端肌力 4 级，远端 5 级。

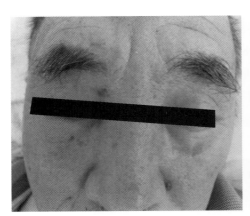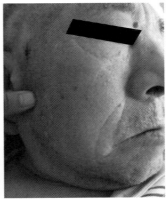

图 5-5-1　额部、双上睑、面颊部红色水肿样皮疹

辅助检查

　　血、尿、便常规：未见异常；红细胞沉降率（ESR）10 mm/h；C 反应蛋白（CRP）18.66 mg/L；肝、肾功能、肌酶谱、电解质、凝血系列、甲状腺功能：未见异常；乙肝 5 项、人免疫缺陷病毒抗体、梅毒螺旋体抗原血清试验、甲、乙、丙、戊肝炎病毒检测、结核抗体未见异常；肿瘤标志物（－）；C3、C4、IgG、IgA、IgM 均正常；抗核抗体（ANA）1：320，类风湿因子（RF）、抗 ENAs、抗

ds-DNA 抗体、AnuA、AHA、ACA、抗 β_2-GP1 抗体、p-ANCA、c-ANCA、肌炎抗体谱、自身免疫性肝炎相关抗体均（－）。心脏彩超、腹部彩超、泌尿系彩超、消化道造影未见异常；胸部 CT：双下肺轻度间质性改变；头颅 MRI：多发脑软化灶，脑白质缺血改变，多发缺血灶，头部皮肤弥漫性增厚；骨扫描：双踝关节骨质代谢增高，考虑退行性变可能性大；肌电图：未见特征性改变。

入院诊断

皮疹、肌无力原因待查：皮肌炎？恶性肿瘤不除外。

治疗及转归

患者老年男性，病史 6 个月，主要症状为双上睑及颜面部红色水肿样皮疹，四肢无力，咳嗽、咳痰，胸部 CT：双下肺轻度间质性改变；抗核抗体（ANA）1∶320H，高度疑诊皮肌炎，但入院查肌酶谱、肌电图均未见异常，皮肌炎诊断不成立。患者无发热，查 PCT、T.SPOT-TB、结核抗体、肝炎抗体、HIV、梅毒、呼吸道病原体、三次痰培养均阴性，暂不考虑感染性疾病。结合查肿瘤标志物、头颅 MRI、胸部 CT、腹部彩超、泌尿系彩超、骨扫描均未发现异常，暂无肿瘤证据。因患者拒绝行皮肤活检，疑诊非感染性肺肿瘤性疾病，无肌病性皮肌炎可能性大，治疗上予甲泼尼龙琥珀酸钠 80 mg/d，硫酸羟氯喹片 0.2 g bid，治疗 1 周，无效。再次强烈建议行右侧眼周皮肤活检，结果显示皮肤高分化血管肉瘤；免疫组化：Vimentin（+）CD31（+），F8（部分+），Fi-1（+）（图 5-5-2、图 5-5-3）。修正诊断：皮肤血管肉瘤，后转肿瘤科进一步诊治。

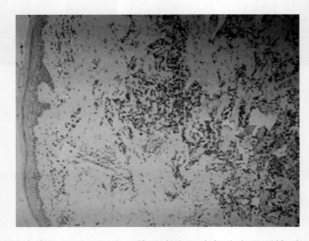

图 5-5-2　腔隙内未见明显红细胞，管腔内皮细胞部分有异型性（HE，×200）

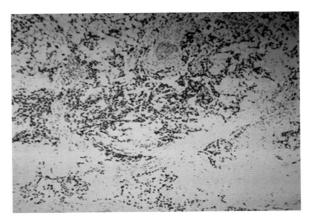

图 5-5-3　免疫组化染色结果（HE，×200）

病例分析

皮肤血管肉瘤（cutaneous angiosarcoma，CAS），又称为恶性血管内皮细胞瘤，是一种少见的、起源于内皮细胞的、具有高度侵袭性的恶性肿瘤。最常发病于老年人的头颈部，又称为 Wilson-Jones 型，占头颈部恶性肿瘤的 0.1% 以下。由于皮肤血管肉瘤来源于血管或淋巴管，血管内皮生长因子（VEGF）及其受体（VEGFR）引起了广泛关注。通过免疫组化分析，发现在血管肉瘤中普遍存在 VEGF 及其受体的异常激活。CD31 和 CD34 是最常用的免疫组织化学染色标记，大多数血管肉瘤表现为 CD31 和 CD34 阳性，CD31 特异性更强。

皮肤血管肉瘤皮损表现为良性撞伤样皮损，可伴有面部肿胀和水肿。进一步发展后的皮损表现为紫罗兰色隆起性结节、斑块和肿物。早期皮损不特异，常被误诊为皮肤紫癜、头面部水肿，这在一定程度上延误了疾病的诊断和治疗。有学者尝试通过皮肤镜早期诊断皮肤血管肉瘤，并提出紫红色川流样区域为血管肉瘤在皮肤镜下的重要表现。

皮肌炎的皮肤病变包括特征性皮肤损害，眶周水肿表现为上眼睑或眶周的水肿性紫红色皮疹。这种皮疹还可出现在两颊部、鼻梁、颈部、前胸 V 形区和肩背部。

皮肤血管肉瘤和皮肌炎在临床表现上有一些相似之处，极易混淆。目前公认的区分这两种疾病最好的方法是肌组织活检病理检查。本病例组中的皮损性质表现为双上睑及颜面部红色水肿样皮疹，甚至渐累及双侧额部、双侧面颊部，呈逐渐加重趋势，易误诊为无肌病性皮肌炎，可能与临床医生对本病不熟悉有关。本病例组的组织病理学结果与皮肤血管肉瘤相符合，肿瘤细胞形成管腔样结构，细胞具有异型性。

启示与思考

　　皮肤血管肉瘤预后较差，远处转移率为 36%，肺为最常见的远处转移部位，其次为骨和肝。预后差的相关因素包括发病年龄大于 50 岁、男性、心血管疾病病史、吸烟史、发病部位在头皮、肿瘤直径大于 5 cm、诊断时已经出现卫星灶。目前的治疗措施有限，因此，及时和准确诊断至关重要。该患者头颅 MRI 示头部皮肤弥漫性增厚，亦可为诊断提供一些线索，因此，掌握好一手资料，当好侦察兵，积极寻找诊断依据，"差不多、特别像"要不得，治疗效果不佳时需要学会反思和怀疑。临床与科研紧密结合，积极寻找更加可靠的生物学标志物，提高诊断准确性，减少误诊。

（撰稿人　刘　洋　校稿人　车国柱　乔鹏燕）

参考文献

[1] Shustef E，Kazlouskaya V，Prieto VG，et al．Cutaneous angiosarcoma：a current update．J clin Pathol，2017，70（11）：917-925.

[2] Dettenborn T，Wermker K，Schulze HJ，et al．Prognostic features in angiosarcoma of the head and neck：a retrospective monocenter study．J craniomaxillofac surg，2014，42（8）：1623-1628.

[3] Ishida Y，Otsuka A，Kabashima K．Cutaneous angiosarcoma：update on biology and latest treatment．Curr Opin Oncol，2018，30（2）：107-112.

[4] Deinlein T，Richtig G，Schwab C，et al．The use of dermatoscopy in diagnosis and therapy of nonmelanocytic skin cancer．J dtsch dermatol Ges，2016，14（2）：144-151.

[5] Guadagnolo BA，Zagars GK，Araujo D，et al．Outcomes after definitive treatment for cutaneous angiosarcoma of the face and scalp．Head Neck，2011，33（5）：661-667.

[6] Lee BL，Chen CF，Chen PC，et al．Investigation of prognostic features in primary cutaneous and soft tissue angiosarcoma after Surgical resection：A Retrospective Study．Ann Plast Surg，2017，78（3）：S41-S46.

第六章

系统性血管炎

一、大动脉炎

（一）大动脉炎合并颈总动脉血栓及活动性肺结核

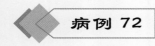

病例 72

　　患者女性，27 岁，主因"间断发热 1 年，发现颈部血管狭窄 4 个月"入院。2015 年 12 月无明显诱因出现间断发热，体温最高 38.5℃，午后多见，伴右颈部肿物，核桃大小，疼痛明显，无咳嗽、咳痰等不适，当地医院辅助检查示：红细胞沉降率（ESR）90 mm/h，超声：右颈部淋巴结肿大，给予左氧氟沙星、地塞米松治疗 5 天，体温降至正常，右颈部淋巴结肿痛减轻。2016 年 2 月再次出现发热，夜间为著，体温最高 39.0℃，伴咳嗽、咳黄痰，右颈部再次出现局部肿痛，自行口服对乙酰氨基酚片（具体剂量不详）后体温可降至正常。2016 年 3 月无诱因出现多关节疼痛，累及双手第 2、3 近端指间关节及双膝关节，不伴肿胀，仍有右颈部肿痛及低热，当地医院风湿科检查示红细胞沉降率（ESR）75 mm/h，抗核抗体（ANA）、抗 ENAs 均（−），胸部 CT 示右上肺斑片状影（图 6-1-1），骶髂 CT 示双侧骶髂关节退行性变，淋巴结活检示组织坏死性淋巴炎，考虑未分化脊柱关节炎、肺炎、组织坏死性淋巴炎，予复方倍他米松注射液 5 mg 肌内注射、头孢西丁及利巴韦林（具体剂量不详）静脉输注 5 天等治疗，关节疼痛减轻，仍有发热，后口服泼尼松 5 mg/d，体温可控制在正常范围，1 个月后停服泼尼松片，期间未再出现发热及颈部肿痛。2016 年 12 月患者体检行胸部 X 线检查示右肺上叶尖段及后段斑片状高密度影，胸部 CT（图 6-1-2）示右肺上叶斑片影，密度不均匀。外院行 PPD 试验：强阳性。诊断继发性肺结核可能，予异烟肼、吡嗪酰胺口服，利福平、左氧氟沙星静脉输注 1 个月（具体剂量不详），未再出现发热及颈部淋巴结肿大。2017 年 2 月复查淋巴结彩超时发现颈部血管狭窄，就诊于北京某医院风湿科，红细胞沉降率（ESR）93 mm/h，抗核抗体（ANA）1∶80（+），抗 SSA 抗体（+），T.SPOT-TB：A 孔 212，B 孔 316，诊断结缔组织病、肺结核。抗结核药物调整为异烟肼、乙胺丁醇、吡嗪酰胺口服，同时自行口服中药 3 个月（具体不详），今为进一步诊治入住我科。既往史、婚育史、家族史无特殊。体格检查示：左上肢血压 111/57 mmHg，右上肢血压 124/104 mmHg，左下肢血压 146/62 mmHg，右下肢血压 151/68 mmHg，双侧颈动脉搏动减弱，双侧颈动脉走行区可闻及收缩期吹风样血管杂音；右侧桡动脉搏动减弱，节律规则，无奇脉。

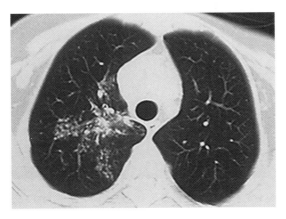

图 6-1-1　胸部 CT（2016 年 3 月）

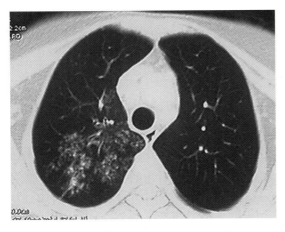

图 6-1-2　胸部 CT（2016 年 12 月）

辅 助 检 查

血常规、尿常规、肝、肾功能、IgG、IgM、IgA、C3、C4 均未见明显异常。红细胞沉降率（ESR）66 mm/h，C 反应蛋白（CRP）29.52 mg/L，抗核抗体（ANA）（±）1∶100（均质型），抗 SSA/Ro60 抗体（+），狼疮抗凝物、抗心磷脂抗体均（−），蛋白 C、蛋白 S 在正常范围内。颈部血管多普勒超声：双侧颈总动脉中、下段管壁弥漫性增厚，右侧颈总动脉血栓形成（急性期）（图 6-1-3），右侧锁骨下动脉窃血（Ⅲ期）。头颅 CTA：头臂干、左颈总动脉及左锁骨下动脉可见不同程度血管内膜增厚，管腔变窄；右侧锁骨下动脉、右颈总动脉重度狭窄；左颈总动脉轻度狭窄；颅内血管未见明显异常。

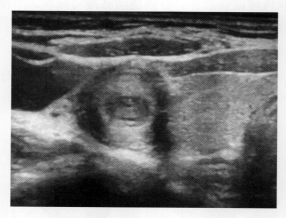

图 6-1-3 颈部血管多普勒超声（2017 年 3 月 12 日）

诊 断

大动脉炎（头臂干型），颈总动脉血栓形成，继发性肺结核（菌阴）。

治 疗 及 转 归

入院后予醋酸泼尼松片 60 mg/d、阿司匹林肠溶片 0.1 g/d 口服，低分子肝素钙注射液 4100 U qd，皮下注射及三联抗结核治疗，1 周后复查红细胞沉降率（ESR）32 mm/h，C 反应蛋白（CRP）< 2.5 mg/L；颈部血管彩超未提示血栓形成（图 6-1-4）。电话随访，患者出院后未再复诊，自行停服阿司匹林肠溶片，6 个月后自行减停激素，1 年后停抗结核治疗，目前仅间断口服中药治疗，患者无不适。

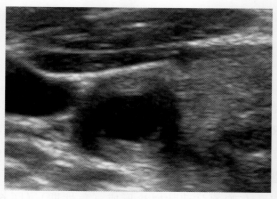

图 6-1-4 颈部血管彩超（2017 年 3 月 20 日）

病例分析

本例患者为青年女性，发病年龄＜40岁，双臂收缩压差＞10 mmHg，双侧颈部及锁骨下可闻及收缩期血管杂音，炎性指标明显升高，影像学可见颈总动脉血栓形成及血管管壁增生、管腔狭窄，大动脉炎（头臂干型）诊断明确。大动脉炎多见于青年女性，发病机制尚不确切，目前认为可能与自身免疫性疾病、遗传因素及某些感染性因素有关。本病因受累血管的部位、程度和范围不同，临床表现差异亦很大，故常易误诊。

该患者自2015年12月出现间断发热、颌下淋巴结肿大，上述症状反复出现，2016年3月于外院行胸部CT提示右上肺斑片状影，形态不规则，密度不均，给予抗感染疗效差，后仍有间断发热，未再复查胸部CT，2017年2月患者再次因发热复查胸部CT提示：右上肺斑片状高密度影，形态不规则，密度不均，部位及性质同前，同期T.SPOT-TB阳性，PPD强阳性，而多次痰涂片未见结核分枝杆菌，给予四联抗结核治疗，治疗2个月后复查胸部CT示：右上肺斑片状高密度影较前明显吸收。根据中国专家关于菌阴肺结核诊断标准，3次痰涂片及1次培养阴性的肺结核，其诊断标准为：①典型肺结核症状和胸片；②抗结核有效；③排除其他非结核疾病；④PPD强阳性，血清抗结核抗体阳性；⑤痰菌PCR和探针检测呈阳性；⑥肺外组织病理证实结核病变；⑦BAL液中检出抗酸分枝杆菌；⑧支气管镜或肺组织病理证实结核病变。具备1～6项中的3项或7～8项中的1项可确诊。患者符合其中前4项，诊断肺结核（菌阴）明确。患者经抗结核治疗后，红细胞沉降率无下降，后复查颈部淋巴结超声时发现颈部血管狭窄，进而发现全身多发血管狭窄，颈总动脉血栓形成，诊断大动脉炎（头臂干型）明确，经激素、免疫抑制剂治疗后好转，颈动脉血栓消失，病情好转出院，随访至今病情平稳。

然而，患者大动脉炎何时发生？结核分枝杆菌感染在其中起到了什么作用？大动脉炎与结核分枝杆菌感染之间的关系如何？该患者颈总动脉血栓形成的机制如何？

查阅国内外文献普遍认为，感染与大动脉炎（takayasu arteritis，TA）的发病有关，特别是结核分枝杆菌感染。虽然在TA患者尸检的血管壁中没有检测到明确的结核分枝杆菌，但是结核分枝杆菌核酸片段的阳性检出率显著增高。另外，有文献报道，TA在亚洲、非洲和南美洲这些结核高发的地区发病率较高，并且在TA患者受累的血管中，可以看到与结核感染典型病理表现类似的肉芽肿和朗格汉斯巨细胞，同时TA患者PPD试验的阳性率也较高，所以考虑结核感染可能是TA的病因之一。近年的研究发现，在TA的主动脉活检标本中，70%可以检测出结核分枝杆菌特异性的IS6110和HupB核酸序列，提示结核分枝杆菌感染与TA

的发病机制密切相关。该患者为青年女性，间断发热 1 年余，先后 2 次胸部 CT 均提示右上肺高密度病灶，菌阴肺结核诊断明确，肺结核发生 1 年后发现颈部血管狭窄，进而发现大动脉炎，结合国内外文献报道，我们考虑结核分枝杆菌感染激发了机体免疫反应，进而导致大动脉炎的发生。

该患者入院后行颈动脉超声，提示颈总动脉血栓形成，那么该患者发生颈总动脉血栓的机制是什么？多发性大动脉炎导致动脉内血栓形成并不常见，根据国内文献报道，分析其形成的可能原因如下：①多发性大动脉炎早期表现为血管外膜和外层肉芽肿性炎症，逐渐发展至血管全层，最终使内膜增厚、纤维组织增生，导致血栓形成；②多发性大动脉炎患者活动期血浆内皮素 −1、血管紧张素Ⅱ、血管内皮生长因子等水平明显升高，可能与血管内皮损伤以及血栓形成有一定的相关性；③ Shin 等报道了 1 例多发性大动脉炎患者因 *FVL* 基因缺失导致活性蛋白 C 拮抗，提示活性蛋白 C 无法正常有效地水解、灭活 FVa，使凝血酶原复合物、凝血酶生成增加，造成体内高凝状态；④ Mittermayer 等报道 1 例 35 岁女性白人多发性大动脉炎患者同时存在抗磷脂抗体综合征，以致动脉内血栓形成。本例患者血抗心磷脂抗体（ACA）、狼疮抗凝物（LA）阴性，可除外合并抗磷脂抗体综合征引起的高凝状态。

结核分枝杆菌是否参与了颈总动脉血栓的形成？张金花等报道了结核感染合并大动脉炎患者腹主动脉内巨大血栓 1 例，分析结核变态反应所致血管内膜及心内膜炎的血液流变学改变，可能为血栓形成提供条件。但是，也有文献报道，肺结核患者因 D- 二聚体和纤维蛋白原水平显著升高，体内处于高凝状态，进而导致下肢深静脉血栓形成。而结核分枝杆菌感染导致动脉血栓的发生未见文献报道。该患者大动脉炎、活动性肺结核诊断明确，颈总动脉血栓形成，经积极治疗原发病、低分子肝素钙抗凝治疗数日后，颈总动脉血栓消失，推测为急性期血栓，结合文献复习，考虑该患者的血栓形成与大动脉炎导致的血管炎相关。

启示与思考

对于年轻女性、活动性结核患者，需警惕大动脉炎的发生及血栓形成，预防重要脏器缺血梗死，改善患者预后。要不断提高风湿科及相关科室临床医生的诊疗水平。

（撰稿人　杨艳丽　校稿人　梁美娥　高晋芳）

参考文献

[1] 江华. 肺结核并发下肢深静脉血栓形成例分析. 中国伤残医学, 2013, 21（9）: 239.

[2] Arnaud L, Cambau E, Brocheriou I, et al. Absence of mycobacterium tuberculosis in arterial lesions from patients with Takayasu's arteritis. J Rheumatol, 2009, 36（8）: 1682-1685.

[3] Soto ME, Avila casado MDC, Huesca Gomez C, et al. Detection of iS6110 and Hup B gene sequences of mycobacterium tuberculosis and bovis in the aortic tissue of patients with Takayasu's arteritis. BMC infect dis, 2012, 12 （1）: 194.

[4] Richards BL, March L, Gabriel SE. Epidemiology of largevessel vasculidities. Best pract res clin Rheumatol, 2010, 24（6）: 871-883.

[5] Siegel-Axel DI, Gawaz M. Platelet and endothelial cells. Semin thromb hemost, 2007, 33（2）: 128-135.

[6] Shin DD, Godwin JE. Takayasu's arteritis associated with factor Ⅴ Leiden. Am J Hematol, 1999, 60（1）: 237-238.

[7] Mittermayer B, Paz SO. Rare association of antiphospholipid syndrome and Takayasu arteritis. Clin Rheumatol, 2006, 31（1）: 576-578.

（二）原发干燥综合征合并大动脉炎的重叠综合征

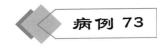
病例 73

　　患者女性, 60岁, 主因"间断多关节痛20年, 伴口、眼干、左上肢无力1年"入院。20世纪80年代出现对称性多关节疼痛, 累及双手、膝、足各关节, 不伴晨僵及梭形肿胀, 活动不受限。1999年9月底受凉后关节疼痛加重, 左侧肢体怕冷无力、麻木, 口干、眼干涩明显, 皮肤干燥、瘙痒伴头晕, 夜间入睡困难。既往史: 1960年曾行颈部淋巴结切除术, 抗结核3年痊愈。体格检查: 体温36.8℃, 脉搏76次/分, 血压: 右上21.3/12.7 kPa, 左上13.3/8.0 kPa, 全身皮肤黏膜干燥，可见较多抓痕，猖獗龋，左颈部可闻及 3 级收缩期血管杂音，伴震颤，左颈动脉、肱动脉，桡动脉搏动减弱，双足背动脉搏动一致，心肺腹未见异常。

辅助检查

血常规、便常规正常，尿常规、潜血（+），pH 7.5，红细胞沉降率（ESR）12 mm/h，PPD 试验（−），血清白蛋白 32.3 g/L，球蛋白（GLB）34.4 g/L，类风湿因子（RF）（+），抗核抗体（+）1 : 80（斑点型），抗 ENAs 示：抗 SSA 抗体、抗 SSB 抗体（+），余（−）。唾液基础流率 0.06 ml/min，刺激后 0.54 ml/min，眼科 Schirmer's 试验：10 mm/5 min，泪膜破裂时间（BUT）：10 秒。下唇黏膜活检的腺体组织中可见淋巴细胞灶性浸润（＞50 个 / 灶），血管超声示左锁骨下动脉内径 6 mm，管壁欠光滑，血流频谱呈充填型。数字减影血管造影（DSA）示：左锁骨下动脉晚期显影（逆行），起始部显示不良，闭塞。

诊断

重叠综合征，干燥综合征，大动脉炎。

治疗及转归

予泼尼松 60 mg/d 口服，环磷酰胺（CTX）静脉冲击治疗，4 周后多关节痛、口、眼干、左上肢无力减轻，桡动脉搏动较入院时略有力。出院后泼尼松逐渐减量至 5 mg/d 维持，间断静脉滴注 CTX 治疗，随诊 3 年病情稳定。

病例分析

干燥综合征是一种侵犯外分泌腺体（尤其是唾液腺和泪腺）而造成的以口、眼干燥为主要临床表现的慢性自身免疫性疾病。该病除有外分泌腺受损的症状外，还可有腺体外（如关节痛、肌痛、皮疹以及内脏损伤等）症状。其病理改变为淋巴细胞浸润及血管炎。这种血管炎往往因冷球蛋白血症、高球蛋白血症或免疫复合物沉积引起，侵犯小血管（过敏性或白细胞破碎型血管炎）及中等血管（急性坏死性血管炎）。大动脉炎是指主动脉及其主要分支及肺动脉的慢性进行性非特异性炎症，以引起不同部位的狭窄或闭塞为主，好发于肾动脉、胸腹主动脉、头臂动脉，尤其是左锁骨下动脉及肠系膜上动脉，有些小及大血管的血管炎病变可能会累及中等动脉，但大及中等血管的血管炎不会累及小的血管，唯有白塞综合征以血管炎改变为特征，可累及全身各大、中、小血管，其中以小静脉最常受累。

在临床工作中，除白塞综合征外，同时侵及各级血管的血管炎较少见到。本例不具有复发性口腔溃疡、生殖器溃疡及眼色素膜炎，由病史即可除外白塞综合征；具有口、眼干症状，经口腔科、眼科检查，确诊口、眼干燥综合征。免疫学检查：抗核抗体阳性 1：80（斑点型），抗 SSA 抗体、抗 SSB 抗体阳性，故诊断原发干燥综合征成立，根据女性左臂动脉搏动减弱，双上肢动脉压差 > 2.7 kPa，左颈部血管杂音，血管超声、造影均支持大动脉炎诊断。重叠综合征（OCTD）是指同一患者同时或先后患有两种或两种以上的结缔组织病，由于继发干燥综合征（SS）在许多结缔组织病中出现，故通常不将干燥综合征列入重叠综合征范畴，原发干燥综合征有其自身的诊断标准，在其病程中又出现另一典型的结缔组织病，应视为 OCTD。该患者为典型的 SS 患者又有大动脉炎的典型特征，可诊为干燥综合征 / 大动脉炎的重叠综合征。

启示与思考

针对本例患者的两种疾病，经激素、免疫抑制剂治疗后有效，预后良好，在类似疾病中，我们需要拓宽思维，跳出固有思维模式进行诊断和治疗。

参考文献

[1] 许珂，李小峰，王来远．原发干燥综合征重叠大动脉炎 1 例．山西医药杂志，2002，1（6）：467-468.

[2] Mandell BF，Hoffiman GS．Differentia ting the vasculitis．Rheum dis clin North Am，1994，20：409.

[3] Lazaro MA，Cecco JAM，Catoggio LJ，et al．Clinical and serological characteristics of patients with overlapsyndrome is mixed connective tissue disease a distinctentity．Medicine，1989，1（68）：58-65.

（三）类风湿关节炎合并大动脉炎

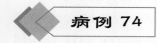

病例 74

　　患者女性，44 岁，主因"对称性多关节肿痛 20 年，关节畸形 10 年，神志淡漠 2 天"于 2013 年 1 月 10 日入院。患者于 1993 年无明显诱因出现对称性多关节肿痛，累及双手近端指间关节、掌指关节、腕、肘、肩、膝、踝及足趾关节，晨僵时间大于 1 小时，活动后缓解，口服"止痛药"可缓解，症状仍时有反复。2003 年始渐出现双手及双足趾关节畸形，未正规诊治。2013 年 1 月 8 日无明显诱因出现神志淡漠、问话不答、左侧肢体活动障碍，不伴发热、抽搐、大小便失禁。为求进一步诊治入住我科。病程中无口干、眼干、牙齿块状脱落及腮腺肿大，无脱发、皮疹、光过敏、口腔溃疡、外阴溃疡、眼炎，无咳嗽、咳痰、胸闷、心悸、恶心、呕吐、腹痛、腹泻。既往史、个人史、家族史均无特殊。体格检查：左上肢血压 178/81 mmHg，右上肢血压 153/72 mmHg，神志淡漠，反应迟钝，言语欠流利。心、肺、腹无异常体征。双侧颈部、锁骨上窝未闻及明显血管杂音，双侧桡动脉搏动较弱，足背动脉搏动正常。脊柱呈生理性弯曲，前屈、后伸及侧弯活动正常，各棘突及椎旁肌肉无压痛，双手尺侧偏斜，右手第 2 指、左手第 2、3 指呈"天鹅颈"畸形，左手第 4、5 指呈"纽扣花"畸形，双腕关节掌屈、背伸受限，双足趾关节向腓侧偏斜，双足第 1 跖趾关节外侧可见圆形皮下结节，质中，无压痛。左侧鼻唇沟偏浅，右侧肢体肌力 5 级，左侧肢体肌力 5⁻级，四肢肌张力略增高，四肢腱反射（+++），双侧巴宾斯基征（+）。

辅助检查

　　血尿便常规正常；红细胞沉降率（ESR）22 mm/h；C 反应蛋白（CRP）19.90 mg/L；肝、肾功能、电解质、心肌酶、血脂、血糖、凝血均正常；类风湿因子（RF）146 U/ml，抗核抗体（ANA）1∶160（均质型），抗角蛋白抗体（AKA）1∶80，抗 CCP 抗体 748.45 RU/ml，抗 ENAs 抗体、抗 α-胞衬蛋白抗体、p-ANCA、c-ANCA、抗 MPO 抗体、抗 PR3 抗体均（－）。双手正位片（图 6-1-5）示：双手骨质疏松、各腕骨及部分掌指骨关节面下可见小囊状透亮影，部分掌指关节及指间关节间隙变窄、变形，双腕关节间隙变窄。骨盆平片：未见明显异常。胸部 CT、腹部彩超、心脏彩超未见异常。头颅 MRI + MRA（图 6-1-6、图 6-1-7）示：

右侧额叶脑梗死急性期，左侧额叶软化灶，双侧脑室旁腔隙性脑梗死；左侧颈内动脉、大脑前动脉未显影，右侧颈内动脉、大脑前、中动脉、左侧大脑中动脉显影细，右侧椎动脉显影细。全脑血管造影（图 6-1-8）示：右侧颈内动脉起始段以远全程中度狭窄，右侧颈内动脉终末段重度狭窄，左侧颈内动脉起始段以远闭塞。血管彩超：四肢动脉、腹主动脉、腹腔干起始段、肠系膜上动脉、肾动脉、髂动脉未见异常，下腔静脉、肠系膜上静脉汇入门静脉段未见异常。

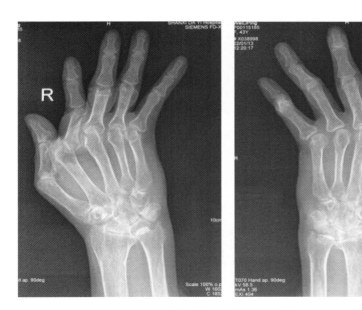

图 6-1-5　双手正位片

注：双手骨质疏松、各腕骨及部分掌指骨关节面下可见小囊状透亮影，部分掌指关节及指间关节间隙变窄、变形，双腕关节间隙变窄

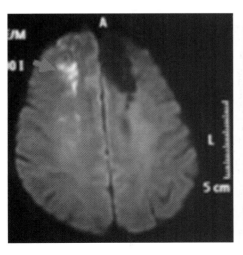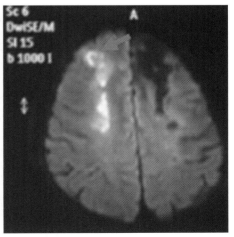

图 6-1-6　头颅 MRI

注：右侧额叶脑梗死急性期，左侧额叶软化灶，双侧脑室旁腔隙性脑梗死

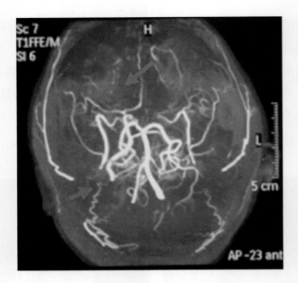

图 6-1-7 头颅 MRA

注：左侧大脑前动脉未显影，右侧大脑前、中动脉、左侧大脑中动脉显影细，右侧椎动脉显影细

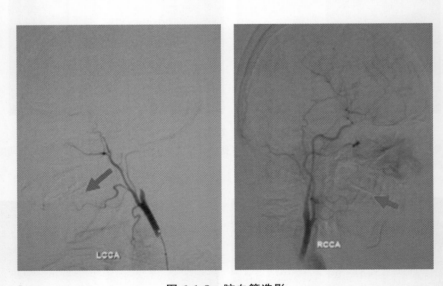

图 6-1-8 脑血管造影

注：左侧颈内动脉起始段以远闭塞，右侧颈内动脉起始段以远全程中度狭窄，右侧颈内动脉终末段重度狭窄

诊 断

重叠综合征，类风湿关节炎，大动脉炎。

治疗及转归

静脉输注甲泼尼龙琥珀酸钠 80 mg/d×1 天，40 mg/d×3 天，环磷酰胺 400 mg/2 w，口服来氟米特 10 mg/d、氯吡格雷 75 mg/d、阿托伐他汀 20 mg/d，以及营养神经、改善循环、补钙等对症治疗，出院时口服泼尼松 50 mg/d，多关节无肿痛，左侧肢体活动好转。体格检查：神志清楚，反应尚可，言语流利，左侧鼻唇沟偏浅，双侧肢体肌力 5 级，四肢肌张力正常，四肢腱反射（+++），双侧巴宾斯基征（+）。复查红细胞沉降率、C 反应蛋白降至正常。随访 5 年，患者关节症状稳定，言语流利，对答切题，左侧肢体活动正常。

病例分析

患者中年女性，病史 20 年，有对称性多关节肿痛，大于 3 个关节，腕、掌指关节、近端指间关节肿痛，晨僵持续时间 > 1 小时，类风湿因子（RF）（+），X 线可见双手骨质疏松、关节间隙变窄，根据 1987 年美国风湿病学会（ACR）类风湿关节炎诊断分类标准，患者诊断类风湿关节炎明确。患者既往无高血压、高脂血症、糖尿病高危因素，无烟酒不良嗜好，此次出现急性脑梗死，查体双上肢收缩压差 > 10 mmHg，双侧桡动脉搏动减弱，血管造影提示右侧颈内动脉起始段以远全程中度狭窄，右侧颈内动脉终末段重度狭窄，左侧颈内动脉起始段以远闭塞，根据 1990 年 ACR 大动脉炎分类标准，患者诊断大动脉炎（头臂干型）明确。

类风湿关节炎（RA）是一种以侵蚀性关节炎为主要表现的自身免疫性疾病，也可出现关节外表现，如皮肤黏膜损害（类风湿结节、皮疹、皮肤溃疡等）、肺间质病变、周围神经病变等，其主要病理基础为血管炎。近年来研究发现，RA 伴发血管炎是由于 Th1 介导的肿瘤坏死因子 -α（TNF-α）、细胞间黏附分子（ICAM）-1 明显增加，损害血管周围细胞及内皮细胞，从而发生血管损伤，但 RA 血管炎以中小血管受累为主，一般不累及大动脉。

大动脉炎（takayasu arteritis，TA）是指主动脉及其主要分支的慢性进行性非特异性肉芽肿性炎性疾病，病变多见于主动脉弓及其分支，其次为降主动脉、腹主动脉和肾动脉。多发于年轻女性，30 岁以前发病占 90%，40 岁以后较少发病。发病机制可能与 T 淋巴细胞浸润及前炎症因子 TNF-α 升高有关。文献报道 22% ~ 56% 的 TA 患者出现关节痛和关节炎，但一般为非侵蚀性关节炎，且化验类风湿因子（RF）阴性。

本例患者病史 20 年，有对称性多关节肿痛，大于 3 个关节，腕、掌指关节、近端指间关节肿痛，晨僵持续时间 > 1 小时，类风湿因子（RF）（+），X 线可见双手骨质疏松、关节间隙变窄，根据 1987 年 ACR RA 诊断分类标准，诊断 RA 明确；在此基础上出现脑梗死、双上肢收缩压差＞ 10 mmHg，双侧桡动脉搏动减弱，血管造影提示大动脉狭窄或闭塞，符合 1990 年 ACR TA 分类标准，故诊断 RA 合并 TA，而非 RA 继发血管炎，或 TA 伴发关节炎症状。

尽管 RA 与 TA 在发病机制上存在相似之处，在基因易感性的基础上出现免疫异常和系统性炎症可能是其共同机制，但临床上 RA 合并 TA 的病例却很少见，提示其发病机制尚有待进一步研究。国内仅有一个学者报道了一例 RA 合并 TA（腹主动脉型）的患者，检索国内外文献，RA 合并 TA 迄今以个案形式报道的共 12 例，其中 8 例患者 RA 发病在前，TA 发病在后，5 例 TA 出现于 RA 缓解期，3 例出现于 RA 活动期，诊断 TA 的平均年龄为 47.3±14.6 岁，高于单纯发病的 TA 患者，最短于 RA 患病 2 年后发病，最长达 11 年。本例患者 TA 发病时年龄为 44岁，RA 处于缓解期，与文献报道一致，但 TA 在 RA 病史 20 年后才发病，其原因可能是 TA 早期的症状如发热、乏力等也可出现 RA，掩盖了 TA 的非特异性症状，最终患者经过激素联合免疫抑制剂以及对症治疗后，病情好转，之后规律随访，目前病情稳定。

启示与思考

RA 和 TA 之间确切的关系尚不清楚，这两种疾病的发展可能代表着非特异性的全身性炎症改变，当临床工作中出现 RA 不能解释的器官缺血症状，或 TA 伴发关节炎时，临床医师需考虑到两者同时存在的可能，尽早完善相关检查，以达到早期诊断、早期治疗，改善患者预后。

（撰稿人　马　丹　校稿人　高晋芳　刘素苗）

参考文献

[1] 李丽，徐东，张奉春，等. 类风湿关节炎伴血管炎 22 例临床特征. 中华临床免疫与变态反应杂志，2016，10（2）：101-105.

[2] 李宏超，田新平. 大动脉炎并发类风湿关节炎一例. 中华临床免疫与变态反应杂志，2016，10（4）：21-26.

[2] Lee YH，Bae SC. Intercellular adhesion molecule-1 polymorphisms，K469E and G261R and susceptibility to vasculitis and rheumatoid arthritis：a meta-analysis. Cell Mol Biol（Noisy-le-grand），2016，62（12）：84-90.

［3］ Espinoza JL，Ai S，Matsumura I. New insights on the pathogenesis of takayasu arteritis：revisiting the microbial theory. Pathogens，2018，7（3）：73.

［4］ Verweij KE，van Well AM，vd Sluijs JW，et al. Late onset takayasu arteritis and rheumatoid arthritis. Case Rep Med，2012，1-3.

二、巨细胞动脉炎

^{18}F-FDG PET-CT 诊断巨细胞动脉炎

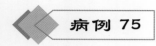

病例 75

　　患者女性，81 岁，主因"多部位疼痛 3 个月，加重 20 天"于 2013 年 10 月 31 日入院。2013 年 7 月无明显诱因出现双膝关节疼痛，无肿胀，后渐出现四肢肌肉疼痛，无上肢抬举困难及下肢蹲起困难，不伴咳嗽、咳痰、吞咽困难、饮水呛咳，无皮疹，同期出现头痛，呈胀痛，以右侧颞部及顶部为著，同时自觉发热，未测体温，自服布洛芬缓释片，疼痛可缓解。近 20 天四肢肌肉疼痛及头痛加重，上臂抬举及下蹲起立稍受限，行走缓慢，无踩棉花感，无嘴角歪斜、流涎等，为求进一步诊治入院。病程中，有牙齿块状脱落，无口干、眼干，无皮疹，无双手遇冷变白变紫，近 3 个月体重减轻 2.5 kg。既往史：2006 年诊断双眼白内障，现左眼失明。体格检查：体温 37.8℃，神清语利，全身皮肤未见皮疹，左眼失明，心、肺、腹无阳性体征。颞动脉未触及，颈动脉、锁骨下动脉、腹主动脉、肾动脉未闻及血管杂音。四肢近、远端肌肉压痛（+），四肢近、远端肌力 4$^+$ 级。生理反射存在，病理反射未引出。

辅助检查

　　血常规：白细胞计数（WBC）5.4×10^9/L、中性粒细胞百分比（NE%）58.4%、血红蛋白（Hb）、血小板（PLT）正常；尿常规：尿潜血（BLD）（++）、镜检白细胞每高倍镜视野 8 ～ 10 个、可见细菌；红细胞沉降率（ESR）78 mm/h；C 反应蛋白（CRP）60.14 mg/L；降钙素原（PCT）＜ 0.05 ng/ml；肝功能、肾功能、心肌酶、电解质、补体、甲状腺功能、肿瘤标志物：大致正常；2 次尿培养：大肠埃希菌＞ 100 000 cfu/ml；血培养（−）；肝炎抗原抗体、HIV 抗体、结核抗体、EB 病毒、CMV 病毒、流感病毒、腺病毒、呼吸道合胞病毒、肺炎支原体、肺炎衣原体、军团菌、立克次氏体均（−）；IgG 17.6 g/L、IgA 5.32 g/L，抗核抗体（ANA）1∶100（颗粒型），类风湿因子（RF）、抗角蛋白抗体（AKA）、抗 CCP

抗体、抗 ENAs、自身肌炎抗体（－）；PR3 69.5 RU/ml，抗 MPO 抗体、p-ANCA、c-ANCA 均（－）；胸部 CT：双肺下叶间质改变。腹部彩超、心脏彩超未见明显异常；头颅 MRI：多发脑梗死及缺血灶；骨髓象：增生活跃，粒系占 58%，红系占 19%，淋巴细胞占 16.5%；全身骨扫描：重度骨质疏松症，胸、腰椎退行性变，双侧肩关节、肘关节、腕关节、掌指关节、髋关节、膝关节代谢增多，考虑炎性病变。全身 PET-CT 示双侧椎动脉全程代谢弥漫增高。

诊　断

巨细胞动脉炎。

治疗及转归

口服甲泼尼龙 32 mg/d、甲氨蝶呤 10 mg/w 及静脉输注环磷酰胺 400 mg/w，患者无发热、头痛，红细胞沉降率降至正常，甲泼尼龙逐渐减量至 4 mg/d 维持，环磷酰胺减至 400 mg/m，随访 3 年病情稳定。

病例分析

患者老年女性，病史 3 个月，以多部位疼痛起病，后出现发热、头痛，入院后 2 次尿培养阳性，予敏感抗生素头孢哌酮钠舒巴坦钠抗感染治疗 5 天后，复查尿常规、尿培养，阴性，但仍有发热，考虑发热另有其因。结合患者体重减轻，完善肿瘤标志物，行全身 PET-CT、骨髓细胞学检查均未发现肿瘤的迹象，除外肿瘤。风湿性疾病方面：患者老年女性，慢性病程，发热、头痛、多部位疼痛，红细胞沉降率快，抗 PR3 抗体阳性，且全身 PET-CT 示双侧椎动脉全程代谢弥漫增高，据 1990 年 ACR 巨细胞动脉炎分类标准，符合 3 条，诊断巨细胞动脉炎。

巨细胞动脉炎（giant cell arteritis，GCA）是最常见的大、中血管炎之一，是一种全身性血管炎，主要累及主动脉颅外分支，最常见于颞动脉，可累及椎动脉及眼动脉。在欧美 50 岁以上的人群中，其发生率达（20 ~ 30）/10 万人，男女比例为 1：2，白种人约是亚洲人的 20 倍。GCA 有多种临床表现，若累及颈内外动脉，临床表现为头痛、不可逆性失明和咀嚼肌乏力。若累及主动脉，晚期易发展为动脉瘤，且 GCA 常伴有发热、全身乏力等全身反应。30% ~ 40% 的巨细胞动脉炎伴有风湿性多肌痛（polymyalgia rheumatica），特征为严重肌痛和颈、肩、腰部肌肉僵硬。巨细胞动脉炎和风湿性多肌痛具有相同的遗传危险因素，有人认为它们是同一疾病的不同发展阶段。巨细胞动脉炎镜下表现为一种无坏死性肉芽肿性血管炎，包括弥漫性淋巴单核细胞浸润动脉全层。内膜层增生常导致管腔闭塞，局部肉芽肿形成，肉芽肿内可见激活的 T 细胞、巨噬细胞和多核巨细胞。

GCA 临床表现多样，极易误诊与漏诊。老年人发现原因不明的发热及红细胞沉降率增快，尤其有头皮触痛、颞动脉触痛或搏动减弱时，应考虑到巨细胞动脉炎。目前临床上仍在沿用 1990 年美国风湿病学会（ACR）的分类标准：①发病年龄 ≥ 50 岁；②新发头痛或与过去类型不同的局限性头痛；③颞动脉异常：颞动脉触痛、搏动减弱，与颈动脉粥样硬化无关；④红细胞沉降率（ESR）升高 ≥ 50 mm/h；⑤动脉活检异常：动脉活检表现为以单核细胞浸润为主或肉芽肿性炎，常有多核巨细胞。符合上述 5 条标准中的至少 3 条可诊断为巨细胞动脉炎。此标准的诊断敏感性和特异性分别是 93.5% 和 91.2%。鉴别诊断主要有风湿性多肌痛、中枢神经孤立性血管炎、大动脉炎、韦格纳肉芽肿病、结节性多动脉炎等。

该病例行全身 PET-CT，提示双侧椎动脉全程代谢弥漫性增高，亦支持血管炎的诊断。近年来，^{18}F-FDG PET-CT 显像可用于多种炎性疾病的诊断和疗效监测。^{18}F-FDG PET-CT 显像能够在疾病早期显示血管的炎性病变，可用于 GCA 和大动脉炎的早期诊断和疗效监测，在 ANCA 相关性血管炎的疗效监测中也有一定应用价值。据报道，^{18}F-FDG PET-CT 显像诊断 GCA 的灵敏度为 77% ～ 92%，特异性为 89% ～ 100%。Blockmans 等对 35 例服用糖皮质激素治疗疑诊 GCA 的患者进行研究，分别在基线、治疗 3 个月、6 个月时行 ^{18}F-FDG PET-CT 显像，结果显示其诊断 GCA 的灵敏度达 83%，由此认为 ^{18}F-FDG PET-CT 显像对诊断 GCA 较为灵敏，并可在治疗 3 个月后对患者进行疗效评估。

启示与思考

临床上，当疑诊大动脉受累的血管炎，但临床症状不典型或实验室指标及其他影像学检查阴性时，^{18}F-FDG PET-CT 显像可作为疾病诊断、疾病活动性评估及疗效评估的有效手段之一，尤其在老年患者中，亦可排除恶性疾病，一举两得。

（撰稿人 乔鹏燕 校稿人 庞宇洁 梁美娥）

参考文献

[1] Richards BL，March L，Gabriel SE．Epidemiology of large-vessel Vasculidities．Best Pratct Res clin Rheumatol，2010，24（6）：871-883.

[2] Pereira LS，Yoon MK，Hwang TN，et al．Giant cell arteritis in Asians：a comparative study．Br J Ophthalmol，2011，95（2）：214-216.

[3] Signore A，Glaudemans AW．The molecular image approach to image infections and inflammation by nuclear medicine techniques．Ann Nucl Med，2011，25（10）：681-700.

[4] Glaudemans AW，De Vries EF，Galli F，et al．The use of ^{18}F-FDG-PET/CT for diagnosis and treatment monitoring of inflammatory and infectious diseases．Clin dev immunol，2013，3（1）：623036.

三、结节性多动脉炎

酷似慢性吉兰 - 巴雷综合征的结节性多动脉炎

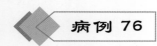

患者男性，43 岁，主因"间断双手小指、环指麻木 50 天，头痛 28 天"于 2012 年 1 月 31 日入院。2011 年 12 月 11 日无明显诱因突感左手小指、环指麻木，无头晕、颈部不适等，未予重视。渐出现左手小指及环指活动不利，不能持握，2011 年 12 月 29 日就诊于山西省某医院门诊，行肌电图检查示：左侧尺神经肘段中度损伤，未治疗。2012 年 1 月 3 日凌晨 1 时突发剧烈头痛，以前额部为著，伴恶心、非喷射性呕吐 2 ～ 3 次，呕吐物为胃内容物，无发热，再次就诊于上述医院，血压 150/100 mmHg，血钾 3.2 mmol/L，头颅 MRI、胸部 X 线、心电图、心脏彩超、肾彩超及甲状腺功能未见明显异常，予控制血压、止痛、营养神经等治疗，头痛稍有好转，左手指麻木及活动不利无改善，并渐出现右手麻木、活动不利，不能执筷，左小腿麻木伴疼痛、活动不利，走路不稳，为进一步诊治入住我科。既往史：2008 年曾因发热于当地医院诊断为双颈部淋巴结结核，治疗不详，后未再复发；家族史：无类似疾病及家族遗传疾病史。体格检查：血压 128/96 mmHg，神清语利，查体合作，双侧瞳孔等大等圆，对光反应灵敏，双侧额纹、鼻唇沟对称，舌面干燥，伸舌居中。心、肺、腹无阳性体征。双侧颈部、脐周、腹股沟区大动脉未闻及明显杂音，足背动脉搏动良好。双手爪形畸形，双手小指、环指感觉减退，双侧大鱼际肌肉压痛（+），左足背外侧皮肤浅感觉减退，双侧腓肠肌压痛（+）。双上肢及左下肢远端肌力 4 级，余肌力正常，双上肢腱反射（++），双下肢腱反射（+），脑膜刺激征（-），双侧巴宾斯基征（-）。

辅助检查

血常规：白细胞（WBC）9.03×10⁹/L，血红蛋白（Hb）124 g/L，血小板（PLT）364.0×10⁹/L；尿便常规未见异常；24 小时尿蛋白定量 0.3 g；红细胞沉降率（ESR）60 mm/h；凝血 D- 二聚体 1551 ng/ml；叶酸 4.14 ng/ml，铁蛋白 468.3 ng/ml，

维生素 B_{12} 1081 pg/ml；肝、肾功能、电解质、心肌酶、心肌标志物、血糖、甲状腺功能、肿瘤标志物大致正常；甲、乙、丙、戊肝相关抗原抗体、HIV、梅毒特异性抗体（−）；免疫球蛋白 IgG、IgA、IgM 及补体 C3、C4 均正常；抗溶血性链球菌素 O（ASO）151 U/ml，类风湿因子、抗角蛋白抗体、抗核抗体、抗环瓜氨酸多肽抗体、抗可提取核抗原抗体、抗 α- 胞衬蛋白抗体、抗中性粒细胞胞质抗体（−）。结核抗体（−）。心电图、腹部彩超、泌尿系彩超及双下肢动静脉彩超、胸部 CT 未见异常；颈部淋巴彩超：双侧颈部多发肿大淋巴结，考虑良性；颈部血管超声示双侧颈动脉膨大处斑块形成，双侧椎动脉走行扭曲。颈椎及腰椎 MRI 示颈椎骨质增生，颈椎反弓，$L_5 \sim S_1$ 轻度膨出，腰椎骨质轻度增生；肌电图示双侧尺神经不全损伤（轴索损伤为主），左侧腓肠神经感觉电位低波幅。腰穿颅压 270 cmH_2O，脑脊液常规：白细胞（WBC）0，红细胞（RBC）2×10^6/L；脑脊液生化检查：Cl^- 119 mmol/L，葡萄糖 3.8 mmol/L，蛋白 0.85 g/L。

入院诊断

结节性多动脉炎，中枢神经损害，双侧尺神经不全损伤，肾多发小动脉病变。

治疗及转归

口服泼尼松 30 mg/d×7 天及营养神经、改善循环、脱水降颅压、降血压等对症治疗，症状缓解不明显，并且出现腹痛，经双肾、肠系膜血管造影提示双肾多发小动脉病变伴肾实质缺血改变。调整治疗为口服泼尼松至 60 mg/d，来氟米特 10 mg/d，环磷酰胺 400 mg/2 w，静脉输注。予降压等对症治疗。患者头痛好转，腹痛缓解，双上肢及左下肢肌力 5 级，感觉较前有明显恢复，但仍有发麻。出院后院外继续以上方案，口服泼尼松逐渐减量，至隔日 2.5 mg/d 维持。门诊定期复诊，随访至今，患者目前头痛及双下肢腓肠肌疼痛缓解无反复，双上肢及左下肢远端肌力及感觉完全恢复，已停用降压药 3 年，血压目前监测正常范围，炎性指标降至正常。

病例分析

患者青年男性，间断头痛 10 年，慢性起病，急性加重，剧烈头痛，双手、左下肢感觉及运动异常入院，结合患者症状、体征及检查，暂不考虑颅内感染、占位、脑血管疾病、头面部疾病、中毒等。患者存在神经系统受累，包括外周多发性单神经病变及高颅压，依据 1990 年美国国立神经系统疾病和中风研究所（NINDS）修订的诊断标准和 2011 年 Brighton Collaboration 制订的吉兰 - 巴雷综合征诊断标准，考虑慢性吉兰-巴雷综合征可能性大。予口服泼尼松 30mg/d×7 天及营养神经、改善循环、脱水降颅压、降血压等对症治疗，症状缓解不明显。入院 2 周突发右腹部剧烈疼痛，伴大汗，坐卧不安，查体：腹软，平脐右侧腹部压痛及反跳痛（+），予解痉、止痛、灌肠后，症状缓解，立位腹平片均未见异常，泌尿系 CT 检查提示双肾实质密度不均，见片状密度影，右肾形态不规则，未见输尿管结石征象。双肾+肠系膜血管造影提示双肾多发小动脉病变伴肾实质缺血改变，根据 1987 年美国风湿病学会（ACR）结节性多动脉炎诊断分类标准（10 条），符合 3 条可诊断，患者满足以下 4 条：①多发性单神经受累，中枢神经损害；②双侧腓肠肌疼痛；③舒张压 > 90 mmHg；④血管造影异常：双肾实质多发低血供区，双肾多发小动脉病变伴肾实质缺血改变，诊断结节性多动脉炎明确。

结节性多动脉炎（PAN）可以出现各个系统器官的损害，临床上表现多样化、无规律，实验室没有特异的血清学及化学方法来帮助明确诊断，疾病起初容易误诊误治。在 PAN 中只有一半以上的患者出现皮肤损害，未出现结节性皮损的 PAN 患者往往容易被临床误诊，甚至导致死亡，其早期病死率与活动性病变所致的肾衰竭、胃肠道出血或急性心血管事件有关。

启示与思考

在各系统器官突然出现不明原因损害，伴发热、肌肉或关节痛、腹痛、肾衰竭或高血压、单神经或多神经炎时，或当疑似肾炎、心脏病患者伴有嗜酸性粒细胞增多、关节痛、肌肉压痛与肌无力、皮下结节、皮肤紫癜、腹部或四肢疼痛、迅速发展的高血压时，应考虑 PAN 可能。

（撰稿人　梁娜娜　校稿人　侯睿宏　郭乾育）

参考文献

［1］Leonhard SE，Mandarakas MR，Gondim FAA，et al．Diagnosis and management of Guillain-Barré syndrome in ten steps．Nat Revmeurol，2019，15（11）：671-683.

［2］Willison HJ，Jacobs BC，Van doorn PA．Guillain-Barré syndrome．Lancet，2016，388（10045）：717-727.

［3］Hernández-Rodríguez J，Alba MA，Prieto-González S，et al．Diagnosis and classification of polyarteritis nodosa．J Autoimmun，2014，2（48）：84-89.

［4］ De Boysson H，Guillevin L. Polyarteritis nodosa neurologic manifestations. Neurol clin，2019，37（2）：345-357.

［5］ Kato A，Hamada T，Miyake T，et al. Clinical and laboratory markers associated with relapse in cutaneous polyarteritis nodosa. JAMA dermatol，2018，154（8）：922-926.

四、白塞综合征

（一）白塞综合征并发系统损害

白塞综合征（Behcet syndrome）是一种累及大、中、小血管动静脉的炎症性疾病，主要表现为复发性口腔溃疡、生殖器溃疡、眼炎及皮肤损害，也可累及血管、胃肠道、神经系统、心脏等各个系统，出现系统损害常导致预后不良。目前诊断主要依据临床表现，而由于临床表现复杂多样，易漏诊误诊。本文通过分析白塞综合征并发系统损害的临床特点、诊治经过及预后，以期提高临床医师对该病的认识，减少误诊，提高患者预后。

 病例组 77

收集 2011 年 11 月至 2016 年 3 月就诊于山西省某医院风湿免疫科门诊及住院的白塞综合征患者，符合 1990 年白塞综合征国际诊断标准，选取其中并发系统损害的患者，分析其临床特点、诊治经过及预后。

记录患者的性别、年龄、病程、首发症状、系统损害表现、首诊科室、诊治经过及预后。

使用 SPSS 20.0 软件，符合正态分布的计量资料以（$\bar{x} + s$）表示，符合偏态分布的计量资料以中位数表示。

结果

共收集 123 例白塞综合征患者，其中 51 例出现系统损害，男性 29 例，女性 22 例，男女比为 1.32：1，平均年龄为 39±11.4 岁，平均病程 10±10 年，44 例患者首发症状为口腔溃疡，占 86.2%，按受累器官及系统所占比例从高到低依次为血管、眼、胃肠道、神经系统、心脏，同时累及 2 个及以上器官及系统的有 13 例。

白塞综合征患者在系统受累后就诊于专科科室，经风湿科会诊后确诊 40 例，占 78.4%；在系统受累前即就诊于风湿科确诊的仅有 8 例，占 15.7%；在出现系统受累时就诊于风湿科确诊的有 3 例，占 5.9%。

受累情况

1. 血管病变　经血管多普勒超声或血管造影证实者共 22 例，占 43.1%，其中男性 15 例，女性 7 例，男女比为 2.1∶1，平均年龄 41±9 岁，平均病程 9±8 年。血管受累具体情况：静脉受累 14 例，占 63.6%，其中：下肢静脉血栓 15 例，占 68.2%；上肢静脉血栓 2 例，占 9.1%；髂静脉血栓 2 例，占 9.1%；腔静脉血栓 2 例，占 9.1%；颅内静脉窦血栓 2 例，占 9.1%；肾静脉血栓 1 例，占 4.5%。动脉受累 10 例，占 45.5%，其中：腹主动脉瘤 2 例，占 9.1%；冠状动脉瘤 2 例，占 9.1%；肺动脉瘤 2 例，占 9.1%；股动脉血栓 2 例，占 9.1%；胸动脉血栓 1 例，占 4.5%；胫后动脉血栓 1 例，占 4.5%。动脉和静脉同时受累 10 例，占 45.5%，单发血栓 4 例，占 18.2%，多发血栓 18 例，占 81.8%。

2. 眼病变　经眼底荧光造影证实者共 21 例，占 41.2%，其中男性 14 例，女性 7 例，男女比为 2∶1，平均年龄 34±14 岁，平均病程 10±9 年。眼睛受累具体情况：葡萄膜炎 15 例，占 71.4%（双侧 9 例，占 42.9%；单侧 6 例，占 28.6%）。失明 4 例，占 19.0%（双侧 2 例，占 9.5%；单侧 2 例，占 9.5%）。视网膜血管炎 2 例，占 9.5%（单侧 2 例，占 9.5%）。视网膜脱落 1 例，占 4.8%（单侧 1 例，占 4.8%）。巩膜炎 1 例，占 4.8%（双侧 1 例，占 4.8%）。球结膜下出血 1 例，占 4.8%（单侧 1 例，占 4.8%）。

3. 胃肠道病变　经消化内镜及病理检查证实者共 14 例，占 27.5%，其中男性 4 例，女性 10 例，男女比为 0.4∶1，平均年龄 45±17 岁，平均病程 15±11 年。胃肠道受累具体情况：回盲部溃疡 8 例，占 57.1%，食管多发溃疡 2 例，占 14.3%；结肠多发溃疡 2 例，占 14.3%，胃溃疡 1 例，占 7.1%，肠瘘 1 例，占 7.1%。

4. 神经系统病变　经脑脊液及头颅 MRI 检查证实，共 5 例，占 9.8%，其中男性 1 例，女性 4 例，男女比为 0.25∶1，平均年龄 42±9 岁，平均病程 10±8 年，均为中枢神经系统受累，3 例患者脑脊液压力明显升高，其中 2 例被误诊为结核性脑膜炎。临床表现：头痛 5 例，占 100%，呕吐 3 例，占 60%，肢体无力 1 例，占 20%，精神异常 1 例，占 20%。头颅 MRI 病灶部位：大脑 2 例，占 40%；脑桥 2 例，占 40%；延髓 1 例，占 20%；基底节 1 例，占 20%；丘脑 1 例，占 20%。

5. 心脏病变：经心电图、心脏多普勒超声或冠脉造影证实者共 5 例，占

9.8%，其中男性 4 例，女性 1 例，男女比为 4 : 1，平均年龄 49±17 岁，平均病程 23±14 年，其中心肌梗死 3 例、瓣膜病变 1 例、心室内血栓形成 1 例。

所有患者均给予糖皮质激素联合免疫抑制剂治疗，糖皮质激素量酌情予 0.3 ~ 1 mg/kg，16 例接受冲击治疗；免疫抑制剂主要为环磷酰胺，其他包括来氟米特、硫唑嘌呤、沙利度胺和羟氯喹等；合并血栓者予华法林抗凝，5 例患者使用尿激酶溶栓，6 例患者行血管支架植入术；有 2 例葡萄膜炎患者使用英夫利昔单抗，1 例葡萄膜炎患者使用重组人二型肿瘤坏死因子受体抗体融合蛋白。51 例患者临床表现均好转，无一例死亡。

病例分析

白塞综合征是一种系统性血管炎症疾病，病因及发病机制至今未明，研究发现 Th1 细胞、δγT 细胞、Th17 细胞、中性粒细胞、自然杀伤细胞（NK）、巨噬细胞等多种免疫细胞及其产生的炎性细胞因子广泛参与白塞综合征发病，引发多系统损害。

本病表现为口腔溃疡、外阴溃疡、皮肤病变时预后较好，但出现重要脏器如眼、血管、神经系统、胃肠道、心脏病变时则预后较差，又因患者在出现系统病变时常就诊于专科科室，导致该病漏诊、误诊，致残率、致死率升高。本研究收集的 51 例并发系统损害的白塞综合征患者中，男性多见，占 56.9%，有 44 例患者首发症状为口腔溃疡，但在出现系统病变前确诊的仅有 8 例，大部分在系统受累后就诊于专科科室，这些患者曾出现过不同程度的口腔溃疡、生殖器溃疡、结节性红斑等，但被患者忽视，或专科医师未意识到，导致延误诊断。

白塞综合征各系统病变在不同种族人群中发病率不一，文献报道眼部病变占 45% ~ 90%，血管病变占 2.2% ~ 50%，神经系统病变占 2.3% ~ 38.5%，胃肠道病变占 4% ~ 38%，且眼部与神经系统病变以男性多见，常提示预后不佳。在本研究中，按患者受累系统病变所占比例高低依次为血管（43.1%）、眼（41.2%）、胃肠道（27.5%）、神经系统（9.8%）、心脏（9.8%），基本在文献报道的发病率范围内，其中血管、眼、心脏病变以男性多见，而胃肠道及神经病变则以女性多见。

眼部病变是白塞综合征最常见的表现之一，主要表现为葡萄腺炎、视网膜炎、结膜炎以及眼部并发症，如黄斑变性、白内障、青光眼等，其中以葡萄膜炎最为常见，有学者在对白塞综合征患者眼部病变分析中发现，男性、双眼葡萄膜炎最多见，本研究结果与之相似。白塞综合征视网膜炎常预后不佳，文献报道尽管经积极治疗，仍有 25% 患者可能因此失明，而由视网膜血管炎导致视网膜脱离则较为少见，本研究中有 1 例 15 岁男性患者出现视网膜脱离，左眼无光感，但经激素联合免疫抑制剂积极治疗后，视网膜脱离复位，左眼视力恢复至 0.4，矫正后 1.0，提示经早期诊断、及时积极治疗，可显著改善预后。

国内外研究均发现，白塞综合征患者出现血管病变时，静脉比动脉更易受累，严重时出现肺栓塞、动脉瘤、巴德-基亚里综合征等危及患者生命。有学者分析了 76 例白塞综合征患者血管病变的临床特点，最常见的为四肢静脉血栓，占 87%，以男性多见，有 4 例为单发部位血栓，其余均有 2 处及以上部位血栓。本研究发现白塞综合征伴血管病变患者以男性多见，静脉血栓占 63.6%，且以下肢静脉血栓最为多见，单部位血栓少见，更多为 2 个及以上部位血栓形成，这些均与上述文献报道相似。

白塞综合征伴消化道病变可累及从口腔至肛门全消化道，消化内镜检查有助于本病诊断，表现为单发或多发、深浅不一、反复发生的溃疡，回盲部出现孤立、深大且呈椭圆形的溃疡最具有诊断意义，病理主要表现为小血管渗出性病变。有学者报道了 16 例白塞综合征消化道损害，其中女性 9 例，以回盲部溃疡（约占 56.25%）及食管溃疡（约占 31.25%）最为常见。本研究中消化道病变均经内镜及病理证实，共 14 例，以女性多见，回盲部溃疡发生率最高；其次为食管溃疡，这与文献报道一致。

白塞综合征神经系统受累主要表现为中枢神经系统病变，周围神经病变相对少见，出现神经系统病变往往预后不良。有学者分析了 251 例神经白塞综合征的临床特点，以男性多见，主要表现为肢体无力，其次为头痛，病灶累及大脑（45.8%）、脑干（36.7%）、小脑（9.2%）、脊髓（7.2%）。本文中发现的神经系统受累患者中女性多见，主要表现为头痛，其次为呕吐、肢体无力、精神异常，病灶主要累及大脑、脑干、基底节、丘脑，与文献报道不尽相同，纳入更多的病例分析会更有意义。本文发现 3 例患者脑脊液压力明显升高，其中 2 例被误诊为结核性脑膜炎，提示临床医师在白塞综合征患者出现神经系统受累时需仔细鉴别，避免误诊误治。

白塞综合征心脏受累较少见，但预后不良，主要累及瓣膜、心肌、传导系统、冠脉、心包，少见的有心室附壁血栓、动脉瘤等，可能与血管炎引起心肌组织炎性改变、传导系统炎症以及冠脉炎症等有关。有学者分析了 28 例出现心血管损害的白塞综合征患者，瓣膜损害最多见，其次为升主动脉扩张、心腔内血栓、冠脉及心肌受累。本文中 5 例白塞综合征患者出现心脏病变，依次为心肌梗死、瓣膜病变、心室内血栓形成，与文献报道不尽相同，扩大病例进行分析将更可靠。

启示与思考

本文分析的 51 例白塞综合征并发系统损害的患者经过激素联合免疫抑制剂、生物制剂及对症治疗后，病情均好转，提示临床医生当遇到不明原因的血管、眼、胃肠道、神经系统及心脏病变时，需要考虑到白塞综合征，以达到早期诊断，早期治疗。白塞综合征临床表现复杂多样，累及全身多个系统，涉及多个学科，提高临床医师对白塞综合征多系统病变的认识，对于减少漏诊、误诊，避免重要脏器病变，显著改善预后具有非常重要的意义。

参考文献

[1] 林玮，张文. 贝赫切特综合征病因及发病机制. 中华临床免疫与变态反应杂志，2015，9（1）：67-72.

[2] 李国华，王立，郑文洁，等. 白塞综合征伴发血栓 76 例临床分析. 中华风湿病学杂志，2014，18（6）：393-399.

[3] 姜君玲，于文广，崔德龙. 白塞综合征患者消化道损害临床资料分析. 风湿病与关节炎，2017，6（4）：33-42.

[4] 王大力，陈鸿旭，仇福成，等. 神经白塞综合征的临床及影像学特点. 临床神经病学杂志，2017，30（2）：137-140.

[5] 赵星，王浩. 宋民白塞综合征的心血管系统损害 - 附 28 例临床资料分析. 中国循环杂志，2014，29（3）：213-215.

[6] 马丹，崔银风，张莉芸，等. 白塞综合征并发系统损害 51 例临床特点分析. 中国药物与临床，2018，18（7）：1216-1218.

[7] 吴缸华，李国华，陈华，等. 白塞眼病 111 例临床分析. 中华内科杂志，2014，53（1）：44-47.

[8] Davatchi F, Chams-davatchi C, Shams H, et al. Behcet's disease：epidemiology, clinical manifestations and diagnosis. Expert Rev Clin immunol, 2017, 13（1）：57-65.

[9] Davatchi F, SaDeghi-Abdollahi B, Shams H, et al. Combinationof pulse cvclophospbamide and azathioprine in ocular manifesta tions of Behcet's disease：Longitudinal study of up to 10 years. Int J Rheum dis, 2014, 17（4）：444-452.

（二）不全型白塞综合征合并右下肢皮肤溃疡和坏死

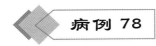

病例 78

　　患者男性，21岁，主因"结节红斑4年，右小腿皮肤破溃1周"于2015年11月3日入院。患者于2011年7月无诱因出现双腕皮下结节性红斑，黄豆大小，伴疼痛，2周左右可自行消退，未予诊治，渐出现反复双足部、双下肢、臀区结节性红斑，疼痛明显，常破溃结痂，遗留褐色色素沉着，无发热、口腔溃疡、生殖器溃疡，无咯血、盗汗，无消瘦、乏力，未诊治，2013年10月无诱因出现腹部皮下结节性红斑，当地给予口服泼尼松20 mg/d，上述症状可缓解，自行停药后反复出现结节性红斑，且期间出现左腕、右膝关节肿痛，生殖器溃疡1次，自行口服洛索洛芬钠片后上述症状好转，未重视。2014年6月患者双下肢结节性红斑加重伴疼痛，且再次出现左腕、右膝关节肿痛，就诊于我科检查红细胞沉降率（ESR）、C反应蛋白（CRP）略高于正常，抗核抗体（ANA）、抗ENAs抗体、ANCA均（−），诊断为不全型白塞综合征，予口服来氟米特20 mg/d及沙利度胺200 mg/d、静脉输注环磷酰胺400 mg/4 w、英夫利昔单抗300 mg×3次等治疗，病情好转出院，院外规律复查，按时服药，2015年8月以后病情稳定，停用环磷酰胺。入院1周前患者双小腿再次出现新鲜结节红斑，以右小腿为著，部分融合成片，疼痛明显，行走困难，近2天右小腿胫前皮肤出现片状青紫，1处破溃，无脓性分泌物，为求进一步诊治入住我科。无腰背痛、双眼发红，无蛋白尿、脱发、光过敏，无双手雷诺现象，无发热、咳嗽、咳痰，无腹痛、腹泻，无尿频、尿急。体格检查：生命体征平稳，肥胖体型，BMI 48 kg/m²，口腔及外生殖器未见溃疡，心、肺、腹无异常体征，外周关节无肿痛，右小腿肿胀，双小腿可触及多个结节性红斑，大小不等，质硬，压痛阳性，局部皮温高，左小腿结节部分融合成片（图6-4-1）。

辅 助 检 查

　　血常规：白细胞计数（WBC）9.1×10⁹/L，中性粒细胞百分比（NEU%）83.1%，红细胞计数（RBC）4.40×10¹²/L，血小板计数（PLT）213.6×10⁹/L，C反应蛋白（CRP）＞200 mg/L，红细胞沉降率（ESR）60 mm/h，肝功能、肾功

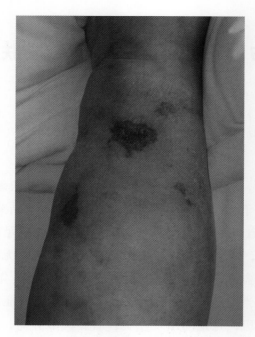

图 6-4-1　入院时患者右下肢胫前皮肤表现

能、血脂、空腹血糖、心肌酶谱、电解质、降钙素原均未见明显异常，凝血：D-二聚体 524 ng/ml，IgM 0.26 g/L，结核抗体（－）。胸片：未见异常。双下肢血管超声：双下肢动静脉未见异常。

诊断

不全型白塞综合征，右下肢皮肤慢性溃疡。

治疗及转归

复方倍他米松 5 mg 肌内注射 1 次，英夫利昔单抗 0.3 g×1 次，来氟米特片 20 mg qd、甲氨蝶呤片 15 mg qw、沙利度胺片 200 mg qn、环磷酰胺 0.6 g 静脉输注 1 次、低分子肝素钙 6150 U qd，患者右小腿肿胀、皮疹一度好转，但入院 5 天后患者右小腿肿痛加重，皮肤坏死范围扩大（图 6-4-2），疼痛剧烈，夜间无法入睡，后给予甲泼尼龙 1 g/d×3 d 静脉输注，口服泼尼松片 60 mg/d 维持，余治疗同前，4 周后患者右小腿肿痛消失，皮肤坏死范围缩小，无新发皮疹（图 6-4-3），院外口服泼尼松逐渐减量至 5 mg/d 维持，每月静脉输注环磷酰胺 0.6 g，余口服药不变，随访 3 年，BMI 逐渐降至 28 kg/m^2，病情稳定。

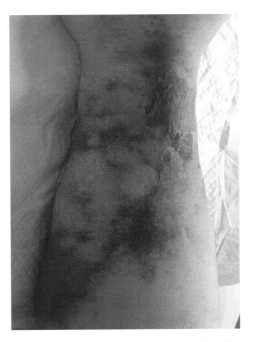

图 6-4-2　激素冲击治疗前，右下肢皮肤坏死范围较前明显扩大

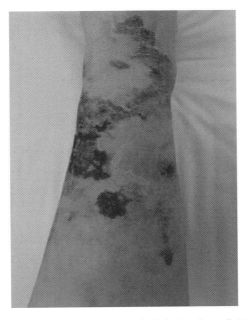

图 6-4-3　治疗 4 周后，患者右下肢皮肤肿胀消失，坏死范围缩小，部分结痂

病例分析

　　白塞综合征的诊断主要依靠典型的临床特征。目前沿用的仍是 1990 年白塞综合征国际分类标准，必备条件为反复口腔溃疡，该患者无口腔溃疡，不符合此项分类标准。2014 年白塞综合征国际标准修订小组重新制定了分类标准，为积分法，≥ 4 分可诊断。该患者结节性红斑 1 分，生殖器溃疡 2 分，积分 3 分，诊断白塞综合征依据不足。2005 年日本白塞综合征调查研究小组提出了不完全型白塞综合征的诊断，其主要症状为：①反复发作的口腔溃疡；②皮肤症状：结节性红斑样皮疹、皮下血栓性静脉炎、毛囊炎样皮疹、痤疮样皮疹、皮肤的应激性增高；③眼部症状：虹膜睫状体炎、视网膜葡萄膜炎（脉络膜炎）、视神经炎；④外阴生殖器溃疡；其次要症状为：①不伴有变形和强直性关节炎；②附睾炎；③以回盲部为代表的消化道病变；④血管病变；⑤中等程度以上的中枢神经病变。完全型：病程中出现 4 个主要症状。不全型：①病程中出现 3 个主要症状，或出现 2 个主要症状和 2 个次要症状；②病程中出现典型的眼部症状和其他 1 个主要症状或 2 个次要症状。疑似不全型患者：虽有部分主要症状出现与消失，但不能满足不全型的诊断条件，或典型的次要症状反复发作或加重，特殊类型的白塞综合征有肠道型、血管型及神经型白塞综合征，其诊断要有相应功能及器质性损害为参考。该患者主要表现为反复皮肤结节性红斑，既往有关节炎、1 次生殖器溃疡。免疫抑制剂、英夫利昔单抗治疗有效，根据以上诊断标准，该患者符合其中 2 条主要标准（结节性红斑、生殖器溃疡），1 项次要标准（不伴有变形和强直性关节炎），诊断为不全型白塞综合征。因患者主要为皮肤黏膜改变，无反复口腔溃疡、眼炎等典型白塞综合征表现，虽目前无恶性疾病诊断依据，但仍需在随访中密切监测病情变化。

　　白塞综合征的治疗以激素及慢作用抗风湿药为主，活动期的白塞综合征患者外周血中肿瘤坏死因子及可溶性肿瘤坏死因子受体增高，故近年生物制剂治疗本病的报道增多，单抗类生物制剂治疗常常用于严重眼病、血管病变、神经系统病变，疗效佳。该患者主要为皮肤结节性红斑，既往英夫利昔单抗、免疫抑制剂治疗有效，入院前 3 个月自行停用环磷酰胺，近 1 周患者双下肢结节性红斑加重，部分融合成片，伴皮肤斑片状坏死，入院后检查红细胞沉降率、C 反应蛋白明显升高，考虑疾病处于活动期，皮肤血管炎进展快，给予英夫利昔单抗联合免疫抑制剂治疗，皮肤症状无明显好转，后给予甲泼尼龙 1 g 冲击治疗 3 天，患者下肢皮疹好转，皮肤坏死逐渐减轻，病情好转。

启示与思考

结合该患者病例诊治经过，临床工作中，对于严重的白塞综合征皮肤病变，伴有炎性指标升高，需积极治疗，必要时给予激素联合英夫利昔单抗治疗，避免病情进展导致不可逆损害。

（撰稿人　杨艳丽　校稿人　侯睿宏　郭乾育）

参考文献

［1］Kürtüncü M，Tüzün E，Akman-Demir G．Behcet's disease and nervous system involvement．Curr Treat Options Neurol，2016，18（19）：1-12.

［2］Alaraji A，Kidd DP．Neuro-Behcet's disease：epidemiology，clinical characteristic and management．Lancet Neurol，2009，8（2）：192-204.

（三）白塞综合征合并骨髓增生异常综合征

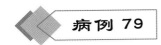

患者男性，25岁，主因"间断发热、口腔溃疡、鼻出血7个月，加重伴皮疹1个月"入院。7个月前在擤鼻涕时出现左鼻腔出血，量少。之后出现反复口腔溃疡，每次1～2个，分布于唇内侧，小米粒大小，上覆灰白色假膜，周围有红晕，伴疼痛，3～7天可自行缓解，每月反复1～2次。伴左眼异物感，揉搓后左眼结膜发红，无视力下降，未予重视。随后患者出现发热，体温最高41℃，伴畏寒、咽痛，无关节痛、咳嗽、咳痰、腹痛、腹泻、尿频、尿急、尿痛等，于当地县卫生院抗感染治疗3天，体温降至正常。4个月前出现阴囊溃疡2个，3～5天自行缓解，未诊治。2月前口腔溃疡加重，不易愈合，疼痛明显，影响进食，擤鼻涕时左侧鼻腔出血反复，出血量增多，于某市级医院耳鼻喉科行鼻内镜检查为"毛细血管破裂"，局部填塞压迫1～2小时止血，之后仍有间断反复。1个月前无诱因后背、阴囊出现黑痂样皮疹，不伴瘙痒、疼痛，后黑痂周边出现红晕，头面部及

前胸出现大小不一的红色丘疹，偶有右腕、右踝关节痛、睾丸痛，就诊于某当地医院。血常规：血红蛋白（Hb）114.7 g/L，血小板（PLT）97×10⁹/L；红细胞沉降率（ESR）18 mm/h；C 反应蛋白（CRP）48 mg/L；尿常规：蛋白（++）；抗核抗体（ANA）、抗 ENAs（-）。骨髓涂片示：骨髓增生明显活跃，粒系中晚幼粒杆状核可见明显巨幼变；红系比例高，呈明显类巨幼变伴老核幼浆表现；成熟红细胞明显大小不等，大部分中空淡染区小，可见巨大红细胞及小型畸形红细胞。全片共见巨核 72 个，可见超大型巨核细胞，血小板散在。前胸皮疹处皮肤活检示：角化亢进；表皮大致正常，真皮乳头水肿，真皮浅、深层血管周围可见中等密度的淋巴细胞及少量中性粒细胞、嗜酸性粒细胞浸润，考虑白塞综合征可能、巨幼红细胞贫血、缺铁性贫血、血小板减少症，给予静脉注射地塞米松 6 mg/d×7 d，4 mg/d×3 d 后，口服泼尼松片 20 mg/d、沙利度胺片 150 mg/d，抗贫血对症治疗。患者背部皮疹消退，遗留色素沉着，头、面部及前胸处皮疹扩大、融合，面部红色丘疹中央有紫色瘀斑，局部有硬结，无压痛。复查血小板最低 65×10⁹/L，尿蛋白微量。半个月前再次出现发热，体温最高 39.6℃，伴畏寒，无寒战、头晕、肌肉痛等，口服退热药后体温降至正常。今为求进一步诊治入我科。患者自发病以来，精神食欲可，偶有腹泻，小便无异常，体重无明显变化。既往史、个人史、家族史无特殊。体格检查：生命体征平稳，前胸可见散在分布、大小不一的水肿性红斑，部分融合成片，可见皮肤活检处黑色结痂，头面部散在分布大小不一红色丘疹，部分皮疹中央有紫色瘀斑，后背可见散在分布的色素沉着，无蜘蛛痣及肝掌。全身浅表淋巴结未触及肿大。唇红，颊黏膜、唇内侧、左唇角可见数个大小不一的溃疡，呈圆形或卵圆形，中央为黄色基底，有灰白色假膜，周围有边缘较清晰的红晕，咽无充血，扁桃体无肿大。心、肺、腹无阳性体征，阴囊可见两个米粒大小的黑色皮疹。

辅助检查

血常规：白细胞计数（WBC）4.10×10⁹/L，中性粒细胞百分比（NEU%）68.1%，血红蛋白（Hb）104 g/L、血小板计数（PLT）80×10⁹/L；尿常规：蛋白阴性，pH 6.5；红细胞沉降率（ESR）16 mm/h；C 反应蛋白（CRP）14.75 mg/L；血生化：肝功能、血脂基本正常，乳酸脱氢酶（LDH）487.4 U/L、α- 羟丁酸脱氢酶（α-HBDH）377.2 U/L；24 小时尿蛋白 0.62 g。网织红细胞计数 1.96%；贫血4 项：铁蛋白 969.2 ng/ml、促红细胞生成素 194.60 mIU/ml；贫血 3 项：转铁蛋白 1.86 g/L、铁 7.2 μmol/L；降钙素原、心肌标志物、便常规及潜血、凝血系列、IgG、IgM、IgA、C3、C4 未见明显异常。结核抗体、EB 病毒核酸测定、巨细胞病毒核酸测定、呼吸道感染病原体 IgM 抗体均无异常。类风湿因子（RF）、抗核抗体（ANA）、抗 CCP 抗体、抗角蛋白抗体（AKA）、抗 ENAs、ANCA 均阴性。心电图、腹部彩超未见异常。浅表器官淋巴结：双侧腋窝及腹股沟区未见明显淋巴结肿大。甲状腺及颈部淋巴结彩超：甲状腺未见异常、双侧颈部淋巴结肿大，考虑炎性改变。大血管彩超：双下肢动脉未见异常、双下肢深静脉未见异常。

诊 断

白塞综合征，骨髓增生异常综合征。

治疗及转归

静脉输注甲泼尼龙琥珀酸钠 40 mg/d×5 天，患者头、面部皮疹无明显改善，胸前大片水肿性充血性皮疹出现紫色坏死瘀斑，再次行皮肤活检（前胸、右耳后）示：部分鳞状上皮增生伴毛囊角化，真皮及皮下小血管增生伴血管周围急、慢性炎症细胞浸润及核碎裂，符合白细胞碎裂性血管炎伴广泛出血，倾向自身免疫性疾病。复查血常规示：白细胞降至 $2.1×10^9$/L、血红蛋白（Hb）降至 65 g/L、血小板降至 $15×10^9$/L。再次行骨髓检查示：增生活跃，粒系占有核细胞的 52.5%，可见双核、类巨变，部分细胞胞质内颗粒粗大；红系占有核细胞的 31.5%，以中、晚幼红为主，可见双核、畸形核、核碎裂、巨幼红细胞，成熟红细胞大小不等，淋巴细胞占有核细胞的 10.0%，形态无明显异常；全片共见巨核 130 个，分类 25 个巨核细胞，均为颗粒巨核细胞，血小板少见。血片示：可见幼稚粒细胞，部分粒细胞胞质内颗粒粗大，偶见幼红细胞，成熟红细胞大小不等。血小板少见。骨髓活检：少量骨髓增生较活跃，髓系细胞轻度核左移，巨核细胞形态异常，纤维组织增生，建议除外骨髓增生异常综合征。骨髓 FISH 检查报告示：分析 200 个间期细胞，未见 CSF1R（5q31）缺失的异常信号；未见 EGR1（5q33）缺失的异常信号；未见 -5 的异常信号；D7S486（7q31）缺失异常为 75%（阈值 3%）；D7S522（7q31）缺失异常异常为 74%（阈值 3%）；未见 -7 的异常信号；未见 D20S108（20q12）缺失异常；+8 异常为 95%（阈值 3%）。染色体：47，XY，+8 [20]；骨髓铁染色示：环形铁 36%；免疫分型示：原幼细胞（B 群）：0.2%，表型未见异常，淋巴细胞比例正常，表型未见异常；粒细胞比例正常，CD13 表达减弱；单核细胞比例正常，未见异常，有核红细胞比例偏高，未见异常。考虑骨髓增生异常综合征及多系病态造血及环状铁粒幼红细胞，转血液科给予地西他滨化疗，成分血输注等治疗。随访患者皮疹有好转，血白细胞仍较低，波动于 $2.2×10^9$/L 左右，间断输注红细胞及血小板治疗，后行异基因造血干细胞移植，过程顺利，目前口服环孢素，已正常生活、工作。

病例分析

发热伴皮疹常见的疾病有病毒、细菌感染、变态反应性疾病、自身免疫性疾病、特殊性皮肤病及恶性肿瘤。本例患者青年男性，没有感染及肿瘤的证据，结合患者有反复口腔溃疡，有过 1 次阴囊溃疡，故考虑白塞综合征。目前常采用的是白塞综合征国际研究小组于 1990 发表的 BD 的分类标准：反复口腔溃疡加反复生殖器溃疡、眼部病变、皮疹、针刺反应阳性任意 2 项即可诊断。本患者有反复口腔溃疡、有过阴囊溃疡，皮疹活检显示为白细胞碎裂性血管炎，诊断白塞综合征成立。随后血液系统出现三系减低，骨髓涂片提示病态造血，染色体畸形。文献显示白塞综合征患者可合并恶性疾病，包括实体瘤和血液系统恶性疾病，白塞综合征可发生在恶性疾病之前、之后或两者同时出现。

来自北京协和医院的数据显示，白塞综合征合并血液系统恶性疾病中，骨髓增生异常综合征（MDS）所占比例最高，为（20/29，69.0%）。20 ～ 29 岁和50 ～ 59 岁的白塞综合征患者发生 MDS 的机会更高，MDS 患者中出现自身免疫性疾病最多的是中性粒细胞皮炎（26%），其次是白塞综合征（15%）、类风湿关节炎（13%），这些患者中常见基因异常有 5q 缺失、8 号三体。我国白塞综合征合并 MDS 的患者也以 8 号染色体三体多见。

启示与思考

白塞综合征患者在其发病的同时或前后可出现血液系统恶性疾病，其中以 MDS 多见，且多伴有染色体异常，以 8 号染色体三体常见。对白塞综合征患者出现血液系统疾病时应想到 MDS 的可能，及时完善骨髓及染色体检查。

（撰稿人　李　娟　校稿人　马　丹　高晋芳）

参考文献

[1] Lin Y, Li G, Zheng W, et al. Behcet's disease associated with malignancy：a report of 41 chinese cases. Int J Rheum dis, 2014, 17 (4)：459-465.

[2] Lee SJ, Park JK, Lee EY, et al. Certain autoimmune manifestations are associated with distinctive karyotypes and outcomes in patients with myelodysplastic syndrome：A retrospective cohort study. Medicine (Baltimore), 2016, 95 (13)：e3091.

（四）白塞综合征导致视网膜脱落

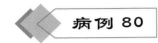

　　患者男性，15 岁，主因"反复口腔溃疡 1 年，左眼失明 2 天"于 2013 年 5 月 20 日入院。2012 年春无明显诱因反复出现口腔溃疡，位于唇黏膜、舌面、颊黏膜及咽后壁，1 周左右可自愈，每个月反复 1 ～ 2 次，期间有过右下肢红色皮疹，初为白色小脓疱，后自行消退，皮面留有色素沉着，未予诊治。2013 年 2 月出现左眼视物模糊，伴疼痛、发红、流泪，就诊于当地眼科医院，予妥布霉素地塞米松眼膏、普拉洛芬滴眼液治疗后症状缓解。2013 年 5 月 14 日无诱因再次出现左眼发红、视物模糊，视力渐丧失，无光感入院。病程中无生殖器溃疡、关节肿痛、腹痛、腹泻、头痛、下肢水肿等症状。体格检查：下唇黏膜可见数个溃疡，较大者 2 mm×2 mm，表面覆白膜，周围有红晕。右下肢散在皮疹，已结痂。初测左眼失明，心、肺、腹、关节、大血管无异常体征。

辅助检查

　　血常规：白细胞（WBC）$19.9×10^9$/L、中性粒细胞百分比（NEU%）89.5%、血红蛋白（Hb）145.5 g/L、血小板（PLT）$391.2×10^9$/L。尿、便常规、肝、肾功能、电解质、红细胞沉降率、C 反应蛋白、IgG、IgA、IgM 均无异常。类风湿因子、抗角蛋白抗体、抗核抗体、抗环瓜氨酸多肽抗体、抗可提取核抗原抗体、抗中性粒细胞胞质抗体阴性。结核抗体阴性。胸片：未见异常。眼科辅助检查：左眼无光感，右眼视力 0.4，矫正视力 1.0，双眼眼压正常，左眼结膜混合充血，角膜后可见沉积物（KP），房水闪光（+）（虹膜血管壁的血 - 房水屏障功能被破坏，血管壁通透性增加，蛋白质纤维素性渗出物以及炎性细胞等进入房水中，使房水混浊，用裂隙灯显微观察时，光束增强），虹膜纹理欠清，色素缺失，可见后粘贴，前房絮状渗出，晶体表面色素沉着，玻璃体重度浑浊。右眼结膜无充血，角膜后可见 KP，房水闪光（+）。眼底造影：双眼葡萄膜炎。眼部 B 超：左眼玻璃体浑浊，左眼视网膜脱离（图 6-4-4、图 6-4-5）。

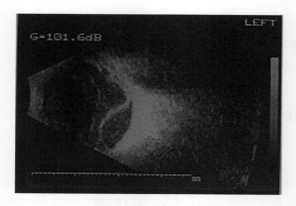

图 6-4-4　治疗前眼部 B 超

注：左眼玻璃体内探及较多光条及密集点状回声，球壁前探及弧形光带，光带与视盘回声相连，动度（+），后运动（−），其下密集点状回声

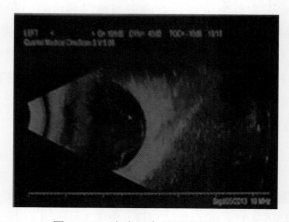

图 6-4-5　治疗 3 个月后眼部 B 超

注：左眼玻璃体内探及光条及致密均匀点状回声，光条不与后极部球壁回声相连，动度（+），后运动（+）

诊　断

白塞综合征，双眼葡萄膜炎，左眼视网膜脱离。

治疗及转归

泼尼松 30 mg/d 口服；甲泼尼龙 500 mg/d × 4 天静脉输注，1 次 / 周，共 3 次；环磷酰胺 600 mg 静脉输注，1 次 / 周，连用 4 周；沙利度胺片 100 mg/d 口服及对症治疗。出院时患者左眼结膜无充血，已有光感。眼科检查：左眼见眼前手动，右眼视力无变化，双眼眼压正常，左眼前房渗出已吸收，角膜后可见 KP，晶体表面色素沉着，玻璃体中度混浊，右眼无异常。出院后我科及眼科门诊随访，泼尼松由 30 mg/d 逐渐减量为 10 mg/d，环磷酰胺 600 mg 静脉输注，每月 1 次，连用 4 个月后停用，继续口服沙利度胺，加用环孢素口服，患者未再出现口腔溃疡，2013 年 9 月复查左眼视力 0.4，矫正后 1.0，右眼视力无变化。左眼 B 超示视网膜脱离复位（图 6-4-6）。随访 3 年，患者病情稳定，已停用泼尼松及环孢素，继续口服沙利度胺 50mg/d，复查双眼视力 0.6，矫正后 1.0。

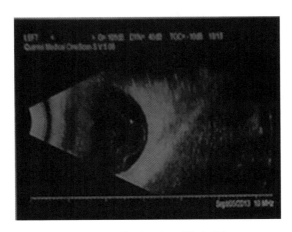

图 6-4-6　左眼 B 超（治疗后）

注：左眼玻璃体内探及光条及致密均匀点状回声，光条不与后极部球壁回声相连，动度（+），后运动（+）

病例分析

该患者表现为反复口腔溃疡，每年 3 次以上，有眼炎及皮肤受累，依据 1987 年白塞综合征国际诊断标准，诊断白塞综合征明确。白塞综合征是一种以口腔和外阴溃疡、眼炎及皮肤损害为临床特征的全身慢性疾病。我国白塞综合征患者中眼部受累者占 34.8%，其中有 14.5% 致盲，临床表现为结膜充血、疼痛、畏光流泪、异物感、头痛、视力减退等，严重者致盲，而表现为视网膜脱落则非常少见。

分析其原因，白塞综合征的病理基础为血管炎，由于原发疾病活动导致视网膜毛细血管和色素上皮屏障功能受到破坏，使得血浆和脉络膜大量液体渗出和集聚在视网膜下行成渗出性视网膜脱离。其次，由于疾病活动期黄斑水肿或炎症消退后黄斑及黄斑前的纤维增生，某些葡萄膜炎产生视网膜下新生血管，引起中心视力突然和永久性丧失。在此种情况下，快速有效的控制眼部不可逆损伤成为治疗的主要目标。

针对白塞综合征眼部受累没有统一治疗方案，2008 年欧洲抗风湿病联盟（EULAR）提出了有关白塞综合征的分类治疗建议，其中对于白塞综合征导致严重的眼部病变建议激素、硫唑嘌呤联合环孢素或英夫利昔单抗使用。国内文献报道：白塞综合征眼部病变患者，局部治疗效果不佳需短期使用糖皮质激素，推荐泼尼松 40 mg/d 口服，疾病控制后逐渐减停；后葡萄膜炎影响视力时需大剂量糖皮质激素联合免疫抑制剂，初始按泼尼松 1 mg/（kg·d），疗程 1 个月，病情稳定后减量；对于视力严重受到威胁患者，需要大剂量激素静脉冲击治疗，可予甲泼尼龙 1 g 静脉冲击治疗 ×3 天。国外文献报道在白塞综合征眼部受累时，予甲泼尼龙冲击 1 g×3 天，后以 1 mg/（kg·d）维持治疗，4 周后根据情况酌情减量。由于激素减停后病情容易复发，故常与免疫抑制剂联用，一般环磷酰胺予 2 mg/（kg·d）口服或静脉注射 0.75 ~ 1g/m^2，每 4 周 1 次。近几年国内外有文献报道了关于生物制剂治疗白塞综合征的眼受累，治疗效果明显，但治疗费用非常高，停药后可能会复发，而且需要注意结核等感染性疾病。

启示与思考

　　白塞综合征导致视网膜脱落预后不佳，且是致残的主要原因之一。如果不能够及时诊断、治疗，会给患者、家庭及社会带来巨大的负担，因此，需要尽早诊断、及时治疗，有效防治疾病复发。

（撰稿人　马　丹　校稿人　乔鹏燕　李玉翠）

参考文献

[1] 中华医学会风湿病学分会. 白塞综合征诊断和治疗指南. 中华风湿病学杂志，2011，15（5）：345-347.

[2] 李瑞，薛静，吴华香. 白塞综合征的药物治疗. 临床药物治疗杂志，2012，10（1）：46-51.

[3] 王会龙，张莉芸，张改连，等. 白塞综合征伴有葡萄膜炎临床分析. 中国医疗前沿，2010，5（6）：40-41.

[4] 宋志博，张卓莉. 英夫利昔单抗长期有效治疗难治性白塞综合征色素膜炎 1 例报告并文献复习. 中国实用内科杂志，2013，33（7）：580-582.

[5] Saadoun D，Wechsler B. Behcet's disease. Orphanet J Rare dis，2012，7（1）：20.

[6] Arida A，Fragiadaki K，Giavri E，et al. Anti-TNF agents for behcet's disease：analysis of published data on 369 patients. Semin arthritis rheum，2011，41（1）：61-70.

（五）激素治疗白塞综合征导致浆液性脉络膜视网膜病变

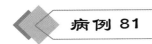

病例 81

患者女性，54 岁，主因"反复口腔溃疡 20 年，加重伴双下肢结节红斑 2 个月"于 2014 年 6 月入院。1994 年 4 月无诱因出现口腔溃疡，绿豆大小，未诊治。后口腔溃疡反复发作（每年发作 > 3 次），自行口服维生素 B_2 等药物，效果差，未予重视。2014 年 2 月再次出现 2 处约 0.3 cm × 0.3 cm 大小的口腔溃疡，呈圆形，伴双下肢乏力、结节红斑（黄豆至蚕豆样大小，色红、隆起伴疼痛），无生殖器溃疡、关节肿痛，无腹痛、腹泻、头痛、下肢水肿等症状。就诊于太原市某医院皮肤科，予地塞米松 5 mg/d × 3 天，院外规律口服泼尼松片 20 mg/d，口腔溃疡、双下肢结节红斑逐渐消退，但逐渐出现左眼视物模糊，未重视。2014 年 4 月中旬自行停服泼尼松，口腔溃疡、双下肢结节红斑复发，伴左眼视物模糊加重，无双眼发红、疼痛。病程中有口干、眼干，无牙齿块状脱落、反复腮腺肿大，无脱发、光过敏、雷诺现象。体格检查：口腔黏膜可见 2 处溃疡，大小约 0.3 cm × 0.3 cm，边界清晰，周围有红晕，右前臂针刺反应阳性。

辅助检查

血、尿、便常规正常，肝肾功能、肌酶、红细胞沉降率、C 反应蛋白（CRP）正常。甲状腺功能正常，雌二醇 < 20 pg/ml，肝炎抗原抗体、人免疫缺陷病毒抗体、梅毒螺旋体抗原血清试验（−），巨细胞病毒、EB 病毒、结核抗体（−），免疫球蛋白、C3、C4 正常，类风湿因子（RF）、抗角蛋白抗体（AKA）、抗 CCP 抗体、抗核抗体（ANA）、抗 ENAs、AMA、AMA-M2、抗 α- 胞衬蛋白抗体、ANCA 均为（−）。泪液分泌实验：左 0 mm/min，右 0 mm/min。唾液基础流率 0.2 ml/min。眼底荧光造影：左眼浆液性脉络膜视网膜病变（图 6-4-7）。

诊断

白塞综合征，左眼浆液性脉络膜视网膜病变。

治疗及转归

治疗上停用糖皮质激素，随访观察 3 个月后视物模糊有所减轻。

病例分析

该患者表现为反复口腔溃疡，每年 3 次以上，伴下肢结节性红斑，根据 1989 年、2014 年白塞综合征国际分类标准，诊断白塞综合征明确。患者反复口腔溃疡及下肢结节性红斑同时伴有左眼视物模糊，外院给予口服激素治疗过程中口腔溃疡、皮下结节好转的情况下，视物模糊无改善，且有进行性加重趋势。入院给予英夫利昔单抗治疗 2 次，视物模糊仍无明显缓解。进一步行血管及眼底检查发现：①血管：颈部、双下肢血管彩超；双侧颈动脉硬化伴斑块形成，双下肢动脉硬化，静脉未见异常；②眼底：左眼浆液性脉络膜视网膜病变（图 6-4-7）。治疗上停用糖皮质激素，随访观察 3 个月后视物模糊有所减轻。

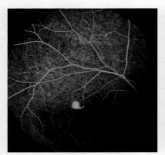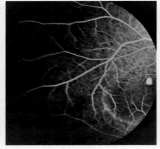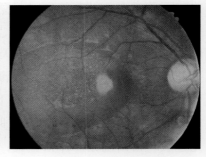

图 6-4-7　眼底荧光造影

注：患者左眼黄斑上方可见荧光，随时间推移，渗漏点逐渐呈墨迹样扩大

白塞综合征患者视物模糊的病因需要考虑以下几方面原因。

1. 白塞综合征性眼病　白塞综合征有 60% ~ 80% 患者眼部受累，导致视力下降或失明，甚至失明后还可发作，是本病致残最主要的原因。主要临床表现为视物模糊、视力减退、眼球充血、眼球痛、畏光流泪、异物感以及飞蚊症等。主要病理改变有：葡萄膜炎、视网膜血管炎。眼底荧光造影（FFA）主要特点有血管扩张渗漏增强性改变（图 6-4-8）和血管闭塞性改变。在血管扩张渗漏增强性改变中，毛细血管弥漫性渗漏是白塞综合征 FFA 的特点。治疗上，全身糖皮质激素的应用需联合免疫抑制剂（如硫唑嘌呤）；患者伴初发的或反复发作的急性影响视力的葡萄膜炎时应给予大剂量糖皮质激素、英夫利昔单抗治疗。但该患者在给予激素、英夫利昔单抗治疗后，眼部症状未见好转，反而有加重的趋势，眼底荧光造影提示脉络膜视网膜病变，未提示荧光素渗漏等血管炎表现，故我们考虑患者眼部病变可能并非白塞综合征引起的眼部受累。

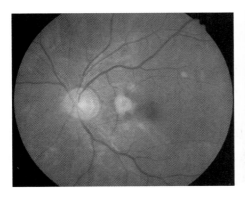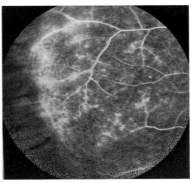

图 6-4-8　白塞综合征眼底病变

注：右眼视网膜前可见大量玻璃体混浊影飘动，视盘着染、渗漏明显，全视网膜血管壁染、斑片状荧光渗漏，晚期黄斑末梢渗漏明显

2．激素性白内障　是因长期全身或局部使用糖皮质激素引起的一种特殊的后囊下白内障，且激素性白内障的发生是不可逆的过程。该患者有全身使用激素治疗 2 个月的病史，不能除外激素性白内障可能。入院行眼科检查未发现白内障，可除外该病。

3．血管病引起眼部血管病变　患者无高血压、糖尿病，故不考虑高血压、糖尿病血管病变引起的眼部症状。

4．中心性浆液性脉络膜视网膜病变（central serous chorioretinopathy，CSC）是以黄斑部及其附近局限性浆液性神经上皮脱离为特征的常见眼底病变。由于本病确切发病原因不明，针对 CSC 的 meta 分析表明，高血压、幽门螺杆菌感染、阻塞性睡眠呼吸暂停、自身免疫性疾病、皮质类固醇摄入或分泌增加以及 A 型性格是 CSC 发病的主要危险因素。这些因素可导致自主神经功能以及儿茶酚胺分泌紊乱，如交感神经兴奋、副交感神经活动减少、肾上腺素和去甲肾上腺素水平升高，从而使脉络膜动脉痉挛，出现脉络膜缺血、静脉淤滞、通透性增强，并继而因脉络膜静水压升高使得视网膜色素上皮（retinal pigment epithelium，RPE）紧密连接受损或 RPE 失代偿，导致脉络膜渗液在黄斑区神经上皮下积存。CSC 眼底荧光造影（FFA）典型表现：①渗漏点型：均在造影的静脉期后出现，墨渍弥散型、喷出型呈冒烟状或蘑菇烟云状；②局限区 RPE 渗漏染色；③浆液性 RPE 脱离；④上述各型单独或伴发 RPE 萎缩带；⑤造影未见渗漏，推测可能 RPE 屏障功能尚未明显损害，不足以渗漏荧光素或已恢复，渗漏点已封闭。

目前缺乏针对性的有效药物治疗。大量临床实践证明，激素使用后可加重病情，可发生大泡性视网膜脱离，应避免使用。因 CSC 为自限性疾病，患眼神经上皮下的积液可在 2～3 个月内逐渐吸收。但病变区域内仍出现光感受器萎缩、RPE 萎缩或色素脱失，导致部分患眼出现持续性视力下降、视物变形、视野缺损或者对比敏感度下降。

启示与思考

　　白塞综合征患者出现眼部病变时，鉴别诊断需要与眼科医生密切合作，眼部检查至关重要。该患者眼底检查主要病变在黄斑区，未提示荧光素渗漏等血管炎表现，而表现为浆液性脉络膜视网膜病变典型表现。至此诊断患者视物模糊并非白塞综合征性眼病，而是由因浆液性脉络膜视网膜病变所致。诱发 CSC 可能与全身使用糖皮质激素有关，因此治疗上停用糖皮质激素，随访观察 3 个月后视物模糊有所减轻。因此，当白塞综合征患者出现视物模糊时，眼底检查至关重要，可以为医生鉴别诊断提供很好的依据。

（撰稿人　庞宇洁　校稿人　杨艳丽　乔鹏燕）

参考文献

[1] 伏小甜．激素性白内障的研究新进展．实用药物与临床，2016，19（11）：1438-1441.

[2] Davatchi F，Assaad-Khalil S，Calamia KT，et al．The international criteria for Behcet's disease（ICBD）：a collaborative study of 27 countries on the sensitivity and specificity of the new criteria．J eur acad dermatol venereol，2014，28（3）：338-347.

[3] Hatemi1 G，Christensen R，Bang D，et al．2018 update of the EULAR recommendations for the management of Behcet's disease．Annals of the rheumatic diseases，2018，77（6）：808-818.

[4] Youngsub E，Jaeryung Oh，Seong-WooK，et al．Systemic factors associated with central serous chorioretinopathy in Koreans．Korean J ophthalmol，2012，26（4）：2640-2644.

[5] Daren H，Jorge RM，Sunila D，et al．Comparison of choroidal vesselthickness in children and adult eyes by enhanced-depth imaging opticalcoherence tomography imaging．Int J ophthalmol，2018，11（4）：681-686.

[6] Chatziralli I，Kabanarou SA，Parikakis E，et al．Risk factors for central serous chorioretinopathy：multivariate approach in a case-control Study．Curr eye res，2017，42（7）：1069-1073.

（六）白塞综合征合并左冠状动脉瘤及颅内静脉窦血栓形成

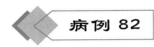

病例 82

患者男性，26 岁，主因"活动后胸痛 3 个月，加重 1 周"于 2014 年 2 月 28 日入住心内科。2013 年 11 月与家人争吵后出现行走数十米即感胸痛，伴咽部疼痛，无肩、背部放射痛、恶心、呕吐，休息 3 ～ 5 分钟可缓解，严重时疼痛持续 1 小时以上，自行口服去疼片约半小时可好转，平均 3 ～ 5 天发作一次，与活动有关，未予重视。1 周前发现活动耐力较前下降，休息时也可发作胸痛，持续数分钟到 1 小时不等，休息后可好转。1 天前出现发作性胸痛，伴全身麻木不适，为求进一步诊治入院。病程中无发热、气短，无咳嗽、咳痰，无肢体活动障碍等症状。自发病以来，精神、食欲、睡眠可，大小便正常，体重无明显变化。既往史：2008 年 10 月外伤后出现间断头痛，无头晕、视物模糊，次年 10 月头痛加重，恶心、呕吐，双眼视力急剧下降，于北京市某医院神经外科诊断颅内静脉窦血栓形成（图 6-4-9），行支架植入术（图 6-4-10），术后规律服用华法林，未定期监测国际标准化比值（INR）。体格检查：神志清楚，右眼无光感，左眼仅有光感，口腔及外生殖器无溃疡，背部可见散在色素沉着，双肺呼吸音清，未闻及干、湿啰音。心前区无异常隆起，心率 100 次 / 分，律不齐，可闻及早搏，心音有力，各瓣膜区未闻及病理性杂音。腹软，无压痛，肝脾肋下未触及，双下肢无水肿。

辅助检查

血常规、尿常规、便常规＋便潜血、血生化、血糖、血脂均大致正常。不同时间的红细胞沉降率（ESR）、C 反应蛋白（CRP）、脑钠肽（BNP）值见表 6-4-1。

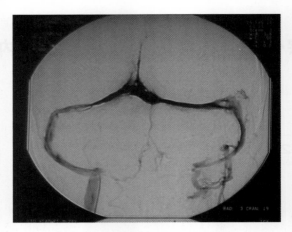

图 6-4-9 颅内血管造影（2009 年）

注：上矢状窦栓塞、横窦、乙状窦管腔不规则狭窄

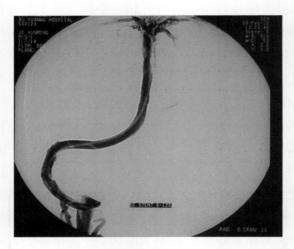

图 6-4-10 颅内静脉窦血栓支架植入术后

表6-4-1 不同时间患者的ESR、CRP、BNP

日期	ESR（mm/h）	CRP（mg/L）	BNP（pg/ml）
2014 年 2 月 28 日	24	78.8	2556
2014 年 3 月 5 日	54	16.71	—
2014 年 3 月 17 日	10	< 2.5	485

肌酸激酶（CK）438.5 U/L，乳酸脱氢酶（LDH）488.8 U/L，α- 羟丁酸脱氢酶（α-HBDH）342.16 U/L。心肌标志物：肌酸肌酶同工酶 - Ⅱ 40.6 ng/ml，肌钙蛋白 - Ⅰ 6.13 ng/ml。血气分析：pH 7.424，氧分压（PO$_2$）78.6 mmHg，二氧

化碳分压（PCO$_2$）40.6 mmHg，SO$_2$ 96%；凝血系列：国际标准化比值（INR）2.94，活化部分凝血活酶时间（APTT）50.1 秒，D- 二聚体 348 ng/ml。乙肝系列、甲肝抗体、丙肝抗体、戊肝抗体、HIV 抗体、梅毒特异性抗体均（－）；IgG、IgA、IgM、C3、C4 均未见异常；抗核抗体（ANA）、抗 ENAs、抗 ds-DNA 抗体、AHA、AnuA、ACA 均（－），抗 α- 胞衬蛋白抗体、p-ANCA、c-ANCA（－），HLA-B27 均（－）；心电图：Ⅲ、aVF 导联异常 Q 波，V$_{2 \sim 6}$ 导联 ST 段压低。心脏彩超：心脏形态结构及功能未见明显异常（2014 年 2 月 26 日）；左室节段性室壁运动异常（间隔、前壁明显减弱），左房、左室扩大，左室收缩、舒张功能减低（LVEF = 35%），二尖瓣关闭不全（轻度）（2014 年 3 月 6 日）。头颅 MRV：上矢状窦、下矢状窦、右侧横窦及乙状窦未见显影。双下肢血管彩超、腹部大血管超声：未见异常。眼底：双眼视神经萎缩。冠脉造影：左冠状动脉近端可见一巨大动脉瘤（图 6-4-11）。

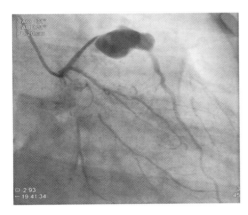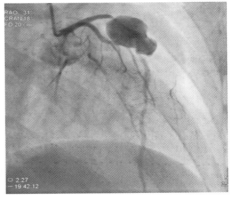

图 6-4-11　冠脉造影：左冠状动脉近端可见一巨大动脉瘤

诊断

白塞综合征，颅内静脉窦血栓形成，急性心肌梗死，左冠状动脉瘤。

治疗及转归

于心内科接受阿司匹林、低分子肝素、华法林、调脂、减轻心肌耗氧量等治疗。仍间断有胸痛发作，后合并心功能不全（Killip Ⅳ级）急性非 ST 段抬高型心肌梗死，予吸氧、利尿及无创呼吸机辅助呼吸治疗后生命体征渐稳定。转入我科后予以复方倍他米松注射液 1 ml 肌内注射及口服泼尼松片 30 mg qd，静脉输注环磷酰胺 400 mg/w，2014 年 3 月 17 日 7：30 患者出现胸部憋闷，急查心电图示：

$V_{1\sim4}$导联ST段较前略抬高，卧床休息10余分钟后好转，急查心肌标志物：肌钙蛋白-I 0.63 ng/ml，考虑为心绞痛发作。将泼尼松片30 mg qd减至15 mg qd口服，上述病情未再反复，炎性指标较前升高，泼尼松片改为25 mg qd。2014年3月25日复查红细胞沉降率、C反应蛋白、脑钠肽（BNP）、肌钙蛋白-I较前明显下降，患者病情平稳，予冠脉造影术，冠脉造影：左冠状动脉近端可见一巨大动脉瘤。遂加用甲氨蝶呤片12.5 mg qw口服，环磷酰胺400 mg×3次，静脉输注1次/周，以及扩冠、抗凝、利尿、降低心肌氧耗等对症治疗，炎性指标降至正常，病情好转后出院，院外口服泼尼松，逐渐减量停药，甲氨蝶呤片12.5 mg/w维持治疗，随访3年，患者病情稳定，日常活动略受限。

病例分析

该患者病史15年，多系统受累：①活动后胸痛，就诊于心内科，诊断为急性非ST段抬高性心肌梗死；②曾头痛、视力下降，就诊于神经内科，诊断颅内静脉窦血栓形成，行支架植入术；③曾有反复口腔溃疡，双下肢结节性红斑、毛囊炎，就诊于皮肤科；④因阴囊部溃疡1次，曾就诊于泌尿外科；⑤双眼发红2次，就诊眼科，诊断虹膜炎；⑥针刺试验阳性，根据1989年白塞综合征国际诊断标准及2013年国际白塞综合征研究组发布最新的白塞综合征国际标准，得分为9分，大于4分，诊断为白塞综合征明确。修订诊断为白塞综合征，急性非ST段抬高型心肌梗死（前间壁），陈旧性心肌梗死（下壁），心功能不全（Killip Ⅳ级），Ⅰ型呼吸衰竭，肺部感染，颅内静脉窦血栓形成，支架植入术后。

由心内科转入风湿免疫科后，红细胞沉降率、C反应蛋白高于正常，考虑疾病活动期，予复方倍他米松注射液5 mg肌内注射及口服泼尼松片30 mg/d，静脉输注环磷酰胺400 mg/w，2014年3月17日7：30时出现胸部憋闷，急查心电图示：$V_{1\sim4}$导联ST段较前略抬高，卧床休息10余分钟后好转，急查心肌标志物：肌钙蛋白-I 0.63 ng/ml，考虑为心绞痛发作。将泼尼松片30 mg/d减至15 mg/d，上述病情未再反复，炎性指标较前升高，泼尼松片改为25 mg/d。2014年3月25日复查红细胞沉降率、C反应蛋白、脑钠肽（BNP）、肌钙蛋白-I较前明显下降，病情逐渐得到控制，且未增加心脏负荷，以甲氨蝶呤为主联合环磷酰胺维持治疗。

该患者青年男性，病史长，多系统受累，曾辗转多家医院多科室诊治，病情进行性加重，临床表现为口腔溃疡、生殖器溃疡、结节红斑、毛囊炎、双眼虹膜炎、颅内静脉窦血栓形成以及急性心肌梗死合并冠状动脉瘤。曾先后就诊于皮肤科、泌尿外科、眼科、神经外科、心内科，而患者却未能得到及时诊治，以致出现严重的心脑血管受累，对患者生活造成了严重影响。造成此后果的原因一方面是患者皮肤黏膜表现轻，持续时间短，与疾病活动度及颅内静脉窦血栓形成、急性心肌梗死并不平行，另一方面是临床医师对白塞综合征的认识不足。

该病全身各系统均可受累，有学者对 1996 例白塞综合征患者的临床荟萃分析显示，约 6.5% 的患者出现血管受累，4% 的患者出现心脏受累，白塞综合征合并冠状动脉炎极为罕见，危害极大。男性眼部病变及血管、心脏和神经系统的受累较女性多，且病情重，对男性患者出现上述系统受累，更应提高警惕。有学者回顾了 2001 年 6 月至 2011 年 6 月诊治的 380 例白塞综合征患者，分析了心绞痛和（或）心肌梗死为主要临床表现的 12 例患者的临床资料。其中心肌梗死 11 例、单纯心绞痛 1 例，9 例行冠状动脉造影，结果显示动脉瘤 1 例，1 例行 CT 冠状动脉成像显示左右冠状动脉窦瘤，并认为白塞综合征合并冠状动脉性心脏病以冠状动脉严重狭窄 / 闭塞和（或）动脉瘤为特点。冠状动脉炎是导致血管狭窄 / 闭塞和动脉瘤发病的主要机制。有学者报道了 1 例误诊为川崎病的确诊白塞综合征合并急性心肌梗死患者，仅予急性心肌梗死治疗，而冠脉炎症未能得到控制，血管内皮功能紊乱及局部血流动力学持续异常，冠脉瘤样扩张进一步加剧，入院第 5 天，患者右冠状动脉闭塞，后追问病史结合皮肤和冠脉特点诊断为白塞综合征，采用沙利度胺、硫唑嘌呤治疗，疗效显著。本例患者也存在动脉系统受累，但急性心肌梗死合并左冠状动脉巨大动脉瘤，较少见。因此，对于心脏表现为急性心肌梗死 / 冠状动脉瘤的青年患者，予冠心病二级预防治疗效果差；对于无心脑血管危险因素者，应仔细询问白塞综合征的相关临床表现，确诊后即时予激素联合免疫抑制剂治疗，以改善预后。

如果符合 1989 年白塞综合征国际诊断标准，并且有神经症状，可诊断神经白塞综合征。结合本例患者临床表现，曾因头痛、视力下降，颅内血管造影示上矢状窦栓塞、横窦、乙状窦管腔不规则狭窄，诊断神经白塞综合征伴颅内静脉窦血栓形成明确。国外文献报道，白塞综合征神经系统受累可达 6.3% ～ 24.5%。神经系统表现可以是白塞综合征的首发症状，也可发生于疾病过程中。有学者报道了 1 例青年男性患者无明显诱因出现头痛，无发热，双侧视盘水肿，腰椎穿刺脑脊液压力高，脑脊液常规及生化均正常，以单纯颅高压为唯一表现，MRV 示左侧横窦见结节状信号减低影，提示血栓形成；反复发作口腔及外阴溃疡，皮肤针刺试验阳性，诊断为白塞综合征合并静脉窦血栓形成，予脱水抗凝及糖皮质激素冲击治疗，疗效好。颅内静脉窦血栓形成是缺血性脑血管疾病的一种特殊类型，临床少见，病因复杂，无特异性症状和体征，病死率高，对于多发的静脉窦血栓形成更应积极追查病因。

启示与思考

对于年轻男性，不明原因心肌梗死、动脉瘤形成、颅内静脉窦血栓形成，应警惕白塞综合征累及重要血管。同时，再次提高临床医生对此种疾病的认识，避免盲人摸象，减少漏诊、误诊，应详细询问病史，多学科联合诊治，帮助患者早期诊断，早期治疗，改善患者预后及生存质量。

（撰稿人　崔银凤　校稿人　乔鹏燕　杨艳丽）

参考文献

[1] 朱燕林，吴庆军，严晓伟，等. 贝赫切特综合征合并冠状动脉性心脏病. 中华临床免疫和变态反应杂志，2012，6（2）：103-108.

[2] 谷惠敏，朱建中，顾明，等. 白塞综合征患者发生急性心肌梗死1例. 中国循证心血管医学杂志，2013，10（5）：100-101.

[3] 张伟，杨毅，沈磊，等. 白塞综合征并静脉窦血栓形成1例. 中国神经精神疾病杂志，2012，38（9）：556-557.

（七）白塞综合征致巨大假性动脉瘤

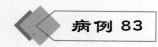

患者男性，43岁，主因"左下肢肿痛14天"入院，2016年12月无明显诱因出现左下肢肿胀、疼痛，不伴左下肢发凉、麻木、苍白、青紫及功能障碍，就诊于山西省某医院，诊断左下肢深静脉血栓形成，给予低分子肝素、华法林等治疗，于2017年1月5日行下腔静脉滤器置入术＋左下肢取栓、溶栓术，术后左下肢肿痛明显缓解，再入院取滤器时，行血管造影检查，发现腹主动脉假性动脉瘤形成。于上级医院进一步就诊，遂入住我院血管外科，入院后行主动脉造影示：腹主动脉下段可见假性动脉瘤约4 cm×3 cm，双侧髂动脉未见狭窄及扩张，行腹主动脉瘤覆膜支架腔内隔绝术（图6-4-12）。住院期间，追问病史，患者反复口腔溃疡、

外阴溃疡 20 余年，口腔溃疡每年发作 10 余次，6 ～ 8 天可自愈，偶有外阴溃疡，考虑白塞综合征转入我科。患者自发病以来精神、睡眠好，食欲尚可，大、小便正常，近 1 年体重无明显减轻。体格检查：血压 135/85 mmHg，咽部充血，颊黏膜、唇内侧、舌下可见数个大小不一的溃疡，呈圆形或卵圆形，表面覆盖白色伪膜，双肺呼吸音清，心、肺、腹无阳性体征，双下肢皮肤温度觉、感觉未见明显异常。双侧股动脉、足背动脉、胫后动脉搏动可触及，双下肢末梢血运尚可，双下肢肌力、肌张力正常，双下肢轻度水肿。

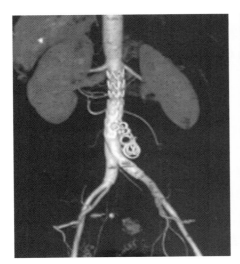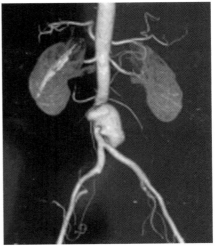

图 6-4-12　行腹主动脉瘤覆膜支架腔内隔绝术

辅助检查

血常规、便常规、尿常规、肝功能、肾功能、心肌酶、心肌标志物、IgG、IgM、IgA、抗核抗体（ANA）、抗 ENAs、ANCA 系列均未见明显异常。红细胞沉降率（ESR）55 mm/h，C 反应蛋白（CRP）31.74 mg/L，双上肢血管超声：锁骨下、腋、肱、桡、尺动静脉未见异常。双下肢血管超声：双下肢动脉未见异常；心脏超声：心脏形态结构及功能未见异常；腹部超声示：肝、胆、胰、脾、双肾及门静脉彩超检查未见异常。主动脉造影：腹主动脉下段可见假性动脉瘤形成，大小约 4 cm×3 cm。

诊断

白塞综合征，下肢深静脉血栓形成，腹主动脉假性动脉瘤，腹主动脉瘤覆膜支架腔内隔绝术后。

治 疗 及 转 归

予甲泼尼龙 40 mg/d×7 d，泼尼松片 30 mg/d、环磷酰胺 400 mg/w，硫唑嘌呤片 100 mg/d 治疗原发病，予华法林抗凝治疗等，监测凝血，使 INR 介于 2～3；并嘱休息时抬高患肢，活动时医用弹力袜治疗。出院时，患者一般情况可，无新发口腔溃疡，双下肢肿痛等症状，复查红细胞沉降率（ESR）4 mm/h，C 反应蛋白（CRP）< 2.5 mg/L，国际标准化比值（INR）1.62，后在我科（风湿免疫科）、血管外科门诊复查，国际标准化比值达标，1 年后泼尼松片已逐渐减量至 5 mg/d，硫唑嘌呤 100 mg/d，环磷酰胺逐渐增大给药间隔至每月 400 mg，腹主动脉瘤覆膜支架覆盖好，假腔内无造影剂强化，未出现新发血栓及假性动脉瘤形成，停用环磷酰胺，仅以泼尼松 5 mg qod 联合硫唑嘌呤 100 mg/d 治疗原发病，随访 2 年，患者病情稳定。

病 例 分 析

该患者中年男性，隐匿起病，反复口腔溃疡、外阴溃疡 20 余年，未重视，后因左下肢肿胀、疼痛不适就诊，红细胞沉降率（ESR）55 mm/h，C 反应蛋白（CRP）31.74 mg/L，自身抗体均为阴性。依据 1987 年白塞综合征国际诊断标准，诊断白塞综合征明确，有动静脉受累，表现为下肢深静脉血栓形成、腹主动脉假性动脉瘤。鉴于患者已于血管外科行左下肢取栓、溶栓术、腹主动脉瘤覆膜支架腔内隔绝术、转入我科后进一步治疗原发病。

白塞综合征临床表现为反复发作的口腔溃疡、外阴溃疡、皮肤毛囊炎样皮疹、葡萄膜炎及针刺试验阳性。本病可累及全身各级动脉和静脉，表现形式及部位不一，以小动脉及小静脉等微血管为主，常为首诊原因，包括血栓性浅静脉炎、下腔静脉闭塞、主动脉或外周动脉的狭窄及瘤样变，当侵犯大动、静脉时，症状较为隐匿，因发病率较低，易导致误诊。

血管受累为白塞综合征最重要的临床特征，各种类型的血管包括毛细血管及大动静脉均可受累，发生率为 2.2%～50%。国外报道动脉受累比例为 8%～18%，国内研究显示，白塞综合征心血管受累患者出现动脉瘤比例高达 37.1%，动脉瘤形成，以单发为主，常导致动脉瘤样扩张或动脉闭塞，其中动脉瘤最易累及腹主动脉，其次是股动脉、肺动脉、髂动脉、腘动脉、颈动脉以及锁骨下动脉，其中肺动脉瘤破裂死亡率约为 50%。研究显示，动脉瘤常在发病数年后出现，偶为首发症状，以假性动脉瘤居多（占 60%），超过一半的患者为多发性动脉瘤，且可合并其他类型血管损害，如静脉血栓栓塞症（VTE）、动脉闭塞和狭窄，同时动脉瘤发病时病情常活动，预后较差，因此，早期诊断和治疗白塞综合征血管病变十分重要。

白塞综合征并发动脉瘤患者多为病程较长的青中年男性，临床症状以复发性口腔溃疡、外阴溃疡、皮肤病变等为主，炎性指标水平均较高，提示这些患者体内炎症反应明显，病情处于活动期，长期的动脉壁慢性炎症引发的持续损伤会导致纤维化及弹性减退，使动脉瘤形成。

在动脉瘤类型中，假性动脉瘤居多，夹层动脉瘤少见，动脉瘤发生部位中，腹主动脉更为常见，对腹主动脉瘤手术时机的选择，应根据瘤体的大小及位置来决定，症状性或具有破裂风险的动脉瘤应立即手术治疗。当白塞综合征合并动脉瘤时采用介入治疗可减少手术并发症，相比传统开放手术损伤大、容易出现术后吻合口假性动脉瘤。目前植入覆膜支架为代表的腔内治疗技术可有效治疗该类疾病，现已经逐渐成为治疗动脉瘤型白塞综合征的首选方法。

治疗上，血管型白塞综合征患者建议使用激素联合免疫抑制剂控制炎症反应，从而降低并发症的发生风险。糖皮质激素是一线治疗药物，联合使用秋水仙碱、环磷酰胺、硫唑嘌呤、环孢素和他克莫司的治疗方案也常用于临床。

启示与思考

白塞综合征血管病变几乎可累及全身所有血管，在动脉系统以扩张性病变为主，尤以假性动脉瘤居多。白塞综合征的血管病变处理较为棘手，早期、规律予糖皮质激素和免疫抑制治疗可以减少手术的风险，甚至避免手术干预。术后同时给予可靠、足疗程的抗凝治疗，预防再次出现血栓尤为重要。

（撰稿人 赵 星 校稿人 李 娟 马 丹）

参考文献

[1] 高娜，韩薇，慈为萍，等．白塞综合征心血管受累患者的临床特点．中华医学杂志，2016，96（19）：1523-1526．

[2] 中华医学会风湿病学分会．白塞综合征诊断和治疗指南．中华风湿病学杂志，2011，15（5）：345-347．

[3] 周佳鑫，吴秀华，王立，等．51例贝赫切特综合征合并动脉瘤患者临床特点．中华临床免疫和变态反应杂志，2015，9（2）：110-114．

[4] Desbois AC，Wechsler B，Cluzel P，et al．Cardiovascular involvement in

Behcet's disease. Rev Med interne, 2014, 35（2）: 103-111.

[5] Seyahi E, Caglar E, Ugurlu S, et al. An outcome survey of 43 patients with Budd-chiari syndrome due to behcet's syndrome followed up at a single, dedicated center. Semin Arthritis Rheum, 2014, 44（5）: 602-609.

[6] Ohira S, Masuda S, Matsushita T. Nine-year experience of recurrent anastomotic pseudoaneurysms after thoracoabdominal aneurysm graft replacement in a patient with behcet disease. Heart Lung circ, 2014, 23: e210-e213.

[7] Tuzun H, Seyahi E, Arslan C, et al. Management and prognosis of nonpulmonary large arterial disease in patients with Behcet's disease. J Vasc Surg, 2012, 55（1）: 157-163.

（八）白塞综合征心脏受累

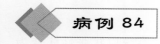

病例 84

　　患者男性，35 岁，主因"反复口腔溃疡 30 年，右眼发红 4 年，胸痛、气促 3 个月"于 2015 年 12 月 21 日入院。1985 年无明显诱因出现口腔溃疡，累及上颚、咽后壁，伴疼痛，未重视，后口腔溃疡反复发作，平均每年大于 10 次，无外生殖器溃疡，无皮疹、关节肿痛，未诊治。2011 年出现右眼发红，伴视物模糊、视力下降，于当地眼科医院诊断为右眼葡萄膜炎，予激素治疗（具体剂量不详），右眼视力有改善，后自行减停激素，右眼视力渐下降，近 1 年右眼失明。2015 年 7 月出现咳嗽、咳痰，咳少量白色黏痰，有发热，体温最高 38℃，不伴腹痛、腹泻、尿频、尿急，就诊于当地医院考虑肺结核，予异烟肼片、利福平胶囊治疗 2 个月，咳嗽、咳痰无减轻。2015 年 9 月出现痰中带血，偶有咯血，伴胸痛、气促，活动后为著，同时出现外生殖器溃疡，就诊于当地医院，查胸部 CT 示：双肺动脉瘤伴肺栓塞。诊断"白塞综合征，肺动脉瘤形成，肺动脉栓塞？"予甲泼尼龙片 20 mg bid，来氟米特 10 mg/d 治疗后，胸痛、气促有好转，无发热及痰中带血。2 个月后，自行停药后出现间断胸痛、气促。病程中，有左膝关节肿痛，无头痛、头晕，无下肢麻木、无力等不适。既往史、家族史无特殊。体格检查：神清语利，全身皮肤未见皮疹，口腔黏膜无溃疡。右眼失明，全身浅表淋巴结未触及肿大。双肺呼吸音清，未闻及干、湿啰音。心率 110 次 / 分左右，律齐，肺动脉瓣听诊区 P_2 亢进。腹软，肝、脾肋下未触及。全身关节无肿胀，压痛（−），四肢肌力正常，双下肢无水肿。颈部及腹部血管未闻及杂音。

辅助检查

血气分析示：pH 7.421、二氧化碳分压（PCO_2）32.1 mmHg、氧分压（PO_2）69.6 mmHg、血氧饱和度 95.5%；血常规示：白细胞计数（WBC）$12.6×10^9$/L、中性粒细胞百分比（NEU%）77.4%、血小板计数（PLT）$366.6×10^9$/L；尿、便常规正常；C 反应蛋白（CRP）55.51 mg/L；红细胞沉降率（ESR）54 mm/h；降钙素原（PCT）0.06 ng/ml；IgG、IgM、IgA、C3、C4、类风湿因子（RF）正常；肝功能、肾功能、电解质、心肌酶大致正常；D- 二聚体 685 ng/ml；钠尿肽 14.00 pg/ml；HLA-B27（−）；抗核抗体（ANA）、抗 CCP 抗体、抗角蛋白抗体（AKA）、抗 ENAs、自身免疫性肌炎抗体、AHA、AnuA、ACL、抗 $β_2$-GP1 抗体、ANCA、抗 MPO 抗体、抗 PR3 抗体均（−）；胸部 CTPA 示：双肺肺动脉多发瘤样扩张，右肺上叶肺动脉分支、右肺中叶肺动脉干、双下肺动脉干及基底段肺动脉分支内多发血栓形成。心脏彩超示：右室流出道内团状等回声，大小约 4.2 cm×2.0 cm，考虑血栓。腹部彩超未见异常。双下肢动静彩超示：左侧胫前动脉下段至足背动脉管径纤细，双下肢深静脉未见异常。

诊断

白塞综合征，肺动脉瘤形成，肺血栓栓塞症，右室流出道血栓形成，右眼葡萄膜炎，右眼失明，右眼继发青光眼。

治疗及转归

口服泼尼松 60 mg/d、羟氯喹片 0.2 g bid，环磷酰胺 600 mg/w 静脉输注 4 次，低分子肝素钙注射液 6150 U q12h 皮下注射，及改善循环、保护胃黏膜等治疗，病情好转后出院。院外激素逐渐减量至 10 mg/d，每月静脉输注环磷酰胺 600 mg 维持治疗以及华法林抗凝治疗。患者随访 1 年后因合并肺部感染去世。

病例分析

白塞综合征累及血管的发病率为 5% ～ 37%，男性明显高于女性，男、女比例为 5.6：1。国外文献报道的白塞综合征血管受累患者主要表现为深静脉血栓，占血管受累患者的 98.7%，动脉受累为 25%，常表现为血栓、动脉瘤，且动脉瘤比血栓形成更常见，动、静脉同时受累为 23.9%。

白塞综合征累及心脏相对较少见，文献报道其发生率为 0.5% ~ 8.1%，主要累及瓣膜、心肌、传导系统、冠脉、心包，少见的有心室附壁血栓、动脉瘤等。原因可能与血管炎引起心肌组织炎性改变、传导系统炎症以及冠脉炎症等有关。有学者分析了 1996 例白塞综合征患者的临床特点，发现出现心脏病变者占 4%。有学者发现，白塞综合征心脏病变最常见者为瓣膜病变，其次是心肌病变、冠状动脉受累和传导阻滞。有学者分析了 28 例出现心血管损害的白塞综合征患者，瓣膜损害最多见，再次为升主动脉扩张、心腔内血栓、冠状动脉及心肌受累。

本例患者心脏受累表现为右室流出道血栓形成。文献报道心腔内血栓形成是白塞综合征的少见表现。一项 meta 分析显示，25 例白塞综合征患者中有 23 例存在右心血栓，其中 2 例合并左心血栓，另有 2 例单独存在左心血栓，这些患者中仅 1 例患者来自东亚地区，其余多来自土耳其，作者认为，心腔内血栓与人种有关。据部分尸检结果显示，右心腔内的血栓可能与血清内皮素 -1 水平、心内膜纤维化有关。

白塞综合征心脏受累的治疗应首先针对病因，以激素加免疫抑制剂治疗为主，必要时考虑激素冲击治疗，同时加用抗凝治疗。meta 分析显示，药物治疗效果优于手术取栓。据文献报道，部分患者在未确诊白塞综合征的情况下行主动脉瓣置换术，术后出现瓣周瘘，故术前要严格控制白塞综合征的活动性。

启示与思考

本病例提示，当临床上遇到不明原因的血栓形成等血管病变、心脏瓣膜病变、心室内血栓形成等疾病时，需要考虑到白塞综合征可能，以帮助早期诊断及治疗，而当白塞综合征确诊后，需要尽早明确有无血管及心脏病变，以全面评估病情，尽早用激素联合免疫抑制剂积极治疗，使病情得到控制。

（撰稿人 乔鹏燕 校稿人 杨艳丽 侯睿宏）

参考文献

[1] 宋向荣，竺红，宫怡. 35 例白塞综合征心脏损害临床分析. 宁夏医科大学学报，2013，35（2）：218-220.

[2] 王浩，宋民. 白塞综合征的心血管系统损害——附 28 例临床资料分析. 中国

循环杂志，2014，29（3）：213-215.

[3] Emmi G，Silvestri E，Squatrito D，et al. Thrombosis in vasculitis：frompathogenesis to treatment. Thromb J，2015，16：13-15.

[4] Calamia KT，Schirmer M，Melikoglu M. Major vessel involvementin Behcet's disease：all update. Curr opin rheumatol，2011，23（1）：24-31.

[5] Zhang ZL，He F，Shi YJ. Behcet's disease seen in china：analysis of 334 cases. Rheumatolint，2012，17（4）：981.

（九）白塞综合征致失明、肠瘘

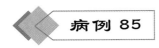

病例 85

　　患者男性，47 岁，主因"反复口腔、外阴溃疡 20 年，间断腹痛 14 年，加重 2 年"入院。1988 年 9 月，患者出现反复口腔溃疡、外阴溃疡，口腔溃疡每年发作 10 余次，伴皮肤多发结节性红斑，无发热、腹痛、腰痛、头痛、视物模糊，就诊于山西省某医院，诊断为白塞综合征，给予对症治疗（具体不详），效果不佳，口腔溃疡、外阴溃疡发作逐渐频繁，未予重视。2000 年出现间断腹痛，伴胃灼热、反酸、黑便，无呕血，肠镜检查发现深大结肠溃疡，于山西省某院普通外科行结肠切除肠吻合术治疗，腹痛减轻、黑便症状消失后出院，后仍有腹痛间断发作，能忍受，不规律口服奥美拉唑，腹痛可间断缓解。2006 年 4 月因口腔溃疡、外阴溃疡发作频繁就诊于山西省某医院风湿科，给予口服泼尼松龙 40 mg/d，甲氨蝶呤 7.5 mg/w，静脉输注环磷酰胺 400 mg/3 w，3 个月后症状减轻，患者自行停药。2006 年 10 月患者出现双眼视物模糊，就诊于广东省某眼科医院，诊断双眼葡萄膜炎，给予口服环孢素软胶囊 50 mg qd，泼尼松龙 12 mg qd，双眼视物模糊减轻，口腔溃疡、外阴溃疡消失，腹痛发作次数减少，用药 1 年后自行停药，后上述病情时有反复。2009 年患者渐出现双眼失明，2013 年 10 月患者出现右下腹、右腰痛，无发热、腹泻、便秘、黑便，先后就诊于北京市某综合三甲医院及眼科医院，诊断为白塞综合征、双眼葡萄膜炎，予加用沙利度胺治疗，疼痛缓解。2014 年 6 月，右下腹、右腰痛再次加重，且有右侧腹股沟痛，伴发热，体温最高达 39℃，腹痛，腹泻，稀水样便，2～3 次/日，就诊于山西省某医院，行全腹 CT 检查，考虑肠瘘合并感染可能，给予左氧氟沙星及头孢哌酮钠舒巴坦钠治疗，发热、腹痛缓解后出院。2014 年 7 月，上述症状再次反复，就诊于我院普外科，再次给予哌拉西林钠他唑巴坦钠等抗感染、营养支持、对症治疗，疼痛稍有缓解，为求进一步诊治转入我科。发病以来，患者精神欠佳，食欲差，大便稀，2～3 次/日，小便正常，体重 1 年减轻约 10 kg。体格检查：体温 36.1℃，脉搏 94 次/分，呼吸 20 次/分，血压 116/81 mmHg，口腔黏膜无溃疡，双眼视力丧失，心、肺无阳性体征，腹软，右下腹压痛阳性，无反跳痛，肝、脾肋下未触及，右下腹可见一长约 12 cm 的手术瘢痕。右侧腰部压痛阳性，双侧颈动脉、锁骨下动脉、腹主动脉、髂内动脉均未闻及血管杂音，双侧桡动脉、足背动脉搏动正常，双膝关节可及骨擦感，双下肢无水肿。

辅 助 检 查

血常规：白细胞计数（WBC）5.7×10^9/L，血小板计数（PLT）385.6×10^9/L，血红蛋白（Hb）112.5 g/L，血生化、术前免疫、IgG、IgM、IgA、C3、C4 基本正常，红细胞沉降率（ESR）40 mm/h，C 反应蛋白（CRP）6.52 mg/L，降钙素原（PCT）0.05 ng/ml，结核感染 T 细胞检测抗原 A 20×10^6 PBMC，肿瘤标志物：铁蛋白 427.5 μg/L。类风湿因子（RF）、抗核抗体（ANA）、抗角蛋白抗体（AKA）、抗 CCP 抗体、抗 ENAs、ANCA、结核抗体（−）。腹部彩超：右下腹肠间片状不均质回声区，右侧髂腰肌较对侧肿胀、回声减低。骨盆平片：骨盆不对称，骨盆骨质未见异常。胃镜：慢性非萎缩性胃炎。下消化道造影：盲肠、升结肠病变（肠管变窄，粗细不均，肠壁不整），局部结肠远端粘连，盲肠处造影剂外漏，造影剂流向下腹部，升结肠长度较短。全腹 CT 示：右侧腰大肌及髂腰肌肿胀伴积气、积液，考虑炎性病变，回盲部肠管与右侧腰大肌前缘粘连，肝内钙化灶。胸部 CT 未见异常。

诊 断

白塞综合征，肠瘘合并感染，低蛋白血症，双眼葡萄膜炎，慢性非萎缩性胃炎。

治 疗 及 转 归

予静脉输注甲泼尼龙琥珀酸钠 80 mg/d×7 d，口服泼尼松 40 mg/d，沙利度胺 100 mg/d，静脉输注环磷酰胺 400 mg/2 w，营养支持、抗感染、抑酸、对症治疗后好转出院。随访 1 年，患者病情控制良好，后患者失访。

病例分析

患者中年男性，慢性病程，病史20余年，有反复口腔溃疡，每年发作4～5次，有外阴溃疡，眼病变，双眼失明，皮肤多发结节性红斑，据1989年制定的白塞综合征国际诊断标准，符合第1、2、3、4条，白塞综合征诊断明确。白塞综合征以反复口腔溃疡、外阴溃疡、视物模糊为主要特点，部分患者出现结节性红斑、皮肤痤疮样改变、腰痛、臀区痛，严重者可有血管炎及中枢神经系统受累，该患者由于依从性差，未规律抗风湿治疗，治疗效果不佳，先后出现了双眼葡萄膜炎、反复结肠溃疡、术后肠瘘形成。病程中出现的严重肠道合并症需与克罗恩病进行鉴别。

因肠白塞综合征与克罗恩病有如下的相似性，导致诊断困难：①两者均具有多样性的溃疡形态、数量及分布；②病理学改变相似；③胃肠道症状无特异性；③肠外表现相似；④放射学改变相似。临床上应从以下几方面仔细鉴别：内镜表现、病理学改变、口腔溃疡、其他肠外表现。

肠白塞综合征早期一般仅表现为激惹现象，X线下可见肠黏膜增粗变平，肠壁边缘不规则或痉挛状态。进入进展期后，由于肉芽增生，其主要X线表现为：①局限性狭窄，单发或多发，轮廓清楚，与正常肠管交界分明，即所谓节段性分布；②黏膜可见"鹅卵石"征；③深溃疡呈纵行或不规则形。病变进入后期时，由于纤维化致肠腔明显狭窄、管壁变硬，尤其回肠末端病变呈高度狭窄时，钡剂可显示回肠与回盲瓣之间有一个细而不规则的连续钡影，近端回肠扩张，即所谓典型的"线状征"，当溃疡穿破肠壁时，可形成肠内窦道。该患者无典型X线表现，结合既往病史，不考虑该病。

肠白塞综合征还需注意与肠结核鉴别。肠结核（intestinal tuberculosis，ITB）是由结核分枝杆菌侵犯肠壁所引发的特异性感染，多继发于肠外结核，主要临床表现为腹痛、腹泻；其次为发热、消瘦、盗汗及腹部包块等。其中腹痛多为脐周及右下腹间断隐痛，腹泻者每天排稀糊状便3～5次，偶可见水样便。由于ITB临床表现、实验室检查缺乏特异性，影像学检查也难以发现其典型改变，在临床、内镜及影像学等方面与肠白塞综合征有诸多相似之处，两者的鉴别成为难题。结核菌素-聚合酶链反应（TB-PCR）具有中-高度的诊断效能，可以作为临床鉴别肠白塞综合征与肠结核的重要参考依据。

白塞综合征是一种慢性全身性血管炎症性疾病，大部分患者预后良好，眼、中枢神经系统及大血管受累者预后不佳。约50%患者有眼炎，双眼各组织均可累及，表现为视物模糊、视力减退、眼球充血、疼痛、畏光流泪、异物感、头痛等，致盲率可达25%。眼炎是本病致残的主要原因。

消化道损害又称肠白塞综合征，发病率为 10% ~ 50%，从口腔到肛门的全消化道均可受累，溃疡可为单发或多发。严重者可有溃疡穿孔，甚至可因大出血等并发症而死亡。病程中有医生及患者观察和记录到的复发性口腔溃疡、眼炎、生殖器溃疡以及特征性皮肤损害，另外，出现大血管或神经系统损害高度提示白塞综合征的诊断。本病无特异性实验室检查异常。活动期可有红细胞沉降率（ESR）增快、C 反应蛋白升高，部分患者冷球蛋白阳性。HLA-B5 阳性率较高，与眼、消化道病变相关。针刺试验时用 20 号无菌针头在前臂屈面中部斜行刺入约 0.5 cm，沿纵向稍做捻转后退出，24 ~ 48 小时后局部出现直径 > 2 mm 的毛囊炎样小红点或脓疱疹样改变为针刺试验阳性。此试验特异性较高且与疾病活动性相关，阳性率为 60% ~ 78%。

本病目前尚无公认的有效根治办法。多种药物均可能有效，但停药后易复发。治疗的目的在于控制现有症状，防治重要脏器损害，减缓疾病进展。依据临床表现不同而采取不同的治疗方案。根据脏器受累及病情的严重程度酌情使用糖皮质激素，突然停药易导致疾病复发。重症患者如严重眼炎、中枢神经系统病变、严重血管炎患者可静脉应用大剂量（1000 mg）甲泼尼龙冲击 3 ~ 5 天为 1 个疗程，多与免疫抑制剂如硫唑嘌呤、甲氨蝶呤、环磷酰胺、环孢素等联用。

眼白塞综合征的治疗主张全身应用糖皮质激素和早期应用硫唑嘌呤。严重眼病视力下降 ≥ 2 级和（或）有视网膜病变建议应用糖皮质激素、硫唑嘌呤联合环孢素或生物制剂治疗，需警惕糖皮质激素导致继发的白内障、青光眼等，眼失明伴持续疼痛者可手术摘除。

白塞综合征患者一般不主张手术治疗。除急症需手术外，胃肠道病变应首先使用柳氮磺吡啶（SSZ）、硫唑嘌呤。难治性病例可选用 TNF-α 拮抗剂或沙利度胺，重症肠白塞综合征并发肠穿孔时可行急诊手术治疗，但术后复发率可高达 50%，故选择手术治疗应慎重，术后复发率和二次手术率高。硫唑嘌呤可用于术后的维持治疗以减少二次手术率。

启示与思考

白塞综合征为风湿免疫科常见病、多发病，结合患者典型临床表现诊断并不困难，但本病一般呈慢性，缓解与复发可持续数周或数年，甚至长达数十年，往往存在患者依从性差，不能正规坚持治疗，在病程中可发生失明、腔静脉阻塞及瘫痪等，由于中枢神经系统、心血管系统、胃肠道受累，偶有死亡。特别是白塞综合征累及胃肠道时，外科医生如欠缺风湿免疫科专业知识，易急于治疗深大的肠道溃疡而忽视白塞综合征原发病的诊治，致术后手术切口难以愈合。该患者在接受外科手术治疗后出现了肠瘘并发症。故加强病患教育，增加患者治疗依从性，提高各学科医生对风湿免疫病的了解，加强多学科协作尤为重要。

（撰稿人　李玉翠　校稿人　乔鹏燕　高晋芳）

参考文献

[1] 中华医学会风湿病学分会. 白塞综合征诊断和治疗指南. 中华风湿病学杂志，2011，5（15）：345-347.

[2] 张渝，吴小平. 克罗恩病与肠白塞综合征的鉴别诊断. 内科急危重症杂志，2015，21（1）：7-8.

[3] 范圣先，李幼生. 肠型白塞综合征的诊断和治疗进展. 中华胃肠外科杂志，2015，18（4）：408-410.

[4] 白琳，杨培增. 白塞综合征葡萄膜炎的治疗与展望. 中华实验眼科杂志，2016，34（8）：761-763.

（十）肠白塞综合征

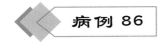

病例 86

患者女性，52 岁，主因"腹痛 20 天，小肠切除术后切口红肿 9 天，高热 3 天"入我院普外科。2017 年 5 月 16 日患者出现腹部疼痛，呈钝痛，持续不缓解，2017 年 5 月 22 日上述症状加重，患者出现意识模糊，就诊于当地某医院，行腹部 CT 示肠穿孔，行小肠切除术、小肠造瘘，术后 4 天后出现腹部正中伤口红肿、疼痛，流脓液（呈黄色），无寒战、高热、排气、排便、恶心、呕吐，无反酸、嗳气等症状，给予患者消炎、换药等对症支持治疗，症状未缓解。2017 年 6 月 2 日患者因"出现高热，伴寒战，体温最高达 39.2℃，腹痛不缓解"入院。病程中有腹痛、皮下结节，无恶心、呕吐，无咳嗽、咳痰，无尿频、尿急、尿痛。既往史：2013 年无明显诱因出现反复口腔溃疡，伴视物模糊、皮疹及皮下结节；2016 年于当地医院行胃镜检查，结果示慢性萎缩性胃炎。体格检查：全腹略膨隆，未见胃肠型及蠕动波，未见腹壁静脉曲张。腹肌软，正中腹部可见手术切口，长约

20 cm，压痛阳性，无反跳痛；左侧腹部可见小肠造瘘，肝、脾肋下未及，未及肿物；叩诊呈鼓音，肝、脾叩击痛阴性，移动性浊音阴性；肠鸣音亢进，未及血管杂音。

辅助检查

血常规：白细胞计数（WBC）40.9×10^9/L，中性粒细胞百分比（NEU%）93.9%；尿常规：白细胞每高倍镜视野 5 ～ 10 个；降钙素原（PCT）1.30 ng/ml；C反应蛋白（CRP）84.35 mg/L，红细胞沉降率（ESR）40 mm/h；D- 二聚体 1774 ng/ml；白蛋白（ALB）31.1 g/L；IgG、IgM、IgA 正常，ANCA（－）。双下肢深静脉彩超示：双小腿肌间静脉血栓形成。小肠病理会诊报告示：小肠黏膜慢性炎症伴多发浅溃疡及化脓性腹膜炎（图 6-4-13）。

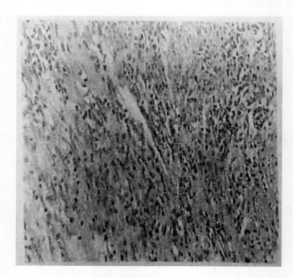

图 6-4-13　小肠病理

注：标本为小肠一段，肠壁各层充血、水肿，有大量中性粒细胞浸润，多个浅表性溃疡形成，浆膜面有脓性纤维素性渗出物，被覆局部淋巴结反应性增生

诊　断

白塞综合征，肠白塞综合征，小肠切除、造瘘术后，切口感染，双小腿肌间静脉血栓形成。

治疗及转归

针对患者手术伤口，行手术探查急行"腹壁清创缝合术"。术后予头孢哌酮

2 g bid×5 d，患者体温正常，炎症指标明显改善。术后 1 天患者出现双下肢结节红斑，请风湿免疫科医师会诊，追问病史，患者反复口腔溃疡 4 年，发作＞3 次 / 年，针刺试验阳性，曾有视物模糊、皮下结节等症状。结合本次于外院行小肠切除术、小肠造瘘后，手术后伤口愈合不良，且病理提示小肠多发溃疡，完善相关免疫学指标，诊断明确。给予静脉输注甲泼尼龙琥珀酸钠 40 mg qd×25 天、环磷酰胺 400 mg/w×3 次、口服来氟米特 10 mg/d，以及抗凝等治疗后，患者皮疹消退，伤口愈合，复查血常规：白细胞计数（WBC）14.0×10⁹/L，中性粒细胞百分比（NEU%）65.0%，中性粒细胞数 9.10×10⁹/L；C 反应蛋白（CRP）6.3 mg/L。院外继续口服醋酸泼尼松片 50mg/d、来氟米特片 10 mg/d、硫酸羟氯喹 0.2 g bid，及抗凝、补钙等治疗，门诊规律复诊，调整治疗方案（醋酸泼尼松渐减量至 15 mg/10 mg 隔日交替）后，复查双下肢深静脉彩超可见双侧髂静脉及双下肢深静脉未见异常。2018 年 3 月 26 日，出现右下腹造口旁隐痛不适，呈持续性，无腹胀、恶心、呕吐、发热等。查体：右下腹可见回肠造瘘口。右下腹部压痛阳性，右下腹造瘘口旁可及包块。彩超示：右侧造瘘口旁皮下脂肪层内囊性包块，考虑脓肿，予抗感染治疗 7 天，皮下包块质地变软，脓肿局限，2018 年 4 月 2 日行回肠造口旁脓肿切开引流术，术后第 6 天出现造瘘口周围间隙粪便溢出，经脓腔冲洗、引流、切口换药及抗感染等对症支持治疗，再次行肠道造口回纳术，患者病情好转，于 2018 年 5 月 29 日出院。2018 年 6 月 19 日于某三甲医院行肠镜复查，示盲肠结构改变，所见大肠未见异常（图 6-4-14）。随访至今，病情控制良好。

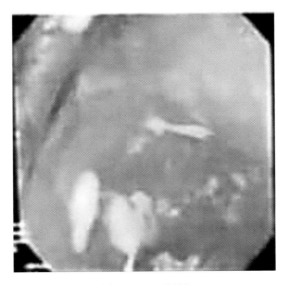

图 6-4-14　肠镜

注：回盲瓣旁可见以大小约为 0.8 cm×0.6 cm 洞腔样结构，与回肠末端相通

病例分析

患者因急性肠穿孔术后伤口愈合不良入院，急性肠穿孔多继发于消化性溃疡、长期服用非甾体抗炎药、氯吡格雷等药物等，主要的临床表现为上腹痛或不适等，当溃疡向深处发展，穿透肠壁溃破入腹腔，可以引起弥漫性腹膜炎，呈突发性剧烈腹痛，持续且逐渐加剧。有腹壁板样僵直，压痛（+）、反跳痛（+），肝浊音界消失，部分患者可出现休克。组织病理可见活动期消化性溃疡，一般为单个，也可多个，呈圆形或卵圆形。大多数直径＜10 cm，边缘光整，底部由肉芽组织构成，覆以灰黄色渗出物，周围黏膜常有炎症水肿。该患者曾患慢性萎缩性胃炎，但本次发病以腹痛进行性加剧为主要特点，与既往疼痛的部位、性质、缓解方式均不同，无法用慢性萎缩性胃炎解释。其次需要除外炎性肠病，它是一类由多种病因引起的、异常免疫介导的肠道慢性及复发性炎症，有终生复发倾向，主要类型有溃疡性结肠炎和克罗恩病。

1. 溃疡性结肠炎　病变主要限于大肠黏膜与黏膜下层，呈连续性弥漫性分布。该患者病变部位主要位于小肠，且病理表现也不同，排除溃疡性结肠炎导致的肠穿孔。

2. 克罗恩病　是一种慢性炎性肉芽肿性疾病，多见于末端回肠和邻近结肠，口腔、食管、胃、十二指肠较少见，呈节段性或跳跃式分布。黏膜溃疡特点主要表现为早期呈鹅口疮样溃疡，随后溃疡增大、融合，形成纵行溃疡或裂隙溃疡，将黏膜分割呈鹅卵石样外观，病变累及肠壁全层时，肠壁增厚变硬，肠腔狭窄。与患者小肠病理结果不符，不能用该病完全解释患者的病情。

患者中年女性，慢性病程，有反复发作性口腔溃疡、腹痛、视物模糊、结节红斑，小腿肌间静脉血栓。无生殖器溃疡，无皮肤瘙痒，无关节肿痛，无眼干、口干、牙齿块状脱落，无足跟痛，无脱发、光过敏、双手雷诺现象。针刺实验阳性，炎性指标明显升高。术后病理示：小肠黏膜慢性炎症伴多发浅溃疡及化脓性腹膜炎。且患者对糖皮质激素抗感染、免疫抑制、抗凝等治疗反应良好，根据1989年白塞综合征国际诊断标准，诊断白塞综合征，肠白塞综合征明确，下面对患者的整个诊治思路进行分析。

根据白塞综合征内脏系统的损害不同，其可分为血管型、神经型、胃肠型等。胃肠型病变临床首发表现包括腹痛、腹泻和黑变，肠镜下可见圆形或椭圆形溃疡，边缘整齐（＞1 cm），局灶状分布（＜5个），常见于回盲部、升结肠、横结肠或食管，可出现管腔狭窄和动脉瘤样改变，溃疡重者合并出血、肠穿孔等并发症。病理可见小静脉和小静脉血管炎伴深溃疡（一般无肉芽肿或"鹅卵石"征）、缺血性穿孔和血栓形成。目前尽管有多种免疫抑制剂可治疗肠白塞综合征，但仍有部分病例治疗失败。Lopalco 等学者使用 PubMed 数据库和 ClinicalTrials.gov 进行文献检索，总结了过去几年发表的研究，包括案例报告、临床试验和队列研究，发现药物治疗，如皮质类固醇、柳氮磺吡啶（SSZ）和硫唑嘌呤（AZA）治疗能够在不需要手术的情况下诱导患者病情缓解，而 TNF-α 拮抗剂和沙利度胺（THD）可用于治疗复杂病例。然而，肠白塞综合征在很大程度上还是依靠经验性治疗，由于缺乏标准化的医疗治疗方案及白塞综合征存在异质性，导致疾病的预后不可估计。目前虽然有几种常规免疫抑制疗法，但事实证明，没有一种方案在预防疾病复发方面有效。

肠白塞综合征患者的手术指征为难治性表现或存在严重并发症，如消化道出血、穿孔、瘘管、梗阻和腹部肿块等，最常见的为肠穿孔。Moon 等专家对 129 例肠白塞综合征患者进行回顾性研究，发现 25.6% 的患者因肠穿孔行手术治疗。其中，42.4% 的患者术后复发，33.3% 的患者再次行手术治疗。此外，对于青年患者（＜25 岁），剖腹探查史和火山状溃疡是肠穿孔的独立危险因素。目前外科手术多采用广泛肠缘和正常肠在内的切除术。然而，一些研究表明，肠的切除长度与术后复发无关，因此需进一步研究肠白塞综合征的微创外科手术方法。肠瘘、穿孔和瘘管形成似乎在吻合部位更频繁地发生；因此，造瘘优于一期吻合术。本例患者即属于术后复发患者，且两次术后都存在吻合口瘘的情况。建议遇到此类患者时，首先要明确诊断，积极给予基础药物治疗，当发生急性肠穿孔行手术治疗时，可行一期造瘘，二期吻合。

启示与思考

该病例提示我们，风湿性疾病常累及全身多系统，且多为逐渐累及。患者多数因某一脏器出现明显的症状而就诊于相应的科室，作为医生，我们不能"头痛医头，脚痛医脚"，要关注到患者整体，而不仅仅是疾病本身，要进行详细的问诊、查体，全面掌握患者的情况，仔细评估病情。在了解各科疾病的特点的基础上，进行多学科综合诊治，力求为患者解决病痛，提高生活质量，改善患者预后。

（撰稿人　刘　洋　校稿人　郭乾育　李玉翠）

参考文献

[1] Chin AB，Kumar AS．Behcet colitis．Clinics in colon and Rectal Surgery，2015，28（2）：99-102.

[2] Lopalco G, Rigante D, Venerito V, et al. Update on the medical management of gastrointestinal Behcet's disease. Mediators of inflammation, 2017, 20 (17): 146-191.

[3] Jung YS, Yoon JY, Lee JH, et al. Prognostic factors andlong-termclinical outcomes for surgical patients with intestinal Behcet's disease. Inflammatory Bowel diseases, 2011, 17 (7): 1594-1602.

[4] Moon CM, CHEON JH, Shin JK, et al. Prediction of free bowel perforation in patients with intestinal behçet's disease using clinical and colonoscopic findings. Digestive Diseases and Sciences, 2010, 55 (1), 2904-2911.

五、抗中性粒细胞质抗体相关血管炎

（一）抗中性粒细胞质抗体相关性血管炎

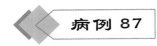

病例 87

患者女性，44 岁，主因"间断干咳、气短半年，多关节肿痛 2 周"于 2015 年 5 月 4 日入院。2014 年 12 月患者无诱因出现干咳、气短，伴反复发热，自测体温 38℃左右，可自行降至正常。无畏寒、寒战、腹痛、腹泻、尿频、尿急、尿痛等，未予重视。2015 年 2 月因反复发热、干咳就诊于当地医院行胸部 CT 检查、痰液检查等，考虑为左肺肺炎，输注抗生素（具体不详）9 天，干咳稍有好转，仍有发热、气短。随后就诊于我省某三甲医院呼吸科，查血常规：白细胞计数（WBC）5.29×10^9/L，血红蛋白（Hb）97 g/L，血小板（PLT）471×10^9/L，红细胞沉降率（ESR）80 mm/h，C 反应蛋白（CRP）148 mg/L；尿常规：尿蛋白（+），尿红细胞 33/μl；G 试验、GM 试验、肺炎支原体抗体、结核感染 T 细胞（TB-IGRA）均阴性。痰找抗酸杆菌、痰培养、血培养（-）。胸部 CT 检查示（2015 年 2 月 10 日）：双肺多发结节，双侧胸腔积液，左肺上叶及右肺中叶炎症（图 6-5-1）。右侧胸腔穿刺引流出淡黄色胸腔积液 800 ml，化验为渗出液，单核细胞 82%，考虑肺部感染，给予哌拉西林钠他唑巴坦钠、左氧氟沙星、依米替星抗感染对症治疗。期间出现高热，体温达 39.6℃，畏寒不伴寒战，对症退热治疗。为行胸部结节活检而转至胸外科行胸腔镜右肺结节＋部分胸膜活检，病理结果示：（右肺）组织内急、慢性炎症，肺泡腔纤维素渗出，肺泡上皮增生，间质纤维组织增生。（胸膜）纤维组织增生，间质伴出血、淋巴细胞浸润。因除外恶性病变而再次转入当地医院呼吸科。患者仍有间断高热，临床未发现肺部感染证据，故给予静脉输注甲泼尼龙琥珀酸钠 40 mg/d×3 天，后患者未再出现发热，咳嗽、气短好转出院。院外未再口服糖皮质激素，自行口服中药治疗。2 周前无诱因出现右手第 2～5 掌指关节、右手第 2～5 近端指间关节肿痛，次日自行消退，无晨僵，伴第 2～5 左足趾肿痛，伴双膝疼痛，无肿胀，活动后明显，无发热、气短等症状，C 反应蛋白（CRP）148 mg/L，CA125 144.8 U/ml（参考值 0～35 U/ml）。胸部 CT（2015

年4月3日）示：双肺多发结节，双侧胸腔积液，伴邻近肺组织轻度膨胀不全，双侧胸膜增厚，左肺上叶舌段及右肺中叶炎症，伴部分实变可能，左肺门大，左肺下叶软组织密度影（图6-5-2）。现为求进一步治疗入我科。既往史、家族史无特殊。体格检查：生命体征平稳，全身皮肤黏膜无皮疹，浅表淋巴结未触及肿大，双肺呼吸音粗，未闻及干、湿啰音。心、腹无阳性体征，双下肢无水肿。双膝关节压痛阳性，无肿胀。

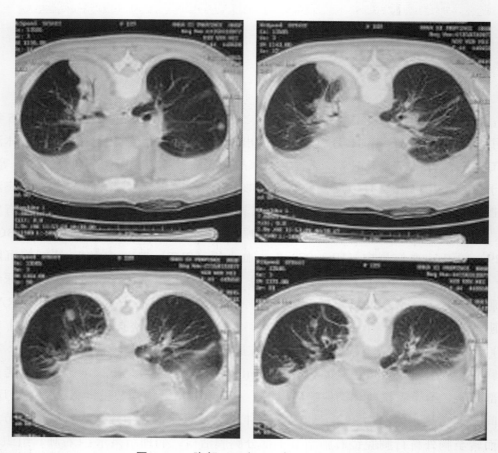

图 6-5-1 胸部 CT（2015 年 2 月 10 日）

辅助检查

血常规：白细胞计数（WBC）7.9×10^9/L，中性粒细胞百分比（NEU%）64.1%，血红蛋白（Hb）114.5 g/L，血小板计数（PLT）571.1×10^9/L；C 反应蛋白（CRP）91.15 mg/L；红细胞沉降率（ESR）68 mm/h。尿常规：镜检红细胞每高倍镜下 5 ~ 10 个。尿红细胞位相：红细胞变形率 30%。便常规及便潜血无异常。肝、肾功

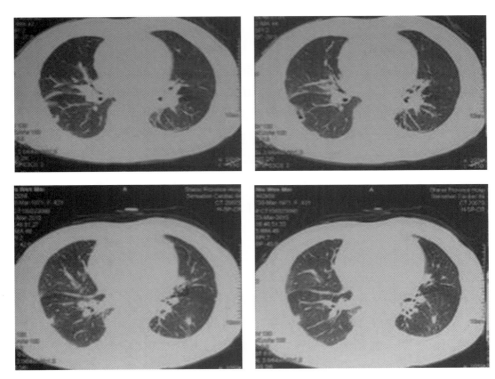

图 6-5-2　胸部 CT（2015 年 4 月 3 日）
注：抽胸腔积液、胸腔镜后

能、心肌酶、电解质、凝血系列无异常。IgG 20.8 g/L（7.5 ~ 15.6 g/L），C3：0.69 g/L。抗核抗体、抗角蛋白抗体、抗 CCP 抗体、抗 ENAs、自免肝抗体、自身免疫性肌炎抗体均为阴性。抗髓过氧化物酶（MPO）抗体 95.87 RU/ml（0 ~ 20 RU/ml），抗 PR3 抗体正常；p-ANCA：阳性 1：80，c-ANCA（－）。乙肝五项、甲、丙、戊肝炎抗体、梅毒特异性抗体及 HIV 抗体均阴性。胸部 CT：双肺多发结节，双侧胸腔积液，伴邻近肺组织轻度膨胀不全，双侧胸膜增厚，左肺上叶舌段及右肺中叶炎症，伴部分实变可能。左肺门大，左肺下叶软组织密度影。甲襞微循环图像分析：左手甲襞管袢清晰度较差，管径细，管袢短，乳头平坦。右手无明显异常。X 线：双膝关节骨质未见明显异常。泌尿系超声无异常。

诊断

抗中性粒细胞质抗体（ANCA）相关性血管炎，肺、肾受累，双肺多发结节。

治疗及转归

口服醋酸泼尼松片 60 mg/d，硫酸羟氯喹片 0.2 g bid，静脉输注环磷酰胺

400 mg/2 w×3 次，患者关节症状缓解，无发热、咳嗽，气短不明显。治疗过程中，血小板显著升高，最高升至 640.2×10^9/L。给予骨髓穿刺检查，结果见血小板成堆。JAK2 基因检查为阴性。考虑可能为炎症反应，故继续治疗原发病。出院时血常规：白细胞计数（WBC）10.6×10^9/L，血小板计数（PLT）502.4×10^9/L，血红蛋白（Hb）113.7 g/L，红细胞沉降率（ESR）22 mm/h，C 反应蛋白（CRP）6.79 mg/L；尿镜检：每高倍镜视野红细胞 1～3 个。院外规律泼尼松减量，每 2～3 周静脉输注环磷酰胺 400 mg。监测血常规示：血小板降至正常范围；红细胞沉降率（ESR）、C 反应蛋白（CRP）维持在正常范围；尿红细胞阴性。未再有干咳、关节痛等不适，2 年后复查胸部 CT，结节消失。

病例分析

　　该患者以肺部症状（干咳、气短）起病，伴有反复发热，红细胞沉降率（ESR）及 C 反应蛋白（CRP）显著升高，胸部 CT 示双肺多发结节，后出现中 - 大量胸腔积液，痰及血培养未见致病菌，肿瘤标志物 CA125 增高。胸腔镜下活检病理为急、慢性炎症改变，间质淋巴细胞浸润。抗感染治疗无效，糖皮质激素治疗有效。肺部症状持续约半年后出现多关节痛而就诊于风湿科，行相关自身抗体检查发现抗 MPO 抗体增高，诊断为 ANCA 相关性血管炎，肺部受累，且病程中持续有镜下血尿，考虑有血管炎累及肾。因肾病变轻，未行肾活检。给予糖皮质激素及免疫抑制剂（环磷酰胺）治疗后，临床症状明显缓解，未再出现发热、干咳，尿中每高倍镜下红细胞数目降至正常。

　　系统性血管炎是一组以血管壁的炎症和纤维素样坏死为病理特征的疾病。2012 年 CHCC 对血管炎主要分为 7 大类：大血管炎、中血管炎、小血管炎、变异性血管炎、单器官性血管炎、与系统疾病相关的血管炎、与可能的病因相关的血管炎。其中小血管炎中有两类特点迥异的亚类。一类的特征是血管壁有免疫复合物的沉积，另一类的特点是存在抗中性粒细胞胞质抗体（ANCA），并称为 ANCA 相关性血管炎（AAV）。AAV 又包括肉芽肿性多血管炎（GPA）、显微镜下多血管炎（MPA）及嗜酸性肉芽肿性多血管炎（EGPA）。GPA 患者中的 ANCA 主要是抗蛋白酶 3（PR3-ANCA）抗体，MPA 患者中的 ANCA 主要是抗髓过氧化物酶抗体（MPO-ANCA）。AAV 的治疗分为诱导缓解、维持缓解。糖皮质激素联合环磷酰胺（CTX）是治疗 AAV 诱导缓解期的一线药物。泼尼松初始剂量为 1 mg/（kg·d），应用 4～6 周，病情控制后可较迅速减量，糖皮质激素治疗的时间应达到 1.5～2.0 年。环磷酰胺（CTX）静脉冲击疗法：每个月静脉输注 1 次，0.6～1.0 g，连续 6 个月；或每 2～3 周静脉输注 1 次，0.4～0.6 g，连续 6 次。

小剂量糖皮质激素联合静脉 CTX 或口服硫唑嘌呤（AZA），维持缓解治疗可维持 1.5 ～ 2.0 年。

启示与思考

　　ANCA 相关性血管炎常会累及上、下呼吸道及肾，肺部可见非特异炎症浸润、多发结节或空洞形成，易误诊为感染、结核甚至肿瘤。肾受累多表现为血尿、蛋白尿和肾功能受损。对于 AAV 疾病起始阶段仅表现为肺部结节而无感染和肿瘤证据者，要考虑到血管炎的可能性。

（撰稿人　李　娟　校稿人　高晋芳　庞宇洁）

（二）抗中性粒细胞质抗体相关性血管炎伴肥厚性硬脊膜炎

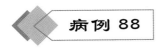

　　患者女性，67 岁，主因"间断发热 1 年，背痛 7 个月，加重 3 天"，于 2019 年 4 月来我院就诊。患者于 2018 年 4 月无诱因出现发热，体温最高 38.5℃，无寒战，伴双侧大腿肌肉酸困疼痛、乏力，无咳嗽、咳痰、腹痛、腹泻、排尿不适，就诊于当地医院，红细胞沉降率（ESR）105 mm/h、C 反应蛋白（CRP）14 mg/L、抗核抗体（ANA）1∶160（核周型）、p-ANCA 1∶10、抗髓过氧化酶（MPO）抗体 51 RU/ml，诊断抗中性粒细胞胞质抗体（ANCA）相关性血管炎，予口服泼尼松 40 mg/d、硫酸羟氯喹 0.2 g/d，患者体温正常，肌痛缓解。院外泼尼松逐渐减量至 5 mg/d。2018 年 9 月无诱因出现间断背痛，夜间为著，伴双侧肋缘不适感，渐出现排尿、排便费力，不伴感觉障碍。于我院行胸椎增强 MRI 示：硬膜下炎性病变可能，合并广泛软脊膜受累。PET-CT 示：胸椎（约 $T_{1～8}$ 椎体）密度稍高，代谢弥漫增高（图 6-5-3）。诊断 ANCA 相关性血管炎、继发性肥厚性硬脊膜炎，予泼尼松 50 mg/d 口服、甲泼尼龙琥珀酸钠 80 mg/d×7 天、40 mg/d 静脉输注 12 天、环磷酰胺 400 mg/w 静脉输注 3 次治疗，背痛缓解，排便、排尿困

难症状消失，出院后继续泼尼松 50 mg/d 口服。2018 年 11 月再次出现腰背痛，部位与前不同，活动时为著，无下肢放射痛、麻木等，就诊于北京市某医院，胸椎 CT：T_{11}、T_{12} 椎体压缩性骨折，骨密度示腰椎骨质疏松，以 L_2 为主，T 值：−3.8，行经皮 T_{11}、T_{12} 球囊扩张后凸成形术，腰背痛症状缓解，口服药物无特殊调整。院外规律复诊，泼尼松逐渐减量，予碳酸钙、骨化三醇、阿仑膦酸钠口服，环磷酰胺 400 mg/w 静脉输注，规律随诊，无不适。2019 年 3 月中旬泼尼松减量至 12.5 mg/d 口服、环磷酰胺 400 mg/2 w 静脉输注，近 3 天再次出现腰、背痛加重，疼痛剧烈，活动明显受限，无发热，无排尿、排便困难，为进一步诊治再次入住我科。自起病以来，患者精神、食欲、睡眠差，大、小便正常，体重未见明显下降。体格检查：生命体征平稳，心、肺、腹无阳性体征，脊柱查体不能配合，胸腰椎及椎旁肌肉压痛（＋），各关节无肿胀，压痛（−），四肢肌力正常，双下肢无水肿。

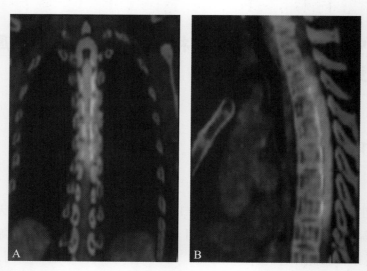

图 6-5-3　治疗前，PET-CT 冠状位示胸椎（约 $T_{1～8}$ 椎体）密度稍高，代谢弥漫增高（2018 年 10 月 23 日）

辅助检查

血、尿、便常规、生化全项检查基本正常；ESR 60 mm/h、CRP 59.46 mg/L；抗核抗体（ANA）1：160（着丝点型）、抗 CENP-B（＋），c-ANCA、p-ANCA、抗蛋白酶 3（PR3）抗体、抗 MPO 抗体均（−）；细胞因子：IL-6 高于正常值；脑脊液检查：压力 265 mmH_2O，加压后 270 mmH_2O，白细胞计数 90×10^6/L、蛋白 2.027 g/L。胸椎正侧位：T_{11}、T_{12} 椎体骨水泥注入术后改变。胸部 CT：右肺中叶、右肺下

叶及左肺舌叶慢性炎性病灶，右肺下叶内基底段小结节。再次行颈椎增强 MRI：$C_5 \sim T_3$ 椎体后方硬脊膜肥厚（图 6-5-4A）。胸腰椎增强 MRI：$T_1 \sim T_8$ 水平脊膜增厚伴明显强化，相应水平脊髓受压，考虑硬脊膜炎（图 6-5-4B）。

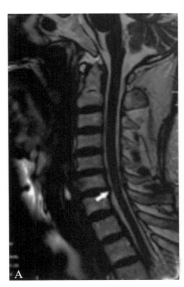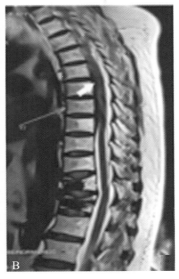

图 6-5-4　胸部 MRI。A．治疗前，颈椎增强 MRI 示 $C_5 \sim T_3$ 椎体后方硬脊膜肥厚（2019 年 4 月 26 日）；B．治疗前，胸腰椎增强 MRI 示 $T_{1 \sim 8}$ 椎体水平脊膜增厚伴明显强化，相应水平脊髓受压，蛛网膜下隙狭窄（2019 年 4 月 17 日）

诊断

ANCA 相关性血管炎，肥厚性硬脊膜炎，骨质疏松症。

治疗及转归

静脉输注甲泼尼龙琥珀酸钠 40 mg/d×7 天、20 mg/d×10 天，环磷酰胺静脉输注 400 mg/2 w，鞘内注射：地塞米松 10m g、甲氨蝶呤 10 mg 1 次，口服泼尼松 40 mg/d，以及补钙等对症治疗。鉴于之前糖皮质激素联合环磷酰胺治疗初期，症状有改善，但疾病又再次复发，且影像学显示病变进展，炎症指标升高，故使用托珠单抗 560 mg，每月 1 次，静脉输注治疗。后患者背痛明显减轻，红细胞沉降率（ESR）、C 反应蛋白（CRP）、脑脊液压力、脑脊液白细胞、蛋白均下降至正常。随访 6 个月，病情稳定，复查颈椎增强 MRI：颈椎体后方硬脊膜增厚及强化消失（图 6-5-5A），胸椎增强 MRI：胸椎体后方硬脊膜增厚及强化消失（图 6-5-5B），治疗达到影像学缓解。

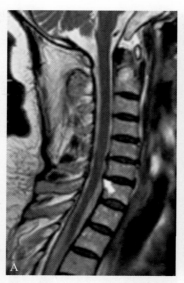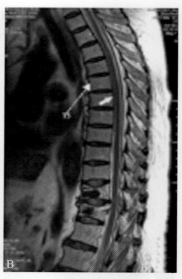

图 6-5-5　颈椎增强 MRI。A. 治疗后,颈椎增强 MRI 示颈椎体后方硬脊膜增厚、强化消失(2019年 10 月 9 日);B. 治疗后,胸、腰椎增强 MRI 示胸椎体后方硬脊膜增厚、强化消失（2019 年 10 月 9 日）

病例分析

该患者发病初有发热、乏力、肌肉酸困、疼痛,红细胞沉降率、C 反应蛋白升高,类风湿因子、抗 MPO 抗体及 p-ANCA 抗体阳性,除外特发性坏死性新月体性肾小球肾炎、许尔许斯特劳斯综合征（Churg-Strauss syndrome，CSS）、结节性多动脉炎、RA 等可能的感染性疾病外,最后考虑 ANCA 相关性血管炎。同时该患者脑脊液压力偏高,脑脊液中白细胞、蛋白量升高,$C_5 \sim T_3$ 椎体后方硬脊膜肥厚,$T_{1 \sim 8}$ 水平脊膜增厚伴明显强化,相应水平脊髓受压,虽本次复发 ANCA 阴性,但首次出现肥厚性硬脊膜炎临床表现时,p-ANCA 1∶10、抗 MPO 抗体 51 RU/ml,且排除引起硬脊膜炎的可能原因(特发性肥厚性硬脊膜炎、感染相关性疾病、恶性肿瘤及头颅或脊柱外伤),最终考虑自身免疫性疾病即 ANCA 相关性血管炎累及神经系统,造成肥厚性硬脊膜炎,故诊断为 ANCA 相关性血管脊伴肥厚性硬脊膜炎复发。

肥厚性硬膜炎（hypertrophic pachymeningitis，HP）是以脑和脊髓的硬膜炎性增厚为特征,并由于临近结构的压迫而导致神经功能障碍的中枢神经系统疾病,以肥厚性硬脑膜炎多发,肥厚性硬脊膜炎相当罕见。肥厚性硬脊膜炎按病因可分为特发性和继发性,大部分没有明确病因的称为特发性肥厚性硬脊膜炎（idiopathic hypertrophic spinal pachymeningitis，IHSP）,少数 HSP 继发于感染（如结核分枝杆菌、梅毒螺旋体、真菌等），或恶性肿瘤、外伤、自身免疫性疾病（如 AAV、IgG$_4$ 相关疾病、结节病、干燥综合征、系统性红斑狼疮）等。目前 ANCA 相关性疾病在继发性 HSP 病因中最常见，IgG$_4$ 相关疾病次之。近年来，已有病例报道 ANCA 相关性 HP，但大多数是累及颅内硬脑膜，ANCA 相关的 HSP 的病例报道极为罕见。Yonekawa 等在日本国内的一项调查中发现，特发性 HP 最常见（占 44%），ANCA 相关性 HP 占 34.0%，尤其是肉芽肿性血管炎（GPA）是继发性 HP 最常见的形式，IgG$_4$ 相关疾病或多灶性纤维硬化（MFS）相关的 HP 占8.8%。

　　HSP 在硬脊膜增厚和炎性纤维化过程中的主要表现为神经根痛和脊髓压迫症状，以早期局灶性慢性疼痛、上、下肢无力和麻木、进行性步态障碍（脊髓病）和膀胱、直肠功能障碍为主要临床表现。HSP 可累及多个椎体水平，通常超过5 个节段，胸段最常受累；其次为颈段、腰骶段，颈背部疼痛是最常见的首发症状，若不及时治疗，极易导致肢体瘫痪。依据 Charcot 和 Joffoy 划分的三个 HSP 临床症状演变发展阶段，本例患者症状初期为背部疼痛，持续性加重，与临床演变一致。随着 CT、MRI 检查技术水平的提高，增强 MRI 成为目前诊断 HSP 最有效的影像诊断技术。增生肥厚的硬脊膜以及相应节段脊髓受压是 HSP 的主要影像特征，其典型表现是 T$_1$WI 等或低信号，T$_2$WI 低信号，增强 MRI 可见明显强化，多呈条索状，背侧较腹侧增厚明显。对于影像学考虑 HSP 的患者还应常规行 ANCA、IgG$_4$ 等相关检查以明确病因和诊断，必要时行病理活检。

　　AAV 是以小血管炎性病变为特征的 ANCA 阳性的自身免疫性疾病，临床症状多表现为发热、贫血、关节、肌肉痛、乏力、体重减轻、盗汗等，临床不易明确诊断。急性期患者常有明显的炎性指标异常，如 ESR、CRP、白细胞、血清免疫球蛋白升高，以及贫血、RF 阳性。AAV 可累及肺、肾、胃肠道及神经等多个系统，其中神经系统病变是 AAV 最常见的临床表现之一，可在部分患者中作为首发症状出现，HP 在神经系统病变中较少见。研究表明，ANCA 相关性 HSP 可能为 AAV 的中枢局限受累。

　　研究发现，ANCA 相关性 HSP 患者女性多见，男女比例 1∶4，多数呈慢性病程，进行性加重，多以神经系统表现为首发症状，以局部疼痛、神经根或脊髓受压为主要临床症状，少数会出现发热等全身症状。ANCA 相关性 HSP 的实验室检查多无特异性，可有全身炎症指标不同程度的升高，脑脊液压力、脑脊液蛋白明显升高，ANCA 检查中以 p-ANCA（＋）最为多见。研究表明，脑脊液中蛋白含量与硬脊膜的增厚范围呈正相关。病理检查发现增厚的硬脊膜含有大量增生的纤维组织，其间多有浆细胞、中性粒细胞和淋巴细胞等炎性细胞浸润。虽然病理活检是诊断 HSP 的金标准，但因多数患者病情迁延时间较长，身体情况不佳，全身麻醉会有较高的手术风险，因此在能够诊断 HSP 的情况下，较少采用病理活检。本例患者发热、乏力、肌肉酸困疼痛、腰背痛、大小便困难，ESR、CRP 升高，RF、抗 MPO 抗体及 p-ANCA 抗体（+），脑脊液压力及其白细胞和蛋白含量较高，结合 MRI 表现，并排除感染、肿瘤、外伤等病因，ANCA 相关性 HSP 诊断明确。

目前关于 HSP 的治疗分为手术和药物治疗。在疾病诊断明确后，比较容易切除的病灶以及脊髓受压严重时应直接手术治疗，减少中枢神经系统的损害，术后药物维持治疗。IHSP 予糖皮质激素静脉冲击治疗，并逐渐小剂量维持治疗，对病情进展或复发的患者可联合免疫抑制剂治疗，继发性 HSP 则需要针对病因给予特殊治疗。

ANCA 相关性 HSP 多使用 AAV 的治疗标准，建议糖皮质激素和环磷酰胺联合治疗，且多数患者预后良好。药物治疗以甲泼尼龙琥珀酸钠静脉冲击为主，逐渐减量并过渡到口服泼尼松，也可直接口服泼尼松，逐渐减量维持治疗。临床研究表明，在维持治疗期使用泼尼松联合环磷酰胺可降低大部分患者的疾病复发风险。也有通过鞘内注射地塞米松和（或）甲氨蝶呤治疗成功的报道，但对有些患者疗效不佳，疾病易复发。新型生物制剂也逐渐运用于免疫性疾病，有较多使用利妥昔单抗成功治疗 AAV 的文献报道，疗效迅速并且对疾病活动控制稳定，能有效避免疾病复发。

分析检索纳入的 16 项个案研究（表 6-5-1），大部分患者在糖皮质激素联合免疫抑制剂治疗下病情稳定，少数出现疾病复发，可使用生物制剂（如托珠单抗、利妥昔单抗）控制疾病活动和维持治疗。本例患者以甲泼尼龙琥珀酸钠静点过渡到泼尼松口服，联合环磷酰胺以及鞘内注射地塞米松和甲氨蝶呤，治疗获得初步成效，但在药物减量治疗过程中，影像学显示病变进展，停用环磷酰胺，改用生物制剂托珠单抗，治疗一段时间后复查炎性指标均正常，影像学病变消失，脊髓压迫症状明显改善，出院后随访患者病情稳定。目前对 ANCA 相关性 HSP 治疗的文献报道中，较少有使用生物制剂的病例，而本例患者使用生物制剂后对疾病的改善及控制作用显著，是一次成功的尝试。关于托珠单抗的文献报道中，Takenaka 等报道了 1 例 AAV 累及 HCP 的患者，使用托珠单抗联合泼尼松治疗数月，疾病迅速得到控制，症状明显改善，同时抑制了抗 MPO 抗体阳性的 ANCA 水平的升高。观察 AAV 患者单用托珠单抗的治疗效果表明，托珠单抗通过抑制 IL-6 的水平降低 AAV 的炎症效应，使病情缓解，故该药可作为治疗 AAV 的潜在治疗药物。大量文献表明，该药物在幼年型特发性关节炎、类风湿关节炎、成人斯蒂尔病等的治疗中已普遍使用，且经大量临床研究，疗效显著，安全性高，故将该药物应用于其他风湿免疫性疾病的治疗中也将成为一种新的选择。

表6-5-1　AAV合并HSP患者临床特征汇总

来源	性别	年龄	临床表现	ANCA	治疗方式	预后
陈竹林等	女	75	背痛，下肢无力	p-ANCA（+）	PSL，CYC，DXM 鞘内注射→ PSL，CYC	好转
李霞等	女	26	发热，颈、背疼痛	p-ANCA（+）	MP 冲击→ PSL，CYC	好转
李霞等	女	62	发热，下肢麻木，腰痛	p-ANCA（+）	MP 冲击→ PSL，CYC	好转
Aragones et al	男	64	颈、部疼痛	p-ANCA（+）	PSL	好转
Durant et al	男	53	发热，背部疼痛	c-ANCA（+）	MP 冲击→ PSL，CYC → MMF	好转
Smucker et al	男	66	腹痛，双下肢麻木、无力	c-ANCA（+）p-ANCA（+）	PSL，CYC	好转
Nakamura et al	女	59	发热，背痛，步态不稳	p-ANCA（+）	手术 +MP 冲击→ PSL，CYC → CsA	复发好转
Wang et al	女	53	发热，胸部紧绷感，痉挛步态	p-ANCA（+）	手术 +PSL，CYC	好转
Bachmeyer et al	女	77	胸、背部疼痛，双下肢无力	p-ANCA（+）	手术 +MP 冲击→ PSL，CYC → AZA	稍好转
Mentzel et al	女	59	头痛，四肢无力	c-ANCA（+）	手术→ PSL，AZA	好转
Albayram et al	女	52	颈痛，四肢无力	ANCA（+）	COR，CYC	好转
Yakushiji et al	男	71	腰痛，横贯性脊髓损害	p-ANCA（+）	PSL	好转
Mccarthy et al	女	32	颈痛，肢体无力，行走困难	c-ANCA（+）	手术 +COR	好转
Nagashima et al	女	53	双下肢麻木、无力，尿潴留	p-ANCA（+）	PSL，AZA	缓解
云宗金等	女	77	腰痛，双下肢麻木、无力	p-ANCA（+）	MP 冲击→ PSL	好转
Pawlitzki et al	女	54	颈部、上背部疼痛，步态不稳，双腿间歇性麻木	NA	手术 +COR，CYC → COR，Rituximab	复发好转

注：① ANCA：抗中性粒细胞质抗体；② ESR：红细胞沉降率；③ CRP：C 反应蛋白；④ CSF：脑脊液；⑤ NA：未获得；⑥ PSL：泼尼松；⑦ CYC：环磷酰胺；⑧ DXM：地塞米松；⑨ MP：甲基泼尼松龙；⑩ MMF：吗替麦考酚酯；⑪CsA：环孢素；⑫AZA：硫唑嘌呤；⑬COR：皮质醇；⑭Rituximab：利妥昔单抗

启示与思考

　　ANCA 相关性 HSP 发病率低，起病隐匿，病因复杂，当影像学诊断出 HSP 时，应注意是否有全身症状，脑脊液蛋白及炎症指标是否升高，并对 ANCA、IgG

谱或其他自身免疫性疾病抗体进行筛查，必要时予病理检查以明确诊断。早期诊断和干预是改善患者预后的关键，生物制剂的使用亦是提高治愈率、减少复发的更优选择。

（撰稿人　赵星星　校稿人　李　娟　高晋芳）

参考文献

[1] 张立华，袁慧书. 肥厚性硬脊膜炎的 MRI 表现. 中国医学影像技术，2015，31（10）：1578-1581.

[2] 陈竹林，黄光，徐斌，等. 肥厚性硬脊膜炎的临床分析. 医学综述，2017，23（20）：4157-4157.

[3] 王雅利，蒋超，聂莹雪. 肥厚性硬膜炎的临床与影像学特点分析. 中风与神经疾病杂志，2017，34（1）：39-42.

[4] 张立华，袁慧书. 肥厚性硬脊膜炎与硬膜外脊膜瘤影像对比分析. 中华放射学杂志，2016，2：143-145.

[5] 中华医学会风湿病学分会. 显微镜下多血管炎诊治指南（草案）. 中华风湿病学杂志，2004，8（9）：564-566.

[6] 张仲迎，李耘，钱玉英，等. ANCA 相关性小血管炎首发症状及就诊科室情况调查. 山西医科大学学报，2018，49（7）：846-849.

[7] 喻慎仪，黄琴，任昊. 抗中性粒细胞胞质抗体相关性血管炎神经系统病变的研究进展. 广东医学，2019，40（2）：159-162.

[8] 云宗金，徐鹏程，宋斌，等. 抗中性粒细胞胞质抗体相关性肥厚性硬脊膜炎 1 例报告并文献复习. 中风与神经疾病杂志，2019，36（8）：739-742.

[9] 王丽，姜亚平. 肥厚性硬膜炎的研究进展. 神经损伤与功能重建，2013，8（1）：56-61.

[10] 李霞，赵久良，王迁，等. 肥厚性硬脊膜炎 17 例临床特点. 中华临床免疫和变态反应杂志，2015，9（4）：287-291.

[11] Popkirov S，Kowalski T，Sehlegel U，et al. Immunoglobulin-G4-related hypertrophic pachymeningitis with antineutrophil cyto-plasmatic antibodies effectively treated with rituximab. J Clin Neurosci，2015，22（6）：1038-1040.

[12] Van der Pol CB，Chakraborty S，Cote I，et al. Case 216：hypertrophic spinal pachymeningitis. Radilogy，2015，275（1）：303-307.

[13] Yonekawa T, Murai H, Utsuki S, et al. A nationwide survey of hypertrophic pachymeningitis in Japan. Neurol Neurosurg Psychiatry, 2014, 85 (7): 732-739.

[14] Yokoseki A, Saji E, Arakawa M, et al. Hypertrophic pachymeningitis: Significance of myeloperoxidase antineutrophil cytoplasmic antibody. Brain, 2014, 137 (Pt2): 520-536.

[15] Kupersmith MJ, Martin V, Heller G, et al. Idiopathic hypertrophic pachymeningitis. Neurology, 2004, 62 (3): 686-694.

[16] Takeuchi S, Osada H, Seno S, et al. IgG_4-related intracranial hypertrophic pachymeningitis: Acase report and review of the literature. J Korean Neurosurg Soc, 2014, 55 (5): 300-302.

[17] Bosman T, Simonin C, Launay D, et al. Idiopathic hypertrophic cranial pachymeningitis treated by oral methotrexate: A case report and review of literature. Rheumatol Int, 2008, 28 (7): 713-718.

[18] Takenaka K, Ohba T, Suhara K, et al. Successful treatment of refractory aortitis in antineutrophil cytoplasmic antibody-associated vasculitis using tocilizumab. Clin Rheumatol, 2014, 33 (2): 287-289.

[19] Aragonès JM, Arias-Rivero M, García-Barrionuevo JM, et al. Paquimeningitis hipertrófica relacionada con IgG_4 y MPO-ANCA. Rev Neurol, 2015, 61 (10): 454-457.

[20] Durant C, Martin J, Godmer P, et al. Exceptional osseous and meningeal spinal localization of ANCA-associated granulomatous vasculitis with hypertrophic spinal pachymeningitis. J Neurol, 2011, 258: 1172-1173.

[21] Smucker JD, Ramme AJ, Leblond RF, et al. Hypertrophic spinal pachymeningitis with thoracic myelopathy: the initial presentation of ANCA-related systemic vasculitis. J Spinal Disord Tech, 2011, 24 (8): 525-32.

[22] Wang DC, Wei JW, Liu JH, et al. The upper thoracic spinal cord compression as the initial manifestation of Wegener's granulomatosis: a case report. Eur Spine J, 2007, 16 (Suppl 3): S296-S300.

[23] Bachmeyer C, Cervera P, Marro B, et al. Thoracic spinal cord compression indicating Wegener's granulomatosis in a patient with a previous presumptive diagnosis of microscopic polyangiitis. Joint Bone Spine, 2007, 74 (4): 382-384.

[24] Mentzel HJ, Neumann T, Fitzek C, et al. MR imaging in wegener granulomatosis of the spinal cord. AJNR Am J Neuroradiol, 2003, 24: 18-21.

[25] Albayram S, Kizilkilie O, Adaletli I, et al. MR imaging findings of spinal dural involvement with wegener granulomatosis. AJNR Am J Neuroradiol, 2002, 23: 1603-1606.

[26] Yakushiji Y, Kurohara K, Toda S, et al. A case of hypertrophic spinal pachymeningitis associated with MPO-ANCA. Rinsho shinkeigaku, 2002, 42 (9): 873-877.

[27] McCarthy PJ, Arend WP, Kleinschmidt-DeMasters BK. May 2001: A 32 year old female with dural mass encircling cervical spinal cord. Brain Pathol, 2001, 11 (4): 483-487.

[28] Nagashima T, Maguchi S, Terayama Y, et al. p-ANCA-positive Wegener's granulomatosis presenting with hypertrophic pachymeningitis and multiple cranial neuropathies: Case report and review of literature. Neuropathology, 2000, 20 (1): 23-30.

[29] Pawlitzki M, Perosa V, Korsen M, et al. Aggressive spinal cord involvement in granulomatosis with polyangiitis. Int J Rheum Dis, 2019, 22 (4): 1-3.

[30] Nakamura T, Hirakawa K, Higashi S, et al. CD$_8^+$ T lymphocytes infiltrate predominantly in the inflammatory foci of MPO-ANCA-positive thoracic hypertrophic pachymeningitis in a patient with HLA-A24. Mod Rheumatol, 2007, 17 (8): 75-80.

六、易误诊疾病

（一）疑似结节性多动脉炎的血管内皮肉瘤

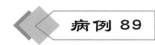

病例 89

　　患者男性，78 岁，主因"左手发凉、疼痛 1 年，加重伴咯血、血尿 3 个月"于 2014 年 10 月 30 日入院。患者 1 年前无明显诱因出现左手发凉、疼痛，保暖后可缓解，未予重视。3 个月前上述症状加重，并出现肉眼血尿，无尿频、尿急、尿痛，无发热、腰痛。伴咯血，呈鲜红色，量少，小于 50 ml/d。同期出现左前臂伸侧皮肤触痛，后出现数个痛性结节，绿豆大小，逐渐累及左上臂、左侧腋下、头皮，数量渐增多，不伴瘙痒。2014 年 8 月出现突发右侧肢体无力，无言语困难，口眼歪斜，对症治疗（具体不详）后肢体活动恢复，仍有左手发绀伴疼痛、咯血、肉眼血尿，并出现左侧胸壁、腹壁刺痛，间断发作，每次持续数分钟，可自行缓解。考虑患者多系统受累，我科门诊疑诊血管炎收治入院。既往高血压病 15 年、冠心病 1 年、青光眼 1 年，左眼失明。吸烟 20 年，每天 20 支，戒烟 1 年。饮酒 20 年，每天 50 g，戒酒 1 年。体格检查：左手皮肤发白、发绀，可见斑片状出血，压之不褪色，压痛阳性。左手第 2 指端溃疡结痂，局部伴脱皮。右上肢伸侧、腋下、头顶部皮肤沿浅表血管走形多发结节，部分接近皮色，部分呈蓝紫色，质硬，压痛阳性，活动度尚可，左胸壁、腹壁可见局限性斑片状条纹，突出皮面，压痛阳性，心、肺、腹无明显阳性体征，双下肢轻度水肿，右小腿肌肉压痛阳性。

辅助检查

　　血常规无明显异常，尿常规示血尿，尿三杯试验呈全程血尿，尿红细胞位相变形率 40%，24 小时尿蛋白示蛋白尿。肾功能示：尿素氮（BUN）10.0 mmol/L，肌酐正常。便常规＋潜血、肝功能、心肌酶、电解质、甲状腺功能大致正常。红细胞沉降率（ESR）34 mm/h，C 反应蛋白（CRP）14.7 g/L。肿瘤系列、乙型肝炎表面抗原、丙型肝炎抗体、HIV 抗体初筛、梅毒特异性抗体、类风湿因子（RF）、抗核抗体（ANA）、抗角蛋白抗体（AKA）、抗环瓜氨酸肽抗体（ACPA）、抗可提取性核抗原抗体（AENAs）、c-ANCA、p-ANCA、抗髓过氧化物酶抗体、抗蛋白酶 3 抗体均阴性。双手甲襞微循环：右手大致正常，左手可见畸形管袢。四肢血管彩超：左前臂中上段尺动脉局部管腔接近闭塞可能，双侧上、下肢动脉粥样硬化，右侧胫前动脉闭塞。胸部 CT：轻度肺间质改变，主动脉及冠状动脉钙化。腹部＋盆腔 CT：左肾小囊肿，前列腺增生伴钙化。泌尿系彩超：前列腺增生症，膀胱炎。全身骨扫描：右膝关节骨质代谢增高，其余诸骨显像未见明显异常。头颅 CT：左侧枕叶脑梗死、左侧基底节区腔隙性脑梗死。

入 院 诊 断

结节性多动脉炎（PAN），高血压 3 级（极高危组），冠状动脉性心脏病。

治 疗 及 转 归

甲泼尼龙 40 mg/d×5 天，患者红细胞沉降率、C 反应蛋白降至正常，仍有右上肢痛性结节、胸腹部网状青斑、咯血、血尿。讨论后患者行左前臂皮肤结节活检术及免疫组织化学分析，结果示：AE1/AE3（−），EMA（＋），Vimentin（＋），CD31（＋），CD34（＋），S-100（−），HMB45（−），LCA（−），CD99（部分＋），抗 MPO 抗体（−），SMA（局灶＋），Ki67（约 20%＋），诊断为血管内皮肉瘤，减停甲泼尼龙，转我院肿瘤科予以化疗，随访半年后失访。

修 正 诊 断

血管内皮肉瘤，高血压 3 级（极高危组），冠状动脉性心脏病。

病 例 分 析

恶性血管内皮肿瘤又称血管肉瘤，是一种血管内皮细胞来源的恶性肿瘤。可发生于皮肤、乳腺、肝、脾、骨等器官和软组织，尤其多发于头面部皮肤，其他少见的部位是四肢、躯干、体腔和肺。也有文献报道该病发生于肾和睾丸。然而，同时出现皮肤、肺、肾、神经系统、骨骼肌等多系统受累的疑似 PAN 表现的相关报道甚少。

血管肉瘤是一种血管内皮细胞来源的恶性肿瘤，累及不同组织的表现不同。皮肤血管肉瘤是一种极其罕见的恶性肿瘤，预后极差，容易复发，而且有高度转移潜能。可转移至附近的淋巴结或血行转移至骨骼、肝及肺，病情发展较快。肿瘤多隆起于皮肤表面，呈丘疹或结节状，暗红或灰白色，易出血坏死。肺血管肉瘤的临床表现取决于肿瘤所在的部位以及对邻近组织和血管的侵袭、压迫和是否转移等因素。临床表现主要为胸痛、咳嗽、咯血和血痰。胸部 CT 可见肺内多发结节或肺内、肺门块状影。肺血管肉瘤从出现临床症状到就诊的时间不一，多在 3 个月以内，有的也长达 18 个月，肾血管肉瘤患者可以出现少尿、血尿，不伴尿频、尿急等症状。

该患者为老年男性，隐匿起病，皮肤痛性结节、网状青斑、右小腿肌肉压痛阳性、动脉造影可见血管闭塞，疑似 PAN。① PAN 中枢神经系统受累可出现严重头痛、癫痫、偏瘫、昏迷或蛛网膜下腔出血等，可以解释其之前出现的脑梗死症状；②肾是 PAN 最主要的靶器官，80% ~ 90% 的 PAN 有不同程度肾损害，多数患者临床表现为轻、中度蛋白尿，镜下或肉眼血尿、红细胞管型尿。可以解释患者出现血尿症状；③ PAN 的肺部表现较其他血管炎为少。

患者的呼吸道受累表现主要为胸痛、咳嗽、哮喘、呼吸困难和咯血。亦可以解释其咯血症状。但只要详细询问病史，仔细查体并进行相关辅助检查，两种疾病不难鉴别：①发病机制：PAN 是一种累及中、小动脉的坏死性血管炎性疾病；血管肉瘤是一种血管内皮细胞来源的恶性肿瘤；②临床表现：血管肉瘤通常以单一器官或系统受累为主要表现。在知网上以"血管肉瘤"为关键词，仅检索到厉为良报道的"多脏器受累的血管内皮肉瘤 1 例"，其余均为单系统受累的个案报道；③病理组织不同是两种疾病鉴别的主要关键点。PAN 中小动脉壁活检有中性粒细胞和单核细胞浸润，而血管肉瘤多数瘤体实质内可见相互吻合、大小不一、形态不规则的血管网，血管内衬异型的瘤细胞（血管内皮细胞），细胞体积可以从较小到巨大，瘤细胞多为圆形或卵圆形，分化差的可呈梭形或上皮样，呈弥漫性实片性和巢状排列。核质深染，核仁清楚，核异形明显。可见到广泛出血；④治疗方案不同：PAN 治疗常常为激素联合免疫抑制剂。血管肉瘤主张尽可能施行肿瘤局部广泛切除，局部切除不彻底者可辅助加放疗或化疗。

血管肉瘤可以累及多器官、多系统，与风湿性疾病相似，易误诊。搜索国内文献，目前尚无血管肉瘤误诊为风湿性疾病的报道。在 PubMed 上对国外近 30 年的文献进行回顾，仅发现 3 篇关于风湿性疾病与血管肉瘤相关的报道。Donghi 等提出皮肤血管肉瘤误诊率最高为 SLE，Sparsa 等报道了 2 例误诊为结节性多动脉炎的主动脉远端动脉栓塞及皮肤血管肉瘤转移病例。2 例均表现为类似系统性血管炎的相关症状，包括一般症状、睾丸炎（其中 1 例）、腿部不适、感觉异常、网状青斑、病变处皮肤缺血坏死、活检表现为血管炎或非特异性改变的痛性皮下结节。患者炎性指标高于正常，全身激素治疗瞬间改善上述症状。但反复皮肤活检显示非典型血管内细胞增生与凝血因子Ⅷ强阳性。磁共振血管造影（MRA）提示存在肾血管以下水平的腹主动脉腔内血管肉瘤。Abdin-Mohamed 等报道了 1 例误诊为大血管炎的主动脉远端几乎完全闭塞的原发性动脉血管肉瘤（PAA）病例。该病例表现为肌痛、关节痛及间歇性跛行，甲泼尼龙联合环磷酰胺及主动脉支架植入术后，患者炎性指标仍高于正常，尸检证实为原发性动脉血管肉瘤。

启示与思考

对于风湿科就诊的多系统受累患者，必要时行常规检查联合病理检查及免疫组织化学检查，以降低临床误诊率。

参考文献

[1] 王巍，李宁，梁建琴，等．肺血管肉瘤的诊断与治疗-附1例报告并文献复习．中国防痨杂志，2010，32（1）：45-48.

[2] 顾基伟，陈克敏，刘玉．肾原发性血管肉瘤．放射学实践，2010，25（8）：942-943.

[3] 善辉，杜鹏，杨勇．睾丸原发性血管肉瘤1例报告并文献复习．现代泌尿外科杂志，2011，16（4）：345.

[4] 王小静，张莉芸，高晋芳，等．酷似结节性多动脉炎的血管肉瘤一例．中华风湿病学杂志，2015，19（9）：625-626.

[5] Sriussadaporn S，Angspatt A．Primary angiosarcoma of the breast：a case report and review of the literature．J Med Assoc Thai，2013，96（3）：378-382.

[6] Abdin-Mohamed M，Ledingham J，Witham F，et al．Aortic angiosarcoma mimicking large-vessel vasculitis：a diagnostic dilemma．Rheumatology（Oxford），2008，47（5）：645.

[7] Donghi D，Kerl K，Dummer R，et al．Cutaneous angiosarcoma：own experience over 13 years：clinical features，Disease course and immunohistochemical profile．J Eur Acad DernatolVenereol，2010，24（10）：1230-1234.

（二）以结节性红斑为首发表现的多发性骨结核

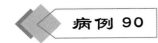

病例 90

患者男性，41 岁，主因"反复结节性红斑 3 年，行走困难 5 个月"就诊于我院。红色皮疹先后出现在左手背、左腕、左肘关节外侧及双下肢，伴有疼痛，皮损逐渐变软，破溃，有黄色或白色奶酪样分泌物流出，分泌物抗酸杆菌（-），同时左膝关节肿痛，疼痛逐渐加重致行走困难。体格检查：皮损呈红色片状瘢痕，消退处留有色素沉着，最大约为 2 cm×3 cm，皮温不高，略突出皮面，可触及结节，压痛（+），左膝关节中度肿胀，浮髌试验（+），双下肢有凹陷性水肿。

辅助检查

红细胞沉降率（ESR）22 mm/h；C 反应蛋白（CRP）17.3 mg/L；类风湿因子（RF）、抗核抗体（ANA）、抗 ENA 多肽谱、抗中性粒细胞胞质抗体（ANCA）均为阴性。结核菌素纯蛋白衍生物皮试（PPD 试验）（+），胸部正位片：双肺上叶尖后段可见片絮状高密度影，边缘模糊。左手正斜位片：左手第 2、3 掌骨局限性骨密度减低。左侧胫、腓骨正侧位片：左胫、腓骨骨质疏松，关节面模糊，左髌骨内局限性死骨。左膝关节片：左侧股骨下端和髌骨感染，疑似结核。双膝关节 CT 示：右胫骨结节，双髌骨骨质破坏，左膝关节积液。破溃组织病理示：急性纤维素性坏死。结节红斑活检示：左下肢血管脂肪组织旁可见少许不典型上皮样细胞及坏死。髌骨边缘的骨组织病理示：干酪坏死型结核，考虑多发性骨结核。

诊断

骨结核，皮肤血管炎，结节性红斑。

治疗及转归

经左膝关节、右髌骨、右胫骨结节病灶刮除术及正规抗结核治疗，10 天后切口 1 期愈合，3 个月后随访患者双膝关节疼痛症状好转，皮肤破溃处已完全愈合，无新出的皮疹。复查双膝关节正位片提示双膝部病灶已刮除。口服三联抗结核药物一年半，随访 2 年，病情稳定。

病例分析

骨结核是常见的慢性骨疾患，95% 以上继发于肺结核，占全部结核的 3%～5%，占肺外结核的 15%，一般多为单发，多发性骨结核较少见，占骨结核的 5%～10%。多发性骨结核一般易累及肋骨、胸骨、颅骨等部位；其次为负重的大关节，表现为皮肤结节性红斑者极为罕见。而血管炎是一组以血管的炎症与破坏为主要病理改变的异质性疾病，可导致内脏器官和皮肤病变，一般常先累及皮肤，表现为红斑、丘疹、紫癜、皮下结节、坏死、溃疡，因此易造成两者的混淆。

本例患者有以下特点：中年男性，慢性病程；低热、盗汗、乏力不明显，否认与结核患者接触史；左膝关节疼痛、肿胀、关节功能障碍，关节部位脓肿移行至皮肤表面，可见表皮潮红，皮温高，破溃形成窦道，并引发继发感染。急性期反应物增高，PPD 试验（+），此病例虽首发表现为皮肤结节性红斑，但筛查抗核抗体（ANA）、ANCA 均为阴性，且对糖皮质激素和免疫抑制剂均不敏感，可排除结缔组织病相关的血管炎。X 线提示骨结核可能性大，且胸部正位 X 线片可见可疑陈旧性肺部结核病灶。进一步取结节性红斑破溃的脓液涂片行抗酸杆菌检查，虽为阴性，但此检查阳性率一般仅为 11%～20%，且影响抗酸杆菌涂片、培养阳性率的因素较多，故不能有效地指导临床诊断。通过手术取得病变组织进行病理检查最终确诊为多发性骨结核。

Muradali 将多发性骨结核定义为：由结核分枝杆菌引起的，非相邻的 2 处或 2 处以上同时发生的骨和（或）关节病变。X 线是骨结核影像学诊断的基础，多发性骨结核的 X 线仍符合一般骨结核的特点，如椎体、关节或干骺端可见死骨、增生或脓肿影等。但最终确诊是通过细菌学和病理学检查。常因为种种原因限制不能得到或暂时得不到细菌学、病理学诊断，为了不耽误治疗时机，可以联合使用 X 线、CT、MRI、骨扫描以取长补短。治疗方面，主要采用全身抗结核治疗加局部病灶清除术。全身抗结核治疗十分重要，短程抗结核治疗并不完全适用于多发性骨结核，必须按早期、联合、规律、全程的原则，正规抗结核治疗 1～1.5 年，防止复发。

启示与思考

如果疑为结缔组织病相关的血管炎，可筛查抗核抗体（ANA）、抗 ds-DNA 抗体、ANCA 等，其中皮肤血管炎和 ANCA 的关联性较高。治疗方面，两者有本质的区别，血管炎治疗主要使用糖皮质激素、免疫抑制剂、肿瘤坏死因子拮抗剂、抗 CD 抗体。因此，鉴别这两种疾病至关重要，误诊将导致不恰当地使用免疫抑制剂。

参考文献

[1] 李亮，唐俊舫. 47 例多发骨结核临床分析. 中国防癌杂志，2007，2（1）：29.

[2] 张利霞，张莉芸，张改连，等. 以结节性红斑为首发表现的多发性骨结核 1 例].基层医学论坛，2009，13（1）：138.

[3] Rachid K，Chkours M. MouDene a rare localizations of bone tuberculotisl. Reports. Rev chir Orthop Reparatrice Appap Mot，2001，27（2）：1760-1793.

（三）疑似白色萎缩的皮肤血管炎

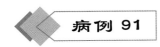

患者女性，49 岁，主因"双足背、双小腿红斑、皮肤破溃 20 年，加重 5 个月"于 2014 年 6 月 8 日入住我科。患者自 1994 年起无诱因出现双足、双小腿肿胀、疼痛，未重视，后皮肤渐出现红斑，局部融合成片，有破溃、结痂，就诊于当地医院，予中药治疗（具体不详），双足及双小腿肿胀、疼痛有所改善，皮损控制欠佳。2006 年查纯化蛋白质衍生的结核菌素（PPD）（+），给予利福平、异烟肼、乙胺丁醇和脉络疏通胶囊（具体剂量不详）口服治疗 1 ~ 2 年，症状控制可。后皮肤破溃反复，间断口服脉络疏通胶囊等药，症状时好时坏。2014 年 1 月，上述症状加重，双足、双小腿疼痛明显，局部皮肤破溃、结痂，为求进一步诊治，入住我科。体格检查：双小腿、双足背红斑，部分有水疱形成，局部破溃伴黑色结痂。心、肺、腹无阳性体征。腹主动脉、双侧髂动脉未闻及血管杂音，双侧足背动脉搏动良好。脊柱呈正常生理弯曲，各棘突及椎旁肌肉压痛阴性。全身关节无肿胀，压痛阴性。双足背轻度水肿。

辅助检查

血、尿、便常规正常。炎性指标正常；凝血系列（-）；IgM、IgG、IgA、C3、C4、类风湿因子（RF）（-）；术前免疫正常；抗核抗体（ANA）、抗 ENAs、抗 α-

胞衬蛋白抗体、p-ANCA、c-ANCA、抗 MPO 抗体、抗 PR3 抗体均（－）；过敏原检测：对尘螨过敏。行皮肤病理示：左足背皮肤鳞状上皮增生伴糜烂，真皮乳头及真皮浅层小血管增生、扩张伴血栓形成及红细胞外溢，真皮及皮下组织小血管周围慢性炎症细胞浸润。

诊 断

皮肤血管炎。

治疗及转归

静脉输注甲泼尼龙 80 mg/d×2 天；口服来氟米特片 10 mg/d×15 天、硫酸羟氯喹、沙利度胺片因散在皮疹停用；静脉输注环磷酰胺 200 mg×1 次，400 mg×3 次静脉输注。随访至第 6 个月时，患者双足及双小腿皮损控制良好，无新发皮疹，双足及双小腿肿胀、疼痛完全缓解。由于患者拒绝使用激素，院外规律应用来氟米特片 10 mg/d 联合环磷酰胺 400 mg/2 w 维持治疗，外用糠酸莫米松乳膏控制原发病。随访 1 年时，患者自行停用上诉药物，导致病情时有反复。

病例分析

本例患者主要以白色萎缩瘢痕为主要表现，初考虑为白色萎缩，予止痛、抗凝对症治疗，皮疹消退不明显，行皮肤活检后据组织病理，最终做出了正确的诊断。

皮肤血管炎是一类以炎症细胞累及皮肤血管壁及其周围组织的免疫性疾病，以浸润血管壁和其周围的炎症细胞、纤维蛋白变性、血管内皮细胞肿胀等为病理变化。目前发病原因不明，多与遗传、感染、药物有关。由于皮肤血管炎具有广泛性和高度异质性，其病理及临床表型复杂多样，临床上一般表现为红斑、丘疹，部分表现为丘疹、紫癜、斑丘疹、风团、水泡等。当炎症浸润导致血管栓塞和缺血时，可表现为表皮坏死、溃疡；累及真皮层时表现为结节、斑块等；当真皮层的小血管壁出现增厚和透明变性则出现紫癜、萎缩性瘢痕、不愈性溃疡。而白色萎缩的临床表现为反复发作的下肢疼痛性紫癜样皮损，后出现坏死及溃疡，溃疡愈合后留下白色萎缩瘢痕、周围可见色素沉着，部分患者可伴发网状青斑。两者的共同点在于都常见于女性，皮损均可见紫癜、水疱、溃疡、结痛及网状青斑，均可发于下肢，血管壁均可有炎症细胞浸润等表现，易造成误诊。

两者的不同点：白色萎缩一般只发生于小腿或足部，早期为下肢局灶性疼痛性紫癜样损害，可有水疱形成，常伴有溃疡和结痂，预后常留下星状象牙白色瘢痕及网状青斑，常有慢性复发特性，夏重冬轻。在组织病理方面，尽管皮肤血管炎临床类型多见，但其共同的病理生理特征是内皮损伤、血管周围白细胞浸润及红细胞渗出且持续时间超过 24 小时，而白色萎缩组织病理特点是皮肤血管纤维蛋白沉积和血栓形成所致的血管闭塞，节段性透明样变和内皮细胞增生。血管周围有少量淋巴细胞浸润，管周可见出血，无真正的血管炎改变。

治疗方面，白色萎缩目前治疗方法很多。双嘧达莫 5 ~ 150 mg/d 联合阿司匹林 50 ~ 75 mg/d 成为治疗白色萎缩的首选方案。达那唑 200 mg/d，必要时可与小剂量糖皮质激素联合治疗，可以明显地改善其皮肤表现。低分子肝素、华法林、链激酶、尿激酶抗凝能取得相对较好的效果，蝮蛇抗栓酶、己酮可可碱、烟酸、苯乙双胍也可用于白色萎缩的治疗。国内有学者采用血浆置换术治疗白色萎缩取得了较好的效果。据报道，高压氧治疗白色萎缩的临床效果是肯定的，它是一种较为理想的治疗方法，值得在临床推广，细胞外釉原基质蛋白可以提高慢性下肢静脉溃疡合并白色萎缩的治愈率。大剂量的免疫球蛋白对缓解白色萎缩的疼痛及促进溃疡愈合方面疗效显著，能极大地提高患者的生活质量。

不同于白色萎缩，皮肤血管炎类型较多，应根据不同类型采取不同的临床治疗方案。对大多数病例，皮肤血管炎有一定的自限性，抬高患肢、避免站立及适当采用非甾体抗炎药（NSAIDs）即可达到疾病缓解。对于病程较长，疗效差的患者，消除致病感染、药物或结缔组织病及加剧疾病的因素至关重要。对于皮肤瘙痒及肿痛的患者，可试用抗组胺药、阿司匹林及 NSAIDs 对症治疗。对于病情较轻且皮损较局限的病例，单独或联合应用秋水仙碱或氨苯砜可到达缓解，对于中、重度病例，初始治疗应选择糖皮质激素，可联合甲氨蝶呤、环磷酰胺、苯丁酸氮芥、硫唑嘌呤、吗替麦考酚酯和环孢素等免疫抑制剂治疗。研究表明，氯苯酚可用于治疗皮肤血管炎，疗效肯定。对于因血栓形成的血管炎，抗凝或扩张血管治疗有效，包括烟酰胺、小剂量阿司匹林、己酮可可碱、组织纤溶酶原激活剂和钙离子拮抗剂等。免疫球蛋白和血浆置换可用于免疫复合物型血管炎的治疗，咪唑立宾可增强糖皮质激素受体的转录活性，已成功用于皮肤血管炎的治疗，与免疫抑制剂相比具有更少的不良反应，目前的研究表明，细胞因子抑制剂或拮抗剂、单克隆抗体和抗内皮细胞黏附分子等生物制剂用于难治的系统性皮肤血管炎，疗效好。氯喹可作为治疗囊性纤维化相关性血管炎激素耐药后的辅助药物。

启示与思考

有些白色萎缩与血管炎临床表现相似，而这两种疾病治疗有别，病理表现往往是两者鉴别诊断的要点。针对皮肤血管炎的诊断，在结合病史、临床表现及实验室检查结果进行综合分析的基础上，组织病理对于该病的诊断具有十分重要的意义，能够指导临床进行不同疾病的治疗。

参考文献

[1] 田敏，许珂，刘素苗，等．酷似白色萎缩的皮肤血管炎一例．中国药物与临床，2016，16（9）：1394-1396．

[2] El Khoury J，Taher A，Kurban M，et al．Livedoid vasculopathyassociated with sickle cell trait：significant improvement on as pirin treatment．Int Wound J，2012，9（3）：344-347．

[3] Becker A，Stoffels-Weindorf M，Schimming T，et al．Recurrent legulcers due to livedoid vasculopathy：successful treatment withlow-molecular-weight heparin．Dtsch med wochenschr，2013，138（28-29）：1458-1462．

[4] Gan EY，Tang MB，Tan SH，et al．A ten-year retrospective study on live do vasculopathy in asian patients．Ann acad medsingapore，2012，41（9）：400-406．

[5] Bhutani S，Verma R，Verghese G．Livedoid vasculopathy managedwith hyperbaric oxygen therapy．Med J armed forces india，2012，68（4）：389-391．

[6] Fogh K，Nielsen CB，Dam W．Effect of amelogenin ECM proteinon the healing of chronic leg ulcers with atrophie blanche．Wound care，2012，21（12）：612-614．

[7] Kawakami T，Soma Y．Successful use of mizoribine in a patient with sarcoidosis and cutaneous vasculitis．Acta Derm Venereol，2011，91（5）：582-583．

[8] El-Reshaid K，MaDDa JP．Rituximab therapy for severe cutaneous leukocytoclastic angitis refractory to corticosteroids，cell．Cept and cyclophosphamide case rep dermatol，2013，3（5）：115-119．

[9] Molyneux ID，Moon T，Webb AK，et al．Treatment of cystic fibro sis associated cutaneous vasculitis with chloroquine．Journal of Cystic Fibrosis，2010，9（6）：439-441．

（四）原发性系统性淀粉样变致鼻塞及听力下降

病例 92

　　患者男性，59 岁，主因"鼻塞 2 年余，咳嗽、气短 1 年余，加重 1 个月"入院。2012 年 1 月患者出现鼻塞，偶有鼻出血，伴听力下降，双上睑肿物，鼻部、眼部脓性分泌物，口干、眼干、牙齿片状脱落，双下肢无力，有踩棉花感，无反复腮腺肿大，就诊于当地医院，胸椎正侧位片示：T_{11} 椎体压缩性骨折，唇腺活检示腺泡内淋巴细胞浸润 > 50 个 / 灶，诊断干燥综合征、T_{11} 椎体压缩性骨折，予泼尼松片早 20 mg，晚 10 mg 口服，来氟米特 20 mg/d 口服，环磷酰胺 0.4 g/3 w 静脉输注等治疗，上述症状好转，激素渐减量至 20 mg/d 口服，病情稳定。

　　2012 年 6 月患者出现尿色发黄，皮肤发黄，食欲缺乏，再次就诊于当地医院，肝功能示丙氨酸氨基转移酶（ALT）1305 U/L，门冬氨酸氨基转移酶（AST）589 U/L，总胆红素（TBIL）135.5 μmol/L，总胆汁酸（TBA）44.34 μmol/L，乙肝病毒基因（HBV-DNA）6.64×10^4 IU/ml，考虑乙型肝炎病情活动，停用来氟米特，换用吗替麦考酚酯 0.25 g/d、恩替卡韦 1 mg/d 口服，予保肝对症治疗，2 周后肝功能正常，出院。院外口服甘草酸二胺 150 mg tid，肝功能正常。

　　2012 年 7 月患者出现鼻腔、眼睑分泌物增多，听力减退，发热，体温最高 39℃，门诊复查红细胞沉降率（ESR）65 mm/h，并行双鼓室穿刺，抽出淡黄色清亮液体，将口服泼尼松调整为 60 mg qd 治疗，鼻塞、听力减退症状好转，激素渐减量至 20 mg qd 口服。2013 年 6 月，患者出现咳嗽、咳脓痰，伴胸闷、气短，就诊于当地医院诊断为肺部感染、症状性哮喘，给予抗感染及对症治疗，病情好转出院。后患者反复出现咳嗽、气短，2014 年 6 月，咳嗽、气短进行性加重，就诊于山西省某医院呼吸科，行胸部 CT 及支气管镜、肺组织病理检查示淀粉样变，予抗感染、平喘治疗（具体不详），病情好转出院。后仍有咳嗽、气短症状反复，于 1 周前就诊于山西省某三甲医院风湿免疫科，予肌内注射复方倍他米松 5 mg，静脉滴注环磷酰胺 400 mg 治疗，咳嗽、气短症状明显减轻，为求进一步系统诊治收入我科。体格检查：慢性面容，全身皮肤黏膜无黄染及出血点，浅表淋巴结未触及肿大。龋齿，舌体胖大（图 6-6-1），舌面可见白斑，双耳听力下降（图 6-6-2），双肺呼吸音粗，右下肺可闻及少许散在湿啰音，心率 80 次 / 分，律齐，无杂音，腹软，无压痛及反跳痛，肝、脾肋下未触及。双上肢肌力 5 级，双下肢肌力 4$^+$

级，双下肢无水肿。

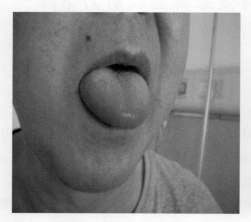

图 6-6-1   胖大的舌体

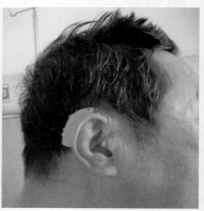

图 6-6-2   患者佩戴助听器

辅助检查

血气分析：pH 7.356，二氧化碳分压（PCO_2）45.4 mmHg，氧分压（PO_2）68.7 mmHg，血氧饱和度 92.3%；血常规、尿常规、便常规＋便潜血未见异常，IgG 17.40 g/L，红细胞沉降率（ESR）、C 反应蛋白（CRP）、C3、C4、血生化、凝血系列、肿瘤标志物、甲状腺功能大致正常；乙肝病毒核酸检测低于检测下限；类风湿因子（RF）、抗核抗体（ANA）、抗 CCP 抗体、抗 ENAs、抗 α- 胞衬蛋白抗体、ANCA、结核抗体（－），痰培养＋药敏：鲍曼不动杆菌（＋＋）；腰椎骨密度未见异常；胸椎正侧位片：T_{11} 椎体压缩性骨折；腹部彩超、心脏彩超、肌电图未见明显异常；胸部 CT：双肺支气管壁弥漫性增厚，内壁不光滑，考虑炎性改变或淀粉样变？伴右肺上、中叶及肺上叶舌段多发气腔炎性结节，纵隔内多发小淋巴结影（图 6-6-3）；肺功能：通气功能呈阻塞性改变，FEV_1 占 52.5% 预计值，FEV_1/FVC：37.69%，通气功能中度减退（Ⅱ级），弥散功能轻度减低，呼吸总阻抗增高，以远端气道阻力增高为主，弹性、黏性阻力增高，气道舒张试验阴性；鼻窦 CT：全组副鼻窦炎，双侧中下鼻甲肥大（图 6-6-4），鼻内镜：鼻腔干燥，双侧下鼻甲肥大，鼻中隔右侧偏曲，右侧中鼻道暴露欠佳，左鼻腔大量干痂，耳内镜、喉镜、纯音测听及声阻抗正常；唇腺活检：腺泡内可见淋巴细胞浸润＞50 个 / 灶；支气管镜：双侧支气管淀粉样变，病理诊断：（右上叶）黏膜慢性炎伴间质淀粉样变；右眶内肿物病理：淀粉样沉积，间质弥漫淋巴细胞、浆细胞浸润，导管上皮变性、萎缩，考虑泪腺组织淀粉样变，不排除良性淋巴上皮病变继发性改变（图 6-6-5），免疫组化：IgG_4^-、CD_4^+、CD_8^+、LCK+、HCK+；左上眼睑病理：

左上眼睑腺体萎缩，间质内大量红染淀粉样物沉积，散在少量淋巴细胞及较多浆细胞反应（图 6-6-6）；骨髓穿刺：增生活跃，粒系占有核细胞的 60%，部分细胞胞质内颗粒粗大，红系占有核细胞的 26.5%，以中、晚幼红为主，成熟红细胞大小不等，淋巴细胞占有核细胞的 11%，形态无明显异常改变，全片（2.5 cm×2.0 cm）共见巨核细胞 146 个，分类 25 个巨核细胞，其中颗粒巨核 14 个，产板巨核 9 个，裸核巨核 2 个，血小板成堆；骨髓活检：造血组织增生低下，请结合临床及相关检查综合考虑；血、尿免疫固定电泳：本周蛋白定性阳性，IgG-KAP型 M 蛋白血。

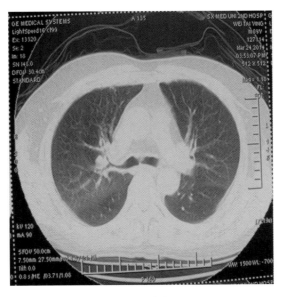

图 6-6-3　胸部 CT

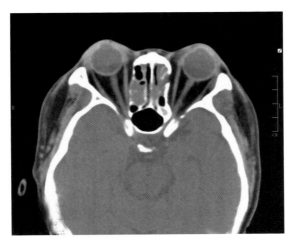

图 6-6-4　鼻窦 CT：全组副鼻窦炎，双侧中下鼻甲肥大

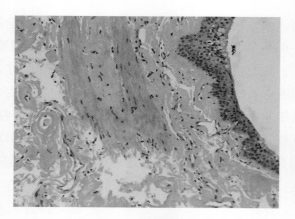

图 6-6-5 右眶内肿物病理

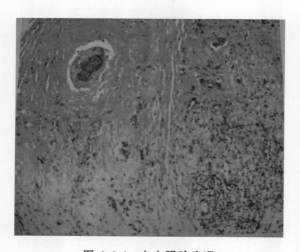

图 6-6-6 左上眼睑病理

诊　断

原发性系统性淀粉样变，肺、耳、鼻、口、双侧泪腺受累，慢性阻塞性肺疾病，Ⅰ型呼吸衰竭，T_{11} 椎体压缩性骨折，慢性乙型病毒性肝炎（携带者），肺部感染。

治 疗 及 转 归

静脉输注甲泼尼龙 40 mg/d×7 d，口服甲泼尼龙片 24 mg/d、吗替麦考酚酯胶囊 0.5 g/d，予抗病毒、保肝、化痰、平喘、抗骨质疏松等对症治疗，患者鼻塞、咳嗽、气短减轻，病情好转出院，院外规律用药，随访 3 年，病情控制良好。

病例分析

该患者中年男性，病史 2 年，临床表现为鼻塞，听力下降，双上眼睑肿物，口干、眼干，牙齿片状脱落，双下肢无力，踩棉花感，临床表现易与韦格纳肉芽肿病、干燥综合征、特发性炎症性肌病等结缔组织病相混淆。唇腺活检示：腺泡内淋巴细胞灶性浸润，但右眶内肿物及肺组织病理示淀粉样变，尿本周蛋白阳性，血免疫固定电泳示 IgG-KAP 型 M 蛋白血，炎性指标正常，氧分压（PO₂）45.3 mmHg，自身抗体均为阴性，激素、免疫抑制剂治疗有效，诊断原发性系统性淀粉样变明确，但需要与以下疾病相鉴别：①韦格纳肉芽肿病。本患者有肺部、耳、鼻、口、双侧泪腺受累，但 ANCA（−），炎症指标正常，多处病理检查示淀粉样变，可排除；②多发性骨髓瘤。本患者有 T₁₁椎体压缩性骨折，尿本周蛋白阳性，血免疫固定电泳示 IgG-KAP 型 M 蛋白血，骨穿及骨髓活检未见异常浆细胞，多发性骨髓瘤诊断依据不足，需定期随访观察；③干燥综合征。本患者有口干、眼干、牙齿片状脱落症状，唇腺活检阳性结果，但自身抗体均为阴性，且原发性系统性淀粉样变亦可导致唇腺灶性淋巴细胞浸润，故暂不考虑该病。

淀粉样变性是一种细胞外淀粉样物质沉积于血管壁及组织中的可累及多系统的一组疾病，可为遗传性或获得性，局部性或系统性。病程可呈良性经过，亦可呈恶性进展，早期诊断和治疗可能会提高患者的生存率。一般将淀粉样变性分为原发性、继发性及遗传性。原发性淀粉样变性是由于单克隆免疫球蛋白的轻链或轻链片段以异常淀粉样纤维结构的形式沉积在组织而导致的全身性疾病，其淀粉样蛋白由淀粉样轻链蛋白（amyloid protein light chain，AL）组成，也称 AL 型淀粉样变性；继发性淀粉样变性多继发于慢性感染、自身免疫病、肿瘤及代谢异常，其淀粉样蛋白由淀粉样蛋白 A（amyloid A，AA）组成；遗传性淀粉样变性主要由 AA 组成。中年以上患者、临床表现为巨舌、鼾症；长期高血压患者未经治疗血压转正常或出现低血压者；肾受累者，特别是男性出现原因未明的蛋白尿、肾病综合征或慢性肾功能不全者；肾受累者伴心脏增大和（或）心律失常、心衰及消化道造影异常；有前驱感染及炎症史伴肝脾大和贫血者，血、尿中出现单克隆免疫球蛋白及轻链增高，均应想到此病。确诊依据为刚果红试验阳性和（或）电镜下可见 8～10 nm 不分支的纤维丝样物质，但早期淀粉样变性显色微弱，近年来发现血清淀粉样 P 成分（SAP）参与了各型淀粉样蛋白的组分，运用免疫病理学方法可在早期病变组织中显示淀粉样蛋白，优于刚果红染色。受累器官如肝、肾活检常具有诊断价值。免疫荧光或免疫组化检查（用抗 AA 和抗 AL 抗体）对高锰酸钾氧化抵抗性不同（AL 蛋白经氧化后，刚果红染色呈阳性，AA 蛋白阴性），可确切地区别原发性和继发性淀粉样变性。AL 型淀粉样变性前体蛋白是单克隆免疫球蛋白轻链，由异常的浆细胞生成。骨髓瘤者约 10% 并发 AL 型淀粉样变性，AL 型淀粉样变性约有 20% 的基础病是骨髓瘤和淋巴增生性疾病，因此，应采取与骨髓瘤等血液病同样的治疗：①甲泼尼龙（MP）化疗法：美法仑 0.15 ~ 0.25 mg/（kg·d），4 ~ 6 周，总量＜ 600 mg，泼尼松 1.5 mg/（kg·d），4 ~ 6 周；②自体干细胞移植：大剂量药物治疗后行自身外周血干细胞移植可清除克隆性增生的浆细胞，改善受累器官的功能，目前被认为是最有效的方法，研究表明，移植后 60% 以上的患者可获得受累器官的症状缓解，超过 40% 的患者可获得血液学完全缓解；在该疗法中最需要关注的问题是，已被淀粉样变性损害的器官再次受到大剂量药物治疗的刺激有可能加重其损害；③ 4- 碘 - 脱氧多瑞比星（deoxydoxorubicin，I-DOX）：该药与 DOX 同属蒽环系新药，对浆细胞无细胞毒性作用，直接作用于淀粉样细纤维而抑制其沉积，可作为上述 MP 化疗方案的辅助治疗，对以软组织累及为主的淀粉样变性患者疗效显著；其他化疗药物如二甲亚砜、秋水仙碱等疗效不确切；④支持疗法：终末期肾功能、心力衰竭可行肾、心脏移植，有助于延长患者生存期。局限性淀粉样变性（如皮肤、肺等局部淀粉样变性）经手术局部切除后常可得到长期缓解，而系统性淀粉样变性则预后不良。原发性淀粉样变性是预后最差的淀粉样变性，平均存活时间为 12 ~ 15 个月，心脏受累者平均生存期不足 5 个月，主要死因为猝死、心力衰竭等；未累及肾、心脏两个脏器者，其生存期相对较长，主要死于因吸收障碍及蛋白丢失过多而造成的营养不良。

启示与思考

　　该患者病史 2 年余，多次就诊于当地医院及省级医院的眼科、耳鼻喉科、呼吸科、风湿科等多个科室，未查明原因，故我们在患者病情与辅助检查不符时，需要注意仔细询问病史，注重病理检查，避免误诊、漏诊。

（撰稿人　李玉翠　校稿人　侯睿宏　刘素苗）

参考文献

[1] 刘刚，邹万忠. 肾淀粉样变性病的早期诊断. 中华内科杂志，2005，44（3）：234.

[2] 佘正元，陈卫国. 原发性淀粉样变性的诊治进展. 中国煤炭工业医学杂志，2007，10（9）：4001-4002.

[3] 王成华，邢义勇，史浩. 原发性肺部淀粉样变性的 CT 诊断（附 4 例分析）. 医学影像学杂志，2008，18（8）：848-850.

（五）脂质渐进性坏死

病例 93

　　患者女性，61岁，2007年蚊虫叮咬后逐渐出现双下肢红斑，位于双下肢胫前区，黄豆大小，红色隆起状，渐融合成片，表面光滑，无瘙痒、疼痛，就诊于多家医院，考虑结节性红斑、血管炎，予口服中药及外用药物等治疗，皮损颜色及范围无明显变化，于2017年8月20日就诊于我科。体格检查：双下肢胫前区可见大片状暗红色浸润性红斑，蜡样光泽，界线清晰，中央轻度萎缩凹陷，表面可见毛细血管扩张，左下肢10 cm×3 cm，右下肢15 cm×5 cm，无破溃，触痛（一）（图6-6-7、图6-6-8）。

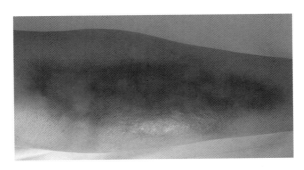

图 6-6-7　右胫前皮损

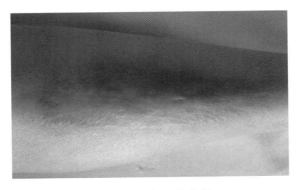

图 6-6-8　左胫前皮损

辅助检查

血、尿、便常规、血生化均未见明显异常，血糖正常，尿糖阴性，红细胞沉降率（ESR）8 mm/h，C反应蛋白（CRP）＜ 2.5 mg/L，类风湿因子（RF）、抗核抗体（ANA）、抗角蛋白抗体（AKA）、抗CCP抗体、抗ENAs、c-ANCA、p-ANCA、抗MPO抗体、抗PR3抗体、抗心磷脂抗体、抗双链DNA抗体、抗组蛋白抗体、抗核小体抗体、抗β_2-糖蛋白抗体均（−），免疫球蛋白（IgA、IgG、IgM），补体C3、C4处于正常范围。右下肢胫前皮肤病理示真皮层慢性肉芽肿性炎症，小血管周围及管壁内可见较多急、慢性炎症细胞浸润（图6-6-9、图6-6-10）。

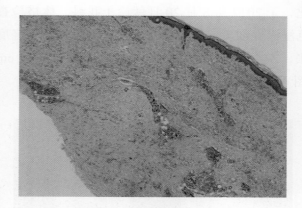

图 6-6-9　组织病理（HE×40）

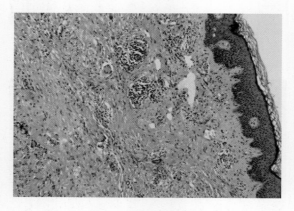

图 6-6-10　组织病理（HE×100）

诊　断

非糖尿病性脂质渐进性坏死。

治疗及转归

予沙利度胺片 50 mg/d，阿司匹林 100 mg/d，双嘧达莫 50 mg tid，外用多磺酸黏多糖乳膏 2 次 / 日，随访 9 个月，皮损颜色较前变淡，范围渐缩小，目前仍在治疗及随访中。

病例分析

脂质渐进性坏死（necrobiosis lipoidica，NL）是一种慢性肉芽肿性炎症性疾病。1929 年 Oppenheim 首先报道此病，并命名为糖尿病性脂质渐进性坏死，Goldsmith 报道了第一例非糖尿病性脂质渐进性坏死。

该病发病的男女比例为 1∶3，诱因常为外伤、蚊虫叮咬。与 NL 相关的系统性疾病以糖尿病最常见，糖尿病患者 NL 的发病率为 0.3% ～ 1.2%；有些学者认为还可能与其他疾病有关，国外有个案报道，NL 可伴发于桥本甲状腺炎、克罗恩病、溃疡性结肠炎、类风湿关节炎和结节病，国内文献未见到与自身免疫性疾病相关的报道，可能与地区差异及对自身免疫性疾病认识不足有关。

发病机制包括微血管病变、免疫复合物沉积、胶原蛋白生成异常或中性粒细胞迁移。病变部位多见于双下肢胫前区，少数可见于面部、躯干、头皮、外阴及上肢等。临床表现常以无症状的小丘疹及小结节起病，逐渐浸润为棕黄色斑片，边界清晰，中心可见蜡样萎缩和毛细血管扩张。组织病理改变主要在真皮层，分为渐进性坏死型、肉芽肿型或两者均有，坏死型常为"栅栏样"或"三明治样"，血管改变、脂滴及巨细胞常见，肉芽肿型表现为上皮样组织细胞，淋巴细胞、浆细胞及巨细胞增多，渐进性坏死型胶原蛋白较少，通常不伴血管改变及脂滴。结合临床特点及组织病理表现即可确诊 NL。

迄今为止国内报道的 63 例 NL 中，10 例（15.9%）NL 曾被误诊为结节性红斑、局限性硬皮病、脂膜炎及麻风等，皮肤活检后确诊为 NL。该病罕见，易误诊，要仔细与结节性红斑（erythema nodosum，EN）、局限性硬皮病（localized scleroderma，LOS）及环状肉芽肿（granuloma annulare，GA）等鉴别。EN 常发生于胫前区，红色皮下结节，稍高出皮面，无破溃或萎缩，触之有压痛，部分伴发热及关节肿痛，病理表现为间隔性脂膜炎。LOS 表现为局限性皮肤纤维化或硬化，最后发生萎缩，皮肤病理表现为网状真皮致密胶原纤维增多，表皮变薄，表皮突消失，皮肤附件萎缩。GA 临床表现与 NL 常相似，但病理表现为黏蛋白沉积。临床工作中遇到诊断困难的病例，通过及时行组织病理检查，明确诊断并不难。

NL 治疗具有个体化，因该病罕见，缺乏随机对照研究，尚无治疗金标准，国内关于 NL 治疗的文献报道较少，Melanie 等人分析 2000—2016 年的 49 篇文献报道的 16 种治疗方式，最常见的治疗方式为口服及局部注射激素，抗血小板聚集药物阿司匹林、双嘧达莫也取得了一定疗效，光疗及系统性治疗可作为二线治疗。国内外文献报道应用免疫调节剂抗疟药、他克莫司、沙利度胺或生物制剂等取得了良好的疗效。有学者应用沙利度胺、双嘧达莫联合中波紫外光治疗 NL，取得满意疗效。同时，NL 应定期监测，防治恶性病变。

启示与思考

迁延不愈的慢性皮肤病变有时为免疫性疾病中结缔组织病或血管炎等疾病的一部分表现，需要在专科进行诊治，然而从根本上明确诊治及预后，仍需要进行活组织检查，以区分脂质渐进性坏死、结节性红斑、局限性硬皮病及环状肉芽肿，而这几种疾病治疗有别，故临床医生需在结合病史、临床表现及实验室检查结果进行综合分析的基础上拓宽思维，积极进行组织病理检查，这对于诊断及指导治疗具有十分重要的意义。

参考文献

[1] 中华医学会风湿病学分会 . 系统性硬化病诊断及治疗指南 . 中华风湿病学杂志，2012，16（1）：48-51.

[2] 张超，孙晓杰，丁英洁 . 沙利度胺联合中波紫外线治疗类脂质渐进性坏死一例 . 中华皮肤科杂志，2016，49（2）：132.

[3] 段姣妞，杜伟，侯睿宏，等 . 类脂质渐进性坏死 1 例 . 北京大学学报（医学版），2019，51（6）：1182-1184.

[4] Peckruhn M，Tittelbach J，Elsner P，et al . Update：treatment of necrobiosis lipoidica . Journal of the german society of dermatology，2017，15（2）：151-157.

[5] Sophia D，Reid SD，Ladizinski B，et al . Update on necrobiosis lipoidica：A review of etiology，diagnosis and treatment options . J Am acad Dermatol，2013，69（15）：783-791.

[6] Sibbald C，Reid S，Alavi A，et al . Necrobiosis lipoidica . Dermatol clin，2015，33（3）：343-360.

（六）误诊为大动脉炎的肾动脉纤维肌发育不良

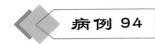

患者男性，33岁，主因"头痛2年，视物模糊1年，加重伴上腹痛2天"于2017年7月17日入院。2015年无诱因出现间断头痛，以劳累后为著，休息后可缓解，无头晕、恶心、呕吐，未予诊治。2016年8月出现双眼视物模糊，以左眼为著，伴有畏光、流泪，无口腔溃疡、生殖器溃疡、皮疹，曾就诊于外院眼科，测血压220/130 mmHg，查眼底：视网膜水肿、双眼视网膜神经上皮脱离，考虑高血压视网膜病变IV级；肾功能：血尿素氮（BUN）10.34 mmol/L，血肌酐（Cr）180 μmol/L；肾动脉CTA：右肾动脉管壁多发不规则增厚致管腔轻度-中度狭窄。诊断大动脉炎、右肾动脉狭窄、肾性高血压、肾功能不全，予氨氯地平片5 mg bid、依那普利片10 mg/d、瑞舒伐他汀钙片10 mg/d等治疗，上述症状改善不明显。2016年11月双眼视物模糊加重，光线减弱时视物差，2017年3月出现间断视物光感，测血压170～220/120～130 mmHg，未就诊。近2天进食油腻食物后出现上腹部疼痛，伴食欲下降，无发热、恶心、呕吐，无腹泻、黑便等，遂就诊于我院急诊，查全腹CT：胃壁、十二指肠及部分小肠肠管弥漫水肿增厚，腹膜明显渗出改变，予地塞米松5 mg×1次静脉推注，头孢地嗪抗感染、降压等对症治疗，考虑大动脉炎转入我科。病程中无皮疹、脱发、光过敏，无口干、眼干，无间歇性跛行，无双手遇冷变白、变紫，无四肢麻木。自患病以来，患者精神、食欲尚可，大、小便正常，体重无明显减轻。既往史、家族史（－）。体格检查：右上肢188/132 mmHg，左上肢204/144 mmHg，右下肢200/144 mmHg，左下肢210/118 mmHg，双眼视力下降（右0.1，左0.2），心、肺、腹无阳性体征，右侧腹部可闻及柔和收缩期血管杂音，余（－），颈总动脉、肱动脉、桡动脉、腹股沟、足背动脉搏动均可触及，脊柱、四肢关节无阳性体征，肌力、肌张力正常，双下肢无水肿。

辅助检查

血常规未见异常；尿常规：蛋白（+++），潜血（±），24小时尿蛋白4.92 g；便常规＋潜血（－）；眼部散在出血，黄白色渗出，波及黄斑区；心电图：窦性心律，左心室肥厚，ST-T改变；肝功能、心肌酶、血脂、电解质、血糖大致正常；肾功能：血尿素氮（BUN）19.4 mmol/L，血肌酐（Cr）400 μmol/L，尿酸 422 μmol/L/h；红细胞沉降率（ESR）14 mm/h，C反应蛋白（CRP）14.01 mg/ml；凝血系列：D-二聚体 2252 ng/ml，甲状腺功能系列：游离 T_3、T_4（—）；乙肝表面抗原阴性；醛固酮卧立位、昼夜皮质醇节律正常。抗肾小球基底膜抗体（—）。自身抗体：抗核抗体（ANA）、抗 ENAs、抗 α-胞衬蛋白抗体、p-ANCA、c-ANCA、抗 ds-DNA 抗体、AHA、AnuA 均为（—）；眼底：视盘水肿。心脏彩超：左室明显肥厚，左室舒张功能轻度减低，三尖瓣轻度反流。颈部血管超声：右侧颈总动脉中、上段内中膜增厚，较厚处 0.15 cm，累及长度约 5 cm。上下肢血管超声：双上、下肢动脉未见异常。肾血管超声：右肾动脉起始段局部管腔狭窄 > 70%。肾 ECT：双肾功能重度受损（右 GFR 12 ml/min，左 GFR 20 ml/min）。全身 PET-CT：全身大动脉炎及周围未见明显形态异常及异常高代谢。

入院诊断

大动脉炎，肾性高血压，慢性肾功能不全，高血压心脏病，高血压视网膜病变。

治疗及转归

患者青年男性，慢性病程，恶性高血压，入院测血压 160 ~ 170/110 ~ 120 mmHg，予尼卡地平 30 mg，3 ml/h 泵入，硝苯地平控释片 30 mg bid 口服，阿罗洛尔片 10 mg bid 口服降压治疗后，血压无明显下降。考虑患者存在多系统受累。眼：表现为视力下降，眼底：视网膜病变Ⅳ级；肾功能不全：失代偿期，右肾缩小，ECT 示肾功能重度受损；肾血管受累：右肾动脉狭窄；心脏受累：左室肥厚，左室舒张功能减低，考虑大动脉炎？但炎性指标在正常范围，进一步行 PET-CT 未见明显形态异常及异常高代谢，诊断大动脉炎依据不足，疑诊肾动脉纤维肌发育不良，建议转血管外科进一步明确诊断。后转入血管外科，DSA 示：右肾动脉中远端呈典型的串珠样改变（图 6-6-11），确诊纤维肌发育不良（FMD）明确，2017 年 9 月就诊北京市某医院血管外科，行右肾动脉球囊扩张术，术后 DSA 示右肾动脉狭窄消失，间断视物光感消失。随访 1 年，患者病情平稳，血压 130/70 mmHg 左右，血肌酐（Cr）170 μmol/L，查视力：右 0.2，左 0.5，心脏超声：左室壁肥厚，肾及血管超声：双肾大小、形态正常，右肾动脉起始处内径 0.43 cm，Vmax = 132 cm/s，双肾动脉未见异常。

修正诊断

肾动脉纤维肌发育不良，肾动脉狭窄（右肾），肾性高血压，慢性肾功能不全，高血压心脏病，高血压视网膜病变。

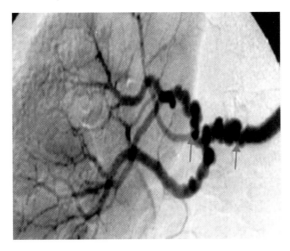

图 6-6-11　肾动脉 DSA

病例分析

患者青年男性，慢性病史，有眼、肾、心多系统受累，炎性指标无显著升高，自身抗体均阴性。其恶性高血压可以解释视网膜病变、心脏病变，而肾血管狭窄可以继发恶性高血压以及肾灌注不足，导致肾功能不全。但肾动脉狭窄的原因是什么呢？

从血管炎、血管病两方面着手。根据 2012 年 Chapel Hill 系统性血管炎分类标准（包括 7 大类），除外感染相关性血管炎、肿瘤相关性血管炎、与系统疾病相关性的血管炎、小血管炎以及变应性血管炎，考虑大、中血管炎、大动脉炎（TA）、结节性多动脉炎（PAN）。那么，是否为大动脉炎累及肾血管呢？

采用 1990 年美国风湿病学学会的分类标准，患者符合年龄小于 40 岁，血压差大于 10 mmHg，超声示右肾动脉狭窄，但该患者为男性，无肢体间歇性跛行，无颈部及锁骨血管杂音，无颈总动脉、桡动脉搏动减弱，炎性指标均在正常范围，进一步完善 PET-CT，全身大动脉未见明显 FDG 摄取增高，诊断大动脉炎依据不足。

是否为结节性多动脉炎累及肾动脉？该患者符合舒张压 ≥ 90 mmHg，血尿素氮 > 400 mg/L 或血肌酐（Cr）> 15 mg/L，但无网状青斑、睾丸痛、多发性神经炎、乙肝表面抗原阴性，诊断 PAN 尚不成立。血管病包括粥样硬化性肾血管病变、肾动脉夹层、肾动脉畸形、动脉瘤形成、先天性肾动脉发育不良、纤维肌性发育不良。本例患者为青年男性，无吸烟、高脂血症等危险因素，除外粥样硬化性血管病变。结合影像学结果，暂不考虑其他血管病，最终确诊为肾动脉纤维肌性发育不良。

　　纤维肌性发育不良（fibromuscular dysplasia，FMD）是一种特发性、节段性、非炎症、非粥样硬化性血管疾病，主要累及中、小动脉，导致动脉狭窄和动脉瘤。1938 年 Ledbetter 首次报道了 1 例肾动脉受累的 FMD 患者，其是在先天性遗传基础上，加之吸烟、高血压、激素、血管壁缺血、代谢、免疫遗传等因素所致。主要患病人群为 15 ～ 50 岁女性，男女比例为 1 : 4。最常累及肾动脉，其次为颈内动脉，临床表现与病变血管部位及病变程度有关。本病例为男性患者，较少见。该病多累及肾动脉，以右侧常见，与本患者符合。1968 年专家学者首次提出了肾动脉 FMD 的病理分型，根据纤维增生在动脉壁部位的不同，分为三型：内膜 FMD、中膜 FMD、外膜 FMD。中膜 FMD 是最常见的病变形式（占 FMD 90% ～ 95%）。它又分为中膜纤维素增生和中膜周围纤维素增生。中膜纤维素增生的特点是病变的血管具有典型的串珠样改变。串珠样扩张的血管直径大于动脉的管径，位于动脉的中远端。FMD 发生于肾动脉时，其临床表现为高血压，占肾血管性高血压的 32% ～ 46%，是青少年肾血管性高血压的常见原因。临床早期诊断 FMD 较为困难。肾动脉造影是目前诊断 FMD 的金标准。该病好发于肾动脉主干的中远端或肾动脉开口的短距离内，典型的影像学表现为串珠样改变（图 6-6-11）。而 TA 的血管造影表现为累及主动脉其及分支或上、下肢大血管的局灶或节段性狭窄或闭塞，累及肾动脉时，其病变部位多为肾动脉开口或肾动脉近心端。PAN 多为中等直径肌型坏死性血管炎，血管造影示节段性狭窄、闭塞、微动脉瘤形成。本例患者的血管造影显示，狭窄部位位于动脉的中远端，呈串珠样表现（图 6-6-12），且无累及主动脉及

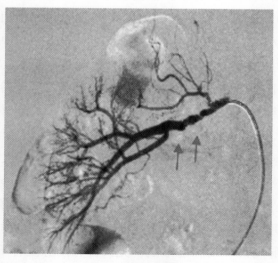

图 6-6-12　患者右肾动脉开口处短距离内的"串珠样"改变

其一级分支的表现，上述特点支持 FMD 诊断，临床中应将 FMD 与 TA、PAN 相鉴别。查阅国内外相关文献，有学者报道 1 例 16 岁女性，以高血压脑病为主要临床表现，免疫指标均阴性，多次查红细胞沉降率、C 反应蛋白等炎性指标，结果均正常，血管造影显示右肾动脉主干远段狭窄，狭窄段呈串珠样改变，证实为纤维肌性发育不良。球囊扩张术后临床症状消失，血压恢复正常，随诊半年病情稳定。

纤维肌性发育不良是一种动脉病，因其发病的性别、年龄特点及病变分布与大动脉炎相似，临床上易与大动脉炎相混淆。纤维肌性发育不良无特异性的炎性表现，但血管造影呈典型的串珠样改变，因累及肾动脉主干的远段可与大动脉炎相鉴别。Sakuma 报道了一名 33 岁的男性，通过 CTA 确定了其继发性高血压的原因为肌纤维发育不良出现右肾动脉明显狭窄，导致肾灌注不足，查血浆醛固酮浓度和血浆肾素活性在正常范围内，狭窄的病变经皮球囊扩张术可使高血压得到缓解。除了肾动脉受累以外，FMD 其他类型的血管受累还包括上肢血管受累（最常见的是锁骨下动脉，此外还有肱动脉和腋动脉）。下肢血管受累以髂动脉最为常见，亦有股动脉、腘动脉、胫、腓动脉受累。内脏血管肌纤维发育不良一般累及肠系膜动脉、肝动脉、脾动脉、冠状动脉、椎动脉、肺动脉。临床中遇到血管病变时，应考虑 FMD 其他类型的血管受累。本例患者除肾动脉受累外，无其他血管受累。不同于血管炎使用激素、免疫制剂治疗，FMD 的治疗包括：控制血压、防止高血压的并发症、经皮腔内肾动脉成形术介入（PTRA）以及治疗无效时可选用肾动脉血运重建手术治疗。本患者选用 PTRA 的治疗方式，术后症状改善，间断视物光感消失，血压降至正常，血肌酐较前下降。PTRA 具有创伤小、并发症少、操作简单的特点，但病情会出现反复。应在术后即刻、6 个月、12 个月通过影像学监测有无肾动脉血管再狭窄以及肾大小、皮髓质情况，监测血压以评估病情。

启示与思考

该疾病少见，缺乏特异性临床表现，易漏诊。借助于影像学检查，有助于诊断。该病以肾动脉受累多见，多发生在动脉中远端及其分支，影像学呈典型的"串珠样"改变。若遇到动脉狭窄性病变，考虑血管炎的同时，需警惕 FMD，以免误诊。

（撰稿人　崔银凤　校稿人　乔鹏燕　郭乾育）

参考文献

[1] 陈东育，李梦涛，唐福林．误诊为大动脉炎的纤维肌性发育不良一例分析及文献复习．中华风湿病学杂志，2006，10（2）：105-107.

[2] Sakuma I, Saitol J, Matsuzawa Y, et al. A unique case of renovascular hypertension due to fibromuscular dysplasia in an extra-renal artery. Intern Med，2018，57（18）：2689-2694.

（七）胸主动脉离断：罕见的继发性高血压病因

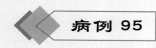

病例 95

　　患者男性，30 岁，工人。主因"发现血压升高 27 年，胸闷、气短 9 月"于 2019 年 8 月 29 日入院。患者 2 岁时因干咳就诊于我省某儿童医院，发现血压升高（具体不详），超声心动图示心内膜弹力纤维增生，左室增大，诊断心内膜弹力纤维增生症，予地高辛、卡托普利、丹参片治疗（具体剂量不详）。此后患者日常生活基本不受限，重体力劳动或劳累后偶有胸憋不适，休息可缓解，未规律复查。2016 年 4 月因恶心、呕吐宿食伴少许血丝就诊于北京市某三甲医院，查血压最高 200/150 mmHg，完善主动脉 CTA 示降主动脉闭塞，大量侧支血管形成；PET-CT 示：心脏前降支、无名动脉、右颈总动脉、降主动脉等多处钙化，血管壁不均匀摄取增高，降主动脉明显狭窄，符合多发性大动脉炎表现，诊断为大动脉炎、降主动脉狭窄、腹腔干动脉狭窄、右肾动脉狭窄、继发性高血压，予醋酸泼尼松片 20 mg/d 及降压对症治疗，2 个月后自行停药。2018 年 12 月出现间断劳累后胸闷、气短、夜间为著，日常活动无明显受限，无咳嗽、咳痰，为进一步诊治入院。病程中无发热乏力、头晕、视力改变，无肌痛、关节痛、间歇性跛行。29 岁结婚，未育，否认高血压家族史。体格检查：身高 175 cm，体重 63 kg，体温 36.6℃，脉搏 77 次/分，左上肢血压 187/99 mmHg，右上肢血压 186/116 mmHg，左下肢血压 133/87 mmHg，右下肢血压 89/69 mmHg。心率 77 次/分，律齐，心尖区可闻及收缩期吹风样杂音，右颈动脉区、脐周可闻及收缩期吹风样杂音。双下肢无水肿。

辅助检查

血、尿、便常规、肝肾功能、心肌酶谱、凝血功能、红细胞沉降率（ESR）、C 反应蛋白（CRP）、IgG、IgM、IgA 正常，C3 0.72 g/L。自身抗体：类风湿因子（RF）、抗核抗体（ANA）、抗 CCP 抗体、抗 ENAs、AnuA、ACL、抗 ds-DNA、AHA、ANCA 系列、自免肝抗体均为（−）。24 小时动态血压：全天平均血压为 179/108 mmHg，全天平均心率为 76 次/分。白天平均血压为 183/111 mmg，白天平均心率为 78 次/分；夜间平均血压为 167/99 mHg，夜间平均心率为 68 次/分。心电图：窦性心律，左心室肥厚。心脏超声：左房扩大，左室壁肥厚，主动脉瓣关闭不全（轻度），左室舒张功能不全（松弛延迟）。腹部及门静脉彩超未见异常。腹部大血管造影（图 6-6-13）：腹主动脉上段管壁显示欠清，血流充盈差；腹主动脉下段、腹腔干起始段、肠系膜上动脉起始段频谱呈小慢波，考虑腹主动脉上段重度狭窄或闭塞可能。胸部 CT ＋主动脉 CTA 示：①右肺尖及中叶陈旧病灶；双

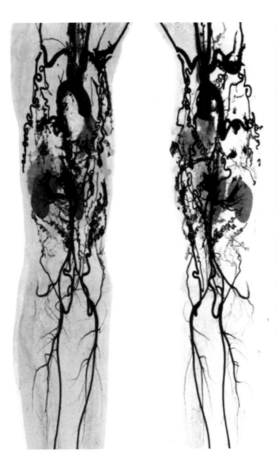

图 6-6-13　腰部大血管造影

侧腋下多发小淋巴结；② $T_{9 \sim 12}$ 椎体水平胸主动脉闭塞，前、两侧胸腹壁、纵隔及椎旁多发迂曲侧支血管形成；③左肾副肾动脉。心脏冠脉 CTA 示：①冠状动脉中度钙化，呈平衡型；②左前降支中远段弥漫心肌桥，多支冠脉粥样斑块，前降支近段轻度狭窄，钝缘支及右冠近段中 - 重度狭窄；③心肌密度不均，考虑心肌缺血；双侧胸廓内动脉及椎旁、后纵隔气管、食管周围多发迂曲侧支血管。PET-CT 回报：胸主动脉、腹主动脉变窄（T_8、T_9 水平为著），无代谢异常；胸椎水平椎体周围及胃左、胰腺后方软组织影，无代谢异常，考虑局部侧支循环开放形成；脑缺血梗死灶。

诊　断

先天性血管疾病，胸主动脉离断可能性大。

治 疗 及 转 归

予缓慢降压，监测血压变化，监测患者有无头晕、头痛等不适，未加用激素、免疫抑制剂，建议情况允许时可行锁骨下 - 股动脉人工血管成形术以解除下肢血管供血减少情况，但目前患者日常生活无明显受限，检查提示已有多发侧支形成，平素患者血压降低时有头晕、乏力、心慌等，考虑到术后患者上肢血流减少，下肢血流增多，血压降低，机体不能耐受，向患者及家属交代病情及手术风险，家属拒绝行手术治疗，随访半年，病情稳定。

病 例 分 析

患者青年男性，幼年起病，无意中发现血压升高，最高可达 200/150 mmHg，平素无明显症状，后逐渐出现胸闷、活动后气短，休息后可改善。文献报道 1 ~ 6 岁住院儿童高血压以继发性高血压多见，继发性因素依次为肾性因素、药物性因素、心源性因素、神经性因素和内分泌因素。根据患者病情及相关辅助检查，并未发现慢性肾性疾病、内分泌疾病及其他原因引起的继发性高血压。患者血压升高，查体时发现多处血管杂音，影像学提示血管异常，初步考虑血管炎或血管病。引起继发性高血压的主要心血管病变有主动脉关闭不全、完全性房室传导阻滞、主动脉缩窄、多发性大动脉炎。风湿性疾病中引起继发性高血压的常见疾病有大动脉炎（TA）、结节性多动脉炎（PAN），依据美国风湿病学会（ACR）大动脉炎及 PAN 的诊断（分类）标准，该患者自身抗体检测均为阴性，且无炎性活动指标，PET-CT 显示无代谢异常，诊断大动脉炎或结节性大动脉炎不成立。引起

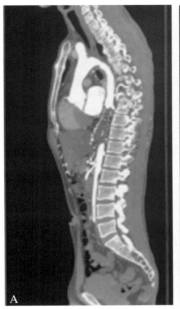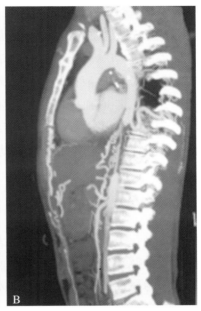

图 6-6-14　主动脉 CTA。A. 摄于 2019 年 9 月；B. 摄于 2016 年 4 月

注：$T_{9\sim12}$ 椎体水平胸主动脉离断，仅以纤维条索相连，前、两侧胸腹壁、纵隔及椎旁多发迂曲侧支血管形成

血压升高的血管病中，先天血管畸形包括先天性主动脉缩窄及获得性主动脉缩窄。先天性主动脉缩窄包括血管纤维肌发育不良、主动脉离断等，而获得性主动脉缩窄包括动脉粥样硬化、主动脉夹层剥离、梅毒感染等。结合患者起病年龄、临床表现，考虑先天性主动脉缩窄的可能性大，进一步完善主动脉 CTA（图 6-6-14），影像学支持先天性胸主动脉离断。

主动脉弓离断（interruption of aortic arch，IAA）是一种少见的先天性心血管畸形，其发生率不到先天性心脏病的 1%，常并发多系统的畸形。有学者报道了成人型主动脉弓离断并侧支血管多发动脉瘤，也有学者报道了主动脉弓离断合并颅内动脉瘤。IAA 指主动脉弓两段管腔在解剖上的完全离断，当相距较远的两段主动脉弓之间仅以纤维条索相连时，应被认为是主动脉弓离断，一般合并动脉导管未闭和室间隔缺损者被称为主动脉弓离断三联征。根据离断位置分为 A、B 和 C 三型，文献报道以 A 型多见，临床诊断困难，易误诊及漏诊。超声心动图能早期确诊 IAA，同时能清晰显示其分支并明确分型，还能诊断合并症，从而可提高胎儿及新生儿先天性心脏大血管畸形的诊断率，为外科手术提供全面有效的依据。IAA 的治疗在于早期诊断，在患者血流动力学稳定时进行手术重建。

胸主动脉离断是一种更少见的先天性心血管畸形，目前国内文献报道罕见，结合本例患者主动脉 CTA 及超声心动图等综合表现，诊断为胸主动脉离断。有学者报道了 1 例罕见的腹主动脉离断伴右肾动脉狭窄病例，考虑其为 TA 所致。有学者报道了 1 例 CTA 诊断罕见的先天性腹主动脉离断病例。推断本例胸主动脉离断是在胚胎期形成的先天性血管畸形，胚胎发育期间，胸主动脉节段不明原因发生狭窄并最终导致胸主动脉闭塞。由于处在血管形成期内，因闭塞而离断的胸主动脉通过侧支重新建立了血液循环。患者幼时行超声心动图检查发现心内膜弹力纤维增生，考虑为先天性心血管畸形继发心内膜弹力纤维增生症。本病应注意与主动脉缩窄相鉴别，离断的主动脉之间有纤维索条及重新建立的侧支循环相连，而后者仍有缩窄腔隙存在，必要时可行主动脉造影进行鉴别。

启示与思考

幼年发病以及老年发病的大动脉炎患者需要临床医生拓宽思维，主动脉离断的诊断一般较明确，临床漏诊多是由患儿肺气干扰或检查者对该病认识不足造成的。超声科医师应提高对该病的认识，充分理解该病的病理生理及解剖特点，以便更好地做出正确的诊断。

（撰稿人　高　瑞　高文琴　校稿人　郭乾育　高晋芳）

参考文献

[1] 曹磊，孙凌，吕海涛，等．苏州大学附属儿童医院住院儿童高血压 68 例分析．儿科药学杂志，2016，22（11）：16-19．

[2] 齐铁雄．儿童高血压不同年龄组的病因特点分析及预防．中国临床医生杂志，2015，43（8）：44-45．

[3] 王吉耀．内科学（第 3 版）．北京：人民卫生出版社，2015．

[4] 宋伟，俞劲，叶菁菁，等．超声心动图对小儿主动脉弓离断及分型的诊断价值．浙江医学，2018，40（11）：1236-1238．

[5] 苏伟，宋殿行，杨新国，等．成人型主动脉弓离断并侧支血管多发动脉瘤一例．临床放射学杂志，2017，36（5）：623-624．

[6] Hanneman K，Newman B，Chan F．Congenital variants and anomalies of the aortic arch．Radiographics，2017，37（1）：32-51．

第七章

复发性多软骨炎

一、以腰背痛伴突发性耳聋起病的复发性多软骨炎

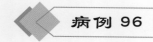

病例 96

患者男性，59 岁，主因"腰背痛、突发性耳聋 2 个月，发热伴多关节肿痛 20 天"于 2015 年 2 月 26 日入院。患者于 2014 年 12 月 25 日出现腰背痛，夜间痛明显，伴翻身困难，休息后加重，活动后缓解，2015 年 1 月初突然出现双耳耳鸣伴双耳听力下降，无头痛、眩晕、恶心、呕吐，无耳异常分泌物，就诊于外院耳鼻喉科，行纯音测听检查示：双耳感音神经性耳聋，诊断为突发性耳聋（双），给予营养神经、改善循环等治疗（具体不详），听力略有恢复，但出现间断发热，体温最高 38.5℃，伴寒战，多关节肿痛，累及双手 2 ～ 5 近端指间和掌指关节、双腕、双肘、双膝关节、双踝关节、左足第 2 跖趾关节、右足第 1 趾跖关节，自行口服双氯芬酸，体温能降至正常，仍有腰背痛，无法自行行走，并出现双手近端指间关节畸形，伴头晕、走路不稳。病程中曾有一过性双眼发红伴视力下降。

体格检查：双耳郭红肿，质软，压痛阳性，右耳为著，双耳听力粗测下降，左耳为著。鼻呈鞍鼻，无压痛（图 7-1-1），脊柱呈生理弯曲，前屈、后伸及侧弯活动明显受限，双手近端 2 ～ 5 近指关节肿胀，屈曲畸形，伸直受限，压痛阳性

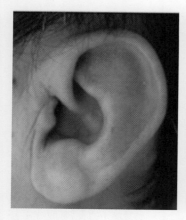
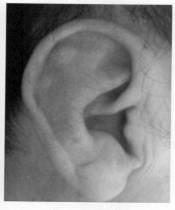
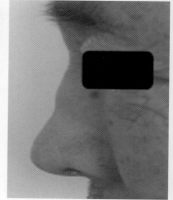

图 7-1-1 患者耳、鼻特殊表现

（图 7-1-2），双手掌指关节、双腕、双肘、双膝、双踝关节、左足第 2 跖趾关节、右足第 1 跖趾关节肿胀，压痛（+），双 "4" 字试验因双膝关节疼痛不能完成。双侧浮髌试验（+），四肢肌力、肌张力正常，双足背水肿。

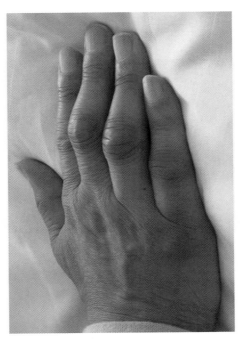

图 7-1-2　手关节肿胀、畸形

辅 助 检 查

血常规：白细胞计数（WBC）18.0×10⁹/L，血红蛋白（Hb）95.1 g/L，血小板计数（PLT）477.7×10⁹/L。尿、便常规及潜血均阴性。红细胞沉降率（ESR）76 mm/h。C 反应蛋白（CRP）＞200 mg/L。生化：丙氨酸氨基转移酶（ALT）221.8 U/L，门冬氨酸氨基转移酶（AST）52 U/L，γ- 谷氨酰转肽酶（γ-GT）89.0 U/L，碱性磷酸酶（ALP）150.6 U/L，乙肝表面抗体、核心抗体、乙肝表面抗原、乙肝 e 抗原、乙肝 e 抗体、核心抗体阴性。肿瘤标志物大致正常。抗核抗体（ANA）、抗 CCP 抗体、抗角蛋白抗体（AKA）、抗 ENAs、抗 α- 胞衬蛋白抗体、ANCA、自身免疫性肌炎抗体、抗 Sp100、抗 gp210、AMA、AMA-M2 均为（−）。HLA-B27（−）。散瞳检查眼底：双玻璃体细胞（+++）、混浊（+++），网状动脉细，右眼单侧中周有出血，考虑葡萄膜炎（双眼）。纯音测听：右耳73 dB HL，左耳极重度聋，诊断为非化脓性耳软骨膜炎（右）、突发性聋。腹部超声：肝囊肿（多发），胆、胰、脾、双肾未见明显异常。胸部 CT：支气管壁增厚、钙化，双下肺间质病变，双侧腋窝、纵隔内多发小淋巴结，双侧胸膜肥厚（图 7-1-3）。骨密度：腰椎（$L_{1～4}$）椎体、右侧髋关节平均骨矿含量减少。腰椎 MRI：腰椎退行性变，$L_{4～5}$ 椎间盘膨出。全身骨扫描：$C_{5～6}$ 椎体代谢增高，系骨质增生硬化所致，双侧骶髂关节，双肘、腕及手部小关节、膝、足踝关节代谢增高，考虑关节炎性改变，胸骨角代谢增高，考虑良性摄取。骨髓涂片未见明显异常。

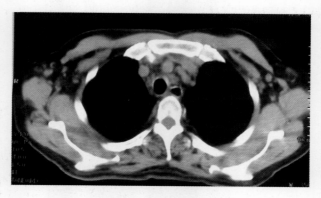

图 7-1-3   胸部 CT

诊 断

复发性多软骨炎，双眼葡萄膜炎，突发性感音神经性耳聋，双下肺间质病变，肝多发囊肿，$L_{4～5}$ 椎间盘膨出。

治疗及转归

予静脉滴注甲泼尼龙琥珀酸钠 500 mg/d×4 天，口服泼尼松片 60 mg/d、硫唑嘌呤 50 mg/d，环磷酰胺 400 mg/w 静脉滴注 2 次，丙种球蛋白 20 g/d×5 天静脉输注，患者体温恢复正常，腰背痛、关节肿痛缓解，炎性指标降至正常。出院 2 周后门诊复诊，双耳听力较前明显恢复，头晕、走路不稳较前改善。随访 2 年，患者泼尼松片逐渐减量至 5 mg/d 维持，硫唑嘌呤加至 100 mg/d，环磷酰胺（CTX）使用频率减为每月一次，病情稳定，无反复。

病例分析

该患者为 59 岁男性，病史 2 个月余，发热；腰痛、多关节肿痛、畸形，伴晨僵；耳郭红肿，耳鸣，突发性感音神经性耳聋；鞍鼻；一过性双眼发红，视力下降，双眼葡萄膜炎；支气管管壁增厚、钙化，双下肺间质病变；正细胞正色素性贫血（中度）；炎性指标升高，抗体均阴性。据上述特点，从感染、肿瘤、结缔组织病三方面进行逐一分析。

感染方面：①麻风可能：麻风是以皮肤及神经损害为主要表现的传染性疾病。以皮肤、黏膜、神经系统受累为主，可有鼻部受累，形成"狮面""蝙蝠状""双型面孔"，可出现鼻中隔溃疡或鞍鼻，耳部受累表现为灼热感，发痒，耳郭增厚，耳垂肿大；耳道内毛脱落，耳郭枯萎变薄，或发生溃疡致有瘢痕粘连或缺损；眼受累表现为角膜炎、眼睑炎、巩膜炎、角膜知觉麻痹。该患者未到访过疫区，无麻风患者接触史，流行病学特点不符合，暂不考虑；②梅毒可能：梅毒是由梅毒螺旋体感染人体而发生的常见性传播疾病，分为获得性梅毒、先天梅毒和妊娠梅毒。可出现皮肤、黏膜、关节、内脏多系统受累，表现为心血管梅毒、神经梅毒、脑膜血管梅毒、颅神经梅毒，可导致失明、失聪、鞍鼻。通过症状、血清学检查可诊断。该患者无冶游史，梅毒特异性抗体阴性，暂不考虑该病。

肿瘤方面：该患者老年男性，为肿瘤好发年龄，但患者肿瘤标志物正常，胸部CT、腹部彩超、全身骨扫描等检查未提示原发肿瘤病灶。该患者需注意除外淋巴瘤，淋巴瘤起源于淋巴结或其他淋巴组织，分为霍奇金淋巴瘤（HD）和非霍奇金淋巴瘤（NHL）两大类，以无痛性淋巴结肿大最为典型，肝、脾常肿大，晚期有恶病质、发热及贫血，耳、鼻、眼亦可受累。该患者发热，白细胞高于正常，有贫血，炎性指标高，但骨髓涂片未见明显异常，暂不考虑该病，必要时可复查骨髓涂片。

结缔组织病：常见引发鞍鼻的结缔组织病包括肉芽肿性多血管炎和复发性多软骨炎，而引发眼前庭受累的疾病还可见于Cogan综合征，上述三种疾病的鉴别如下：①肉芽肿性多血管炎（韦格纳肉芽肿病）：该患者有眼、耳、鼻受累，但无脓血涕、痛性或无痛性口腔溃疡，胸部CT未见结节、固定浸润病灶或空洞影，无肾受累，据1990年美国风湿病学会（ACR）韦格纳肉芽肿病分类标准，诊断依据不足；②Cogan综合征：是一种累及眼、前庭听觉系统的综合征，存在非梅毒性基质性角膜炎，前庭功能障碍，突发性听力下降，系统性血管炎表现，尚无诊断标准，根据前庭障碍、眼部炎症、梅毒血清试验阴性、抗核抗体（ANA）阴性、ANCA阳性，结合影像学检查可诊断。该病不能解释耳郭红肿及鞍鼻，基本除外；③复发性多软骨炎（relapsing polychondritis，RP）：该病是一种软骨组织复发性退化性炎症，表现为耳、鼻、喉、气管、眼、关节、心脏瓣膜等器官及血管受累，无性别倾向，多发于30～60岁，初期为急性炎症表现，经数周至数月好转，后为慢性反复发作，晚期起支撑作用的软骨组织遭破坏，表现为松软耳、鞍鼻、嗅觉、视觉、听觉和前庭功能障碍。晚期气道软骨广泛破坏、管腔塌陷，继发呼吸道感染、呼吸衰竭是复发性多软骨炎最主要的死因。进行性的气管软骨钙化是复发性多软骨炎的一个特征性表现。该患者有双耳软骨炎、非侵蚀性多关节炎、鼻软骨炎、眼炎（包括结膜炎、角膜炎、巩膜炎、浅层巩膜炎及葡萄膜炎等）、喉和（或）气管软骨炎、耳蜗和（或）前庭受损，表现为听力丧失，耳鸣和眩晕，据1976年Mcadam的标准诊断复发性多软骨炎明确。经激素冲击治疗、免疫抑制剂治疗及对症治疗后，该患者的发热消退，骨关节症状、耳郭红肿、听力减退、前庭功能受损情况均得到了极大程度的改善。

但在临床中，我们发现，并不是所有复发性多软骨炎病情均能得到完全控制。Dion等对142例复发性多软骨炎患者的临床表现、疾病进展及预后进行分析，将RP分为3类：①血液型：多见于年龄＞55岁的男性，器官受累≥8个，气道受累少见，多伴有皮肤及眼受累，死亡率（58%）和重症监护率高（50%）。②呼吸型：年龄≤55岁多见，气道受累多见，骨髓增生异常综合征（myelodysplastic syndrome，MDS）罕见，合并肺功能异常，完全缓解率低，死亡率（13%）和重症监护率（27%）较低，感染率高达35%。③温和型：最常见，年龄≤55岁多见，受累器官≤7个，气道受累、MDS少见，死亡率（4%）和重症监护率（2%）极低。据上述分类标准，该患者介于血液型及呼吸型之间，虽经前期治疗，患者病情得到很好控制，但仍需长期较强激素免疫抑制剂治疗以改善患者预后。

启示与思考

我国复发性多软骨炎患者误诊率高达47%，平均诊断时间延迟14.4个月。该病例的难点在于患者院外主诉以腰背痛、多关节肿痛、听力下降、发热为主，分别就诊于多家医院的耳鼻喉科、中医科、骨科、眼科，由于上述科室对该病认识不足，致使该患者早期误诊，检索文献，亦不乏误诊病例。对于风湿科专科医生，患者入院时无鼻部及双耳郭红肿、疼痛主诉，若不仔细询问病史，详细查体，极易漏诊，而早期诊断、早期治疗可显著改善患者预后。

（撰稿人　高晋芳　校稿人　马　丹　李玉翠）

参考文献

[1] 张危，陈卫文. 误诊为类风湿关节炎的复发性多软骨炎一例. 中华风湿病学杂志，2014，10（18）：721-722.

[2] 李延婷，王紫霄，何夏秀，等. 误诊类风湿关节炎的复发性多软骨炎一例.

中华临床免疫和变态反应杂志，2018，12（1）：34-36.

［3］Dion J，Costedoat-chalumeau N，Sène D，et al. Relapsing polychondritis can be characterized by three different clinical phenotypes：analysis of a recent series of 142 patients. Arthritis Rheumatol，2016，68（12）：2992-3001.

［4］Lin DF，Yang WQ，Zhang PP，et al. Clinical and prognostic characteristics of 158 cases of relapsing polychondritis in china and review of the literature. Rheumatol int，2016，36（7）：1003-1009.

二、以关节肿痛起病的复发性多软骨炎

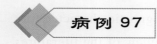

病例 97

患者女性，66 岁，主因"间断关节肿痛 2 年，声音嘶哑 1 年余，加重 1 个月"于 2015 年 10 月 20 日入院。患者曾于 2013 年 8 月出现双手远端指间、双膝关节肿痛，就诊于外院风湿科，红细胞沉降率高于正常，考虑未分化脊柱关节炎，给予口服洛索洛芬钠胶囊、来氟米特片、柳氮磺吡啶肠溶片（具体剂量不详）治疗 2 个月，上述症状消失，后未再服药及复诊。2014 年 10 月无诱因出现咽部不适、偶有咳嗽、咳白黏痰，逐渐出现声音嘶哑，伴胸骨旁、季肋区疼痛，疼痛持续，局部无红肿，可忍受，未诊治，2015 年 8 月无诱因出现左眼发红，无视物模糊、畏光、疼痛等症状，就诊于山西省某眼科医院，完善相关检查后诊断为左眼葡萄膜炎，局部外用药（具体不详）后左眼发红消失。近 1 个月患者声音嘶哑、胸骨旁、季肋区疼痛加重，且出现说话时呼吸困难，为求进一步诊治入住我科。病程中无发热、咳脓痰、咯血、盗汗，无耳郭、鼻部红、肿、热、痛，无炎性腰背痛、腹股沟区及足跟痛，无口腔溃疡、生殖器溃疡、皮疹等症状。既往史、个人史、婚育史无特殊。体格检查：耳、鼻无红、肿、热、痛，左耳听力下降，可闻及喉鸣音，心、肺、腹无异常体征，双侧肋软骨处压痛（+），局部无红肿。脊柱生理弯曲存在，双"4"字试验（－），外周关节无肿痛，双手远端指间关节骨性膨大，左膝关节可触及骨擦感，双下肢无水肿。

辅助检查

血常规：白细胞计数（WBC）8.9×10^9/L，中性粒细胞百分比（NEU%）74.3%，血红蛋白（Hb）112.2 g/L，血小板（PLT）378.1×10^9/L，红细胞沉降率（ESR）70 mm/h，C 反应蛋白（CRP）40.28 mg/L，凝血：D- 二聚体 575 ng/ml，免疫球蛋白 G 18.0 g/L，便常规、尿常规、甲状腺功能系列、肝功能、肾功能、空腹血糖、肿瘤标志物未见明显异常。抗核抗体（ANA）：1∶100（着丝点型），抗 ENAs 示：抗 CENP-B（+），抗 α- 胞衬蛋白抗体及 ANCA 均（－）。HLA-B27（－）。2 次痰培养均正常菌群，结核抗体、呼吸道感染病原体 IgM 抗体均（－），X 线片：左膝关节退行性改变，左股骨下段局限性骨皮质凹陷，双手骨质退行性改变，胸腰椎退行性改变。心脏彩超：心脏形态结构及功能未见异常。甲状腺彩超：甲状腺右侧叶中部背侧低回声结节，性质待定。胸部 CT（图 7-2-1）：①双肺细支气管炎，右肺中叶慢性炎症伴局限性肺不张；②双侧多根肋骨与肋软骨结合部软组织较肿胀，肋骨骨头膨大、硬化。骶髂关节 CT 及 MRI：未见异常。颈部 CT（图 7-2-2）：①口咽、喉咽壁弥漫性明显增厚，咽腔及声门狭窄，考虑炎性水肿可能；②甲状软骨及环状软骨骨质破坏。全身骨扫描（图 7-2-3）：双侧肋软骨及肋骨骨头弥漫性骨质代谢增高伴周围软组织肿胀及内乳淋巴结多发肿大；甲状软骨、环状软骨骨质代谢增高伴周围软组织肿胀致相应水平气道变窄；多发胸椎椎板炎，右侧踝关节骨质代谢增高，考虑关节炎性病变可能。

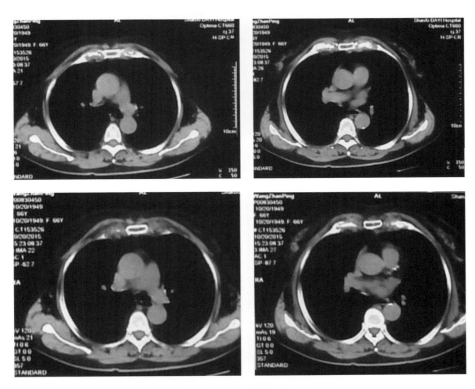

图 7-2-1　胸部 CT

诊 断

复发性多软骨炎，声门及气道狭窄。

治疗及转归

给予口服泼尼松片 50 mg/d、来氟米特 20 mg/d，静脉滴注环磷酰胺 0.2 g×1次、0.4 g×2 次治疗，2 周后红细胞沉降率降至正常，患者声音嘶哑、呼吸困难

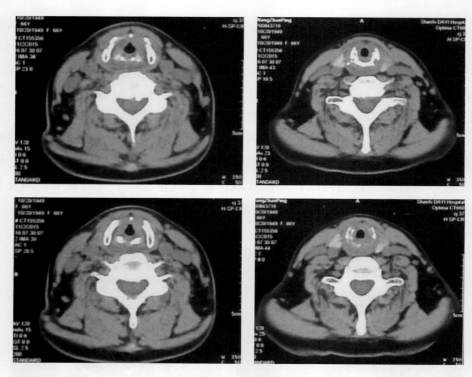

图 7-2-2　颈部 CT

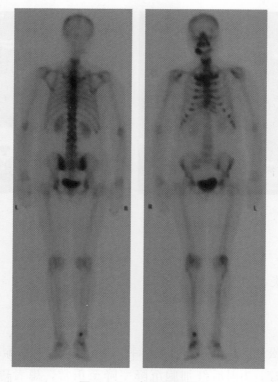

图 7-2-3　全身骨扫描

好转，胸骨旁及季肋区疼痛明显减轻。随访至今，患者声音嘶哑、呼吸困难消失，无季肋区疼痛，目前已停服激素，继续来氟米特联合静脉环磷酰胺治疗。

病例分析

复发性多软骨炎（relapsing polychondritis，RP）是一种反复发作、慢性进行性且累及全身多系统的自身免疫性疾病。RP 的病因和发病机制尚不明确，可能是一种在遗传易感性基础上由多种诱发因素刺激导致的自身免疫性疾病。本病无种族、性别、年龄的差异，40 ~ 60 岁多发，女性占多数，病程 20 天 ~ 2 年，起病常较为隐匿，也可骤发或病情突然加重，组织病理学特点是软骨溶解伴软骨膜炎。

RP 临床表现多样，为全身多处软骨及富含糖蛋白结构反复发作的慢性进行性炎症，可同时累及心血管系统、呼吸道、肾、眼、内耳、鼻、皮肤等多种器官。据统计，受累部位中外耳为 90%，关节为 76%，喉、气管及支气管为 70%，鼻为 60%，眼为 50%，皮肤为 35%，心脏为 24%，还可累及肝、肾、脑等部位。RP 的诊断主要依靠临床表现，目前临床沿用的诊断标准为 1976 年 Mcadam 等提出的关于 RP 的诊断标准：①双耳郭复发性软骨炎；②非侵蚀性多关节炎；③鼻软骨炎；④眼炎；⑤喉和（或）气管软骨炎；⑥耳蜗和（或）前庭受损。具备以上 3 个或 3 个以上依据可以确诊，临床症状明显者无须组织病理学证实。1979 年，Damiani 等基于早期诊断、早期治疗控制病程进展的目的，提出了扩大的 Mcadam 诊断标准，只要满足下述中的 1 条即可诊断：① Mcadam 诊断标准；② 1 条以上的 Mcadam 诊断标准，加上组织病理证实；③病变累及 2 个或 2 个以上的解剖部位，对激素或氨苯砜治疗有效。

RP 虽常缺乏特异性实验室诊断指标，但临床常以 C 反应蛋白及红细胞沉降率作为疾病活动性的监测指标。因这两种指标在急性期或活动期的 RP 患者中常显著升高，经激素治疗缓解后或处于稳定期时则明显下降。其他较为常用的指标有：血白细胞、类风湿因子、抗核抗体，但因 RP 常与系统性血管炎、类风湿关节炎、系统性红斑狼疮、干燥综合征、桥本甲状腺炎、炎性肠病、骨髓增生不良综合征等疾病伴发，有些患者的指标变化为合并类风湿关节炎或系统性红斑狼疮所致。患者如合并抗中性粒细胞胞质抗体阳性，提示存在恶性疾病可能。影像学检查在 RP 中显得尤为重要。胸部 CT 可以直接显示出典型的呼吸道变化，包括气道狭窄、气道壁增厚，但无法显示早期气管软骨炎或其他部位尚无形态学改变的软骨炎，全身骨显像可显示肋软骨、耳郭软骨等的放射性浓聚，但不能用于观察软骨形态学改变。炎症性病灶通常表现为 ^{18}F-FDG 高摄取，原因可能为炎症反应导致粒细胞活化、巨噬细胞葡萄糖代谢活跃，活化的粒细胞表面高表达葡萄糖转运体，使细胞内己糖激酶水平升高，导致 ^{18}F-FDG 聚集并滞留在细胞内。Yamashita 等报道，^{18}F-FDG PET-CT 可用于诊断无症状的支气管炎和软骨炎，其有助于诊断早期 RP。

　　该患者为老年女性，病史 2 年，既往曾有多关节肿痛，近 1 年出现声音嘶哑、胸骨旁及季肋区疼痛，说话时感呼吸困难，入院查红细胞沉降率、C 反应蛋白明显高于正常，IgG 高于正常，抗核抗体（ANA）、抗 CENP-B（+）、颈部 CT、胸部 CT、全身骨扫描提示肋软骨、甲状软骨、环状软骨骨质破坏，口咽、喉咽壁弥漫性明显增厚，咽腔及声门狭窄，入院查碱性磷酸酶、血钙、血磷、甲状旁腺激素均正常，暂不考虑代谢性骨病导致的软骨破坏。另外，患者虽有多处肋软骨疼痛，但无发热、疼痛，局部皮肤颜色、皮温均正常，暂不考虑感染导致的软骨病变。患者院外曾疑诊未分化脊柱关节炎，脊柱关节炎常常表现为附着点炎（如跟腱、肋软骨疼痛）、前葡萄膜炎，但脊柱关节炎好发于年轻男性，90% 患者的 HLA-B27 阳性，骶髂关节 CT 或者 MRI 可见骶髂关节病变。而该患者为老年女性，HLA-B27 阴性，影像学提示主要为软骨病变，且脊柱关节炎难以解释声音嘶哑，考虑脊柱关节炎诊断依据不充分。该患者主要表现为多处软骨病变，炎性指标升高，有左眼葡萄膜炎、多关节炎，根据 1976 年 Mcadam 等提出的关于 RP 的诊断标准，该患者符合其中 2 条，高度疑似复发性多软骨炎，根据 1979 年 Damiani 等提出的扩大的 Mcadam 诊断标准，该患者软骨病变累及 3 个解剖部位（甲状软骨、环状软骨、肋软骨），对激素治疗有效，诊断复发性多软骨炎明确。给予激素联合免疫抑制剂等治疗，患者病情很快得到缓解，炎性指标降至正常。

启示与思考

　　在临床工作中，对于表现出多部位疼痛、声音嘶哑、呼吸困难的患者，需要警惕复发性多软骨炎，避免误诊、漏诊，积极完善相关影像学检查，必要时可行全身 PET-CT、软骨活检等明确诊断、评估病情。

（撰稿人　杨艳丽　校稿人　李玉翠　梁美娥）

参考文献

[1] Vitale A, Sota J, rigante D, et al. Relapsing polychondritis：an update on pathogenesis, clinical features, diagnostic tools, and therapeutic perspectives. Curr rheumatol rep, 2016, 18（1）：3.

[2] Signore A, GlauDemans AW. The molecular imaging approach to image infections and inflammation by nuclear medicine techniques. Ann nuel med, 2011, 25 (10): 681-700.

[3] Yamashita H, Takahashi H, Kubota K, et al. Utility of fluorodeoxyglucose positron emission tomography/computed tomography for early diagnosis and evaluation of disease activity of relapsing polychondritis: a case series and literature review. Rheumatology (oxford), 2014, 53 (8): 1482-1490.

三、复发性多软骨炎疑难病例

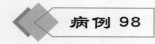

　　患者女性，54 岁，主因"反复咳嗽、咳痰伴气短 5 年，加重 2 天"于 2015 年 2 月 25 日入院。2010 年 3 月出现咳嗽、咳白痰，伴胸骨、肋骨疼痛，就诊于太原市某医院，给予抗感染治疗（具体不详），疗效差，后就诊于山西省某三甲医院风湿免疫科，完善相关检查（具体不详），诊断为复发性多软骨炎，给予甲泼尼龙冲击治疗（具体不详）后好转出院，院外长期口服泼尼松片 10 mg/d，因咳嗽、咳白痰伴气短，活动后加重等症状，分别于 2011 年 12 月、2014 年 2 月、2015 年 2 月多次就诊于太原市某医院，诊断为复发性多软骨炎，予甲泼尼龙冲击治疗，予头孢曲松、头孢西丁等（具体剂量、疗程不详）抗感染治疗，上述症状可缓解，但逐渐出现鞍鼻、耳郭松软、变形（图 7-3-1）、呼吸困难等症状。近 2 天受凉后再次出现咳嗽、咳痰、气短，伴发热、体温最高达 38.5℃，不伴畏寒、寒战。今为求进一步诊治入住我科。病程中有口干，无明显眼干、牙齿块状脱落，无脱发、光过敏、颜面蝶形红斑，无反复口腔溃疡、外阴溃疡，无四肢肌痛、肌无力。自发病以来，精神食欲一般，大、小便正常，近期体重无明显变化。既往史：2014 年 2 月于太原市某医院诊断为类固醇性糖尿病，目前口服阿卡波糖片、皮下注射胰岛素甘舒霖 30R 治疗，血糖控制尚可，否认肝炎等传染病史，否认手术，外伤史，否认输血史，否认食物过敏史，对青霉素过敏。入院查体：体温 36.5℃、脉搏 128 次 / 分、呼吸 20 次 / 分、血压 86/64 mmHg，鞍鼻、耳郭松软、变形，双肺可

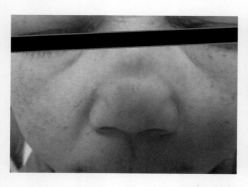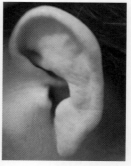

图 7-3-1　鞍鼻、菜花耳

闻及痰鸣音，右下肺为著，心、腹未见异常体征，脊柱生理弯曲存在，三向活动可，双"4"字试验（－），双下肢无水肿，四肢肌力、肌张力正常，双下肢无水肿。

辅助检查

血常规：白细胞计数（WBC）$10.9 \times 10^9/L$、中性粒细胞百分比（NEU%）96.9%、淋巴细胞百分比（LY%）2.2%；红细胞沉降率（ESR）68 mm/h、C反应蛋白（CRP）> 200 mg/L；降钙素原（PCT）19.17 ng/ml；血气分析：pH 7.430、二氧化碳分压（PCO_2）36.0 mmHg、氧分压（PO_2）54.3 mmHg、血氧饱和度89.3%；尿常规、便常规、血生化、术前免疫、凝血大致正常；IgA、IgG、IgM、C3、C4正常；类风湿因子（RF）、RAs、抗ENAs、抗α-胞衬蛋白抗体、ACL、AnuA、ANCA1、ANCA2均（－）；痰培养、痰找结核菌、真菌孢子及菌丝未见异常；GM试验正常；结核抗体（－）；骨密度检查：腰椎、左髋平均骨矿含量减少明显，提示骨质疏松（最低T：-3.22）；腹部超声：肝、胆、胰、脾、双肾及门静脉未见异常；心脏超声：三尖瓣关闭不全（轻度），射血分数56%，肺动脉压28 mmHg；胸部CT示：①双肺多发感染灶，右下肺为著；建议治疗后复查；②双肺细支气管炎；③气道软骨环稍增厚（图7-3-2）。

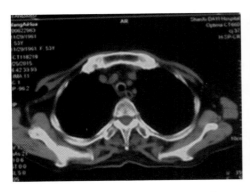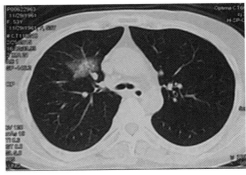

图 7-3-2　胸部 CT

诊 断

复发性多软骨炎，气道受累，气道弥漫性狭窄，肺部感染，Ⅰ型呼吸衰竭。

治疗及转归

予甲泼尼龙500 mg/d×3天冲击，口服泼尼松60 mg/d治疗原发病；予以哌拉西林钠他唑巴坦钠、氟康唑抗感染治疗；吸氧、化痰、平喘，予钙剂、补液、抑酸护胃等对症支持治疗。患者出院时，咳嗽、咳白痰、气短症状较前缓解，但因患者气道弥漫性狭窄，不宜进行气道支架置入术，复查：红细胞沉降率（ESR）38 mm/h、C反应蛋白（CRP）8.63 mg/L、降钙素原（PCT）0.17 ng/ml，该患者出院后未到我科门诊规律复查，2016年3月电话随访时发现，该患者已因肺部感染、呼吸衰竭死亡。

病例分析

该患者老年女性，慢性病程，病史5年，临床表现为反复咳嗽、咳痰伴气短，多系统受累：①耳软骨炎：反复耳郭红肿，耳郭塌陷畸形；②鼻软骨炎：反复鼻梁红、肿、疼痛、鼻塞、流涕，鞍鼻畸形；③肋软骨、胸锁关节炎：双肋胸、剑突、胸锁关节疼痛、气管软骨炎。依据1976年McADam诊断标准，复发性多软骨炎诊断明确，未规律治疗，因气道软骨环增厚导致气道狭窄，排痰不畅，又长期服用糖皮质激素、免疫抑制剂，反复出现肺部感染。血气分析示：Ⅰ型呼吸衰竭；胸部CT示：右肺大片实变，考虑肺部细菌感染、真菌感染不除外，外院抗感染效差，应用糖皮质激素治疗有效。

复发性多软骨炎（RP）是一种较少见的炎性破坏性疾病，其特点是软骨组织复发性退化性炎症，表现为耳、鼻、喉、气管、眼、关节、心脏瓣膜等器官及血管等结缔组织受累。该病发病率低，临床表现复杂多变，无特异性检查手段，易误诊、漏诊。

复发性多软骨炎的病因及发病机制目前仍不清楚，可能是在遗传易感性的基础上，软骨基质受外伤、炎症、过敏等多种诱发因素刺激暴露出抗原性，导致CD_4^+ T淋巴细胞、巨噬细胞释放金属蛋白酶和组织蛋白酶对软骨结构和富含蛋白聚糖的器官造成破坏；另外在RP患者体内检测到抗胶原Ⅱ、Ⅸ、Ⅺ型自身抗体、Anti-matrlin 1和COMP抗体，提示RP发病与自身免疫反应有关。

复发性多软骨炎可与类风湿关节炎、系统性血管炎、系统性红斑狼疮以及其他结缔组织病并发。各年龄阶段均可发病，好发年龄为30～60岁，发病无性别倾向。病初常为急性炎症，经数周至数月好转，后呈慢性反复发作。晚期因起支撑作用的软骨组织遭破坏，出现松软耳、鞍鼻以及嗅觉、视觉、听觉和前庭功能障碍。

气道受累是RP发病和死亡的主要原因之一。上呼吸道和下呼吸道的所有软骨部分都会受到影响。喉部受累可能引起声门下狭窄，表现为声音嘶哑、咳嗽、喘息、呼吸困难、窒息，有时必须进行紧急气管切开术治疗。评估呼吸道受累的诊断工具是肺功能检查，CT在疾病的早期显示气道壁和软骨环增厚，而在后期，则由软骨破坏和纤维化引起局灶性或弥漫性气道狭窄，若软骨环破坏严重，呼气末可见气道塌陷，有一定特征性。研究表明，PET-CT检查有助于早期诊断、评估软骨病变的范围，但对于指导定位活检部位和评估疗效的作用有限。

根据典型的临床表现和实验室检查结果，复发性多软骨炎的诊断可按 1976 年 Mcadam 的标准诊断，即：①双耳软骨炎；②非侵蚀性多关节炎；③鼻软骨炎；④眼炎，包括结膜炎、角膜炎、巩膜炎、浅层巩膜炎及葡萄膜炎等；⑤喉和（或）气管软骨炎；⑥耳蜗和（或）前庭受损，表现为听力丧失，耳鸣和眩晕。具有上述标准的 3 条或 3 条以上，并由病理活检证实即可确诊。如临床表现明显，并非每例患者均需作软骨活检，即可诊断。本例患者符合第 1、2、3、5 条，故复发性多软骨炎诊断明确。

治疗上，急性发作期应卧床休息，视病情给予流质或半流质饮食，以免引起会厌和喉部疼痛。注意保持呼吸道通畅，预防窒息。烦躁不安者可适当使用镇静剂，以保持充足的睡眠。

药物治疗包括：①非甾体抗炎药及秋水仙碱等；②糖皮质激素：可抑制病变的急性发作，减少复发的频率及严重程度，用于病情较重者，开始剂量为 0.5 ~ 1 mg/（kg·d），分次或晨起一次口服；对有喉、气管及支气管、眼、内耳等累及的急性重症患者，糖皮质激素的剂量可酌情增加，甚至可予甲泼尼龙冲击治疗；临床症状好转后，可逐渐减量，以最小维持剂量维持 1 ~ 2 年，或更长时间；③免疫抑制剂：可选用环磷酰胺、甲氨蝶呤、硫唑嘌呤等免疫抑制剂口服；④生物制剂：如 TNF-α 拮抗剂、利妥昔单抗、依那西普及白介素 -1 受体拮抗剂阿那白滞素等。

非药物治疗包括：①对气管软骨塌陷引起重度呼吸困难的患者，应立即行气管切开术、喉气管成形术，必要时用人工呼吸机辅助通气，以取得进一步药物治疗的机会；②气道内支架置入术越来越多地被用于气道狭窄的 RP 病例，国内放置支架多采用硬质气管镜或支气管镜结合 X 线监视，支架可选用裸支架或被膜支架。

启示与思考

RP 因病情复杂，误诊率极高，该患者病史 5 年，发病早期就明确诊断，但仅使用激素治疗，未使用免疫抑制剂治疗，就诊于我科时已出现气道弥漫性狭窄，错过了最佳治疗时机，最后死于呼吸衰竭，令人惋惜。复发性多软骨炎患者 5 年死亡率接近 1/3，通常死于喉和气管软骨支持结构塌陷、心血管病变（大动脉瘤、心脏瓣膜功能不全）或系统性血管炎。为降低死亡率，我们应早期诊断和早期规范化治疗，以改善预后。

（撰稿人　赵　星　校稿人　高晋芳　马　丹）

参考文献

[1] 中华医学会风湿病学分会. 复发性多软骨炎诊断及治疗指南. 中华风湿病学杂志, 2012, 16 (7): 68-70.

[2] 张志丽, 王洪武, 张楠, 等. 气道内支架在复发性多软骨炎中的应用. 临床肺科杂志, 2013, 18 (3): 566-567.

[3] Rafeq S, Trentham D, Ernst A. Pulmonary manifestations of relapsing polychondritis. Clin chest Med, 2010, 31 (3): 513-518.

[4] Arnaud L, Mathian A, Haroche J, et al. Pathogenesis of relapsing polychondritis: a 2013 update. Autoimmun Rev, 2014, 13 (2): 90-95.

[5] Zeng Y, Li M, Chen S, et al. Is 18F-FDG PET/CT useful for diagnosing relapsing polychondritis with airway involvement and monitoring response to steroid-based therapy? Arthritis Res Ther, 2019, 21 (1): 282.

第八章

抗磷脂综合征

一、反复血栓形成

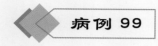

患者男性，28 岁，主因"反复双下肢肿痛 3 年，加重 1 周，咯血 2 天"于 2015 年 2 月 26 日入院。2012 年无诱因出现右下肢肿胀、憋痛，就诊于当地某医院，诊断为左下肢深静脉血栓形成，血小板低于正常（具体不详），给予溶栓、左下肢深静脉滤器植入术治疗，后深静脉滤器取出。口服华法林钠抗凝治疗 1 年，自行停药。此后间断出现左下肢皮肤破溃，伤口愈合慢，于当地诊所局部消毒、换药治疗。半个月前因左下肢伸侧皮肤破溃（0.5 cm×0.8 cm）难愈合，于当地医院内分泌科住院治疗，诊断为 2 型糖尿病，给予调节血糖及皮肤局部破溃处换药治疗。住院期间长期卧床。1 周前无外伤等因素出现右小腿肿胀，未重视，后肿胀逐渐蔓延至整个右下肢，伴憋痛，无发凉、皮肤苍白等。行下肢血管彩超检查示：右侧股总静脉、股浅静脉、腘静脉、胫后静脉内径增宽，股总静脉、股浅静脉上段血栓形成。就诊于我院血管外科给予抗凝、溶栓等治疗稍好转，2 天前患者出现咳嗽、有痰，伴咯血，有少量血块，抗 β_2-GP1 抗体阳性，转入我科进一步治疗。

体格检查

身高 180 cm，体重 114.5 kg。面部及后背有散在分布的毛囊炎后色素沉着，左下肢胫前区可见明显色素沉着，胫前区可见两个直径约 1.5 cm 破溃，一个已愈合，另一肉芽新鲜呈鲜红色。双下肢皮肤温度正常，右下肢皮肤张力稍高。双肺呼吸音清，无干、湿啰音。心率 68 次 / 分，律齐，$P_2 > A_2$，未闻及病理性杂音。腹部无异常体征。双下肢不对称，右下肢肿胀明显，呈凹陷性水肿，双侧股动脉、腘动脉及双侧足背动脉搏动可触及，双下肢末梢充盈好，双下肢髌骨上缘 10 cm 处周径为左 52 cm，右 55 cm，髌骨下缘 15 cm 处周径为左 41 cm，右 42 cm。

辅助检查

血、尿、便常规无异常；红细胞沉降率（ESR）40 mm/h；C 反应蛋白（CRP）16.20 mg/L。血气分析示：氧分压（PO$_2$）57.7 mmHg，血氧饱和度 89.8%；凝血系列示：凝血酶原时间 16.1 s，国际标准化比值（INR）1.57；D- 二聚体波动于

955 ng/ml。肝功能示：丙氨酸氨基转移酶（ALT）52.0 U/L；门冬氨酸氨基转移酶（AST）47.8 U/L。血脂系列、肾功能无异常。乙肝表面抗体阳性；人免疫缺陷病毒抗体、梅毒螺旋体抗原血清试验及肝炎抗体检测均阴性。类风湿因子及抗链球菌溶血素"O"试验均在正常范围；抗核抗体：弱阳性 1 : 100（胞质颗粒型）；抗 ENAs、ANCA 均阴性。抗 β_2-GP1 抗体为 58.49 RU/ml；抗心磷脂抗体 IgG、IgM 均阴性。双下肢血管彩超（2015 年 2 月 18 日）示：右侧股总静脉、股浅静脉、腘静脉、胫后静脉内径增宽，股总静脉、股浅静脉上段血栓形成，股浅静脉中下段、腘静脉、胫后静脉血流淤滞。右侧大隐静脉内径增宽，血栓形成；右侧肌间静脉内径增宽，腔内透声尚可。左侧大隐静脉内径略增宽，中、下段走形迁曲；左侧股总动脉、股浅动脉、腘动脉、胫后动脉、胫前动脉、足背动脉未见明显异常。胸部 CTPA 示：①双侧肺动脉主干末端及双肺分支近端腔内栓塞，以右下肺为著；②肺动脉高压。

诊 断

抗磷脂综合征，左下肢深静脉血栓形成，肺栓塞，高血压病，2 型糖尿病。

治 疗 及 转 归

给予口服糖皮质激素 40 mg/d，静脉滴注环磷酰胺 400 mg/w 抑制异常的免疫反应。抗凝治疗：继续低分子肝素钙 12 300 U bid 皮下注射，联合应用华法林，并监测凝血，根据 INR 调整华法林剂量，目标 INR 为 2 ~ 3。控制血压、血糖并监测。

患者右下肢肿胀渐消退，皮肤破溃处已愈合，复查红细胞沉降率（ESR）、C 反应蛋白（CRP），均保持在正常水平，随访半年，泼尼松减量至 5 mg/d，华法林钠片 3.75 mg/d，复查抗 β_2-GP1 抗体为 24.31 RU/ml（0 ~ 20），无新发血栓形成。

病 例 分 析

该患者为青年男性，肥胖体型，BMI 达 35.1 kg/m²，以反复的下肢静脉血栓形成及肺栓塞起病，病史有 3 年，病程中曾有血小板减少，自身抗体检查中抗 β_2-GP1 抗体滴度升高，且间隔 12 周复查仍阳性。抗心磷脂抗体阴性，其他自身抗体如抗核抗体（ANA）、抗 ENAs 均无异常。根据 2006 年悉尼 APS 分类标准诊断为抗磷脂综合征。治疗以抗凝为主，给予低分子肝素钙和华法林钠片，监测国际标准化比值。因患者炎症指标高，同时要给予糖皮质激素抑制异常的免疫反应。

抗磷脂综合征（antiphospholipid syndrome，APS）是以血栓事件和（或）病

态妊娠为主要临床表现，伴或不伴血小板减少的自身免疫病。在悉尼 APS 分类标准中，APS 的诊断需要至少满足 1 项临床标准（血栓事件或病态妊娠）及 1 项实验室标准，后者要求自身抗体狼疮抗凝物、抗心磷脂抗体 IgG、IgM 或抗 β_2-GP1 抗体至少有一项阳性，且需要间隔至少 12 周检查时也是阳性。APS 可以为原发性，也可继发于其他自身免疫病，如系统性红斑狼疮、血管炎等。

抗磷脂抗体是一组针对带负电荷磷脂或带负电荷磷脂与蛋白复合物的异质性抗体。目前的研究发现，抗磷脂抗体可能更直接作用于一种或多种与磷脂结合的血浆蛋白质或这些蛋白质与磷脂结合的复合物，其中最重要的是 β_2-GP1 抗体和凝血酶原。此外还有抗 β_2-GP1 抗体、抗膜联蛋白 A5 抗体、抗膜联蛋白 A2 抗体、抗磷脂酰乙醇胺抗体、抗波形蛋白抗体等。故该患者血中抗 β_2-GP1 抗体阳性比较有意义。血栓是抗磷脂综合征最主要的临床表现，体内任何部位的血管均可出现血栓形成，常受累的有外周血管、脑血管及心、肺、肾等脏器的血管。本患者目前表现为双下肢静脉血栓、肺栓塞，仍要警惕其他重要脏器部位的血栓形成。

启示与思考

对年轻人出现反复动、静脉血栓形成或病态妊娠，需要考虑抗磷脂综合征的可能。血栓是抗磷脂综合征最主要的临床表现，体内任何部位的血管均可出现血栓，常受累的有外周血管、脑血管及心、肺、肾等脏器的血管。本患者目前表现为双下肢静脉血栓、肺栓塞，仍要警惕其他重要脏器的血栓形成。

（撰稿人　李　娟　校稿人　杨艳丽　庞宇洁）

参考文献

[1] Sangle NA，Smock KJ．Antiphospholipid antibody syndrome．Arch Pathol Lab Med，2011，135（9）：1092-1096.

[2] Miyakis S，Lokshin MD，Atsumi T，et al．International consensus statement on an update of the classification criteria for definite antiphospholipid syndrome（APS）．J Thromb Haemost，2006，4（2）：295-306.

二、反复不良妊娠

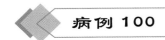

病例 100

　　患者女性，34 岁，主因不明原因流产 1 次，体外受精 - 胚胎移植失败 5 次，于 2017 年 5 月 16 日就诊于我科门诊。患者于 2009 年结婚，婚后未避孕，2010 年自然怀孕 1 次，孕 8 周时不明原因流产，其后 5 年未孕。2016—2018 年行体外受精 - 胚胎移植，移植 5 次均失败，4 次为未着床，1 次为生化。病程中无脱发、皮疹、光过敏、口腔溃疡，无关节肿痛、口干、眼干、牙齿片状脱落，无皮肤紧硬及雷诺现象。体格检查：皮肤黏膜、淋巴结、眼、耳、鼻、口、心、肺、腹、血管、神经系统及肌肉关节均无异常体征。

辅助检查

　　血、尿、便常规、红细胞沉降率（ESR）、C 反应蛋白（CRP）、肝、肾功能、凝血、血糖、性激素、甲状腺功能、甲状腺彩超、优生五项（TORCH）、夫妻染色体、妇科彩超、输卵管造影、宫腔镜均未见异常。考虑反复不良妊娠可能，与自身免疫因素有关，进一步完善相关检查：IgG、IgM、IgA、C3、C4 正常；抗核抗体（ANA）、抗 ENAs 抗体、抗 ds-DNA 抗体、AHA、AnuA、抗中性粒细胞抗体（ANCA）、ACL、抗 β_2-GP1 抗体、狼疮抗凝物、抗内皮细胞抗体（−）；抗磷脂酰丝氨酸 / 凝血酶原抗体、抗磷脂酰乙醇胺抗体、抗膜联蛋白 A_2 抗体（+）；抗精子抗体、抗子宫内膜抗体、抗 HCG 抗体、抗透明膜抗体、抗卵巢抗体（−）；封闭抗体（−）；淋巴细胞亚群：NK 细胞百分比 14.6%；细胞因子检测：TNF-α 2.59 pg/ml；叶酸、同型半胱氨酸正常；血小板（PLT）聚集率 95%；易栓组合：蛋白 S 活性 57%。

诊断

　　免疫凝血相关不良妊娠，产科抗磷脂综合征。

治疗及转归

　　治疗上予阿司匹林、泼尼松、羟氯喹、环孢素口服，低分子肝素皮下注射，粒细胞集落刺激因子（G-CSF）皮下注射及免疫球蛋白静脉滴注治疗，患者试管婴儿移植第 6 次成功，目前顺产一男婴，母子健康。

病例分析

患者为育龄期女性，病史 8 年，主要表现为反复不良妊娠，流产 1 次、不孕 5 年、体外受精 - 胚胎移植 5 次失败。出现反复不良妊娠的常见原因有遗传因素、解剖因素、感染因素、内分泌因素、环境及心理因素、免疫因素及凝血因素。该患者曾行性激素、甲状腺功能、甲状腺彩超、TORCH、夫妻染色体、妇科彩超、输卵管造影、宫腔镜检查，均未见异常，且未接触有害化学物质、放射线，无不良嗜好，故该患者反复不良妊娠暂时不考虑遗传、解剖、感染、内分泌及环境因素所致，很有可能与免疫及凝血因素有关。根据 2015 年非标准化产科抗磷脂综合征诊断标准，患者有 ≥ 2 次不明原因的体外辅助生殖技术失败，多种抗磷脂抗体（抗磷脂酰丝氨酸 / 凝血酶原抗体、抗磷脂酰乙醇胺抗体、抗膜联蛋白 A2 抗体）阳性，诊断产科抗磷脂综合征明确，且患者血小板聚集率升高，蛋白 S 活性降低，同时存在凝血异常，故该患者最终诊断免疫凝血相关不良妊娠、产科抗磷脂综合征。

在临床工作中遇到的不良妊娠包括复发性流产、死胎、胎儿发育迟缓、妊娠高血压疾病、子痫前期、胎膜早破、羊水减少、试管婴儿反复种植失败、长期不孕不育等，其病因复杂多样且缺乏特异性临床表现，因此在病因诊断过程中需要针对性进行一系列的筛查，常见的病因有遗传因素、解剖因素、感染因素、内分泌因素、环境及心理因素、免疫因素及凝血因素。目前研究发现，免疫因素和凝血因素常排在前两位，且多同时存在。免疫因素包括自身免疫异常和同种免疫异常，多种免疫异常可同时存在。自身免疫异常包括器官非特异性自身抗体产生，如抗核抗体（ANA）、抗磷脂抗体（APL）、抗内皮细胞抗体等，器官特异性自身抗体产生包括抗甲状腺抗体、抗精子抗体、抗子宫内膜抗体、抗卵巢抗体等；同种免疫异常包括固有免疫异常和获得性免疫异常，其中固有免疫异常包括 NK 细胞数量及活性升高、补体降低等；获得性免疫异常包括封闭抗体阴性，T、B 淋巴细胞异常，Th1/Th2 比例增高、TNF-α 升高等。凝血因素则包括先天性因素和获得性因素，先天性因素是由与凝血和纤溶有关的基因突变所造成的，如 V 因子和 II 因子基因突变、蛋白 S 缺乏等，获得性因素包括抗磷脂综合征（antiphospholipid syndrome，APS）、获得性高半胱氨酸血症以及其他各种引起血液高凝状态的疾病。本例患者在就诊于我科之前已行相关检查排除遗传、解剖、感染、内分泌因素，故其反复不良妊娠考虑免疫及凝血因素可能性大，完善相关检查发现患者 NK 细胞百分比、TNF-α、血小板（PLT）聚集率升高，蛋白 S 活性降低，封闭抗体（－），考虑免疫凝血相关不良妊娠。由于抗核抗体（ANA）、抗ENAs抗体、抗ds-DNA抗体、AHA、AnuA、ANCA（－），暂不支持系统性红斑狼疮等其他传统的结缔组织病；化验ACL、抗 β_2-GP1抗体及狼疮抗凝物均（－），根据2006年APS悉尼分类标准，诊断APS依据不足。

在免疫与凝血因素引起的反复不良妊娠中，APS最为常见，其是免疫异常与凝血异常的共同体，临床表现为病理妊娠、反复动、静脉血栓形成、血小板减少，体内产生大量的APL，包括抗ACL、抗 β_2-GP1抗体及狼疮抗凝物。该患者化验ACL、抗 β_2-GP1抗体及狼疮抗凝物均（－），但抗磷脂抗体是一组异质性的自身抗体，其所针对的靶抗原可为磷脂（心磷脂、磷脂酰丝氨酸、磷脂酰乙醇胺等）、磷脂结合蛋白（ β_2-GP1抗体、凝血酶/凝血酶原、血栓调节蛋白、膜联蛋白A2、膜联蛋白A5、蛋白S、蛋白C等）以及磷脂-磷脂结合蛋白复合物。当APS出现病理妊娠时称为产科抗磷脂综合征（obstetrical antiphospholipid syndrome，OAPS），目前研究发现OAPS与血栓性APS发病机制可能不同，两者的临床表现差别较大，且常常单独存在（两者合并存在仅占2.5%～5%），由aPLs介导的免疫和炎症反应是OAPS的主要机制，在明确诊断的OAPS患者及aPLs相关复发性流产患者中，传统的aPLs的阳性率及滴度均较低，且可见非传统aPLs阳性，超过50%的临床表现符合OAPS的患者存在低滴度的抗磷脂抗体，而部分不符合APS悉尼分类标准的非标准化APS患者在按标准化APS治疗后妊娠结局得到了明显改善，因此Deepa于2015年提出非标准化OAPS诊断标准（包括临床标准和实验室标准），临床标准包括：①2次不明原因的流产；②3次不连续的流产；③晚期子痫前期；④胎盘早剥；⑤晚期早产；⑥≥2次不明原因的体外辅助生殖失败，实验室标准包括：低滴度的或抗 β_2-GP1抗体阳性（95～99百分位）；经典的OAPS临床表现；间断出现aPL阳性；如果符合1条非标准化临床标准＋2条悉尼分类标准的实验性标准或1条非标准化实验室标准+2条悉尼分类标准的临床标准即可诊断。进一步对该患者完善相关检查，发现抗磷脂酰丝氨酸/凝血酶原抗体、抗磷脂酰乙醇胺抗体、抗膜联蛋白 A_2 抗体（+），根据2015年非标准化OAPS诊断标准，患者诊断为OAPS。

目前对于OAPS的治疗以药物为主，主要包括阿司匹林和肝素，阿司匹林是环氧酶抑制剂，可有效抑制血栓形成，改善胎儿血供，低分子肝素除抗凝作用，尚可抑制补体活性及NK细胞功能，调节母-胎界面细胞因子网络向Th2型优势转化，促进孕早期滋养细胞增生和分化，欧洲抗风湿联盟推荐APS患者应联合使用阿司匹林和低分子肝素以降低不良妊娠结局发生的风险，目前有多项研究证实阿司匹林联合低分子肝素治疗患者妊娠结局明显优于单用药组，但即便如此，仍有20%～30%的患者妊娠失败。之后陆续有研究报道了小剂量激素、羟氯喹、环孢素、人免疫球蛋白、TNF-α 抑制剂、重组人粒细胞集落刺激因子的使用可改善妊娠结局。小剂量激素可减轻母体与胎儿之间的免疫反应，抑制补体活化途径，降低 NK 细胞数；人免疫球蛋白可抑制抗原提呈，阻止抗原、抗体结合、下调炎症因子，在阿司匹林联合低分子肝素基础上加用小剂量泼尼松及人免疫球蛋白，可明显提高 APS 患者的活产率，减少产科并发症。一项欧洲多中心研究发现，APS 患者加用羟氯喹口服后，孕期流产率从 81% 降至 19%，原因在于羟氯喹可阻滞抗 β_2-GP1 抗体结合到滋养层细胞，修复人膜联蛋白 A5 的抗凝活性，具有抗血小板（PLT）聚集作用。环孢素可诱导母胎界面的免疫耐受，使 Th1 向 Th2 转化，促进孕早期滋养细胞的迁移与侵袭，改善胚胎着床，研究发现在使用阿司匹林、低分子肝素、泼尼松、人免疫球蛋白治疗失败的患者中，加用环孢素后可提高妊娠成功率。TNF-α 抑制剂可抑制中性粒细胞和单核细胞释放 IL-1、IL-6 和 TNF-α，从而抑制 TNF 激活凝血系统后引起的血栓形成，已有研究证实在抗凝及人免疫球蛋白治疗基础上，加用 TNF-α 抑制剂依那西普或阿达木单抗后，患者的活产率得到明显提高。G-CSF 具有促进卵泡发育、滋养细胞增生、胎盘形成的作用，可诱导母胎界面的免疫耐受，使 Th1 向 Th2 转化，同时增加子宫内膜厚度，促进内膜受容性，Santjohanser 等报道了接受体外受精有复发性流产病史的患者使用 G-CSF 后妊娠率及活产率均得到提高。本例患者因流产 1 次、不孕 5 年、试管婴儿移植失败 5 次，治疗上给予阿司匹林、泼尼松、羟氯喹、环孢素口服，低分子肝素皮下注射，G-CSF 皮下注射及免疫球蛋白静脉滴注治疗，最终患者成功妊娠分娩。

启示与思考

反复不良妊娠的病因复杂，涉及风湿免疫科、妇产科、生殖科、内分泌科等多个学科，通过对本病例的学习，提醒临床医师对于此类患者需要有针对性地进行一系列的检查以查找病因，而不管对于何种类型不良妊娠，临床医师均需要考虑到 APS，尤其是 OAPS，其传统 aPLs（ACL、抗 β_2-GP1 抗体及狼疮抗凝物）滴度较低，常出现非传统的 aPLs，而治疗方面目前多为临床报道，尚需大规模多中心的研究验证。

（撰稿人　马　丹　校稿人　高晋芳　梁美娥）

参考文献

[1] 中华医学会妇产科学分会产科学组.复发性流产诊治的专家共识.中华妇产

科杂志，2016，51（1）：3-9.

[2] 刘志兰，康晓敏，张晓欣，等．复发性自然流产 1101 例病因分析．上海交通大学学报（医学版），2015，35（3）：396-417.

[3] 刘畅，刘湘源．非传统抗磷脂抗体在产科抗磷脂综合征诊断中的价值．中国计划生育与妇产科，2017，9（11）：14-23.

[4] 李常虹，刘湘源．EULAR 关于系统性红斑狼疮和（或）抗磷脂综合征患者女性健康管理的推荐意见．中华风湿病学杂志，2017，21（2）：143-144.

[5] 周冒秀，付锦华．环孢素 A 治疗难治性免疫性复发性流产的可行性分析．中华临床医师杂志（电子版），2014，8（18）：3376-3378.

[6] Mekinian A，Bourrienne MC，Carbillon L，et al．Non-conventional antiphospholipid antiboDies in patients with clinical obstetrical APS：prevalence and treatment efficacy in pregnancies．Seminars in arthritis and rheumatism，2016，46（2）：232-237.

[7] Arachchillage DR，Machin SJ，Mackie IJ，et al．Diagnosis and management of non-criteria obstetric antipantiphospholipid syndrome．Thromb haemost，2015，113（1）：13-19.

[8] Kwak-Kim J，Aqcaoili MS，Aleta L，et al．Management of woman with recurrent pregnancy losses and antiphospholipid antibody syndrom．Am J Reorod immunol，2013，69（6）：596-607.

[9] Abheiden CN，Blomjous BS，Kroese SJ，et al．Low-molecular-weight heparin and aspirin use in relation to pregnancy outcome in women with systemic lupus erythematosus and antiphospholipid syndrome：a cohort study．Hypertens pregnancy，2017，36（1）：8-15.

[10] Xiao J，Xiong J，Zhu F，et al．Effect of prednisone，aspirin，low molecular weight heparin and intravenous immunoglobulin on outcome of pregnancy in women with antiphospholipid syndrome．Exp ther med，2013，5（1）：287-291.

[11] Sciascia S，Branch DW，Levy RA，et al．The efficacy of hyDroxychloroquine in altering pregnancy outcome in women with antiphospholipid antibodies．Evidence and clinical judgment．Thromb Haemost，2016，115（2）：285-290.

[12] Santjohanser C，Knieper C，Franz C，et al．Granulocyte-colony stimulating factor as treatment option in patients with recurrent miscarriage．Arch immunol ther exp（Warsz），2013，61（2）：159-164.

第九章

自身免疫性肝病

一、干燥综合征合并原发性胆汁性肝硬化

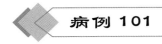

病例 101

　　患者女性，71 岁，主因"口干 2 年，腹胀、双下肢水肿半年"于 2018 年 8 月 17 日入院。2016 年初患者无明显诱因出现口干、眼干，说话时需频频饮水，进食干性食物需饮水送服，哭时泪少，伴牙齿块状脱落，无腮腺反复肿痛，无皮疹、关节痛，无活动后气短，未重视，症状持续不缓解。近半年出现上诉症状加重，伴腹痛、腹胀、双下肢水肿，外院腹部超声提示"肝脏弥漫性病变，可见少量腹腔积液"，后腹胀、双下肢水肿反复发作，伴低蛋白血症，静脉输注白蛋白及口服利尿剂后好转（具体不详），停用上述药物后双下肢水肿加重，为求进一步诊治入住我科。病程中无皮疹、红斑，无双手、足遇冷变白发紫，无光过敏、口腔溃疡、脱发，无尿频、尿急、尿痛，无恶心、反酸。体格检查：舌面干燥，心肺未见异常，腹壁膨隆，腹软，可见腹壁静脉曲张，移动性浊音阳性，无压痛、反跳痛，肝肋下未触及，脾肋下 1 横指。四肢肌力及肌张力正常，双下肢中度凹陷性水肿。

辅 助 检 查

　　血常规：白细胞计数（WBC）6.60×10^9/L，中性粒细胞百分比（NEU%）69.9%，红细胞计数（RBC）2.79×10^{12}/L，血红蛋白（Hb）105g/L，血小板计数（PLT）75×10^9/L；C 反应蛋白正常，红细胞沉降率（ESR）50 mm/h；D- 二聚体 1015 ng/ml；肝酶正常，碱性磷酸酶（ALP）198.4 U/L，γ- 谷氨酰转肽酶 81.3 U/L，白蛋白（ALB）28.1 g/L，前白蛋白 93 mg/L，总胆红素 28.2 μmol/L，直接胆红素 11.7 μmol/L；肾功能、电解质、肌酶、甲状腺功能大致正常。凝血：血浆凝血酶原时间（PT）12.2 s，部分活化凝血酶原时间（APTT）27 s，凝血酶时间（TT）18 s，BNP220.00 pg/ml；IgG 17.32 g/L，IgM 6.14 g/L，C3、C4 正常，类风湿因子（RF）30.66 U/ml；抗核抗体（ANA）、抗 MCV、抗 CCP 抗体均（−），抗 ENAs 示：抗 SSA/Ro52 抗体（+），抗 Sp100 抗体（+），抗 gp210 抗体（+），AMA、AMA-M2 均（−）；HLA-B27（−）；结核抗体（−），肿瘤标志物大致正常。腹部超声：肝硬化，门静脉增宽，脾大，腹腔积液（少量）；心脏彩超：肺动脉增宽，肺动脉高压（PAP = 52 mmHg）。

诊断

重叠综合征，干燥综合征，原发性胆汁性肝硬化，肝功能失代偿期，门脉高压，腹水，食管胃底静脉曲张，脾大，脾功能亢进，血小板减少，低蛋白血症。

治疗及转归

予甲泼尼龙琥珀酸钠 20 mg/d×8 天，甲泼尼龙片 12 mg/d 口服维持，熊去氧胆酸（UDCA）0.25 mg tid 治疗原发病，纠正低蛋白血症、利尿、补钾等对症治疗，出院时腹水及双下肢水肿较入院明显改善，复查：白细胞计数（WBC）3.70×10^9/L，中性粒细胞百分比（NEU%）66.1%，红细胞计数（RBC）2.48×10^{12}/L，血红蛋白（Hb）94 g/L，血小板计数（PLT）54×10^9/L；C 反应蛋白（CRP）3.29 mg/L，红细胞沉降率（ESR）36 mm/h；丙氨酸氨基转移酶（ALT）27.9 U/L，门冬氨酸氨基转移酶（AST）34.9 U/L，碱性磷酸酶（ALP）196.0 U/L，γ- 谷氨酰转肽酶（γ-GT）127.5 U/L，白蛋白（ALB）31.6 g/L，电解质大致正常。随访 1 年，甲泼尼龙逐渐减量至 4 mg/d 维持，继续原剂量口服熊去氧胆酸治疗，病情稳定。

病例分析

原发性胆汁性肝硬化（primary biliary cirrhosis，PBC）常以肝损伤（如肝酶升高、黄疸、乏力、食欲减退等）为主要临床表现，可以合并其他自身免疫性疾病。干燥综合征（SS）是一种主要累及外分泌腺，尤其是唾液腺及泪腺的慢性炎症性自身免疫性疾病，其进展缓慢，临床上可出现眼干、猖獗龋等多种表现，血清中可出现多种自身抗体，抗 SSA 抗体、抗 SSB 抗体阳性。回顾近 30 年我国所发表的中文文献，总结该疾病的主要临床表现为乏力、皮肤瘙痒、眼干、口干、黄疸、肝酶异常、AMA 阳性、免疫球蛋白异常等，且以中老年女性多见。而国外研究显示，在 PBC 合并 SS 患者中，36% 患有眼结膜炎，33% 唾液腺分泌异常，其中有 93% 患有唾液腺炎，且患者血清胆汁淤积标志物如碱性磷酸酶（ALP）、谷氨酰转肽酶（GGT）在 PBC 合并 SS 患者中的阳性率要明显低于仅存在 PBC 的患者。当 SS 症状出现后，肝受累年限的平均中位数为 9 年（1 ～ 20 年），且有 48% 的 PBC 合并 SS 的患者被发现时，通过病理活组织检查证实肝受累仍处于早期阶段。乏力和瘙痒症状在 PBC 患者发病初期可达到 50%，在 SS 患者中可达到 55%，随之出现的是眼干和口干表现。

关于 PBC 的治疗，目前仍首选熊去氧胆酸（UDCA），其为美国食品药品监督管理局批准用于 PBC 治疗的唯一药物。长期使用 UDCA 可以改善肝的生化学指标、延迟组织学进展并在不进行肝移植的情况下延长存活期。然而，与年龄、性别相匹配的对照组比较，不进行肝移植的 UDCA 治疗组的存活率仍然明显低于肝移植组。对 UDCA 无应答者可以选用糖皮质激素治疗，目前有研究结果表明，和单用 UDCA 相比，UDCA 联合激素治疗对 Ⅰ～Ⅲ 期 PBC 患者的血清胆红素、IgM、IgG 水平和肝组织学改善均更为显著。其他药物如贝特类降脂药亦可改善部分患者肝酶异常的表现，但其肝毒性不容忽视。对于 SS 的治疗则以缓解患者口干、眼干症状，以及终止或抑制患者体内异常免疫反应为主，对于有重要脏器损伤的患者，可使用糖皮质激素或联合使用免疫抑制剂（如环磷酰胺、硫唑嘌呤、吗替麦考酚酯等）治疗。而对于 PBC 合并 SS 患者的治疗，目前仍未达成共识。有国内学者研究显示，PBC 合并 SS 以肝脏受累为主要表现时，以治疗 PBC 为主，而 UDCA 联合糖皮质激素或免疫抑制剂治疗时，未发现其疗效优于单用 UDCA。因此，需要更多大样本、随机对照的临床试验结果去指导临床用药。

除此之外，PBC 患者常合并有其他自身免疫性疾病，如 SSc、RA、SLE 等，不同研究报道的 PBC 合并自身免疫性疾病的患病率以及其预后各不相同，有研究提示，PBC 合并 SSc 会增加患者的病死率，也有研究发现，尽管 PBC 合并 SSc 患者的血清胆红素浓度增加不明显，但更易发生自发性细菌性腹膜炎和败血症。有报道称，PBC 合并 SLE 时机体表达低水平的 GGT 和 IgM，大多不会出现显著的肝损伤，这表明 SLE 可能会减缓 PBC 的恶化，使肝硬化和肝移植时间推迟。

启示与思考

综上所述，SS 合并 PBC 在临床上较为多见，对有乏力、皮肤瘙痒、眼干、口干、黄疸、肝功能异常、AMA 阳性、免疫球蛋白异常的中老年女性患者，要考虑到 SS 合并 PBC 的可能。然而，对于 PBC 合并 SS 患者的发病机制及治疗方案，仍需要更深入的研究，对于 PBC 合并其他自身免疫性疾病，仍需更多临床资料以进行更深入的研究。

（撰稿人　任丽民　校稿人　梁美娥　庞宇洁）

参考文献

[1] 孙丽梅，闫惠平，娄金丽，等．抗线粒体抗体 M2 亚型在药物性肝损伤与原发性胆汁性胆管炎患者中血清学特点分析．中华肝脏病杂志，2019，27（4）：298-302.

[2] 张英泽，杨舒，孔维萍，等．干燥综合征合并原发性胆汁性肝硬化继发肺间质病变诊治 1 例．现代中医临床，2018，25（1）：49-51.

二、易误诊疾病

 病例组 102

> 肝豆状核变性（hepatolenticular degeneration，HLD）又称威尔逊病（Wilson disease，WD），是一种常染色体隐性遗传的铜代谢障碍性疾病。由于血清铜蓝蛋白（ceruloplasmin，CP）合成减少及胆道系统排铜障碍，蓄积于体内的铜离子在肝、脑、肾、角膜、关节及皮肤等处沉积，引起肝硬化进行性加重、神经系统损害、肾损害及骨关节损害等。HLD 临床表现复杂，易误诊及漏诊。HLD 是少数可治疗的神经系统遗传病之一，但晚期治疗基本无效，诊疗不及时可导致多脏器功能衰竭。下文回顾性分析我院 2012—2018 年间各科室收治的 15 例 HLD 患者的临床资料及诊治过程，以期更好地认识 HLD，达到早诊断、早治疗。

　　15 例患者的首诊科室分别为神经内科（5 例）、消化内科（3 例）、血液内科（3 例）、风湿免疫科（3 例）、内分泌科（1 例）。来自晋中 4 例、太原 3 例、吕梁 2 例、大同 2 例，长治、忻州、临汾及河南各 1 例。男性 5 例，女性 10 例，年龄 10～49 岁，以青少年多见，30 岁以下者 11 例，＞30 岁患者 4 例，平均年龄 20.7±13.3 岁。4 例（33.3%）患者有家族史。

　　诊断均符合中华医学会神经病学分会帕金森病及运动障碍学组与神经遗传病学组于 2008 年制定的肝豆状核变性的诊断与治疗指南中 HLD 诊断标准：①肝病史或肝病征 / 椎体外系体征；②血清 CP 显著降低和（或）肝铜增高；③角膜色素环；④阳性家族史。

结 果

　　HLD 的临床表现多样，按首发症状分型。本研究中脑型占 46.7%，表现为肢体抖动、流涎、言语含糊、智力下降、行动迟缓及精神异常。肝型占 26.7%，表现为黄疸，肝、脾大，腹腔积液及上消化道出血；其他类型占 20.0%，表现为关节肿痛变形，皮肤下黏膜出血，鼻出血，皮肤色素沉着；混合型占 6.7%。

实验室检查：12 例（80.0%）患者血常规表现为白细胞、血红蛋白及血小板下降；6 例（40.0%）患者尿常规表现为镜下血尿或蛋白尿；8 例（53.3%）患者肝功能异常；15 例（100%）患者血 CP 降低；4 例患者血铜降低；11 例患者化验 24 小时尿铜，其中 10 例（90.9%）患者升高。

眼部检查：所有患者均有角膜色素环。

腹部影像学检查：所有患者腹部彩超结果异常，表现为弥漫性肝损害，肝硬化，脾大，腹腔积液。7 例行腹部 CT 检查，均提示肝硬化，6 例（85.7%）门脉高压，侧支循环形成，4 例（57.1%）食管胃底静脉曲张。

头部影像学检查：8 例行头部 MRI 检查，5 例（62.5%）头部 MRI 均有异常表现，表现为双侧基底节区、丘脑、中脑、脑干、脑桥后部对称性 T_1 低信号影、T_2 高信号影，额叶皮质下缺血灶，额叶皮质下异常信号影，考虑软化灶。

骨关节影像学检查：3 例青年患者（75%）骨密度检查结果均显示骨质疏松；1 例膝关节 X 线片示双膝关节退行性改变，双侧膝关节外侧间隙变窄；1 例腰椎正侧位片示腰椎左侧弯伴退行性变；1 例全身 SPECT-CT 扫描示颈椎、左侧肱骨中下段代谢增高，右侧骶髂关节、四肢多关节代谢增高，考虑关节炎性改变。

误诊情况：5 例（33.3%）曾被误诊，3 例（20.0%）误诊为癫痫等脑部疾病，1 例（6.7%）误诊为肾炎，1 例（6.7%）误诊为免疫性血小板减少症，1 例在 HLD 诊断明确前行脾切除术。

所有患者确诊后均予低铜饮食、利尿及抽取腹腔积液等对症支持治疗。11 例予青霉胺治疗，10 例（90.9%）规律治疗有效，1 例晚期患者去世。4 例予二巯基丙磺酸钠驱铜治疗，2 例出现重度粒细胞缺乏症，1 例短期内出现血小板急剧下降，该例患者在调整为青霉胺治疗后血小板渐恢复正常。其中 1 例肝型患者长期规律口服青霉胺 10 年，出现双手第 5 指不自主抖动后，予二巯基丙磺酸钠替代青霉胺静脉滴注治疗 6 个周期后症状明显改善，院外继续规律口服青霉胺。随访 1 年以上，10 例好转，4 例失访，1 例去世。

病例分析

HLD 是一种由编码铜转运 ATP 酶的 *ATP7B* 基因突变引起的严重铜代谢障碍的常染色体隐性遗传性疾病。*ATP7B* 基因主要在肝中表达，介导铜从胞质转运至高尔基体，并将过量铜从肝通过胆汁排泄。*ATP7B* 基因表达或功能缺失使铜排泄障碍，过量铜在体内肝、脑等脏器中沉积，致相应脏器损害而产生临床症状。

HLD 患者根据首发症状不同可分四型：①肝型；②脑型；③其他类型（以肾损害、骨关节肌肉损害或溶血性贫血为主）；④混合型（以上各型的组合）。本研究中肝型及脑型常见，占 73.4%。临床表现缺乏特异性，易造成较高的误诊率。本研究中以肾损害、癫痫及鼻出血起病被误诊的 3 例患者提示我们要警惕以罕见症状起病的 HLD，如癫痫、皮肤病变、出血等，及时行相关辅助检查，降低误诊率。有趣的是，Mustafa 等的研究发现，3 例 HLD 患者因牙痛行拔牙术，术后检测被拔出牙齿及牙龈中有过量铜沉积，他们认为过量铜沉积及口腔组织中的氧化活动有引起牙周疾病的倾向。

辅助检查中血清 CP 水平下降是诊断 HLD 的重要依据，90% 以上的 HLD 患者血清 CP 水平降低（＜ 200 mg/L），本组中所有患者血 CP 水平均降低，CP 降低还可见于肾病综合征、慢性活动性肝炎及原发性胆汁性肝硬化等，应注意鉴别及复查。24 小时尿铜排泄增加也是 HLD 的一个重要参考指标，服用青霉胺后，及时监测尿铜排出量有助于指导治疗。血清 CP 与 24 小时尿铜联合判断有利于该病诊治。白细胞、血红蛋白及血小板降低可能与脾功能亢进有关。血尿及蛋白尿有助于了解铜沉积引起的肾损害。肝功能异常表现为转氨酶、胆红素升高及白蛋白下降，可发现肝损害，均利于 HLD 的诊断。

从眼科检查来看，过量的铜沉积角膜可出现角膜色素环，多数文献报道其阳性率高于 90%，本病例组中角膜色素环的阳性率为 100%，可能与病例数较少有关。有文献报道，当患者以肝功能损伤为主而无神经系统损伤时，角膜色素环阳性检出率仅为 44% ～ 62%，因此，角膜色素环阴性不能排除 HLD 诊断。此外，2012 年欧洲指南指出，眼科表现除角膜色素环外，还可见"向日葵"样白内障。从影像学检查结果来看，所有患者腹部彩超均异常，提示肝弥漫性损害或肝硬化，说明 HLD 肝脏损害较为常见；7 例行腹部 CT 检查的患者均提示肝硬化，6 例（85.7%）门脉高压，侧支循环形成，其中 4 例（57.1%）有食管胃底静脉曲张。因此，对较严重的肝硬化患者可行腹部 CT 检查，以明确有无侧支循环形成。

头颅 MRI 可发现豆状核、内囊、双基底节、丘脑或脑桥区及额叶皮质下的密度或信号异常，对临床诊断有意义。本组 8 例检查患者中 5 例伴神经系统症状患者的头颅 MRI 均发现异常，占 62.5%，与有些学者报道基本相符。MRI 对大脑的早期改变检测比 CT 检测更敏感，同时颅脑 MRI 可用以评估 HLD 患者病情，指导治疗。骨关节影像学检查可发现骨质疏松、脊柱侧弯及关节炎性改变等。4 例患者中 3 例（75%）骨密度检查示骨质疏松，其中 2 例为青年患者。1 例青年患者曾于 15 岁行双下肢畸形矫正术，此次因双膝关节疼痛行膝关节 X 线检查发现，双膝关节退行性改变，双侧膝关节外侧间隙变窄。HLD 引起骨关节损害并不少见，提示我们年轻患者出现不明原因的关节疼痛、变形、病理性骨折及脊柱侧弯等，应警惕 HLD。

基因突变序列筛查有助于诊断，但并不作为一线诊断手段。基因检测较适用于 HLD 直系亲属及常规检查无法确诊的可疑患者。精确的基因型与表型间的关系至今尚未明确，有待进一步研究。

HLD 国内传统的治疗方式包括药物治疗及外科治疗，药物主要为铜螯合剂及锌剂，铜螯合剂包括青霉胺及二巯基丙磺酸钠，锌剂可抑制铜的肠吸收，常用于维持治疗，肝移植常用于暴发型肝衰竭、肝硬化晚期及重型脑型 HLD 患者。二巯基丙磺酸钠排铜力度较青霉胺更强，对神经系统症状明显者效果更佳，二巯基丙磺酸钠可与青霉胺联合使用或应用于暂时不适合口服青霉胺患者的替代治疗，初步临床应用发现二巯基丙磺酸钠对 HLD 疗效显著，然而，至今缺乏大样本的临床试验证实其效果。尽管这些药物可以治疗 HLD，但一些患者不耐受或出现了严重不良反应，本文中 2 例脑型患者长期给予二巯基丙磺酸钠驱铜治疗，出现重度粒细胞缺乏症及血小板急剧降低。所有患者通常不被允许停药，因为治疗中断很可能导致神经不可逆损伤及失代偿性肝损伤。近年来，研究发现甲烷氧化杆菌、突变 $ATP7B$ 的校正、基因及细胞治疗在动物模型中取得了一定的成效，有望成为治疗 HLD 的新手段。已报道的细胞疗法有肝细胞移植、骨髓间充质干细胞移植及胚胎干细胞移植等。

启示与思考

总之，HLD 并不罕见，但临床表现多样，易误诊，尤其是以罕见症状为首发症状者，本病早期治疗效果好，晚期效果不佳。早期诊治、较少误诊及规律用药对于本病有重要意义，未来需要继续积极探索新的治疗手段，以期在人群中进行作用。

参考文献

[1] 耿琪，曾东，秦文华. 肝豆状核变性患者尿铜及血清铜的测定对临床诊断的意义. 中国实用医刊，2016，43（15）：42-43.

[2] 张影，孙万里. 2012 欧洲肝脏研究会肝豆状核变性（Wilson 病）的诊治指南. 中华临床医师杂志：电子版，2012，6（19）：6011-6012.

[3] 朱贞祥，董玲，朱新宇. 肝豆状核变性 69 例临床病例分析. 中华消化杂志，2012，31（1）：46-48.

[4] 陈海霞，曹源文，范建高. 结合临床实践解读肝豆状核变性诊疗指南. 中华肝脏病杂志，2014，22（8）：570-572.

[5] 段姣妞，张莉芸，侯睿宏，等. 肝豆状核变性 15 例临床分析. 山西医科大学学报，2018，49（12）：1492-1495.

[6] Mustafa Q，Ezgi K，Kahramen G，et al. Evaluation of oxidative events and

copper accumulation in oral tissues of patients with wilson's disease：three case report．Int J clin Exp Pathol，2015，8（4）：3943-3945.

[7] Hedera P．Update on the clinical management of Wilson's sisease．Appl clin genet，2017，13（10）：9-19.

[8] Li WJ，Wang JF，Wang XP．Wilson's disease：update on integrated Chinese and western medicine．Chin J integr Med，2013，19（3）：233-240.

[9] Giusy R，Roman P，Raffaele I．Wilson's disease：prospective developments towards new therapies．World J gastroenterol，2017，23（30）：5451-5456.

第十章

脊柱关节炎

一、强直性脊柱炎

（一）强直性脊柱炎合并 Andersson 病变

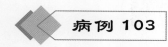

患者男性，43 岁，主因"间断腰背痛 8 年余，加重伴颈部疼痛 6 个月"于 2014 年 6 月 23 日入院。2006 年初患者无明显诱因出现腰背痛，伴晨僵，休息时加重，活动后减轻，后进行性加重，出现夜间翻身困难，伴双髋区疼痛及足跟痛，就诊于当地医院，诊断强直性脊柱炎，间断口服中药及镇痛药（具体不详）治疗，腰背痛好转后停用，上述症状时轻时重。2014 年初，上述症状加重，并出现颈部疼痛、活动受限，入住我科。病程中，无鳞屑样皮疹，无咳嗽、咳痰、腹痛、腹泻、尿频、尿急、尿痛，无外周关节肿痛，无间歇性跛行，无反复口腔溃疡、外生殖器溃疡，无肌痛、肌无力。既往体健。无家族类似遗传病史。体格检查：皮肤黏膜无皮疹。心、肺、腹无明显阳性体征。脊柱生理弯曲消失，腰背后凸，颈椎腰椎前屈、后仰、侧弯三向活动不能完成。双侧骶髂关节压痛（+），双侧"4"字试验（+）。枕墙距 10 cm，指地距 70 cm，Schober 试验 2 cm，胸廓活动度 < 2.5 cm。外周关节无肿胀，压痛（−），活动无受限。双下肢无水肿。

辅助检查

红细胞沉降率（ESR）44 mm/h，C 反应蛋白（CRP）33.86 mg/L；血尿便常规、生化全项、术前免疫、凝血检查、免疫球蛋白未见明显异常；结核抗体（−）；HLA-B27（−），类风湿因子（RF）、抗角蛋白抗体（AKA）、抗核抗体（ANA）、抗 CCP 抗体、抗 ENAs 均（−）；心电图、胸部 X 线、腹部彩超未见明显异常；骨密度：T-0.48（最低右股骨颈 -2.46）；骨盆正位片：双侧骶髂关节局部硬化，关节面不光整（图 10-1-1）；腰椎正侧位片：腰椎诸椎体骨质密度欠均匀，L_1 椎体楔形变（图 10-1-2）；腰椎 CT：L_1 椎体楔形变，腰椎椎体可见条形高密度影，并可见多发虫蚀样破坏，可见施莫尔结节，$L_{2\sim3}$、$L_{3\sim4}$、$L_{4\sim5}$ 椎间盘膨出；腰椎 MRI：L_1 椎体楔形变，多发侵蚀破坏（图 10-1-3）。

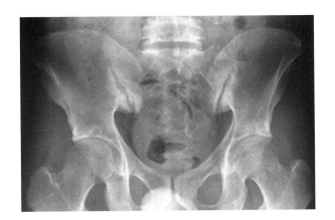

图 10-1-1　骨盆正位片

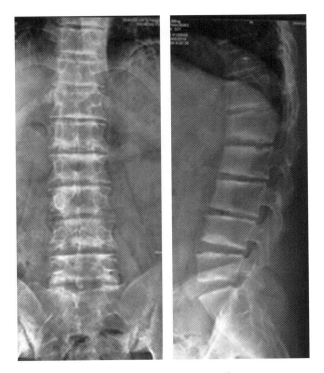

图 10-1-2　腰椎正侧位片

诊　断

强直性脊柱炎，脊柱 Andersson 病变。

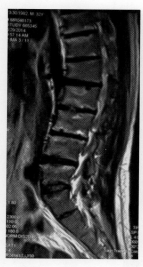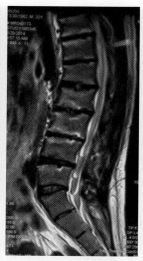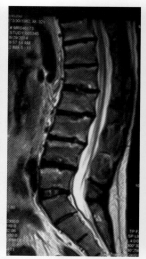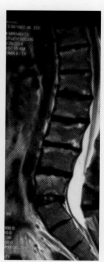

图 10-1-3　腰椎 MRI（T_2WI）

治疗及转归

给予洛索洛芬钠胶囊 60 mg tid 口服，柳氮磺吡啶肠溶片 0.5 g bid 口服，来氟米特片 10 mg qd 口服，重组人二型肿瘤坏死因子受体抗体融合蛋白 50 mg/w 皮下注射以及改善循环、理疗等对症治疗。患者腰背痛减轻，红细胞沉降率（ESR）6 mm/h，C 反应蛋白（CRP）< 2.5 mg/L。

病例分析

结合患者中年男性，病史 8 年余，炎性腰背痛，双侧骶髂关节炎Ⅲ级，强直性脊柱炎诊断明确。但原发病是否可以解释腰椎椎体的病变呢？

强直性脊柱炎（ankylosing spondylitis，AS）是一种原因不明的以骶髂关节和中轴关节病变为特征的慢性自身免疫性疾病。AS 患者中脊柱是除骶髂关节外累及率最高的部位，5% ~ 10% 的 AS 患者病变可局限于脊柱而无骶髂关节改变。根据发生的部位不同，将脊柱病变分为椎体炎、椎间盘炎及脊椎关节炎。椎体炎是指前、后纵韧带在椎体和纤维环交界区附着点处的炎症。椎体炎是 AS 的一个典型征象。Andersson 病变（椎间盘炎）累及椎间盘和椎体上下缘临近椎间盘的终板，椎间盘炎症在 MRI 上表现为终板的破坏伴骨髓水肿、脂肪沉积或骨质硬化。脊椎关节发生炎症时，炎症累及椎小关节、肋椎关节以及肋横突关节，炎症部位出现骨髓水肿。可见 AS 除了常见的骨桥形成、脊柱竹节样变外，亦可出现临床少见的椎体破坏，即脊柱 Andersson 病变。

脊柱 Andersson 病变是一种发生于椎间盘 - 椎体界面的破坏性病变，可累及三柱，多发生于胸腰段，导致局部疼痛加重、后凸畸形，甚至神经损伤等并发症。文献报道其发病率为 1.5% ～ 28%。

除了原发病所致的椎体破坏，我们亦除外了其他可以引起椎体病变、导致后凸畸形的疾病。迟发型椎体骨骺发育不良是一种 X 染色体连锁隐性遗传病，通常儿童期起病，男性多发，发病率约为 1.7/100 万。临床特点包括短躯干型身材矮小及进行性大关节退行性变，常伴有桶状胸和脊柱侧弯畸形。影像学可表现为胸腰椎椎体扁平，椎体前部上下缘凹陷、中后部呈蛇峰状突起，以及椎间隙狭窄等。此患者青年发病，身材适中，临床表现不符，除外此病。腰椎舒尔曼病表现为反复发作并呈渐进性加重的下腰痛，症状严重时可发展为失能性腰痛。影像学特征之一是腰椎椎体上、下终板不规则及施莫尔结节形成，多为不规则凹陷，T_1WI、T_2WI 均为低信号，周围边缘可见条形高、低信号影，椎体轻度楔形变，无明显后凸畸形。患者除腰痛外，有明显的后凸畸形，此病亦不考虑。结合患者无发热、乏力、盗汗、消瘦等全身症状，常规检查未见占位病变，椎体结核及肿瘤亦可除外。

启示与思考

AS 合并 Andersson 病变的实验室检查有限，脊柱 MRI 是早期识别的关键工具，急性期可给予药物保守治疗，保守治疗不能改善时应及时手术治疗，在临床工作中应做到早期诊断，以改善预后。

（撰稿人　刘素苗　校稿人　李玉翠　马　丹）

参考文献

[1] 郭仕涛，刘源. 强直性脊柱炎腰椎 MRI 和骶髂关节 MRI 动态增强扫描研究. 汕头大学医学院硕士学位论文，2008，1-3.

[2] 姚中强，于孟学，栗占国. 迟发型椎体骨骺发育不良一例报告并文献复习. 北京医学，2006，28（9）：566.

[3] 王晓宁，彭宝淦，吴闻文，等. 腰椎休门氏病的诊断和外科治疗. 中国疼痛医学杂志，2007，13（1）：21-23.

[4] Langlois S，CeDoz JP，Lohse A，et al. Aseptic discitis in patients with ankylosing spondylitis：a retrospective study of 14 cases. Jt Bone Spine，2005，72（3）：248-253.

（二）疑似椎体结核的强直性脊柱炎合并 Andersson 病变

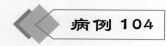

患者男性，41 岁，因"腰背痛 12 年，臀区痛 2 年，加重 2 个月"于 2015 年 4 月来我院就诊。患者于 2003 年无明显诱因出现腰背痛，劳累后加重，不伴夜间痛及翻身困难，无臀区痛、双侧大腿根痛、足跟痛、外周关节肿痛，就诊于当地某中医院，考虑腰椎间盘突出症，予中药口服，腰背痛未减轻，之后间断口服止痛药（具体不详），未规律诊治。2013 年 2 月腰背痛加重，且出现臀区痛，伴夜间翻身困难，伴晨僵，持续时间约 1 小时，伴午后低热，体温波动于 37.5℃左右，伴盗汗、乏力，无咳嗽、咳痰、腹痛、腹泻、尿频、尿急、尿痛，先后就诊于多家医院，红细胞沉降率（ESR）升高（具体数值不详），HLA-B27（+），T.SPOT-TB（+）；腰椎 X 线示：腰椎竹节样变；腰椎 MRI 示：L_2、L_3 椎体异常信号影，考虑强直性脊柱炎，椎体结核不除外，予来氟米特、柳氮磺吡啶口服 2 个月，腰背痛未见缓解，自行停药，同时予异烟肼、利福平、乙胺丁醇、吡嗪酰胺四联抗结核药物规律口服 2 年，抗结核治疗 1 年后低热、乏力、盗汗症状消失，腰背痛、臀区痛略减轻。2015 年 2 月腰背痛症状再次加重，就诊于当地结核病医院，腰椎 MRI 示：T_{12}、L_1 椎体异常信号影伴骨质破坏，调整抗结核药为对氨基水杨酸、异烟肼、利福喷汀、吡嗪酰胺、左氧氟沙星，口服 2 个月，腰背痛症状仍逐渐加重，遂于我科就诊。

体格检查：脊柱生理弯曲存在，脊柱前屈、后伸及侧弯受限，T_{12} ~ L_2 棘突及椎旁肌肉压痛（+），双侧"4"字试验（+）；枕墙距 3 cm，弯腰指地距 40 cm，胸廓活动度 4 cm，Schober 试验 3 cm；双膝关节可触及骨擦感，压痛（−）。

辅助检查

红细胞沉降率（ESR）26 mm/h，C 反应蛋白（CRP）6.26 mg/L；HLA-B27（+）。结核分枝杆菌抗体（−），T.SPOT-TB（+）。腰椎 X 线（2013 年 2 月 26 日）示：腰椎可见"竹节样"改变（图 10-1-4）。腰椎 MRI：L_2、L_3 椎体异常，椎体结核可能，T_{10}、L_2 椎体前缘异常信号（图 10-1-5）。腰椎 MRI（2015 年 2 月 10 日）示：T_{12}、L_1 椎体多发异常信号灶（图 10-1-6）。腰椎 CT（2015 年 3 月 17 日）示：T_{12}、L_1 椎体骨质密度增高伴骨质破坏。骶髂关节 MRI（2015 年 4 月 29 日）示：

双侧髂骨面可见斑片状异常信号影，关节面毛糙，关节间隙变窄，双侧骶髂关节炎。

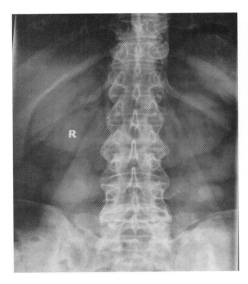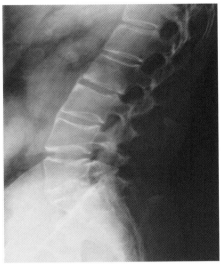

图 10-1-4　腰椎 X 线片

注：腰椎序列连续，$L_{2~4}$ 椎体缘见不同程度唇刺状骨质增生，可见"竹节样"改变

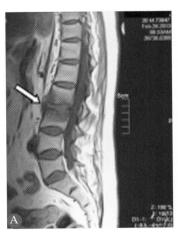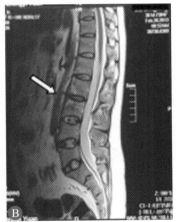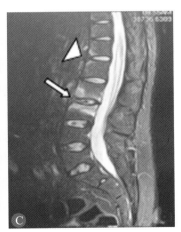

图 10-1-5　外院腰椎 MRI

注：A.$L_{2~3}T_1$ 加权象呈低信号（白箭头）；B.$L_{2~3}T_2$ 加权象呈高信号（白箭头）；C.$L_{2~3}T_2$ 脂肪抑制序列呈高信号（白箭头）。提示 $L_{2~3}$ 椎体病变为急性病变，T_{12}、L_2 椎体前缘异常信号（白三角处）

诊 断

强直性脊柱炎，Andersson 病变。

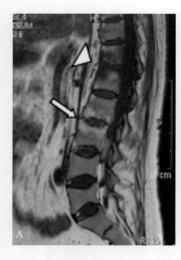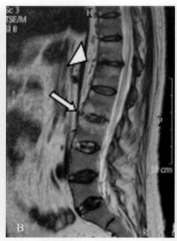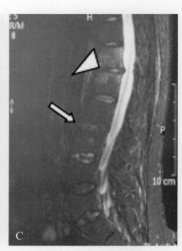

图 10-1-6　入院时腰椎 MRI

注：A．T_{12}～L_1 椎体 T_1 加权象呈低信号（白三角），$L_{2～3}$ 椎体 T_1 加权象呈高信号（白箭头）；B．T_{12}～L_1 椎体 T_2 加权象呈略高信号（白三角处），$L_{2～3}$ 椎体 T_2 加权象呈高信号（白箭头）；C．T_{12}～L_1 椎体 T_2 脂肪抑制序列呈高信号（白三角处），$L_{2～3}$ 椎体 T_2 脂肪抑制序列呈低信号（白箭头）。提示 T_{12}～L_1 椎体病变处于急性期，L_2～L_3 椎体病变处于慢性期

治 疗 及 转 归

2003 年患者出现腰背痛，未规律诊治，影像学结果不详，2013 年腰背痛加重，出现臀区痛，有结核中毒症状，无呼吸、消化、泌尿系统结核感染征象，T.SPOT-TB 阳性。腰椎 MRI：L_2、L_3 椎体异常信号。规律服用异烟肼、利福平、吡嗪酰胺、乙胺丁醇 2 年后结核中毒症状消失，腰背痛缓解不明显。2015 年 2 月腰背痛加重，腰椎 MRI 见 T_{12}、L_1 椎体异常信号影，调整抗结核药为对氨基水杨酸、异烟肼、利福喷汀、吡嗪酰胺、左氧氟沙星口服 2 个月，腰背痛无改善，入院予非甾体类抗炎药及免疫抑制剂口服，腰背痛症状减轻，使用生物制剂重组人 II 型肿瘤坏死因子受体 - 抗体融合蛋白，每周 1 次，控制病情进展，经过上述治疗，临床症状改善明显。有专家共识中指出，应用 TNF-α 拮抗剂治疗存在结核病发生风险的可能，因此我们对该患者使用生物制剂的同时给予预防性抗结核治疗。严密随访其临床症状及影像学表现。随访第 1 个月时，患者腰背痛、臀区痛症状缓解，无低热、盗汗、乏力等结核中毒症状，红细胞沉降率（ESR）降至正常，停服抗结核药物。其后患者规律使用 TNF-α 受体 - 抗体融合蛋白 3 个月。随访第 4 个月，患者无腰背痛、臀区痛等不适，无结核中毒症状，复查腰椎 MRI 示：T_{12}、$L_{1～3}$ 椎体异常信号影（图 10-1-7），较 2015 年 2 月 10 日中 T_{12}、L_1 骨髓水肿减轻。

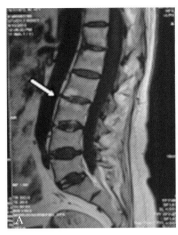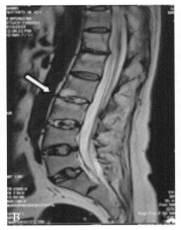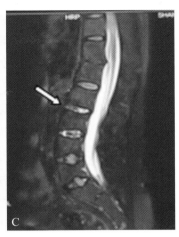

图 10-1-7　腰椎 MRI

注：A.T$_{12}$、L$_{1\sim3}$ 椎体 T$_1$ 加权象有略高信号（白箭头）；B.T$_{12}$、L$_{1\sim3}$ 椎体 T$_2$ 加权象呈高信号（白箭头）；C.T$_{12}$、L$_{1\sim3}$ 椎体 T$_2$ 脂肪抑制序列呈低信号（白箭头），提示原有的骨髓水肿减轻

病例分析

本例患者为中年男性，发病年龄＜45 岁，下腰背痛持续＞3 个月，疼痛随活动改善，双侧骶髂关节炎 Ⅲ～Ⅳ 级，依据 1984 年修订的 AS 纽约标准，该患者强直性脊柱炎诊断明确。

强直性脊柱炎（AS）是一种慢性炎症性疾病，主要侵犯脊柱和骶髂关节等。临床表现为骶髂、腰、背、颈疼痛，炎症侵蚀椎体及椎间盘，疾病后期可出现椎间盘纤维化骨化、脊柱骨性强直、椎体骨质疏松及椎体脆性增加等脊柱破坏性病损。1937 年 Andersson 首次报道了 AS 患者会出现进行性脊椎及椎间盘损害，因此习惯上称其为 Andersson 病变（Andersson lesion，AL）。AL 发病率尚不确切，文献报道为 1%～28%。该病为 AS 后期的一种并发症，是发生于椎间盘 - 椎体界面的破坏性病变，可累及脊柱前、中、后三柱，多发生于胸腰段，导致局部疼痛加重，后凸畸形，甚至神经损伤等。由于缺乏确切诊断标准，AL 同时又被称为椎间盘 - 椎体病变、破坏性椎体病变、脊柱假关节等。

AL 的病因及发病机制多样，有学者认为该病为 AS 后期脊柱骨性强直、椎体骨质疏松，导致脊柱骨脆性增加。加之胸腰段为骨化的胸椎，肋椎关节区与下腰椎的交界区，承受的应力最大，在轻微外力，甚至无外力的情况下即可发生应力骨折，此类 AL 多为单一部位病变。另有学者认为，脊椎及椎间盘炎为 AL 的主要病因，此类 AL 可发生在多个脊椎，且病变多累及椎间盘，为 AS 炎症侵蚀椎体及椎间盘的特殊病理改变。该患者无创伤病史，但为中重度体力劳动者，可能为 AS

炎性疾病本身导致的脊柱柔韧度减少、骨脆性增加,影像学资料中腰椎 MRI 可见椎体多发异常信号影,腰椎 CT 见椎体骨质破坏。有文献报道认为,椎体密度改变是炎性 AL 的典型影像学改变,MRI 检查可见信号强度的改变。因此,脊柱 MRI 是 AL 早期识别及诊断的关键工具。

由于 AL 常表现为骨质破坏与骨质增生硬化并存,临床上极易误诊为脊柱结核。脊柱结核的腰背痛症状较轻,行走、翻身多无困难,常伴有椎旁或腰大肌脓肿。而反思本例报道,患者曾有低热、盗汗、乏力等结核中毒症状,但腰背痛明显,且影像学检查未见椎旁及腰大肌脓肿,长期抗结核治疗腰背痛未减轻,非甾体抗炎药、免疫抑制剂及生物制剂治疗后症状明显改善,因此从影像学表现及治疗反应得出,该患者椎体病变为 AS 合并 AL。

AL 的治疗首先使用药物保守治疗。病变急性期多采用非甾体抗炎药抗感染镇痛,此外还可应用英夫利昔单抗、依那西普、阿达木单抗等新型药物,虽然目前尚无证据证实这类药物可有效治疗症状性 AL,但从我们的密切随访中可以看出在非甾体抗炎药基础上应用融合蛋白类 TNF-α 拮抗剂对症状改善效果明显。2013年的专家共识指出,对于有结核高危因素、经病情评估后需使用 TNF-α 拮抗剂的患者,推荐使用融合蛋白类 TNF-α 拮抗剂,其结核病的发生率显著低于单克隆抗体,这为我们合理选择生物制剂治疗 AS 合并 AL 提供了依据。

而当保守治疗不能治疗有症状的 AL 时,应及时采取手术矫形治疗。手术治疗适应证主要包括:重度疼痛、症状持续加重无缓解者,进行性后凸畸形或神经症状加重者。近期有文献指出,对合并严重脊柱畸形的患者行椎弓根截骨矫形术或椎间盘截骨切除术可矫正畸形、重建脊柱序列及稳定性,从而取得令人满意的临床疗效。值得注意的是,在 AS 治疗中提倡的体育锻炼,当合并 AL 时,则为禁忌,它会加重脊柱的不稳定。研究表明,炎性病变引起的 AL 对抗感染药物治疗反应良好,外伤引起的 AL 通常需要手术治疗。因此,区分 AL 是炎性病变还是创伤性改变至关重要。

启示与思考

AL 如不能及时正确诊断并积极治疗,会给患者及家庭带来极大的社会经济负担。而脊柱 MRI 是早期识别 AL 的关键工具,必要时可取得病理检结果并与感染性疾病相鉴别,避免误诊,及早治疗,以减少脊髓神经损伤或脊柱骨折导致的脊柱不可逆畸形,改善预后。

参考文献

[1] 肿瘤坏死因子拮抗剂应用中结核病预防与管理专家建议组．肿瘤坏死因子拮抗剂应用中结核病预防与管理专家共识．中华风湿病学杂志，2013，17（8）：508-512．

[2] 刘晖，王岩．强直性脊柱炎 Andersson 椎体椎间盘病变研究进展．中国骨与关节损伤杂志，2012，5（27）：476-478．

[3] 贾媛，马丹，张莉芸，等．强直性脊柱炎合并 Andersson 损害一例．中华风湿病学杂志，2016，20（6）：409-410．

[4] Park YS，Kim JH，Ryu JA，et al．The Andersson lesion in ankylosing spondylitis：distinguishing between the inflammatory and traumatic subtypes．J Bone Joint Surg Br，2011，93（7）：961-966．

[5] Queiro R，Tejón P，Alonso S，et al．Erosive discovertebral lesion（Andersson lesion）as the first sign of disease in axial psoriatic arthritis．Scand J Rheumatol，2013，42（3）：220-225．

[6] Momjian R，George M．Atypical imaging features of tuberculous spondylitis：case report with literature review．J radiol case rep，2014，8（11）：1-14．

[7] Wang G，Sun J，Jiang Z，et al．The surgical treatment of andersson lesions associated with ankylosing spondylitis．Orthopedics，2011，34（7）：e302-e306．

[8] Zhang X，Wang Y，Wu B，et al．Treatment of Andersson lesion-complicating ankylosing spondylitis via transpedicular subtraction and Disc resection osteotomy，a retrospective study．Eur Spine J，2016，25（8）：2587-2595．

（三）以紫癜样皮疹为首发表现的强直性脊柱炎

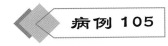

病例 105

  患者男性，20岁，因"反复紫癜样皮疹10年，腰困、多关节疼痛8年，加重1个月"入院。1992年前无诱因出现双下肢多处瘀点、瘀斑，呈深红色，部分融合成片，按之不褪色。以过敏性紫癜治疗，皮疹消退。之后每次劳累、步行久时皮疹会再次出现。春秋季好发，可自行消退。1994年初，患者出现腰骶部、交替双臀区、大腿根疼痛，并逐渐累及双肩、髋、膝关节，以左侧为著，无肿胀，不伴晨僵。服用泼尼松可减轻。近1个月皮疹再次出现，关节症状加重，有双膝关节肿痛、积液、下蹲、行走困难、活动受限。既往无毒物接触或药物过敏史。体格检查：一般情况可，心、肺、腹无异常。双下肢散在瘀点、瘀斑，高出皮面、呈鲜红、紫红色，深浅不一，压之不褪色。双腋下、腹股沟区可触及1～2个1.0 cm×1.0 cm、1.0 cm×2.0 cm肿大淋巴结，无压痛，活动好。双膝关节肿胀，有压痛，浮髌试验阳性，右"4"字试验阳性，左"4"字试验不能完成，骶髂关节压痛阳性，腰椎三向活动受限。

辅助检查

血常规：白细胞计数（WBC）7.64×10^9/L，血红蛋白（Hb）119.3 g/L，血小板（PLT）335.3×10^9/L，红细胞沉降率（ESR）77 mm/h，C反应蛋白（CRP）27.9 mg/L，HLA-B27（+），类风湿因子（RF）、抗核周因子抗体（APF）、抗角蛋白抗体（AKA）、抗核抗体（ANA）、抗ENAs、ANCA均（−），唾液流率、眼三项正常，心电图、胸部X线及腹部B超无异常。骶髂关节CT示：双侧骶髂关节Ⅲ级改变。腮腺造影无异常。骨髓象正常。皮肤活检：光镜下皮肤组织、表皮正常。真皮胶原纤维水肿、断裂。小血管周少量淋巴细胞浸润，未见白细胞破碎性血管炎性病理改变，免疫荧光未见IgG、IgA、IgM、补体C3在血管壁沉积。

诊断

强直性脊柱炎。

治疗及转归

经非甾体抗炎药、免疫抑制剂治疗关节症状改善，皮疹消退。

病例分析

强直性脊柱炎（AS）通常累及中轴关节和肌腱、韧带附着点，与HLA-B27密切相关，也可累及内脏及其他组织，关节外表现以急性前葡萄膜炎最常见，亦可有心血管受累（如升主动脉炎、主动脉瓣关闭不全和传导障碍）、肺实质病变。神经系统病变的出现最常与脊柱骨折、马尾综合征相关。IgA肾病可以引起血尿。皮肤黏膜的改变罕见。该患者有炎性下腰痛，外周关节炎，病程>3个月，骶髂关节 CT 检查证实双侧骶髂关节炎Ⅲ级改变，AS 诊断明确。

分析皮肤紫癜的原因：①皮肤血管炎：皮肤病变符合典型的过敏性血管炎改变，但患者年龄偏大，无明确过敏原，为慢性起病，且皮损反复出现，皮肤活检未见白细胞破碎性血管炎病理改变；血管壁无免疫复合物沉积；②系统性血管炎：无内脏受累的临床表现，自身抗体均为阴性；③结缔组织病：皮肤紫癜多见于干燥综合征，而患者无相应临床症状，无特异性自身抗体，唾液流率、眼三项均正常；④血液系统疾病：患者有皮肤紫癜，浅表淋巴结肿大，骨髓象正常。

综合上面分析，用 AS 关节外表现来理解患者皮肤病变更为合理。关于 AS 与皮肤紫癜的报道，国外仅有 3 篇，国内未发现相关报道。3 例 AS 患者合并有 IgA 肾病和皮肤紫癜，肾活检示：系膜增生性肾小球肾炎，在肾小球有 IgA、补体 C3 和纤维蛋白原沉积，皮肤活检示：皮肤血管壁有 IgA、IgG 及补体 C3 沉积。这表明黏膜抗原的激发可能在 AS 的发病机制中起了重要的作用。文献报道了 2 例分别患炎性肠病和 AS 的患者，都合并存在皮肤血管炎与 IgA 肾病。

启示与思考

AS 可累及内脏及其他组织，出现关节外表现，以紫癜为首发表现者罕见。该患者皮肤病变不同于已报道的病例，皮肤活检不符合白细胞破碎性血管炎病理改变，血管壁无免疫复合物沉积，因此可推测其皮肤病变为 AS 的关节外表现，尚需继续随访以进一步支持诊断。

参考文献

[1] 张改连，李小峰，王来远，等. 以紫癜样皮疹为首发表现的强直性脊柱炎一例. 山西医药杂志，2006，35（5）：471.

[2] Beauvais C，Kaplan G，Mougenot B，et al. Cutaneous vasculitis and IgA glomerulonephritis in ankylosing spondylitis. Annals of the rhcumatic discases，1993，52（1）：61-62.

[3] Peeters AJ，Van Den Wall Bake AW，Daha MR，et al. Inflanmatorybowel disease and ankylosing spondylitis associated with cutaneous vasculitis，glomerulone-phritis，and circulation IgA immune complexes. Annals of the rheumatic Diseases，1990，49（8）：638-640.

（四）脊柱关节炎合并布鲁氏菌病

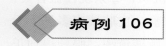

病例 106

　　患者女性，28 岁，主因"间断发热 10 个月，左臀区疼痛 8 个月余"入院。2015 年 9 月患者无明显诱因出现发热，体温最高 39℃，伴寒战，随后大汗，自行口服非甾体抗炎药、抗生素（具体不详），体温恢复正常。2015 年 11 月初无明显诱因出现左臀区疼痛，不影响日常生活，热敷后可缓解，后逐渐出现夜间翻身困难，活动后疼痛减轻，休息及阴雨天症状加重。2016 年 2 月 18 日左臀区疼痛明显加重，不能行走、弯腰，伴翻身困难，无腰背部疼痛、腹股沟区痛、足跟痛，无皮疹、眼炎，无双侧对称性关节肿痛，无发热、咳嗽、咳痰、腹痛、腹泻、尿频、尿急、尿痛，自行口服止痛药（具体不详），效果差。2016 年 4 月 5 日于我科住院诊治，诊断"脊柱关节炎？布鲁氏菌病"，给予洛索洛芬钠消炎镇痛，头孢地嗪钠、利福平胶囊联合多西环素抗感染治疗等对症支持，症状缓解出院，院外规律口服上述药物，病情稳定。2016 年 6 月于我科门诊复查骶髂关节 MRI 示：右侧出现新发炎性病灶，再次入院进一步诊治。体格检查：皮肤黏膜未见异常，咽无充血，心、肺、腹未见阳性体征。脊柱生理弯曲存在，各棘突无压痛及叩击痛，左侧"4"字试验（+），右侧"4"字试验（-），左骶髂关节压痛（+），左髋关节各向活动受限，余关节无红肿及压痛，双下肢无水肿。

辅助检查

　　2015 年 9 月 7 日，于当地县医院查血常规：白细胞计数（WBC）2.9×10^9/L，血红蛋白（Hb）115.3 g/L，血小板（PLT）121×10^9/L；D- 二聚体 3750 ng/ml；红细胞沉降率（ESR）13 mm/h，C 反应蛋白（CRP）63 mg/L；肝炎抗原抗体、梅毒螺旋体抗原血清试验、人免疫缺陷病毒抗体均阴性；布鲁氏菌凝集试验：1：50（+）；腹部彩超：脾大（形态饱满，体积大，肋间厚约 4.8 cm，长约 10.3 cm，被膜光整，实质回声均）。妇科彩超：子宫、双附件未见异常。

　　2017 年 4 月，于我院查血、尿、便常规、肝肾功能、心肌酶、血糖、电解质未见异常。红细胞沉降率（ESR）24 mm/h，C 反应蛋白（CRP）＜ 2.5 mg/L。免疫球蛋白正常。降钙素原（PCT）0.03 ng/ml。布鲁氏菌凝集试验：1：25。肿瘤标志物：未见异常。HLA-B27 阴性、类风湿因子、抗核周因子抗体、抗 CCP 抗体、抗核抗体均为阴性。结核抗体、T.SPOT-TB 阴性（－）；腰椎 MRI（2016 年 3 月 1 日）示：$L_{2\sim3}$ 椎体水平脊髓纵裂，$L_4 \sim S_1$ 椎间盘突出，腰椎骨质增生，骶管囊肿。髋关节 MRI（2016 年 3 月 2 日）示：双侧髋关节 MRI 未见明显异常，左侧骶髂关节骶骨面及髂骨面骨髓水肿，建议行骶髂关节 MRI，左侧髂腰肌水肿。骶髂关节 MRI 示：左侧骶髂关节骶骨及髂骨面骨髓水肿、左侧髂窝囊性病灶，考虑炎性病变。复查骶髂关节 MRI（2016 年 6 月 8 日我院）：双侧骶髂关节骶骨面及髂骨面骨髓水肿，双侧髂腰肌轻度水肿。符合骶髂关节炎改变，与前相比较，左侧无明显变化，右侧为新发病灶。左侧骶髂关节病变处病理活检：慢性肉芽肿性病变伴坏死。

诊 断

脊柱关节炎，布鲁氏菌病。

治疗及转归

继续给予口服洛索洛芬钠消炎镇痛，头孢地嗪钠、利福平胶囊联合多西环素抗感染治疗。患者 3 个月后门诊复诊无发热，左臀区疼痛不明显。

病例分析

患者青年女性，病程＞3 个月，有炎性腰背痛表现：左臀区疼痛，夜间翻身困难，活动后疼痛减轻，休息后明显。骶髂关节 MRI 示：双侧骶髂关节炎。根据 2009 年 ASAS 中轴型脊柱关节炎分类标准（起病年龄＜45 岁和腰背痛≥3 个月，影像学提示骶髂关节炎改变，加上至少 1 条脊柱关节炎特征——炎性腰背痛），符合中轴型脊柱关节炎。但患者臀区痛单用非甾体抗炎药治疗效果差，骶髂关节 MRI 除骶髂关节炎表现外还同时出现病灶周围肌肉炎症表现，并且患者在第 2 次住院期间行左侧骶髂关节病变处病理活检提示慢性肉芽肿性病变伴坏死，仅用脊柱关节病不能诠释疾病的全貌。结合病史，该患者发病前曾有羊接触史，有间断发热，体温 39℃，伴寒战、多汗，抗感染治疗 1 周后体温降至正常，多次布鲁氏菌凝集实验阳性，病理活检符合布鲁氏菌病病理改变。因此，诊断布鲁氏菌病明确。但用布鲁氏菌骶髂关节炎又不能解释炎性腰背痛症状，故考虑该患者为脊柱关节炎合并布鲁氏菌病。

布鲁氏菌病（简称布病）是一种由布鲁氏菌引起的严重危害畜牧业发展和人民健康的人畜共患传染病。感染布鲁氏菌的病羊、病牛、病猪是主要传染源，人常因接触患病的牲畜或其污染物而感染该病。病变主要的变化为渗出、增生、肉芽肿形成，三种病理改变可以交替发生。布鲁氏菌病最常见的并发症为骨关节病，骶髂关节是最常见的受累关节；其次是椎间盘，外周关节，滑囊、骨髓、腱鞘等。布鲁氏菌骶髂关节炎的临床表现主要有全身中毒症状、感染性骶髂关节炎的症状及体征，如发热、盗汗、骶髂关节疼痛、肌痛、脾大等，而且这些症状多出现在1个月内，在超过65岁的老年人群中这些症状多不典型。合并骨关节损害的，因其起病缓慢，病程迁延，患者常有剧烈、顽固的持续性腰背痛，休息后不缓解，严重影响患者的生活质量。Kursun 的研究显示，骶髂关节炎与较年轻的年龄有明显的正相关性，主要出现在 15 ～ 35 岁阶段年轻患者，椎间盘炎则在老年患者中多见。本例患者为青年女性，骶髂关节受累，疾病初期表现为发热，臀区痛，后期则出现慢性肉芽肿性的慢性感染病理改变。Turan 报告的 202 例骨关节受累的患者中有骶髂关节炎的占 60.6%，其中 82.4% 为双侧受累。MRI 可用于评估疾病的严重程度及跟踪治疗效果，是疾病早期阶段的首选方法。

　　早期诊断、早期给予抗菌治疗对防治骨关节损害至关重要。因为布鲁氏菌在宿主细胞内，所以应选择能在细胞内浓集的抗菌药物，使用单独一种药物治疗常常导致较高的复发率，所以往往联合用药。WHO 推荐的治疗方案是多西环素（100 mg bid，连续6 周）联合利福平（600 ～ 900 mg qd，连续 6 周）或链霉素（肌内注射，1 g qd，连续 2 ～ 3 周）。一般治疗 2 个疗程，间隔 5 ～ 7 天 / 次，3 周为 1 疗程。

启示与思考

　　当脊柱关节炎遇上布鲁氏菌病，腰背痛、臀区痛的病因鉴别就变得比较困难，需要结合病史、腰背痛特点及有无疫区接触史、血清学、影像学检查等来明确病因。

（撰写人　庞宇洁　校稿人　李玉翠　马　丹）

参考文献

[1] 杨元勋，张文，金燕. 布鲁氏菌骶髂关节炎诊断与治疗新进展. 中外医疗，2015，34（31）：193-195.

[2] Kursun E，Turunc T，Demiroglu Y，et al. Evaluation of four hundred and forty seven brucellosis cases. Intern Med，2013，52（7）：745-750.

[3] Turan H，Serefhanoglu K，Karadeli E，et al. Osteoarticular involvement among 202 brucellosis cases identified in central Anatolia region of turkey. Intern Med，2011，50（5）：421-428.

二、银屑病关节炎

（一）生物制剂联合免疫抑制剂治疗红皮病型银屑病及银屑病关节炎

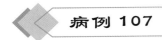

病例107

患者男性，59 岁，主因"全身皮疹 20 年，发热伴水肿 2 个月，咳嗽、气促 1 周"于 2013 年 6 月 11 日入院。患者于 20 年前无明显诱因出现颈背部皮疹，渐累及头面部、四肢、前胸、后背，皮疹表面覆白色鳞屑，去除鳞屑后可见发亮的薄膜及点状出血，无疼痛，伴双膝关节肿痛，无腰背痛、足跟痛、双侧腹股沟区疼痛，就诊于多家医院诊断为银屑病关节炎，予对症治疗（具体不详），效果欠佳。入院 2 个月前全身皮疹加重，伴有皮肤渗液及全身水肿，出现发热，寒战，体温最高达 42℃，伴咳嗽、咳痰、气促，无腹痛、腹泻、尿频、尿急、尿痛症状，就诊于当地某医院，予阿维 A 胶囊 20 mg bid 口服，注射用复方甘草酸苷 160 mg qd×10 天，阿奇霉素 0.5 g qd，左氧氟沙星注射液 0.2 g bid 静脉滴注治疗，疗效不佳，为求进一步诊治入住我科。既往史无特殊。体格检查：体温 37.4℃，脉搏 100 次 / 分，呼吸 22 次 / 分，血压 154/100 mmHg，全身皮肤可见泛发皮疹，累及颜面、双耳、头皮、躯干及四肢，伴有大量脱屑，部分皮疹下可见薄膜、出血点，双下肢皮肤可见清亮液体渗出，颜面水肿，双下肢凹陷性水肿。双肺呼吸音粗，右肺呼吸音弱，左下肺可闻及干鸣音及少量湿啰音。脊柱生理弯曲存在，前屈、后伸、侧弯各方向活动正常；双膝关节轻微肿胀，压痛（+），余关节无肿胀及压痛。

辅助检查

血常规：白细胞计数（WBC）11.3×10^9/L、血红蛋白（Hb）113 g/L，血小板（PLT）217×10^9/L；尿、便常规基本正常；红细胞沉降率（ESR）52 mm/h，C 反应蛋白（CRP）37.8 mg/L；肝功能：谷氨酰转肽酶（GGT）60.6 U/L；白蛋白（ALB）

22 g/L，余基本正常；肾功能、电解质、心肌酶基本正常，血糖 12.89 mmol/L；血脂、凝血基本正常；肿瘤标志物：CA125 371.9 U/ml；胸腔积液：CA125 2223.7 U/ml；术前免疫（−），类风湿因子、抗核抗体、抗角蛋白抗体、抗 CCP 抗体、抗 ENA 多肽谱、自身免疫肝组合 1、2、p-ANCA，c-ANCA，抗 PR3 抗体、抗 MPO 抗体（−），胸腔积液常规及生化提示为漏出液；胸腔积液查结核分枝杆菌阴性；胸腔积液病理可见退变的淋巴细胞、组织细胞及少许间质细胞；胸部 CT：左肺炎性渗出，双侧胸腔积液（图 10-2-1）；双膝关节 X 线：双膝髌间隆突变尖，可见唇样增生；腹部彩超：胆囊炎伴胆囊单发结石，门静脉内径略宽（1.4 cm），腹腔积液（最深 9.5 cm）；胸腔 B 超：右侧大量积液，左侧少量；全身骨扫描：多关节对称性代谢增高；泌尿系超声：前列腺回声不均匀；心脏超声：左房、左室扩大、二尖瓣退行性变并发关闭不全，三尖瓣关闭不全，少量心包积液。

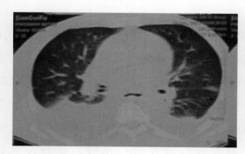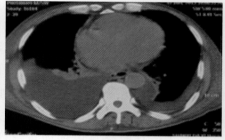

图 10-2-1　胸部 CT

诊断

红皮病型银屑病，银屑病关节炎，低蛋白血症，多浆膜腔积液。

治疗及转归

予以甲泼尼龙 40 mg 静脉滴注 7 天、联合甲氨蝶呤 15 mg/w 及生物制剂注射用重组人 II 型肿瘤坏死因子受体 - 抗体融合蛋白（益赛普）50 mg/w，同时行皮肤清洁护理，外用抗生素软膏于破溃处。治疗 2 天后患者一般情况明显改善，体温降至正常，与治疗前相比（图 10-2-2），治疗 1 周后全身水肿及皮疹明显消退（图 10-2-3），20 天后全身皮疹完全消退，关节无肿痛，复查炎性指标降至正常，病情好转出院。出院后益赛普规律应用 3 个月后停用，甲泼尼龙渐降减量至 4 mg qod，甲氨蝶呤降至 7.5 mg qw 联合雷公藤多甙片 20 mg tid，口服至今。随访 28 个月，患者皮疹未复发，关节无肿痛，多次复查炎症指标，结果正常。

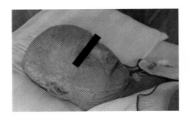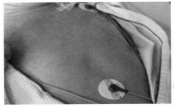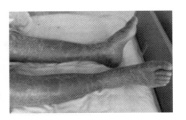

图 10-2-2　治疗前患者全身皮肤情况

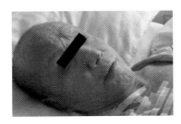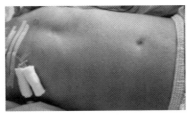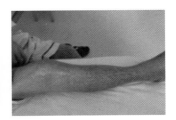

图 10-2-3　治疗后 1 周患者全身皮肤情况

病例分析

该患者中老年男性，病史 20 年，临床表现为全身泛发皮疹，皮疹具有典型银屑病皮疹特征，包括脱屑、薄膜及出血现象，结合患者关节肿痛、类风湿因子（RF）阴性，红细胞沉降率（ESR）及 C 反应蛋白（CRP）升高，银屑病关节炎诊断明确。患者此次皮疹范围广泛，伴有全身皮肤潮红、肿胀，脱屑明显，并伴有双下肢液体渗出，同时血常规示白细胞计数明显升高，轻度贫血、低蛋白血症，PASI 评分大于 10 分，考虑为红皮病型银屑病关节炎诊断明确。患者全身皮疹较为广泛，同时合并低蛋白血症、高热、多浆膜腔积液，既往曾多次治疗失败，属于难治性、重症银屑病关节炎。

2002 年美国 FDA 批准生物制剂依那西普用于治疗银屑病关节炎，2004 年被批准治疗寻常型银屑病。中国食品药品监督局也批准该药用于治疗银屑病，尤其对于中重度银屑病、银屑病皮疹面积及严重指数（psoriasis area and severity index，PASI）大于 10 分的银屑病患者。Esposito 等报道了以依那西普 25 mg 每周 2 次皮下注射治疗红皮病型银屑病，取得了较好疗效。英国皮肤科医生协会 2020 年牛皮癣生物治疗指南中提出对于甲氨蝶呤和环孢素治疗效果不佳或难以耐受、禁忌的 PASI ＞ 10 分的银屑病患者可以提供生物制剂的治疗，生物制剂主要是针对 TNF-α、IL-12/23p40、IL-17A、IL-17RA 及 IL-23p19 等。本病例中成功应用依那西普、小剂量糖皮质激素与免疫抑制剂联合治疗红皮病型银屑病及银屑病关节炎，取得较好疗效，值得临床借鉴。

启示与思考

对于较为严重的银屑病及银屑病关节炎，在治疗上需要把握治疗强度，及时有效地处理较为关键，生物制剂可以作为新的治疗手段应用于临床。

（撰稿人　郭乾育　校稿人　马　丹　高晋芳）

参考文献

[1] 中华医学会皮肤性病学分会银屑病学组. 中国银屑病治疗指南（2008 版）. 中华皮肤科杂志，2009，42（3），213-214.

[2] Smith CH，Yiu ZZ，Bale T，et al. British association of dermatologists guide lines for biologic therapy for psoriasis 2017. Br J Dermatol，2017，177（3）：628-636.

[3] Esposito M，Mazzotta A，De Felice C，et al. Treatment of erythrodermic psoriasis with etanercept. Br J Dermatol，2006（9）：38-39.

（二）银屑病关节炎合并 Andersson 病变

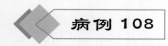 病例 108

患者男性，49 岁，主因"皮疹 10 年，间断腰背痛 5 年，加重 1 年"于 2015 年 7 月 28 日入院。患者 10 年前无明显诱因出现头部、四肢、躯干分布境界清楚、形状大小不一的红斑，近 5 年出现腰背部不适，有僵硬感，久坐或晨起明显，活动后好转，伴右侧腹股沟区疼痛，口服洛索洛芬钠对症治疗，疼痛可缓解。近 1 年出现腰背痛加重，伴夜间疼痛，双侧颈肩部疼痛，无足跟痛，无腹痛、腹泻、尿频、尿急等症状。体格检查：颈后、四肢、躯干分布境界清楚、形状大小不一的红斑，周围有炎性红晕，表面覆盖多层银白色鳞屑，鳞屑易于刮脱，刮净后淡

红发亮的半透明薄膜，刮破薄膜可见小出血点（图 10-2-4）。心、肺、腹未见阳性体征，脊柱生理曲度存在，$T_{7～10}$ 椎体棘突压痛弱阳性，椎旁肌肉压痛（+），双侧"4"字试验（−），脊柱三向活动受限，指地距 10 cm，枕墙距 7 cm。

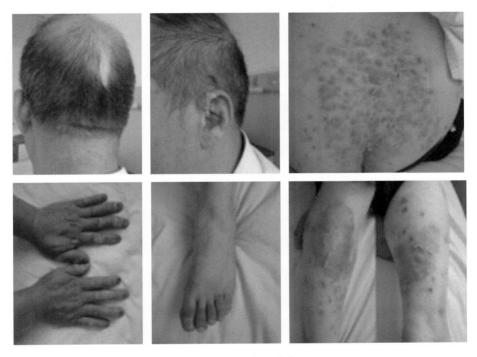

图 10-2-4　患者皮肤表现

辅助检查

红细胞沉降率（ESR）、C 反应蛋白（CRP）正常，结核抗体（−），肝炎抗原抗体、人免疫缺陷病毒抗体、梅毒螺旋体抗原血清试验、均未见异常。HLA-B27（−）。类风湿因子、抗角蛋白抗体、抗 CCP 抗体均为阴性。腰椎（L_1）骨密度：T 值 −2.29。骶髂关节 CT：双侧骶髂关节炎，双侧骶髂关节间隙正常，关节面下骨质硬化，双侧关节面下髂骨面见多发囊状影（图 10-2-5）。骶髂关节核 MRI：右侧骶髂关节面骨髓水肿、脂肪沉积（图 10-2-6）。胸椎 MRI：T_6、T_{11} 椎体上下缘可见斑片状高、低混杂信号影，轮廓清晰，T_6、$T_{8～10}$ 椎体终板炎伴施莫尔结节形成；$T_{8～12}$ 椎体边缘轻度骨质增生、硬化，起止点炎（图 10-2-7）。

诊断

银屑病关节炎，Andersson 病变。

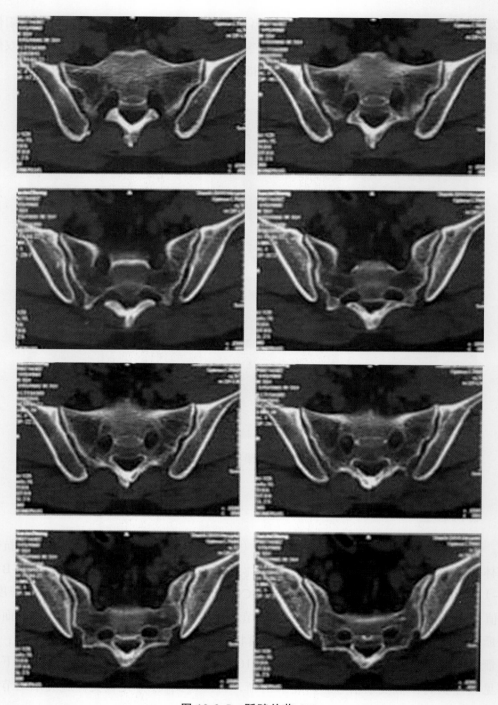

图 10-2-5 骶髂关节 CT

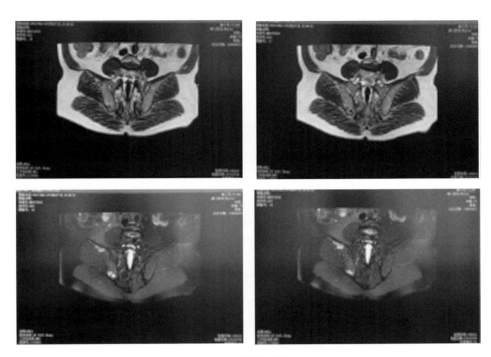

图 10-2-6　骶髂关节 MRI

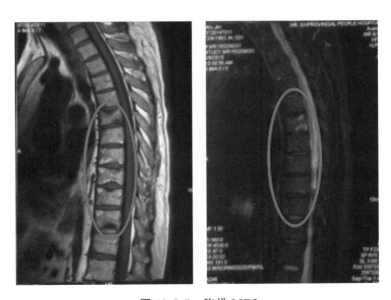

图 10-2-7　胸椎 MRI

治疗及转归

予口服美洛昔康片 15 mg qd，柳氮磺吡啶肠溶片 0.5 g tid，甲氨蝶呤片 10 mg/w，皮下注射肿瘤坏死因子受体融合蛋白每次 50 mg，每周 1 次，后更换为阿达木单抗 40mg/2w。规律治疗 3 个月后患者全身皮疹明显减轻（图 10-2-8），腰背痛减轻。

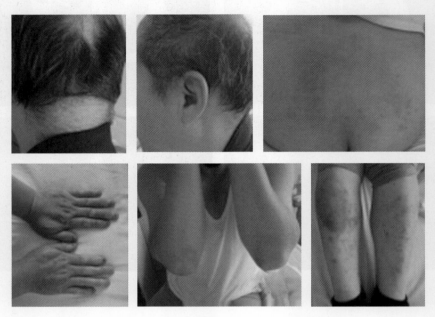

图 10-2-8　治疗 3 个月后患者的皮肤表现

病例分析

银屑病关节炎（psoriatic arthritis，PA）是一种与银屑病相关的炎性关节病，具有银屑病皮疹并导致关节和周围软组织疼痛、肿胀、压痛、僵硬和运动障碍，部分患者可有骶髂关节炎和（或）脊柱炎。病程迁延、易复发、晚期可出现关节强直，导致残疾。

传统的银屑病关节炎临床分型包括 5 型：①单关节炎或少关节炎型：占 70%，以手、足远端或近端指（趾）间关节为主，膝、踝、髋、腕关节亦可受累，分布不对称，因伴发远端和近端指（趾）间关节滑膜炎和腱鞘炎，受损指（趾）可呈现典型的腊肠指（趾），常伴有指（趾）甲病变，1/3 ~ 1/2 的此型患者可演变为多关节炎型；②远端指间关节炎型：占 5% ~ 10%，病变累及远端指间关节，为典型的 PA，通常与银屑病指甲病变相关；③残毁性关节炎型：占 5%，是 PA 的严重类型，好发年龄为 20 ~ 30 岁，受累指、跖骨可有骨溶解，指节为望远镜式的套叠状，关节可强直、畸形，常伴发热和骶髂关节炎，皮肤病变严重；④对称性多关节炎型：占 15%，病变以近端指（趾）间关节为主，可累及远端指（趾）

间关节及大关节（如腕、肘、膝和踝关节等）；⑤脊柱关节病型：约占 5%，男性，年龄大者多见，以脊柱和骶髂关节病变为主，常为单侧型，下背痛或胸壁痛等症状可缺如或很轻，脊柱炎表现为韧带骨赘形成，严重时可引起脊柱融合，骶髂关节模糊，关节间隙狭窄甚至融合，可影响颈椎导致寰椎和轴下不全脱位。

关于 PA 的诊断标准，目前尚未统一，较简单而实用的标准有 Moll 和 Wright 的 PA 分类标准：①至少有 1 个关节炎并持续 3 个月以上；②至少有银屑病皮损和（或）1 个指（趾）甲上有 20 个以上顶针样凹陷的小坑或甲剥离；③血清 IgM 型类风湿因子（RF）阴性（滴度＜ 1∶80）。

本例患者中年男性，颈后、四肢、耳郭、躯干银屑样皮疹 10 年，银屑病诊断明确。近 5 年出现腰背痛，夜间痛为著，伴晨僵，久坐或晨起明显，活动后炎性腰背痛症状减轻。该患者关节受累以脊柱为主，骶髂关节、胸椎 MRI 提示双侧骶髂关节炎及 T_6、$T_{8\sim10}$ 椎体终板炎，均是银屑病关节炎中轴型脊柱关节病表现。

有报道指出，中轴型脊柱关节炎患者可见到脊柱 MRI 异常表现，如 Romanus 病灶（又称椎角炎）、Andersson 病变（又称椎间盘炎）、韧带骨赘。中轴型脊柱关节炎 MRI 表现与反映脊柱功能的指标存在相关性，能更好地指导临床治疗。其中 Andersson 病变是脊柱关节炎后期的常见并发症，最早由 Andersson 在 1937 年描述。是发生于椎间盘 - 椎体界面的破坏性病变，可累及三柱，多发生于胸腰段，导致局部疼痛加重，后凸畸形，甚至神经损伤等并发症。广义的 Andersson 病变包括椎间盘炎和终板炎。

银屑病关节炎患者当出现脊柱受累时，应与脊柱结核相鉴别。脊柱结核是一种继发性病变，原发病为肺结核、消化道结核或淋巴结核等，经血循环造成骨与关节结核，脊柱结核占全身骨关节结核的首位，以椎体结核占大多数。在整个脊柱中，腰椎结核的发生率最高，胸椎次之，颈椎更次之，骶、尾椎结核则甚为罕见，其临床表现主要有：①一般症状：起病缓慢，低热、疲倦、消瘦、盗汗、食欲缺乏等；②疼痛：常为轻微疼痛，休息后减轻，劳累后加重，早期疼痛不影响睡眠，病程长者夜间也会有疼痛；③姿势异常：头前倾、颈缩短、斜颈、头转动受限，手托下颌，手扶腰部缓慢行走，拾物试验阳性，脊柱畸形、活动受限。脊柱 X 线、CT 显示病灶部位发生骨质破坏、椎间隙狭窄、空洞、死骨形成及椎旁冷脓肿。脊柱 MRI 在炎性浸润阶段即显示异常信号，可用以观察脊髓有无受压和变性。本例患者无发热、盗汗等结核的一般症状，脊柱受累部位在胸椎，而非像脊柱结核那样常累及腰椎，脊柱 MRI 未见空洞、死骨形成及椎旁冷脓肿等表现，故不考虑脊柱结核。

启示与思考

银屑病关节炎除外周关节受累，也可以出现中轴关节受累。当银屑病关节炎中轴受累时，需要与脊柱结核等疾病相鉴别。脊柱 MRI 及病原学检查有助于疾病的诊断。

（撰稿人　庞宇洁　校稿人　马　丹）

参考文献

[1] 中华医学会风湿病学分会.银屑病关节炎诊断及治疗指南.中华风湿病学杂志，2010，14（9）：631-633.

[2] 孙慧萍，茹晋丽，赵向聪，等.不同亚型银屑病关节炎的临床特征和实验室指标.中华临床免疫和变态反应杂志，2012，6（4）：290-294.

[3] 罗贵.中轴型脊柱关节炎全脊柱核磁共振成像的临床研究.中华内科杂志，2014，53（6）：464-468.

（三）银屑病关节炎合并艾滋病

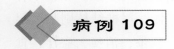

病例 109

患者男性，26 岁，主因"多关节肿痛伴全身鳞屑样皮疹 4 年余，发热 10 天"于 2019 年 6 月入院。2014 年底无明显诱因出现右足掌肿痛，伴局部皮肤发红，化验血尿酸升高（具体不详），当地医院考虑痛风，外用药物治疗后关节症状缓解。后渐出现多关节肿痛，累及双手掌指关节、近端及远端指间关节、双腕关节、双足趾跖关节，不伴晨僵，无腰背痛、足跟痛、夜间翻身困难，无光过敏及反复口腔、外生殖器溃疡。就诊于当地诊所，予针灸等对症治疗后，关节肿胀减轻，仍有间断关节疼痛。2015 年 6 月出现全身皮肤多发性鳞屑样皮疹，累及四肢、头皮、颈肩部、胸背部，自行口服中药、使用外用药物、针灸等治疗，症状有所缓解。期间皮疹、关节痛时轻时重，未诊治。2018 年 3 月因皮疹加重就诊于我科门诊，红细胞沉降率（ESR）44 mm/h，HLA-B27（+），诊断银屑病关节炎，予甲氨蝶呤 17.5 mg/w 口服，重组人 II 型肿瘤坏死因子受体 - 抗体融合蛋白（安百诺）50 mg/w 皮下注射治疗，关节及皮疹症状缓解，药物逐渐减量，3 个月后减至安百诺 50 mg，每 10 天 1 次，皮下注射，6 个月后减至每 2 周 1 次。近半年因口服甲氨蝶呤后恶心不适、严重脱发，未规律口服，2019 年 5 月 29 日就诊我科门诊，调整药物为甲氨蝶呤 10 mg/w 口服、安百诺 50 mg/3 w 皮下注射治疗。近 1 个月出现咳嗽，干咳为主，无脓痰，偶有气短，无胸痛、咯血，自行口服中药治疗（具体剂型及剂量不详），出现恶心、呕吐、腹痛、腹泻，10 天后症状缓解。近 10 天皮疹加重，颈肩部、双手、双侧前臂及上臂、双侧大腿内侧、双侧踝关节附近鳞屑样皮疹，不伴瘙痒、疼痛。近 1 周出现发热，体温最高达 40.0℃，伴畏寒、寒战，无咽痛、鼻塞、流涕，无尿频、尿急，自行口服布洛芬后体温可降至正常，次日再次出现发热。近半年体重减轻约 10 kg。体格检查：体温 39.1℃，脉搏 153 次 / 分，呼吸 25 次 / 分，血压 97/77 mmHg，血氧饱和度 92.7%，颈肩部、双手、双侧前臂及上臂、双侧大腿内侧、双侧踝关节附近鳞屑样皮疹，表面覆银白色鳞屑，去除鳞屑后可见发亮的薄膜，除去薄膜可见点状出血，不伴瘙痒、疼痛。心率 153 次 / 分，律齐。肺、腹部无阳性体征。脊柱呈生理性弯曲，三向活动正常，双侧"4"字试验（−）。关节无明显肿胀，压痛（−），双下肢无水肿。

辅 助 检 查

血常规：白细胞（WBC）4.80×10^9/L，中性粒细胞百分比（NEU%）85.6%，血红蛋白（Hb）105 g/L，血小板（PLT）363×10^9/L。红细胞沉降率（ESR）78 mm/h，C 反应蛋白（CRP）68.23 mg/L，降钙素原（PCT）0.10 ng/ml。尿、便常规、甲状腺功能、肾功能、空腹血糖、血脂正常。凝血功能：凝血酶原时间 13.0 s，D- 二聚体 232 ng/ml。肝功能：门冬氨酸氨基转移酶（AST）46.5 U/L，γ- 谷氨酰转移酶（γ-GGT）141.7 U/L，白蛋白（ALB）29.5 g/L。心肌酶：肌酸激酶 21.3 U/L，乳酸脱氢酶（LDH）552.2 U/L，α- 羟丁酸脱氢酶（α-HBDH）417.3 U/L。血气分析：pH 7.483，二氧化碳分压（PCO_2）23.5 mmHg，氧分压（PO_2）62 mmHg。血细胞簇分化抗原系列（每微升）：总 T 细胞（CD_3^+）绝对值 144，Th 细胞（$CD_3^+ CD_4^+$）绝对值 12，Ts 细胞（$CD_3^+ CD_8^+$）绝对值 133，B 细胞（$CD_3^- CD_{19}^+$）绝对值 8，NK 细胞（$CD_3^- CD_{56}^+$）绝对值 44。HIV-1 型抗体（+）。乙肝五项：乙肝表面抗体 43.01 mIU/ml，其余均阴性。甲、丙、戊肝抗体、梅毒螺旋体抗体阴性。HLA-B27（+）。类风湿因子（RF）、抗核抗体（ANA）、抗 CCP 抗体、抗角蛋白抗体（AKA）、抗 ds-DNA、抗核小体抗体、抗 Sm 抗体、抗 PO 抗体、抗 Histones 抗体、抗 SSA/Ro60 抗体、抗 SSA/Ro52 抗体、抗 SSB/La

抗体、抗 Scl-70 抗体、抗 CENP-B 抗体、抗 Jo-1 抗体均为阴性。胸部 CT 示：双肺间质性改变（肺尖部轻微间质水肿、下叶基底段间质纤维化、双肺弥漫），考虑系统性病变，肺部继发性改变；双肺上叶弥漫小斑片磨玻璃渗出，合并特殊类型感染可能大，间质受累。支气管镜灌洗液：可疑卡氏肺孢菌。

诊断

获得性免疫缺陷综合征，银屑病关节炎，间质性肺疾病合并感染（可疑卡氏肺孢菌）。

治疗及转归

复方倍他米松 5 mg 肌内注射 1 次，静脉滴注头孢哌酮钠舒巴坦钠 2 g q8h，左氧氟沙星 400 mg/d，卡泊芬净 50 mg/d，更昔洛韦 0.25 g/d，复方磺胺甲噁唑片 0.96 g q6h 口服，人免疫球蛋白 20 g/d 静脉输注 5 天。经上述治疗后，患者体温降至正常，无活动后气短，偶有咳嗽、咳少量痰，无新发皮疹。心电监护下生命体征平稳，右侧肘部鳞屑样皮疹，伴脱屑，颈肩部、双手、双侧前臂、双侧大腿内侧、双侧踝关节附近鳞屑样皮疹较前减少，颜色变暗。血清学确诊为艾滋病后，患者转至传染病专科医院就诊。

病例分析

患者青年男性，病史 4 年余，主要表现为多关节肿痛伴全身鳞屑样皮疹，类风湿因子（RF）（−），HLA-B27（+），根据 2006 年银屑病关节炎分类（CASPAR）标准，诊断银屑病关节炎明确。但是患者肺部影像学无法用 PA 解释，患者青壮年男性，尽管有使用免疫抑制剂的病史，但 T 细胞亚群异常减低，结合肺部影像学及支气管镜灌洗液结果考虑合并肺部感染，并且感染菌高度可疑为卡氏肺孢菌，遂进行 HIV 血清学检查，结果显示 HIV-1 型抗体阳性，反复追问病史发现，患者 2015 年有冶游史，诊断获得性免疫缺陷综合征（艾滋病）明确。

银屑病关节炎（PA）是一种与银屑病相关的炎性关节病，有银屑病皮疹并伴有关节和周围软组织疼痛、肿胀、压痛、僵硬和运动障碍。PA 的病因尚未完全清楚，Veale 等对其发病机制进行综述，认为其与以下几个方面有关：①遗传：一级亲属患病，其后代患 PA 的概率比正常人高得多；②环境因素：包括感染、创伤、压力、肥胖、吸烟等；③免疫异常：T 细胞亚群和免疫细胞分泌促性炎细胞因子，激活滑膜成纤维细胞、软骨细胞、成骨细胞等，引起关节炎症，进而引发滑膜炎、软骨损伤和骨侵蚀，最终导致关节残疾。本例患者多关节肿痛伴全身鳞屑样皮疹，类风湿因子阴性，根据 2006 年银屑病关节炎分类（CASPAR）标准，诊断 PA 明确。

获得性免疫缺陷综合征（acquired immunodeficiency syndrome，AIDS）即艾滋病，是由 HIV 病毒感染引起的机体免疫功能缺陷导致的免疫缺陷性性传播疾病。艾滋病的基本病因是 HIV 病毒侵袭机体，破坏人体内的 CD_4^+ T 淋巴细胞，引起机体免疫功能缺陷，从而导致各种机会性感染和肿瘤的发生。WHO 将艾滋病临床分为四期：Ⅰ期：无症状期；Ⅱ期：轻度疾病期；Ⅲ期：中度疾病期；Ⅳ期：严重疾病期，又称为艾滋病期。本例患者出现双肺继发性感染，属于严重疾病期即艾滋病期。皮肤和黏膜是 AIDS 的首选靶标，大约 90% 的 AIDS 感染者在患病期间会出现皮肤变化和症状，皮肤黏膜病变可发生在 HIV 感染的整个过程中。HIV 感染可伴有严重和不典型的银屑病，银屑病也可在免疫功能障碍的 HIV 感染患者中发展，并呈现出更严重和非典型的表现。根据银屑病与 HIV 感染的先后顺序，Obuch 等将 50 例 HIV 阳性的银屑病患者分为两组：第一组患者银屑病发生在 HIV 感染之前，通常在青少年时期发病，平均发病年龄为 19 岁，大部分患者有家族史，感染 HIV 后，皮损突然爆发；第二组患者银屑病发生在 HIV 感染之后，与第一组相比，其发病年龄较大，平均发病年龄为 36 岁，无家族史，银屑病在 HIV 感染的 5 年内发生，其中有 2 例患者伴有典型的莱特尔综合征。本例患者青年男性，其外祖父患有银屑病，2014 年出现关节症状，2015 年有冶游史，推测其可能于 2015 年感染 HIV，感染后爆发 PA，属于第一种情况，银屑病发生在 HIV 感染之前。

AIDS 相关银屑病的发生可能与以下几个方面有关：①免疫紊乱。银屑病属自身免疫性疾病，HIV 感染被认为是银屑病免疫异常的触发因素；② HIV 的存在。HIV 病毒在银屑病病因中起直接作用，病毒蛋白可能作为一种超抗原，促使银屑病皮损不断发展；③感染因素。HIV 感染者免疫力低下，其发生机会性感染的概率也比正常人高得多，体内的病原体作为外源性抗原，被体内抗原提呈细胞识别呈递给 T 细胞，使其活化增生并分泌细胞因子，引起一系列皮肤炎症反应。HIV 感染可破坏患者体内 CD4 细胞，从而使 CD8 细胞比例相对增加，后者可分泌干扰素 IFN-γ 激发和维持银屑病皮损。研究表明，AIDS 患者中 PA 的患病率远远高于免疫功能强的人群（50% vs.20%）。HIV 阳性患者相关的 PSA 典型的临床表现为不对称的少关节炎或多关节炎，以下肢好发，可出现突然发作的多关节炎，几周内就会出现糜烂和残疾，尤其是 AIDS 晚期。

HIV 病毒主要破坏 CD_4^+ T 细胞，使 CD_4^+ T 细胞计数逐渐减少，而银屑病是由 T 细胞介导的疾病，理论上随着 HIV 的感染，银屑病症状应该减轻，但临床上实际情况与之相反。与 AIDS 相关的银屑病更为严重、广泛、顽固和不典型，其治疗也更加充满挑战。国家银屑病医学委员会制定了 HIV 阳性银屑病的治疗方案：对于轻、中度患者，建议局部治疗作为一线治疗方案；中、重度患者一线治疗方案为光疗和抗反转录病毒药物，口服维 A 酸可作为二线治疗方案；对于更严重、更难治的患者，可谨慎使用环孢素、甲氨蝶呤、羟基脲和 TNF-α 抑制剂。最初认为甲氨蝶呤和 TNF-α 抑制剂为 HIV 感染的禁忌证，甲氨蝶呤的使用可导致机会性感染风险增加，TNF-α 抑制剂可能会重新激活 HIV 复制并促进机会性感染的发生，但后来的报道显示，甲氨蝶呤与 TNF-α 抑制剂联合使用，在 HIV 感染者中安全有效，尤其是低剂量时，可预防机会性感染的发生。CD_4^+ 细胞不低于 $100/mm^3$ 的 HIV 阳性的银屑病患者和 PA 患者可在密切监测细胞计数的前提下谨慎使用甲氨蝶呤，对于特别严重难治的患者，可谨慎使用 TNF-α 抑制剂，并进行细胞计数和病毒载量的密切监测。利妥昔单抗对 HIV 阳性的 PA 患者也有治疗作用。免疫功能正常的 PA 患者应用甲氨蝶呤和英夫利昔单抗等生物制剂也可能出现肺部感染的不良反应，但其发生率较低且该患者高度疑为卡氏肺孢菌肺炎，故考虑为 HIV 感染继发肺部病变的可能性更大。

启示与思考

　　本例患者青年男性，2014 年出现关节症状，2015 年有冶游史，推测其可能于 2015 年感染 HIV，病毒感染后再次加重 PA 症状并继发肺部感染。本病例提示，对于突然加重的银屑病和 PA 患者应考虑到 HIV 感染的可能性，进行相关血清学筛查，从而做到早发现、早治疗，避免延误病情。

（撰稿人　望雪雪　高文琴　校稿人　高晋芳　郭乾育）

参考文献

[1] 郑璐，陈绛青. 2 例艾滋病合并银屑病报道. 中国艾滋病，2018，24（5）：522-524.

[2] 张苑菁，张群，杨森，等. 甲氨蝶呤治疗银屑病的临床合理化用药. 临床皮肤科杂志，2019，48（2）：120-123.

[3] 方小兰，蔡玲玲，李萍，等. 英夫利昔单抗治疗银屑病关节炎的不良反应及护理. 中医临床研究，2018，10（6）：93-95.

[4] Veale DJ，Fearon U. The pathogenesis of psoriatic arthritis. Lancet(London，England)，2018，391（10136）：2273-2284.

[5] Boushab BM，Malick Fall FZ，Ould cheikh Mohamed VaDel TK，et al. Mucocutaneous manifestations in human immunodeficiency virus（HIV）- infected patients in Nouakchott，Mauritania. Int J Dermatol，2017，56（1）：1421-1424.

[6] Minkee P，Myeong JP，Mi S，et al. A case of ostraceous psoriasis with psoriatic arthritis in an aids patient. Indian J. Dermatol，2018，63（6）：512-514.

[7] Castillo RL，Racaza GZ，Roa FD. Ostraceous and inverse psoriasis with psoriatic arthritis as the presenting features of advanced HIV infection. Singapore medical journal，2014，55（4）：e60-e63.

[8] ADizie T，Moots RJ，Hodkinson B，et al. Inflammatory arthritis in HIV positive patients：a practical guide. BMC infectious diseases，2016，16（1）：100.

[9] Ceccarelli M，Venanzi RE，Vaccaro M，et al. HIV-associated psoriasis：Epidemiology，pathogenesis and management. Dermatologic therapy，2019，32（2）：e12806.

[10] Tarr G，Makda M，Musenge E，et al. Effect of human immunodeficiency virus infection on disease activity in rheumatoid arthritis：a retrospective study in South africans. Rheumatol，2014，41（8）：1645-1649.

[11] Stephanie MG，Laura M，Kanwaljit B，et al. Use of tumor necrosis factor（TNF）inhibitors in patients with HIV/AIDS. Journal of the american academy of Dermatology，2016，74（5）：974-980.

三、SAPHO 综合征

（一）皮疹、腰背痛——SAPHO 综合征

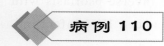

患者女性，61 岁，主因"间断皮疹 15 年，左锁骨区肿痛、腰背痛 8 年"入院。2000 年患者无明显诱因出双手掌侧散在针尖大小脓疱样皮疹，伴瘙痒、刺痛，皮疹破溃后分泌物为淡黄色，自行结痂，脱屑，就诊于当地诊所，予地奈德乳膏外用，皮疹消失，无反复。2007 年患者再次出现双手掌脓疱样皮疹，并出现左锁骨区红肿疼痛，可耐受，同时出现颈部、腰背痛，伴晨僵，持续 10 余分钟后可缓解，伴左臀区疼痛，无足跟痛，无双眼发红、视物模糊。就诊于当地医院骨科，颈腰椎 MRI 示：颈椎退行性改变，腰椎间盘突出，椎管狭窄，予理疗、按摩、牵引等治疗后效果差，仍有间断腰背痛，左臀区、左锁骨区疼痛，严重时行走受限、夜间翻身困难、左上肢抬举受限，自行口服止痛药，上述部位疼痛有所缓解，停药后反复，手掌皮疹时轻时重。2013 年起出现左下肢胫前红色皮疹，呈片状，伴瘙痒、疼痛、脱屑，皮疹逐渐扩大并部分融合。2014 年 7 月左侧锁骨肿痛、腰背痛加重，为求进一步诊治，收入我科。既往史、个人史、月经史无特殊。体格检查：双手掌及足底密集分布米粒大小脓疱，部分融合成片，可见脱屑，双小腿胫前散在暗红色斑片状皮疹，可见脱屑（图 10-3-1A）；心、肺、腹无阳性体征；左侧锁骨骨性膨大，局部肿胀、皮肤发红（图 10-3-1B），压痛阳性，对侧未见异常。脊柱生理弯曲存在，三向活动受限，各椎体及椎旁肌肉压痛（－），直腿抬高试验（－），骶髂关节压痛（－），左"4"字试验（＋），右"4"字试验（－），指地距 26 cm，schober 试验（＋），枕墙距 0 cm，胸廓活动度＞2.5 cm；全身各关节无肿胀、压痛。双下肢无水肿。

辅 助 检 查

血、尿、便常规正常。红细胞沉降率（ESR）56 mm/h。类风湿因子（RF）、抗 CCP 抗体、抗角蛋白抗体（AKA）、抗核抗体（ANA）、抗 ENAs、抗 ds-

DNA、AnuA、AHA、ACA、抗 β_2-GP1 抗体均（−）。HLA-B27（−）。骨髓涂片未见异常。胸部 X 线片：左侧锁骨骨质多发斑点状及小片状高密度影（图 10-3-2A）。胸部 CT：左侧锁骨、肋骨、胸骨单侧骨质肥大，少许虫蚀状低密度影，相应关节间隙狭窄不清（图 10-3-2B）。骶髂关节 MRI：左侧骶髂关节、$L_{4\sim5}$、S_1 椎体内多发异常信号伴 $L_{4\sim5}$ 椎旁及皮下软组织水肿，考虑炎性病变。全身骨扫描：双侧第 1 胸肋关节、左侧锁骨、胸锁关节、胸骨角关节、第 5 腰椎、左侧髋关节骨质代谢增高伴骨质硬化，考虑无菌性骨炎（图 10-3-3）。

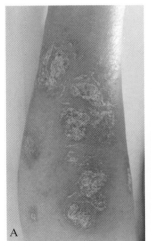
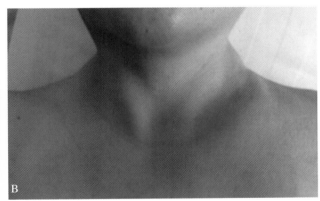

图 10-3-1　患者皮肤表现

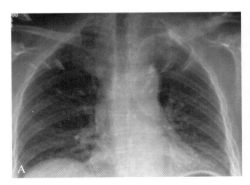
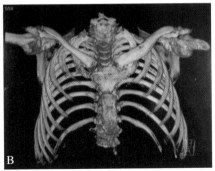

图 10-3-2　影像学表现。A. 胸部 X 线片；B. 胸部 CT

诊　断

SAPHO 综合征。

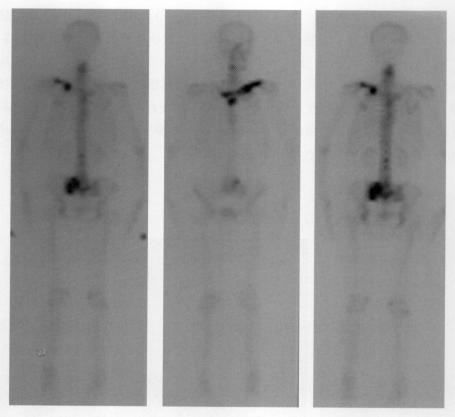

图 10-3-3　全身骨扫描

治疗及转归

入院后予复方倍他米松注射液 5 mg 肌内注射 1 次，口服洛索洛芬钠胶囊 60 mg tid，甲氨蝶呤片 12.5 mg/w，皮下注射重组人 Ⅱ 型肿瘤坏死因子受体 - 抗体融合蛋白（益赛普）50 mg/w，患者腰背痛、臀区痛及左锁骨区疼痛缓解，皮疹消退（图 10-3-4）。3 个月后停用益赛普，口服药同前，门诊随访中，目前仍规律口服非甾体抗炎药，甲氨蝶呤片 12.5 mg/w，患者皮疹未复发，偶有腰背痛，门诊持续观察中。

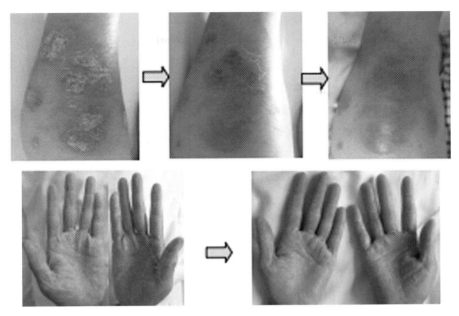

图 10-3-4　患者治疗前后皮肤变化

病例分析

　　该患者老年女性，慢性病程，双手脓疱疹起病，具有炎性腰背痛、臀区痛等脊柱关节炎的典型临床表现，同时合并骨肥厚，无发热，无咳嗽、咳痰，无腹痛、腹泻，无尿频、尿急，无明确感染灶，常规检查、骨髓涂片、全身骨扫描均未见肿瘤病灶，暂不考虑感染及恶性疾患，诊断 SAPHO 综合征。

　　SAPHO 综合征（synovitis acne pustulosis hyperostosis osteomyelitis，SAPHO）是一种少见的累及皮肤和骨关节的慢性无菌性炎症，由滑膜炎、痤疮、脓疱病、骨肥厚和骨髓炎组成的综合征，临床罕见，好发于成人，40～60 岁，伴发皮肤和骨关节改变，二者通常同时发生，也可不平行，有些患者的皮肤病变早于或晚于骨病变 2～3 年，甚至两者相差 20 年。本病 RF（－），骶髂关节炎和韧带附着点发生率较高，HLA-B27 阳性率较高，故多数学者将其列入血清阴性脊柱关节病范畴。其骨关节病变包括无菌性骨炎和滑膜炎，其中以胸骨、第 1 肋骨和锁骨内段骨硬化肥厚多见，具有诊断特征性。长期病程可导致锁骨和肋骨肥厚，甚至融合，压迫血管、神经，引起上胸壁及上肢疼痛和水肿，即胸廓出口综合征。另约1/3 的患者有骶髂关节炎，一般为单侧性，脊柱中颈胸腰骶均可受累，以胸椎多见；其次是腰椎、颈椎，亦可侵犯下颌骨等。皮肤病变表现具有诊断提示性和特征性，表现为脓疱疮和痤疮，主要为手、足掌对称性脓疱疹和（或）面部和胸前痤疮、重度痤疮、脓疱性牛皮癣、聚合性痤疮等，掌跖部脓疱病以女性多见，严重的痤疮以男性多见。其实验室检查通常无特殊，红细胞沉降率、白细胞、C反应蛋白、碱性磷酸酶、免疫球蛋白可轻、中度升高，类风湿因子（RF）、抗核抗体（－）；HLA-B27（＋）。病理检查无特异性。影像学检查是发现骨骼损害的主要方法，主要表现为骨质增生和骨炎，主要特点是由慢性骨膜反应和皮质增生引起的骨肥厚。放射性核素显像对骨病变非常敏感，显示骨内异常代谢，可先于临床症状及放射学检查发现病变，示踪剂在胸肋锁区蓄积成"牛角状"的外形（高度特异性表现）。但因对本病认识不足，很多患者行 ^{99m}Tc-MDP 全身骨扫描后被认为是骨肿瘤、肿瘤骨转移、骨感染等。PET-CT 可以显示全身各组织/器官代谢性异常病灶，还能通过标准摄取值（SUV）鉴别炎症反应与恶性肿瘤；并结合 CT 形态学显像，减少不必要的活检和过度治疗。

目前该病的诊断尚无统一标准，多数学者推荐 Benhamou 等提出的诊断标准：①有骨关节病变的重症痤疮；②有骨关节病变的掌跖脓疱病；③伴或不伴皮肤病的骨肥厚；④慢性复发性多病灶性骨髓炎。排除标准为：化脓性骨髓炎、感染性胸壁关节炎、感染性掌跖脓疱病、掌跖皮肤角化病、弥漫性特发性骨肥厚、维A酸治疗相关的骨关节病。具备4条诊断标准中的1条且满足排除标准，即可诊断。需鉴别的疾病如下：慢性低毒力感染及骨感染性疾病，弥漫性特发性骨质增生症（DISH），其他血清阴性脊柱关节病（银屑病性关节炎、强直性脊柱炎、类风湿关节炎、正常肋软骨钙化），部分病例还应与畸形性骨炎、纤维结构不良、肥大性骨关节病、锁骨致密性骨炎、骨肿瘤、胸肋骨性关节炎等鉴别。该患者暂不考虑。该患者为老年女性，慢性病史，炎性腰背痛，有骨关节病变的掌跖脓疱病，伴皮肤病的骨肥厚，无慢性复发性多病灶性骨髓炎，符合 Benhamou 等诊断标准中的3项，诊断 SAPHO 综合征明确。

鉴于本病临床上少见，病因尚不明确，缺乏大样本的临床对照研究，对该病的治疗仍主要是经验性治疗，治疗的目标主要是缓解系统症状。有学者认为痤疮丙酸杆菌是本病的致病因素，应使用抗生素治疗；也有学者参照血清阴性脊柱关节病的治疗原则，应用非甾体抗炎药（nonsteroidal antiinflammatory drugs，NSAIDs）作为一线治疗药物，糖皮质激素和改善病情的抗风湿药（disease-modifying antirheumatic drugs，DMARDs）作为二线治疗药物。近年来，TNF-α 拮抗剂也越来越多地被应用到本病，并取得了良好的临床疗效；也有学者尝试应用双膦酸盐治疗本病；在我国，中医药治疗也有个案报道。另外北京协和医院对354名 SAPHO 综合征患者研究发现，脊柱或骶髂关节受累的 SAPHO 综合征患者的发病年龄更大，尽管采取了更积极的治疗措施，但其疾病活动度更大，因此建议该病应根据患者病情进行分层管理。

启示与思考

　　该病比较罕见，诊断相对困难，容易被误诊为慢性感染、骨髓瘤、骨转移等恶性疾病。另外，本病的皮肤病变可以在病程任意时期出现，但在仅有皮肤病变或关节滑膜炎时则需谨慎鉴别。

（撰稿人　高晋芳　校稿人　梁美娥　刘素苗）

参考文献

[1] 赵青．核医学结合放射影像学诊断 SAPHO 综合征 1 例．协和医学杂志，2013，4（1）：69-72.

[2] 陆国秀．PET-CT 联合骨显像对 SAPHO 综合征的诊断价值．临床皮肤科杂志，2014，43（9）：536-539.

[3] 刘晋河，郝伟欣，张文，等．119 例 SAPHO 综合征患者的临床治疗研究．医学研究杂志，2016，45（8）：125-128.

[4] Hirosawa T，Katsukura S，Shimizu T．SAPHO Syndrome．Am J Med SCI，2020，359（1）：e5-e6.

[5] Cao Y．Spinal and sacroiliac involvement in SAPHO syndrome：a single center study of a cohort of 354 patients．Semin Arthritis Rheum，2019，48（6）：990-996.

（二）误诊为左膝关节感染性关节炎的 SAPHO 综合征

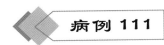

病例 111

　　患者男性，20 岁，主因"间断右膝关节肿痛 5 年，加重伴发热 4 天"于 2017 年 6 月 10 日就诊于我院。2012 年 5 月患者出现右膝关节肿痛，伴右侧腹股沟痛、右足跟痛，无腰痛，就诊于某医院中医科，诊断为风湿性关节炎，予口服风湿定胶囊及中药治疗，上述症状缓解后患者自行停药。后患者右膝关节肿痛间断发作，外用"虎骨贴膏"，口服中药、止痛药（具体药名、剂量不详）治疗，关节肿痛可缓解，未予重视。4天前患者右膝关节痛加重，伴右侧腹股沟区、右下肢疼痛，并有发热（体温不详）、寒战、咳嗽，无咽痛、气短，再次就诊于某医院，口服中药，外用止痛膏对症治疗，疗效差，为求进一步诊治收入我科。患者病程中无面部蝶形红斑、反复口腔溃疡、脱发、光过敏，无四肢近端肌痛、肌无力，无腹痛、腹泻、尿频、尿急、尿痛等症状。发病以来，患者精神、食欲差，睡眠正常，大、小便正常，体重无变化。既往史：无牛、羊等牲畜接触史。无关节腔有创操作史。家族史：2个舅舅、外公均有臀区痛、膝关节痛病史，具体不详。体格检查：咽部充血，双侧扁桃体Ⅱ度肿大，无脓性分泌物；右侧腹股沟区压痛阳性，右髋关节外旋、外展、屈曲活动均受限，右膝关节肿胀，压痛阳性，浮髌征阳性，局部皮温增高，枕墙距3 cm，弯腰指地距30 cm，胸廓活动度3 cm，双侧"4"字试验（+），Schober试验5 cm，双下肢无水肿。

辅 助 检 查

入院多次查血常规：白细胞高于正常值（白细胞最高 12.3×10^9/L，中性粒细胞百分比最高81.3%），单核细胞百分比最高22.1%；红细胞沉降率（ESR）60 mm/h 左右；C反应蛋白（CRP）> 200 mg/L；降钙素原正常；尿常规：酮体（++），蛋白微量，便常规正常；肝肾功能正常。肿瘤标志物、甲状腺功能、凝血功能大致正常，结核分枝杆菌抗体、传染病系列（−），布鲁氏菌凝集试验（−）；EB病毒抗体：抗EB病毒衣壳抗原、核抗原IgG（+），呼吸道感染病原体IgM抗体、肥达反应、外斐反应、巨细胞病毒抗体（−），2次血培养（−），G试验、GM试验、PPD试验、T.SPOT-TB（−）；结核蛋白芯片：分枝杆菌脂阿拉伯甘露糖（LAM）（+），β-蛋白38kD（+）；类风湿因子（RF）、抗核抗体（ANA）、抗角蛋白抗体（AKA）、抗CCP抗体（−），HLA-B27（+）。骶髂关节MRI示：双侧骶髂关节骶骨面及髂骨面骨髓水肿（骶骨面明显）；右侧坐骨骨髓水肿；盆腔少量积液（图10-3-5）；髋关节MRI示：右侧髋臼、股骨头骨质侵蚀（髋臼为著），伴髋臼、股骨头、股骨颈骨髓水肿；左侧髋臼囊变；双侧髋关节间隙变窄（右侧为著）；双侧髋关节积液伴滑膜增生（右侧为著）（图10-3-6）。骨扫描（图10-3-7）示：双侧骶髂关节、双侧胸锁关节骨质代谢增高伴骨质虫蚀样变；右侧髋关节代谢增高伴骨质改变、双侧髋关节积液；左膝关节骨质代谢轻度增高。骨髓涂片示外周血涂片可见单核细胞比例增高，成熟红细胞大小不等，NAP染色阳性率77%，NAP积分119分。关节液常规白细胞计数（WBC）63.480×10^9/L，2次关节液培养均未见细菌生长；滑膜组织病理：左膝关节慢性滑膜炎，部分滑膜细胞缺失，部分区域较多中性粒细胞浸润伴脓肿形成，间质小血管形成；右膝及右髋关节慢性滑膜炎，间质小血管增生。

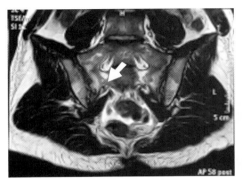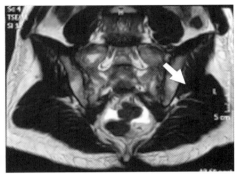

图 10-3-5　骶髂关节 MRI

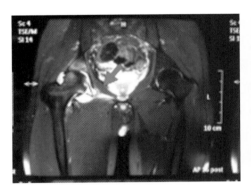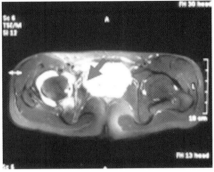

图 10-3-6　髋关节 MRI

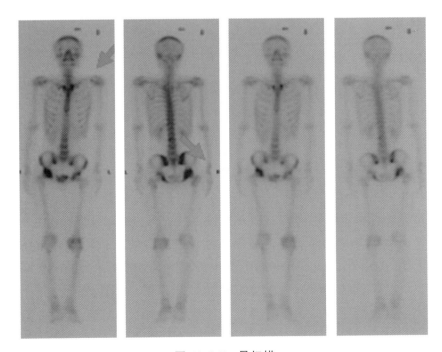

图 10-3-7　骨扫描

入 院 诊 断

发热、关节肿痛原因待查：脊柱关节炎（外周型）？

诊治经过：患者入院后有发热，体温最高 41℃，伴左膝关节肿痛剧烈，经口服非甾体抗炎药、肌内注射复方倍他米松后体温下降，右腹股沟区及右膝关节疼痛可缓解。后间断出现低热，无诱因出现左膝关节肿胀，伴皮肤发红，皮温高，疼痛剧烈，2 次行左膝关节腔穿刺抽液，抽出黄色浑浊脓性关节液，关节液常规可见大量白细胞，考虑原发病活动，同时不除外合并感染性关节炎，予静脉加用甲泼尼龙琥珀酸钠 80 mg 抗感染、克林霉素抗感染等治疗后，患者关节疼痛可稍好转。复查 C 反应蛋白（CRP），由 > 200 mg/L 逐渐降至 53 mg/L。为明确患者发热、关节痛原因，该患者转骨科行手术治疗并取滑膜组织检查，病理提示慢性滑膜炎，左膝关节有脓肿形成，诊断：外周型脊柱关节炎，化脓性关节炎（左膝）。患者出院后继续就诊于北京市某三甲医院，追问病史，患者 5 年前曾出现双小腿、背部皮肤瘙痒，伴糠屑样皮疹，双足底小脓疱样皮疹，外用药物后皮疹破裂脱落，此次发病前 2 个月，患者右髋关节处反复出现单个脓疱样皮疹，伴瘙痒，破溃后自行愈合。结合患者骨扫描提示胸锁关节、骶髂关节虫蚀样破坏，最终诊断：SAPHO 综合征，慢性扁桃体炎。予口服洛索洛芬钠 60 mg tid，来氟米特 20 mg/d，柳氮磺吡啶肠溶片 0.5 g tid 后关节症状明显好转。院外规律服药，随访 2 年，患者病情平稳，未再出现明显关节肿痛症状。

修 订 诊 断

SAPHO 综合征，慢性扁桃体炎。

病 例 分 析

患者发病年龄小于 45 岁，右侧腹股沟区痛、右膝关节肿痛，伴腰背痛、足跟痛，HLA-B27（+），影像学提示双侧骶髂关节骨破坏，双髋关节间隙狭窄，有臀区痛家族史，根据 2011 年外周型脊柱关节炎（SPA）分类标准，考虑为外周型 SPA。追问病史，患者 5 年前曾有双足底小脓疱样皮疹，此次发病前 2 个月右髋关节处反复出现单个脓疱样皮疹，结合患者骨扫描结果，根据 2012 年 Nguyen 等在 Seminars in Arthritis and Rheumatism 中提出的 SAPHO 综合征诊断标准：①骨关节表现＋聚合性痤疮和爆发性痤疮或化脓性汗腺炎；②骨关节表现＋掌跖脓疱病；③骨肥厚（上胸壁、肢端骨、脊柱）伴或不伴皮肤损害；④慢性多灶性复发性骨髓炎（CMRO）包含中轴或外周骨，伴或不伴皮肤损害。满足以上 4 个条件之一即可确诊，该患者符合第 2 条，最终诊断为 SAPHO 综合征。

SAPHO 综合征是一种罕见的自身免疫性疾病，主要累及皮肤、关节和骨，由于该病有异质性、慢性复发性，常为临床诊断和治疗带来困难和挑战。本病病因尚不清楚，许多因素可能参与本病的发生，包括遗传、感染和免疫。在遗传方面，有学者认为 SAPHO 综合征患者的 HLA-B27 阳性率高于一般人群，最近的研究结果显示，其阳性率为 4% ~ 18%，而中国 SAPHO 综合征患者的 HLA-B27 阳性率尚无大量的流行病学数据。因其常伴有脊柱炎、骶髂关节炎、慢性炎性肠病（IBD）和银屑病等表现，此病曾被认为是脊柱关节炎的亚型，但此观点尚存争议。本例患者虽 MRI 示骶髂关节炎症明显，HLA-B27 阳性，符合脊柱关节炎诊断，但患者有双足底及右髋关节处脓疱样皮疹病史，骨扫描呈现典型"牛头征"，且脊柱关节炎一般无前胸壁骨肥厚表现，故不能将 SAPHO 综合征归为脊柱关节炎。虽然大多数临床医师对 SAPHO 综合征的认识逐渐加深，但是由于本病是罕见病，误诊率仍较高。有学者收集了 25 例 SAPHO 综合征，行全身骨扫描检查发现所有患者均有前胸壁受累，胸肋关节受累很常见，也可见脊柱和四肢骨受累，但典型"牛头征"并不多见。

本例患者有双侧胸锁关节及骶髂关节骨破坏，关节病理提示有脓肿形成，查阅文献发现，SAPHO 综合征关节受累时可出现周围软组织肿胀，其病理表现可为滑膜炎、骨肥大或骨炎，急性期常表现为骨破坏，而慢性期则以骨硬化和骨肥大为主，Okuno 等分析了 67 例 SAPHO 综合征患者的临床特点和影像学表现发现，所有患者的组织病理表现均为非特异性炎症和慢性骨髓炎，但并未发现有文献报道的脓肿形成的病理特征，结合患者有发热、左膝关节肿痛，考虑可能存在化脓性关节炎，但未找到感染、结核、布鲁氏菌病证据，血培养及关节液培养未发现有细菌生长，考虑无菌性关节炎可能性更大。急性感染性关节炎的关节病变有两种情况：①由细菌直接侵袭关节而引起关节化脓，患者关节的穿刺液涂片、细菌培养均阳性，如金黄色葡萄球菌、肺炎链球菌等；②由细菌的毒素或代谢产物所致的中毒性或变态反应性关节病变，其关节腔穿刺液涂片及细菌培养均为阴性，如猩红热、痢疾后引起的关节炎等。急性化脓性关节炎有明显的全身中毒症状，患者出现寒战、高热、受累关节剧烈疼痛，关节腔穿刺可明确诊断。根据这些表现，炎性关节炎易与之鉴别。急性感染性关节炎可根据以下特点与炎性关节炎相区别：①有感染中毒症状及感染病史，如已确诊为败血症、细菌性心内膜炎、猩红热、菌痢、脑膜炎等；②主要表现为四肢大关节游走性疼痛，常可在 1 ~ 2 周自行缓解。本例患者误诊为左膝关节感染考虑有以下原因：①该患者病理提示左膝脓肿形成，红细胞沉降率、C 反应蛋白等炎性指标明显升高；②患者有发热，左膝关节肿痛剧烈，单关节受累，易误诊为感染性关节炎。本例患者抗感染疗效差，激素、免疫抑制剂治疗有效，印证了本诊断。

目前 SAPHO 综合征治疗以非甾体抗炎药联合改善病情的抗风湿药（DMARDs）、

生物制剂为主，已有文献证实 TNF-α 拮抗剂（如英夫利昔单抗）治疗 SAPHO 综合征有效。SAPHO 综合征在早期明确诊断后可尽早治疗，避免不良预后。

启示与思考

由于 SAPHO 综合征临床表现并不典型，所以诊断大多依赖于影像学检查。SAPHO 综合征的骶髂关节 MRI 表现为骨髓水肿（以骶骨面更明显）、脂肪沉积、骨质硬化、骨质破坏，但 MRI 表现常不典型，如果难以鉴别可考虑全身骨显像检查，如检查提示有胸锁关节受累，伴有典型痤疮或掌跖脓疱病，则诊断 SAPHO 综合征可能性更大。该患者有膝关节红、肿、热、痛伴发热症状，关节液外观呈脓性，膝关节滑膜病理提示有脓肿形成，易与感染性关节炎相混淆，但患者激素、免疫抑制剂治疗有效，结合既往皮肤病史及骨扫描检查结果，诊断 SAPHO 综合征明确。故临床上遇到症状与辅助检查不符、治疗效果不佳时应注意仔细询问病史，避免误诊误治。

（撰稿人　李玉翠　郑　慧　校稿人　郭乾育　高晋芳）

参考文献

[1] 付占立，范岩，张建华，等. SAPHO 综合征 25 例 ^{99}Tcm-MDP 全身骨显像分析. 中华核医学杂志，2011，31（5）：324-327.

[2] 倪建明，唐平，华茜，等. SAPHO 综合征的 ^{99}Tcm-MDP SPECT/CT 表现及其诊断价值. 中华核医学及分子影像学杂志，2015，35（6）：474-477.

[3] 徐文睿，李忱，邵暇荔，等. SAPHO 综合征患者骶髂关节病变的 MRI 表现. 磁共振成像，2017，8（6）：441-445.

[4] Nguyen MT, Borchers A, Selmi C, et al. The SAPHO syndrome. Semin arthritis rheum, 2012, 42（3）：254-265.

[5] Zimmermann P, Curtis N. Synovitis, acne, pustulosis, hyperostosis, and osteitis（SAPHO）syndrome-a challenging diagnosis not to be missed. J infect, 2016, 72（Suppl）：106-114.

[6] Okuno H, Watanuki M, Kuwahara Y, et al. Clinical features and radiological findings of 67 patients with SAPHO syndrome. Modern rheumatology, 2018, Sep 7：1-18.

[7] Ben Abdelghani K, Dran DG, Gottenberg JE, et al. Tumor necrosis factor-alpha blockers in SAPHO syndrome. J Rheum, 2010, 37（8）：1699-1704.

四、易误诊疾病

（一）布鲁氏菌病致腰痛

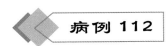

病例 112

　　患者女性，40 岁，主因"腰痛、臀区痛 13 天，间断发热 10 天"入院。2015 年 5 月 5 日患者出现腰痛、双侧臀区痛，活动后为著，伴翻身困难，右手第 3 指近端指间关节、左腕关节痛，不伴关节肿胀，无腰部及双手晨僵，不伴双眼发红、足跟痛，就诊于山西省某医院，查腰椎 CT 示：L_5 椎间盘突出，椎管狭窄，压迫神经根，诊断为腰椎间盘突出症，予静脉推注地塞米松 5 mg/d ×3 d、甘露醇 150 ml/d×5 d 及牵引等治疗，腰痛无明显缓解。10 天前出现间断发热，体温最高达 39℃，伴尿频、尿急、排尿烧灼感，就诊于当地医院，查血常规示：白细胞（WBC）11.6×10⁹/L，红细胞沉降率（ESR）96 mm/h，诊断泌尿系感染，于静脉滴注氨苄西林、左氧氟沙星共 3 天，尿频、尿急、关节痛症状减轻，仍有发热、腰痛、臀区痛。入院前 1 天出现右膝关节痛，不伴肿胀，就诊于我院急诊科，查尿常规、泌尿系彩超未见异常，为求进一步诊治收住我科。体格检查：体温 38℃，脉搏 92 次 / 分，呼吸 20 次 / 分，血压 91/46 mmHg，全身皮肤黏膜无黄染及出血点，浅表淋巴结未触及肿大。心、肺、腹无阳性体征。脊柱生理弯曲存在，腰椎三向活动受限，各棘突压痛阳性，骶髂关节压痛及叩击痛阳性，左腕关节无肿胀，压痛阳性，右膝关节无肿胀，压痛阳性，双侧"4"字征阳性，四肢肌力、肌张力正常，双下肢无水肿。

辅 助 检 查

　　血常规：白细胞计数（WBC）8.5×10⁹/L，血红蛋白（Hb）103.6 g/L，血小板计数（PLT）270.0×10⁹/L，尿常规正常，便常规＋便潜血未见异常，红细胞沉降率（ESR）78 mm/h，C 反应蛋白（CRP）28.38 mg/L，类风湿因子（RF）＜ 20 U/ml，IgG、IgM、IgA、C3、C4 正常。凝血：D- 二聚体 814 ng/ml。肝功能、肾功能、电解质、空腹血糖、血脂、心肌标志物、甲状腺功能正常，肿瘤标志物：CA199 35.2 U/ml，HLA-B27（−），降钙素原正常。人免疫缺陷病毒抗体、梅毒螺旋体抗原血清试验、甲、乙、丙、戊肝检测基本正常。尿培养：需氧培养无菌生长。结核抗体（−），呼吸道感染病原体 IgM 抗体（−）。EB 病毒早期抗原 IgG（+）。肥达试验、外斐反应、巨细胞病毒抗体（−）。抗核抗体（ANA）、抗角蛋白抗体（AKA）、抗 CCP 抗体、抗 ENAs、抗 α- 胞衬蛋白抗体、ANCA（−），ACA、抗 ds-DNA 抗体、AnuA、AHA、抗 β_2-GP1 抗体均（−）。腰椎 X 线：腰椎骨质增生，脊柱略侧弯，曲度变直，S_1 椎体腰化，腰椎 CT：$L_{4\sim5}$ 椎间盘突出，$L_5\sim S_1$ 椎间盘脱出，椎管狭窄，S_1 腰化，腰椎生理曲度变直。腰椎 MRI（图 10-4-1）示：L_4、L_5 椎体及 L_5 椎体后方椎管内异常信号，考虑感染性病变，$L_{4\sim5}$ 椎间盘突出伴双侧椎间孔狭窄，双侧髋关节 MRI 平扫未见明显异常；腰椎后路减压椎间植骨融合术＋置管冲洗术中切除物病理组织活检（图 10-4-2）示：$L_5\sim S_1$ 椎间隙炎症细胞浸润；冲洗液培养：无菌

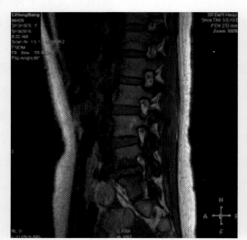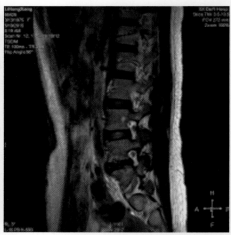

图 10-4-1　腰椎 MRI

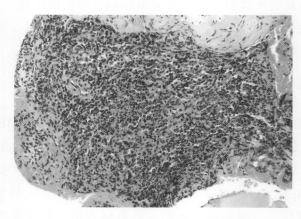

图 10-4-2　$L_5\sim S_1$ 椎间隙组织活检

生长。心电图、妇科彩超、腹部彩超、泌尿系彩超、胸部 CT、骨盆平片未见明显异常。

诊 断

布鲁氏菌性脊柱炎，$L_{4～5}$ 椎间盘突出伴双侧椎间孔狭窄。

治疗及转归

予腰椎后路减压椎间植骨融合术＋置管冲洗术，口服多西环素 200 mg/d、利福平 0.45 g/d 抗感染及营养神经、止痛、对症治疗，患者腰痛、臀区痛减轻，体温恢复正常，病情好转出院。

病例分析

该病例为中年女性，病史 13 天，急性病程，腰痛、臀区痛、多关节痛，有翻身困难，伴发热，体温最高达 39℃，不伴咽痛、流涕、头痛；有尿频、尿急、排尿烧灼感，抗感染治疗有效；化验白细胞、红细胞沉降率升高，尿常规、泌尿系彩超未见异常。HLA-B27（－），骨盆平片未见异常，不支持脊柱关节炎诊断。腰椎 CT：$L_{4～5}$ 椎间盘突出，$L_5～S_1$ 椎间盘脱出，椎管狭窄，但不能解释患者发热、炎症指标升高。追问病史，患者 3 个月前曾食用羊杂，结合血培养、布鲁氏菌凝集试验及腰椎 MRI 结果，诊断布鲁氏杆菌性脊柱炎明确。

布鲁氏菌病（又称布病）又称马耳他热、波状热，是由各型布鲁氏菌引起的人畜共患的全身传染性及变态反应性疾病，患病的羊、牛等疫畜是布病的主要传染源，布鲁氏菌可以通过破损的皮肤黏膜、消化道和呼吸道等途径传播。急性期病例以发热、乏力、多汗、肌肉、关节疼痛和肝、脾、淋巴结肿大为主要表现。慢性期病例多表现为关节损害等。潜伏期一般为 1～3 周，平均为 2 周，部分病例潜伏期更长。典型病例表现为波状热，常伴有寒战、头痛等症状，部分病例可表现为低热和不规则热型，且多发生在午后或夜间；急性期病例出汗尤重，可湿透衣裤、被褥；部分患者可出现全身肌肉和多发性、游走性大关节疼痛；部分慢性期病例还可有脊柱（腰椎为主）受累，表现为疼痛、畸形和功能障碍等；几乎全部病例都有乏力表现；某些急性期病例还可出现肝、脾及淋巴结肿大；男性病例可伴有睾丸炎，女性病例可见卵巢炎；少数病例可有心、肾及神经系统受累表现。此病侵袭脊柱引起脊柱炎，患者多以腰痛就诊，其临床症状及影像学表现与脊柱关节炎等其他脊柱疾病相似，易引起误诊、误治，因此，熟悉此病的流行病学特点及影像学表现对正确诊断及治疗具有重要意义。布鲁氏菌性脊柱炎除与脊柱关节炎有相似的临床表现外，尚需与骨肿瘤及其他脊柱感染相鉴别。

骨转移瘤是指骨外的原发肿瘤转移到骨骼的一种继发性恶性肿瘤，是最常见的骨恶性肿瘤，约 15% 的癌症在临床上会出现骨转移。所有骨转移瘤中，85% 来自于乳腺、前列腺、肾、肺及甲状腺，发病年龄多大于 50 岁，性别无明显差异，好发部位是含红骨髓的骨骼（如：头颅、椎体、肋骨、骨盆及长管状骨的干骺端）。病理骨折常为骨转移瘤的首发症状，其次可表现为弥漫性骨痛，脊柱骨转移瘤表现为背痛，晚期有精神不振、乏力、消瘦、贫血、低热等非特异性全身症状，晚期剧痛需用麻醉止痛药物。本病例未发现肿瘤病灶，可排除。

布鲁氏菌病性脊柱炎与腰椎结核均有发热、多汗及腰背部疼痛，影像学表现均为受累椎体破坏，相邻椎间盘破坏，椎间隙变窄或消失，可有椎旁脓肿形成。但脊椎结核有结核感染的临床特征，多为午后低热、盗汗、乏力，腰腿痛表现不如布鲁氏菌病性脊柱炎明显，且多有肺结核病史；影像学多为 2 个或 2 个以上椎体同时受累，以椎体破坏和骨质疏松为主，常见受累椎体失去正常形态即塌陷，脊柱可见向后成角畸形，常见死骨及寒性脓肿（腰大肌脓肿），且脓肿内多可见钙化。而布鲁氏菌病性脊柱炎以椎体破坏及硬化为主，破坏多局限于椎体边缘，破坏边缘见硬化边，其内可见新的破坏灶，无死骨形成，椎旁脓肿与腰大肌分界清晰。结合流行病学及实验室检查可做出鉴别诊断。布鲁氏菌病性脊柱炎与脊柱结核等其他脊柱病变影像学表现相似，但其影像学表现又有一定的特征性：①椎体边缘性破坏同时有骨质增生硬化，硬化边内可见新的破坏灶，无死骨形成；②椎旁脓肿与腰大肌分界较清晰，脓肿内无钙化。结合流行病学特点及实验室检查有助于明确诊断。

布鲁氏菌病的治疗需让患者注意休息，补充营养，进食高热量、多维生素、易消化饮食，维持水及电解质平衡。高热者可用物理方法降温，持续不退者可用退热剂等对症治疗。抗菌治疗原则为早期、联合、足量、足疗程用药，必要时延长疗程，以防止复发及慢性化。常用药物为四环素类、利福霉素类，亦可使用喹诺酮类、磺胺类、氨基糖苷类及三代头孢类药物。治疗过程中注意监测血常规、肝肾功能等。合并心内膜炎、血管炎、脊柱炎、其他器官或组织脓肿的病例，在上述抗菌药物应用的同时加用三代头孢菌素类药物；必要时给予外科治疗。

启示与思考

脊柱某些特殊感染，如布鲁氏菌感染与脊柱关节炎的相关临床表现相似。该患者急性病程，炎性指标明显升高，以腰痛、臀区痛、发热为突出临床表现，详细询问病史得知，患者 3 个月前曾食用羊杂。当患者病情与辅助检查不符、检查不能发现特殊异常时，要注意仔细询问病史，注意排查特殊感染及肿瘤，必要时完善病理检查，避免误诊、漏诊。

（撰稿人　李玉翠　校稿人　乔鹏燕　马　丹）

参考文献

[1] 任永梅. 磁共振成像对布鲁氏杆菌性脊柱炎的诊断价值分析. 中国现代药物应用，2019，13（18）：26-27.

[2] 魏奇峰，马克，黄志刚. 布鲁氏杆菌脊柱炎的外科治疗. 中国现代医生，2018，56（18）：1-4.

[3] 徐蕊，陈文静，燕桂新. 布鲁氏杆菌性脊柱炎的影像学比较. 分子影像学杂志，2019，42（2）：186-189.

[4] 杨保辉，李浩鹏，卢腾，等. 布鲁氏杆菌性脊柱炎的诊断和治疗. 实用骨科杂志，2016，22（12）：1115-1118.

[5] 唐丽丽，刘白鹭，舒圣捷，等. 布鲁氏菌病性脊柱炎的影像学诊断. 中国医学影像学杂志，2013，6（4）：414-416.

（二）以骨关节症状为突出表现的布鲁氏菌病

　　布鲁氏菌病（brucellosis）是由布鲁氏菌引起的人畜共患的变态反应性疾病。本病遍布全球，近年来，布鲁氏菌病的人畜疫情在国内外都出现了上升势头，但随时间、地域分布的不同而不同，疫区从牧区向半农半牧、农村及城市蔓延，流行的趋势由多发、分散的点状流行代替了大规模的暴发流行。且临床表现不典型，可侵犯全身各系统，有时也可以突出表现为某一症状或体征，极易误诊。本文对2012年1月至2013年4月在我院以骨关节症状就诊的布鲁氏菌病患者进行回顾性分析，以期突出其特征，便于疾病的早期诊断、合理治疗，提高临床医师的认识水平。

病例组 113

例 1

患者男性，43 岁，城镇居民，因腰骶痛 1 个月入院，伴夜间翻身困难、晨僵、腹股沟区疼痛、足跟痛，门诊以脊柱关节病收入院。查体：脾大，腰椎活动受限。辅助检查：红细胞沉降率（ESR）38 mm/h，C 反应蛋白（CRP）6.5 mg/L，人类白细胞抗原（HLA）-B27（－）。骶髂关节磁共振成像（MRI）提示骶髂关节正常；扫描范围内 L_5、S_1 椎体内可见片状长 T_1、T_2 信号影，脂肪抑制序列上呈高信号影。全身骨显像＋局部 CT：L_5、S_1 骨质轻度破坏，椎间隙变窄，椎体前缘软组织形成。追问得知患者平素喜食涮羊肉，查布鲁氏菌凝集试验（＋），滴度 1：200，确诊布鲁氏菌病，给予多西环素、左氧氟沙星及利福平治疗后病情好转出院，院外继续治疗。

例 2

患者男性，45 岁，居住城市，因间断发热 4 个月，加重伴腰背痛 7 天入院，发病前曾食羊肉，体温最高达 39℃，不伴结核中毒症状，红细胞沉降率（ESR）70 mm/h，结核菌素试验（＋＋＋），予正规抗结核治疗 3 个月无效。入院检查示：红细胞沉降率（ESR）64 mm/h，C 反应蛋白（CRP）75.90 mg/L，HLA-B27（－），布鲁氏菌凝集试验（＋），滴度 1：400，应用多西环素、左氧氟沙星等治疗腰背部疼痛略改善，体温降至正常，炎性指标下降，院外继续治疗。

例 3

患者男性，61 岁，居住城市，因腰骶痛 3 个月入院。疼痛呈放射性，反复发生，并出现行走困难，门诊行腰椎 MRI 检查示：L_5、S_1 椎体异常信号累及间盘、椎旁及椎管内，以腰椎结核收入院。追问得知患者家中养羊，查布鲁氏菌凝集试验（＋），滴度 1：200，结核抗体阴性，HLA-B27（－），骶髂关节 MRI 未见异常。予多西环素、左氧氟沙星、利福平等治疗后好转出院。

例 4

患者男性，62 岁，农民，因腰背痛、活动受限伴发热 4 个月入院，有放羊史，体温最高达 39.5℃，当地医院考虑腰椎间盘突出症、感染，给予头孢类抗生素、激素等，治疗效果不佳。后查布鲁氏菌凝集试验（＋），滴度 1：200，腰椎 MRI 示：L_3、L_4 椎体骨质破坏，考虑腰椎结核，怀疑腰椎布鲁氏菌病。予左氧氟沙星、利福平、多西环素、链霉素等治疗，热退，但腰背痛无明显改善，故收入我院骨科，全身麻醉下行后路病灶清除椎间融合内固定术，术中取椎间陈内组织（为肉芽样组织）送检，病理证实存在布鲁氏菌感染，未见结核分枝杆菌，术后继续行抗布鲁氏菌治疗，患者症状改善。

例 5

患者男性，75 岁，退休工人，现居农村，因间断腰背痛 31 个月，加重伴双髋区疼痛 1 周入院，多家三甲医院考虑恶性肿瘤骨转移，但原发灶不明。入院查体：体温 38℃，消瘦体型，双侧髂前上棘压痛阳性，骨盆挤压痛阳性，T_6、T_7、L_4、L_5 压痛阳性，脊柱活动明显受限。辅助检查：红细胞沉降率（ESR）43 mm/h，C 反应蛋白（CRP）53.00 mg/L，HLA-B27（−），布鲁氏菌凝集试验（+），2 次血培养可见马耳他布鲁氏菌。肿瘤标志物阴性。后追问病史，患者无牛、羊、猪等直接及间接接触史。腰椎 CT 示：$L_{2\sim3}$、$L_{4\sim5}$ 椎体上、下缘局灶性骨质破坏，L_5 水平左侧腰大肌内侧低密度灶，脓肿可能。结合患者入院后反复出现午后高热、大汗，考虑布鲁氏菌感染所致脊柱炎，应用多西环素、磺胺甲噁唑、左氧氟沙星等治疗，体温降至正常，腰背部疼痛略改善后出院。戴腰托辅助康复。

例 6

患者女性，61 岁，农民，因腰背痛 2 个月入院。呈烧灼痛，伴全身大关节游走性疼痛。追问得知患者家中养牛羊，查体 $T_{11}\sim S_1$ 棘突压痛阳性。HLA-B27 阴性，布鲁氏菌凝集试验（+），滴度 1∶400，应用多西环素、磺胺甲噁唑、左氧氟沙星等治疗好转出。

病例分析 1

布鲁氏菌病属自然疫源性人畜共患疾病，以往在我国牧区多见。近年来，本病的流行病学情况发生了变化，而且缺乏特异的临床症状和体征，只有通过实验室细菌培养及血清学检查才可确诊，临床上极易误诊或漏诊。本病的传染源主要是羊、牛、猪等。动物 - 人直接接触的传播途径最为广泛，皮肤黏膜接触、呼吸道和消化道均可传播。随着社会和经济的发展，人们和牛、羊、猪等直接接触的机会逐渐减少。本组病例中仅有 3 例为直接接触羊或牛。另 2 例则为间接接触（涮羊肉），如果问病史不细致，很容易忽视。本病在人和人之间的传播可能性极小，但国外研究报道，人与人之间可通过性传播及母乳传播感染。国内有学者亦报道过人与人之间的传播。有学者报道称，病菌污染环境后形成气溶胶，可以通过呼吸道进入人体而发生感染。本研究中有 1 例患者既未从事放牧业、皮毛加工、屠宰业等工作，也未进食染菌乳制品及未煮熟的病畜肉类等，家中未饲养羊、牛、猪等牲畜，无猫、狗等宠物，但其居住农区，有可能因吸入病菌污染的空气后形成气溶胶而感染，亦不排除人与人之间传播的可能性。

布鲁氏菌病的发病机制是传染性物质进入血液循环系统，并储存在网状内皮组织系统，接着分布到全身器官，各系统均可受累，其临床表现复杂多变，具有非组织特异性。本组 6 例患者均以骨关节症状为突出表现，关节疼痛均累及腰骶部，表现为腰背痛，伴脊柱僵硬，活动受限。脊柱病变均累及 2 个或以上椎体，且多累及下腰部，其症状与脊柱关节病相似，极易误诊，但经仔细询问病史及流行病学调查，结合布鲁氏菌凝集试验或细菌培养而确诊。通过 HLA-B27 检查和骶髂关节及腰椎影像学变化可进一步除外脊柱关节病。布鲁氏菌病累及脊柱时，经过对症的合理规范化治疗，致残率低，患者可恢复正常劳动能力。本组 6 例患者中 5 例采用药物治疗，1 例手术治疗，均预后良好。而脊柱关节病的治疗主要以非甾体抗炎药、免疫抑制剂以及生物制剂为主，但仍有部分患者疗效不佳而导致残致畸，导致劳动能力丧失。

启示与思考 1

风湿科医生在遇到非炎性腰背痛患者伴或不伴发热时，应考虑布鲁氏菌病的可能性，及时进行血清凝集试验和血培养，及时正确诊断、积极治疗，这将大大提高本病的预后。

> **例 7**
> 选取 2012 年 1 月至 2013 年 4 月于我院诊治的以骨关节症状为突出表现的布鲁氏菌病患者 13 例，对其流行病史、临床表现及实验室检查特点进行仔细甄别，除外自身免疫性疾病、肿瘤及其他类型的感染，所有患者均符合布鲁氏菌病的诊断标准。详细询问病史，仔细记录临床资料，回顾性分析上述患者的流行病学资料、临床表现、实验室检查特点、治疗及转归。

结 果

13 例布鲁氏菌病患者中男 10 例，女 3 例；年龄 41 ～ 75 岁，平均（56.15±10.79）岁；病程 0.67 ～ 4 个月，平均（2.28±1.57）个月。其中居住农村 8 例，城市 5 例；农民 7 例，工人 4 例，城镇职员 2 例；有直接和（或）间接牛、羊接触史 12 例，包括饲养、放牧、食涮羊肉，无明确接触史 1 例；发病时间：3～5月份（春）3 例，6～8 月份（夏）2 例，9～11 月份（秋）4 例，12 月份至次年2 月份（冬）4 例。

13 例均有多关节疼痛，累及腰骶、髋关节、膝关节等大关节；脊柱病变均累及 2 个或以上椎体，L_5、S_1 椎体 3 例，$L_{2～5}$ 椎体 1 例，L_2、L_3 椎体 2 例，L_3、L_4椎体 2 例，L_4、L_5 椎体 5 例。7 例发热，均为不规则发热，其中 2 例午后发热，最高体温 39.5℃，伴乏力、多汗。

13 例患者中血小板升高 3 例，10 例患者血常规无异常；11 例患者红细胞沉降率增快，11 例患者 C 反应蛋白升高；2 例患者肝功能异常；1 例患者结核菌素试验强阳性，但胸部 CT 阴性，试验性抗结核治疗 3 个月无效，12 例结核菌素试验阴性。13 例患者布鲁氏菌凝集试验均为阳性，效价均在 1：200 及以上；2 例经血培养可见马耳他布鲁氏菌；4 例手术病理证实存在布鲁氏菌感染。13 例患者 HLA-B27 均阴性，骶髂关节影像学检查均未见明显异常。

13 例患者院外均被误诊，其中分别误诊为腰椎间盘突出症、脊柱结核、强直性脊柱炎、反应性关节炎、恶性肿瘤骨转移、原发性胆汁性肝硬化、腰肌劳损及感染。

13 例患者中 9 例行非手术治疗，确诊后给予多西环素、利福平、左氧氟沙星、链霉素、复方磺胺甲噁唑中 2～3 种抗生素联合治疗，均痊愈，平均疗程 6 周，目前均在随访中，随访时间 3～9 个月，无 1 例复发。4 例患者行外科手术治疗，行后路病灶清除椎间融合内固定术，术后继续行抗布鲁氏菌药物治疗，疗程 3 个月，随访 6 个月，无复发。

病例分析 2

布鲁氏菌病属自然疫源性人畜共患疾病，是由布鲁氏菌引起的以长期发热、关节疼痛、肝脾大和慢性化为特征的急慢性传染病。以往布鲁氏菌病在我国牧区多见。近年来，其发病率呈回升趋势，2011 年布鲁氏菌病发病人数上升达 42 654例，与 2010 年相比上升 21.16%，达到历史最高峰值。已成为发生在农村和城镇的常见传染病。随着社会的发展，本病的流行病学发生了变化，而且缺乏特异的临床症状和体征，只有通过实验室细菌培养及血清学检查才可确诊，临床上极易误诊或漏诊。

流行病学特点不典型是引起误诊的主要原因。本病的传染源主要是羊、牛、猪等。动物 - 人直接接触的传播途径最为广泛，经皮肤黏膜接触、呼吸道和消化道均可传染。随着社会和经济的发展，人们和牛、羊、猪等直接接触的机会逐渐减少。本组病例中仅有 9 例为直接接触羊或牛。另 3 例则为间接接触（涮羊肉），如果问病史不细致，很容易忽视。本病人传人的可能性极小，但国外报道人与人之间可通过性传播及母乳传播。国内亦报道过人与人之间的传播。已有报道称，病菌污染环境后形成气溶胶，可以通过呼吸道进入人体发生感染。本研究中有 1 例患者既未从事放牧业、皮毛加工、屠宰业等工作，也未进食染菌乳制品及未煮熟的病畜肉类等，家中未饲养羊、牛、猪等牲畜，无猫、狗等宠物，但其居住农区，有可能因吸入病菌污染环境后形成气溶胶而感染，亦不排除人与人之间传播的可能性。且随着人们饮食结构的改变，间接接触牛、羊、猪的机会并不局限于某个季节，因此布鲁氏菌病的发病亦可发生于一年四季。本研究观察的 13 例患者在春、夏、秋、冬的四个季节均有发病。因此在非疫区、非流行季节，仍应提高认识，警惕本病的发生。

布鲁氏菌病的发病机制是传染性物质进入血液循环系统，并储存在网状内皮组织系统，接着分布到全身器官，各系统均可受累，其临床表现复杂多变，不具有组织特异性。如侵犯关节则表现为关节疼痛、腰部疼痛；侵犯胃肠道则表现为腹痛、腹泻等；侵犯造血系统则表现为贫血、白细胞减少症和凝血障碍等。或仅出现以某一器官或系统受累为主的局部症状。

本组 13 例患者均以骨关节症状为突出表现，关节疼痛均累及腰骶部，院外多次误诊，且门诊仍疑诊脊柱关节病入院。13 例患者均以骨关节症状为突出表现，表现为腰背痛伴脊柱僵硬，活动受限。脊柱病变均累及 2 个或以上椎体，且多累及下腰部，其症状与脊柱关节病相似，极易误诊，但经仔细询问病史及流行病学情况，结合布鲁氏菌凝集试验或细菌培养可确诊。通过 HLA-B27 检查和骶髂关节及腰椎影像学变化可进一步除外脊柱关节病。布鲁氏菌病脊柱受累时影像学改变与脊柱关节病并不相同。脊柱关节病常常侵犯骶髂关节，表现为炎性下腰背痛，休息时加重，活动后好转，病程中出现骶髂关节增生、硬化或破坏，HLA-B27 常为阳性，累及脊柱时可出现椎体边缘硬化，小关节模糊或关节间隙消失，椎体边缘的韧带出现骨化，甚至形成骨桥，但椎体内异常信号往往不明显，椎间盘不受累，椎旁无脓肿形成。布鲁氏菌病几乎不侵犯骶髂关节，关节疼痛多为机械性非炎性背痛，HLA-B27 多阴性，侵及脊柱时，骨破坏灶小而多发，多局限于椎体边缘，骨质破坏与增生同时存在，椎间盘破坏轻，关节面增生硬化，相邻骨密度增高，部分椎旁脓肿形成。

启示与思考 2

布鲁氏菌病累及脊柱时，经过对症合理规范治疗，致残率低，可恢复正常劳动能力。本组 13 例患者中 9 例行药物治疗，4 例行手术治疗，预后均良好。而脊柱关节病的治疗主要以非甾体抗炎药、免疫抑制剂以及生物制剂为主，但仍有部分患者疗效不佳而致残致畸，导致劳动能力丧失。因此在临床工作中遇到非炎性腰背痛患者伴或不伴发热时，应考虑布鲁氏菌病的可能性，及时进行血清凝集试验和血培养，早期诊断，积极治疗，将大大提高本病的预后。

参考文献

[1] 徐卫民，李兰玉，叶丽萍，等．布氏菌患者与人传播病例调查．中国地方病防治杂志，2007，22（1）：57-58.

[2] 刘佳，付成涛，陈晓红．布鲁氏菌病 229 例临床分析．浙江大学学报，2012，41（6）：677-680.

[3] 王芸，李云华，李明娥．不典型布鲁氏菌病 2 例．山东大学学报（医学版），2012，50（11）：131-132.

[4] 王海鹏，李冬华，蒋初明．神经型布鲁氏菌病 1 例报告及相关文献资料复习．中国民康医学，2007，19（2）：4，72.

[5] 王建梅，张莉芸，张改连，等．以骨关节症状为突出表现的布鲁氏菌病六例．中华风湿病学杂志，2013，17（10）：719-720.

[6] 刘佳，付成涛，陈晓红．布鲁氏菌病 229 例临床分析．浙江大学学报（医学版），2012，41（6）：677-680.

[7] 王芸，李云华，李明娥．布鲁氏菌病 2 例．山东大学学报（医学版），2012，50（11）：131-132.

[8] 贾程之．3 例布鲁氏杆菌病误诊分析．吉林大学学报（医学版），2011，37（6）：1156.

[9] 于爽，徐杰，付思美，等．布鲁氏菌 Cu-Zn SOD 和 GroEL 的克隆表达及细胞免疫特性比较分析．解放军医学杂志，2010，35（9）：1102-1105.

[10] 王建梅，张莉芸，张改连，等．以骨关节症状为突出表现布鲁氏菌病 13 例临床特点分析．中国实用内科杂志，2014，34（7）：712-713.

[11] Sulushash M，Henk LS，Katya Z，et al．The evaluation of a userfriendly lateral flow assay for the serodiagnosis of human brucellosis in kazakhstan．Diagn microbiol infect dis，2009，65：14-20.

[12] SuLushash M，Henk LS，Katya Z，et al．The evaluation of auser friendly late ral flow assay for the serdiagnosis of human brucellosisin kazakhstan．Diagnostic microbiology and infectious disease，2009，65（1）：14-20.

（三）低磷软骨病

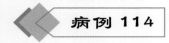

患者女性，49 岁，主因多部位疼痛 1 年，加重 3 个月入院。患者于 2013 年 4 月无明显诱因出现多部位疼痛，累及腰部、右臀区、右侧大腿外侧、膝关节、双足，偶有胸肋骨不适，以上症状逐渐加重，伴乏力，下肢活动不利，行走困难，无下肢发麻。2014 年 3 月就诊于当地某医院，完善双足 X 线示：双踝骨质疏松，腰部 CT 示：L_2、L_3 椎间盘膨出，诊断"风湿性关节炎，重度骨质疏松，慢性乙型肝炎"，予抗感染、活血、防治骨质疏松等对症治疗，症状无明显好转。后就诊于山西省某医院风湿科门诊，完善骶髂关节 CT 示：双侧骶髂关节增生硬化，考虑"未分化脊柱关节炎"，予洛索洛芬钠胶囊 60 mg tid、白芍总苷胶囊 0.6 g tid 口服，疼痛稍有好转。10 天后出现少量黑便，伴头晕、乏力，无呕血、腹痛，于该院血液科就诊，查血常规：白细胞计数（WBC）2.76×10⁹/L，血红蛋白（Hb）64 g/L，血小板（PLT）93.6×10⁹/L，便潜血（+），诊断"上消化道出血"，停用洛索洛芬钠及白芍总苷胶囊，予补充叶酸、铁剂等对症治疗，后头晕、黑便消失，2 个月后门诊复查血常规示：血红蛋白（Hb）100 g/L。但全身多部位疼痛仍明显，翻身困难，无法自行站立及行走。为求诊治于我科住院。病程中，无皮疹、脱发、光过敏、无口腔溃疡、外阴溃疡、雷诺现象，无发热、气短、咳嗽、咳痰。发病以来，精神、食欲、睡眠一般，大小便正常，体重无明显变化。既往史：慢性乙型肝炎病史 20 年，近 3 年口服阿德福韦酯 10 mg/d。体格检查：脊柱各向活动均受限，双髋、双膝、双足活动受限，胸骨、右侧臀区、右膝内侧、双踝关节压痛（+），双侧"4"字试验（+），四肢关节无肿胀，双上肢肌力 5 级，双下肢肌力 4 级。

辅 助 检 查

血常规：白细胞计数（WBC）2.9×10⁹/L，血红蛋白（Hb）124g/L，血小板（PLT）57.4×10⁹/L。尿常规：尿潜血（BLD）（+），尿蛋白（Pro）（+），尿 pH 6.0，镜检红细胞（RBC）：每高倍镜视野 0～1 个。24 小时尿蛋白 1.18 g，便常规及便潜血（−），红细胞沉降率（ESR）18 mm/h，C 反应蛋白（CRP）＜2.5 mg/L。肝功能：碱性磷酸酶（ALP）329.5 U/L，余正常，肾功能大致正常，血电解质：磷 0.3 mmol/L，钙 2.14 mmol/L，24 小时尿磷 16.1 mmol/d，凝血系列（−），甲状

旁腺激素 43.1 pg/ml，肝炎系列：HBsAg > 250.00 U/ml，HBeAb（+）HBcAb（+），乙肝病毒核酸检测结果低于检测水平下限。免疫球蛋白 IgA、IgG、IgM、C3、C4 正常，类风湿因子（RF）、抗核抗体（ANA）、抗角蛋白抗体（AKA）、抗 CCP 抗体、抗 ENAs、抗 α- 胞衬蛋白抗体、抗 Sp100 抗体、抗 gp210 抗体、AMA、AMA-M2 均（−）。HLA-B27（−）。腹部彩超示：肝脏大小、形态正常，被膜光整，实质回声增粗，门静脉主干内径正常，脾大，肋间厚 4.9 cm，长径 14.7 cm，实质回声均匀，脾静脉未见扩张。进一步行上、中消化道造影：慢性胃炎，胃底贲门区分叶状团块影，考虑胃底静脉曲张。骨髓涂片镜检：取材有油无粒，骨髓增生减低，粒系占有核细胞的 51%，红系占 21%，可见点彩、双核，淋巴细胞占 19%，巨核细胞缺如。胸腰椎正侧位片示：椎体退行性变，未见压缩性骨折。骨密度：骨盆平均 T 值为 −2.62，下肢平均 T 值为 −2.8。胸腰椎正侧位片示：椎体退行性变，未见压缩性骨折。全身骨扫描（图 10-4-3）示：双侧多根肋骨骨质代谢增高，部分伴骨皮质不连续，双侧肘、腕、膝、踝可见显像剂浓聚影，考虑为代谢性骨病，右侧股骨头骨质代谢增高伴骨质密度增高。

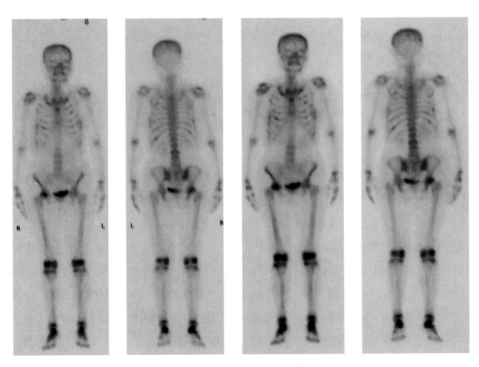

图 10-4-3　全身骨扫描

注：双侧多根肋骨骨质代谢增高，部分伴骨皮质不连续，双侧肘、腕、膝、踝可见显像剂浓聚影，考虑为代谢性骨病，右侧股骨头骨质代谢增高伴骨质密度增高，建议行 MRI 以除外早期股骨头坏死或骨转移、骨质疏松，双肾显影淡，建议行肾动态显像明确肾功能

诊断

阿德福韦酯相关低磷软骨病。

治疗及转归

停用阿德福韦酯，调整抗病毒治疗，并积极补磷、补钙、补充双膦酸盐纠正骨质疏松。后患者全身多部位疼痛渐好转出院，院外继续治疗，3 个月后复诊时可正常行走。

病例分析

患者中年女性，慢性病程，主要症状为全身多部位疼痛，疼痛范围不局限于关节部位，不伴关节肿胀、晨僵，与活动、休息无明显关系，疼痛程度剧烈，不能自行翻身、站立及行走，下肢抬起困难。既往慢性乙型肝炎病史 20 年，某医院感染科随诊，口服阿德福韦酯治疗，近期查乙肝病毒不复制。患者无炎性腰背痛，炎性指标正常，自身抗体阴性，外院的骶髂关节 CT 未见骨质破坏，不考虑脊柱关节病。肿瘤、代谢性疾病、骨质疏松症等均可引起全身疼痛，入院查尿蛋白、尿潜血阳性，肾功能正常，低血磷、低血钙，甲状旁腺激素正常，24 小时尿磷增加，骨密度检测提示存在骨质疏松，进一步行全身骨扫描，双侧多根肋骨骨质代谢增高，部分伴骨皮质不连续，双侧肘、腕、膝、踝可见显像剂浓聚影，考虑为代谢性骨病，右侧股骨头骨质代谢增高伴骨质密度增高。结合以上症状体征及检查，诊断为低磷软骨病。

该病是由于低磷血症和活性维生素 D 生成不足造成的以骨骼矿化不良、骨软化或佝偻病为主要特征的一组疾病。常见病因包括遗传性疾病（X 连锁低磷性软骨病、常染色体显性遗传性低磷性软骨病）、药物因素（丙戊酸钠、阿德福韦、雷尼替丁等）、系统性疾病（淀粉样变性、干燥综合征等）、肿瘤等。长期肾磷的丢失是引起低磷骨软化症的主要原因。表现为广泛骨痛、肌无力、步态异常，可出现身高变矮，骨密度明显降低，血磷降低、尿磷增加、血钙正常或偏低，血碱性磷酸酶升高，影像学检查示骨小梁模糊、骨盆及椎体变形，多处自发骨折。患者为中年期发病，且口服阿德福韦酯 3 年，考虑与其有关。

该病易合并肿瘤，为肿瘤相关性低血磷性骨软化症（TIO），常见肿瘤的类型大部分来自间叶组织，以血管瘤或血管内皮瘤多见，占 50% 以上；其次是纤维瘤或纤维肉瘤，多为良性，体积小，生长隐蔽而缓慢，只有 10% 左右为恶性。成人发病的低血磷骨软化症需要考虑 TIO，生长抑素显像是诊断 TIO 的关键。未发现肿瘤的患者需密切随访。结合该患者情况，肿瘤标志物（－），胸片、腹部彩超、妇科彩超（外院）、骨髓细胞学检查、全身骨扫描，尚未找到肿瘤证据。建议长期门诊随访。

患者尿蛋白、尿潜血阳性，低磷、低钙、低钾血症，肾功能正常，考虑范科尼综合征可能。该病为多种病因所致的多发性近端肾小管重吸收功能障碍临床综合征。因肾近曲小管重吸收障碍，尿中丢失大量物质（葡萄糖、氨基酸、磷酸盐、重碳酸盐等），导致酸中毒、电解质紊乱（低血钾、低血钠、低血磷）。范科尼综合征的常见病因有铬、铅等重金属中毒，顺铂、氨基糖苷类抗生素、丙戊酸钠、阿德福韦、雷尼替丁、马兜铃酸、赖氨酸、延胡索酸等药物中毒，多发性骨髓瘤、轻链型淀粉样变性等异常蛋白血症，干燥综合征，局灶节段肾小球硬化、膜性肾病、间质性肾炎等自身免疫病。结合患者 30 年慢性乙肝及口服阿德福韦酯的病史，考虑阿德福韦酯是造成肾损害的主要原因，主要治疗方法为停药，并予补磷、纠正骨质疏松治疗，动态监测血肌酐、电解质、肝功能、乙肝病毒复制。

启示与思考

我们在临床工作中遇到多部位疼痛患者，应开阔思路，不拘泥于常见的类风湿关节炎及脊柱关节病等疾病，重视药物的不良反应。尤其是阿德福韦酯引起的低磷软骨病，在以后的工作中应引起足够的重视。

参考文献

[1] 郑法雷. 范可尼综合征的临床特点与生化异常. 中华内科杂志，2000，39（11）：735-737.

[2] 汤智慧. 5 例阿德福韦酯致肾小管损害继发低磷软骨症的药学监护. 中国药学杂志，2015，50（8）：727-730.

[3] 孟俊华，冀红美，方翠，等. 低磷软骨病的临床观察. 军医进修学院学报，2012，33（10）：1089.

（四）误诊为强直性脊柱炎的肠切除术后低磷软骨病

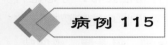

患者男性，37 岁，主因"间断腰背痛伴多关节肿痛 7 年余，加重 1 年"入院。2008 年患者无诱因出现腰背部疼痛、僵硬，疼痛明显，活动后可加重，影响行走及日常生活，疼痛严重时翻身困难，伴双下肢疼痛，右下肢明显，无夜间痛。渐出现双髋关节痛，伴有乏力不适，走路不稳。近 1 年腰背痛逐渐加重，并出现双踝关节肿痛，就诊于当地某医院，查 HLA-B27（−），骶髂关节 CT 示：双侧骶髂关节面密度增高，未见明显骨质破坏，关节间隙存在，诊断为强直性脊柱炎（AS），给予甲泼尼龙 165 mg/d×3 d 静脉滴注、美洛昔康 15 mg/d，柳氮磺吡啶肠溶片 0.5 g tid（3 天后改为 1.0 g bid）、甲氨蝶呤 7.5 mg/w 口服等治疗，效果欠佳出院。院外未规律服药及随诊。近 7 年上述症状反复出现，此次因症状加重 1 年就诊于我科。病程中无足跟痛，无眼炎，无皮疹，无口腔、生殖器溃疡，无尿频、尿急、尿痛等。既往于 1997 年前因车祸致肠破裂，行小肠切除手术治疗。术后至今有食欲下降，间断腹痛，腹泻，有黄色不成形便，3 ~ 4 次 / 日，无脓血便。体格检查：脊柱生理弯曲存在，前屈、后仰、侧弯三向活动正常。双侧直腿抬高试验及加强试验（−），枕墙距 0 cm，Schober 试验（−），右侧"4"字试验（+），双侧髋关节内旋、外旋，外展活动受限，双踝关节肿胀、压痛（+），余外周关节无肿痛。四肢肌力及肌张力正常。

诊治经过

患者入院诊断：腰背痛原因待查，脊柱关节病？入院完善相关检查：血、尿、便常规大致正常；红细胞沉降率（ESR）8 mm/h；C 反应蛋白（CRP）< 2.5 mg/L；血生化：碱性磷酸酶（ALP）254.5 U/L，γ-谷氨酰转肽酶（γ-GT）84.9 U/L，白蛋白（ALB）29.8 g/L，肾功能正常、无机磷 0.37 mmol/L，镁 0.73 mmol/L、总钙 1.92 mmol/L；甲状腺功能正常；骨钙素（OC）测定 17.8 ng/ml，甲状旁腺素 16.7 pg/ml，血清降钙素测定 9.7 pg/ml，25-羟基维生素 D 20.6 ng/ml，24 小时尿电解质测定：尿量 1.8 L、尿钙 13.03 mmol、尿磷 0.05 mmol。肿瘤标志物：癌胚抗原（CEA）6.1 ng/ml，余均正常；类风湿因子（RF）2.11 U/ml；HLA-B27（−）；结核抗体、乙型肝炎病毒（HBV）、丙型肝炎病毒（HCV）、人类免疫缺陷

病毒（HIV）、抗核抗体（ANA）、抗 ENAs、ANCA 均（—），腰椎及踝关节 X 线：未见明显异常。骶髂关节磁共振成像（MRI）：双侧骶髂关节面骨质破坏、脂肪沉积，双侧骶髂关节髂骨面轻度骨髓水肿，双侧臀大肌及臀中肌轻度水肿。全身骨显像：全身骨骼显影异常清晰，双肾影淡，呈超级影像，考虑代谢性骨病改变，右侧股骨颈处骨质代谢增高，结合我院 MRI 考虑骨折所致；右侧胫骨下端骨质代谢增高；双侧肘关节、双侧腕关节、双手多个关节、双侧膝关节骨质代谢对称性增高。

病例分析

总结该患者病例特点：①青年男性，慢性病程；②腰背痛，活动后无减轻，无夜间痛，有双踝、双髋、双侧臀区痛；③右侧"4"字试验阳性，双髋屈曲、外旋、内收受限；④炎症指标正常；⑤ HLA-27 阴性；⑥骶髂关节 X 线、CT 均提示关节间隙存在；⑦激素、非甾体抗炎药、慢作用抗风湿药治疗无效。据 2009 年国际 AS 评估工作组推荐的中轴型脊柱关节病的分类标准，该患者虽然为青年男性，年龄 < 45 岁，有腰背痛及双侧臀区痛，但不具有典型的炎性腰背痛，HLA-B27 阴性，炎性指标正常且非甾体抗炎药疗效差，骶髂关节 CT 及 MRI 示关节间隙存在，而 AS 主要表现为骶髂关节本身及周围组织的炎症和破坏，因此不支持脊柱关节炎的诊断。该患者有间断腹痛、腹泻，但无黏液脓血便、消瘦、发热、乏力等临床表现，结合结肠镜检查，未见克罗恩病及溃疡性结肠炎等表现，可除外炎性肠病性关节炎可能。实验室检查发现，该患者血电解质示低血磷、低血钙，碱性磷酸酶升高，考虑低磷软骨病可能？低磷软骨病是由于低磷血症和活性维生素 D 生成不足造成的以骨骼矿化不良、骨软化或佝偻病为主要特征的一组疾病，多发生于幼年及中年人。其共同临床特点为低磷血症、低 1，25-$(OH)_2D_3$ 水平、骨骼矿化障碍，主要表现为广泛骨痛和肌无力活动受限，严重者可出现骨密度明显降低，骨小梁模糊，骨盆及椎体变形，多处自发骨折。辅助检查示低血磷、血碱性磷酸酶高、骨质密度减低。骶髂关节影像学显示病变部位主要为骶骨和髂骨的骨质部位，并不累及关节间隙。另外，有研究表明，假骨折是低磷软骨病最具诊断意义的影像学特征，在骨显像上表现为局灶性点状放射性浓集区，通常累及肋骨或四肢长骨的承重部位，全身骨显像可显示假骨折的部位和受损范围。表现为横越骨皮质的透明线，其边缘密度略高，常呈对称且多发。多见于肩胛骨、肋骨、坐骨、耻骨等。进一步完善全身骨显像示：全身骨骼显影异常清晰，双肾影淡，呈超级影像；右侧股骨颈骨折；全身多处关节骨质代谢对称性增高。结合患者腰骶部疼痛且进行性加重，实验室检查示低磷血症，血钙减低，碱性磷酸酶升高，

骶髂关节 CT 示双侧骶髂关节面硬化，关节间隙存在，诊断低磷软骨病明确。

　　检索相关文献发现，导致低磷软骨病的病因有：①遗传性疾病：X 连锁低磷性软骨病、常染色体显性遗传性低磷性软骨病；②低磷膳食；③药物因素：阿德福韦酯；④系统性疾病：淀粉样变性、干燥综合征等；⑤肿瘤相关低磷软化症。该患者无家族遗传史，饮食正常，可除外遗传及饮食因素所致的低磷软骨病；该患者甲状旁腺激素正常，无干燥综合征迹象且自身抗体阴性，血磷脂、尿 pH 正常，尿中无尿糖、氨基酸，可除外甲状旁腺功能亢进症、范科尼综合征及淀粉样变性所致的低磷软骨病；该患者无乙型病毒性肝炎及特殊用药史，相关检查未发现肿瘤，因此可除外药物及肿瘤所致的低磷软骨病。目前已知最常见的低磷血症的原因为磷自肾小管内漏出，该患者肾功能正常，尿磷未见升高，且日常饮食正常，因此可除外磷自肾排出增多及摄入过少导致的低磷血症。进一步分析发现，该患者 20 年前外伤后肠破裂，曾行肠道切除术，后间断腹泻近 20 年，平均每天 2 ~ 3 次，便不成形，因此慢性腹泻所致磷吸收减少可能性大，另肠道切除后会降低肠黏膜对 25- 羟基维生素 D 的吸收，且该患者血清 25- 羟基维生素 D 低于正常范围，因此可能进一步影响了肠道对磷的吸收。Malyshev 等报道了 210 例腹部手术患者术后全部出现低磷血症。有学者对 22 例外科手术后的患者进行分析后发现，有 20 例出现低磷血症。有学者对 60 例接受确定性手术的肠瘘患者进行分析后发现，有 35 例（58.3%）术后出现低磷血症。因此我们推断肠切除术是该患者低磷、活动受限、步行困难、卧床不起的主要原因。

　　由于低磷软骨病同强直性脊柱炎（AS）的临床表现相似，即突出的腰背部疼痛，容易被误诊，因此掌握低磷软骨病与强直性脊柱炎的鉴别点至关重要。强直性脊柱炎是一种炎性疾病，非甾体抗炎药（NSAIDs）治疗有效，活动期患者多有炎性指标及血小板升高，而反映骨代谢的血钾、钙、磷等离子及碱性磷酸酶（ALP）多正常，无动脉血气分析结果及尿 pH 的变化。而低磷软骨病是一种骨代谢性疾病，其炎性指标基本正常，突出表现为骨代谢指标异常，如明显的低磷血症及碱性磷酸酶（ALP）升高，同时可伴有血钾、血氯、血 pH 及尿 pH 改变。另外，两者在影像学上也存在相似病变，也是导致误诊的主要原因，低磷软骨病的骶髂关节影像学检查显示病变部位主要为骶骨和髂骨的骨质部位，而强直性脊柱炎主要表现为骶髂关节本身及周围组织的炎症和破坏。临床医生应进一步提高对该疾病的认识，通过详细询问病史、仔细查体，结合实验室以及影像学检查，提高确诊率并改善患者预后。

启示与思考

对临床上生化检查示低血磷并伴有骨痛、肌无力等症状的患者均应考虑本病。对于确诊的患者找到病因后，给予对症、对因等治疗，患者的病情可得到一定程度的改善。

参考文献

[1] 巴建明，桑艳红，陆菊明，等. 12例肿瘤性骨软化症的临床诊治及术后随访. 中华内分泌代谢杂志，2011，27（1）：19-23.

[2] 赵永强，田德增，金楠. 低磷骨软化症11例分析. 疑难病杂志，2014，12（1）：88-89+91.

[3] 任明委，伍茵，周波，等. 家族性低血磷性骨软化症一例. 中华内分泌外科杂志，2011，105（3）：215-216.

[4] 金京玉，孙飞，王刚，等. 误诊为脊柱关节炎的低磷软骨病26例临床分析. 中华内科杂志，2014，53（11）：847-851.

[5] 张喜东. 低磷血症在普外科患者术后发生和防治的临床研究. 中外医学研究，2013，10（1）：45-46.

[6] 李昊寒，赵日升，田维亮，等. 肠瘘患者确定性手术后低磷血症相关因素分析（附60例报告）. 中国实用外科杂志，2015，35（10）：1123-1124.

[7] 刘伟，兰由玉. 低血磷性骨软化症1例并文献复习. 检验医学与临床，2014，13（4）：573-574.

[8] 郑燕，朱小春，顾洁梅，等. 阿德福韦酯致低血磷性骨软化症12例临床分析. 中国实用内科杂志，2014，34（10）：1023-1025.

[9] 韩健，张莉芸，张改连，等. 误诊为强直性脊柱炎的肠切除术后低磷软骨病一例. 中国药物与临床，2017，17（10）：1535-1536.

[10] Reilly BM，Hart PD，Mascarell SS，et al. Clinical problem-solving question well put. N Engl J Med，2009，360（14）：1446-1451.

（五）迟发性脊椎骨骺发育不良

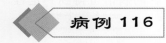

病例 116

　　患者男性，29岁，主因"间断右侧髋区疼痛2年余"于2012年9月9日入院。患者12岁前发育正常，12岁后较同龄人发育迟缓，于2010年初无诱因出现右侧髋区疼痛，逐渐加重，并出现活动受限。病程中无腰背痛、足跟痛，无腹痛、腹泻、尿频、尿急、眼部不适。父母非近亲结婚，母亲怀孕期间无患病或服药史。既往史无特殊。体格检查：身高153 cm，智力正常，划圈步态，短颈，肩峰高耸，桶状胸。短躯干畸形，腰椎前屈、后仰、侧弯均受限，右髋关节内旋受限，双侧"4"字试验阳性。

　　血、尿、便常规，红细胞沉降率，C反应蛋白，肝肾功能，电解质，凝血等均无异常。类风湿因子（RF）、抗角蛋白抗体（AKA）、抗核抗体（ANA）、抗CCP抗体、HLA-B27、抗ENAs、ANCA均为阴性。脊柱（图10-4-4）及双髋（图10-4-5）X线片及MRI示：脊柱椎体呈扁平状，椎体横径增大，两侧缘低平，中央部膨突；侧位，腰椎间隙变窄，椎体前部上下缘各呈凹陷状改变，镶嵌于椎体中后部上下缘"驼峰状"骨隆起中；双侧髋关节均可见斑片状高密度影，局部骨皮质塌陷，髋关节间隙变窄。骶髂关节CT（图10-4-6）示：双侧骶髂关节大致对称，关节面骨皮质结构连续完整，未见骨质破坏，双侧骶髂关节间隙清晰。

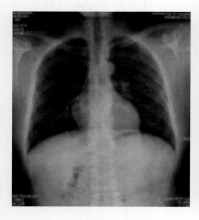
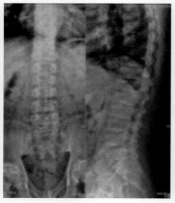
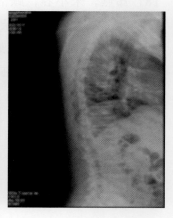

图10-4-4　脊柱X线片

注：脊柱椎体呈扁平状，椎体横径增大，两侧缘低平，中央部膨突；侧位，腰椎间隙变窄，椎体前部上下缘各呈凹陷状改变，镶嵌于椎体中后部上下缘"驼峰状"骨隆起中

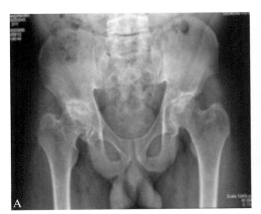
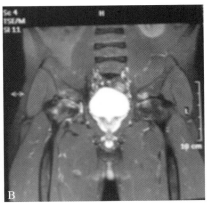

图 10-4-5　双髋 X 线片及 MRI

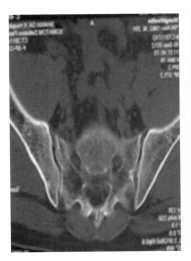
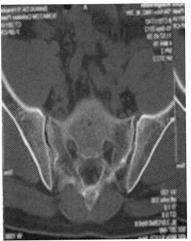

图 10-4-6　髋关节 CT

诊治经过

据患者病史、临床表现，结合化验及影像学检查诊断为迟发性骨骺发育不良。进一步对患者家系进行详细调查，绘制了家系图谱（图 10-4-7）。本家系 6 例患者，均为男性，分别为先证者外祖父、外祖父兄弟及堂弟，发育迟缓，为短躯干畸形。

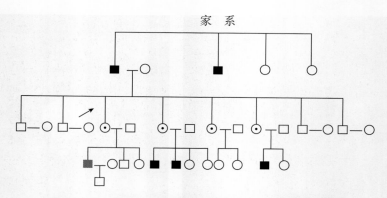

图 10-4-7　X- 连锁迟发性脊椎骨骺发育不良家族系谱图
注：○健康女性；□健康男性；◉女性携带者；■男性患者↗；▧先证者

病例分析

迟发性脊椎骨骺发育不良（spondyloepiphyseal dysplasia tarda，SEDT）是 X-染色体连锁隐性遗传性疾病。SEDT 的实际发病率尚未确定，Wynne-Davies 等估计英国人口 SEDT 的发病率为 1.7/100 万，通常儿童时期起病。主要表现为短躯干型侏儒和继发性大关节炎，临床极为少见。1999 年 Gedeon 等首次发现 SEDT 的致病基因为 *SEDL*。*SEDL* 基因突变造成蛋白质空间构象发生改变，影响蛋白的功能而造成软骨细胞外基质形成异常，软骨细胞发育迟缓。

通过 PubMed 英文检索及中国知网数据库中文检索，获得有关本病文献共 50 余篇，收集具有较详细临床资料的患者 33 例，其中个案报道 15 例，家系报道 18 例（包括 15 个家系）。进行临床表现、影像学特点及基因突变等方面分析总结。

目前为止已在 *SEDL* 基因上发现 48 种突变，15 个家系中，7 个家系通过基因诊断，存在 7 种变异，分别为 c.218c > T，e.127435 DelcATGCTGCT，c.370371 InsA，IVS4+1 > G.C，93+5G > A，1327bd，ATDe1241-242。SEDT 是 一 种 X 连锁遗传性疾病，总结的家系调查显示：患病者均为男性，女性均正常，后代为男性者均表现正常；若为女性，第三后代为男性者可能致病，推测第二代女性 100% 为携带者，其后代若为男孩，则有 50% 概率致病。

通过对文献进行统计显示，34 例 SEDT 患者均为男性，均无近亲结婚史，智力发育均无迟缓，79% 的患者有家族史，患者发病年龄为 3 ~ 14 岁，就诊时的平均年龄为 24.1 岁（6 ~ 44 岁），平均身高为 135.33 cm（49 ~ 173 cm），其中 1 例身高相对较高，该患者通过基因诊断。SEDT 患者最早 3 岁即可出现生长发育迟缓，最晚到 14 岁。但早期并没有得到及时诊断，确诊时间较长，平均达 22 年，就诊时多处于青少年，结合患者多有家族史，易误诊为幼年型特发性关节炎，应注意鉴别。

SEDT 的临床特点是不成比例的身材矮小、短躯干畸形和继发性骨关节炎，34 例患者均有身材矮小和短躯干畸形。脊柱受累为本病的突出表现，早期常无自觉症状，34 例患者中仅 26% 有腰背痛，但均有脊柱异常体征，包括脊柱侧弯、胸廓前突、胸腰段椎体向后成角畸形或短躯干畸形。继发性骨关节炎是本病的另一特点，多累及下肢大关节，我们的统计中占 78%，最早在 5 岁即可发生。以髋关节改变最早出现且严重（20/34），膝关节（10/34）次之。主要表现为步态蹒跚、行走困难。肘、踝、腕、肩关节次之，双手指间关节受累极其少见。

本病 X 线表现具有特异性，其主要改变在脊柱、骨盆和四肢大关节。

我们总结的患者中有 79%（27/34 例）的患者脊柱表现为椎间隙明显变窄，高度明显变扁，可伴有后突或侧弯畸形。胸、腰段椎体横径增宽，椎体中后部上下缘呈"驼峰状"隆起，前部低下，前后缘延长，使椎体呈"牛奶瓶"外观。正常椎体二次骨化中心在 8 ～ 13 岁出现，呈环状围绕椎体上下面的周缘部，前部骨骺较大。当椎间盘和椎体二次骨化中心发育不良时，椎体上面周边部低平及前部凹陷，而中央部偏后则相对隆起，形成本病的特异性表现，患者最早在 6 岁即可出现脊柱的特征性表现。另 3 例（8%）患者腰椎呈"楔形"改变。目前国内外尚无明确数据统计"楔形"变在 SEDT 发生比例及诊断方面的意义。

SEDT 患者骨盆常有"小骨盆"改变（14/22），骶骨耳部发育不全，与髂骨耳状关节面不相适应，髋臼外上缘发育不良，边缘不规整及硬化，髋关节可呈半脱位（3/22）。股骨头发育小而扁，严重者呈"新月"状，可有软骨下囊样改变。股骨颈短，颈干角变小导致髋内翻（7/22）、髋外翻（2122）畸形。髋关节较早出现关节间隙狭窄，关节面不规整、硬化及增生肥大。髋、膝、踝等大关节发育不良使关节面变平，且过早出现退行性骨关节炎改变。SEDL 无生化代谢异常，诊断主要以典型临床表现和放射学改变为依据。34 例患者中 15 例通过临床和放射学检查明确诊断。但当临床表现不典型，尤其以腰背痛和关节症状为主要表现时，极易被误诊为幼年型特发性关节炎中的与附着点炎症相关的关节炎，仔细询问病史，后者为炎性腰背痛，以骶髂关节出现放射学改变为特征，可有炎性指标升高，HLA-B27 阳性有助于鉴别。

启示与思考

通过家系基因检测诊断本病，不仅可以确诊现患者，估计预后，还可诊断症状前患者，预测再发风险并提供产前诊断。因此，临床诊断时应将临床表现、放射学改变及家系调查有机地结合在一起。因家系基因检测操作步骤烦琐、工作量较大并且价格昂贵，使临床应用受到很大限制。目前本病缺乏特异性治疗，仅限于对症治疗，包括合理地使用止痛药及物理疗法，积极预防和控制骨质疏松。疾病晚期，对于保守治疗无效且髋、膝关节严重受累的患者，进行骨切除和关节成形、置换术等可以在一定程度上改善患者的生活质量。

参考文献

[1] 王莉，姚丰，廖世秀，等. X-连锁迟发性脊髓骨骺发育不良家系的基因诊断. 中华检验医学杂志，2010，33（6）：527-530.

[2] 孙静，夏维波，李梅，等. 迟发性脊柱骨骺发育不良的临床诊断及 SEDL 基因突变分析. 中华骨质疏松和骨矿盐疾病杂志，2012，5（1）：7-11.

[3] 黄玲莉，李汶，卢光琇. 迟发性脊柱骨髓发育不良家系基因诊断及遗传学发病机制分析. 中国现代医学杂志，2011，21（36）：4578-4583.

[4] 夏欣一，周鑫. SEDL 基因突变与连锁迟发性脊柱骨髓发育不良研究进展. 中国优生与遗传杂志，2010，18（4）：8-10.

[5] 王泉丽，张改连，张莉芸，等. 迟发性脊柱骨骺发育不良 1 例报告及家系分析并文献复习. 中国实用内科杂志，2013，33（12）：990-992.

[6] Yang F, Xu HQ, Li CL, et al. Incidental finding of Tc99 mMDP bone scintigraphy in a case of xlinked spondyloepiphyseal dysplasia tarda. Clin Nucl Med, 2012, 37（2）：193-195.

[7] Yoleri O, Oz B, Olmez N, et al. Spondyloepiphyseal dysplasia tardawith progressive arthropathy complicated with paraplegia. Amjphvs Med rehabil, 2011, 90（6）：490-494.

[8] Ryu H, Park J, Chae H. X-inked Spondyloepiphyseal dysplasiatarda: Identification of a TRAPPC2 Mutation in a korean pedigree. Ann Lab Med, 2012, 32（1）：234-237.

[9] Ryu H, Park J, Chae H, et al. Xlinked spondyloepiphyseal dysplasia tarda: identification of a TRAPPC2 mutation in a korean pedie. Ann Lab Med, 2012, 32（3）：234-23.

（六）迟发型脊椎骨骺发育不良伴进行性骨关节病

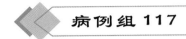

病例组 117

例1

患者女性，12岁，9岁时无诱因出现双下肢内八字行走，补钙治疗后效果差，久站或劳累后双下肢酸困疼痛，渐出现步态蹒跚，行走困难，父母非近亲结婚，母亲怀孕期间无患病或服药史。查体：智力正常，蹒跚步态，身高（140 cm）较正常同龄人矮，头颅面部无异常，双膝呈"O"形畸形，轻度鸡胸，肝肋下 2 ~ 2.5 cm。实验室检查：血、尿常规正常，红细胞沉降率、C 反应蛋白均正常，肝功能：碱性磷酸酶（ALP）532 U/L，余正常，肾功能正常，电解质钙、磷、镁正常，类风湿因子、抗核周因子、抗角蛋白抗体、抗核抗体、抗 ENA 多肽谱、人类白细胞相关抗原、抗 CCP 抗体均为阴性。胸腰椎（图 10-4-8）及骨盆（10-4-9）X 线片示：普遍椎体变扁，以下胸椎和腰椎最为明显，其椎体中后部上下缘呈"驼峰状"圆隆，部分椎体外形呈"子弹头"样；骶骨耳部发育不良，骶髂关节间隙稍宽，髋臼外上缘发育不良，关节面见不规则硬化，股骨头关节面不规则，可见硬化及软骨下囊变，左髋关节半脱位。腰椎 MRI 示：各椎体及椎间盘形态异常，椎体上下角不整齐（图 10-4-10）。髋关节 MRI（图 10-4-11）示：双侧股骨头变扁、碎裂信

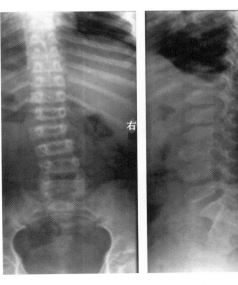

图 10-4-8　胸腰椎正侧位片

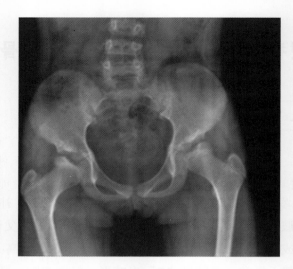

图 10-4-9　骨盆平片

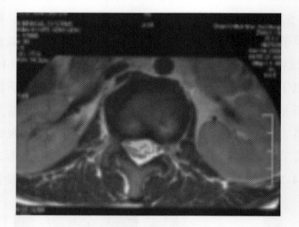

图 10-4-10　腰椎 MRI

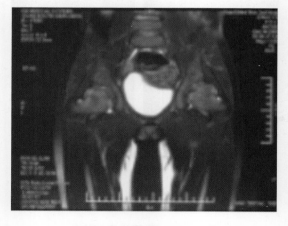

图 10-4-11　髋关节 MRI

号异常，双侧股骨颈局部信号异常，髋关节面不光整，髋臼变平，关节间隙变窄。全身骨扫描：右髋关节骨代谢轻度增高。

例 2

患者女性，8 岁，体重 21 kg，身高 120 cm，7 岁时轻度扭伤后出现双下肢疼痛、乏力，走路时间稍长时自觉腰部、双髋酸困疼痛，就诊于骨科。查体：左下肢长于右下肢 2 cm，右足内翻，给予"髋关节内翻矫正术"后效果不佳，渐出现双手近端指间关节肿痛，不伴有晨僵，关节不能完全伸直。父母非近亲结婚，母亲怀孕期间无患病或服药史。查体：头颅正常，头面部无异常。实验室检查：血、尿常规正常，红细胞沉降率、C 反应蛋白正常，类风湿因子、抗核周因子、抗角蛋白抗体、抗核抗体、抗 CCP 抗体、抗 ENAs、人类白细胞相关抗原（HLA-B27）均为阴性，X 线表现：脊柱和四肢骨普遍骨质疏松，骨化延迟，骨发育不良，尤以双手关节为著，椎体普遍变扁且终板不规则，上下缘中部呈"驼峰样"隆起，髋臼发育不好，骶髂关节间隙模糊，骨质轻度疏松（图 10-4-12、图 10-4-13）。

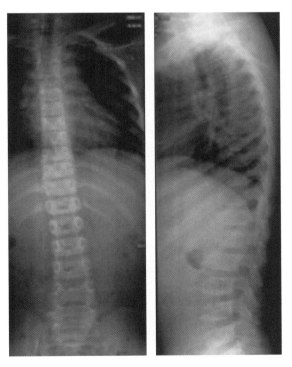

图 10-4-12　胸腰椎正侧位片

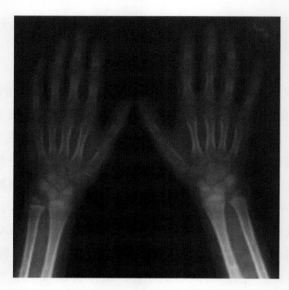

图 10-4-13　双手正位片

病例分析

脊椎骨骺发育不良（spondylo-epiphyseal dysplasia，SED）是一组选择性累及脊柱和长管状骨骨骺的染色体遗传性发育障碍性疾病。SED 发病率较低，每100 万中有 1～4 人发病，是一种较少见的骨发育不良，SED 根据发病时间分为先天型和晚发型，先天型 SED 为常染色体显性遗传疾病，患儿出生后即见异常；晚发型 SED 患儿通常在 5 岁以后出现症状，其遗传方式包括 X 染色体隐性遗传（仅男性发病或常染色体显性及隐性遗传（男女均可发病）。迟发型脊椎骨骺发育不良伴进行性骨关节病（spondyloepiphyseal dysplasia tarda with progressive arthropathy，SEDT-PA）又称儿童进行性假类风湿性关节病（arthropathy progressive pseudorheumatoid of childhood，APPRC）或进行性假类风湿性骨发育不良（progressive pseudorheumatoid dysplasia，PPD），于 1982 年首先由 Wvnnedavies 等报道，此病属于 SED 中的一种，一般认为 SEDT-PA 是一种常染色体隐性遗传性疾病，临床上罕见，目前尚无明确的患病率调查，估计在英联邦国家的发病率约为 1/1 000 000，主要病变为持续性软骨丢失和骨破坏，临床特点表现为发病年龄常在 5～12 岁，男女发病率相同，短躯干侏儒，四肢关节对称进行性肿痛、挛缩、屈曲、畸形等，发病时症状多为近端指间关节肿痛以及因膝和髋关节受累而出现的步态蹒跚，行走困难，病程中最常受累的外周关节依次是近端指间、髋、肘、膝、腕、肩、踝、足趾等关节，上述症状酷似幼年型特发性关节炎的表现，临床上易被误诊。因此，其与幼年型特发性关节炎的鉴别至关重要，SEDT-PA 各项实验室检查包括红细胞沉降率、C 反应蛋白、类风湿因子、抗核抗体、电解质（血钙、磷）、免疫球蛋白等均无异常，且此病的另一突出表现为脊柱受累，虽早期常无自觉症状，但根据 2006 年邓小虎等对收集的 51 例 SEDT-PA 患者进行影像学特点的分析总结，年龄大于 15 岁者出现脊柱异常的体征包括：脊柱侧弯、腰椎前凸、胸椎后凸等畸形，较年龄小于 15 岁者程度重且多见，而幼年型特发性关节炎通常累及手、腕关节，以关节面侵蚀和软组织肿胀为特征，脊柱受累引起的扁平椎及椎间隙狭窄等影像学表现少见。上述表现均可作为与幼年型特发性关节炎的鉴别点。

　　本病最有诊断意义的检查是影像学检查。典型的 X 线表现为：椎体普遍变扁且椎体终板不规则，椎及腰椎椎体上下缘中部"驼峰样"隆起，前部低凹，椎间隙变窄；四肢关节粗大，骨骺增大，关节间隙变窄，关节呈退行性改变，关节周围骨质疏松，股骨头骨骺增大，关节面可有不规则囊变，可见有髋内翻等改变，甚至可见股骨头变平，关节间隙消失，骶髂关节和耻骨联合间隙增宽，髂骨基底部增宽，髋臼窝加深。但幼年型特发性关节炎与此不同的是，其不伴有滑膜炎等其他炎性改变及无侵蚀性破坏。治疗方面，目前本病缺乏特异性治疗，所能采用的仅为对症治疗，合理地使用止痛药、采用物理疗法以及长期预防控制骨质疏松、加强营养支持的治疗均对患者的康复非常重要。

启示与思考

　　SED 是一组选择性累及脊柱和长管状骨骨骺的染色体遗传性发育障碍性疾病，需要与幼年型特发性关节炎相鉴别。应仔细查体，询问病史及家族史，避免由于误诊而导致不恰当的免抑制剂使用。

参考文献

[1] 邓小虎，黄峰，张江林，等．进行性假性类风湿发育不良症的临床分析．解放军医学杂志，2006，31（4）：351-353.

[2] 王琦，林红雨．晚发型脊柱骨骺发育不良伴进行性关节病 2 例报告．实用放射学杂志，2000，16（8）：489-492.

[3] 张利霞，张莉芸，段锐峰．晚发型脊柱骨骺发育不良伴进行性骨关节病 2 例并文献复习．实用骨科杂志，2009，15（10）：795-797.

[4] Arslanog LS，Murat H，Ferah G．Spondy loepiphy seadysplas ia tarda with

progressive arthropathy an important form of osteodysplasia in the differential dagnosis of juv enile rheumatoid arthitis．Pesiatrint，2000，42（5）：562-563.

[5] Kocyigit H，Arkun R，Ozkinay F，et al．Sponyloepiphy seal dy spla sia tar da with progress ive arthropathv．Clin Rheu matol，2000，19（3）：238-241.

（七）地方性氟骨症

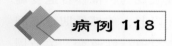

病例 118

　　患者女性，67 岁，主因"腰背痛 40 年，后凸畸形 30 年，加重 7 年"于 2013 年 3 月 16 日入院。40 年前，患者无明显诱因出现腰背痛，与活动无明显关系，不伴外周关节肿痛，无双下肢放射痛，间断口服"止痛药（具体不详）"，症状时轻时重。30 年前，患者逐渐出现腰背后凸畸形，未正规诊治。7 年前因摔倒背部着地后腰背痛症状加重，晨起及夜间为著，伴翻身困难、晨僵，持续时间约 3 小时，休息后加重，活动后减轻，就诊于多家医院，诊断强直性脊柱炎，间断先后给予非甾体抗炎药、柳氮磺吡啶、来氟米特、抗肿瘤坏死因子受体抗体融合蛋白治疗，疗效欠佳，为求进一步诊治入住我科。病程中有双膝关节痛，以负重时明显，无双侧大腿根痛、足跟痛，无鳞屑样皮疹、双眼发红，无发热、咳嗽、咳痰、腹痛、腹泻、尿频、尿急、尿痛等症状。查体：脊柱生理弯曲消失，腰背后凸畸形，三向活动明显受限，胸椎及腰椎各棘突压痛（+），双侧"4"字试验（+），枕墙距 11 cm，弯腰指地距 6 cm，Schober 试验 1 cm，胸廓扩张度 2 cm，外周关节无肿胀，压痛（−）。

辅助检查

　　血、尿、便常规、红细胞沉降率（ESR）、C 反应蛋白（CRP）、肝、肾功能、碱性磷酸酶、钙、磷、肿瘤标志物正常；肝炎系列、人免疫缺陷病毒抗体、梅毒螺旋体抗原血清试验、结核抗体均（−）；HLA-B27、类风湿因子（RF）、抗核抗体（ANA）、抗角蛋白抗体（AKA）、抗 CCP 抗体、抗 ENAs 均（−）。胸部 CT、腹部彩超：未见明显异常。骨盆正位片（图 10-4-14）：双侧骶髂关节面硬化，关节间隙消失，双髋关节边缘骨质增生，关节间隙尚可。胸、腰椎正侧位（图 10-4-

15）：椎体"竹节样"变，椎间隙狭窄，密度增高。骶髂关节 CT（图 10-4-16）：双侧骶髂关节间隙消失，髂骨及骶骨骨质密度高低不均匀。髋关节 CT（图 10-4-17）：髋臼及股骨头骨质密度高低不均匀。腰椎及右髋骨密度：骨质疏松，右髋以三角区为著，T 值 −4.50，腰椎以 L$_1$ 为著，T 值 −2.48。

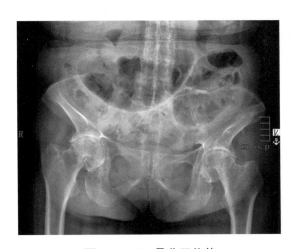

图 10-4-14　骨盆正位片

注：侧骶髂关节面硬化，关节间隙消失，双髋关节边缘骨质增生，关节间隙尚可

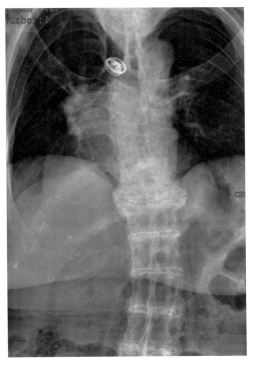

图 10-4-15　胸、腰椎正侧位

注：椎体"竹节样"变，椎间隙狭窄，密度增高

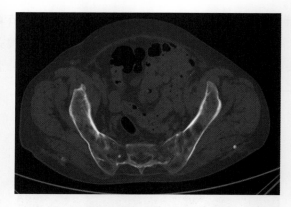

图 10-4-16 骶髂关节 CT

注：双侧骶髂关节间隙消失，髂骨及骶骨骨质密度高低不均

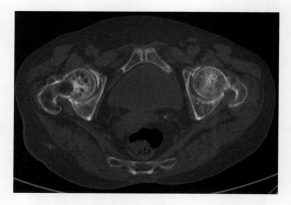

图 10-4-17 髋关节 CT

注：髋臼及股骨头骨质密度高低不均

入院诊断

强直性脊柱炎。

诊治经过

入院初步诊断强直性脊柱炎，但仔细阅片，可见胸腰椎 X 线除脊柱"竹节样"变外，椎体上下缘密度均明显增高；骶髂关节 CT、髋关节 CT 可见椎体、骶骨、髂骨、髋臼、股骨头骨质密度呈现增高与减低交替，骶髂关节间隙部分融合，但尚未融合处关节面光整无破坏，该现象用强直性脊柱炎无法解释，故再次追问病史，患者居住于山西省运城市临猗县，为高氟地区，既往患氟斑牙，同地区与患者具有相似症状（腰背痛、腰背后凸畸形）的有 10 余人，并且 20 余年前运城市中心医院曾于当地普查，认为该地区人群患有地方性氟骨症。故结合流行病学、

临床表现及影像学资料，修正诊断为地方性氟骨症，予洛索洛芬钠、维D钙咀嚼片及骨化三醇口服，伊班膦酸钠静脉滴注，鲑降钙素喷鼻，建议患者食用清洁水，随访至今，症状明显减轻。

出院诊断

地方性氟骨症。

病例分析

腰背痛患者在临床上经常见到，诊治过程中我们通常考虑以下几方面病因。

1. 炎性腰背痛　强直性脊柱炎好发于青壮年男性，是一种慢性炎症性疾病，主要侵犯骶髂关节、脊柱骨突、脊柱旁软组织及外周关节，严重者可发生脊柱畸形和强直，其腰背痛特点为炎性腰背痛，即休息后加重，活动后减轻。HLA-B27（+）。影像学检查可见骶髂关节"虫噬样"破坏，关节间隙变窄融合，脊柱"竹节样"变。该患者有炎性腰背痛，骶髂关节间隙变窄融合，脊柱"竹节样"变，但骶髂关节未融合处关节面并无明显破坏，且影像学提示多处骨质呈现密度增高与减低交替存在，不符合强直性脊柱炎特点。

2. 机械性腰背痛　如椎间盘突出症，是引起腰背痛的常见原因之一。该病多为急性发病，只限于腰部疼痛，活动后加重，休息后缓解，站立时常有侧曲。在脊柱骨突有1～2个触痛扳机点，所有实验室检查均正常，可通过CT、MRI或椎管造影检查确诊。该患者有腰背痛，但为休息后加重，活动后缓解，不符合该病腰背痛特点，且腰椎X线不支持该病。

3. 感染、肿瘤、代谢性疾病　该患者无发热、无呼吸、消化、泌尿系统感染症状，结核抗体、肝炎系列、人免疫缺陷病毒抗体、梅毒螺旋体抗原血清试验结果均（－）；肿瘤标志物正常，胸部CT、腹部彩超未见肿瘤迹象；故感染及肿瘤暂不考虑。

代谢性疾病方面，患者碱性磷酸酶、钙磷均正常，但影像学提示多处骨质呈现密度增高与减低交替存在，既有骨质硬化，也有骨质疏松，故代谢性疾病不能除外。通过追问病史，得知患者居住于高氟地区，当地人群曾被诊断患有地方性氟骨症。故该患者最后根据其流行病学特点、症状、体征，结合影像学，诊断为地方性氟骨症，经饮用清洁水、抗感染止痛、积极补钙等治疗，症状明显缓解。

地方性氟骨症是一种因摄入含有过量氟化物的水或食物后而引起的一种代谢性骨病，在我国山东、山西、河北、内蒙古自治区、黑龙江、吉林、辽宁、宁夏、陕西、天津、北京等多地均有流行。其发病机制为氟作用于骨骼的磷灰石，取代其羟基，影响骨代谢，出现骨质疏松，骨质硬化，或两者混合，使骨骼疼痛、骨折、变形。另外，氟在血浆中与钙、镁离子结合，使血中的钙、镁离子浓度下降，出现手足搐搦、肌肉痉挛、肌肉疼痛等症状。主要临床表现为腰背部关节疼痛，关节僵直，骨骼变形以及神经根、脊髓受压迫的症状和体征，病情严重时脊柱关节固定、脊柱侧弯、佝偻、驼背或四肢僵直，以致生活难以自理。其诊断主要依据 X 线检查结果，按骨密度和结构的改变分为 3 型：①硬化型：a．骨密度增高，骨小梁增粗，融合骨皮质增厚，髓腔变窄或消失；b．骨间膜及周围韧带骨化；②疏松型：a．骨密度减低，骨小梁稀疏，骨质有不同程度的吸收脱钙或造成骨骼变形；b．骨间膜或骨周韧带骨化；③混合型：兼有以上 2 种特点或松质骨呈网状或囊状结构，皮质骨结构松散，单位面积内骨小梁数目明显减少。实验室检查：①尿氟测定：反映近期氟摄入情况，正常值 < 1 mg/24 h；②粪氟测定：增高表示氟从消化道进入增多；③血氟测定：对诊断有关键性意义；④环境、指甲和毛发氟测定：均有诊断意义。治疗主要为去除病因，脱离高氟环境，给予抗感染、止痛、补充钙剂及维生素 D 治疗，给予氢氧化铝或氟康宁等减少氟的吸收；手术主要用于矫正骨骼畸形、解除神经压迫等。

在临床上，当地方性氟骨症患者出现腰背痛、腰背后凸畸形、脊柱"竹节样"变后，极易被误诊为强直性脊柱炎，这就要求临床医生进行仔细的鉴别诊断。两者的鉴别要点为：强直性脊柱炎患者好发年龄为 20 ～ 30 岁，男女比例为（2 ～ 3）：1，主要侵犯骶髂关节和脊柱，有 90% 的患者 HLA-B27 阳性，影像学可见骶髂关节"虫噬样"破坏，新骨形成导致骨性强直，脊柱"竹节样"变。而地方性氟骨症患者有流行病学特点，性别无显著差异，主要表现为颈、腰、四肢大关节疼痛和运动障碍，影像学表现为骨密度异常，骨周软组织骨化，进而形成纤维性强直。

启示与思考

腰背痛患者在临床上经常见到，诊治过程中除考虑一些常见的原因（如炎性腰背痛、机械性腰背痛、感染、肿瘤）外，尚需注意地方病的可能；本例患者有腰背痛、腰背后凸畸形，脊柱"竹节样"改变，极易误诊为强直性脊柱炎，在临床工作中需仔细询问病史，结合流行病学、临床表现、实验室检查及影像学结果做出正确诊断，避免误诊误治。

参考文献

[1] 中国人民共和国卫生部．中国卫生统计年鉴．北京：中国协和大学出版社，2012.

[2] 王丽娜，李建文．氟骨症脊柱竹节样改变 30 例临床误诊分析．中国医药导报，2007，1（31）：142.

[3] 马丹，郭乾育，侯睿宏，等．长期误诊为强直性脊柱炎的地方性氟骨病 1 例．中华风湿病学杂志，2017，21（2）：118-120.

[4] Kumar S，Kakar A，Gogia A．Skeletal fluorosis mimicking seronegative spondyloarthropathy：a deceptive presentation．Tropical doctor，2011，41（1）：247-248.

[5] Gupta R，Kumar AN，Bandhu S，et al．Skeletal fluorosis mimicking seronegative arthritis．Scand J Rheumatol，2007，36（2）：154-155.

（八）疑似强直性脊柱炎的继发性骨饥饿综合征

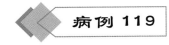

病例 119

　　患者女性，23 岁，主因"右髋区疼痛 3 年，腰背酸困 2 周"于 2016 年 12 月 26 日入院。2013 年 6 月患者跌倒摔伤后出现右髋部疼痛，伴行走活动受限，未予诊治，2013 年 8 月就诊于当地医院，骨盆 X 线示：右侧耻骨下肢体骨折，予口服促进骨质愈合的药物治疗，具体不详。2014 年 8 月因上述症状无明显改善，就诊于当地其他医院，骶髂关节 CT 示：骶髂关节面毛糙，髂骨面增生硬化性改变；髋关节 MRI 示双侧髋关节少量积液，予对症治疗，症状缓解，期间具体治疗不详。至 2015 年 7 月再次出现上述症状明显加重，无法行走，只能借助轮椅，就诊于北京市某医院，血红蛋白（Hb）77 g/L，尿素氮（BUN）24.67 mmol/L，血肌酐（Cr）557 μmol/L，血钙 1.2 mmol/L，无机磷 2.38 mmol/L，碱性磷酸酶（ALP）611 U/L，24 小时尿蛋白定量 1.43 g，血气分析：pH 7.311、二氧化碳分压（PCO_2）26.5 mmHg、氧分压（PO_2）120 mmHg、标准碳酸氢根（SB）15.1 mmol/L，甲状旁腺素（PTH）486.0 pg/ml，红细胞沉降率（ESR）54 mm/h，超敏 C 反应蛋白

（Hs-CRP）11.81 mg/L。诊断为慢性肾功能不全、肾性骨病、代谢性酸中毒、肾性贫血、继发性甲状旁腺功能亢进症，予口服保护肾等药物治疗（具体不详），患者好转后出院。院外查血肌酐（Cr）最高 700 μmol/L，无恶心、呕吐及双下肢水肿。2015 年 12 月就诊于郑州市某医院，行同种异体肾移植术，术后口服泼尼松 10 mg qd 渐减至 5 mg qd，他克莫司 3 mg bid 减至 1.5 mg bid，吗替麦考酚酯胶囊 0.5 g bid，以及补钙、补充维生素 D 治疗，复查肾功能、甲状旁腺素（PTH），在正常范围内。2016 年 12 月，患者出现腰背部酸困，不伴晨僵，无足跟痛、双眼发红，活动后加重，休息后可缓解。就诊于我科门诊，诊断腰背酸困原因待查：强直性脊柱炎？肾性骨病？收入院进一步诊治。病程中，无口干、眼干，无反复口腔溃疡、生殖器溃疡，无双手遇冷变色，无发热、咳嗽、咳痰，无腹痛、腹泻，无尿频、尿急、尿痛等不适。入院查体：慢性病容，心、肺、腹无阳性体征；脊柱生理弯曲存在，各椎体棘突及椎旁肌肉压痛阴性，前屈、后伸、侧弯活动受限，左侧"4"字试验阳性，骶髂关节压痛阴性，指地距 28 cm，Scober 试验 1.5 cm，双下肢直腿抬高试验及加强试验阴性，双髋关节内旋活动受限，余活动正常，关节无肿胀，压痛阴性。

辅助检查

电解质：无机磷 1.58 mmol/L、总钙 2.37 mmol/L，甲状腺功能：游离三碘甲状腺原氨酸（FT$_3$）3.34 pg/ml、游离甲状腺素（FT$_4$）0.92 ng/dl、血清促甲状腺素（TSH）0.90 μIU/ml，甲状旁腺素（PTH）70.9 pg/ml，25-羟基维生素 D 22.8 ng/ml，骨钙素（OC）19.7 ng/L，血清降钙素 2.0 pg/ml；皮质醇节律：8 时 14.55 μg/dl、16 时 3.25 μg/dl、24 时 1.08 μg/dl；24 小时尿量 3.8 L、24 小时尿钙 12.24 mmol、24 小时尿磷 37.81 mmol，血、尿常规、红细胞沉降率（ESR）、C 反应蛋白（CRP）、肝功能、肾功能、心肌酶、血糖、血脂、凝血系列大致正常，肝炎抗体、人类免疫缺陷病毒抗体、梅毒螺旋体特异性抗体阴性，免疫球蛋白、补体正常，自身抗体：类风湿因子（RF）、抗角蛋白抗体（AKA）、抗核抗体（ANA）、抗 CCP 抗体、抗 ENAs 抗体、抗 α-胞衬蛋白抗体、狼疮组合、ANCA 系列、HLA-B27 阴性。胸部 X 线：双肺纹理增多，胸、腰椎骨质密度增高。腹部彩超：双肾弥漫性改变，肾移植术后，右侧髂窝内移植肾未见明显异常。甲状腺彩超：甲状腺及甲状旁腺均未见异常。双手 X 线：双手第 1 掌骨、尺桡骨远段骨皮质增厚，髓腔变窄。腰椎 X 线：诸骨骨质疏松，腰椎椎体上、下角骨硬化，椎体呈方形，椎小关节间隙模糊，部分消失。骨盆 X 线：骨盆骨质密度增高，未见明显骨质增生、破坏及骨折征象，双侧骶髂关节及髋关节间隙尚可。骶髂关节 CT：髂骨面欠光滑、毛糙改变，可疑虫蚀样破坏，左侧髂骨面下小囊状低密度影；L$_5$ 左侧横突肥大与骶骨上缘形成假关节。骶髂关节 MRI：双侧骶髂关节髂骨面硬化、轻度骨髓水肿；肾移植术后改变。骨密度：（腰椎）T 值：+3.36；（双髋关节）T 值：+2.03。全身骨显像：全身骨骼显影异常清晰，考虑肾性骨病可能。

诊断

继发性骨饥饿综合征（hungry bone syndrome，HBS）。

治疗及转归

予激素、免疫抑制剂抗移植排斥、补钙、补充维生素 D、改善循环、促进骨盐代谢等治疗，后由于两次监测尿钙均偏高，患者骨密度增加，为防止肾结石等，暂停补钙治疗，症状好转后出院，院外给予口服醋酸泼尼松片 5 mg qd，他克莫司胶囊 1.5 mg bid，吗替麦考酚酯胶囊 0.5 g bid，骨化三醇软胶囊 0.25 μg qd，规律随诊，定期复查血常规、肝肾功能、骨代谢、监测他克莫司血药浓度正常，患者一般状况可，右髋区疼痛及腰背酸困好转，无再发。

病例分析

患者青年女性，病史 3 年，右髋痛、腰背部酸困，活动后加重，休息后可缓解，骶髂关节 CT 示：骶髂关节面毛糙，髂骨面增生硬化；髋关节 MRI 示：双侧髋关节少量积液，化验 HLA-B27 阴性，根据 1984 年修订的强直性脊柱炎（ankylosing spondylitis，AS）纽约标准和 2009 年国际 AS 评估小组（ASAS）炎性背痛专家推荐诊断中轴型脊柱关节炎（SpA）的分类标准，诊断 AS 依据不足。

结合患者病史、症状及辅助检查，病程大致可分为以下三个阶段：第一阶段，首发表现为病理性骨折；第二阶段，诊断慢性肾功能不全、肾性骨病、代谢性酸中毒、肾性贫血、继发性甲状旁腺功能亢进症明确；第三阶段，肾移植术后，复查肾功能、甲状旁腺素（PTH）正常，血磷偏高，尿钙增多，给予口服吗替麦考酚酯胶囊、他克莫司联合抗移植排斥反应以及补钙、补充维生素 D 治疗，后期出现多部位骨质密度增高，见于脊柱、骨盆、双手关节。患者表现为多发性骨质硬化，但无伴随佝偻病、纤维囊性骨盐及软骨质钙化等表现。那么，骨质增生是否与肾性骨病相关，其病理变化及发生机制是什么？

查阅肾性骨病相关文献得知，肾性骨病的骨软化较常见，而多处骨质硬化较少见，骨硬化多见于病程较长患者，在肾性骨病中的发病率 20% 左右，表现为骨小梁变粗、密度大，可相互融合，进而可见弥漫性骨密度增高，使骨的结构消失，骨硬化广泛存在，脊椎及颅底较为明显。请我院肾内科、血液科、内分泌科、放射科、CT室等多科室会诊后明确：结合患者既往肾功能不全，钙、磷及维生素D代谢障碍，肾移植前甲状旁腺素（PTH）高于600 pg/ml，肾移植术后甲状旁腺素（PTH）恢复正常，此次入院甲状旁腺素（PTH）降至70.9 pg/ml，诊断肾移植术后甲状旁腺素（PTH）急剧下降导致的继发性骨饥饿综合征（HBS）。

HBS主要出现在原发性、继发性和三发性所致的甲状旁腺素（PTH）突然减少，从而造成破骨细胞对骨质吸收过程的停止，而不影响成骨细胞的成骨过程，造成血清钙离子降低的病理生理学现象，换言之，即骨组织成骨活性增高或正常，而骨吸收被强烈抑制的一种病理状态，以骨脱钙、骨变形、病理性骨折、高血钙、肾结石等一系列病理活动过程为主要表现的疾病的总和。最早于1948年由Albright和Reifen-stein报道，常见于甲状旁腺功能亢进的甲状旁腺切除术后的患者，发生率为13%～30%。临床表现为：与低钙相关的神经肌肉激惹性增加，严重程度不等，严重时出现肢体抽搐，甚至心律失常。曾有1例儿童由于挑食导致长期经消化道摄入的钙和维生素D不足的报道，为保证血清钙浓度水平，该患儿的PTH升高，大量骨钙入血，骨骼内部虚空，骨钙不足，引起骨饥饿综合征。该患儿在肾移植术后，其PTH显著下降，且近1年一直口服钙、维生素D治疗，可能会导致骨质硬化。

启示与思考

HBS根据临床表现，血钙升高、血磷降低、血碱性磷酸酶升高，B超、X线及CT等辅助检查，临床诊断并不十分困难，但由于该病临床少见，国内外积累病例不过1000余例，临床上往往由于症状分散且多数按"风湿""骨病"等治疗，当出现了全身骨痛、肌无力、反复病理性骨折及肾结石时能被确诊。因此，其病程较长，多属中晚期。在临床工作中，当我们遇到腰背痛的患者，HLA-B27阴性，PTH异常，钙、磷及维生素D代谢障碍，有弥漫性的骨质疏松或骨折史，而后期出现多处骨密度增加，且以骨皮质成骨增强为著，应进一步追问病史，完善相关检查以明确是否为继发性骨饥饿综合征，以免误诊、漏诊。

参考文献

[1] 中华医学会风湿病学分会. 强直性脊柱炎诊断及治疗指南. 中华风湿病学杂志，2010，14（8）：557-559.

[2] 王伟军，王德，任转琴，等. 全身弥漫性骨质硬化性疾病的X线诊断及鉴别. 中华临床医师杂志，2013，7（10）：208-209.

[3] 卫春，许珂，张莉芸，等. 疑似强直性脊柱炎继发性骨饥饿综合征一例. 中

华风湿病学杂志，2017，21（12）：847-848.

[4] Ajmi S，Sfar R，Trimeche S，et al. Scintigraphic findings in hungry bone syndrome following parathyroidectomy. Rev Esp Med Nucl，2010，19（2）：81-83.

[5] Kelley SV，Jerardi KE. A 5-Year-Old Boy with refractory hypocalcemia. JAMA pediatr，2016，170（5）：509-510.

（九）误诊为脊柱关节炎的梅毒

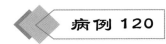

病例 120

　　患者女性，52 岁，主因"双下肢疼痛 5 年，双膝肿胀 3 个月，加重半月"入院。2013 年 7 月无明显诱因出现双下肢针刺样疼痛，呈游走性，夜间明显，与活动及休息无关，无肌痛、肌无力，无腰背痛、关节肿痛，自行口服中药（具体不详），上述症状间断发作，不影响日常生活，未予重视。2018 年 5 月，患者出现双膝关节肿痛，伴双髋关节交替性疼痛，无炎性腰背痛，无双侧腹股沟区痛，无足跟痛，无发热、皮疹，无脱发、光过敏，无口干、眼干，无双侧腮腺反复肿痛，有牙齿块状脱落，就诊于我省某医院风湿科门诊，红细胞沉降率（ESR）48 mm/h，C 反应蛋白（CRP）< 2.5 mg/L，抗核抗体（ANA）、抗角蛋白抗体（AKA）、抗 CCP 抗体、抗 ENAs、抗 ds-DNA、AHA、AnuA、ACL、抗 β_2-GP1 抗体、抗 α-胞衬蛋白抗体、HLA-B27 均（−），双膝关节超声：双膝关节积液，左膝关节滑膜炎，双膝关节骨赘形成，股骨髁软骨厚度变薄，诊断未分化脊柱关节病？予复方倍他米松注射液 1 ml 肌内注射 1 次，美洛昔康 15 mg/d、来氟米特 10 mg/d 口服治疗 1 个月，上述症状缓解不明显，加用雷公藤 20 mg bid 口服，环磷酰胺 400 mg 静脉滴注 1 次。近半个月左膝关节肿痛加重，红细胞沉降率（ESR）72 mm/h，C 反应蛋白（CRP）16.6 mg/L，为求进一步诊治入住我科。既往史：2018 年 5 月出现双眼肿胀、双眼结膜发红，伴视力减退，就诊于北京某眼科医院，诊断为病毒性角膜炎，予地塞米松 5 mg，球后注射（3 次）以及滴眼治疗（具体不详）后好转。查体：双侧面颊部充血样皮疹，压之可褪色，双眼视力减退，瞳孔对光反射迟钝，心肺腹未见明显异常，脊柱各椎体及椎旁肌肉压痛（−），腰椎三向活动正常，双

侧骶髂关节压痛（+），双侧"4"字试验（−），左膝关节肿胀，浮髌试验（+），无压痛，余外周关节无肿痛。

辅 助 检 查

血常规：白细胞计数（WBC）6.40×10^9/L，血红蛋白（Hb）133 g/L，血小板计数（PLT）312×10^9/L；尿常规：潜血（±），白细胞（+++），尿镜检红细胞 1～3/HP，白细胞满视野，鳞状上皮细胞满视野；红细胞沉降率（ESR）40 mm/h，C反应蛋白（CRP）4.32 mg/L；肝、肾功能、电解质、血脂、血糖、凝血、心肌酶、C3、C4及IgG、IgA、IgM大致正常，抗核抗体（ANA）（±）1：100（胞质颗粒型），类风湿因子（RF）、HLA-B27、抗CCP抗体、抗ENAs、抗ds-DNA抗体、ACL、AnuA、AHA、抗α-胞衬蛋白抗体均（−）；梅毒螺旋体抗体有反应，梅毒确诊试验：TPPA、RPR均（+），RPR滴度：1：128（高低度）；脑脊液TPPA、RPR均（+），RPR滴度：1：4。人免疫缺陷病毒抗体、肝炎抗体均阴性。眼科会诊查眼底未见明显异常。胸部正侧位片未见异常，双膝关节正侧位片：双膝关节骨质增生，骨赘形成；骨盆正位片未见异常；腹部超声未见异常。妇科超声：宫腔分离；腰椎 MRI：$L_{3\sim4}$椎间盘膨出；$L_4 \sim S_1$椎间盘突出伴椎间孔狭窄；$L_{2\sim3}$、$L_5 \sim S_1$椎体前缘附着点炎；$L_5 \sim S_1$椎体终板炎；唇腺活检：腺泡减少，间质纤维组织增生、脂肪细胞沉积及慢性炎细胞浸润，淋巴细胞数 < 50 个/灶。

诊 断

神经梅毒。

治 疗 及 转 归

梅毒试验有反应，梅毒确诊试验高滴度阳性，诊断梅毒明确，请皮肤性病科会诊，诊断二期梅毒（骨损害），口服甲泼尼龙 8 mg bid×3 天，多西环素 100 mg bid×1 个月治疗，予甲泼尼龙口服 3 天，多西环素口服 2 天后双下肢针刺样疼痛较前稍有缓解，仍有间断头晕，双侧瞳孔对光反射迟钝，考虑神经梅毒不除外，行头颅 MRI + DWI 未见异常；MRA：右侧大脑前动脉 A2 段局限性显影细，椎-基底动脉显影细，双侧胚胎型大脑后动脉，进一步行腰椎穿刺，测颅压 160 mmH$_2$O，加压测颅压 170 mmH$_2$O，脑脊液检查：脑脊液颜色无色，脑脊液透明度清晰，脑脊液白细胞计数（WBC）80×10^6/L，脑脊液单个核细胞 70×10^6/L，脑脊液多核细胞 10×10^6/L；生化：脑脊液蛋白 0.627 g/L，脑脊液氯、糖大致正常；抗酸杆菌阴性；脑脊液 TPPA、RPR 均（+），RPR 滴度：1：4，请皮肤科会诊后，建议头孢曲松 2 g 治疗 2 周，后患者出院，院外继续该治疗，皮肤科门诊复诊。

病例分析

患者外周关节疼痛、双眼结膜发红，考虑脊柱关节炎、眼炎，但入院化验 HLA-B27 为阴性，骨盆正位片未见异常，非甾体抗炎药及免疫制剂治疗效果差，脊柱关节炎诊断不成立。患者有角膜炎、口干、牙齿块状脱落，唾液流率、泪液分泌稍低于正常上限，角膜染色阴性，抗 SSA 抗体、抗 SSB 抗体均阴性，唇腺活检阴性，暂不考虑干燥综合征。腰椎 MRI 提示腰椎间盘膨出，部分椎管狭窄，请骨科会诊后暂不考虑腰椎间盘突出压迫神经可能，不能解释四肢针刺样疼痛。患者梅毒抗体阳性，结合梅毒确诊试验、脑脊液检查结果，诊断神经梅毒，予抗感染及对症治疗后患者关节痛、双眼视力较前好转，故考虑患者关节症状及眼炎的表现继发于梅毒。

脊柱关节炎（spondyloarthritis，SpA）是一种慢性炎症性疾病，主要累及脊柱和骶髂关节，部分患者可出现外周关节受累、SpA 特征性关节外表现，如前葡萄膜炎、皮肤病变和炎性肠病。该组疾病起病隐匿，早期临床表现并不特异，极易出现延迟诊断、漏诊、误诊。既往临床常用的 AS 分类标准是 1984 年纽约标准，此标准不利于早期诊断。而后，随着疾病谱的演变和分类标准的细化，国际脊柱关节炎协会（ASAS）分别于 2009 年及 2011 年提出了中轴型 SpA 和外周型 SpA 的分类标准，上述标准的制定旨在提高 SpA 早期诊断的敏感性。但在临床应用中，可造成伴有腰背痛、外周关节炎表现的其他疾病被误诊为 SpA。神经梅毒的临床表现多样，加上其影像学表现缺乏特征性，这使得其误诊率增加。临床分为无症状型神经梅毒、梅毒性脑膜炎、血管型梅毒、脊髓痨和麻痹性痴呆 5 种类型。各型之间常常是连续并部分重叠，以精神症状、抽搐发作、记忆力减退、肢体无力、双下肢疼痛症状为主。

启示与思考

当有关节症状时容易与脊柱关节炎混淆，临床中当出现诊断困难时，需排查梅毒等传染性疾病，由于患者经常隐瞒部分病史，其诊断主要依靠病史及脑脊液检查。故脑脊液检查具有重要诊断意义，尤其是脑脊液 TPHA 及 RPR 检查，白细胞数及蛋白增高有重要参考价值。随着影像学技术发展，MRI 检查在神经梅毒的诊断中发挥越来越重要的作用。

（撰稿人　安海转　校稿人　车国柱）

参考文献

[1] 温义权，蒋雨彤，刘仲宇，等．脊柱关节炎患者临床特征及共患病的性别差异．中华医学杂志，2019，11（1）：812-817.

[2] 赵楚楚，叶华，陈适，等．脊柱关节炎误诊112例临床和实验室特征．中华风湿病学杂志，2016，20（8）：537-540.

[3] 王世芳，肖卫民．神经梅毒的临床特点和诊断．中国实用神经疾病杂志，2007，10（6）：9-10.

（十）疑似脊柱关节炎的色素沉着绒毛结节性滑膜炎

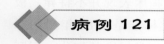

病例 121

患者女性，28岁，主因"多关节肿痛1年，腰背痛3个月余，加重10天"于2015年2月3日入院。2013年患者无明显诱因出现双膝关节肿痛，伴晨僵，持续约10分钟，活动后缓解，未予重视。2013年12月患者出现腰背部疼痛，伴晨僵，持续5～10分钟，活动后减轻，右膝关节肿胀明显，就诊于当地医院，诊断未分化脊柱关节病，予口服布洛芬缓释胶囊0.3 g bid，柳氮磺吡啶肠溶片0.5 g tid，腰背痛、关节肿痛缓解，后自行停药。右膝关节肿痛反复发作，对症治疗可减轻。2015年1月24日患者做家务时扭伤后出现右膝关节肿痛加重，不能行走，无发热、咳嗽、咳痰、尿频、尿急、尿痛，为求进一步诊治，入住我科。病程中无发热、皮疹、口腔溃疡，无口干、眼干，无肌痛、肌无力。既往体健。体格检查：皮肤黏膜无异常。心、肺、腹无异常体征。脊柱生理弯曲存在，各棘突及椎旁肌肉压痛（－）。右"4"字试验因膝关节疼痛无法完成，左"4"字试验（－）。右膝关节肿胀，局部无发红，皮温不高，压痛（＋），浮髌试验（＋）。余关节无肿胀，压痛（－）。

辅助检查

血、尿、便常规、肝、肾功能、凝血、电解质未见异常；红细胞沉降率（ESR）：48 mm/h，C反应蛋白（CRP）52.24 mg/L，降钙素原（PCT）0.18 ng/ml；类风湿因子（RF）、抗核抗体（ANA）、抗角蛋白抗体（AKA）、抗 CCP 抗体、抗 ENAs、ANCA、抗 MPO 抗体、抗 PR3 抗体、AnuA、AHA、ACL、抗 ds-DNA、HLA-B27 均阴性；关节液常规：红色，浑浊，白细胞计数（WBC）1450×10^9/L，红细胞计数（RBC）750×10^9/L；关节液生化：碱性磷酸酶（ALP）9.7 U/L，葡萄糖 2.95 mmol/L，乳酸脱氢酶（LDH）299.9 U/L，淀粉酶 24 U/L，腺苷脱氨酶 1.1 U/L，蛋白 35.9 g/L，关节液培养未见异常；胸部正侧位、全脊柱正侧位片未见明显异常；骶髂关节 MRI 示右侧髂骨面轻度骨髓水肿；右膝关节 MRI：右膝关节腔、髌骨后下方异常信号，考虑色素沉着绒毛结节性滑膜炎（图 10-4-18）；右膝髌软骨变薄；右膝髌上囊积液；右膝关节外侧（股二头肌及周围肌间隙）软组织水肿。右膝关节的关节镜取滑膜病理示：滑膜肥厚充血，滑膜增生呈绒毛状突起，绒毛增粗融合成结节状，结节内细胞和血管丰富，内有含铁血黄素沉着及脂质、纤维基质和多核巨细胞、泡沫细胞、淋巴细胞，并含有大量吞噬细胞（图 10-4-19）。

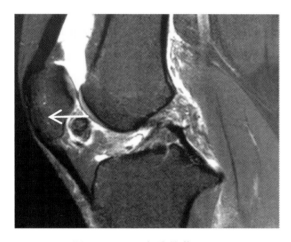

图 10-4-18　右膝关节 MRI

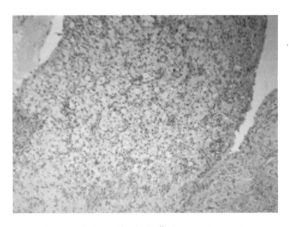

图 10-4-19　右膝滑膜病理 HE × 100

诊　断

色素沉着绒毛结节性滑膜炎。

治疗及转归

结合患者临床表现及辅助检查，诊断：色素沉着绒毛结节性滑膜炎，转入骨科，在腰硬联合麻醉下行右膝关节镜检、滑膜及滑膜皱襞切除、关节清理术，术后右侧膝关节适形放疗：95%PTV 40 Gy×20次。术后右膝关节肿痛好转，可正常行走。

病例分析

该患者以腰背痛、关节痛为主要临床表现，分析病因：①患者腰背痛3个月，活动后减轻，化验HLA-B27阴性，骶髂关节MRI示右侧髂骨面轻度骨髓水肿，无家族史，脊柱关节炎诊断依据不足；②患者青年女性，慢性病程，双膝关节肿痛，晨僵时间＜30分钟，类风湿因子、抗CCP抗体均阴性，双手正位片未见明显异常，类风湿关节炎诊断依据不足；③患者青年女性，右膝关节肿痛为主要症状且反复发作，行右膝关节穿刺术，抽取关节积液，呈血性，考虑是否为关节结核或血友病性关节炎。该患者无结核病史，膝关节局部皮肤无发红、皮温不高，关节MRI未见明确骨质破坏，且膝关节MRI有含铁血黄素沉着的特异性信号，关节结核无法解释，故关节结核不考虑。血友病性关节炎为一组因遗传性凝血因子缺乏而引起的出血性疾病。血友病的出血常累及活动较多和承受重力的膝、踝、肘和髋关节，其中以膝关节最为常见。该患者凝血功能正常，暂不考虑此病。进一步行右膝关节MRI及局部病理检查，明确诊断为色素沉着绒毛结节性滑膜炎。

色素沉着绒毛结节性滑膜炎（pigmented villonodular synovitis，PVNS）的概念最早由Jaffe等于1941年提出，将PVNS分为局限型PVNS（LPVNS）和弥漫型PVNS（DPVNS）。PVNS的临床表现因部位、病变程度等因素的不同而有差异。LPVNS患者以机械性障碍为表现，而DPVNS患者因积液和滑膜增厚出现剧烈疼痛，关节活动明显受限、关节肿胀、局部皮温升高。由于疾病多种影响因素的作用，致使此病的临床症状和体征无特异性，所以极易与其他常见的关节炎症和肿瘤疾病混为一谈，常常发生误诊、漏诊，导致延迟确诊，影响疾病的诊治和预后效果。

PVNS是一种涉及关节滑膜、关节囊和腱鞘的特发性滑膜增生性病变。病理上表现为滑膜肥厚，呈乳头状绒毛突起，局部形成肉芽肿结节，有丰富的血管和大量的含铁血黄素沉着。增生的结节内可见融合的多核巨细胞、淋巴细胞及成纤维细胞。病因不明，一般认为与外伤、肿瘤、感染有关。好发于青壮年，高峰年龄在 30 ~ 40 岁，常累及膝关节（占 80%），髋、踝、肩、肘等大关节的发病率依次递减。

Araki 等根据 MRI 具有很高的软组织分辨率、可任意方向成像等特点，发现在 MRI 中 T_2WI 的低信号密度区与增生滑膜中含铁血黄素的沉着有关，而 T_1WI 的低信号密度影可能与病变中的纤维成分有关，并指出 MRI 应作为诊断 PVNS 病变的有效检查。磁共振检查对 PVNS 的诊断需与如下累及关节的疾病相鉴别：①滑膜型关节结核：多有全身性症状，增厚的滑膜一般较均匀，很少有绒毛状、结节状肿块，骨质硬化首先在非承重的关节边缘开始，然后逐渐累及整个关节面，可见死骨形成。PVNS 的骨质硬化是从持重关节面扩展到关节边缘，一般无死骨形成，PVNS 在 MRI 上表现出特异性含低信号结节，这种表现在关节结核中很少见；②关节慢性滑膜炎：磁共振检查可见滑膜弥漫增生，沿滑膜腔生长，厚度较均匀，并且 T_2 序列无明显结节状或绒毛状含铁血黄素沉着的结节；③创伤、血友病所致的慢性关节内出血也表现为滑膜内含铁血黄素沉着，滑膜增生，但一般不表现为绒毛结节状增生，可结合病史及进一步结合实验室检查加以鉴别。

除此之外，此病的最终的诊断还需病理学检查的支持。PVNS 表现为增厚的、红褐色滑膜（因含铁血黄素沉积所致），有许多绒毛状的突起。显微镜下，病变组织包括无光泽的、带有薄壁血管的绒毛，周围的基质布满多形基质细胞，多核巨细胞和巨噬细胞，这些细胞内可能含有含铁血黄素和脂滴。

该病有明显的侵袭性和复发性，增生的绒毛结节可侵犯关节囊，并通过关节软骨、骨与关节交界部或沿韧带附着部侵犯骨组织，手术切除的复发率为 40% ~ 50%，也有恶变和远处转移的报道。早期诊断、早期治疗是减少术后复发、提高疗效的关键。

启示与思考

PVNS 在临床上少见，而且临床症状比较多样化，可收治于多个科室（如风湿科、骨科、内分泌科等），易误诊、漏诊。详细询问病史、仔细查体，同时了解该病的特点是诊断本病的关键。

（撰稿人　刘素苗　校稿人　郭乾育　高晋芳）

参考文献

[1] 许福生，刘方刚，祁伟. 色素沉着绒毛结节性滑膜炎的诊治进展. 中华临床医师杂志（电子版），2015，9（14）：2758-2761.

[2] 林井副，李小娟，张永文. 膝关节色素沉着绒毛结节性滑膜炎病理与 MRI 表现. 中国医学影像技术，2005，21（6）：935.

第十一章

骨关节炎

一、弥漫性特发性骨肥厚

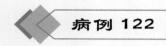

患者女性，58岁，主因"背部困痛不适半年余"于2016年12月17日入院。2016年11月，患者出现背部困痛不适，伴左下肢憋胀感，行走时双臀区疼痛，活动后加重，休息后可缓解，偶有双侧足跟痛，先后就诊于湖北省及山西省某医院骨科，HLA-B27（+），骶髂关节X线未见异常，考虑"强直性脊柱炎"，予口服止痛药物治疗（具体药名、剂量不详），疗效不佳，为求进一步诊治收住我科。病程中偶有头晕、头痛、脱发、光过敏，无面部蝶形红斑、反复口腔溃疡；有胃部不适，偶有反酸、胃灼热，无四肢近端肌痛、肌无力，无发热、皮疹、咳嗽、气短、腹泻等症状。发病以来，患者精神好，食欲佳，睡眠差，有排尿不适，尿量正常，大便正常，体重正常。体格检查：脊柱生理弯曲存在，腰椎三向活动自如，双侧骶髂关节压痛及叩击痛阴性，四肢关节无肿胀及压痛，肌力、肌张力正常，双下肢无水肿。

辅助检查

血常规：白细胞计数（WBC）4.5×10^9/L，血红蛋白（Hb）130 g/L，血小板计数（PLT）115.0×10^9/L；尿、便常规未见异常；红细胞沉降率（ESR）14 mm/h，C反应蛋白（CRP）< 2.5 mg/L，IgG、IgM、IgA、C3、C4、类风湿因子（RF）正常；肝、肾功能、血脂、血糖、电解质、凝血系列、甲状腺功能、肿瘤标志物、人免疫缺陷病毒抗体、梅毒螺旋体抗原血清试验结果、甲、乙、丙、戊肝炎抗体正常；HLA-B27（+），抗核抗体（ANA）、抗ENAs、抗α-胞衬蛋白抗体（-）；胸部CT未见明显异常。胸椎X线片可见> 4个连续的椎体骨化（图11-1-1）。骶髂关节X线片未见异常。颈椎MRI示：颈椎病，$C_{2 \sim 7}$椎间盘突出；腰椎MRI示：腰椎退行性变，$L_4 \sim S_1$椎间盘突出。骶髂关节MRI平扫示：骶髂关节未见明显异常。

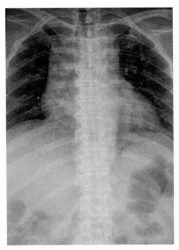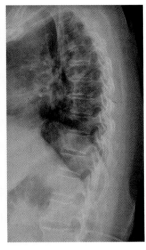

图 11-1-1　胸椎 X 线片

诊断

弥漫性特发性骨肥厚，$C_{2\sim7}$、$L_4\sim S_1$ 椎间盘突出。

治疗及转归

改善循环，输注云克调节骨代谢，口服氨基葡萄糖，予双醋瑞因保护关节软骨、营养神经、局部理疗、抗焦虑、对症治疗，患者背部困痛不适明显减轻，病情好转出院。

病例分析

该患者中年女性，病史半年余，临床表现为右胸背部困痛不适，伴左下肢憋胀感，行走时有双臀区疼痛，偶有足跟痛，查体：T_5 椎体处压痛（±），胸椎 X 线阅片可见 > 4 个连续的椎体骨化，红细胞沉降率（ESR）、C 反应蛋白正常，骶髂关节 MRI 平扫无骶髂关节炎改变，弥漫性特发性骨肥厚诊断明确。

弥漫性特发性骨肥厚（diffuse idiopathic skeletal hyperostosis，DISH）为骨关节炎的一种特殊类型，好发于中老年男性，肥胖者较多见。病变累及整个脊柱，特别是颈椎，呈弥漫性骨质增生，脊柱韧带广泛增生骨化，伴邻近骨皮质增生。一般无明显症状，少数患者可有肩背痛、发僵、手指麻木或腰痛等症状，病变严重时会出现椎管狭窄的相应表现。X 线可见特征性椎体前纵及后纵韧带的钙化，以下胸段为著，一般连续 4 个或 4 个椎体以上，可伴广泛骨质增生。

DISH 脊柱 X 线诊断标准：①至少连续 4 个椎体前侧缘的骨化，伴或不伴有椎体之间的局限性爪状骨赘；②受累区椎间盘高度保持相对完整，且缺少退行性椎间盘改变的 X 线表现，包括真空现象和椎体缘硬化；③无椎间小关节的骨性强直和骶髂关节侵蚀、硬化或融合。患者背部困痛不适，胸椎 X 线可见 > 4 个连续的椎体骨化，故诊断明确。

该患者背部困痛不适，伴双臀区疼痛，偶有双侧足跟痛，HLA-B27（+），但骶髂关节 X 线未见异常，未进一步行胸腰椎 X 线检查，一度被误诊为强直性脊柱炎，而强直性脊柱炎在青中年男性中多见，主要侵犯骶髂关节及脊柱，表现为明显腰背和骶髂部疼痛、僵硬，后期可出现明显脊柱畸形，外周关节多以下肢不对称性关节受累为主，常有肌腱端炎，HLA-B27（+），类风湿因子（RF）（−），影像学表现为：椎体前纵韧带及棘间韧带等进行性骨化，细长骨化形成骨桥连接相邻椎体，常累及全脊柱，脊柱呈"竹节样"改变，常伴明显脊柱后凸畸形；椎间盘纤维环周边可出现骨化；骶髂关节可见关节侵蚀、硬化及骨性融合；椎间小关节骨性强直；髌骨、跟骨和尺骨鹰嘴常受累，可出现明显的骨赘。该患者入院后查骶髂关节 MRI 未见明显异常，故不考虑该病。既往误诊与患者未到正规三甲医院风湿免疫专科就诊有关，故应加强风湿免疫科疾病知识普及，避免误诊。

启示与思考

本病诊断的难点在于，由于 DISH 缺乏特异性的临床症状，除脊柱僵硬外，其他临床症状很少，因此低估了其发生率，临床医生对其认识不足，易与强直性脊柱炎、胸腰椎骨关节炎混淆，诊断主要依靠脊柱和外周骨的放射学检查。医生多忽视了外周骨的病变，不利于轻型和早期 DISH 的诊断。该患者病史半年余，多次就诊于多家医院，未查明原因，故我们要全面考虑患者的症状，详细询问病史，进行体格检查，认真查阅影像片，积极完善相关检查，避免误诊、漏诊。

（撰稿人　李玉翠　校稿人　庞宇洁　杨艳丽）

参考文献

[1] 柳万国，唐成林，马犇，等. 弥漫性特发性骨肥厚症诊断及合并脊柱骨折的临床特征和治疗进展. 中国脊柱脊髓杂志，2015，25（12）：1111.

[2] 刘仲凯，郝定均，贺宝荣，等. 胸腰椎过伸骨折合并弥漫性特发性骨肥厚症的临床研究. 中国骨与关节损伤杂志，2017，32（11）：1124-1126.

二、易误诊疾病

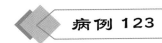

病例 123

　　患者男性，51 岁，主因"间断多关节肿痛 30 余年，腰背部困痛伴全身瘙痒 3年"于 2014 年 2 月 27 日入院。1975 年起无明显诱因出现双手近端指间关节、远端指间关节骨性膨大，无肿痛，伴双肘关节伸直受限，未诊治。后迁移至外省居住，后逐渐出现间断双踝关节、双膝关节肿痛，活动后加重，严重时行走困难，休息后可减轻，不伴双手关节肿痛，未诊治。2011 年无明显诱因出现腰背部困痛，伴全身瘙痒，就诊于山西省某医院风湿科，红细胞沉降率、C 反应蛋白（CRP）正常，APF 抗体 1∶40(+)，类风湿因子（RF）、抗核抗体（ANA）、抗 CCP 抗体、抗 ENAs、HLA-B27 均为（−），双膝关节、双踝关节、骨盆 X 线片示：双膝关节轻度增生性改变；双踝关节间隙存在，关节面增生，骨盆骨质未见异常，双侧骶髂关节 CT 未见明显异常，诊断为未分化脊柱关节病，类风湿关节炎？予洛索洛芬钠、硫酸氨基葡萄糖、复方塞隆胶囊等治疗，疗效不佳，今为求诊治入住我科。

　　病程中有脱发，无发热、无皮疹、光过敏、无双手遇冷变白、发紫，无口腔溃疡、眼部不适，无咳嗽、咳痰，无胸闷、气短，无恶心、呕吐，无腹痛、腹泻，无尿频、尿急，无肌痛、肌无力。既往史：2011 年 11 月车祸后于甘肃省嘉峪关市某医院行左侧股骨头置换术。个人史无特殊。体格检查：全身浅表淋巴结未触及肿大。心、肺、腹无阳性体征。脊柱生理弯曲存在，前屈、后仰、侧弯三向活动度均轻度受限，各棘突压痛（−），Schober 试验 4.5 cm，指地距 30 cm，枕墙距 2 cm。胸廓活动度 4.5 cm，骨盆分离、挤压试验阴性，右侧"4"字试验（−）、左侧字"4"字试验（+）。双手第 2、3、4、5 近端指间关节和远端指间关节骨性膨大，压痛（−），双膝关节屈曲时可触及骨擦感，余各关节无肿胀，压痛（−），四肢肌力及肌张力正常，双下肢无水肿。

辅 助 检 查

　　2011 年 4 月 13 日，山西某医院：类风湿因子（RF）、抗 CCP 抗体、抗核抗体（ANA）、抗 ENAs、HLA-B27 均为阴性；双膝关节、双踝关节、骨盆 X 线片示双膝关节、双踝关节的关节面增生，余骨质未见异常；双侧骶髂关节 CT 未见明显异常。

2014 年 3 月，我院：白细胞（WBC）5.7×10⁹/L、中性粒细胞百分比（NEU%）63.6%、淋巴细胞百分比（LY%）27.9%、血红蛋白（Hb）152.6 g/L、血小板（PLT）228.9×10⁹/L；尿、便常规、C 反应蛋白（CRP）、红细胞沉降率、凝血、IgA、IgM、IgG、C3、C4：未见明显异常；类风湿因子（RF）、抗核抗体（ANA）、抗 CCP 抗体、抗角蛋白抗体（AKA）、抗 ENAs 均（−）。骨盆正位、双侧手正位、腰椎正侧位、双踝关节正侧位、双膝关节正侧片示：双踝关节退行性改变；双膝关节退行性改变；左侧髋关节术后；双手部分腕骨、掌骨及部分指骨小囊变；腰椎骨质增生。骶髂关节 CT 示：双侧骶髂关节间隙均匀，关节缘骨质正常，未见明显骨质破坏征象，周围软组织未见明显异常。骨密度检查示：腰椎椎体及右髋关节平均骨矿物含量减少，平均 T 值：−1.13。腹部超声未见明显异常。

入院诊断

关节痛原因待查：骨关节炎？左侧股骨头置换术后。

治疗及转归

入院后，追问与患者同地区且具有相似症状的家系发现，两个妹妹在当地疾控中心流行病普查时诊断为大骨节病。结合患者病史及辅助检查结果，诊断为成人大骨节病（后遗症期）。予塞来昔布胶囊 0.2 g bid、氨基葡萄糖胶囊 0.25 g tid、维 D 钙咀嚼片 0.6 mg/d、阿法骨化醇胶丸 0.25 μg/d 口服及对症治疗。出院时患者双膝关节疼痛稍有缓解。出院后于我科门诊随访，加用双醋瑞因胶囊治疗，半年后双膝关节疼痛明显缓解，病情稳定。

出院诊断

成人大骨节病（后遗症期），左侧股骨头置换术后。

病例分析

该患者中年男性，慢性病程，有大骨节病发病区生活史，患者两个妹妹均患大骨节病；临床表现为间断多关节肿痛，活动后加重，休息后可减轻，对称双手远端指间关节、双手近端指间关节骨性膨大；X 线片示：双踝关节退行性改变；双膝关节退行性改变，根据大骨节病诊断标准，诊断为：成人大骨节病（后遗症期）。患者有腰背部困痛，休息、按摩可改善，活动后无缓解，无夜间痛，且无银屑病病史；外院查 HLA-B27（一），骶髂关节 CT 未见异常，不考虑脊柱关节炎。患者无手关节炎，炎性指标正常，类风湿因子（RF）、抗 CCP 抗体、抗 ENAs 均（一），结合影像学检查，亦不考虑类风湿关节炎等结缔组织病。

大骨节病（Kaschin-Beck disease，KBD）是一种地方性、变形性骨关节病，国内又称矮人病、算盘珠病等。大骨节病在国外主要分布于西伯利亚东部和朝鲜北部，在我国分布范围广，从东北到西南的广大地区人群均有发病，主要发生于黑龙江、吉林、辽宁、陕西、山西等多省，多分布于山区和半山区，平原少见。在山西省境内广泛分布于 35 个县（市、区）、1785 个村，病区人口百万余人。各个年龄组都可发病，以儿童和青少年多发，成人很少发病，性别无明显差异，该患者出生居住的运城市即大骨节病分布地区。随着农村经济体制改革开展，人民生活水平不断提高，居民膳食结构日趋合理，卫生条件不断改善，群众保健意识不断增强，疫区粮食保管和处理加强，疫区的粮食改由外区运入，该病的发病率明显降低。这一系列社会综合效应，有效抵抗了致病因子，切断了病因传播链，从而大大降低了大骨节病的新发病率。

大骨节病的病因至今不明，发病与多种环境因素有关，曾怀疑为慢性中毒所致，但未被证实。多数人认为，它可能与谷物中的致病霉菌有关。动物实验结果显示：凡用带有致病霉菌的谷物饲养的动物，其骨骼中所出现的病理改变与大骨节病相似。致病霉菌可能为镰刀菌，但仍未完全证实。其原发病变主要是发育期关节软骨的多发对称性变性、坏死以及广泛的继发性退行性骨关节病，临床上表现为四肢关节疼痛、增粗、变形、肌肉萎缩，严重者出现短指、短肢甚至矮小畸形。

根据病区接触史、症状和体征，以及手骨 X 线拍片所见手指、腕关节骨关节面、干骺端临时钙化带和骺核的多发对称性凹陷、硬化、破坏及变形等改变可诊断本病。X 线指骨远端多发对称改变为本病特征性指征。大骨节病 X 线征象的发生、发展与发病年龄、部位有特定关系，故应与软骨发育不良、外伤性或退行性关节炎等疾病相鉴别。该患者及妹妹虽幼年罹患大骨节病，但由于发现早，早期迁移到别处居住生活，并未发展到典型大骨节病关节 X 线表现，仅表现为关节退行性变。

大骨节病与骨关节炎的区别在于，大骨节病的患者首先是在发病区生活，故发病多为儿童和青少年，病变多自手指、足趾等管状骨开始，以后侵犯膝、肘、肩及髋等较大关节，以负重较大或运动较强的关节病变最明显，病骨变短变粗，因为各干骺的融合时间不同，以致各指骨长短不齐，骨端宽大变形，使关节粗大。骨关节炎的患者多为中、老年人，因关节退化而形成骨关节病，起病缓慢，多发于膝关节，表现为骨质增生、滑膜炎、髌骨软化、半月板损伤、关节囊炎等。

大骨节病的治疗以对症治疗为主，使用非甾体抗炎药可减轻疼痛，有明显关节畸形者可手术治疗，因游离体引起交锁和疼痛者可摘除游离体，因骨唇过多、过大而影响关节活动者可将骨唇切除以改善功能，有关节内翻、外翻者可做截骨术。因多系双侧性或多发性病变者，不宜行关节融合术。此例患者大骨节病诊断明确，但脱离环境时间长，考虑为成人大骨节病，处于后遗症期。治疗上，我们针对原发病给予非甾体抗炎药，保护软骨，予抗骨质疏松治疗，必要时可补硒等治疗原发病。

启示与思考

临床医生应提高对地方病的认识，仔细询问病史，对患者居住地进行地方病调查，当关节痛、腰背痛突出但炎性指标、常见自身抗体正常，同时伴有地方病地区的长期居住史时，要考虑到大骨节病等地方病，以避免误诊误治。

（撰稿人　赵　星　校稿人　乔鹏燕　庞宇洁）

参考文献

[1] 全国大骨节病病情监测组. 2004 年全国大骨节病病情监测报告. 中国地方病学杂志，2005，24（6）：636.

[2] GB 16003-1995，大骨节病诊断标准. 北京：中国标准出版社，1995.

[3] 刘天壤，徐海杰，张赐宝，等. 大骨节病与退行性骨关节病的影像学表现及鉴别诊断. 实用医技杂志，2008，15（27）：3686-3688.

[4] 郭雄. 我国大骨节病发病机制研究与展望. 中国地方病学杂志，2007，26（6）：594-595.

第十二章

痛风

一、血尿酸正常的青少年痛风

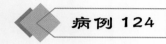

病例 124

　　患者男性，19 岁，主因腰痛伴双膝关节肿痛 1 周入院。1 周前患者饮酒后出现腰痛，休息后加重，活动后减轻，伴夜间翻身困难，给予拔火罐治疗，上述症状减轻。2 天前饮酒后出现腰痛加重，翻身困难，双膝关节疼痛，无红肿，有活动受限。伴发热，体温最高达 38.1℃，体温可自行下降到正常，不伴有寒战，无咽痛、咳嗽、咳痰，无尿频、尿急、尿痛，无腹痛、腹泻，伴口干，无眼干，无足跟痛，无双眼发红、疼痛，无尿道口异常分泌物，无皮疹、口腔溃疡、生殖器溃疡，院外予"青霉素"抗感染治疗 3 天疗效差，为进一步诊治入院。既往史、个人史、家族史无特殊。体格检查：体温 38.1℃，脉搏 85 次 / 分，呼吸 20 次 / 分，血压 112/62 mmHg。体型中等，心、肺、腹无阳性体征。脊柱生理弯曲存在，各棘突及椎旁肌肉压痛（−）。双侧"4"字试验不能完成。双膝关节肿胀，压痛（+），皮温不高，双膝关节屈曲伸直受限，双侧浮髌征（+）。

辅助检查

　　血常规、尿常规、便常规及潜血均正常；红细胞沉降率（ESR）21 mm/h；C 反应蛋白（CRP）33.49 mg/L；肝功能、电解质、心肌酶大致正常。肾功能：尿酸 259.6 μmol/L，血尿素氮（BUN）、血肌酐（Cr）正常。凝血功能：D- 二聚体 505 ng/ml。补体、免疫球蛋白、降钙素原、抗链球菌溶血素"O"抗体均正常。布鲁氏菌凝集试验阴性。术前免疫（−）。血培养阴性。HLA-B27、类风湿因子（RF）、抗核抗体（ANA）、抗 CCP 抗体、抗角蛋白抗体（AKA）、抗 ENAs、ANCA 均阴性。胸部 CT、腹部彩超、双膝关节正侧位片、骶髂关节 MRI 未见异常。腰椎 CT 未见异常。

诊断

　　痛风，急性痛风性关节炎，痛风石形成。

治疗及转归

给予复方倍他米松注射液 5 mg 肌内注射 1 次，洛索洛芬钠 60 mg tid，口服 3 天后患者腰背痛、关节肿痛缓解，予口服苯溴马隆 50 mg/d 降尿酸治疗，并在门诊随访一年，症状未反复，血尿酸维持在 260 ～ 300 μmol/L。但患者后期失访，未能复查到相关影像学痛风石的改变。

病例分析

该患者青年男性，以发热、腰痛、关节痛为主要临床表现，分析可能的原因：①肿瘤：患者年轻男性，无恶性疾病相关家族史，无体重下降，常规检查未见明确肿瘤病灶，暂不考虑该病；②感染：该患者急性病程，发热，伴腰痛、关节痛，但为对称性双膝关节肿痛，发病前无明确外伤史及感染史，胸部 CT、腹部彩超未见明确感染病灶，降钙素原正常，多次血培养阴性，抗感染疗效差，复方倍他米松注射液 5 mg 肌内注射后关节肿痛缓解，故不考虑感染性关节炎。另外，患者无牛羊等接触史，未进食未充分加热的牛羊肉、牛羊奶，布鲁氏菌凝集试验阴性，故除外布鲁氏菌病。患者青年男性，无冶游史，无乙肝、梅毒、结核等传染性疾病接触史，术前免疫阴性，故不考虑以上特殊病原体所致腰背痛、关节痛；③风湿性疾病（包括结缔组织病、脊柱关节炎、晶体相关性关节炎等）：该患者年轻男性，自身免疫相关抗体均阴性，补体、免疫球蛋白正常，无多脏器损害表现，故暂不考虑结缔组织病。

结合患者年龄特点、病史及相关检查，不除外反应性关节炎及痛风：①反应性关节炎（ReA）：该患者青年男性，发热，关节炎，但无前驱感染史，无关节外表现，HLA-B27（-），骶髂关节 MRI 阴性，据 1996 年 Kingsley 与 Sieper 提出的反应性关节炎（ReA）的分类标准，诊断反应性关节炎依据不足；②痛风：痛风是一种由于嘌呤生物合成代谢增加，尿酸产生过多或因尿酸排泄不良而导致血中尿酸升高，尿酸盐结晶沉积在关节滑膜、滑囊、软骨及其他组织中引起的反复发作性炎性疾病。它是由于单钠尿酸盐结晶（MSU）或尿酸在细胞外液形成超饱和状态，使其晶体在组织中沉积而造成的一组异源性疾病。本病以关节液和痛风石中可找到有双折光性的单水尿酸钠结晶为特点。其临床特征为高尿酸血症及尿酸盐结晶、沉积所致的特征性急性关节炎、痛风石、间质性肾炎，严重者可见关节畸形及功能障碍，常伴尿酸性尿路结石。该患者青年男性，急性病史，饮酒后出现发作性腰部及双膝关节肿痛，血尿酸正常，进一步完善双膝关节双源 CT 及痛风石分析，提示双侧膝关节腔及髌上囊积液，左侧髌骨、左侧胫骨平台点状绿色痛风结节（图 12-1-1），抽取双膝关节积液行偏振光显微镜检查，可见双折光结晶，据 2015 年 ACR/EULAR 痛风分类标准诊断痛风成立。但该患者仍存在一些疑点：青少年会得痛风吗？痛风患者血尿酸可以正常吗？痛风可以解释腰痛症状吗？

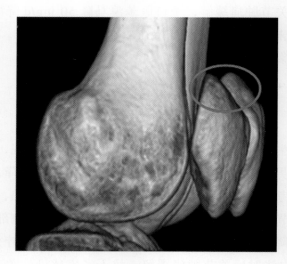

图 12-1-1　双膝关节双源 CT
注：双侧膝关节腔及髌上囊积液，左侧髌骨、左侧胫骨平台点状绿色痛风结节

首先，青少年男性不会患痛风吗？以前由于对该疾病的认识不足，许多年轻痛风患者被误诊为类风湿关节炎、感染性关节炎等。我科（风湿免疫科）张改连主任曾于 2006 年报道过一例 17 岁发病的罕见痛风，临床表现为发作性第一跖趾关节红肿热痛，1 周内自行消退，血尿酸水平明显升高。随后我科（风湿免疫科）范秋玉等人于 2016 年对既往国内病例报道及我院收治 10 例儿童及青少年痛风进行汇总分析，结果显示该组患者起病年龄 6 ～ 25 岁，多见于有家族史，合并肥胖、高血脂、高血糖、高血压等代谢综合征相关危险因素的人群。近几年随着对痛风的认识的深入及医疗技术手段的进步，有更多的青少年痛风被发现。Jie Lu 等于 2017—2018 年间对广东省青少年血尿酸水平进行横断面调查结果显示，青春期人群血尿酸水平和高尿酸血症患病率均高于成人，其病例特点是：青少年痛风多由高嘌呤饮食或饮酒诱发，青年组家族遗传史、痛风累及关节数目和急性发作频率均高于中老年组。青少年痛风及高尿酸血症相关因素包括：与先天的嘌呤代谢异常有关，尿酸盐转运体基因多态性（UMOD2、ABCG3），代谢综合征。

其次，血尿酸正常能除外痛风吗？在国内乃至国际公认的痛风诊断标准里，高尿酸血症是主要的标准之一，但是不是血尿酸正常就可以除外痛风呢？既往研究发现，1% 的痛风患者血尿酸始终不高，1/3 急性发作时血尿酸不高。BaDulescu 对 30 例符合痛风急性发作临床表现和秋水仙碱治疗有反应的急性痛风发作的患者研究显示，63.3% 的急性痛风发作患者血尿酸水平正常。因此，如果临床表现或秋水仙碱阳性反应提示痛风；在血尿酸水平正常的情况下，不应排除急性痛风发作的诊断；低尿酸水平与炎症因子增加和尿酸的排泄有关。该患者关节疼痛缓解后再次复查两次血尿酸均大于 500 μmol/L。

再次，双源 CT 对于诊断痛风的价值有多大？双源 CT（dual-source computed tomography，DSCT）是近几年发明的一种成像技术，能无创、快速地扫描限定区域，通过分析物质的化学成分，区分并标记尿酸盐沉积物以作为特定的伪彩，同时其自带的自动化体积分析软件还可重现尿酸盐沉积物的有无、部位、形态、大小，为评估痛风患者尿酸盐沉积情况提供帮助，有助于痛风的诊断和病情监测。DSCT 有可能实现痛风的无创性诊断，并通过运用其自带的体积测量软件检测患者体内痛风石的数量及总体积，来对患者体内痛风石的沉积情况进行评估。Choi 等证实，DSCT 诊断痛风的敏感性偏低，为 0.78（95%CI：0.62 ~ 0.89），特异性则为 0.93（95% CI：0.80 ~ 0.98）。近期一项 meta 分析结果显示：DSCT 对诊断长病程的痛风有很好的敏感性和特异性，但在短病程的痛风的亚组中，敏感性似乎较低，因此双源 CT 阴性仍不足以排除痛风，而关节超声与双源 CT 联合诊断可增加该病的诊断率，2015 年 ACR/EULAR 已将双源 CT 和关节超声纳入痛风分类标准。本例患者最后经关节液偏振光显微镜进一步证实了痛风的诊断。

最后，痛风是否会累及腰部，引起腰痛呢？Rukmini 等报道的 64 名痛风患者中有 9 名患者脊柱受累，常见于腰椎，最常见表现为关节侵蚀。单独累及骶髂关节者仅有 2 例。而事实上，腰椎受累并出现放射学改变的痛风患者所占比例远大于临床上所公认的 14%，因为并不是所有患者的都会行腰椎 CT 检查，因此腰椎受累的比例可能更高。该患者病程短，第一次出现腰部疼痛，与关节痛平行，呈发作性，腰椎 CT 未见明显异常，不除外痛风累及腰椎，需密切随访。

启示与思考

痛风患者逐渐年轻化，单次血尿酸正常不能除外痛风，需反复检查；痛风可累及椎体，造成椎体损伤；双源 CT 和关节超声有助于痛风的诊断。

（撰稿人　高晋芳　校稿人　李　娟　乔鹏燕）

参考文献

[1] 张改连，黄烽.17 岁发病的罕见痛风一例.中华风湿病学杂志,2006,10(11)：702-703.

[2] 范秋玉. 25 岁以下起病的原发痛风 26 例荟萃分析. 中国药物与临床，2015，15（11）：1642-1644.

[3] Lu J，Sun WY，Gui LL，et al. A cross-sectional study on uric acid levels among chinese adolescents. Pediatr Nephrol，2020，35（3）：441-446.

[4] BaDulescu M，Macovei L，Rezus E. Acute gout attack with normal serum uric acid levels. Rev Med chir Soc Med Nat iasi，2014，118（4）：942-945.

[5] Choi HK，Bums LC，Shojania K，et al. Dual energy CT in gout：a prospective validation study. Ann Rheum Dis，2012，71（9）：1466.

[6] Gamala M，Jacobs J，van Laar JM. The diagnostic performance of dual energy CT for diagnosing gout：a systematic literature review and meta-analysis. Rheumatology（Oxford），2019，58（12）：2117-2121.

[7] Konatalapalli RM，Lumezanu E，Jelinek JS，et al. Correlates of axial gout：a cross-sectional study. J Rheumatol，2012，39（7）：1445-1449.

二、25 岁以下起病的原发痛风

痛风是嘌呤代谢紊乱和（或）尿酸排泄减少所引起的一种晶体性关节炎疾病。临床表现为急性反复发作性关节炎、高尿酸血症、痛风石形成等。如未经规范治疗，最终可发展为痛风性肾病。该病为常见病，中老年患者多见，而关于我国儿童及青少年痛风的报道则多为个案。本文对既往国内病例报道及我院收治的 10 例儿童及青少年痛风进行了汇总和分析。

病例组 125

以"儿童"和"痛风"、"青少年"和"痛风"或"青年"和"痛风"为检索词，检索我国 2014 年以前发表的文献，收集山西大医院风湿免疫科收治的 10 例 25 岁以下起病的儿童及青少年痛风进行汇总分析。

结　果

共检索到 16 例诊断明确的痛风患者，加我院收治的 10 例痛风诊断明确的患者，共计 26 例。均为年龄 < 25 岁的儿童及青少年痛风患者。男性 21 例，女性 5 例，起病年龄 6 ～ 25 岁，病程 1 天～ 5 年。有明确家族史 5 例，无家族史 21 例（其中包含家族史不详 9 例）。我院收治的 10 例痛风患者中，BMI 正常者 1 例，消瘦者 1 例，超重者 4 例，肥胖者 4 例。高血脂者 5 例，混合型 1 例，高血糖 2 例，高血压 1 例。

1．诱发因素　26 例患者，有 11 例存在诱因，1 例患者在跑步后发生，1 例在外伤后发生，余 9 例在高嘌呤饮食后发生；3 例发作时无明显诱因；12 例诱因不详。

2．临床表现　对上述文献及病例荟萃分析发现，全部患者均有关节红、肿、热、痛临床表现，且大部分患者关节肿痛呈现单关节炎，多夜间起病，症状在 5 ～ 6 小时达到高峰，1 周左右自行缓解，关节炎症状持续不缓解，多发生在病程较长、有痛风石形成的患者中。在关节炎症状中，以双足跖趾关节肿痛起病者 13

例（13/26）；以踝关节肿痛起病者 5 例（5/26）；多关节肿痛起病者 5 例（5/26），其中被误诊为类风湿关节炎 4 例；1 例以双足部多发包块起病，后被误诊为距骨肉瘤；1 例以血尿起病，后被误诊为肾疾病；1 例痛风合并幼年型特发性关节炎；1 例痛风合并肾 - 输尿管积水。多发痛风石形成 15 例，临床表现痛风石形成者 7 例，其中双手及双足均可见痛风石形成 3 例，仅双手可见痛风石形成者 2 例，双足第 1 跖趾关节可见痛风石形成者 1 例，左手第 4 指间关节及右前臂痛风石形成者 1 例；双源 CT 提示多发痛风结节者 7 例，其中 1 例临床表现和双源 CT 均发现多发痛风石形成，且临床表现提示痛风石形成者病程多较长。

3. 辅助检查　血尿酸升高者 26 例（100%），18 例行泌尿系 B 超检查，其中 B 超未见异常者 10 例，多发肾结石者 2 例，肾积水者 2 例，肾强回声者 2 例，弥漫性病变者 1 例，肾囊肿 1 例。12 例仅行 X 线检查，提示典型痛风影像学改变者 6 例，其中 1 例出现溶骨性破坏，有典型痛风影像学改变者除 1 例病程 1 个月以外，余病程均在 1 年以上。9 例仅行双源 CT 检查，其中 1 例提示骨质密度减低，1 例出现关节区多发小囊变。1 例同时行 X 线及双源 CT 检查，均提示有典型痛风影像学改变。

4. 误诊情况　误诊 10 例（68%），误诊为类风湿关节炎（RA）5 例（50%），生长痛 2 例（20%）、感染性关节炎 1 例（0.00%）、肾疾病 1 例（40%）、距骨肉瘤 1 例（10%）。误诊为 RA 的患者有 4 例（以多关节肿痛起病，1 例以踝关节肿痛起病，后逐渐累积多个关节）；误诊为生长痛的 2 例患者中 1 例为 8 岁男性，1 例为 10 岁男性，均处于生长发育阶段。误诊为感染性关节炎的患者以典型痛风临床表现起病，且予抗生素治疗效果不佳。误诊为肾疾病的患者以肉眼血尿起病，且起病初期并无关节炎表现。误诊为骨肉瘤患者以双足多发包块起病，且 X 线提示距骨溶骨性破坏。

病例分析

既往国内外流行病学资料显示，痛风多发于中老年人，因此被认为是一种老年病。有学者对于 2004 年宁波市某石油化企业全体在职和退休员工高尿酸血症和痛风的流行病学调查发现：男、女性平均患病年龄比 1998 年上海市黄浦区社区分别提前了 15 年和 10 年。意大利 2005—2009 年的一项流行病学调查显示，高尿酸血症发病率从 8.54% 上升到 11.93%。2013 年有学者对山西省 2011—2013 年收治的 93 例痛风患者的临床资料分析显示，痛风年龄分布高峰主要集中在中青年，较另外一个学者研究的分布年龄小。针对于青少年高尿酸血症的发病率，Ford 等根据美国国家健康和营养调查（NHANEs）1999—2002 年的数据对 1370 名 12～17 岁青少年进行研究的结果显示，男性青少年的血清尿酸＞460 μmol/L（0.7 mg/dl）及女性青少年的血清尿酸＞340 μmol/L（67 mg/L）的检出率为 6.3%。日本对 1729 名 9～15 岁青少年的研究数据发现，尿酸高于 420 μmol/L（50 mg/L）的检出率在男生中为 8.8%，在女生中为 0.6%，2010 年有学者对兰州某地区青少年血尿酸检测结果进行调查，高尿酸血症阳性率为 8.4%，男性明显高于女性。2010 年一项对天津 4 所中小学 1515 名学生的体检发现，高尿酸血症的患病率为 12.94%，男性明显高于女性，且高尿酸血症与体检者的年龄、腰围、BMI、血压、腰高比（WHtR）均呈正相关。由此可见，青少年高尿酸血症的发病率不比成年人低。

急性痛风性关节炎大多表现为单关节炎，其中第 1 跖趾关节是其最常见的发病部位，其余关节亦可发病，高嘌呤饮食为其常见的诱发因素。在本资料中，痛风性关节炎首发表现为第 1 跖趾关节肿痛者 13 例（50%），11 例有明确诱发因素，其中 9 例（82%）诱发因素为高嘌呤饮食，由此可见，与中、老年痛风性关节炎患者相似，25 岁以下起病的痛风患者的跖趾关节受累较常见，高嘌呤饮食为其常见诱发因素。在上述病例中，以不典型痛风临床表现起病者并不少见，且误诊率高。其中，以多关节肿痛起病的患者误诊率极高，多数误诊为 RA（60%）。慢性痛风性关节炎可以呈现出类似于类风湿关节炎的某些特点：①多关节肿痛；②皮下结节；③反复发作；④骨质破坏等。另外，该年龄患者处于生长发育阶段，亦容易被误诊为生长痛。因此，对于多关节肿痛的年轻患者，应重视对其痛风的诊断，减少误诊误治。检查结果显示，16 例青少年原发痛风患者中有 12 例仅行 X 线检查，有典型痛风影像学改变者除 1 例病程 1 个月以外，余病程均在 1 年以上，提示痛风性关节炎骨质破坏多发生在病史较长的患者中。因此，对于痛风性关节炎应该早期诊断、早期治疗，减少关节畸形的发生。

我院收治的 10 例青少年起病痛风患者中，超重者 4 例，肥胖者 4 例，高血脂者 5 例（混合型 1 例），高血糖 2 例，高血压 1 例，提示多数存在代谢综合征相关危险因素。目前，已有大量研究发现，青少年高尿酸血症及痛风的发生与代谢综合征亦密切相关，甚至成为心脑血管疾病和成年后高血压病发生的危险因素，Pacifico 等研究发现，肥胖儿童的尿酸水平要高于正常体重儿童，并且肥胖青少年的高尿酸水平与动脉粥样硬化的发生密切相关。Civantos Modino 等对 148 例肥胖和超重青少年儿童的调查显示，高尿酸血症的发病率为 53%，且高尿酸血症患者 BMI、腹围、血压均较血尿酸正常者高。早在 19 世纪 70 年代，Mahomed 就提出尿酸是高血压发生的危险因素。一项关于尿酸在年轻高血压患者中的作用机制研究显示，降低血尿酸可以改善患者血压。有学者对 60 例诊断为原发性高血压儿童的血尿酸水平进行分析显示，原发性高血压儿童血尿酸显著增高，血尿酸在高血压发展中可能起致病作用。同时有大量研究表明，青少年高尿酸血症与脂代谢紊乱、胰岛素抵抗密切相关。

启示与思考

随着人们饮食结构及生活习惯的改变，痛风发病逐渐趋于年轻化，且与代谢综合征相关危险因素密切相关。既往对于在儿童及青少年中以反复多关节肿痛起病的患者，首先会想到的是类风湿关节炎、感染性关节炎等常见病，而忽视了痛风的诊断，最终导致痛风石形成及关节骨质破坏。因此，对于不典型起病的痛风患者，应详细了解其诱发因素、家族史，评估其代谢相关危险因素，结合血尿酸等检查，全面评估病情，达到早期诊断、早期治疗的目的。

参考文献

[1] 高秀林，张莉芸．痛风患者93例临床资料分析．中国药物与临床，2014，14（8）：85-88．

[2] 马亚，曾学军，朱卫国，等．北京协和医院痛风门诊患者数据库的资料分析．基础医学与临床，2012，32（7）：819-822．

[3] 任虹，苏广兴，田春兰．中学生血尿酸水平现状及相关因素分析．甘肃中医院报，2010，27（6）：74-75．

[4] 薄慧，杨菁岩，刘戈力，等．学龄期儿童血尿酸水平调查分析．实用儿科临床杂志，2011，26（11）：853-855．

[5] 方启宇，万燕萍．肥胖青少年高尿酸血症的研究进展．中国妇幼健康研究，2009，20（6）：588-591．

[6] 李艳华，韩素桂．血尿酸与儿童原发性高血压相关性研究．中国误诊学杂志，2005，5（10）：1806-1807．

[7] 范秋玉，许珂，张莉芸，等．25岁以下起病的原发痛风26例荟萃分析．中国药物与临床，2015，15（11）：1642-1644．

[8] Trifirò G，Morabito P，Cavagna L，et al．Epidemiology of gout andyperuricaemia in italy during the years 2005-2009：a nation wide population-based study．Ann Rheum Dis，2013，72（5）：694-700．

[9] Hongo M，Hidaka H，Sakaguchi S，et al．Association between serum uric acid levels and cardiometabolic risk among Japanese junior high school students．Circulation Joumal，2010，74（8）：1570-1577．

[10] Civantos MoDino S，Guijarrode Arrnas MG，Monereo Mejia SS，et al．

Hyperuricemia and metabolic syndrome in children with over weight and obesity. Endocrinol Nutr，2012，59（9）：533-538.

[11] Nakamura K，Sakurai M，Miura K，et al. HOMA-IR and the risk of hyperuricemia：a prospective study in non-Diabetic Japanese men. Diabetes Res Clin Pract，2014，106（1）：154-160.

三、多发痛风石形成伴皮肤破溃及感染

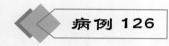

病例 126

患者男性，80 岁，主因"多关节肿痛 15 年，多发皮下结节 5 年，左手背肿痛 1 周"于 2016 年 8 月 8 日入院。2001 年夏饮酒后晨起出现左腕关节肿胀，伴疼痛，皮肤发红，皮温高，活动受限，不伴发热、晨僵，持续 3 天后自行缓解，未重视。后间断出现发作性多关节肿痛，累及双腕关节、双手远端指间关节、双肘关节、双足跖趾关节、双踝关节、双膝关节，不伴晨僵、关节畸形，当地医院行相关检查诊断为痛风，予口服止疼药、秋水仙碱治疗，关节肿痛可间断缓解。近 5 年逐渐出现多部位痛风石形成，累及耳郭、左手第 2、3、5 远端指间关节、右手第 4 远端指间关节、左足第 1 跖趾关节、右足第 2、3 跖趾关节，间断出现多部位破溃及豆渣样白色物质排出，未诊治。1 周前饮酒后出现左手背皮肤肿胀疼痛，皮温高，皮肤发亮菲薄，不伴发热，就诊于当地医院，白细胞（WBC）26.62×10^9/L，中性粒细胞百分比（NEU%）86.6%，C 反应蛋白（CRP）289.4 mg/L，血尿酸 526 μmol/L。为求进一步诊治就诊。个人史：饮白酒 50 余年，每天 1～2 两。体格检查：痛苦面容，左手背皮肤红肿，压痛（+），皮温高，耳郭、左手第 2、3、5 远端指间关节、右手第 4 远端指间关节、左足第 1 跖趾关节、右足第 2、3 跖趾关节可见多发皮下结节，质硬，左手第 1、2、3、4 指、右手第 4 指、左足第 2、3 趾皮肤破溃已结痂，可见色素沉着（图 12-3-1）。双肺呼吸音粗，未闻及干湿性啰音。心、腹无阳性体征。余关节无红肿，活动度正常，双下肢无水肿。

辅助检查

血常规：白细胞计数（WBC）17.6×10^9/L，中性粒细胞百分比（NEU%）86.4%，血红蛋白（Hb）126.2 g/L，血小板计数（PLT）236.8×10^9/L。尿常规：潜血（+），镜检红细胞每高倍镜视野 1～3 个。24 小时尿肌酐 5319.20 μmol，24 小时尿酸 2510.96 μmol。C 反应蛋白（CRP）334.76 mg/L，红细胞沉降率（ESR）54 mm/h。降钙素原正常。肾功能：血尿酸 497.3 μmol/L，余大致正常。血气分析：pH 7.413，二氧化碳分压（PCO$_2$）38.8 mmHg，氧分压（PO$_2$）56.7 mmHg，

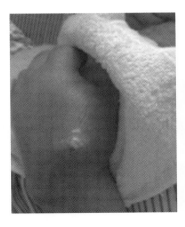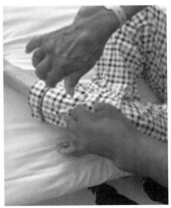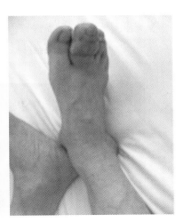

图 12-3-1　患者皮肤表现

血氧饱和度 88.9%。D-二聚体 536 ng/ml。脑钠肽（BNP）测定 288.00 pg/ml。甲、丙、戊肝炎抗体、人免疫缺陷病毒抗体初筛、梅毒螺旋体特异性抗体均为阴性。乙肝表面抗体、乙肝 e 抗体、乙肝核心抗体（+）。IgG 18.57g/L。C3、C4 正常。抗核抗体（ANA）1：100（颗粒型），抗 ENAs、抗 α-胞衬蛋白抗体、p-ANCA、c-ANCA、抗 MPO 抗体、抗 PR3 抗体（−）。左手背穿刺液培养及药敏回报示金黄色葡萄球菌（+++），万古霉素敏感。穿刺液涂片偏振光显微镜下观察，可见尿酸盐结晶（图 12-3-2）。双腕关节双源 CT＋痛风结节分析：双侧腕关节及双侧掌骨多发绿色痛风结节；双侧腕关节及双侧掌骨多发骨质破坏，关节间隙不清，右侧软组织肿胀（图 12-3-3）。双手、双膝、双足、双肘关节超声均可见"双轨征"，左手臂皮下软组织肿胀，内可见低-高混杂信号影，伴 PD 信号，局部可见包膜。胸

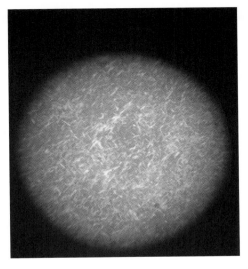

图 12-3-2　穿刺液涂片偏振光显微镜下可见尿酸盐结晶

部 CT 未见明显异常。腹部超声示：双肾中部囊肿。泌尿系超声示：前列腺钙化，左肾窦多发小结石，左肾中部囊肿伴囊壁钙化，右肾下极多发囊肿。

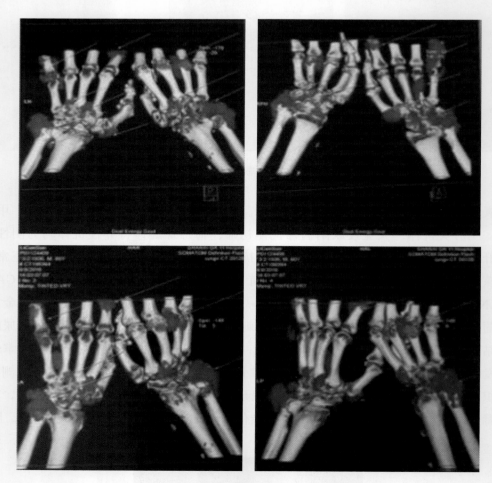

图 12-3-3 双手双源 CT+ 痛风石分析

诊 断

慢性痛风性关节炎（急性发作期），多发痛风石形成，左肾结石，左手背皮肤感染，双肾多发囊肿。

治疗及转归

予激素联合非甾体抗炎药抗感染止痛，秋水仙碱预防痛风发作，碳酸氢钠片碱化尿液促进尿酸排泄，非布司他降尿酸治疗，万古霉素 0.5 g q8h，静脉滴注 1 周抗感染，以及补充白蛋白、改善循环、保护胃黏膜、吸氧等对症治疗。患者左手背肿胀明显缓解，疼痛有所缓解，左手背穿刺处可见少量脓白色豆腐渣样分泌物。复查血常规：白细胞计数（WBC）9.1×10^9/L，中性粒细胞百分比（NEU%）82.9%，血红蛋白（Hb）109 g/L，血小板计数（PLT）271.0×10^9/L。C反应蛋白（CRP）14.27 mg/L；红细胞沉降率（ESR）40 mm/h；尿酸417.6 μmol/L。随访2个月，患者关节肿痛减轻，左手背肿胀好转，复查红细胞沉降率（ESR）23 mm/h，血尿酸356 μmol/L。

病例分析

　　该患者老年男性，有长期饮酒史，间断多关节肿痛15年，多部位痛风石形成5年，左手臂红、肿、热、痛1周，急性关节炎发作 > 1天，单关节炎发作，可见关节发红，第1跖趾关节疼痛或肿胀，伴高尿酸血症，偏振光显微镜证实关节穿刺液中含尿酸盐结晶，关节超声可见"双轨征"、双源CT + 痛风结节分析可见绿色痛风结节，诊断痛风明确。

　　痛风（gout）是一种单钠尿酸盐（monosodium urate，MSU）沉积所致的晶体相关性关节病，与嘌呤代谢紊乱和（或）尿酸排泄减少所致的高尿酸血症直接相关。痛风指急性特征性关节炎和慢性痛风石疾病，可并发肾病变，重者可出现关节破坏、肾功能受损，也常伴发代谢综合征的其他表现，如腹型肥胖、高脂血症、高血压、2型糖尿病以及心血管疾病。

　　皮下痛风石和慢性痛风石性关节炎是长期显著的高尿酸血症未获满意控制，体内尿酸池明显扩大，大量MSU晶体沉积于皮下、关节滑膜、软骨、骨质及关节周围软组织的结果。关节内大量沉积的痛风石可造成关节骨质破坏、关节周围组织纤维化、继发退行性改变等。

　　目前痛风的发病率呈逐年升高并年轻化的趋势，在美国，已经影响了830万人，其发病率和流行率还在逐年上升，近年来由于生活水平不断提高和饮食结构改变，我国痛风和（或）高尿酸血症的患病率也较以前有明显升高，该病好发于中年男性及绝经后女性。绝大部分的痛风可通过药物治疗得到有效控制，但仍有少数患者因为种种原因未能及时诊治，致晚期出现痛风石，导致患肢功能障碍，甚至引起皮肤破溃、坏死感染等。因尿酸盐有抑制细菌作用，一般情况下很少发生继发感染。有学者曾报道了多发痛风结节伴皮肤感染1例。痛风合并感染的患者，通常采取保守治疗或单纯手术切除的方法。有学者报道了5例痛风石合并慢性感染的患者，采用手术切除联合负压封闭引流，术后予降嘌呤、抗感染等辅助治疗的综合治疗方法，取得了满意的疗效。

启示与思考

本例患者老年男性，有长期饮酒史，间断发作性多关节肿痛，多处痛风石形成，血尿酸升高，偏振光显微镜证实痛风石中含尿酸盐结晶，超声可见"双轨征"，双源 CT 可见绿色痛风石结节，痛风性关节炎诊断明确。间断反复出现多部位豆渣样白色物质排出，皮肤破溃，成为皮肤感染的易感因素。经过万古霉素抗感染治疗，结合抗感染止痛、降尿酸等辅助治疗后，患者皮肤肿胀得到改善，炎性指标下降，血尿酸逐渐下降，病情得到控制。另外，该患者饮白酒 50 余年，每天 1 ～ 2 两，关节肿痛病史 15 年，未重视及规律诊治，痛风未得到满意控制，近 5 年出现多发痛风石形成及破溃，以致局部皮肤感染，严重影响患者生活质量。临床医生应重视患者教育，早期诊断、早期治疗有助于改善患者预后。

（撰稿人　高文琴　校稿人　马　丹　高晋芳）

参考文献

[1] 中华医学会风湿病学分会. 原发性痛风诊断和治疗指南. 中华风湿病学杂志，2011，15（6）：410-413.

[2] 高秀林，张莉芸，张改连. 双源 CT 在痛风诊断和病情监测的研究进展. 中华风湿病学杂志，2014，18（5）：350-353.

[3] 赵峰，丁小珩，刘育杰，等. 手术切除联合负压封闭引流治疗痛风石合并感染患者的疗效观察. 新医学，2012，43（6）：400-402.

[4] 张海贞，张永. 全身多发痛风结节伴皮肤感染 1 例. 皮肤病与性病，2018，40（3）：430-431.

四、易误诊疾病

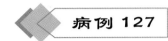

病例 127

　　患者女性，81 岁，主因"多关节红、肿、热、痛 1 个月"于 2015 年 7 月 1 日入院。2015 年 6 月初无明显诱因出现左肩关节疼痛，伴肿胀，局部皮肤发红，上举活动受限，就诊于外院，血尿酸 260 μmol/L，未行其他检查，自行外用膏药治疗，1 周后症状缓解。6 月 15 日出现左肩、左肘、左踝关节疼痛，左腕、左膝关节肿痛，局部皮肤发红，皮温增高，疼痛剧烈，活动受限，影响睡眠，自行予膏药敷贴治疗后症状无明显改善，并渐出现双手近端指间关节、双腕关节肿痛，为进一步就诊收入我科。患者 4 年前因心慌、胸闷、气短完善冠脉造影术后诊断为冠心病，平素口服阿司匹林及硝酸异山梨酯治疗。无高嘌呤饮食习惯。入院查体：双下肢无水肿。右肩关节肿胀，压痛阳性，局部色泽正常，皮温正常，上举、内收、外展、后旋均有受限；左肩关节活动基本正常。双肘关节无肿胀，压痛阴性，伸直受限。双腕关节无明显肿胀，掌屈、背伸均受限，压痛阳性。左手第 2、3 近端指间关节、第 2 掌指关节、右手第 3、4 近端指间关节、第 2 掌指关节肿胀，压痛阳性，皮温正常，双膝、双踝未见肿胀，压痛阴性。

辅助检查

　　血常规：白细胞（WBC）6.4×10^9/L，中性粒细胞百分比（NEU%）64.3%，血红蛋白（Hb）100.8 g/L，血小板计数（PLT）404.6×10^9/L；尿、便常规正常；红细胞沉降率（ESR）80 mm/h，超敏 C 反应蛋白（CRP）43.4 mg/L，肝功能、肾功能、血糖、血脂、电解质、心肌酶均未见明显异常；D- 二聚体 350 ng/ml；尿酸174.8 μmol/L，24 小时尿酸 1481.76 μmol/L，IgG、IgA、IgM、C3、C4、类风湿因子（RF）均正常。抗角蛋白抗体（AKA），抗 CCP 抗体、抗核抗体（ANA）、抗 ENAs 均阴性；肿瘤标志物均在正常范围。心电图：窦性心律，ST 段改变；胸片示：右肺尖、左上肺及下肺叶陈旧灶；心影饱满；双手、双膝关节 X 线片示：双膝关节退行性改变，假性磷酸盐异常沉积可能（图 12-4-1、图 12-4-2）。双膝关节双源 CT（图 12-4-3）示：双膝关节退行性改变，右膝关节少量点状绿色结节；左腕关节 MRI 示：左侧尺骨、桡骨远端、左腕手舟骨、月骨、三角骨、第 1～3

掌骨头、第 1 近节指骨近端骨髓水肿、囊变；左腕关节腔、下尺桡关节腔内少量积液伴滑膜增生；左腕关节周围软组织水肿（背侧明显）。左膝关节 MRI：左膝关节骨质增生，髌骨软化，股骨远端及胫骨近端骨髓水肿；左膝关节内侧半月板不稳伴Ⅲ度损伤，外侧半月板后角Ⅲ度损伤，前角Ⅱ度损伤；左膝关节腔及髌上囊少量积液。双膝关节超声（图 12-4-4）示：双膝关节软骨内可见云雾影，局部呈不连续高回声线性影。

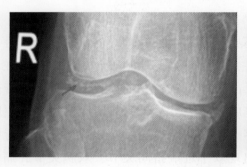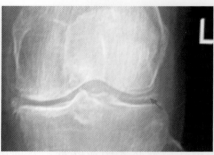

图 12-4-1　双膝 X 线片

注：可见双膝关节退行性改变，关节软骨内可见线样沉积

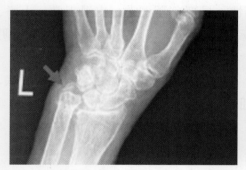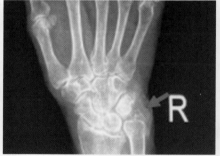

图 12-4-2　双手 X 线片

注：可见双手腕骨关节及韧带钙化

诊断

假性痛风，骨关节炎（双手、双膝关节），冠状动脉性心脏病。

治疗及转归

予复方倍他米松 5 mg 肌内注射一次，应用非甾体抗炎药及小剂量秋水仙碱治疗后，患者症状明显改善。随访 6 个月后病情稳定。

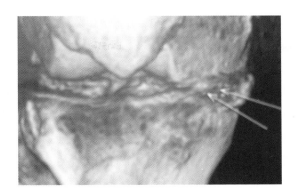

图 12-4-3　双膝关节双源 CT

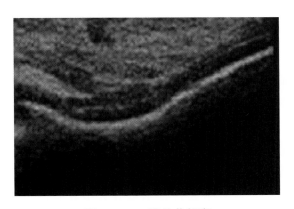

图 12-4-4　膝关节超声

病例分析

　　患者老年女性，急性病史，多关节红、肿、热、痛，呈非对称性多关节炎，近端指间关节、掌指关节、腕、肘、肩、膝、踝等多关节受累，类风湿因子（RF）阴性，抗 CCP 抗体、抗角蛋白抗体（AKA）均为阴性，除外类风湿关节炎。结合膝、腕关节 X 线可见软骨钙质沉积，关节超声提示关节软骨内云雾影，局部呈不连续高回声线性影等特殊表现，诊断为假性痛风。因患者高龄，关节超声未见明显积液，故未行关节液偏振光显微镜检查。目前应用非甾体抗炎药及小剂量秋水仙碱治疗后，患者症状明显改善。

　　假性痛风又称为二氢焦磷酸钙结晶沉积症（calcium pyrophosphate dihydrate deposition disease，CPPD），其特点包括关节液中二氢焦磷酸钙结晶沉积，透明软骨和纤维软骨钙化。本病常反复发作，且多关节受累，以膝关节最为常见，X 线主要表现为关节内及关节周围钙化。该病男女发病率相似，年龄愈大患病率愈高。40 岁以下发病者少见，60 岁时发病率升至 10%，75 岁时约为 30%，而 85 岁以上约为 44%。

假性痛风发病可能与多种因素有关，包括衰老、家族遗传、继发于其他代谢性疾病（如甲状旁腺功能亢进症、低镁血症、痛风）、骨关节炎和关节损伤等。据 1988 年 Resnick 报道，按其临床表现可分为 6 种亚型：① Ⅰ 型假性痛风，类似痛风发作，急性或亚急性起病，常累及膝关节，腕、踝等关节亦可受累，占 10% ~ 20%；② Ⅱ 型假类风湿关节炎，特点为持续性关节炎，占 2% ~ 6%；③ Ⅲ 型假骨性关节炎，最为常见，表现为慢性进行性关节炎，占 45% ~ 70%；④ Ⅳ 型无症状关节病；⑤ Ⅴ 型假神经性关节病；⑥ Ⅵ 型多种形态混合。CPPD 特殊的 X 线表现为软骨钙化，表现为平行于骨性关节面的弧形细线状钙化影，此外还可表现为关节内钙化、关节旁钙化（关节囊、滑膜、肌腱、韧带）以及关节结构的损害。

假性痛风诊断金标准是偏振光显微镜下见到无双折光现象或弱折光现象的短棒状、菱形、平行六边形等结晶。但由于该操作具有侵入性，限制了疾病的诊断。随着影像学的发展，关节超声在假性痛风的诊断价值中愈来愈受到重视。国外研究发现，与痛风患者超声表现不同，假性痛风在超声中表现为关节软骨内片状、云雾状沉积，因此超声是可以用来鉴别痛风与假性痛风的非侵入性的、诊断价值较高的检测方法。该患者膝关节超声提示双膝关节软骨内可见云雾影，局部呈不连续高回声线性影，符合假性痛风的超声表现。患者拒绝行关节穿刺及关节液检测，但临床表现、实验室检查及影像学检查结果均支持假性痛风诊断。

该病预后良好，治疗上以对症治疗和支持治疗为主。急性滑膜炎的治疗包括非甾体抗炎药、激素或秋水仙碱；慢性期治疗也只能是缓解症状，保持并改善关节的功能，对于进行性破坏或损害严重的大关节可以考虑进行关节置换术。

启示与思考

二氢焦磷酸钙沉积症是一种并不少见的晶体性疾病，尤其是在老年患者中。由于它与多种关节炎的表现相似，常常会造成误诊，当老年患者出现关节炎症状时，需要警惕该病的存在，以免增加不必要的治疗措施。

（撰稿人　郭乾育　校稿人　梁美娥　刘素苗）

参考文献

［1］ Gerster JC．Chondrocalcinosis，a disease frequently occurring in the second half of life．Rev Med Suisse Remande，2004，124（9）：557-559.

［2］ Resnik D．Common disorders of synovium-lined joints：pathpgenesis，imagging abnormalities，and complications．Am J Roentgenol，1988，151（6）：1079-1093.

第十三章

其他相关疾病

一、风湿性多肌痛

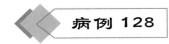

患者男性，63 岁，主因"双下肢近端肌痛、肌无力 40 天，加重伴发热 10 天"于 2014 年 1 月 12 日入院。2013 年 12 月初，患者无诱因出现双下肢近端肌肉疼痛，伴肌无力，渐影响蹲起，不伴有上肢肌痛、肌无力，无皮疹，无呼吸困难，无饮水呛咳、吞咽困难，未予重视。2014 年 1 月初，上述症状加重，出现行走困难，伴发热，体温最高 39℃，伴畏寒、寒战，就诊于当地医院，予头孢哌酮钠舒巴坦钠、左氧氟沙星（具体剂量不详）静脉输注 5 天，体温仍波动于 38℃左右，午后明显，伴有间断咳嗽，咳少量白痰，无腹痛，无尿频、尿急、尿痛，为求进一步诊治入住我科。既往史、家族史无特殊。体格检查：全身皮肤黏膜无黄染、皮疹，双侧腮腺未触及肿大，左侧颈部可扪及 2 枚肿大淋巴结，黄豆大小，活动好，压痛（+-），双侧扁桃体无肿大。心、肺、腹无阳性体征。脊柱生理弯曲存在，各棘突及椎旁肌肉无压痛，腰椎三向活动正常。双侧骶髂关节无压痛，双侧"4"字试验（-）。双下肢近端肌肉压痛（+），肌力 4$^+$级，双上肢肌力 5 级；双下肢无水肿。

辅助检查

血常规：白细胞计数（WBC）14.9×10^9/L、血红蛋白（Hb）111.7 g/L、血小板计数（PLT）456.1×10^9/L。尿便常规未见异常。肝功能：总蛋白（TP）50.2 g/L、白蛋白（ALB）25.8 g/L，余大致正常。空腹血糖 6.60 mmol/L。心肌酶谱：肌酸激酶 57.6 U/L、肌酸激酶同工酶 5.66 U/L、乳酸脱氢酶（LDH）144.9 U/L、α-羟丁酸脱氢酶（α-HBDH）96 U/L。电解质：钠 127.1 mmol/L、氯 93.3 mmol/L、无机磷 0.59 mmol/L。红细胞沉降率（ESR）70 mm/h；C 反应蛋白（CRP）195 mg/L；降钙素原、IgG、IgM、IgA、C3、C4 大致正常。甲状腺功能：血清游离三碘甲腺原氨酸（FT$_3$）2.14 pg/ml、血清游离甲状腺素（FT$_4$）1.49 ng/dl、卵泡刺激素（FSH）1.00 μIU/ml，肿瘤标志物：铁蛋白 562.0 ng/ml，余正常。肾功能、血脂、糖化血红蛋白大致正常，淋巴细胞亚群大致正常，人免疫缺陷病毒抗体、梅毒螺旋体特异性抗体、肝炎抗体、EB 病毒早期抗原、肺炎支原体抗体、呼吸道病毒系列、血需氧培养均（-），巨细胞病毒抗体阳性（+）。类风湿因子（RF）、抗核抗体（ANA）、抗角蛋白抗体（AKA）、抗 CCP 抗体、抗 α- 胞衬蛋白抗体、抗 -ENAs、自身免疫性肌炎抗体谱均（−）。心电图：窦性心律，大致正常。胸部 CT 未见明显异常。双下肢血管彩超：双侧股浅第一静脉瓣反流时间延长，双下肢动脉硬化伴散在斑块形成。双侧大腿 MRI（图 13-1-1）示：双大腿诸肌肉及肌间隙、皮下脂肪层水肿。肌电图：双侧正中神经轻度受损，右侧腕部较明显，其余受检肌肉及神经未见明显特征性改变。骨髓涂片：骨髓增生活跃，全片未见异形细胞及原始细胞。肌肉活组织病理诊断（右大腿）（图 13-1-2）示：肌肉组织未见明显异常。

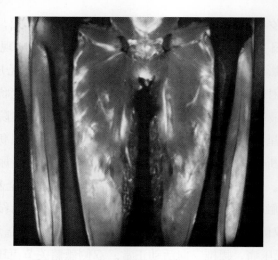

图 13-1-1 双大腿 MRI（T2-SPIR）

注：股四头肌、缝匠肌、阔筋膜张肌、耻骨肌、长收肌、大收肌等肌肉及肌间隙、皮下脂肪层弥漫性水肿

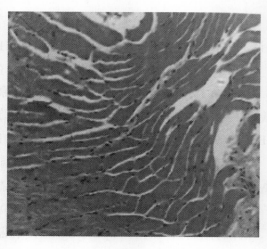

图 13-1-2 肌肉活组织病理

诊 断

风湿性多肌痛。

治 疗 及 转 归

予以泼尼松 30 mg/d，来氟米特 20 mg/d、环磷酰胺 400 mg/m，患者无咳嗽、咳痰消失，体温正常，双下肢近端肌痛缓解，肌力渐恢复，不影响下蹲起立、正常行走。白细胞计数（WBC）18.1×10⁹/L，中性粒细胞百分比（NEU%）76.2%，血红蛋白（Hb）125.5 g/L，血小板计数（PLT）515.2×10⁹/L；肝功能：γ-谷氨酰转肽酶（γ-GT）62.9 U/L，总蛋白（TP）60.9 g/L，白蛋白（ALB）32.1 g/L；C反应蛋白（CRP）＜ 2.5 mg/L；红细胞沉降率（ESR）30 mm/h。双下肢肌肉MRI示：①右侧闭孔外肌、大收肌及左侧股中间肌水肿；②右侧大收肌肌间隙少量积液，与我院于 2014 年 3 月 12 日摄片比较，双大腿肌肉水肿明显减轻。该患者规律复查，1 年半内药物逐渐减量至停药，来氟米特 20 mg/d、环磷酰胺 400 mg/m × 12 次。

病例分析

患者老年男性，无感染性疾病依据，包括结核、布鲁氏菌病等传染性疾病，且抗感染治疗效果不佳，无恶性疾病倾向相关证据，无血液系统异常、骨髓异常或内皮网状系统疾病，考虑患者发热、炎性指标升高，伴有双下肢近端肌痛、肌无力，MRI显示明显多部位肌肉水肿，肌肉活检不支持炎性肌病诊断。根据 1984 年 Healey 提出的风湿性多肌痛诊断标准（发病年龄＞ 50 周岁；颈部、肩部及骨盆至少 2 处肌肉僵痛，并伴晨僵持续 4 周或 4 周以上；红细胞沉降率≥ 50 mm/h；抗核抗体及类风湿因子阴性；小剂量糖皮质激素治疗反应良好；需除外继发性多肌痛症），该患者诊断风湿性多肌痛明确。

风湿性多肌痛（polymyalgia rheumatica，PMR）是一种多见于老年人的以四肢近端肌群和颈肌疼痛和僵硬为主的临床综合征，伴有红细胞沉降率增快和发热等非特异性全身症状。目前病因及发病机制不明。我国 PMR 并不少见，但由于缺乏特异性的实验室检查及病理改变、仅根据临床表现诊断、临床医生对该病认识不足，故该病易被误诊和漏诊。风湿性多肌痛患者均有不同程度的近端肌肉疼痛伴活动受限，以颈、肩胛带、骨盆带肌痛为主，表现为上肢上举费力，梳头、洗脸等困难，下肢下蹲、起立费力，70.3% 的患者伴晨僵，37.5% 的患者伴发热。发热以低热多见；关节肿痛累及双膝、肘、腕、踝及双手关节，其中以双膝关节多见；此外，可合并乏力和体重下降。虽然该疾病与巨细胞动脉炎关系密切，但临床合并头痛起病者较为少见。

对于不同程度合并肌源性损害的患者，影像学结果提示，PMR 主要表现为关节周围及关节受累肌肉的炎症，而影像学在确诊疾病过程中的应用需更多的经验积累，即便是 2012 年的诊断标准也只提到了超声检查，针对的是合并肩部症状者行超声可发现肩部存在单侧或者双侧的三角肌下滑囊炎和（或）肱二头肌腱炎和（或）肱盂关节滑囊炎，其中并没有关于 MRI 的相关报道。近些年相关研究并不多，未来需要扩大病例数以研究从肌肉 MRI 的角度鉴别 PMR 与炎性肌病、探讨肌肉 MRI 在不同疾病中与肌痛症状、肌肉炎症之间的关系。

关于 PMR 与肿瘤的相关性，目前尚存争议。有部分研究表明，典型的 PMR 患者不存在高发的恶性肿瘤，但是对于年龄小于 50 岁，尤其是小剂量激素治疗效果欠佳患者，首先需警惕恶性肿瘤的可能，在整个治疗过程中均要警惕肿瘤的表现及有无合并症出现。本例患者的临床表现不足以诊断炎性肌病，诊断治疗及随访的 7 年中均未发现肿瘤迹象，其临床表现满足 PMR 诊断，治疗效果良好。

启示与思考

该患者 MRI 显示弥漫性肌肉水肿，而受累部位活组织检查提示无明显肌肉炎症，考虑与活检取材部位有关。而 PMR 的肌肉影像和病理表现仍需要在临床中总结。

（撰稿人　梁美娥　校稿人　杨艳丽　乔鹏燕）

参考文献

[1] 戴巧定，宋欣伟. 64 例风湿性多肌痛临床特点及诊治分析. 中华全科医学，2015，（13）：725-727.

[2] 罗薇，张文，曾小峰，等. 风湿性多肌痛 86 例回顾性临床分析. 基础医学与临床，2010，30（2）：194-197.

[3] Kermani TA，Warrington KJ. Polymyalgia rheumatica. Lancet，2013，381（9860）：63-72.

二、成人斯蒂尔病伴噬血细胞综合征

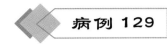
病例 129

患者女性，30 岁，主因"发热、皮疹伴间断肌肉关节疼痛 20 天"于 2015 年 4 月 24 日入住我科。2015 年 4 月上旬，患者无诱因出现发热，体温最高 41℃，伴畏寒、寒战、咽痛、咳嗽，无明显咳痰，同时出现颜面、颈前、背部、四肢红色斑片状皮疹，瘙痒明显，体温升高时皮疹加重，逐渐出现四肢肌肉疼痛，双肩、双肘、双手掌指关节疼痛，无腹痛、腹泻、尿频、尿急等症状。口服退热药可降至正常，数小时后体温再次升高，当地诊所给予抗感染、抗过敏治疗（具体药物不详），未见好转。2015 年 4 月中旬，患者体温波动在 37.5 ~ 40℃，皮疹、咽痛、关节肌肉疼痛加重，就诊于太原市某医院，白细胞计数（WBC）13.6×10⁹/L，红细胞沉降率（ESR）70 mm/h，自身抗体阴性，辅助检查除外感染性疾病。考虑成人斯蒂尔病，给予口服依托考昔片 120 mg/d，静脉推注地塞米松 5 mg/d，静脉输注甲泼尼龙 40 mg/d，口服泼尼松 30 mg/d，静脉输注头孢唑肟、头孢哌酮钠他唑巴坦钠、莫西沙星，以及保肝等支持治疗，肌肉关节疼痛减轻，体温仍呈稽留热，体温最高 39℃左右，皮疹无缓解，为进一步诊治入住我科，病程中，无口干、眼干、牙齿块状脱落，无脱发、光过敏、蝶形红斑，无口腔溃疡、生殖器溃疡、眼炎。既往史、家族史无特殊。体格检查：生命体征平稳，右侧口角、左侧鼻翼皱褶处、左眼睑内眦处皮肤溃烂结痂，颜面、颈前、后背、四肢可见弥漫性、斑片状红色充血样皮疹，尤以颈前皮疹为著，伴有明显抓痕，双手掌指关节伸面皮肤粗糙，无水肿，浅表淋巴结未触及肿大。心、肺、腹无阳性体征。脊柱呈生理弯曲，双"4"字试验（－），外周关节无肿痛，四肢肌肉压痛（－），肌力 5 级，病理征未引出。

辅 助 检 查

血常规：白细胞计数（WBC）13.6×10⁹/L，血红蛋白、血小板正常；尿、便、常规正常；红细胞沉降率（ESR）70 mm/h，C 反应蛋白（CRP）28.256 mg/L；血生化：乳酸脱氢酶（LDH）及 α- 羟丁酸脱氢酶（α-HBDH）＞ 1000 U/L，余大致正常。IgA、IgG、IgM、IgE、补体 C3、C4 无明显异常，铁蛋白＞ 1500 μg/L，D- 二聚体＞ 5250 ng/ml，降钙素原（PCT）：0.71 ng/ml，乙肝六项、甲肝抗体、丙肝抗体、戊肝抗体、梅毒特异性抗体、HIV 抗体、布鲁氏菌凝集试验、肥达试验、外斐反应（－）；EB 病毒早期抗原 IgG（－）；巨细胞病毒抗体（－）；呼吸道病原体（－）；血培养、咽拭子、尿培养未见明显异常。肿瘤标记物、甲状腺功能均正常；抗核抗体（ANA）、抗 CCP 抗体、抗角蛋白抗体（AKA）、抗 ENAs、自身免疫性肌炎抗体谱、抗 ds-DNA、ACL、AHA、AnuA、抗 α- 胞衬蛋白抗体均（－）。骨髓检查示：有核细胞增生活跃；心电图示：窦性心动过速。腹部超声示：脂肪肝（轻度）、脾大（肋间厚约 4.5 cm）。胸部 CT 未见异常。双下肢肌肉 MRI：双侧股二头肌、右侧股外侧肌肌肉水肿、双大腿皮下脂肪轻度水肿。四肢肌电图：四肢受检肌肉及神经未见明显特征性改变。

入院诊断

发热原因待查：成人斯蒂尔病？

治疗及转归

静脉输注甲泼尼龙 80 mg/d×7 d，1 周后复查相关指标：白细胞 $8×10^9$/L，血小板 $56×10^9$/L、血红蛋白（Hb）82 g/L 呈现下降趋势，肝酶升高，丙氨酸氨基转移酶（ALT）450 U/L、γ- 谷氨酰转肽酶（γ-GT）460 U/L，呈现上升趋势，再次复查骨髓涂片提示吞噬细胞易见，考虑患者此时合并噬血细胞综合征可能，给予人免疫球蛋白 20 g/d×5 d 治疗，静脉输注甲泼尼龙琥珀酸钠 500 mg/d×3 d。期间体温逐渐降至正常，血红蛋白、血小板逐渐回升，肝功能逐渐恢复。后续治疗：甲泼尼龙每日晨 32 mg，每晚 16 mg，环孢素 100 mg bid。患者病情渐稳定，无发热，无肌痛、肌无力，无新发皮疹。院外随访，患者未再出现发热，无新发皮疹，无关节肿痛，化验血常规、肝功能大致正常。院外复查期间，激素逐渐减量，半年后停药，持续口服环孢素，以 50 mg tid 维持，随访 1 年，患者病情稳定，之后失访。

出院诊断

成人斯蒂尔病可能性大，噬血细胞综合征。

病例分析

该患者年轻女性，病史 20 天，该病例特点为发热、皮疹、咽痛、关节肌肉疼痛、肌无力、炎性指标升高。鉴于上述临床特点，需从感染、肿瘤、风湿性疾病三方面进行分析。首先，从感染方面考虑，该患者无咳嗽、咳痰、咯血，无腹痛、腹泻，无尿频、尿急、尿痛，无头痛不适，胸部 CT 未见明显异常，血培养、尿培养、咽拭子培养未见异常，抗感染治疗效果差，故暂不考虑感染性疾病；肿瘤方面，患者年轻女性，入院后行肿瘤系列、胸部 CT、腹部超声、骨髓涂片、浅表淋巴结、甲状腺彩超等检查，未见异常，暂不考虑肿瘤或者淋巴瘤，由此考虑该患者风湿性疾病可能性大。

患者第一阶段主要表现为发热、皮疹、咽痛、关节肌肉疼痛、肌无力、炎性指标升高，分别具有如下特点：发热呈稽留热型，非甾体抗炎药及激素可维持体温正常数小时；皮疹表现为颜面、颈前、背部、四肢红色斑片状皮疹，瘙痒明显，伴随体温升高时皮疹加重；咽痛，咽红，咽拭子培养（-）；肌肉关节症状为四肢肌肉疼痛，双上肢无力，左臂明显，伴双肩、双肘、双手掌指等关节疼痛，无肿胀；炎性指标升高：红细胞沉降率（ESR）70 mm/h；铁蛋白 > 1500 μg/L；自身抗体阴性，综合上述特点，首先考虑成人斯蒂尔病，满足美国 Cush 标准 [必备条件：发热 ≥ 39℃；关节痛或关节炎；类风湿因子（RF）< 1∶80；抗核抗体 < 1∶100。另需具备下列任意 2 项：血白细胞 ≥ 15×10⁹/L；皮疹；胸膜炎或心包炎；肝大、脾大或淋巴结肿大；排除肿瘤、感染和结缔组织病]。给予激素治疗的过程中，体温呈下降趋势，患者无新发皮疹。第二阶段新出现肝损害及血液系统异常，丙氨酸氨基转移酶（ALT）、门冬氨酸氨基转移酶（AST）、谷氨酰转肽酶（GT）升高达 450 U/L；血液系统白细胞计数（WBC）13.6×10⁹/L（最高达 31×10⁹/L），血红蛋白（Hb）、血小板（PLT）下降，再次复查骨髓涂片提示吞噬细胞易见；结合上述病情，考虑患者合并噬血细胞综合征（hemophagocytic syndrome，HPS）。HPS 是一种单核巨噬细胞系统的反应增生性疾病，根据病例特点满足 2004 年 HLH 诊断标准，符合以下临床和实验室标准（8 条中的 5 条）：①发热；②脾大；③外周血中三系血细胞至少两系减少；④高甘油三酯血症和（或）低纤维蛋白血症；⑤骨髓、脾或淋巴结内有噬血细胞增多；⑥ NK 细胞活性低或缺如；⑦高铁血红蛋白蛋白血症；⑧高 SIL-2R 水平。故给予激素冲击、人免疫球蛋白、环孢素治疗后病情逐渐稳定。

启示与思考

结合该患者病情及相关文献复习，已知很多风湿性疾病可以合并噬血细胞综合征，临床上较为多见的有系统性红斑狼疮、类风湿关节炎、干燥综合征、肉芽肿性血管炎、成人斯蒂尔病、皮肌炎等，多数通过激素冲击治疗及人免疫球蛋白治疗能获得较好疗效，较一般的不合并风湿性疾病的 HPS 预后好，但资料显示，该病的死亡率仍达 30% ～ 60%（受病例数影响），后期该疾病常需要依托泊苷、环孢素、环磷酰胺、吗替麦考酚酯等维持治疗，部分患者需接受血浆置换术或者卡泊三醇治疗。我们已知成人斯蒂尔病需要排除肿瘤，故该患者与类似患者在诊断与治疗中均需要监测肿瘤发生的可能性。

（撰稿人 梁美娥 校稿人 李 娟 庞宇洁）

参考文献

[1] 孙雪辉，郑文洁，张文，等．自身免疫病合并噬血细胞综合征临床分析．中华内科杂志，2010，49（10）：836-838.

[3] 李嗣钊，李小霞，俞乃昌，等．成人斯蒂尔病合并噬血细胞综合征 17 例临床分析．中华医学会第十四次全国风湿病学学术会议论文集首都医科大学宣武医院，2009，62-63.

[3] Atteritano M，David A，Bagnato G，et al．Haemophagocytic syndrome in rheumatic patients．Eur Rev Med Pharmacol，2012，16（10）：1414-1424.

三、Loeffler 心内膜炎

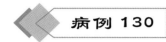

病例 130

　　患者男性，44 岁，主因"腹胀 1 年，加重伴气短 5 个月"于 2017 年 3 月 1 日入院。2016 年 4 月无明显诱因出现腹胀、食欲缺乏，以中上腹为主，不伴腹痛、腹泻、呕吐，胃镜示糜烂性胃窦炎，口服中药后腹胀缓解不明显。2016 年 10 月出现咳嗽、咳痰、胸憋、气短，活动后为著，可行走 200 m，无发热、喘息、鼻塞、流涕，对症治疗后上述症状无好转。2017 年 2 月气短加重，不能平卧，就诊于当地医院，胸部 CT 示：肺部感染、双侧胸腔积液；心脏彩超示：左心室血栓？予甲泼尼龙 40 mg 静脉滴注 5 天，抗感染、抗凝、胸腔穿刺引流、利尿治疗，气短较前好转，复查胸部 CT 示：双肺病灶及胸腔积液较前吸收。为进一步明确诊断入院。病程中，无反复喘息、鼻塞、流涕、四肢麻木，无反复口腔溃疡、生殖器溃疡，无双眼发红，无关节肿痛。个人史：未到过疫区，无寄生虫等接触史。农民，吸烟 20 余年，1 ~ 2 包 / 日。体格检查：急性病容，颈静脉怒张，双下肺呼吸音弱，未闻及湿啰音，心率 110 次 / 分，律齐，各瓣膜区未闻及杂音，心界大，腹部平坦，全腹无压痛、反跳痛，肝脾肋下未触及。双下肢轻度凹陷性水肿。

辅助检查

　　血常规：白细胞计数（WBC）5.9×10^9/L、嗜酸性粒细胞百分比 3.0%、嗜酸性粒细胞绝对值 0.18×10^9/L、血红蛋白（Hb）122 g/L、血小板（PLT）267×10^9/L；尿蛋白（+），后复查 2 次尿蛋白阴性；红细胞沉降率（ESR）34 mm/h；C 反应蛋白（CRP）73.3 mg/L；降钙素原（PCT）0.06 ng/ml；D- 二聚体 684 ng/ml；脑利尿钠肽（BNP）1240 pg/ml；IgG、IgM、IgA、IgG4、C3、C4 均正常；抗核抗体（ANA）、类风湿因子（RF）、抗角蛋白抗体（AKA）、抗 CCP 抗体、抗ENAs、抗 PR3 抗体、c-ANCA、抗 MPO 抗体、p-ANCA、抗心磷脂抗体、抗 β_2 微球蛋白抗体均阴性；便常规、肝肾功能、电解质、心肌酶、甲状腺功能、肿瘤标志物均正常；甲、乙、丙型肝炎抗体、人免疫缺陷病毒抗体、梅毒螺旋体特异性抗体、结核抗体均（−）；心电图示窦性心动多速。胸部 CT 示双侧胸腔积液。心脏超声：左房、右房、右室大，乳头肌水平以下左室腔内等回声团块，左室收缩功能减低，每搏量 25 ml，射血分数 50%，左室舒张功能受限，肺动脉高压（61 mmHg）（图 13-3-1）。心脏 MRI ＋增强 MRI 示：左心室心腔内（心尖部）异常信号影伴左心室心内膜下异常强化影，考虑心内膜心肌病变，左心房、右心房、右心室扩大，双侧胸腔积液（图 13-3-2）。骨髓细胞学检查示：增生活跃，粒系占有核细胞 75%、嗜酸性粒细胞比例明显升高，淋巴细胞占 6%。*PDGFRα*、*PDGFRβ*、*FGFR1* 基因检测未见突变。

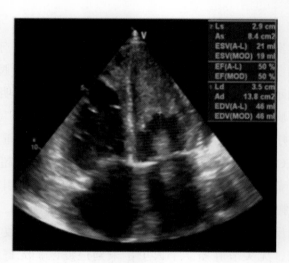

图 13-3-1　治疗前心脏超声

注：左房、右房、右室大，乳头肌水平以下左室腔内等回声团块

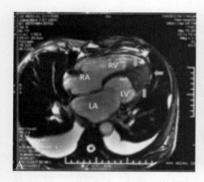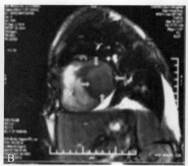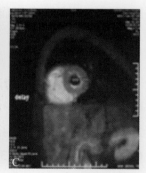

图 13-3-2　治疗前心脏 MRI ＋增强 MRI

注：左心室心腔内异常信号影（图 A、B 箭头所指），左心室心内膜下异常强化影（图 C 箭头所指），考虑心内膜心肌病变，左心房、右心房、右心室扩大

诊　断

嗜酸性肉芽肿性多血管炎，Loeffler 心内膜炎。

治疗及转归

予甲泼尼龙 80 mg/d×5 d、40 mg/d×5 d，口服泼尼松片 50 mg/d、环磷酰胺 400 mg/2 w，患者无明显气短，可进行日常活动，嗜酸性粒细胞均波动于正常范围，随访至今，泼尼松减至 15 mg/d，口服来氟米特 10 mg/d，复查心脏彩超及心脏增强 MRI，均提示心内膜增生病变较前明显减小（图 13-3-3，图 13-3-4）。

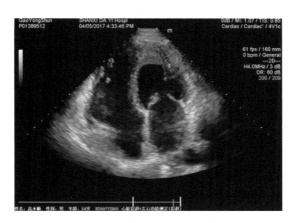

图 13-3-3　治疗 2 周后心脏超声

注：左房、右房、右室大，乳头肌水平以下左室腔内等回声团块明显缩小

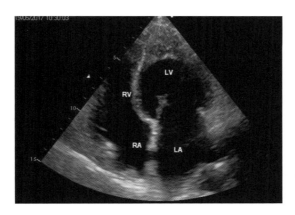

图 13-3-4　治疗 3 个月后心脏超声

注：左房、右房、右室大，乳头肌水平以下左室腔内等回声团块较治疗 2 周后明显缩小

病例分析

患者中年男性，病史 1 年，主要表现为腹胀、胸闷、憋气、气短，考虑患者腹胀、胸憋、气短的原因为心功能不全，而究其根本原因在于心脏超声、心脏

MRI＋增强 MRI 提示的左室心尖部的心内膜病变，左心室心腔缩小、每搏量减少。鉴于患者无发热，无心脏基础疾病，瓣膜、心肌均未受累，左心室未扩大，IgG_4 正常，不支持感染性心内膜炎、血栓、肿瘤、淀粉样变性、IgG_4 相关性疾病。反复追问病史及回顾既往病历资料，2016 年 6 月、2017 年 2 月 2 次查血常规示嗜酸性粒细胞（EO）明显高于正常（EO% 27.8%、EO 1.69×10^9/L；EO% 34.3%、EO 2.78×10^9/L）。查阅文献，心内膜病变的原因包括嗜酸性心内膜增生，结合院外 2 次查 EO 明显升高，诊断嗜酸性粒细胞增多性心内膜炎即 Loeffler 心内膜炎。但此次入院前用激素治疗后，患者肺部浸润影消失，且既往胃镜病理示胃底嗜酸性粒细胞每高倍镜视野 40～50 个，肺功能提示阻塞性通气障碍，弥散功能减低，患者有心、肺、胃肠道多脏器受累，据 2017 嗜酸性肉芽肿性多血管炎（EGPA）分类标准，诊断 EGPA。

Loeffler 心内膜炎又称嗜酸细胞增多性心内膜炎，此病于 1932 年由 Loeffler 最早报道并因此得名，是嗜酸性粒细胞增多症累及心脏的表现。本病是世界范围内散在分布的罕见病，热带地区较多见，多见于中年男性，继发于嗜酸性粒细胞损害（外周血嗜酸性粒细胞 $> 0.5 \times 10^9$/L），嗜酸性粒细胞通过分泌 TGF-β 和 IL-1β 导致组织器官损伤。Loeffler 心内膜炎病理过程可分为坏死期、血栓形成期、纤维化期。病理特点为心内膜和内层心肌纤维化，心内膜明显增厚，心肌顺应性降低，内膜下心肌坏死和嗜酸性粒细胞浸润。目前常用的诊断手段是心脏超声和心脏 MRI。超声心动图常表现为心内膜增厚、心室腔扩大、心室心尖内血栓形成、瓣膜及冠状动脉受累、舒张功能受损。文献报道称，心脏 MRI（CMR）通过增强、延迟增强可区分 Loeffler 心内膜炎是处于血栓形成期还是纤维化期，心脏 MRI 被认为是目前诊断心内膜病变非侵入手段中的金标准。

Loeffler 心内膜炎继发于嗜酸性粒细胞增多症，而嗜酸性粒细胞增多症根据病因不同可分为遗传性、继发性、原发性及特发性。本例患者嗜酸性粒细胞增多的原因已除外遗传性、原发性，在继发性因素中，结合本例患者除诊断 Loeffler 心内膜炎外，病理已证实胃肠道可见嗜酸性粒细胞浸润，且有肺部一过性浸润影，据 EGPA 分类标准，考虑为 EGPA 心脏受累所致。Brucato 及 Misra 等报道 EGPA 心脏受累达 15%～60%，心脏结构包括心内膜、心肌、心包及冠状动脉等均可受累，且 50% 的心脏受累患者发病率和死亡率增加，因此早期诊断和评估 EGPA 是否存在心脏受累能极大地改善预后。超声心动图可以判断心肌和瓣膜的受累程度，并且可以通过血栓回声进行分期，监测特异性治疗后心内膜浸润的逆转程度，由于其无创、便捷、经济等，是诊断和随访的首选检查方法。近年来，心脏 MRI 在诊断心脏病变，特别是心内膜病变中也具有重要地位。Jeong 等研究报道，CMR 可发现 62% EGPA 患者存在心脏受累，而超声心动图的检出率为 50%，心内膜病变在 CMR 上的表现还需用 MRI 增强及延迟增强（LGE）成像显示。CMR 不仅提供了一种方法来迅速评估 EGPA 患者的心脏参与，而且还有助于对患者进行分类，并指导治疗。本例患者入院后首先进行了心脏超声心动图检查，提示心内膜增生，左心室心腔缩小，随后完善 CMR，通过延迟增强示病变部分处于非纤维化期，经过激素、免疫抑制剂治疗后，患者心内膜增生明显减小。因此，早期发现和治疗可以使患者避免出现晚期心内膜炎并发症。

启示与思考

临床上，如果考虑 EGPA 心脏受累，特别是 Loeffler 心内膜炎，应尽早行心脏彩超、心脏 MRI 明确心脏病变，早诊断、早治疗，避免出现心内膜纤维化、心力衰竭等严重并发症。

（撰稿人　乔鹏燕　校稿人　李玉翠　刘素苗）

参考文献

[1] Seo JS，Song JM，Kim DH，et al. A case of Loeffler's endocarditis associated with churg-strauss syndrome. J cardiovasc Ultrasound，2010，18（1）：21-24.

[2] Kimura Y，Sasaki K，Inoko M. Successful early steroid and anticoagulant treatment for Loeffler's endocarditis related to eosinophilic granulomatosis with polyangiitis. J cardiol cases，2017，16（4）：109-112.

[3] Brucato A. Cardiac involvement in churg-strauss syndrome. Gital cardiol (Rome)，2015，16（9）：493-500.

[4] Misra DP，Shenoy SN. Cardiac involvement in primary systemic vasculitis and potential drug therapies to reduce cardiovascular risk. Rheumatol int，2017，37（1）：151-167.

[5] Schiefermueller J，Alaour B，Calver A，et al. Lesson of the month 1：beware the atypical presentation：eosinophilic granulomatosis with polyangiitis presenting as acute coronary synDrome. Clin Med J R coll Phys Lond，2017，17（2）：180-182.

[6] Jeong H，Kim KH，Cho JY，et al. Cardiac involvement of churg-strauss syndrome as a reversible cause of dilated cardiomyopathy. J cardiovasc ultrasound，2015，23（1）：40-43.

四、布洛芬缓释胶囊致史-约综合征

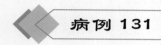

病例 131

患者女性，34 岁，主因间断肌肉酸困 7 天，发热、皮疹 4 天于 2016 年 9 月 3 日入院。2016 年 8 月 28 日患者受凉后出现全身肌肉酸困，无发热、肌痛、肌无力、皮疹、关节肿痛等，3 天后自行口服布洛芬缓释胶囊 300 mg qd，上述症状逐渐改善，次日颈部出现弥漫性红色充血性斑丘疹，后皮疹逐渐累积躯干及四肢，其中腋下、腹部及四肢近端较密集，部分皮疹融合成水疱，个别水疱破裂，伴瘙痒、疼痛，同时口腔有多发糜烂、溃疡，出现发热，体温最高达 39.6℃，不伴畏寒、寒战，无咳嗽、咳痰等不适，遂停用布洛芬缓释胶囊。2016 年 9 月 2 日就诊于当地医院，给予利巴韦林、阿昔洛韦、退热药（具体用药、用法不详）等对症治疗，症状逐渐加重。2016 年 9 月 3 日下午，患者出现全身不自主抖动，体温 38.5℃，肢体末端冰凉，口服阿司匹林泡腾片后未见明显改善。病程中无关节肿痛、脱发、光过敏。患者既往未服用过布洛芬，否认过敏史及其他病史，家族史无特殊。体格检查：体温 37.8℃，脉搏 121 次/分，呼吸 30 次/分，血压 103/58 mmHg。眼睑结膜、唇部及口腔黏膜有溃烂，口腔黏膜有血泡形成。躯干、四肢可见弥漫性红色或深红色斑丘疹，压之褪色，腋下、腹部及四肢近端皮疹较密集，部分皮疹融合成水疱（图 13-4-1），个别水泡破裂。心、肺、腹未见异常。

辅助检查

血、尿、便常规、肝、肾功能、血脂、电解质未见异常，肌酸激酶（CK）53.1 U/L，肌酸激酶同工酶（CK-MB）32.6 U/L，乳酸脱氢酶（LDH）311.8 U/L，α-羟丁酸脱氢酶（α-HBDH）198.5 U/L，红细胞沉降率（ESR）60 mm/h，C 反应蛋白（CRP）140 mg/L，降钙素原（PCT）0.32 μg/L。IgA 2.34 g/L、IgG 18.2 g/L、IgM 1.53 g/L，类风湿因子（RF）< 20 kU/L，抗核抗体（ANA）、抗角蛋白抗体（AKA）、抗 CCP 抗体、抗 ENAs、自身免疫性肝病 6 项、c-ANCA、p-ANCA 均（−）。胸部 CT、腹部超声未见异常。

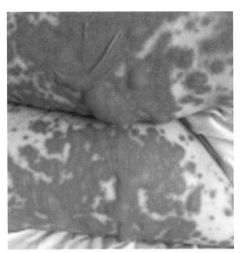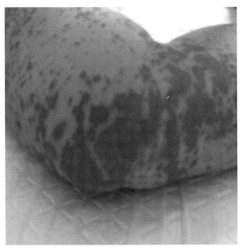

图 13-4-1 患者皮肤表现

注：患者服用布洛芬缓释胶囊后 4 天，双上肢（左）和右膝（右）皮肤皮疹呈斑片状深红色，高出皮面，部分皮疹融合成水疱，个别水疱破裂

诊 断

史 - 约综合征。

治 疗 及 转 归

予注射用甲泼尼龙 500 mg/d、人丙种球蛋白 15 g/d 静脉滴注，醋酸泼尼松早 40 mg、晚 20 mg 口服，百多邦（莫正罗星）外用及皮肤护理等对症支持治疗。治疗 1 周后（2016 年 9 月 10 日）甲泼尼龙剂量减至 160 mg/d，停用人丙种球蛋白，给予环磷酰胺 200 mg qd 醋酸泼尼松原剂量继续口服。2016 年 9 月 17 日患者口唇溃疡及全身多处疱疹较前明显好转，无新发皮疹，破溃处无脓性分泌物，部分疱疹处皮肤剥脱，见色素沉着。红细胞沉降率（ESR）22 mm/h，C 反应蛋白（CRP）< 2.5 mg/L。患者于 2016 年 9 月 21 日出院，出院后继续规律口服醋酸泼尼松（早 40 mg、晚 20 mg）治疗，1 个月后电话随访，患者全身皮肤颜色基本恢复正常。

病 例 分 析

患者青年女性，病史 7 天，口服布洛芬缓释胶囊后 1 天，颈部出现弥漫性红斑丘疹，逐渐累及眼、口、鼻、躯干及四肢，并出现发热，当日停药，但症状呈进行性加重。患者病史短，无其他脏器受累，自身抗体均阴性，结缔组织病诊断依据不足，结合患者明确用药史，诊断为史 - 约综合征（Stevens-Johnson syndrome，SJS）。经给予糖皮质激素、人丙种球蛋白和对症支持治疗，14 天后症状好转，30 天后全身皮肤颜色基本恢复正常。患者症状的出现与服药有明确时间关系，考虑 SJS 为布洛芬缓释胶囊所致。

SJS 是一种累及皮肤和黏膜的急性水疱病变，可发生在某些感染或口服某些药物后，包括多形性红斑型（EMT）和毒性表皮坏死溶解型（TEN），后者特点是皮肤的受损面积超过 20%，口腔黏膜、唇部黏膜、生殖器黏膜和结膜也可受累，可伴发热、白细胞计数升高、肾衰竭、肺栓塞、胃肠道出血、脓毒血症等。SJS/TEN 具有较高的死亡风险，SJS 死亡率为 1% ～ 5%、TEN 死亡率为 25% ～ 40%。尽管积极治疗，死亡率一直居高不下。该病可发生于各年龄层人群，但在老年人中的发病率较高，且老年患者的病死率是年轻患者病死率的 2 倍（51% vs. 25%）。SJS/TEN 更容易在儿童患者中复发，有研究发现，在 55 例 SJS 儿童患者当中有 18% 的患者在 7 年内出现复发。其机制尚不十分明确，目前多认为它是一种细胞毒性免疫反应，并且涉及特异性主要组织相容性复合体（MHC）分子、T 细胞受体和药物修饰性抗原的相互作用。早期足量使用糖皮质激素、合理应用丙种球蛋白及积极处理并发症可望获得较好预后。

有学者曾经报道 1 例 8 岁患儿因服用 8 ml 布洛芬混悬液 20 分钟后出现耳鸣、胸闷、面色苍白并出现皮肤风团样皮疹及多形性红斑。当地医院立即给予地塞米松静脉推注并予 10% 葡萄糖酸钙 10 ml 加入 10% 葡萄糖液静脉滴注等措施。皮疹缓慢缓解，耳鸣、胸闷、面色苍白等症状逐渐消失。

启示与思考

本例提示，应用布洛芬后若出现不明原因的皮肤红斑、瘙痒、发热等，应考虑 SJS 的可能，及时停药，密切观察病情变化，对已出现的症状及时妥善处理，减少或避免远期并发症的发生。布洛芬缓释胶囊为非处方药，患者可自行购得，虽然其导致 SJS 的概率较小，但仍需引起临床医生的关注，并及时提醒患者，当服用布洛芬后出现皮肤红斑及瘙痒等症状时，应及时停药并前往医院诊治。

参考文献

[1] 于凯，王一宇，常莉，等. 双氯芬酸钠滴眼液致 Steven-Johnson 综合征 1 例. 中国皮肤性病学杂志，2014，28（6）：611-612.

[2] 万宏程，陈凯. 多形红斑、Stevens-Johnson 综合征及中毒性表皮坏死松解症

的发病机制和治疗. 中国中西医结合皮肤性病学杂志，2011，10（6）：401-403.

[3] 刘洁，曾跃平，何春霞，等. 糖皮质激素联合人免疫球蛋白治疗 Stevens-Johnson 综合征和中毒性表皮松解症. 协和医学杂志，2012，3（4）：381-385.

[4] 骆卫琴，高真. 布洛芬致耳鸣和多形性红斑 1 例. 中国现代应用药学，2009，26（1）：84.

[5] 韩健，张莉芸，张改连，等. 洛芬缓释胶囊致 Stevens-Johnson 综合征. 药物不良反应杂志，2017，19（5）：389-390.

[6] Kohanim S，Palioura S，Saeed HN，et al. Stevens-Johnson syndrome/toxic epidermal necrolysis：A comprehensive review and guide to therapy. of systemic disease. Ocular Surface，2016，14（1）：2-19.

[7] Finkelstein Y，Soon GS，Acuna P，et al. Recurrence and outcomes of Stevens-Johnson syndrome and toxic epidermal necrolysis in children. Pediatrics，2011，128（4）：723-728.

五、特发性肥厚性硬脑膜炎

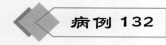

病例 132

患者女性，63 岁，农民，主因"右眼发红 3 个月，双眼视力下降 2 个月"于 2017 年 12 月 4 日入院。2017 年 8 月中旬无诱因出现右眼发红、憋胀，伴畏光、流泪，无视力下降，就诊于当地医院予眼药水及中药（具体不详）治疗，未缓解。2017 年 9 月 23 日上述症状加重，并出现视力模糊、视力下降，先后就诊于山西省某三甲医院眼科、山西省某眼科医院，诊断：虹睫炎，视疲劳（右眼），予妥布霉素地塞米松滴眼液 0.02 ml qid，普拉洛芬滴眼液 0.02 ml qid，复方托吡卡胺滴眼液 0.02 ml bid 点右眼治疗，右眼发红情况改善，但逐渐出现双眼视力进行性下降，2017 年 11 月 17 日右眼视力丧失。2017 年 11 月 24 日于山西省某眼科医院行住院治疗，诊断为视神经炎（双眼），老年性白内障，予地塞米松注射液 2.5 mg，双眼球后注射 1 次；地塞米松注射液 5 mg，双眼球后注射 2 次。双眼视力恢复欠佳，为求进一步诊治来我院。

病程中伴右耳听力下降伴口干，无眼干，无舌干、舌痛及反复腮腺肿大，无下腰及双侧腹股沟区疼痛，无双足跟痛，无口腔溃疡、外阴溃疡，无皮疹及皮肤结节性红斑。既往史：间断眉弓处钝性疼痛 30 余年，自行口服非甾体消炎药可缓解，近 4 月头痛频繁发作，间断口服"羊角片""偏头粉"（具体不详）治疗，疼痛可缓解，未于专科就诊。嗅觉减退 30 年，未予治疗。右眼视力：指动 / 眼前，左眼视力：0.5，左耳听力粗测正常，右耳听力下降。

辅助检查

血、尿常规未见异常；便潜血（+）；血生化：肝肾功能、电解质、肌酶谱、凝血系列未见异常；红细胞沉降率（ESR）50 mm/h；C 反应蛋白（CRP）43.1 mg/L；肝炎病毒系列、结核、人免疫缺陷病毒抗体、梅毒螺旋体特异性抗体：未见异常；肿瘤标志物未见异常。骨髓象：增生活跃，各系比例正常，未见原始细胞及浆细胞；类风湿因子（RF）23.16 U/ml、抗核抗体（ANA）1∶100S、抗 ENAs、ANCA 系列、抗 ds-DNA 抗体、AHA、AnuA、ACL、抗 β_2-GP1 抗体、ASMA、AMA-M2 均（-）；免疫球蛋白 G 17.97 g/L，IgG_4、IgA、IgM、C3、C4 未见异常；

抗 NMO 抗体 IgG、抗 MBP 抗体 IgG、抗 MOG 抗体 IgG 均（－）；唇腺活检：腺泡轻度减少，间质黏液外溢，淋巴细胞数目＜ 50 个 / 灶；心电图、腹部＋门静脉彩超、心脏彩超示：主动脉硬化未见明显异常。颅脑、眼眶增强 MRI（图 13-5-1）示：双侧额颞部及右侧顶部脑膜增强、硬化，脑内多发腔隙梗死及缺血改变，右侧中耳乳突炎，鼻窦炎；双侧眼眶 MRI 平扫及增强未见明显异常。光学相干断层扫描（OCT）检查（山西省眼科医院 2017 年 11 月 25 日）示：右眼黄斑中心凹厚 170 μm，屈光间质混浊，影响图像清晰度；左眼黄斑中心凹厚 162 μm，屈光间质混浊，影响图像清晰度。听神经检查示：右耳感音性神经性耳聋。

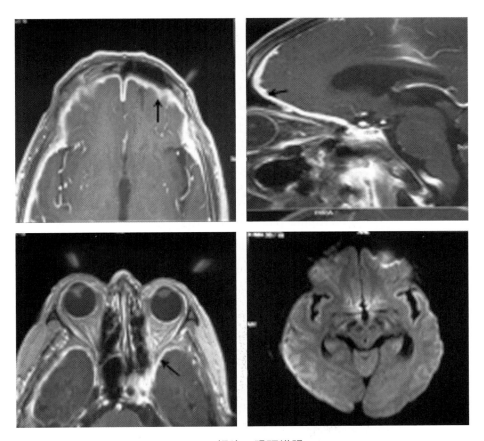

图 13-5-1　颅脑、眼眶增强 MRI

诊 断

特发性肥厚性硬脑膜炎，视神经受累，右耳感音性神经性耳聋，嗅觉减退。

治疗及转归

静脉输注甲泼尼龙琥珀酸钠 500 mg qd×3 天 ×2 次，口服醋酸泼尼松片 60 mg/d 维持治疗；静脉输注环磷酰胺 400 mg/2 w。治疗后患者右眼视力由指动 / 眼前好转为指动 /1 m、右耳听力恢复正常、嗅觉较入院前恢复，能辨别明显的气味（醋），红细胞沉降率、C 反应蛋白降至正常，出院后醋酸泼尼松逐渐减至 15 mg/d，每 2 ~ 3 周静脉输注环磷酰胺 400 mg，随访半年，患者病情稳定，之后失访。

病例分析

患者中老年女性，63 岁，因"右眼发红 3 个月，双眼视力下降 2 个月"入院。首先，按眼睛解剖结构将疾病定位到视神经、视路，其次，配合眼科检查定性为视神经炎，进一步完善检查，除外感染、肿瘤，疑诊自身免疫性疾病，最后完善相关自身抗体检查，除外 SLE、SS、ANCA 相关性血管炎、白塞综合征等常见能引起视神经炎的疾病。追问病史，慢性头痛病史 30 年，嗅觉减退 30 年，眼视力进行性下降；右耳听力下降；红细胞沉降率（ESR）、C 反应蛋白（CRP）明显增高，IgG 17.97 g/L；颅脑、眼眶增强 MRI：双侧额颞部及右侧顶部脑膜强化，未发现感染及肿瘤迹象。最终考虑特发性肥厚性硬脑膜炎所导致的颅神经症状。

肥厚性硬膜炎（hypertrophic pachymeningitis，HP）是一种以脑和（或）脊髓硬膜局限性或弥漫性纤维性增厚为特征的中枢神经系统罕见疾病。按病变部位分为肥厚性硬脑膜炎（hypertrophic cranial pachymeningitis，HCP）和肥厚性硬脊膜炎（hypertrophic spinal pachymeningitis，HSP）；按病因分为特发性和继发性两种形式。HSP 由 Charcot 于 1873 年首次报道，而后 Naffziger 报道了首例特发性 HCP。在同类型的 HP 中，以特发性 HCP 最多见。特发性 HP 的诊断需排除潜在的病因，而继发性 HP 病因多样，包括感染、自身免疫、肿瘤、外伤等。MRI 表现为硬膜增厚而需鉴别的疾病很多，且继发性 HP 病因多样，因而 HP 的诊断较困难。

HP 的临床表现取决于硬脑膜炎症的累及部位，增厚的硬脑膜可压迫周围的神经、血管。HCP 以头痛和颅神经麻痹症状最常见；而 HSP 则表现为神经根刺激或脊髓症状。头痛是最常见的临床症状，由硬脑膜炎症和颅内压增高引起，呈局限性或弥漫性头痛。颅神经麻痹是 HP 的第二大类临床变现，多颅神经受累较单一颅神经受累较多见。12 对颅神经均可受累，并以 Ⅱ、Ⅲ、Ⅵ 对颅神经损害多见。因而患者多表现为视觉缺失和眼外肌麻痹。我们所收治的该例患者以头痛起病，继而出现多对颅神经麻痹，逐渐累及嗅神经、视神经及听神经，临床表现与上述文献报道非常吻合。

HP 发病率低，起病隐匿，多系统受累或炎症指标显著升高的患者尤其需注意筛查继发因素，特别是系统性血管炎以及结缔组织病等自身免疫性疾病，增强MRI检查具有临床诊断价值。HCP典型的MRI表现是增厚的硬膜在T_1、T_2加权象呈低或等信号，增强后明显强化，大脑镰和小脑幕强化呈现的"奔驰征"和"埃菲尔铁塔征"是HCP的特征性征象。该例患者入院追问病史除外外伤史，完善检查除外感染、肿瘤，进一步除外常见自身免疫性疾病，其中IgG_4相关性疾病需要行颅内病理检查明确，因难度较大而未完成。根据临床表现及MRI表现最终确诊HCP，IgG_4相关性硬脑膜炎仍不能完全除外。

对于继发性HP，应针对不同病因而采取相应治疗，药物治疗一般有效。尽管特发性HP存在自发缓解可能，然而绝大多数有症状者需要治疗。目前关于HP的治疗尚未形成指南共识。对于复发者，起始选用激素，后加用免疫抑制剂治疗，效果较好。日本指南推荐醋酸泼尼松：起始剂量为60 mg/（kg·d），连续使用4周后逐渐减量，3～6个月后维持剂量在2.5～5.0 mg/d，持续服用3年。对于出现严重神经系统损害症状者，可以采用激素冲击治疗（甲泼尼龙1 g/d，持续3天），逐渐减量后口服维持治疗。免疫抑制剂往往与激素联合应用，未证实单独使用免疫抑制剂的疗效。其中，最具前景的免疫抑制剂是利妥昔单抗，它是CD_{20}^+ B细胞耗竭剂，而且对IgG_4相关性疾病疗效肯定，能减少血清IgG_4滴度，同时也能改善临床症状。该例患者采用甲泼尼龙冲击治疗，后续与醋酸泼尼松维持，并联合免疫抑制剂环磷酰胺治疗收到很好的效果，可供大家分享，后续仍需大量的临床研究来证实。

启示与思考

继发性HP的病因多样，因而HP的诊断仍较困难，在临床工作中容易漏诊、误诊。近年研究发现，ANCA相关HP和IgG_4相关性HP已成为特发性HP的两大主要病因。尽管大多数HP预后较好，但仍存在复发及难治性HP可能。目前，国内有关HP的报道逐渐增多，急待解决的是开展多中心合作的大样本流行病学研究，通过临床资料分析研究以加深对HP的认识，并形成指南共识。

参考文献

[1] 沈遥遥，戴庭敏，吴伟，等．肥厚性硬脑膜炎的临床诊治．中华内科杂志，2016，55（3）：234-236.

[2] Aburahma SK，Anabtawi AG，Rimawi HS，et al. Idiopathic hypertrophic pachymeningitis in a child with hydrocephalus. Pediatr Neurol，2009，40（6）：

457-460.

[3] Yonekawa T, Murai H, Utsuki S, et al. A nationwide survey of hypertrophic pachymeningitis in Japan. J Neurol Neurosurg Psychiatry, 2014, 85 (7): 732-739.

[4] Peh D, Heckmann JG, Oberst G. Peace sign in calcified idiopathic hypertrophic pach meningitis. Can J Neurol SCI, 2014, 41 (2): 265-266.

[5] Kamisawa T, Okazaki K, Kawa S, et al. Japanese consensus guidelines for management of autoimmune pancreatitis: Ⅲ.Treatment and prognosis of AIP. J gastroenterol, 2010, 45 (5): 471-477.

[6] Wallace ZS, carrnthers MN, Khosroshahi A, et al. IgG$_4$-related disease and hypertrophic paehymeningitis. Medicine (Baltimore), 2013, 92 (4): 206-216.

六、肠系膜脂膜炎合并骨髓异常增生综合征

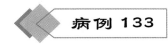

病例 133

　　患者女性，53 岁，因"发现贫血、白细胞减低 10 年，腹痛 2 年，加重伴发热半年"入院。患者于 2006 年 8 月无意间发现白细胞 2.39×10⁹/L、血红蛋白（Hb）83.3 g/L，未进一步诊治。2012 年 3 月行骨髓穿刺和染色体检查，诊断为骨髓异常增生综合征 - 难治性贫血伴原始细胞过多（MDS-RAEB），间断应用脐带血 CIK（细胞毒性 T 细胞）、异体外周血 CIK 细胞及成分输血治疗，血红蛋白（Hb）波动于 38.0～78.0 g/L、白细胞（WBC）波动于（0.8～1.6）×10⁹/L。2014 年 6 月，患者出现下腹疼挛性疼痛，先后就诊于多家医院，2015 年 10 月行肠镜检查示回肠及全结肠多发溃疡，腹部 CT 示肠系膜脂膜炎？诊断炎性肠病，予美莎拉嗪、奥替溴铵片口服，疗效差。其分别于 2015 年 8 月（30 mg/d，连续 5 天）、2016 年 4 月、2016 年 5 月（25 mg/d，连续 5 天）予地西他滨治疗，腹痛未缓解，血红蛋白及白细胞上升不明显，血小板亦逐渐下降，最低为 28.0×10⁹/L。2016 年 1 月复查肠镜示未见明显溃疡，仍有腹痛。患者近半年腹痛反复发作，疼痛剧烈时伴全身冷汗，发热，体温最高可达 39℃，为求进一步诊治入住我科。患者自发病以来，精神、食欲尚可，腹痛发作时无法进食，大小便正常，1 年内体重减轻 15 kg。体格检查：消瘦体型，贫血貌，浅表淋巴结未触及肿大，心、肺阴性，腹软，脐下 1～2 cm 处压痛（+），无反跳痛，未触及包块。

辅助检查

　　血常规：白细胞计数（WBC）1.0×10⁹/L、血红蛋白（Hb）65 g/L、血小板计数（PLT）68×10⁹/L，白蛋白（ALB）32.1 g/L，C 反应蛋白（CRP）26.16 mg/L，红细胞沉降率（ESR）66 mm/h，尿、便常规、生化、免疫球蛋白、补体、IgG₄ 均未见明显异常，类风湿因子、抗核抗体、抗角蛋白抗体、抗 CCP 抗体、抗 ENAs、HLA-B27、狼疮 6 项、p-ANCA、c-ANCA 均为阴性；骨髓增生活跃，G/E = 0.4/1，原始细胞占 5.5%，造血组织粒、红系增生，粒系前体细胞可见，染色体核型为 47，XX，+8 [10]；腹部增强 CT：右下腹肠系膜区密度增高，可见多发肿大淋巴结，考虑肠系膜脂膜炎（图 13-6-1）。

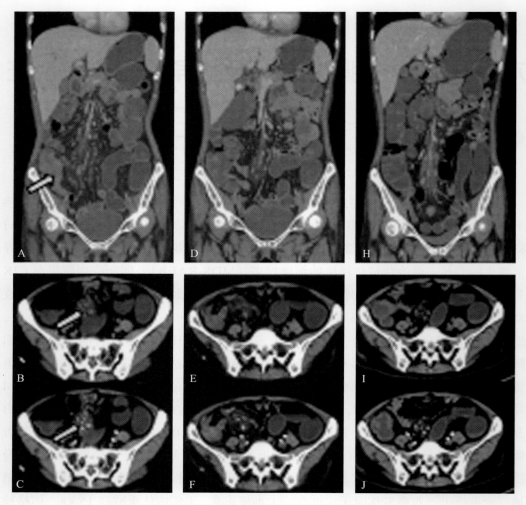

图 13-6-1 患者激素治疗前后的腹部 CT

注：图 A ~ C（2015 年 8 月）病变较为局限，可见包绕肠系膜血管的脂肪组织、结节影（A 白箭头）、假包膜征（B 白箭头）、脂环征（C 白箭头）；图 D ~ F（2016 年 8 月）病变扩散弥漫性分布，可见肠系膜根部呈云雾状增高（白圈）；图 H ~ J（2016 年 9 月）为激素治疗 1 个月后，病变明显局限

诊　断

肠系膜脂膜炎，骨髓增生异常综合征（MDS-RAEB，IPSS 积分中危 −2）。

治疗及转归

予甲泼尼龙琥珀酸钠 80 mg/d × 3 天，40 mg/d × 5 天静脉输注，腹痛明显缓解，继以甲泼尼龙片 48 mg/d、环孢素 50 mg bid 口服，治疗 1 个月复查腹部 CT：与 2016 年 8 月 18 日比较病灶吸收明显。院外规律随访，激素渐减量至 8 mg/d，使用激素 7 个月后复查腹部 CT 示：病灶显著吸收，淋巴结减少（图 13-6-2），未再出现腹痛，目前仍在随访中。

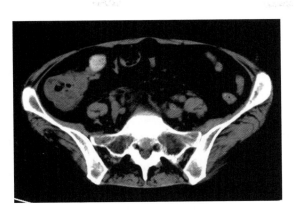

图 13-6-2　患者经激素治疗 7 个月后的腹部 CT

注：肠系膜血管周围渗出性改变较 2016 年 9 月明显吸收，淋巴结减小

病例分析

肠系膜脂膜炎（mesenteric panniculitis，MP）是一种发生于肠系膜脂肪组织的慢性特发性炎症性疾病，病变多累及小肠系膜，尤其是空肠。主要表现为肠系膜脂肪组织的慢性炎症、坏死和纤维化。病因不清，但报道中指出其可能与腹部手术或外伤、恶性肿瘤、某些自身免疫性疾病、药物、特殊感染等有关。文献中MP 发病率大致波动于 0.16% ~ 7.83%，平均发病年龄为 60 岁，且男性多于女性，但也有特殊个案报道（1 例 5 岁和 1 例 13 岁的 MP 患者）。临床表现多样，部分可无明显症状，典型表现为腹痛、腹部不适、恶心、呕吐、腹泻、便秘，还可有不明原因的发热、体重减轻、寒战等。MP 的诊断目前尚无统一标准，主要依靠组织病理活检，CT 是其首选的影像学检查方法，有典型影像学表现者，在除外一些特殊疾病如淋巴瘤、腹膜转移癌、肠系膜纤维瘤病、类癌瘤、结核的情况下可直接诊断。CT 主要表现包括：肠系膜厚度增加、脂肪密度增高、纤维组织和增大的淋巴结、"脂环征"（正常脂肪环绕肠系膜血管）、"假包膜征"（肿物周围有软组织包绕）、增粗或扩张的肠系膜血管、边界清楚或不清楚的肠系膜肿块引起肠移位及不同程度的肠梗阻。治疗包括药物治疗和手术治疗，当发生肠梗阻或药物治疗症状无缓解的情况下，才考虑使用手术治疗，药物治疗多数为在经验性用药基础上的个体化治疗，常用的药物包括皮质类固醇、某些免疫抑制剂、秋水仙碱、他莫昔芬、黄体酮等，多数患者在药物治疗 1 ~ 2 个月后症状得到明显改善，只有少部分患者需手术介入。

　　本例患者主要表现为长期慢性腹痛，CT 提示肠系膜多发肿物，有典型的"脂环征"和"假包膜征"，由于患者一般情况差且血常规三系均低，未行病理活检，但根据其典型影像学表现，MP 诊断明确，且治疗后复查腹部 CT 病灶吸收明显。虽然患者既往院外行肠镜检查提示存在溃疡，考虑炎性肠病，但 2016 年 1 月复查肠镜示无溃疡，而此时腹痛仍十分明显，腹痛症状与肠镜检查不平行，且多次查便常规未见异常，故患者暂不可诊断炎性肠病，考虑其溃疡不除外地西他滨化疗所产生的不良反应。患者 MDS 诊断明确，目前国内外文献中尚无有关 MP 合并 MDS 的报道。近年来国外有关 MP 与肿瘤之间关系的研究不断增多，而国内有关 MP 的报道多局限于其影像学特征。Ehrenpreis 对 359 例 CT 提示有 MP 样改变的患者进行临床特点分析发现，约 22.6% 的患者有肿瘤病史，5.3% 在检查过程中新发现有肿瘤，且所有肿瘤中，淋巴瘤所占比例最大（36.0%）。Van Putte-Katier 在对 94 例 MP 进行 5 年随访中发现，MP 组肿瘤的发生率显著高于对照组，因此其认为当发现 MP 时应警惕合并肿瘤的可能。同样，Scheer 在对 143 例 MP 的回顾性研究中也得出了相似的结论。目前国内有关 MP 的报道仍较少，而其与肿瘤之间的关系仍有待进一步论证。

启示与思考

　　MP 是一种好发于中老年人的肠系膜非特异性炎症，病因不清但不除外与腹部手术相关，往往合并有肿瘤。因此，在发现 MP 时应需关注患者是否合并有肿瘤，尤其是淋巴瘤。多数临床医生对该病的认识有限，且并未将 MP 列入患者的最后诊断中，希望通过对本病例的思考可以提高临床医生对该病的诊治意识。

参考文献

[1] 王凤丹，王萱，孙昊，等 . 肠系膜脂膜炎的影像特点 . 中华放射学杂志，2013，47（4）：371-373.

[2] 苏雅珍，郭乾育，张莉芸，等 . 肠系膜脂膜炎合并骨髓异常增生综合征 1 例 . 山西医科大学学报，2018，49（8）：997-999.

[3] Hussein MR，Abdelwahed SR . Mesenteric panniculitis：an update . Expert Rev gastroenterol Hepatol，2015，9（1）：67-78.

[4] Scheer F，Spunar P，Wiggermann P，et al . Mesenteric panniculitis（MP）in CT-Apredictor of malignancy？ Fortschr Röntgenstr，2016，188（10）：926-932.

［5］ Liang CP，Yang M，Chen PY，et al．Sclerosing mesenteritis in a 5-year-old chinese boy：a case report．BMC Pediatr，2017，17（1）：1-4.

［6］ Bae SH，Park SJ，Kim WS，et al．Mesenteric panniculitis in a thirteen-year-old korean boy treated with prednisolone：A case report．Pediatr gastroenterol hepatol nutr，2016，19（2）：143-146.

［7］ Ehrenpreis ED，Roginsky G，Gore RM．Clinical significance of mesenteric panniculitis-like abnormalities on abdominal computerized tomography in patients with malignant neoplasms．World J Gastroenterol，2016，22（48）：10601-10608.

［8］ Van Putte-Katier N，Van Bommel EF，Elgersma OE，et al．Mesenteric panniculitis：prevalence，clinicoradiological presentation and 5-year follow-up．Br J Radiol，2014，87（1044）：1-9.

七、布鲁氏菌病继发噬血细胞综合征及弥散性血管内凝血

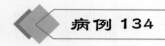

病例 134

患者男性，44 岁，主因"乏力食欲减退 1 个月余，发热 3 天"于 2018 年 4 月 8 日入院。2018 年 3 月初，患者无明显诱因出现乏力、食欲减退，余无不适，未在意。2018 年 4 月 6 日患者出现发热，体温最高达 38.5℃，伴咳嗽、咳痰，痰为少量白色黏痰，易咳出，无畏寒、寒战、盗汗、腹痛、腹泻、尿频、尿急、尿痛、皮疹、关节肿痛等不适，就诊于我院，查血常规示三系减少，为求进一步诊治收治入院。自发病以来，精神、食欲、睡眠欠佳，大小便正常，近 1 个月体重减轻 3 kg。既往体健，无牛、羊接触史。吸烟 30 余年，平均 1 包 / 天。入院查体未见异常。

辅 助 检 查

血常规：白细胞计数（WBC）2.10×10^9/L、中性粒细胞数 1.46×10^9/L、血红蛋白（Hb）108 g/L、血小板（PLT）46×10^9/L；红细胞沉降率（ESR）3mm/h、降钙素原（PCT）1.36 μg/L；丙氨酸氨基转移酶（ALT）43 U/L、门冬氨酸氨基转移酶（AST）278.1 U/L、碱性磷酸酶（ALP）115 U/L、γ- 谷氨酰转肽酶（γ-GT）78.9 U/L、乳酸脱氢酶（LDH）1708.9 U/L、白蛋白（ALB）25.8 g/L；血钾 3.48 mmol/L、钠 121.2 mmol/L、氯 87.0 mmol/L、总钙 1.93mmol/L；甘油三酯 2.37mmol/L；血浆凝血酶原时间（PT）11.7 s、活化部分凝血活酶时间（APTT）39.9 s、纤维蛋白原 0.83 g/L、血浆纤维蛋白（原）降解产物 96.62 mg/L、D- 二聚体 12.148 mg/L；铁蛋白＞ 1500 μg/L；乙型肝炎表面抗原、乙型肝炎 e 抗体、乙型肝炎核心抗体阳性，乙型肝炎病毒、EB 病毒、巨细胞病毒核酸测定低于检测下限；尿、便常规、肾功能、网织红细胞、促红细胞生成素（EPO）等未见明显异常；肿瘤标志物、自身免疫相关抗体均阴性。腹部彩超：脾大。胸部 CT 提示双肺细支气管炎。

入院诊断

发热、全血细胞减少原因待查。

治疗及转归

入院后患者精神差，体温最高达 38.2℃，完善血培养的同时予左氧氟沙星 0.4 g 静脉输注、补充电解质等支持治疗。期间多次复查血常规，三系进行性下降（表 13-7-1）。同时患者血小板（PLT）和纤维蛋白原进行性下降、部分活化凝血酶原时间（APTT）延长、血浆纤维蛋白（原）降解产物和 D- 二聚体显著升高，弥散性血管内凝血（DIC）诊断积分系统（CDSS）评分为 9 分，先后共予冷沉淀凝血因子 16 U 改善凝血。及时完善骨髓穿刺活检，初阅骨髓象可见噬血细胞（图 13-7-1），后予地塞米松注射液 5 mg 静脉推注 5 天，期间患者血常规及凝血均较入院时改善。住院第 7 天血培养结果回报：布鲁氏菌阳性、人可溶性 CD25（sCD25）4622.53 ng/L。骨髓涂片及活检结果回报：骨髓增生大致正常，粒、红比正常。后予多西环素、利福平口服，转传染病医院进一步诊治。随访过程中，患者未再出现发热，复查血常规：白细胞计数（WBC）3.50×10⁹/L、血红蛋白（Hb）110 g/L、血小板（PLT）110×10⁹/L，肝功能、凝血、电解质均大致正常，目前仍在随访中。

表13-7-1　患者血细胞变化情况

日期	4.6	4.8	4.9	4.10	4.11	4.12	4.13	4.14	4.15	4.16	4.17	4.19
WBC	126	108	96	92	106	100	104	99	99	103	108	113
Hb	58	46	42	49	55	71	82	89	86	93	103	110
PLT	2.3	2.1	1.5	1.6	2.5	4.1	4.0	2.8	2.4	2.7	2.7	3.5

注：WBC 单位为 ×10⁹/L，Hb 单位为 g/L，PLT 单位为 ×10⁹/L。

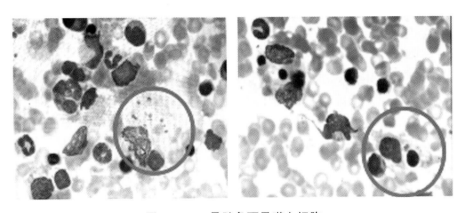

图 13-7-1　骨髓象可见噬血细胞

出院诊断

布鲁氏菌病、噬血细胞综合征、弥散性血管内凝血、乙型肝炎表面抗原携带、双肺支气管炎、电解质紊乱、低钾、低钠、低氯、低钙血症。

病例分析

布鲁氏菌病（以下简称布病）是由布鲁氏菌引起的全世界范围内分布最广的人畜共患性自然疫源性疾病，羊、牛、猪是其主要传染源，通过皮肤黏膜接触、消化道及呼吸道等途径传播。布病临床表现多样，包括发热、多汗、关节疼痛、肝脾淋巴结肿大、睾丸炎等，也正因如此，其误诊率相对较高，其诊断主要依靠布鲁氏菌凝集实验和血（骨髓）培养，治疗常用的药物包括多西环素、利福平、左氧氟沙星、链霉素。一项 2007—2017 年的布病流行病调查显示，我国布病的高发期为每年的 3 ～ 8 月。随着畜牧业的不断发展，布病的发病率逐年升高，且临床症状越来越不典型，许多患者在发病过程中并无明确的牛、羊接触史或牛、羊肉食用史，因此布病的早期识别越来越难。

噬血细胞综合征（hemophagocytic syndrome，HPS）又称噬血细胞淋巴组织细胞增生症（hemophagocytic lymphohistocytosis，HLH），是一类可危及生命的由原发或继发性免疫异常导致的过度炎症反应综合征。包括原发性和继发性两大类，原发性 HLH 是一种常染色体或性染色体隐性遗传病，继发性 HLH 则是由感染、肿瘤、风湿性疾病等多种病因引起的一种反应性疾病。目前公认的 HLH 诊断标准是由国际组织细胞协会于 2004 年修订的，符合以下 2 条标准中的任意 1 条时可以诊断 HLH：

1. 分子诊断符合 HLH　在目前已知的 HLH 相关致病基因如 *PRF1*、*UNCl3D*、*STXBP2*、*Rab27a*、*LYST*、*SH2D1A*、*BIRC4*、*ITK*、*AP381*、*MAGT1*、*CD27* 等中发现病理性突变；

2. 符合以下 8 条指标中的 5 条　①发热：体温 > 38.5℃，持续 > 7 天；②脾大；③血细胞减少（累及外周血两系或三系）：血红蛋白（Hb）< 90 g/L，血小板 < 100×10^9/L，中性粒细胞 < 1.0×10^9/L 且非骨髓造血功能减低所致；④高甘油三酯血症和（或）低纤维蛋白原血症：甘油三酯 > 3 mmol/L 或高于同年龄的 3 个标准差，纤维蛋白原 < 1.5 g/L 或低于同年龄的 3 个标准差；⑤在骨髓、脾、肝或淋巴结里找到噬血细胞；⑥血清铁蛋白升高：铁蛋白 ≥ 500 μg/L；⑦NK 细胞活性降低或缺如；⑧sCD25（可溶性白介素 -2 受体）升高。HLH 的治疗一方面以控制过度炎症状态为主，另一方面以纠正潜在的免疫缺陷和控制原发病为主。

本例患者以发热和全血细胞减少就诊，入院后查三系进行性下降、脾大、低纤维蛋白原血症、血清铁蛋白和 sCD25 升高，且骨髓涂片可见噬血细胞，HLH 诊断明确。同时患者血小板（PLT）和纤维蛋白原减低、血浆纤维蛋白（原）降解产物和 D- 二聚体显著升高、部分活化凝血酶原时间（APTT）延长，根据 2017 年 DIC 诊断中国专家共识，其 DIC 诊断明确，且 CDSS（Chinese DIC scoring system）评分持续大于 7 分。并且在住院期间血培养结果回报可见布鲁氏菌，患者布病继发 HLH 及 DIC 诊断明确，病情危重，及时给予冷沉淀改善凝血功能、经验性抗感染、地塞米松等治疗后，血常规及凝血均较前明显改善，经调整治疗方案后，患者血常规、凝血及肝功能均得到恢复，目前无不适。

启示与思考

布病可表现为发热、肝功能异常、血细胞减少，近年来国内文献中尚无有关布病继发 HLH 或 DIC 的报道，国外文献中只有零星有关布病继发 HLH 或 DIC 的个案报道，且多为儿童，并且没有布病同时继发 HLH 和 DIC 的报道。HLH 及 DIC 进展快，任何一种疾病的快速进展均随时可危及生命，预后极差，该例患者能够在早期被识别并及时给予治疗，这对其预后发挥了至关重要的作用。风湿科医师常常会遇到发热、全血细胞减少并且伴有凝血功能和肝功能异常的病例，当遇见类似的患者时，应注意除外布病。

参考文献

[1] 噬血细胞综合征中国专家联盟. 噬血细胞综合征诊治中国专家共识. 中华医学杂志，2018，98（2）：91-95.

[2] 中华医学会血液学分会血栓与止血学组. 弥散性血管内凝血诊断中国专家共识（2017 年版）. 中华血液学杂志，2017，38（5）：361-363.

[3] 王建梅，张莉芸，张改连，等. 以骨关节症状为突出表现布鲁氏菌病 13 例临床特点分析. 中国实用内科杂志，2014，34（7）：712-713.

[4] 苏雅珍，张莉芸，张改连，等. 布鲁氏菌病继发噬血细胞综合征及弥散性血管内凝血 1 例报道. 中国实用内科杂志，2019，39（2）：196-198.

[5] Zheng R，Xie S，Lu X，et al. A systematic review and meta-analysis of epidemiology and clinical manifestations of human brucellosis in China. Biomed Res int，2018，2018：5712920.

[6] Guan P，Wu W，Huang D. Trends of reported human brucellosis cases in

mainland china from 2007 to 2017: an exponential smoothing time series analysis. Environ Health Prev Med, 2018, 23 (1): 23.

[7] Pekpak E, Sirvan cetin B. Secondary hemophagocytic lymphohistocytosis in a child with brucellosis. J Pediatr Hematol Oncol, 2017, 39 (8): 501-503.

[8] Yaman Y, Gözmen S, Özkaya AK, et al. Secondary hemophagocytic lymphohistiocytosis in children with brucellosis: report of three cases. J infect Dev ctries, 2015, 9 (10): 1172-1176.

[9] Karaman K, Akbayram S, Kaba S, et al. An analysis of children with brucellosis associated with haemophagocytic lymphohistiocytosis. Infez Med, 2016, 24 (2): 123-130.

[10] Akbayram S, Dogan M, Akgun C, et al. Disseminated intravascular coagulation in a case of brucellosis. Clin Appl Thromb Hemost, 2011, 17 (6): 10-12.

八、布鲁氏菌病继发腹膜后纤维化

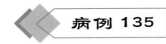

病例 135

患者男性，61 岁，主因"间断发热伴腹痛 3 年余，加重伴右侧腰痛半月"于 2017 年 12 月 21 日入院。2014 年 12 月底无明显诱因出现间断发热，体温波动于 38 ~ 39℃，无畏寒、寒战，次日体温可自行降至正常，后反复升高，伴右下腹疼痛、四肢肌肉酸痛，无腹胀、腹泻，就诊于当地防疫机构，血培养提示布鲁氏菌阳性，诊断布鲁氏菌病，予四环素等药物治疗 2 个月，症状改善，未复查。2015 年 6 月无明显诱因出现右下腹钝痛，伴便秘，无恶心、呕吐，当地卫生所予通便对症治疗（具体不详），便秘改善，腹痛间断发作。2016 年 1 月就诊于北京某三甲医院，腹盆腔 CT 示：腹主动脉及双髂动脉周围软组织影，腹盆腔增强 CT 示：肝多发囊肿，左肾小囊肿，腹膜后多发小淋巴结，诊断腹膜后纤维化，予以口服甲泼尼龙 50 mg/d，环磷酰胺 100 mg qod，1 个月后自行停药。后间断腹痛，未重视。2017 年 12 月 6 日无明显诱因再次出现发热，伴大汗，不伴畏寒、寒战，体温波动于 38 ~ 39℃，无咳嗽、咳痰、乏力、食欲缺乏、盗汗、体重减轻，右下腹疼痛加重、右侧腰痛，为进一步诊治入我科。自发病以来，体重无明显变化。当地村民养羊。近期未服用特殊药物，否认外伤史、手术史、放疗史，无冶游史。体格检查：生命体征正常。心、肺、腹未见明显异常。脊柱生理弯曲存在，腰椎压痛（+），椎旁肌肉压痛（-），弯腰活动受限，双侧"4"字试验（-），四肢肌力正常，双下肢无水肿。

辅 助 检 查

血常规：白细胞计数（WBC）14.5×10^9/L，中性粒细胞百分比（NEU%）76.3%，血红蛋白（Hb）154 g/L，血小板计数（PLT）373×10^9/L；红细胞沉降率（ESR）51 mm/h；C 反应蛋白（CRP）85.6 mg/L；尿常规大致正常，便常规未见异常；肺炎支原体 1：80；丙氨酸氨基转移酶（ALT）73.3 U/L，门冬氨酸氨基转移酶（AST）44.9 U/L，碱性磷酸酶（ALP）180.0U/L，γ- 谷氨酰转肽酶（γ-GT）141.5U/L；肾功能正常；纤维蛋白原 7.71 g/L，D- 二聚体 287 ng/ml；布鲁氏菌凝集试验（胶体金法）（+）；血培养（-）；乙肝五项、甲、丙、戊肝炎抗体、人免疫缺陷病毒抗体、梅毒螺旋体抗原血清试验结果均（－）；IgA、IgM、IgG、类风湿因子（RF）均正常；抗核抗体（ANA）、抗角蛋白抗体（AKA）、抗 CCP 抗体、抗 ENAs 均（－）；T.SPOT-TB（－）；IgG_4 正常。腹盆腔 CT（2016 年 1 月，北京市某三甲医院）示：腹主动脉及双髂动脉周围软组织影（图 13-8-1）。腹盆腔增强 CT 示：肝多发囊肿，左肾小囊肿，腹膜后多发小淋巴结（图 13-8-2）。全腹 CT（2017 年 12 月，我院）示：①腹主动脉末端周围软组织密度影，疑诊腹膜后纤维化；②肝内囊肿（图 13-8-3）。腰椎 MRI：L_5、S_1 椎体信号异常，考虑感染性疾病；L_5、S_1 椎间盘突出；$L_{3/4}$、$L_{4/5}$ 椎体终板炎；腰椎骨质增生（图 13-8-4）。泌尿系彩超：前列腺增生伴钙化，残余尿：70 ml。胸部高分辨 CT 示：双肺轻度肺气肿，双肺尖陈旧病变。

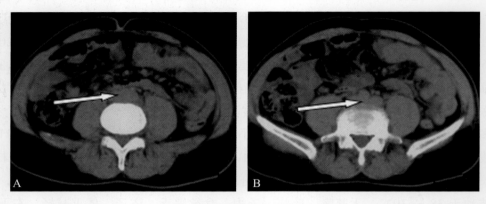

图 13-8-1 腹盆腔 CT 平扫。**A.** 腹主动脉周围软组织影（白箭头）；**B.** 双髂动脉周围软组织影（白箭头）

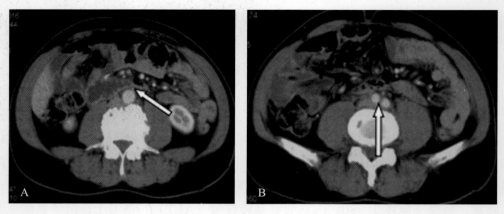

图 13-8-2 腹盆腔增强 CT。**A.** 腹主动脉末端周围软组织影（白箭头）；**B.** 双髂动脉周围软组织影（白箭头）

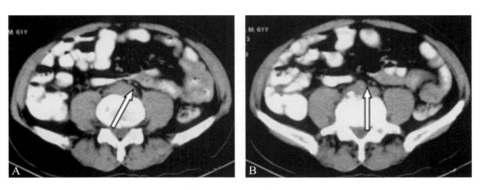

图 13-8-3　全腹 CT

注：图 A 和图 B 中腹主动脉末端周围软组织密度影（白箭头）

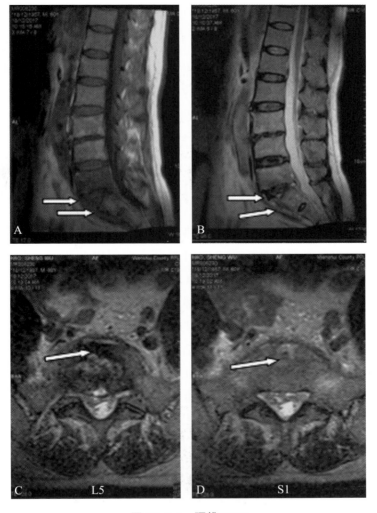

图 13-8-4　腰椎 MRI

注：图 A ~ D 可见 L_5/S_1 椎体相对面信号异常（白箭头）

诊 断

布鲁氏菌病，腹膜后纤维化。

治疗及转归

予左氧氟沙星静脉滴注（400 mg qd）、口服多西环素片（100 mg bid）抗感染，来氟米特（10 mg qd）调节免疫，复方甘草酸苷、熊去氧胆酸对症保肝治疗，治疗 1 周，患者发热、腰痛消退，红细胞沉降率（ESR）33 mm/h。出院后改为利福喷汀联合多西环素口服抗感染治疗，随访症状未再反复。

病例分析

患者老年男性，病史 3 年，以发热、四肢肌肉酸痛起病，当地诊断布鲁氏菌病，在抗感染治疗不彻底的情况下出现右下腹钝痛、便秘，北京市某医院诊断为腹膜后纤维化，予激素、免疫抑制剂治疗，患者未规律诊治。本次以发热、右下腹、右侧腰痛入院，化验布鲁氏菌凝集试验阳性，全腹 CT 示：腹主动脉末端周围软组织密度影。在除外肿瘤、IgG_4 相关性疾病、结核、外伤、手术、放疗所致的腹膜后纤维化后，诊断布鲁氏菌病明确，患者有 L_5、S_1 椎体受累，恰为腹主动脉发出髂动脉分支处，该部位出现腹膜后纤维化，在经抗感染治疗后症状消退，最终确诊为布鲁氏菌病继发腹膜后纤维化。

布鲁氏菌病（简称布病）又称波浪热、马耳他热，是由布鲁氏菌引起的人畜共患的具传染性的变态反应性疾病。这种病菌主要集中在我国西北、内蒙古自治区等畜牧区，羊、牛及猪为主要的传染源，发病率较高，且呈现逐年升高的趋势，可经皮肤黏膜接触、呼吸道、消化道传播。主要有三类人群易感染，即在农牧区有病畜接触或病畜环境接触史的人员；与含菌培养标本接触的实验室工作人员；饮用过消毒灭菌未达标的乳品或食用过消毒灭菌未达标的牛羊肉的人群。临床表现为全身感染性疾病，无特异性的临床症状与体征。该病可侵害脊柱，形成布鲁氏菌性脊柱炎，以腰椎多见，胸椎和颈椎次之。临床表现多为高热、腰背痛，易与强直性脊柱炎及其他感染性脊柱炎相混淆，应仔细询问病史、职业、饮食习惯、居住地区，依据流行病学史、血清学检查及影像学检查进行鉴别。

腹膜后纤维化（retroperitoneal fibrosis，RPF）是一种少见疾病，以腹膜后异常增生的炎性纤维包块包绕腹主动脉和髂动脉及其相邻结构（如输尿管、下腔静脉等）为特征。该病最先由 1905 年法国泌尿科医师 Albarran 报道，但未得到重视，直到 1948 年，Ormond 发表了 2 例相似的病例报告，这种疾病才逐渐被临床认识，因此 RPF 又称 Ormond 病（Ormond's Disease）。患病人群中 70% 为特发性 RPF（IRPF），30% 为继发性 RPF，后者继发于肿瘤、感染、创伤、放疗、手术以及药物等。近来有些研究者提出，IRPF 可能是 IgG_4 相关性疾病（IgG_4-RD）的表现之一，检测血清 IgG_4 水平及组织中 IgG_4 阳性浆细胞浸润有助于协助诊断。而 IRPF 的诊断则需要进一步排除恶性肿瘤、感染性疾病、全身系统性疾病等。该病发病高峰为 40～60 岁，男女发病率比例为 1.91∶1。RPF 无特异性临床表现，可表现为腹部隐痛、背痛、乏力、发热、体重减轻等。RPF 组织常围绕输尿管或下腔静脉，易致肾盂积水或下肢水肿。其中最常见且最严重的并发症是由于输尿管梗阻所致的肾盂积水。

目前，RPF 尚缺乏明确的诊断标准，组织学活检必要性尚存争议，且由于 RPF 外科手术的比例并不是非常高，腹膜后组织的病理标本往往难以获得，依靠病理来诊断较困难。目前，CT 和 MRI 在 RPF 诊断中起着关键作用。在 CT 检查中，RPF 表现为与肌肉等密度的均匀组织，围绕在腹主动脉下段及髂动脉周围，并经常包绕相邻结构（如输尿管），常偏移至内侧。MRI 能更好地显示 RPF 与周围组织之间的结构关系。RPF 通常在 T_1 加权象为低信号。T_2 加权象的强度与炎症的活动性相关，即在慢性非活动性纤维化期低于早期炎症期。CT 和 MRI 能够非常精确地评估纤维化的程度、邻近器官的受累程度以及炎症的活动性。同时，它们也有其局限性，例如它们在鉴别 RPF 的良、恶性方面不够敏感。当肿块导致主动脉和腔静脉的前部移位并对相邻结构产生占位效应，形态为小叶或结节结构时，最终的诊断应该基于组织病理学检查结果（其组织学主要表现为纤维增生和慢性炎症，纤维组织主要由细胞外基质及 I 型胶原包绕腹膜后小血管形成不规则团块构成；炎症细胞浸润包括大量的淋巴细胞、浆细胞、嗜酸性粒细胞等）。RPF 的一线治疗药物为糖皮质激素，大部分患者对激素治疗反应良好。部分激素抵抗或治疗无效的患者选择应用免疫抑制剂。

该患者诊断为布病继发腹膜后纤维化，在 PubMed 网站以"Brucellosis"或"布鲁氏菌（brucella）""retroperitoneal fibrosis"或"Ormond's disease"为检索词查找文献，未见相关文献报道，国内亦未见报道，本例为首次报道。以往感染诱发的 RPF 报道较少，为对感染与 RPF 的关系进行文献复习，以"retroperitoneal fibrosis"或"Ormond's Disease"、"原因（cause）"、"感染（infect）"、"微生物（microorganism）"、"细菌（bacteria）"、"病毒（virus）"为检索词在 PubMed 上查找文献，结果显示，RPF 分别继发于结核、放线菌、组织胞质菌、普雷沃菌、血吸虫这五种特异性感染源，均为个案报道，且大多为较早的报道，其中放线菌继发腹膜后纤维化报道案例最多，共 7 例，结核 2 例，血吸虫 2 例，组织胞质菌 1 例，普雷沃菌 1 例，血吸虫 2 例，部分文献可见 RPF 继发于"梅毒""淋病"的描述，遗憾的是搜索中外文献均未见完整文献记载。放线菌、组织胞质菌均在 RPF 手术活检后组织染色中发现，结核、放线菌、普雷沃菌病例在诊断 IRPF 前均没有发现潜在病因，予手术或者激素治疗后，病情加重，分别出现右侧髂窝不规则肿块、盆腔脓肿、椎间盘炎并发腰大肌脓肿，经病检或组织培养确定为感染，最终经抗感染治疗后，RPF 减轻。另一例结核感染患者在发现 RPF 的同时发现纵隔淋巴结肿大，淋巴结活检 PCR 示结核分枝杆菌阳性，但 RPF 组织分枝杆菌 PCR 为阴性，经抗结核治疗后 RPF 消退，暗示存在因果关系，但具体机制不清。本例患者尽管并未获取腹膜后软组织的病理学检查结果，但结合其病程，2014 年诊断布病后虽经治疗但并未治愈，病情迁延，到 2016 年初发现 RPF 后治疗并不系统、彻底，也未进行检测，故到本次发病出现布鲁氏菌凝集试验阳性，L_5、S_1 受累，而腹主动脉发出髂动脉分支正好位于此位置，且已除外肿瘤、IgG_4 相关性疾病、结核、梅毒，经抗感染治疗后，患者症状改善，诊断布病继发腹膜后纤维化。

埃及血吸虫继发 RPF 病例则以双侧输尿管积水所致的急性肾损伤起病，予经皮肾造口术及双侧输尿管支架置入。患者肾功能改善后移除输尿管支架期间，因炎症进行了膀胱活检，组织学检查提示慢性膀胱炎、存在埃及血吸虫卵，后给予吡喹酮及糖皮质激素治疗后 RPF 改善，由此得出，RPF 可能与血吸虫感染有关，尽管并未证实，但作者推断埃及血吸虫感染是从尿道开始的，后来以上行的方式影响膀胱和输尿管，由于受影响的结构之间的解剖邻接或异常蠕虫迁移，使炎症反应持续，因此导致腹膜后空间受累形成 RPF。另一例日本血吸虫患者则是以急性肾损伤起病，实验室检查提示抗核抗体（ANA）滴度升高，抗 ds-DNA 抗体阳性，补体降低，予甲泼尼龙静脉滴注，2 周后肌酐降低且补体恢复至正常，49 天后剖腹探查发现，双肾盂积水、RPF，后行输尿管松弛术并用网膜包裹，同时行肝活检，提示大量日本血吸虫卵，术后 1 年。随访期间病情稳定。作者认为此病例符合腹膜后纤维化属于自身免疫病的局部表现这一设想，并且日本血吸虫感染可能在 RPF 发病中发挥了一定作用。此外，还有隐匿性憩室炎、胃肠手术所致肠瘘等非特异性感染引起的 RPF 的报道。

启示与思考

目前，对 RPF 的病因学知之甚少，该病例提示布病可继发 RPF，为 RPF 病因学的新发现。该病例的局限性为未获得组织病理依据，需继续跟踪影像学变化以进一步验证。随着近几年我国布病疫情的逐年上升，且在区域分布上亦呈逐年扩散的趋势，当临床中遇到发热、腰痛患者时，在诊断特发性腹膜后纤维化之前，应仔细除外布病这一潜在病因，避免因激素治疗导致感染进展，进一步加重 RPF。通过对感染与 RPF 的关系进行文献复习，旨在提高临床医师对于感染与 RPF 关系的认识，积极寻找 RPF 的潜在病因，做到对因治疗，从而促进 RPF 的早期正确诊疗。

（撰稿人：张　娜　校稿人　许　珂　高晋芳）

参考文献

［1］Meirelles-Bartoli RB，Mathias LA，Samartino LE．Brucellosis due to brucella suis in a swine herd associated with a human clinical case in the State of São Pau-lo，Brazil．Trop anim health Prod，2012，44（7）：1575-1579.

［2］Labidi J，Ariba YB，chargui S，et al．Retroperitoneal fibrosis：A retrospective review of clinical presentation，treatment and outcom-es．Saudi J Kidney dis transpl，2015，26（4）：816-822.

［3］Runowska M，Majewski D，Puszczewicz M．Retroperitoneal fibrosis-the state-of-the-art．Reumatologia，2016，54（5）：256-263.

［4］Territo A，Micali S，Manenti A，et al．Chronic，nonspecific，postinfectious，retroperitoneal fibrosis and ureteral obstruction．Urologia，2016，83（2）：99-102.

［5］Niemann N，Hochman FL，Huang RS．Histoplasmosis as a possible cause of retroperitoneal fibrosis and median arcuate ligament syndrome：A case report．Int J Surg case Rep，2014，5（8）：473-475.

［6］LabiDi J，Ariba YB，Chargui S，et al．Retroperitoneal Fibrosis：aretrospective review of cllnical presentation，treatment and outcomes．Saudi J Kidney distranspl，2015，26（4）：816-822.

九、PLCG$_2$相关抗体缺乏性自身炎症反应及免疫失调

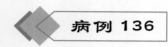
病例 136

患者男性，22岁，主因"全身痤疮样皮疹8年，周期性发热4年，加重半年"于2019年5月22日入院。2010年无明显诱因出现全身散在红色丘疹样皮疹，分布于颜面部、躯干、双上肢、双侧大腿，米粒至绿豆大小，略突出于平面，不伴疼痛及瘙痒，1个月后皮疹可自行消退，后皮疹仍有反复，曾就诊于当地医院，行皮肤活检考虑毛囊炎，局部外用药物治疗，疗效不佳，皮疹仍反复出现，并遗留色素沉着。近4年无诱因出现反复发热，体温最高41.5℃，伴头痛，全身粉刺、红色丘疹样皮疹加重，不伴畏寒及寒战，无咳嗽、咳痰、腹痛、腹泻、尿频、尿痛等，无口腔、生殖器溃疡，无肌痛、肌无力，无眼炎等，口服退热药后体温可降至正常，头痛缓解，于当地诊所静脉滴注抗生素（具体不详）治疗2~4天后未再发热。近半年发热频繁伴皮疹加重，每月发热1次，为进一步诊治入我科。既往7岁时因反复发热发现心包疾病，进行心包修补术（具体不详，资料已丢失）。体格检查：生命体征平稳，心、肺、腹无异常，颜面部、躯干及四肢散在分布米粒至黄豆大小的暗红色丘疹和结节，部分融合、破溃，无压痛。

辅助检查

血常规：白细胞（WBC）5.10×10^9/L，血红蛋白（Hb）123 g/L，血小板（PLT）177×10^9/L；C反应蛋白（CRP）21.62 mg/L（< 8.00 mg/L），红细胞沉降率（ESR）3 mm/h；肝、肾功能、凝血功能、甲状腺功能、电解质、血脂、血糖大致正常。结核抗体阴性；血清蛋白电泳正常。皮质醇（8时）8.70 μg/dl；类风湿因子（RF）20.30 U/ml；抗核抗体（ANA）、抗ENAs、ANCA均阴性。IgA 0.09 g/L、IgG 0.08 g/L、IgM 0.07 g/L；总IgE 1781.67 U/MI；血细胞簇分化抗原：总T细胞（CD$_3^+$）百分比85.63%、Th细胞（CD$_3^+$CD$_4^+$）百分比45.18%、Th细胞（CD$_3^+$CD$_4^+$）绝对值427/μl，Ts细胞（CD$_3^+$CD$_8^+$）百分比43.84%、B细胞（CD$_3^-$CD$_{19}^+$）百分比5.37%、B细胞（CD$_3^-$CD$_{19}^+$）绝对值51/μl、NK细胞（CD$_3^-$CD$_{56}^+$）百分比1.58%、

NK 细胞（CD_3^- CD_{56}^+）绝对值 15/µl；肿瘤标志物：鳞状细胞癌抗原 1.97 µg/L，余正常；人免疫缺陷病毒抗体、梅毒螺旋体抗原血清试验、甲、乙、丙、戊肝炎抗体检测均未见异常。过敏原：海鱼（鳕鱼 / 龙虾 / 扇贝）（+）、虾（+）、蟹（+）。

胸部 CT 示：气管憩室、右下肺有炎性改变；双肺下叶支气管慢性炎性壁厚改变；双侧腋窝多发小淋巴结。腹部超声：胆囊炎伴多发息肉，脾大，脾静脉增宽。淋巴结超声示：双侧颈部、腋窝、腹股沟区淋巴结肿大，炎症可能性大。皮肤活检示：右大腿皮肤活检示表面网篮状角化，鳞状上皮基底层色素增多，局灶液化变性，真皮浅层小血管周围慢性炎症细胞浸润。

染色体检测：46，XY，Del（5）（q33），I（7）（q10）[10]。

FISH 检测：分析 200 个间期细胞，未见 1q21 扩增的异常信号；未见 *RB1* 缺失的异常信号；未见 D135319 缺失的异常信号；未见 IGH 重组的异常信号；未见 *p53* 缺失的异常信号。

全外显子测序：*PLCG2* 基因有 1 个杂合突变，C.505A > G（编码区第 505 号核苷酸由腺嘌呤变异为鸟嘌呤），P.I169V（第 169 号氨基酸由异亮氨酸变异为缬氨酸），为错义突变。HGMD 数据库未有该位点的相关性报道；经家系分析，患者父亲该位点杂合变异，母亲该位点无变异。该样本分析到 *FOXP3* 基因有 1 个半合子突变：C.131c > G（编码区第 131 号核苷酸由胞嘧啶变异为鸟嘌呤），导致氨基酸改变 p.T44S（第 44 号氨基酸由苏氨酸变异为丝氨酸），为错义突变。

诊　断

PLCG$_2$ 相关抗体缺乏性自身炎症反应及免疫失调（APLAID）。

治疗及转归

规律给予丙种球蛋白输注，对症抗感染治疗，目前患者定期随访。

病例分析

本例患者青年男性，间断痤疮样皮疹 8 年、发热 4 年，红细胞沉降率（ESR）、C 反应蛋白（CRP）、PCT 均正常，自身抗体均阴性，免疫球蛋白 G 显著降低，B 细胞总数降低。染色体检测 5 号染色体长臂 33 位点缺失，进一步 FISH 检测后未见异常信号，结合临床表现，排除 MDS 可能。全外显子测序 *PLCG2* 基因位点有 1 个杂合突变，C.505A > G，考虑与该基因突变相关的疾病有两种。

1. PLCG$_2$ 相关抗体缺乏性自身炎症反应及免疫失调（APLAID）。主要表现为皮疹、眼部炎症、间质性肺炎和肠道疾病。

2．家族性寒冷型自身炎症反应综合征 3 型，主要表现为遇冷之后出现荨麻疹和低丙球蛋白血症。

结合本患者临床表现，考虑为 PLCG₂ 相关抗体缺乏性自身炎症反应及免疫失调（APLAID）。其次，全外显子测序提示的 *FOXP3* 基因突变在临床上表现为 IPEX 综合征，主要表现为糖尿病、甲状腺功能减退、湿疹等症状，与患者临床表现不符，故排除该病。

APLAID 是一种自身炎症性疾病（auto inflammatory diseases or disorders，AIDs），目前国内尚未见相关个案报道，国际上有 4 篇相关报道。AIDs 是由单基因或者多基因染色体异常使其编码蛋白发生改变而引发的炎症性疾病，通常是固有免疫细胞（中性粒细胞和巨噬细胞）异常活化引起的遗传性免疫紊乱。APLAID 是一种常染色体显性遗传的单基因突变 AIDs。目前发现的突变发生在 PLCγ-2 的编码基因 *PLCG2*（16q23）上，突变位点为 S707Y。临床表现为早期疱疹样皮肤改变伴有眼压增高、眼部炎症、炎性肠病（IBD）、关节痛和反复发作的肺部感染，但没有特异性自身抗体，也没有寒冷性荨麻疹出现。另 2 例报道的突变发生在 L848P，患者表现出脓疱性皮疹，眼部炎症伴眼压增高，皮肤松弛等症状。磷脂酰肌醇（phosphatidylinositol，PI）及其衍生物是人体免疫细胞功能重要的调节物质。磷脂酶 C（phospholipase，PLC）是一类催化磷脂酰肌醇 -4，5- 二磷酸水解的酶，可产生第二信使分子二酰甘油（DAG）和肌醇 -1，4，5- 三磷酸（IP3）。IP3 诱发释放的钙从内质网转移到细胞质中，钙激活 NLRP3 炎性小体，导致 IL-1 的产生增多。PLcγ 有两个亚型，在结构上不同于其他 PLC 酶。在人体内，PLCγ-1 是广泛表达的，可以激活下游的生长因子受体，而 PLCγ-2 主要在造血细胞表达，通过激活酪氨酸激酶募集免疫细胞受体（BCR 和 FC）。研究表明，缺乏 PLCγ-2 的小鼠围产期死亡率增加，即使小鼠存活，它们的 B 细胞、血小板也显示出明显功能缺陷。而目前的病例报道表明，APLAID 的突变基因位点不同，其临床表现也有差异，因此本个案突变位点的发病机制需行进一步讨论。

APLAID 作为一种 AIDs 在诊治方面都面临着挑战。AIDs 病因复杂，多与基因突变相关，有些临床表现缺乏特异性。AIDs 在诊断时进行基因组的筛查是十分必要的，但基因测序还需与结合临床症状及相关病例报道结合，明确突变位点及突变可能造成的影响与当前临床症状是否相符尤为关键。

目前，针对 AIDs 并没有很好的治疗手段，针对具体病例设计个体化治疗方案对临床医生来说是一大考验，治疗原则应以可有效控制病情为首选，在轻症患者中可以使用非甾体抗炎药和低剂量糖皮质激素；在出现中度或严重的疾病表现时，可改用高剂量的糖皮质激素和环磷酰胺、甲氨蝶呤、硫唑嘌呤和吗替麦考酚酯等免疫抑制剂。对 APLAID 的治疗目前也没有明确的标准，曾有报道描述 2 例患者

TNF-α 无效，特异性阻断 IL-1 有成效；另有报道表明，英夫利昔单抗可能有效。本病例在综合分析后规律给予丙种球蛋白输注、对症抗感染治疗，目前患者仍在定期随访。

启示与思考

针对不同种类的 AIDs 有必要研究针对性更强的治疗手段，而不仅仅是停留在对症治疗的水平上。随着科学研究的推进和对疾病认识的进一步深入，相信会有更好的靶向治疗方法为此类疾病患者带来福音。

（撰稿人：武泽文　韩　健；校稿人：李　娟　高晋芳）

参考文献

[1] 宋红梅. 提高对单基因遗传自身炎症性疾病的认识. 中国实用儿科杂志，2018，33（1）：8-10.

[2] Di ZA，TahvilDari M，Florakis GJ，et al. Ocular Manifestations of inherited phospholipase-cγ2-associated antibody deficiency and immune dysregulation. Cornea，2016，35（1）：1656-1657.

[3] Neves JF，Doffinger R，Barcena-Morales G，et al. Novel PLCG$_2$ Mutation in a Patient With APLAID and Cutis Laxa. Front Immunol，2018，9（1）：2863.

[4] Zhou Q，Lee GS，Brady J，et al. A hypermorphic missense mutation in PLCG$_2$，encoding phospholipase cγ2，causes a dominantly inherited autoinflammatory disease with immunodeficiency. Am J Hum Genet，2012，91（4）：713-720.

[5] Morán-Villaseñor E，Saez-de-Ocariz M，Torrelo A，et al. Expanding the clinical features of autoinflammation and phospholipase cγ2-associated antibody deficiency and immune dysregulation by description of a novel patient. J Eur Acad Dermatol Venereol，2019，33（12）：2334-2339.

[6] Ombrello MJ，Remmers EF，Sun GP，et al. Cold urticaria，immunodeficiency，and autoimmunity related to PLCG2 Deletions. N Engl J Med，2012，366（1）：330-338.

[7] Milner，JD. PLAID：a syndrome of complex patterns of disease and unique phenotypes. J clin immunol，2015，35（6）：527-530.

十、以足跟痛首诊的成年巴尔得－别德尔综合征

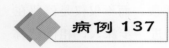

病例 137

　　患者女性，26 岁，主因"双侧足跟疼痛 4 月余"于 2018 年 8 月来诊。2018 年 4 月患者无明显诱因出现双侧足跟痛，伴轻度肿胀，无局部颜色发红和皮温增高，活动后加重，休息后可略缓解，当地诊所予对症补钙等治疗，疗效欠佳，为行进一步诊治就诊于我科。病程中无腰背痛、大腿根痛，无发作性关节红、肿、热、痛、无皮疹、眼炎、肠炎，无光过敏、脱发、反复口腔溃疡等。自发病以来，精神、食欲、睡眠可，大小便正常，体重无变化。否认外伤史。月经史：初潮年龄 15 岁，月经周期不规律（3 ～ 5 天 /45 ～ 180 天），末次月经 2018 年 4 月 20 日。家族史：父母为姑表近亲结婚，患者为第 3 胎，长兄无异常，第 2 胎其姐出生时也为 24 指（趾），但于生后 10 天死亡，具体原因不清。体格检查：血压 120/78 mmHg、身高 157 cm、体重 82 kg、BMI 33.27 kg/m² （肥胖），反应略迟钝、言语迟缓、对答欠流利、皮肤粗糙、斜视、口腔牙齿畸形、心、肺、腹未及异常体征，脊柱呈生理弯曲，三向活动可，手指及足趾粗短，双手 6 指、双足 6 趾畸形，均为轴后性多指（趾）（图 13-10-1），双侧足跟压痛（±），无肿胀。

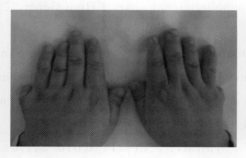
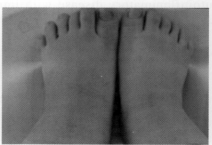

图 13-10-1　双手 6 指、双足 6 趾畸形

辅助检查

血常规：白细胞计数（WBC）7.8×10^9/L、血红蛋白（Hb）113 g/L、血小板（PLT）311×10^9/L、甘油三酯（TG）2.79 mmol/L，尿酸（UA）648.2 μmmol/L，即刻血糖 3.71 mmol/l、糖化血红蛋白 3.7%、雌二醇 95 pg/ml、孕激素 0.56 ng/ml、卵泡刺激素（FSH）5.35 mIU/ml、促黄体生成激素（LH）8.54 U/ml、催乳素（PRL）7.61 ng/ml，电解质、甲状腺功能、免疫球蛋白、补体均未见异常，类风湿因子、抗核抗体、抗角蛋白抗体、抗 CCP 抗体、抗 ENAs、HLA-B27 均为阴性。

诊 断

巴尔得 – 别德尔综合征，高尿酸血症，轻度贫血。

治疗及转归

嘱患者减轻体重、避免负重，疼痛时可口服非甾体抗炎药，目前仍在随访中。

病例分析

患者手指及足趾粗短，双手 6 指、双足 6 趾畸形，父母为姑表近亲结婚，追问病史，患者为足月顺产，出生体重 4.2 kg，母乳喂养，自幼肥胖，因较同龄人反应迟钝，无法完成学业，初中毕业后未再上学，夜盲，自诉近 8 年白天视力减退，看电视需距离 0.5 m，同时红绿色盲初筛为阳性，且存在色弱，考虑巴尔得 – 别德尔综合征。

巴尔得 – 别德尔综合征（Bardet-Biedl syndrome，BBS），是一种罕见的常染色体隐性遗传病，由 Bardet 和 Biedl 于 1920 年首次报道，该病发病机制尚不清楚，已有的研究发现了 21 个与 BBS 相关的致病基因，但目前为止其诊断仍主要依靠临床特征。主要临床特征有色素性视网膜病变、肥胖、多指（趾）畸形、性腺发育不良、智力低下、肾异常等；次要特征包括言语迟缓、散光、斜视、白内障、并指、发育迟缓、共济失调、糖代谢紊乱、先天性心脏病、肝脏纤维化、牙齿畸形等。诊断应包括 4 个主要特征或 3 个以上主要特征及 2 个次要特征。BBS 尚无特殊治疗措施，主要为对症治疗，多数患者在成年前死亡，且死亡原因多与肾衰竭有关。

临床上常见的多指（趾）畸形为轴前性（桡侧），且单个畸形多见，称为多指症，是一种常染色体遗传病，当遇到类似的患者时我们除了考虑多指症外，还需仔细询问有无其他系统的异常，并想到 BBS，同时与 Lanrence-Moon 综合征

（LMS）和阿尔斯特伦综合征相鉴别。LMS 是一种罕见的常染色体隐性遗传病，也可表现为视网膜色素变性、智力低下、性腺发育不全，同时伴有进行性痉挛性截瘫，远端肌张力减弱，但常无肥胖和多指（趾）。既往两者曾合称为"Lanrence-Moon-Bardet-Biedl syndrome（LMBB）"，且国内外不少报道将两者混淆，后有学者指出两者为不同的疾病。阿尔斯特伦综合征，为常染色体隐性遗传病，表现为先天性视力减退、心肌病、进行性感音神经性耳聋、肥胖、2 型糖尿病、身材矮小、男性性腺功能减退等，无智力障碍及多指（趾）畸形。同时，对于女性 BBS 患者还需除外多囊卵巢综合征。

启示与思考

结合本例患者的临床表现及相关的辅助检查结果，BBS 诊断明确，由于 BBS 存在肾受累，可表现为尿酸水平升高，故考虑其高尿酸血症可能与 BBS 相关性肾损伤有关，而其足跟痛也不除外与痛风相关，但由于患者家属拒绝行进一步检查，病因难以明确。无论如何，目前国内外有关 BBS 的报道多集中于儿科、眼科和内分泌科，且报道案例多为儿童和青少年，该患者 26 岁就诊，首诊科室及症状均少见，因此，临床医师在接诊具有相似症状的患者时应该考虑该病的可能。

参考文献

[1] 陈瑶，李娟，王剑，等．BarDet-BieDl 综合征 1 例报告并文献复习．临床儿科杂志，2017，35（1）：28-32.

[2] 苏雅珍，许珂，郑慧，等．以足跟痛首诊的成年 Bardet-Biedl 综合征 1 例．山西医科大学学报，2018，49（12）：1540-1541.

[3] Forsythe E，Kenny J，Bacchelli C，et al．Managing Bardet-Biedl syndrome now and in the future．Front Pediatr，2018，2（6）：23：1-6.

[4] Manara R，Citton V，Maffei P，et al．Degeneration and plasticity of the optic pathway in Alström syndrome．AJNR Am J Neuroradiol，2015，36（1）：160-165.

十一、脂膜炎

脂膜炎（panniculitis）是一种累及皮下脂肪的异质性炎症性疾病，根据疾病的临床特点、病理改变可分为不同的亚类。由于脂膜炎病因不清，临床表现多样，缺乏特异性，早期诊断困难，易发生误诊、漏诊。本文通过对 55 例脂膜炎患者进行回顾性分析，探讨脂膜炎的发病机制、临床特点及诊治方法，以期提高临床对该病的认识。

 病例组 138

收集山西省某医院 2011 年 12 月至 2018 年 10 月诊断为脂膜炎的住院患者作为研究对象。共收集 55 例脂膜炎患者病例资料，38 例患者行活组织病理检查确诊，14 例患者行 CT 检查确诊，3 例患者行局部软组织彩超确诊。其中男性 17 例，女性 38 例，年龄 18 ～ 82 岁，平均 55±15 岁，病程 3 天～ 6 年，中位病程 30 天。

脂膜炎的诊断包括影像学检查和病理检查，主要通过病理检查明确，不同类型的脂膜炎亚型可有不同的病理表现。影像学检查包括 CT 和软组织彩超。软组织彩超表现为皮下脂肪层回声异常，可伴有多发高回声结节。CT 是诊断脂肠系膜脂膜炎（脂膜炎肠系膜受累）的主要方法。诊断标准：①肠系膜密度增高，内部包含不均匀脂肪组织并密度高于腹膜后脂肪密度；②界限清楚，包绕但不侵犯肠系膜血管，可推压邻近肠袢但不侵犯周围组织；③需排除肠道、腹膜后肿瘤及感染性病变。结节性非化脓性脂膜炎的病理结果可表现为：①脂肪细胞变性、坏死和炎症细胞浸润，可伴有不同程度的血管炎症改变；②以吞噬脂肪颗粒为特点的脂质肉芽肿反应，可有泡沫细胞、噬脂性巨细胞、成纤维细胞和血管增生等；③皮下脂肪萎缩纤维化和钙盐沉着。

收集患者临床资料，如症状、体征、实验室检查、影像学检查和治疗情况，其中实验室检查包括血、尿、便常规，红细胞沉降率（ESR），C 反应蛋白（CRP）、肝功能、肾功能、自身抗体等相关检查，影像学检查主要为 CT 检查及软组织彩超。

计数资料采用率或构成比进行统计学描述。

结 果

1．临床表现

（1）就诊原因：30 例有皮下结节或肿物，2 例有皮肤红斑，大多不伴疼痛和瘙痒，25 例患者因无意间发现皮下结节而就诊行手术治疗，病理提示脂膜炎诊断，就诊科室主要包括普外科（13/55）、骨科（7/55）及乳腺外科（5/55），其他科室包括泌尿外科（3/55），血管外科（2/55），妇产科（2/55）。其中有 3 例患者有外伤史，受伤部位出现皮下结节。皮下结节发生的常见部位包括四肢（11/30）、躯干（10/37）、腹部（5/30）、乳腺（3/37）、臀部（1/30），结节可表现为单发（28/30）或多发（2/30）。部分患者合并皮肤疼痛瘙痒（13/30）、发热（5/30）、关节肿痛（3/20）、双下肢及颜面部皮疹（3/30）等表现，就诊于内科进行治疗，包括风湿免疫科（11/55）、肿瘤内科（2/55）、消化内科（2/55）、血液内科（1/55）、皮肤科（1/55）、肾内科（1/55）、心内科（1/55）等。肠系膜脂膜炎共15 例，主要表现为腹痛（11/15）、腹胀（3/15），偶有恶心、呕吐（1/15），反酸、胃灼热、嗳气（1/15），部分患者无腹部症状（3/15）。共收集特殊类型脂膜炎 3例，包括寒冷性脂膜炎（1 例）、硬化性脂膜炎（1 例）、骨化性脂膜炎（1 例）。寒冷性脂膜炎表现为双大腿、臀部红色皮疹伴瘙痒，骨化性脂膜炎患者表现为右臀部疼痛可触及肿物，1 例硬化性脂膜炎患者表现为双下肢肿胀，皮肤颜色改变。

（2）受累部位：脂膜炎可依据受累部位分为皮肤型和系统型，其中皮肤型32 例，系统型 20 例。系统型受累部位包括小肠肠系膜（13/20），乙状结肠系膜（1/20），乳腺（4/20），肾（1/20）。

（3）合并症：本组患者合并恶性肿瘤 8 例，急性髓系白血病 1 例，感染性疾病 3 例，下肢深静脉血栓 2 例，急性肠梗阻 2 例，急性胆囊炎 4 例，肾疾病 4 例，心血管疾病 10 例，结节性甲状腺肿 2 例，SS 1 例。

2．实验室检查　大部分脂膜炎患者血常规、尿常规正常，血常规异常包括白细胞升高（8 例），血红蛋白降低（6 例），血小板减少（1 例）；尿潜血阳性患者有 11 例，镜检有白细胞者 8 例。共 24 例患者检测红细胞沉降率（ESR），其中红细胞沉降率（ESR）升高者 7 例，20 例患者检测 C 反应蛋白（CRP），其中 C 反应蛋白（CRP）升高者 7 例。47 例患者肝功能正常，肝酶升高 8 例。共 16 例患者进行自身抗体相关检查，12 例自身抗体阴性，其中 1 例抗核抗体（ANA）（+）1∶100，1 例抗组蛋白抗体升高，1 例类风湿因子（RF）升高，1 例抗 α- 胞衬蛋白抗体阳性。

3．影像学检查

（1）软组织彩色多普勒超声：8 例患者经体表软组织彩色多普勒超声检查发现皮下脂肪层回声异常，可伴高回声结节（4/8）。

（2）CT 表现：表现为肠系膜根部密度增高或絮状高密度影（9/13），多发小结节影（6/13），肿大淋巴结（1/13），炎症渗出性改变（1/13），腹膜磨玻璃样改变（1/13）。

4．病理检查　共 38 例行病理检查，主要表现为脂肪坏死（15 例），慢性肉芽肿形成（12 例），纤维组织增生（4 例），淋巴细胞和中性粒细胞等炎细胞浸润（7 例）。其中 1 例表现为脂肪组织内可见大小不等的囊腔，腔面被覆均质嗜酸性膜样物，周围慢性肉芽肿性炎症；1 例表现为慢性肉芽肿性炎症伴异物巨细胞反应；特殊类型脂膜炎 3 例，1 例寒冷性脂膜炎表现为表皮增生、真皮层及皮下脂肪可见部分血管扩张，管壁增厚，血管周围可见以淋巴细胞及组织细胞为主的炎细胞浸润；1 例硬化性脂膜炎表现为表面鳞状上皮轻度萎缩，皮下小血管及脂肪周围较多炎症细胞浸润，刚果红（−），部分细胞阿辛蓝染色（+）；1 例骨化性脂膜炎表现为脂肪组织及增生的纤维组织，可见多灶性骨化生。

5．治疗方法　55 例脂膜炎患者中有 9 例患者无明显症状，未予特殊治疗。25 例患者因发现皮下结节或腹痛就诊于外科，行手术治疗，其中 3 例肠系膜脂膜炎患者行手术解痉及抗感染治疗后腹痛可明显减轻。共 21 例患者行内科治疗，治疗方案包括对症治疗（5/21）、应用 NSAIDs（6/21）、应用激素（1/21）、应用免疫抑制剂（2/21）、应用 NSAIDs ＋激素＋免疫抑制剂（7/21）。

病例分析

脂膜炎是一种病因未明的以皮下脂肪受累为特点的炎症性疾病，按炎症发生的主要部位可以分为间隔性脂膜炎、小叶性脂膜炎以及是否合并有血管炎。最常见的脂膜炎类型是结节性非化脓性脂膜炎，也称为韦勃 - 克莱斯坦病或回归热性结节性非化脓性脂膜炎，主要临床表现为皮下痛性结节，可伴有发热、皮疹、关节肿痛，严重时可累及肝、肺、肾、骨髓等脏器。本文收集结节性脂膜炎患者临床表现为皮下结节，多数不伴疼痛，结节常见部位包括四肢、躯干、腹部、乳腺、臀部等。经外科手术治疗后一般无复发，部分患者合并皮疹及发热等症状，经激素及免疫抑制剂治疗后可好转。

脂膜炎根据受累部分可分为皮肤型和系统型，系统型脂膜炎受累部位可包括肝、小肠、肠系膜、大网膜、腹膜后脂肪组织、骨髓、肺、胸膜、心肌、心包、脾、肾和肾上腺等，本文收集脂膜炎患者受累部位包括乳腺、小肠系膜、乙状结肠系膜、肾。收集乳腺受累 4 例，其中 1 例患者表现为乳房疼痛伴肿块，合并急性乳腺炎，病理表现为乳管破坏，伴大量炎性细胞浸润，肉芽组织形成，行脓肿切开引流疗效不佳，转入风湿科予糖皮质激素、来氟米特和沙利度胺口服治疗后，症状可明显缓解。文献报道脂膜炎乳腺受累患者可表现为乳腺出现痛性结节，多先于四肢或躯干结节出现，本组收集患者均表现为仅有乳腺结节；该文中还报道了 1 例脂膜炎合并乳腺化脓性炎症的患者，与急性乳腺炎难以鉴别，单纯抗生素治疗疗效差，予激素治疗后结节明显缩小，与本文收集的合并急性乳腺炎患者有相似表现，激素联合免疫抑制剂治疗可有较好疗效，证实该患者并不仅有乳腺感染。因此，当发现乳腺痛性结节时，应及时完善病理检查以明确诊断。

肾受累患者共 11 例，多表现为血尿、蛋白尿，无明显体征。其中 1 例肾盂受累患者因右腰背部疼痛就诊于泌尿外科，行输尿管支架管置入术后仍有疼痛，再次入院行右肾盂输尿管连接部粘贴松解及肾盂成形术，术中发现右肾盂旁肿物，切面有结节，病理提示慢性肉芽肿性炎症，形态符合脂膜炎，最终考虑脂膜炎肾盂受累，予手术切除治疗。有学者报道 1 例结节性脂膜炎以肺、肾表现首发的患者，无腹部明显症状，泌尿系 CT 提示肾中极实质内楔形病变影，双肾积水，肾门平面以下腔静脉周围软组织增厚，考虑炎性病变，肘部皮下结节活检提示结节性脂膜炎并发血管炎，给予激素及对症治疗后复查肾实质内楔形影消失，该患者有腹部隐痛、腰部酸胀，该学者认为是由腹膜后脂膜炎引起肾盂积水所致，但笔者认为该例患者未行肾盂病理检查，不能除外脂膜炎肾盂受累。

CT 是脂膜炎肠系膜受累的重要诊断手段，有学者对 105 例肠系膜脂膜炎患者的多排螺旋 CT 检查结果进行分析发现，105 例患者均可见"假肿瘤征"（自肠系膜根部沿肠系膜血管延伸、大小不等、边缘清晰的片状影或包块影，肠系膜脂肪密度增高，呈雾状肠系膜）、"假包膜征"（病变周围可见厚薄不一的软组织密度带，前后缘与周围正常腹腔及腹膜后脂肪间分界清楚，肠系膜血管被包绕）；部分患者可见"脂环征"，即肠系膜血管及纤维组织结节或淋巴结周围可见环状低密度影包绕。本文收集的肠系膜脂膜炎患者的 CT 表现为肠系膜密度增高或絮状高密度影，可伴小结节影或肿大淋巴结，磨玻璃样腹膜改变及炎症渗出性改变。肠系膜受累常见于小肠系膜，乙状结肠系膜受累较为少见。本文收集 1 例乙状结肠肠系膜受累患者，因下腹胀痛就诊，行卵巢囊肿切除，术中发现乙状结肠肿物，术后病理提示脂膜炎伴脂肪坏死结节，周围纤维组织增生，行手术切除后未再复发。脂膜炎肠系膜受累时多表现为腹痛、腹胀等腹部症状，部分患者可合并急性肠梗阻，考虑可能与肠系膜炎症渗出有关，经手术及抗感染解痉治疗后一般预后良好。

目前脂膜炎发病机制不明，有学者认为其与感染、药物、免疫缺陷或脂代谢异常有关，可能伴发或继发于其他疾病。有学者报道了 25 例结节性脂膜炎患者中合并自身免疫病者 7 例，其中 SLE 2 例，类风湿关节炎 1 例，干燥综合征 2 例，皮肤炎 1 例，未分化结缔组织病 1 例。本文收集患者合并自身免疫病 1 例，但部分患者未行自身抗体等相关检查，不能明确是否合并自身免疫病。脂膜炎临床表现多样，易与其他疾病混淆。脂膜炎可表现为四肢痛性结节及皮疹，而皮下脂膜炎样 T 细胞淋巴瘤（subcutaneous panniculitis-like T-cell lymphoma，SPTL）也可表现为双下肢结节或红斑。López-Lerma 等收集 16 例 SPTL 患者，发现 SPTL 病理表现多为小叶脂膜炎，单个脂肪细胞周围有非典型 T 细胞浸润，SPTL 也可合并自身免疫病，易合并嗜血综合征。脂膜炎与 SPTL 表现相似，主要依据病理检查结果进行鉴别诊断。

55 例脂膜炎患者中合并肿瘤的有 8 例，其中肺腺癌 1 例，膀胱癌 1 例，乳癌 3 例，胃癌 1 例，卵巢浆液性乳头状囊腺瘤 1 例，输卵管癌肉瘤 1 例，急性髓系白血病 1 例。查阅文献发现脂膜炎可合并肿瘤，Naschitz 等分析了 12 例与肿瘤相关的脂膜炎，9 例为血液系统恶性肿瘤，3 例为乳癌，1 例为前列腺癌，1 例为胰腺癌，其中女性占多数（10/12）。本文中 3 例合并乳腺癌的患者在乳癌根治术后（同年）无意间发现胸壁结节，病理提示脂膜炎，其中 1 例患者结节活检提示纤维脂肪组织内可见腺癌组织浸润，该患者在治疗过程中发现左胸壁复发，予左胸壁区段切除术，院外继续化疗、放疗，随访中未发现其他转移。Garcia-Hernandez 等报道了 1 例浸润性导管癌病史 5 年的女性患者，发现乳房结节 1 年，初次皮肤结节活检提示有炎症性改变，第 2 次活检时提示慢性炎症性细胞浸润，伴淋巴细胞血管炎和神经炎。

启示与思考

脂膜炎根据受累部分可分为皮肤型和系统型，系统型脂膜炎受累部位可包括肝、小肠、肠系膜、大网膜、腹膜后脂肪组织、骨髓、肺、胸膜、心肌、心包、脾、肾和肾上腺等组织，脂膜炎可能会有类似于恶性肿瘤的临床表现，应长期随访，行多次皮肤活检以明确诊断，免误诊漏诊。

参考文献

[1] 刘洪彦，孟娟，路跃武．脂膜炎乳腺受累七例报道及文献复习．中华风湿病学杂志，2018，22（9）：627-630．

[2] 王礼同，蔡玉建．肠系膜脂膜炎的多排螺旋 CT 检查影像学特征．中华消化外科杂志，2017，16（6）：624-628．

[3] 高晋芳，张莉芸，李小峰，等．结节性脂膜炎 25 例临床特征及预后分析．中国药物与临床，2013，13（8）：1093-1095.

[4] 郑慧，李蓉，车国柱，等．脂膜炎 55 例临床特点分析及文献复习．中华风湿病学杂志，2019，23（6）：378-381.

[5] López-Lerma I，Peñate Y，Gallardo F，et al．Subcutaneous panniculitis-like t-cell lymphoma：clinical features，therapeutic approach and outcome in a case series of 16 patients．J Am Acad dermatol，2018，79（5）：892-898.

[6] Garcia-Hernandez I，Lopez-Garcia CA，CarDona-Huerta S，et al．A solitary presentation of panniculitis in a patient with a history of breast cancer．Ann Med Surg（Lond），2018，36（17）：54-57.

十二、结节性非化脓性脂膜炎

结节性非化脓性脂膜炎，又称复发性结节性非化脓性脂膜炎或韦勃 - 克莱斯坦病（Weber-Christian disease，WCD），是一种原发于脂肪层的急性或亚急性炎症。根据病变是否累及内脏可分为皮肤型（病变局限于皮肤、关节）和系统型（或全身型，除皮肤关节病变外尚有全身不适和多器官损害）。临床表现复杂多样，早期诊断困难，易于误诊，容易复发。糖皮质激素是目前治疗该病公认有效的药物，但其使用尚无统一标准，且远期疗效不确定。本文通过对 25 例结节性非化脓性脂膜炎患者进行临床分析及长期随访，探讨结节性非化脓性脂膜炎的发病机制、临床特点、诊治方法及预后，提高临床医师对本病的认识。

病例组 139

收集山西省某医院 1980 年 1 月至 2012 年 9 月于病理活检确诊的 25 例 WCD 住院患者作为研究对象，其中女性 22 例，男性 3 例，年龄 12 ~ 82 岁，其中 20 例为 20 ~ 50 岁，病程 1 个月至 23 年不等。

根据 2004 年中华医学会风湿病学分会编写的结节性非化脓性脂膜炎诊断指南，以皮肤结节活检为该病诊断的主要依据，可分为三期：①急性炎症期：在小叶内脂肪组织变性、坏死，可见中性粒细胞、淋巴细胞和组织细胞浸润，部分伴有血管炎改变；②吞噬期：在变性坏死的脂肪组织中有大量巨噬细胞浸润，吞噬变性的脂肪细胞，形成具有特征性的泡沫细胞；③纤维化期：泡沫细胞大量减少或消失，被成纤维细胞取代，炎症反应消失，纤维组织形成。其中以第二期最具诊断意义，结合成批反复发生的痛性皮下结节及大多数发作时伴发热的特点进行诊断。

详细记录患者的临床症状、体征，合并其他自身免疫性疾病情况，进行血、尿、便常规，红细胞沉降率、肝功能、肾功能及自身抗体检测，同时记录其治疗过程及疗效，并进行长期随访。

计数资料采用率或构成比进行统计学描述。

结 果

1. 临床表现　25 例患者中，10 例为皮肤型（构成比为 40%），15 例为系统型（构成比为 60%）。11 例有发热，低热 1 例，中 - 高热 10 例，余 14 例均无发热。

25 例患者的结节发生部位见表 13-12-1。

表13-12-1　结节发生部位

结节出现部位	例数（例）	构成比（%）
单发	7	28
乳房	2	8
腋下	1	4
臀部	3	12
小腿	1	4
多发	18	72
四肢	18	72
臀部	6	24
面部	4	16
腹部	4	16

本组病例均出现皮下结节，其中 18 例以皮肤红斑、皮下结节为首发表现，1 例与发热同时出现，2 例在发热数天后出现皮下结节。结节直径为 0.5 ~ 5cm，数个至数十个不等。局部皮肤呈淡红、暗红或紫褐色，质硬，与局部皮肤粘贴，多有压痛。结节消退后多有色素沉着，部分患处有萎缩性凹陷。1 例结节破溃，有黄色液体流出。

16 例患者有关节疼痛，以膝关节最为多见 12 例，发生率为 48.0%；其次为踝关节（8 例，32%）、肘关节（3 例，12%）、腕关节（1 例，4%）。疼痛特点为持续性或反复性，多对称，同时伴有关节局部红肿，均未遗留关节畸形。

本组中合并自身免疫性疾病者 7 例，发生率为 28%，其中合并系统性红斑狼疮（SLE）者 2 例，合并类风湿关节炎（RA）者 1 例，合并干燥综合征（SS）者 2 例，合并皮肌炎（dermatomyositis，DM）者 1 例，合并未分化结缔组织病（undifferentiated connective tissue disease，UCTD）者 1 例，分别表现为合并症相关临床症状及体征。

腹痛 3 例，胃肠道出血 1 例。肝大 3 例，脾大 1 例（肋下 1 ~ 5 cm），淋巴结肿大 3 例，肺部啰音 1 例。另有中枢神经系统受累者 4 例，发生率为 16%，其中

2例表现为头痛，1例反应迟钝，1例癫痫发作。

2．实验室检查　常规检查结果见表13-12-2，并有1例患者伤寒抗体（O）1：160，（H）1：160，布氏实验1：100。3例合并SLE患者及1例合并未分化结缔组织病患者抗核抗体（ANA）阳性；2例SLE患者及1例合并干燥综合征患者抗SSA抗体、抗SSB抗体阳性；1例合并RA患者类风湿因子（RF）阳性。10例患者行骨髓穿刺，其中1例示感染性骨髓象，1例示巨核细胞成熟受阻，余均未见异常。

表13-12-2　常规检查结果

检查项目	例数	发生率（%）
血常规异常	13例	52
白细胞	10例升高，2例减少	40（8）
血红蛋白降低	8例	32
血小板减少	5例（3例重度减少，1例降至0）	20
尿蛋白	2例	8
红细胞沉降率增快	12例	48
肝肾功异常	3例	12

3．治疗　治疗上除7例单发者就诊于外科并给予手术切除外，其余均给予剂量不等的糖皮质激素，其中14例给予泼尼松0.5～1 mg/d或等剂量的地塞米松，3例给予甲基泼尼松龙165 mg/d，连输3天，另有1例给予甲基泼尼松龙500 mg后，因经济原因自动出院。部分患者给予激素联合免疫抑制剂治疗，详见表13-12-3。

表13-12-3　18例患者的治疗方案

分型	单用激素例数（例）	联合免疫抑制剂		
		MTX/LEF	CTX	MTX/LEF + CTX
皮肤型	3	0	0	0
系统型	4	2	4	5
合计	7	2	4	5

注：① MTX（甲氨蝶呤）：7.5～15 mg，每周1次；② LEF（来氟米特）：10～20 mg，每天1次；③ CTX（环磷酰胺）：200～600 mg，每2～3周一次

4．疗效及随访研究　本组病例中，随访10年及10年以上者5例，8例随访5～10年，4例随访5年以下，死亡3人，失访5人，住院期间近期疗效及院外长期随访情况见表13-12-4。皮肤型患者10例，其中单发者均行手术治疗，多发

者均采用单激素治疗，1 人因经济原因自动出院，出院后失访，余均好转出院，复发率分别为 28.6%、66.7%，病死率为 0。系统型患者中，单用激素者，近期好转率为 85.7%，而远期复发率约为 75%，病死率为 50%；激素联合小剂量免疫抑制剂组，近期好转率为 100%，复发率为 27.3%，2 例复发后经正规治疗后好转，病死率为 9.1%，余 7 名患者均未复发，且有 3 例服药 5 年以上患者现已停药，无明显不适，详见表 13-12-4。

表13-12-4　25例患者的随访结果

治疗	例数	近期疗效（例数）		远期转归（例数）		
		好转	未愈 / 死亡	未复发	复发 / 死亡	失访
皮肤型						
手术治疗	7	7	0/0	2	2/0	3
单用激素	3	3	0/0	1	2/0	0
系统型						
单用激素	4	3	1/0	0	3/2	1
联合治疗	11	11	0/0	7	3/1	1
合计	25	24	1/0	10	10/3	5

单用激素者的不良反应包括继发性高血压 2 例，股骨头坏死 1 例，免疫力下降继发严重感染 1 例；联合用药者不良反应少，仅有 1 例患者出现肝酶一过性增高，另有 1 例由于激素不规则使用导致继发高血压。

死亡者均为系统型脂膜炎患者：单用激素者 2 例，1 例入院时病情危重，合并重度血小板减少症、自身免疫性肝炎，入院后继发 DIC，家属放弃治疗，出院后死亡；1 例患者好转出院后不规律服用激素，出现严重感染，多系统衰竭，于当地救治无效后死亡。加用免疫抑制剂者 1 例，合并系统性红斑狼疮，初次入院后经治疗好转出院，后因依从性差，自行停药，病情多次反复，最终死于原发病。

病例分析

结节性非化脓性脂膜炎的病因和发病机制尚不清楚，可能与下列因素有关：①脂肪代谢或影响脂肪代谢的酶异常。如胰腺炎或胰腺肿瘤、α_1- 抗胰蛋白酶缺乏症等；②感染性变态反应。有些患者于发病前反复扁桃体炎发作，也有报道本病发生于空回肠分流术后，其盲肠内有大量细菌繁殖，另有报道认为与结核感染相关；③某些药物如碘、溴、磺胺、奎宁、锑剂、类固醇激素类药物等也可诱发本病的发生；④近年国内外报道，结节性非化脓性脂膜炎常与系统性红斑狼疮、肌炎、干燥综合征和血管炎等自身免疫性疾病合并存在，另有学者认为脂膜炎只是上述自身免疫病的一种皮肤表现，而不是单独的一种疾病。本组发现合并免疫性疾病的患者不在少数，其中合并系统性红斑狼疮者2例，合并类风湿关节炎者1例，合并干燥综合征者2例，合并皮肌炎者1例，合并未分化结缔组织病者1例。

　　根据病变的部位，结节性非化脓性脂膜炎可分为皮肤型和系统型，在本组中系统型占较大比例（72%）。皮肤型的病变只侵犯皮下脂肪组织，而不累及内脏，临床上以皮下结节为特征。好发于股部与小腿，成群出现，对称分布；系统型除具有上述皮肤型表现外，还有内脏受累。各种脏器均可受累。本型预后差，内脏广泛受累者可死于多脏器衰竭、上消化道等部位的大出血或感染。

　　由于本病临床表现多样性，本组患者别就诊于风湿免疫科（12例）、普外科（6例）、皮肤科（4例）、呼吸科（2例）及血液科（1例），且由于本病缺乏特异性，有10例于首诊时误诊为硬红斑、结节性红斑、局限性硬皮病、过敏性紫癜、类风湿关节炎、皮肌炎、神经纤维瘤。因此本病需与下列疾病鉴别：①结节性红斑：亦可发生对称性分布的皮下结节，但结节多局限于小腿伸侧，不破溃，3～4周后自行消退，愈合后无萎缩性瘢痕。全身症状轻微，无内脏损害。继发于其他系统性疾病（如白塞综合征等）者，则伴有相关疾病的症状。病理表现为间隔性脂膜炎伴有血管炎；②硬红斑：结节暗红色，位于小腿屈侧中下部，破溃后形成穿凿性溃疡。组织病理系结核性肉芽肿；③局限性硬皮病：一种局限性皮肤肿胀，逐渐发生硬化萎缩的皮肤病。好发于头皮、前额、腰腹部和四肢。本病一般无自觉症状，部分可出现轻度瘙痒或刺痛感，逐渐知觉迟钝，无明显全身症状，局限性硬皮病一般不侵犯内脏；④类风湿关节炎：类风湿关节炎患者亦可出现皮下结节和关节疼痛。但这种皮下结节为一种较硬的、圆形或椭圆形的、无痛性小结。常位于易受摩擦部位，如肘部伸侧、跟腱、头皮、坐骨结节或关节周围，通常可活动。且脂膜炎的关节受累一般不引起关节破坏，亦可与之鉴别；⑤其他疾病：需同皮下脂肪肉芽肿病、皮下脂膜炎样T细胞淋巴瘤、胰腺性脂膜炎、胰腺炎和胰腺癌、麻风、外伤或异物所致的皮下脂肪坏死等相鉴别。确诊主要依靠病变组织活检，尤其是皮肤结节。其组织学改变是以脂肪细胞的变性和坏死为特征的，其中第二期具有诊断意义，可见组织细胞吞噬溶解的脂肪滴和噬脂性巨细胞。另外，本病也可同其他免疫性疾病合并存在，可在出现原发病后，或在WCD出现后逐渐出现原发病的临床表现，因此临床上需小心鉴别。

　　本病无特效治疗方法。目前以糖皮质激素为首选药物，其可抑制炎症反应及免疫细胞功能，对于全血细胞减少患者，可促进白细胞从储存池进入循环池，减少抗体包被的血小板在脾和骨髓中的消耗，减少血小板抗体生成，从而减少血小板破坏。通过对我院 25 例患者疗效的分析，结果显示，常规剂量糖皮质激素（泼尼松 0.5 ～ 1 mg/d 或等剂量的地塞米松）对大部分患者疗效良好，尤其是皮肤型，近期疗效几乎为 100%。对于急性期患者使用中到大剂量糖皮质激素冲击治疗可有效控制病情。本组中，1 例全身型患者入院时鼻出血、全身散在出血点，血小板降至 0，肌酶增高，入院后给予甲泼尼龙 165 mg/d，连输 3 天，患者病情好转后出院。

对于系统型患者特别是重症病例，可同时加用 1 ～ 2 种免疫抑制剂。早期有研究显示，环孢素和环磷酰胺对于激素抵抗型 WCD 有快速而良好的疗效。近年来有人报道用吗替麦考酚酯与沙利度胺治疗难治性脂膜炎取得明显疗效，并且可降低本病的复发率。另外，甲氨蝶呤、来氟米特、羟氯喹等也已用于临床。本研究结果初步提示，小剂量激素联合甲氨蝶呤或来氟米特＋环磷酰胺对于系统型患者疗效好，不良反应少见，复发率低，但仍有待大样本量的临床研究证实。对继发于自身免疫性疾病的患者，尤其是类风湿关节炎、系统性红斑狼疮等，需加强对原发病的治疗，而对表现为 WCD 相关症状、体征者，不排除为其他自身免疫性疾病的早期表现，应长期随访，以便制定不良反应最小而又能改善患者预后的最佳治疗方案。

启示与思考

由于该病患病率低，且临床医师对其认识不充分，本病例分析初步提示，单用激素治疗者远期疗效不容乐观，易复发，且长期使用大剂量激素，可能诱发感染或结核，出现股骨头坏死等，亦容易继发类固醇激素后脂膜炎。

参考文献

[1] 史长松，孙俊秀，高丽. 原发性 T 细胞免疫缺陷病合并卡介苗接种后播散性结核病、结核性结节性脂膜炎一例. 中华儿科杂志，2006，44（4）：309-310.

[2] 徐晶，赵书平，龙京花. 类固醇激素后脂膜炎 1 例分析. 中国医药导报，2010，7（24）：115.

[3] 王晓华，辛甜甜，陈文静，等. 狼疮性脂膜炎 8 例临床分析. 皮肤性病诊疗学杂志，2012，19（4）：208-210.

[4] 王涛，李欣，刘跃华，等. 22 例狼疮性脂膜炎临床和病理分析. 中国医学科学院学报，2011，33（5）：525-528.

[5] 中华医学会风湿病学分会. 结节性脂膜炎诊治指南（草案）. 中华风湿病学杂

志，2004，8（4）：253-255.

[6] 王琴华，任瑞莲. 反应停治疗结节性脂膜炎 1 例报道. 中国实用医药，2012，7（2）：195.

[7] 高晋芳，张莉芸，李小峰，等. 结节性脂膜炎 25 例临床特征及预后分析. 中国药物与临床，2013，13（8）：1093-1095.

[8] Kwon EJ，Emanuel PO，Gribetz CH，et al. Post-steroid panniculitis. J cutan Pathol，2007，34（Suppl 1）：64-67.

[9] Jin O，Sun LY，Lau CS. Weber-christian disease and pituitary dysfunction in a patient with polymyositis. Clin exp Rheumatol，2004，22（6）：792.

[10] Hinata M，Someya T，Yoshizaki H，et al. Successful treatment of steroid-resistant Weber-christian disease with biliary ductopenia using cyclosporin A. Rheumatology（Oxford），2005，44（6）：821-823.

十三、结节病

结节病（sarcoidosis）是一种原因不明的以非干酪性坏死肉芽肿为病理特征的系统性疾病，常侵犯肺、双侧肺门淋巴结、皮肤和眼、浅表淋巴结、肝、脾、肾、骨髓、神经系统、心等几乎全身所有器官。临床表现多样，从无症状偶然发现到器官衰竭，缺乏特异性，早期诊断困难，易发生误诊、漏诊。本文通过对 35 例结节病患者进行回顾性分析，探讨结节病的人口学、临床表现、诊断、治疗和疗效、复发情况以提高临床对该病的认识。

病例组 140

收集本院 2014 年 6 月至 2019 年 9 月诊断为结节病的住院患者作为研究对象。共收集 35 例结节病患者病例资料，18 例患者行活组织病理检查确诊，17 例经临床诊断（其中 2 例行活组织病理检查未能明确）。男性 11 例（占 31.43%），女性 24 例（占 68.57%），年龄 38～82 岁，平均 58±11 岁。

结节病的诊断强调综合临床、影像学、病理检查结果，并排除其他可能致肉芽肿样改变的原因后，方可确诊，具有排他性。诊断标准：①原因不明；②多系统受累，尤以肺、眼、皮肤受损居多；③青年及中年发病；④病理为非干酪性上皮样肉芽肿，排除其他已知原因；⑤免疫特点：皮肤迟发型过敏反应受抑制，病变处 Th1 反应增强。满足上述全部条件，可确诊该病。结节病典型的病理改变分为中心区和周边区两部分，中心区为一种散在的、紧密的、非干酪样坏死性上皮细胞肉芽肿。上皮细胞肉芽肿由高度分化的单核吞噬细胞（上皮样细胞）和淋巴细胞组成。周边区由圈状的疏松排列的淋巴细胞、单核细胞和成纤维细胞组成。非干酪样肉芽肿不是结节病所特有的，病理上属于非特异性炎症反应，多种疾病均可有此表现。在获得病理诊断后，还需仔细排除其他可能原因，如结核、炎症、真菌、寄生虫、肿瘤、异物（石棉）等，方可考虑结节病。

收集患者临床资料，如症状、体征、实验室检查、影像学检查、病理检查结果、治疗情况，其中实验室检查包括血、尿、便常规、红细胞沉降率（ESR）、C反应蛋白（CRP）、肝功能、肾功能，免疫球蛋白、自身抗体等相关检查，影像学检查主要为CT检查、PET-CT及浅表淋巴结、腹部彩超。

计数资料采用率或构成比进行统计学描述。

结 果

1．临床表现

（1）患者首诊临床表现及就诊科室：本组共35例患者，11例（占31.43%）系其他疾病诊治过程中发现的胸部CT异常。有症状者主要表现为咳嗽11例（占45.83%）、咳痰3例（占12.5%）、气短10例（占41.67%）、浅表淋巴结肿大10例（占41.67%）、皮肤红斑或皮下结节3例（占12.5%）、皮疹2例（占8.33%），视物模糊2例（占8.33%）、胸痛2例（占8.33%），表现为发热、盗汗、关节肿痛各1例（占4.17%），脾大伴白细胞、血小板减少1例（占4.17%），发现肾功能异常1例（占4.17%）。有症状患者首次分别就诊于呼吸内科、风湿免疫科（各8例，占33.33%）、肿瘤内科（4例，占16.67%）、血液科、神经内科、普外科（各1例，占4.17%）。

（2）受累部位：本组肺结节病33例（占94.28%），胸外结节（含浅表淋巴结、腹腔内淋巴结）13例（占37.14%），皮肤受累5例（占14.28%），眼部受累2例（占5.71%），脾、血液系统、肾、骨受累各1例（占2.86%）。

2．实验室检查　大部分结节病患者血常规、尿常规正常，全部患者对红细胞沉降率（ESR）、C反应蛋白（CRP）、血清钙离子进行检测，其中红细胞沉降率（ESR）升高7例（占20%），C反应蛋白（CRP）升高7例，血清钙离子水平升高5例（占14.29%）。完善血清血管紧张素转化酶（SACE）检查（28例），其中升高者18例（占64.29%）。10例检测抗核抗体（ANA）、抗ENAs，其中抗核抗体（ANA）阳性2例（占20%），抗ENAs均为阴性。有15例行血清免疫球蛋白检查，结果示IgG升高6例（占40%），IgM、IgA升高各3例（占20%），IgE升高1例（占6.67%）。

3．影像学检查

（1）超声：11例患者经体表软组织彩色多普勒超声检查发现肿大淋巴结，累及双侧颈部淋巴结10例（占90.9%）、锁骨区淋巴结7例（占63.64%）、腹股沟区淋巴结7例（占63.64%）、腋窝淋巴结4例（占36.36%）、滑车上淋巴结1例（占9.09%）。1例患者经腹部超声发现脾大，肝门部多发淋巴结肿大。

（2）放射学检查：35例患者中有放射学资料的33例。33例患者胸部CT均有影像学表现。胸部CT表现为双侧肺门淋巴结肿大和（或）纵隔淋巴结肿大者4

例（1期）（占12.12%），胸部CT表现为双侧肺门淋巴结肿大和（或）纵隔淋巴结肿大且伴有肺部浸润者16例（2期）（占48.48%），胸部CT仅表现为肺部浸润影8例（3期）（占24.24%），胸部CT表现为间质性改变，肺纤维化2例（4期）（占6.06%）。肺部浸润表现以小结节居多，共24例（占72.72%），其他表现包括磨玻璃样改变、肿块影、粟粒样、纤维索条影及间质病变。7例（占21.21%）累及胸膜结节，合并胸腔积液4例，心包积液1例。患者影像学表现多合并上述多种表现。7例经PET-CT发现淋巴结高代谢灶，其中2例除肺部受累外，累及腹膜腔、腹主动脉周、后腹膜、盆腔。

（3）病理检查：共18例患者行病理检查，浅表淋巴结活检7例（占38.88%），纵隔镜检4例（占22.22%），胸腔镜检1例（占5.55%），开胸肺部病灶切除术2例（占11.11%），支气管镜检2例（占11.11%），皮损处活检2例（占11.11%），肝穿刺活检1例（占5.55%）；其中同时行淋巴结活检和气管镜活检1例。2例活检结果示：慢性肉芽肿样病变，考虑结节病或结核，北京市某医院会诊后，考虑结节病可能性大。

（4）治疗方法：35例结节病患者中有10例患者无明显症状，未予特殊治疗。共25例患者行内科治疗，治疗方案包括：对症治疗6例（占24%）、应用糖皮质激素（简称激素）11例（占44%）、激素联合免疫抑制剂4例（占16%）、激素联合经验性抗结核治疗2例（占8%）、激素联合免疫抑制剂及经验性抗结核治疗1例（占4%）、中草药治疗1例（占4%）。

病例分析

结节病是一种病因不明的慢性、进行性、全身性疾病，其特点是在受累器官中形成非干酪性肉芽肿。多见于中青年人，高发年龄段为20～29岁及50岁以上，女性多见。我国结节病男女发病率之比为1：1.7，本组男女发病率之比为1：2.18，女性发病率高于文献报道。

1.临床表现　结节病的临床表现复杂多样，主要有乏力、消瘦、发热、关节痛，可累及全身各系统。胸内结节病可表现为无症状的影像学异常，进行性肺疾病，可导致肺纤维化和呼吸衰竭。呼吸困难和咳嗽是最常见的症状，据报道，近90%的结节病急性加重患者出现咳嗽和呼吸困难，也可表现为喘息、胸痛、咯血。胸内结节病患者分期越晚、预后越差，早期发现并治疗者治疗效果较好、有利于预后。

周围淋巴结肿大占结节病患者的1/3，以颈前、颈后、锁骨上淋巴结多见，腹股沟、腋窝、肘窝次之；淋巴结大小差异很大，常为无痛的、孤立的、可活动，较韧，质如橡皮状。25%～35%的系统性结节病患者有皮肤受累，表现为结节性红斑、结节性病变、冻疮样狼疮、斑丘疹、红皮病、皮肤萎缩等，本组5例（占14.29%）皮肤受累，分别表现为结节红斑、结节性病变、双下肢红色针尖样皮疹、背部、双下肢斑丘疹，行皮损处活检确诊2例。其中结节性红斑最为常见，多发于女性，为结节病的早期表现，急性起病时伴有结节性红斑，通常预示疾病具有自限性。不同皮疹表现和病情的严重程度、治疗的关系目前尚不清楚，结节病皮肤表现多样，易导致临床误诊，除结节红斑和斑丘疹为非特异性改变外，其他皮肤组织学活检均表现为结节性肉芽肿，对于难以确诊的皮肤受损应行皮损活检以免误诊。

20%～50%的病例存在葡萄膜炎，在病程早期眼受累，是结节病最常见的表现。结节病眼部受累中，1/3为急性起病，主要表现为虹膜睫状体炎，为前葡萄膜炎的一种，典型表现为视觉模糊、畏光、泪液分泌过多等症状。1/3的前葡萄膜炎患者不会出现任何症状。因此，所有被诊断为结节病的患者，不论其眼部症状如何，都需要进行眼部检查，文献中提到，如果存在提示性临床表现和影像学检查结果，建议将结膜活检作为结节病组织病理学确认的首选，它可以为缺乏异常眼部发现的结节病患者提供阳性结果。视神经炎是一种罕见但可能威胁视力的眼部结节病表现，表现为视力或色觉突然丧失，泪腺活检是一种很好的诊断方法。本组24例患者均于眼科行眼底检查评估，2例有眼部症状，分别表现为双视神经炎、虹膜睫状体炎。

肝结节病最常见的症状是腹痛和瘙痒，脾结节病患者通常无症状，可因脾包膜扩大而引起左上腹疼痛。结节病引起脾功能亢进和（或）脾巨大可引起难治性疼痛或血细胞减少，必要时需要脾切除。本组1例患者存在结节红斑，脾大、门静脉增宽合并白细胞、血小板减少，经肝脏穿刺活检确诊结节病。

结节病性关节炎以侵犯大关节为主，表现为单发性或多发性关节炎，症状与风湿和类风湿关节炎极类似，本组中的1例患者为结节红斑合并多关节肿痛。上呼吸道结节病可能涉及鼻咽、下咽、喉、任何一个鼻窦、口腔和舌头，可表现为声音嘶哑、窦性疼痛/压力、鼻塞、外周静脉阻塞、鼻痂形成、嗅觉丧失或肿块样病变。此外，如果患者表现为典型的Lofgren's综合征（双侧肺门淋巴结肿大、急性关节痛、葡萄膜炎、结节红斑）和Heerfordt's综合征（慢性发热、腮腺肿胀、葡萄膜炎-贝尔麻痹），且病情迅速、自发消退，可能不需要活检证明，在临床基础上即可做出诊断。

2．病理诊断　活检组织学示：非干酪样坏死性上皮细胞肉芽肿病变，抗酸染色结果呈阴性。本组18例病理诊断明确，为结节病，2例经病理诊断示：结节病可能性大，不能除外结核病可能。分析可能的原因：穿刺取材部位数目不足；使用的穿刺针较细，难以获得典型的上皮样肉芽肿组织标本；非凝固性坏死上皮样细胞肉芽肿病理结果不典型。临床工作中应尽可能选择创伤最小的检查方式，若病变累及浅表淋巴结、皮肤，它们即可作为第一选择活检部位。本组 10 例患者通过淋巴结、皮肤采样活检，病理均诊断明确，简便且安全。肺组织、眼结膜结节、纵隔淋巴结以及鼻黏膜病变处等均可作为临床活检组织。临床工作中仍需不断加强对结节病的认识，提高结节病的病理诊断准确性，丰富病理取材方法。

3．实验室检查　结节病活动期可表现为红细胞沉降率（ESR）、C 反应蛋白（CRP）水平升高，部分可见血清血管紧张转化酶（SACE）增高。SACE 由血管内皮细胞、肺毛细血管上皮细胞和巨噬细胞生成，结节病患者的 SACE 水平反应全身肉芽肿负荷。文献报道结节病 SACE 升高占比 50% ～ 70%，本组 SACE 升高者 18 例，占 64.28%。少数患者有高钙血症。最新相关文献指出，肺外结节病患者的 SACE 水平高于孤立性肺结节病患者，血清可溶性白介素 -2 受体（SIL-2R）在诊断结节病方面优于 SACE，SIL-2R 是一种 T 细胞表面受体，其水平升高与结节病特有的 T 淋巴细胞数量增加和活化增强有关。KL-6 是结节病患者肺纤维化的可靠生物标志物，多器官受累者的壳三糖苷酶（CHITO）活性显著升高，可用于评估多系统结节病。

4．影像学　依据结节病诊断及治疗方案（第三次修订稿草案），根据影像学表现分期如下：0 期，胸片无异常；Ⅰ期，肺门淋巴结肿大伴或不伴纵隔淋巴结肿大，无肺内病变；ⅡA 期，双侧肺门淋巴结肿大伴肺浸润；ⅡB 期，肺部浸润而无双侧肺门淋巴结肿大；Ⅲ期，肺纤维化。90% 的 0 期和 Ⅰ 期患者可自行缓解，Ⅱ期患者有 70% 自行缓解，而Ⅲ期患者中仅有 20% 可自行缓解。对于肺结节病的诊断仅依靠临床表现准确率达到 33% ～ 42%，辅以胸部 X 线、高分辨力 CT 诊断率可达到 78% ～ 80%。由于 PET/CT 能显示代谢增高的组织，进一步指导病理取材部位，与淋巴瘤、肿瘤相鉴别，提高阳性率。

治疗、疗效判定

激素是目前治疗结节病的首选药物，但具体治疗方案尚无统一标准，要求医生根据患者具体病理生理基础及对激素的敏感性、不良反应，权衡利弊，做到诊疗规范化和个体化。

目前临床常用激素方案的初始剂量为 30 ～ 40 mg/d，很少需要更大的剂量，在最初的 3 个月内，一直使用 15 mg/d 以上的剂量，3 个月后以 10 mg/d 的剂量维持 6 个月，然后在 3 个月内逐渐把激素撤完，总疗程至少 1 年。肺结节病 Ⅰ 期或无症状，对肺功能正常的Ⅱ期需严密观察，有症状及肺功能进行性恶化的Ⅱ期及Ⅲ期需进行糖皮质激素治疗。

激素治疗失败或禁忌的，或需要长期激素剂量＞10 mg/d控制结节病的患者，可以考虑行免疫抑制剂治疗，最常用的药物为小剂量甲氨蝶呤和硫唑嘌呤。皮肤和黏膜结节病可选用羟氯喹、氯喹、沙利度胺和米诺环素。环磷酸胺和甲氨蝶呤可治疗结节病神经系统受累，文献报道环磷酰胺、甲氨蝶呤和激素的疗效分别为91%、61%和29%。环磷酸胺亦可用于心脏受累。外用激素药物可用于局限的皮肤受累、前葡萄膜炎。当标准治疗失败时，英夫利昔单抗和阿达木单抗已被证明对慢性结节病有用。此外，结节病相关的疲劳可以用神经兴奋剂如哌甲酯和莫达非尼来治疗。小脑神经病变可用加巴喷丁等药物治疗。本组应用糖皮质激素18例，其中联合免疫抑制剂5例，包括吗替麦考酚酯片、来氟米特、环磷酰胺，给予上述治疗，8例患者住院期间症状明显好转，其中包括咳嗽、气短好转，浅表肿大淋巴结明显减小，结节红斑、皮疹减退，纵隔多发肿大淋巴结较前体积减小，肺部多发小结节较前明显吸收，双侧胸腔积液吸收。余7例患者院外随访，影像学均有明显好转。

当今中国仍有较高的结核发病率，而部分结节病患者可能并发活动性结核，本组2例经病理诊断，结节病可能性大，不能除外结核病可能，经多方会诊仍未能明确。治疗上存在矛盾点，因结节病以激素治疗为主，激素又会诱发或加重结核病病情，治疗上给予经验性抗结核治疗后复查结节未见缩小，症状缓解不明显，随后给予激素治疗，本组2例患者复查肺部结节均明显缩小或消失，考虑到患者既往无结核分枝杆菌病源接触，结合临床表现及辅助检查等特点，经临床回顾明确诊断结节病。激素抑制巨噬细胞吞噬和处理抗原的能力，使淋巴组织形成和储存抗体减少，阻碍了淋巴母细胞的增生，加速致敏淋巴细胞解体，使T淋巴细胞明显减少，抑制了细胞免疫反应，抑制补体和干扰素生成和活性，抑制成纤维细胞的增生，并抑制纤维形成，不利于病灶局限，延缓病灶修复；激素还可以引起机体生理功能紊乱，使血糖升高，糖耐量降低，生成酮体，酮体可增强结核菌的活力，使体内新近感染的潜在结核病发病或临床治愈的结核病复发。在临床工作中，病理活检未能明确结节病与结核病诊断者，可予经验性抗结核治疗后观察病情变化，经明确除外特殊病原体感染引起的肉芽肿性病变后方可使用激素治疗结节病。在诊治结节病的治疗过程中需注意排除合并肺结核，建议对于PPD试验阳性、糖尿病、既往有结核病史的患者给予预防性抗结核治疗，治疗期间必须密切观察药物不良反应、及时处理。

复发及预后

结节病复发为完全或部分缓解后，原有的病变重新出现、增大或出现新的病变，可发生在激素减量过程中，也可以发生在激素停用后。目前治疗仍是难点，没有预测复发的方法。本组 1 例患者 1995 年确诊为结节病，给予激素治疗至 2003 年病情缓解，药物减停，2019 年再次复发，国外报道复发周期最长者为在缓解后 12 年复发，此例复发长达 16 年，因此，结节病患者需长期随访观察。

启示与思考

结节病是以非干酪性坏死肉芽肿为病理特征的系统性疾病，常侵犯肺、双侧肺门淋巴结。全身多个器官亦可受累。临床表现多样，缺乏特异性，早期诊断困难，易发生误诊、漏诊，病理检测仍是金标准，该病应引起风湿免疫科、呼吸内科医师的高度重视，必要时开展多学科诊治。激素是目前治疗的首选药物，治疗后完全或部分缓解仍存在复发可能，患者需长期随访观察。

（撰稿人　米良煜　校稿　高晋芳）

参考文献

[1] Jamilloux Y，KoDjikian L，Broussolle C，et al．Sarcoidosis and uveitis．Ophthalmology clinics of North America，2014，13（8）：840-849．

[2] Ekren PK，Mogulkoc N，Toreyin ZN，et al．Conjunctival biopsy as a first choice to confirm a diagnosis of sarcoidosis．Sarcoidosis vasc diffuse lung dis，2016，33（3）：196-200．

[3] Tannen BL，Kolomeyer AM，Turbin RE，et al．Lacrimal Gland uptake of\r，67\r，Ga-gallium citrate correlates with biopsy results in patients with suspected sarcoidosis．Ocular immunology and inflammation，2014，22（1）：15-22．

[4] Li CW，Tao RJ，Zou DF，et al．Pulmonary sarcoidosis with and without extrapulmonary involvement：a cross-sectional and observational study in china．BMJ Open，2018，8（2）：e018865．

[5] Eurelings Laura EM，Miedema Jelle R，Dalm Virgil ASH，et al．Sensitivity and specificity of serum soluble interleukin-2 receptor for diagnosing sarcoidosis in a population of patients suspected of sarcoidosis．PLos ONE，2019，14：e0223897．

[6] Bergantini L，Bianchi F，Cameli P，et al．Prognostic biomarkers of sarcoidosis：A comparative study of serum chitotriosidase，ACE，Lysozyme

and KL-6. Disease markers，2019，20（19）：1-7.

[7] Lopes MC，Amadeu TP，Ribeiro-Alves M，et al. Identification of active sarcoidosis using chitotriosidase and angiotensin-converting enzyme. Lung，2019，197（3），295-302.

[8] Londner C，Zendah I，Freynet O，et al. Treatment of sarcoidosis. Revue de medecine interne，2011，31（4）：109-113.

十四、腹膜后纤维化

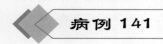

病例 141

　　患者女性，55 岁，主因"体检发现右肾积水 2 天"入院。患者于 2 天前体检发现右肾积水，无发热，无腰痛，无恶心及呕吐，无尿频、尿急、尿痛等症状，入住我院泌尿外科，泌尿系 CT 示：双侧输尿管下段管腔局限性狭窄，周围软组织增厚，腹膜后多发软组织密度影。在腰硬联合麻醉下行右侧输尿管镜检 + 双"J"管置入术。因考虑腹膜后纤维化转入我科，患者自发病以来精神尚可，食欲、睡眠可，大便规律，体重无改变。既往体健。个人史、家族史无特殊。查体：神志清，精神可，全身浅表淋巴结未及肿大，心、肺无阳性体征，双肾肋腰曲线存在，双肾区无隆起，无压痛及叩击痛，沿双侧输尿管走行区未及压痛及叩击痛，膀胱区无隆起，无压痛及叩击痛，全身各关节无肿痛，双下肢无水肿。

辅助检查

　　血常规：白细胞计数（WBC）9.5×10^9/L、淋巴细胞计数（LY）3.23×10^9/L、血小板计数（PLT）394.0×10^9/L；尿常规：血（+）、蛋白质（−）、尿镜检红细胞每高倍镜视野 1 ～ 3 个；C 反应蛋白、红细胞沉降率、补体 C3、C4 未见异常；IgA 2.31 g/L、IgG 10.65 g/L、IgM 0.62 g/L；类风湿因子（RF）9.71 U/ml；抗核抗体（ANA）、抗 CCP 抗体、抗 ENAs、抗 ds-DNA、AHA、AnuA、抗 β_2-GP1 抗体、p-ANCA、c-ANCA、抗 MPO 抗体、抗 PR3 抗体、抗 α- 胞衬蛋白抗体均为（−）；便常规、生化、凝血、术前免疫未见异常；双下肢静脉超声：双下肢深静脉未见异常；心脏超声：主动脉硬化；腹部超声：肝、胆、胰、脾、双肾及门静脉系彩超检查未见异常。胸片示：双肺、心、膈未见明显异常。肾 - 输尿管 - 膀胱 X 线片（KUB）：右侧双"J"管植入术后，请与旧片对比。泌尿系超声示：右肾双"J"管置入术后：双肾积水伴双侧输尿管上段扩张（轻度）。泌尿系 CT 示：①双侧输尿管下段管腔局限性狭窄，管腔内未见明确占位，周围软组织增厚，腹膜后纤维化？炎性所致？②腹膜后多发软组织密度影，骶前软组织增厚（图 13-14-1）。

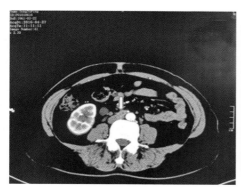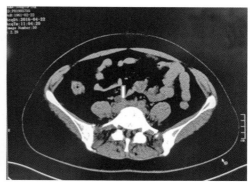

图 13-14-1 泌尿系统 CT

诊 断

腹膜后纤维化，右肾积水，右肾双"J"管置入术后。

治疗及转归

予口服泼尼松 40 mg，晨顿服、来氟米特 10 mg/d，静脉滴注环磷酰胺 200 mg/w，同时补充钙剂及维生素 D。患者无不适，后门诊复诊，泼尼松规律减量，1 年后停用泼尼松，口服来氟米特，剂量不变，环磷酰胺调整为 400 mg/3w 静脉输注，复查泌尿系超声示：右肾双"J"管置入术后，双"J"管位置正常。行膀胱镜检查并行膀胱镜下右肾双"J"管拔出术，术后 3 个月复查泌尿系超声；未见明显肾积水及输尿管扩张。

病例分析

患者中年女性，隐匿起病，体检发现肾积水，进一步查泌尿系 CT 发现腹膜后多发软组织密度影，除外恶性疾病，诊断为腹膜后纤维化。腹膜后纤维化（retroperitoneal fibrosis，RPF）是一种发病原因尚不明确的罕见病，其特征是腹膜后组织出现慢性非特异性炎症引起纤维组织增生，常包绕腹主动脉、髂动脉并累及邻近的输尿管，引起尿路梗阻和肾积水，其中最常见的是输尿管受压引起的尿路梗阻、肾积水，甚至急性肾损伤。RPF 多为特发性的，也可为继发性的，部分特发性 RPF 属于 IgG_4 相关性疾病（IgG4-RD）。

RPF 临床症状的产生与纤维化组织包绕腹膜后脏器并使之受压有关，发病早期症状多隐匿，无特异性，临床上因对其缺乏认识，易被医师所忽视。在疾病的早期，患者主诉出现腰腹疼痛，并可放射至下腹部和腹股沟区，多为钝痛，呈持续性，与活动或体位无关，累及胸主动脉者还可出现胸部钝痛等，同时出现全身症状，包括体重减轻、乏力、食欲下降、恶心、呕吐、低热、高血压等。在进展期的临床表现常为邻近脏器、血管、神经受压或受累症状，故易造成临床上的误诊。因输尿管是最早和最常受累的脏器，输尿管受到不同程度的纤维组织包绕，主要表现为上尿路积水和继发肾功能不全。故早期诊断和规范化治疗对改善疾病预后尤为重要。此患者体检发现肾积水，进一步检查诊断为腹膜后纤维化。

特发性 RPF 的发病机制尚不明确，可能属于系统性自身免疫性疾病，而 IgG4 相关 RPF 占继发性腹膜后纤维化的 30% ~ 60%，IgG$_4$-RD 是一类由免疫介导的慢性炎症伴纤维化疾病。IgG$_4$ 相关 RPF 有 3 种特征性的组织病理学表现：①主动脉及周围软组织中有大量淋巴浆细胞浸润；②席纹状纤维化；③闭塞性静脉炎。遗憾的是，此例患者未查血清及组织中 IgG$_4$ 浓度及取到组织活检。CT 是诊断腹膜后纤维化的最重要方法，检出率可达 88.9%，CT 和 MRI 检查不但可以判断病变范围，还可以了解腹膜后脏器受压的情况。CT 的典型表现为上尿路积水合并主动脉周围软组织团块厚度不等，包绕主动脉和下腔静脉，并逐渐延伸包绕输尿管。CT 能够提供器官疏松的横截面图像、筋膜平面和后腹膜腔图像，是一种理想的评估后腹膜疾病的手段，能发现小的腹膜后纤维化病灶以及确定是否有腹膜后肿瘤。

糖皮质激素是目前认为治疗腹膜后纤维化最有效的药物之一，它能较好地抑制腹膜后纤维化早期的炎性反应。由于该病发病率较低，糖皮质激素治疗效果缺乏大宗报道。有报道称，140 例腹膜后纤维化患者经糖皮质激素治疗后，约 80% 的患者出现症状改善。一般给予泼尼松口服，也可用大剂量甲泼尼龙冲击疗法，疗程在 6 个月以上，也有报道称疗程在 2 年以上，但逐渐减量及停药后复发率较高，由此目前一般主张激素联合应用各种免疫抑制剂治疗，其中包括环磷酰胺、甲氨蝶呤、硫唑嘌呤、环孢素、吗替麦考酚酯等。免疫抑制剂对腹膜后纤维化的作用机制目前尚不清楚，认为可能是通过抑制炎性反应，进而抑制纤维组织的增生，最终达到缓解临床症状的目的。

对腹膜后纤维化致肾积水患者进行治疗的目的有两个方面，在早期可以通过药物来实施，在中、后期需要通过手术来进行。其主要是解除梗阻症状和防止纤维化的进展。腹膜后纤维化的早期诊断、解除输尿管梗阻和尽可能保护肾功能是治疗本病的关键，但是，在实施手术治疗后，其并不能阻止腹膜后纤维化的进展，所以术后规律使用激素联合免疫抑制剂控制纤维化进展、定期复查，才能预防肾积水再次复发及肾功能恶变可能。

手术治疗包括输尿管松解术、输尿管部分切除再吻合术、输尿管内双 "J" 管置入术等多种方式，但是，这些治疗方式的实施需要根据患者的不同症状来进行。开放的输尿管松解术被认为是标准的手术治疗腹膜后纤维化引起的输尿管梗阻的方法。输尿管松解术有两种术式：一种是游离输尿管并置于腹腔内，使输尿管腹腔化；另一种是将输尿管向侧方移位，在输尿管和纤维组织间填塞腹膜后脂肪或大网膜组织。对于广泛的腹膜后纤维化，无法实施手术，可考虑输尿管内双"J"管置入术治疗。对于肾功能严重受损者，可实施肾移植术。

启示与思考

RPF 是一种以腹膜后纤维组织增生为特点的罕见病，早期症状隐匿，缺乏特异性临床表现，但其对于肾功能的危害程度大，早期诊断、动态观察肾积水及肾功能的进展是十分重要的，应引起泌尿外科、风湿免疫科医师的高度重视，有条件的医疗机构应开展多学科诊治，讨论并决定诊治方案。糖皮质激素、免疫抑制剂以及抗雌激素（他莫昔芬等药物）对于缓解急性期病情与预防腹膜后纤维化复发作用很大，对于已经发生严重梗阻性肾病而导致急性肾损伤的患者，及时、合理的外科治疗能够有效地挽救和保护患者的肾功能，使患者获益。

（撰稿人　赵　星　校稿人　李　娟　郭乾育）

参考文献

[1] Pipitone N，Vaglio A，Salvarani C. Retroperitoneal fibrosis. BestPract Res clin Rheumatol，2012，26（4）：439-448.

[2] Khezri A，Berman HL，Rosenstein ED，et al. Spontaneous resolution of apparent radiation associated retroperitoneal fibrosis. Jclinrheumatol，2011，17（8）：436-438.

[3] Choi SK，Lee S，Kim S，et al. A rare case of upper ureter rupture：ureteral perforation caused by urinary retention. Korean J Urol，2012，53（2）：131-133.

十五、IgG₄相关性疾病伴鼻窦、垂体受累

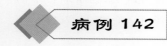

病例142

患者女性，44岁，因"鼻塞、听力下降9个月，口渴、多饮半个月余"于2015年4月15日入院。患者于2014年7月感冒后出现鼻塞，伴嗅觉减退、头痛，自觉发热，无寒战，自测体温不详。抗感染对症治疗无效。2014年9月鼻塞加重，伴左耳听力下降，就诊于当地医院耳鼻喉科行鼻内镜下右侧上颌窦开放术＋右侧鼻腔粘贴松解术＋右侧下鼻甲外移术，术后病理回报：慢性炎性改变。考虑鼻窦炎、过敏性鼻炎，给予布地奈德、羟甲唑啉、盐酸西替利嗪滴剂、酮替芬对症治疗，鼻塞症状缓解，左耳听力有恢复。2015年3月，患者鼻塞、左耳听力下降症状加重，并伴右耳间断高调耳鸣，伴有发热、颜面部憋胀，体温最高可达39℃，对症退热及静脉滴注抗生素治疗，未再发热。2015年4月，患者出现烦渴、多饮，每天饮水可达5000 ml，自觉尿量多，未测量，今为求进一步诊治入我院。发病以来，患者无咳嗽、咳痰，无面部蝶形红斑、关节肿痛、雷诺现象，无脱发、光过敏、口腔溃疡，无眼干、肌痛、肌无力，体重无明显减轻。既往史无特殊。体格检查：痛苦面容，鼻外形正常，双侧筛窦、上颌窦区压痛阳性，右侧明显。心、肺、腹无阳性体征，双下肢无水肿。

辅助检查

血常规：白细胞计数（WBC）9.1×10^9/L、血小板计数（PLT）220.9×10^9/L、血红蛋白（Hb）121.3 g/L。尿常规：尿比重＜1.005；红细胞沉降率（ESR）64 mm/h，C反应蛋白（CRP）3.33 mg/L。降钙素原正常。肝、肾功能、电解质无异常。IgG 20.20 g/L（↑），IgA、IgM、IgE、补体C3、C4均正常。IgG4亚类显示：IgG_1 13 500 mg/L（↑），IgG_2 7320 mg/L（↑），IgG_3 1190 mg/L（↑），IgG_4 1670 mg/L（↑）。随机（未经过严格进水）尿渗透压77 mOsm/（kg·H_2O），血渗透压299 mOsm/（kg·H_2O）。监测24小时尿量为5000～10 000 ml。禁水加压试验：给予垂体后叶素后2小时尿渗透压上升到614 mOsm/（kg·H_2O）。抗核抗体（ANA）弱阳性1∶100（颗粒型），类风湿因子（RF）、抗ENAs（－）、p-ANCA、c-ANCA（－）。颌面部CT：双侧上颌窦内可见软组织密度影，上颌窦

壁可见骨质吸收、变薄及密度增高样改变，双侧筛窦、蝶窦黏膜增厚；颌面部软组织影正常（图 13-15-1）。鞍区增强 MRI：蝶鞍无明显扩大，平扫见鞍内垂体偏左、下、后方可见一略长 T_1、略长 T_2 信号影；增强见低信号未强化影，边界较清，与正常显著强化的垂体分界较清，大小约 3.3 mm×4.4 cm×3.3 cm，垂体柄显著强化，略向左侧偏移，视交叉位置、形态及信号未见异常，双侧海绵窦结构清楚（图 13-15-2）。鼻窦软组织免疫组化染色显示大量纤维化，IgG_4^+ 浆细胞比例 < 40%。

诊 断

IgG_4 相关性疾病（IgG_4-RD），垂体、鼻窦受累，中枢性尿崩症

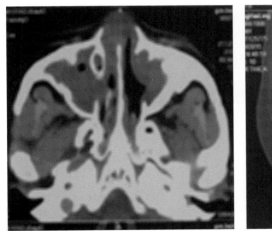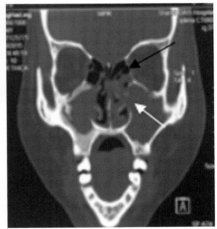

图 13-15-1　治疗前鼻窦 CT（2015 年 4 月 17 日）

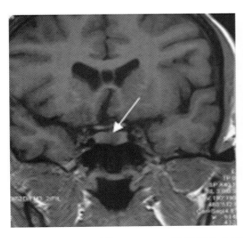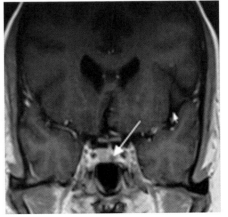

图 13-15-2　鞍区增加 MRI（2015 年 4 月 17 日）

治疗及转归

给予甲泼尼龙琥珀酸钠 80 mg×4 天，后改为泼尼松片口服 60 mg/d，醋酸去氨加压素口服 0.1 mg bid，静脉滴注环磷酰胺 400 mg/2 w×6 个月，患者口干、多饮症状缓解，尿量明显减少，泼尼松片逐渐减量，醋酸去氨加压素由每天 0.2 mg 减为每天 0.1 mg，复查鼻窦 CT 示：上颌窦内软组织占位显著减少（图 13-15-3）。

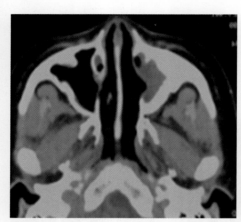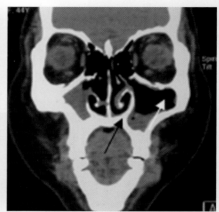

图 13-15-3 治疗后鼻窦 CT

病例分析

患者鼻旁窦内有软组织占位，长期按鼻炎、鼻窦炎治疗，效果不佳，且伴左耳听力的显著下降，饮食、体重无明显变化。红细胞沉降率增快，降钙素原正常，可暂除外感染及肿瘤，考虑为自身免疫性肉芽肿。而患者无下呼吸道及肾受累，ANCA 相关抗体均阴性，血嗜酸性粒细胞正常，肉芽肿性血管炎及嗜酸性肉芽肿性血管炎诊断不足。

患者有显著的口干、多饮，无眼干、猖獗龋，抗 ENAs 阴性，原发性干燥综合征可除外；监测血糖也在正常范围，2 型糖尿病也可除外；监测 24 小时尿量为 5000 ~ 10 000 ml，可以诊断为尿崩症。尿崩症又分为垂体性、肾性及中枢性。进一步的禁水加压试验显示，给予垂体后叶素后 2 小时，尿渗透压上升到 614 mOsm/（kg·H_2O），据此诊断为中枢性尿崩症。鞍区 MRI 显示垂体占位，患者临床上无乏力、倦怠、腹泻，无怕冷、少汗、便秘，无月经稀发、闭经、性功能减退，无泌乳、头颅、手、足增大等，可除外腺垂体功能障碍导致的肾上腺皮质功能减退、甲状腺轴及性腺轴受抑制、高泌乳素及生长激素血症等。该患者垂体的占位仅表现为神经垂体功能障碍、中枢性尿崩症，在除外垂体感染及肿瘤后，垂体炎可能性大，后者又可分为肉芽肿性垂体炎、淋巴细胞性垂体炎及黄瘤病。淋巴细胞性垂体炎也是一种自身免疫性疾病，也是 IgG_4 相关性疾病的一种。进一步检查 IgG_4 亚类显示：$IgG_1 \sim IgG_4$ 均升高。鼻窦软组织的病理 IgG_4 染色显示 IgG_4^+/IgG^+ 浆细胞比例 < 40%，可见明显的纤维化，临床诊断 IgG_4 相关性疾病可能性大，鼻窦受累，垂体受累，继发性中枢性尿崩症。这是一例 IgG_4 相关性疾病，累及鼻窦及垂体，临床上表现为鼻塞、听力下降及尿崩症。IgG_4-RD 是一种多系统受累的炎症性 - 纤维化性疾病，垂体、泪腺、唾液腺、甲状腺、胰腺、胆管、肾、肺、淋巴结等均可以受累。其病理特征是组织有大量 IgG_4^+ 浆细胞浸润，可伴或不伴有血清 IgG_4 浓度的升高。当组织纤维化明显时，浆细胞数目减少，IgG_4^+ 浆细胞数量也会减少。

启示与思考

临床上当遇到 2 个及以上部位的占位或器官肿大时，需要排查 IgG_4 相关性疾病。治疗上以糖皮质激素为主，可联合免疫抑制剂环磷酰胺、硫唑嘌呤等，难治者还可试用 B 细胞清除剂利妥昔单抗。

（撰稿人　李　娟　校稿人　梁美娥　李玉翠）

参考文献

[1] Umehara H，Okazaki K，Masaki Y，et al．A novel clinical entity，IgG4-related disease（IgG4RD）：general concept and details．Mod Rheumatol，2012，22（1）：1-14．

[2] DeshpanDe V，Zen Y，Chan JK，et al．Consensus statement on the pathology of IgG₄-related disease．Mod Pathol，2012，25（1）：1181-1192．

[3] Kamisawa T，Okazaki K，Kawa S，et al．Japanese consensus guidelines for management of autoimmune pancreatitis：Ⅲ Treatment and prognosis of AIP．J Gastroenterol，2010，45（5）：471-477．

[4] Khosroshahi A，Carruthers MN，Deshpande V，et al．Rituximab for the treatment of IgG4-related disease：lessons from 10 consecutive patients．Medicine（Baltimore），2012，91（1）：57-66．